Repetitorium Kinder- und Jugendmedizin

W0409365

EBOOK INSIDE

Die Zugangsinformationen zum eBook inside finden Sie am Ende des Buchs.

Cihan Papan
Lutz T. Weber
Hrsg.

Repetitorium Kinder- und Jugendmedizin

Zur Vorbereitung auf die Facharztprüfung

Springer

Hrsg.
Dr. med. Cihan Papan
Zentrum für Infektionsmedizin, Institut für Medizinische Mikrobiologie und Hygiene
Medzinische Fakultät der Universität des Saarlandes
Universitätsklinikum des Saarlandes
Homburg, Deutschland

Prof. Dr. med. Lutz T. Weber
Klinik und Poliklinik für Kinder- und Jugendmedizin Medizinische Fakultät und Uniklinik Köln
Universität zu Köln,
Köln, Deutschland

ISBN 978-3-662-56789-0 ISBN 978-3-662-56790-6 (eBook)
https://doi.org/10.1007/978-3-662-56790-6

Die Deutsche Nationalbibliothek verzeichnet diese Publikation in der Deutschen Nationalbibliografie; detaillierte bibliografische Daten sind im Internet über http://dnb.d-nb.de abrufbar.

Springer

Umschlaggestaltung: deblik Berlin

Springer ist ein Imprint der eingetragenen Gesellschaft Springer-Verlag GmbH, DE und ist ein Teil von Springer Nature.
Die Anschrift der Gesellschaft ist: Heidelberger Platz 3, 14197 Berlin, Germany

Vorwort

Liebe Leserinnen,
liebe Leser!

Wir freuen uns, dass Sie die erste Auflage des „Repetitorium – Kinder- und Jugendmedizin" in den Händen halten! Der Grundstein zur Entstehung dieses Werkes datiert mittlerweile einige Jahre zurück. Die Idee zum Buch wurde während der eigenen Vorbereitung zur Facharztprüfung (CP) geboren. Was primär eine innere Reaktion auf die limitierten Marktgegebenheiten war – zu viele sehr umfangreiche Nachschlagewerke, zu viele für studentische Zwecke geschriebene Bücher – entwickelte sich im Verlauf zu einer Idee, ein neuartiges Werk zu verfassen, welches auf dem Büchermarkt beispiellos ist: ein prägnantes, zum Wiederholen der wichtigsten Themen geeignetes, nicht zu seichtes, nicht zu tiefes, auch an Leitsymptomen orientiertes „Lernbuch" für angehende Pädiaterinnen und Pädiater.

Der schiere Umfang unseres geliebten Fachs macht es schlicht unmöglich, knapper zu sein als diese mittelschlanken mehreren hundert Seiten. Dabei war es unser Anspruch, jeder Unterdisziplin der Pädiatrie gerecht zu werden, ohne dabei das große Ganze aus den Augen zu verlieren. Aus diesem Grund finden Sie an zahlreichen Stellen Querverweise, an manchen Stellen auch mal die eine oder andere nicht vermeidbare Wiederholung oder Doppelung, die dem Zusammenhang dient und den Lerneffekt verstärken möge. Nichtsdestotrotz handelt es sich eben um ein Repetitorium und nicht um ein reines Lehrbuch – somit muss an gegebener Stelle auch mal auf weitergehende Literatur verwiesen werden.

Wir sind stolz und froh, für jedes Kapitel ausgezeichnete Experten des jeweiligen Gebiets gewonnen zu haben. Zumeist haben dabei mehrere Autoren gemeinschaftlich ein großes Kapitel verfasst. Im Anschluss an die klassischen Kapitel folgt eine Sektion mit Differenzialdiagnosen, was wir als eine angenehme Lernmethode und Abwechslung zum geradlinigen Faktenwiederholen erachten, insbesondere kurz vor der Facharztprüfung. Es folgen Kapitel zu Diagnostik und Therapie.

Abgerundet wird das Werk mit einem abschließenden unkonventionellen Kapitel, das sich einem Thema widmet, das spätestens ab dem Facharztstatus an Relevanz gewinnt: juristische Aspekte. Formal unterscheidet sich dieses Kapitel bewusst vom ansonsten knappen Stil dieses Repetitoriums, um den typischen präzisen Sprachduktus für juristische Sachverhalte nicht zu verfälschen und dennoch für den Arzt verständlich zu bleiben.

Über das unmittelbare Repetieren vor der Facharztprüfung hinaus sei Jede und Jeder willkommen, unser Buch auch schon Jahre vorher in die Hand zu nehmen! Manche Studierende mögen darin eine Bereicherung sehen, auch junge Berufseinsteigerinnen und -einsteiger können unserem Werk einiges mehr abgewinnen, beispielsweise als Begleiter und Leitfaden während der Weiterbildungszeit, in der man stets die Lernziele im Blick behalten sollte.

Unser unendlicher Dank gilt allen beitragenden Autorinnen und Autoren, die eine hervorragende Arbeit geleistet haben. Auch möchten wir unseren Dank an Frau Dr. Christine Lerche, Senior Editor, und Frau Claudia Bauer, Project Manager, vom Springer-Verlag aussprechen, die uns stets mit Rat und Tat zur Seite standen. Frau Sirka Nitschmann danken wir für das exzellente Lektorat.

Wir sind offen und dankbar für Feedback, das unser Buch in zukünftigen Auflagen hoffentlich besser werden lässt. Nun wünschen wir Ihnen bei der Lektüre viel Freude und Erkenntnis – möge unser Buch dazu beitragen, dass nicht nur die letzten dunklen Stunden vor der Facharztprüfung erhellt werden, sondern Sie sich bestärkt fühlen auf dem Weg zu einer guten Pädiaterin oder einem guten Pädiater – mit dem nötigen Fachwissen und der erforderlichen Empathie!

Cihan Papan
Mannheim, Deutschland

Lutz T. Weber
Köln, Deutschland

Dezember 2018

Inhaltsverzeichnis

III Diagnostische Methoden

IV Therapieprinzipien

Autorenverzeichnis

Dr. med. Corinna Brichta
Zentrum für Kinder- und Jugendmedizin
Klinik 1, Pädiatrische Diabetologie und Endokrinologie
Universitätsklinikum Freiburg
Freiburg, Deutschland

Dr. med. Ilse Julia Broekaert
Klinik und Poliklinik für Kinder- und Jugendmedizin
Universitätsklinik Köln
Köln, Deutschland

Dr. med. Julia Carlens
Zentrum für Kinderheilkunde und Jugendmedizin, Klinik für Pädiatrische Pneumologie, Allergologie und Neonatologie
Medizinische Hochschule Hannover (MHH)
Hannover, Deutschland

Dr. iur. Jan Daub
Rae Ernestus Daub & Coll. GbR
Rostock, Deutschland

Prof. Dr. med. Sven Dittrich
Kinder- und Jugendklinik
Universitätsklinikum Erlangen
Erlangen, Deutschland

Dr. med. Jürgen Doerfer
Zentrum für Kinder- und Jugendmedizin, Klinik 1, Pädiatrische Diabetologie und Endokrinologie
Universitätsklinikum Freiburg
Freiburg, Deutschland

Dr. med. Matthias Ensslen
Unterhaching, Deutschland

Prof. Dr. med. Regina Fölster-Holst
Campus Kiel, Klinik für Dermatologie, Venerologie und Allergologie
Universitätsklinikum Schleswig-Holstein
Kiel, Deutschland

Dr. med. Frank Guderian
Klinik für Kinder- und Jugendpsychiatrie und Psychotherapie
Josefinum Kempten
Kempten, Deutschland

Priv.-Doz. Dr. med. Sandra Habbig
Klinik und Poliklinik für Kinder- und Jugendmedizin
Universitätsklinik Köln
Köln, Deutschland

Dr. med. Marianne von Harbou
München, Deutschland

Dr. med. Johanna Harris
Praxiszentrum Saarstraße
München, Deutschland

Dr. med. Holger Hauch
Palliative Care Team für Kinder- und Jugendliche Mittelhessen, Zentrum für Kinderheilkunde und Jugendmedizin
Universitätsklinikum Gießen und Marburg GmbH
Gießen, Deutschland

Dr. med. Franka Hodde
Zentrum für Kinder- und Jugendmedizin, Klinik 1, Pädiatrische Diabetologie und Endokrinologie
Universitätsklinikum Freiburg
Freiburg, Deutschland

Priv.-Doz. Dr. med. Julia Höfele
Klinikum rechts der Isar, Institut für Humangenetik
Technische Universität München (TUM)
München, Deutschland

Dr. med. Annette Holl-Wieden
Kinder- und Poliklinik
Universitätsklinik Würzburg
Würzburg, Deutschland

Priv.-Doz. Dr. med. Christoph Hünseler
Klinik und Poliklinik für Kinder- und Jugendmedizin, Abteilung für Gastroenterologie und Hepatologie
Universitätsklinik Köln
Köln, Deutschland

Dr. med. Claudia Kalischko
Klinik für Kinder- und Jugendpsychiatrie und Psychotherapie
Josefinum Kempten
Kempten, Deutschland

Ao. Univ.-Prof. Dr. med. Daniela Karall
Department für Kinder- und Jugendmedizin
Abteilung für Stoffwechselstörungen
Universitätskliniken Innsbruck,
Innsbruck, Österreich

Dr. med. Dietrich Klauwer
Spital Bülach AG
Bülach, Schweiz

Dr. med. Vassiliki Konstantopoulou
Abteilung für Pulmologie,
Allergologie & Endokrinologie
Universitätsklinik für Kinder- und Jugendheilkunde/AKH
Wien, Österreich

Dr. med. Thomas Kratzin
Praxisgemeinschaft St. Georgen für Kinder- und Jugendmedizin
Freiburg, Deutschland

Dr. med. Alexandra Krause
Zentrum für Kinder- und Jugendmedizin, Klinik 1
Pädiatrische Diabetologie und Endokrinologie
Universitätsklinikum Freiburg
Freiburg, Deutschland

Dr. med. Andreas Krebs
Zentrum für Kinder- und Jugendmedizin, Klinik 1
Pädiatrische Diabetologie und Endokrinologie
Universitätsklinikum Freiburg
Freiburg, Deutschland

Prof. Dr. med. Rüdiger von Kries
Institut für Soziale Pädiatrie und Jugendmedizin
Ludwig-Maximilians-Universität München (LMU)
München, Deutschland

Prof. Dr. med. Thomas Lang
Klinik für Kinder- und Jugendmedizin
Klinikum Starnberg
Starnberg, Deutschland

Katharina Last
Zentrum für Infektiologie, Institut für Medizinische Mikrobiologie und Hygiene
Universitätsklinikum Heidelberg
Heidelberg, Deutschland

Prof. Dr. med. Susanne Lau
Campus Virchow, Klinik für Pädiatrie m.S. Pneumologie, Immunologie und Intensivmedizin, Sektionsleitung Päd. Allergologie und Pneumologie
Charité Universitätsmedizin Berlin
Berlin, Deutschland

Priv.-Doz. Dr. med. Christiane Lex
Klinik für Pädiatrische Kardiologie und Intensivmedizin, mit Neonatologie und Pädiatrischer Pneumologie, Zentrum für Kinderheilkunde und Jugendmedizin
Universitätsmedizin Göttingen
Göttingen, Deutschland

Priv.-Doz. Dr. med. Max C. Liebau
Klinik und Poliklinik für Kinder- und Jugendmedizin
Universitätsklinik Köln
Köln, Deutschland

Priv.-Doz. Dr. med. Esther Maier
Dr. von Haunersches Kinderspital,
Kinderklinik und Kinderpoliklinik, Abteilungfür Angeborene Stoffwechselerkrankungen
Ludwig Maximilian Universität München
München, Deutschland

Univ.-Prof. Dr. med. Hans-Joachim Mentzel
Sektion Pädiatrische Radiologie, Institut für Diagnostische und Interventionelle Radiologie
Universitätsklinikum Jena
Jena, Deutschland

Rupert Müller, Dipl.-Psych.
Klinik für Kinder- und Jugendpsychiatrie und Psychotherapie
Josefinum Augsburg
Augsburg, Deutschland

Prof. Dr. med. Michele Noterdaeme
Klinik für Kinder- und Jugendpsychiatrie und Psychotherapie
Josefinum Augsburg
Augsburg, Deutschland

Dr. med. Gundula Notheis
Schwäbisches Kinderkrebszentrum/ Tagesbehandlungseinheit
Kinderklinik Augsburg
Augsburg, Deutschland

Dr. med. Cihan Papan
Zentrum für Infektionsmedizin, Institut für Medizinische Mikrobiologie und Hygiene, Medzinische Fakultät der Universität des Saarlandes,
Universitätsklinikum des Saarlandes
Homburg, Deutschland

Prof. Dr. med. Richard Placzek
Klinik und Poliklinik für Orthopädie und Unfallchirurgie
Universitätsklinikum Bonn (AöR)
Bonn, Deutschland

a.o. Univ.-Prof. Dr. med. univ. Wolfgang M. Prodinger, (M.D.), MME (Bern)
Sektion für Hygiene und Medizinische Mikrobiologie
Medizinische Universität Innsbruck
Innsbruck, Österreich

Priv.-Doz. Dr. med., Msc Markus Rauchenzauner
Klinik für Kinder- und Jugendmedizin
Kliniken Ostallgäu-Kuafbeuren
Kaufbeuren, Deutschland

Priv.-Doz. Dr. med. Ernst Rietschel
Klinik und Poliklinik für Kinder- und Jugendmedizin
Universitätsklinik Köln
Köln, Deutschland

Dr. med. Jobst Roehmel
Klinik für Pädiatrie m. S., Pneumologie und Immunologie, Sektionsleitung Päd. Allergologie/Immunologie
Charité, Campus Virchow
Berlin, Deutschland

Univ.-Prof. Dr. med. Claudia Rössig
Klinik für Kinder- und Jugendmedizin
Pädiatrische Hämatologie und Onkologie
Albert-Schweitzer-Campus 1
Universitätsklinikum Münster
Münster, Deutschland

Prof. Dr. med. Kevin Rostásy
Zentrum für Neuropädiatrie, Entwicklungsneurologie und Sozialpädiatrie
Vestische Kinder- und Jugendklinik Datteln
Datteln, Deutschland

Prof. Dr. med. Mario Rüdiger
Klinik und Poliklinik für Kinder- und Jugendmedizin, Neonatologie und Pädiatrische Intensivmedizin
Universitätsklinikum Dresden
Dresden, Deutschland

Dr. med. Jörg Schirrmeister
Kinder- und Jugendklinik
Universitätsklinikum Erlangen
Erlangen, Deutschland

Prof. Dr. med. Hans G. Schlack
Bonn, Deutschland

Priv.-Doz. Dr. med. Jan Schmolders
Klinik und Poliklinik für Orthopädie und Unfallchirurgie
Universitätsklinikum Bonn (AöR)
Bonn, Deutschland

Priv.-Doz. Dr. med. Sabine Scholl-Bürgi
Department für Kinder- und Jugendmedizin
Abteilung für Stoffwechselstörungen
Universitätskliniken Innsbruck
Innsbruck, Österreich

Prof. Dr. med. Karl Otfried Schwab
Zentrum für Kinder- und Jugendmedizin, Klinik 1
Pädiatrische Diabetologie und Endokrinologie
Universitätsklinikum Freiburg
Freiburg, Deutschland

Prof. Dr. med. Markus Schwarz
Institut für Laboratoriumsmedizin
Klinikum der Universität München
München, Deutschland

Dr. med. Nicolaus Schwerk
Zentrum für Kinderheilkunde und Jugendmedizin, Klinik für Pädiatrische Pneumologie Allergologie und Neonatologie
Medizinische Hochschule Hannover (MHH)
Hannover, Deutschland

Dr. med. Geeke Sieben
Klinik für Kinder- und Jugendmedizin
Universitätsklinikum Mannheim
Mannheim, Deutschland

Prof. Dr. med. Silvia Stojanov
Klinik für Kinder- und Jugendpsychiatrie, -psychotherapie und -psychosomatik Gebäude W35
Universitätsklinikum Hamburg-Eppendorf (UKE)
Hamburg, Deutschland

Salih Tanca
Klinik für Kinder- und Jugendpsychiatrie und Psychotherapie
Josefinum Augsburg
Augsburg, Deutschland

Prof. Dr. med. Tobias Tenenbaum
Klinik für Kinder- und Jugendmedizin
Medizinische Fakultät Mannheim der Universität Heidelberg
Universitätsklinikum Mannheim
Mannheim, Deutschland

Prof. Dr. med. Ute Thyen
UKSH, Campus Lübeck, Klinik für Kinder- und Jugendmedizin
Universität Lübeck
Lübeck, Deutschland

Dr. med. Natascha Van der Werf-Grohmann
Zentrum für Kinder- und Jugendmedizin, Klinik 1
Pädiatrische Diabetologie und Endokrinologie
Universitätsklinikum Freiburg
Freiburg, Deutschland

Prof. Dr. med. Lutz T. Weber
Klinik und Poliklinik für Kinder- und Jugendmedizin, Medizinische Fakultät und Uniklinik Köln
Universität zu Köln
Köln, Deutschland

Dr. med. Nikolaus Weissenrieder
Praxiszentrum Saarstraße
München, Deutschland

a.o. Univ.-Prof. Dr. med. univ. Reinhard Würzner, Ph.D
Sektion für Hygiene und Medizinische Mikrobiologie
Medizinische Universität Innsbruck
Innsbruck, Österreich

Dr. med. Michael Wurm
Zentrum für Kinder- und Jugendmedizin, Klinik 1
Pädiatrische Diabetologie und Endokrinologie
Universitätsklinikum Freiburg
Freiburg, Deutschland

Dr. med. univ. Manuela Zlamy
Department für Kinder- und Jugendmedizin
Abteilung für Stoffwechselstörungen
Universitätskliniken Innsbruck
Innsbruck, Österreich

Krankheitsbilder

Inhaltsverzeichnis

Das kranke Kind

Cihan Papan und Lutz T. Weber

C. Papan, L. T. Weber (Hrsg.), *Repetitorium Kinder- und Jugendmedizin*,
https://doi.org/10.1007/978-3-662-56790-6_1

1.1 Besonderheit der Pädiatrie

Die Kinder- und Jugendmedizin stellt ein ganz besonderes, herausforderndes Fach dar. Die Unfähigkeit gerade des Säuglings und Kleinkindes, die Beschwerden „erwachsenengerecht“ zu artikulieren, erfordern medizinisches Geschick, das sich neben einem enormen Wissensschatz auch aus zwischenmenschlichem Fingerspitzengefühl, Empathie und zu einem hohen Grad aus Erfahrung speist. Hinzu kommt, dass das Beschwerdebild gerade bei jüngeren Kindern einer mitunter fluktuierenden Dynamik unterliegen kann. So muss zum einen oft ein breites differenzialdiagnostisches Spektrum abgedeckt werden, zum anderen muss das klinische Vorgehen immer wieder adaptiert werden.

In nahezu keiner anderen medizinischen Disziplin sind die Ärztinnen und Ärzte dergestalt auf die Eltern angewiesen – nicht nur als fremdanamnestische Quelle der (zuweilen emotional gefärbten) Information, sondern auch als primäre Bezugspersonen des Patienten mit einer meist validen Ersteinschätzung, die mitunter entscheidend sein kann für die Beurteilung des Kindes („Mein Kind ist heute ganz anders als sonst!“). Insofern ist die Allianz mit den Eltern, aber natürlich auch mit dem Kind unabdingbar, sowohl auf dem Weg zur Diagnosefindung als auch im weiteren Prozess der Behandlung. Davon unbenommen ist die Verpflichtung der Kinderärztin/des Kinderarztes primär gegenüber dem kranken Kind – und nicht gegenüber den eventuellen Wünschen der Eltern, gleichwohl diese eine Garantenstellung für ihr Kind einnehmen.

1.2 Ersteinschätzung

In den folgenden (nicht erschöpfenden) Aufzählungen werden einige wichtige Punkte erwähnt, die bei der Einschätzung des Kindes hinsichtlich einer möglicherweise gefährlichen, zumindest abklärungs- bzw. zügig interventionsbedürftigen Erkrankung helfen. Die den Symptomen zugeordneten möglichen Erkrankungen folgen weder einer Ordnung nach Häufigkeit noch sind die Symptome unbedingt pathognomonisch für die erwähnte Erkrankung. Sie sollen die Symptome lediglich erfahrbarer machen und evtl. an der einen oder anderen Stelle das Denken erweitern.

Bei der Anamnese können folgende Nachfragen helfen, um bestimmte, wichtige Differenzialdiagnosen abzuklopfen:

Anamnese

- **Fieber**: Seit wann?
  - >5–7 Tage → erwäge Kawasaki-Syndrom, hämophagozytische Lymphohistiozytose
- **Husten**:
  - Plötzlicher Beginn? → Fremdkörperaspiration
  - Stakkatoartig? → Pertussis
- **Erbrechen**:
  - Im Schwall? → Pylorusstenose
  - Gallig? Kotig? → Ileus
  - Blutig? → Ulkus, Gastritis?
  - Im Liegen vermehrt? Nüchtern? → Hirndruckzeichen
- **Stuhlgang**:
  - Entfärbt? → Cholestase
  - Blutig/teerig? → Ulkus, Meckel-Divertikel
  - Frequenz? → Obstipation; vollgestillte Kinder können breites Spektrum an Stuhlgangsfrequenz zeigen
- **Trinkverhalten**:
  - Gierig? → Pylorusstenose
  - Verweigerung? → Gastroenteritis, Refluxösophagitis, Stoffwechselerkrankung etc.
  - Starkes Schwitzen? → Herzvitium
- Bei V. a. **Schmerzen**/schreiendem Säugling: Episodisch bzw. mit schmerzfreien Phasen? → Invagination mit passagerer spontaner Desinvagination
- **Kopfschmerzen**:
  - Plötzlich, intensiv? → intrakranielle Blutung
  - Kopfschmerzen mit Schmerzzunahme im Liegen oder bei Druckzunahme? → erhöhter Hirndruck, Hirntumor

- **Desorientiertheit**? → Enzephalitis
- **Schreiattacke** mit anschließender Zyanose und Tonusverlust? → Affektkrampf
- **Polyurie, Polydipsie**? → Diabetes mellitus/Diabetes insipidus
- **B-Symptomatik**, wie Fieber, Nachtschweiß, Abgeschlagenheit, Gewichtsverlust? →Tumor, chronische Infektion, chronische Inflammation
- **Grunderkrankungen**: Onkologisch/hämatologisch? → Cave bei Fieber in der Granulozytopenie!
- **Impfanamnese**: Lücken?
- **Dauermedikation**: Dosisanpassung an Gewichtszunahme? Immunsuppression?
- **Aktuelle Medikation**: Antibiotika? → bei V. a. Arzneimittelexanthem
- **Sozialanamnese**, insbesondere Infektionen in der Umgebung oder andere Expositionen, u. a. Tierkontakt auf Bauernhof? → Salmonellen-Enteritis
- **Reiseanamnese**? z. B. nach Südeuropa: → Hepatitis A, Leishmaniose
- **Ernährungsanamnese**?
  - Beschwerdebeginn mit Einführung der Beikost → Zöliakie, Nahrunsmittelallergien
  - Trinken von Rohmilch? → bei V. a. hämolytisch-urämisches Syndrom
- **Schwangerschafts- und Geburtsanamnese**:
  - Vorzeitiger Blasensprung? Mütterliches Fieber? Mutter Gruppe-B-Streptokokken positiv? → Wichtig bei V. a. Neugeboreneninfektion
  - Blutgruppenkonstellation → Neugeborenenikterus
- **Familienanamnese**: Angeborene Erkrankungen? → z. B. bei V. a. myotone Dystrophie
- **Entwicklungsneurologische Meilensteine**:
  - Wann erreicht?
  - Verlust erlernter Fähigkeiten? → Rett-Syndrom

▪▪ Wichtige Befunde

Folgende Befunde sollten bei der Untersuchung nicht übersehen werden, da sie u. a. auf folgende Erkrankungen hindeuten können:

- **ZNS/Kopf/Hals**:
  - Eingesunkene Fontanelle → Dehydratation
  - Gespannte Fontanelle → Hirndruck
  - Sonnenuntergangsphänomen → Hirndruck
  - Nackensteifigkeit, Opisthotonus → Meningitis
  - Fokales neurologisches Defizit → Apoplex, Enzephalitis
  - Schrilles Schreien → zentrale Ursache
  - Schlaffer Tonus→ neurologische/neuromuskuläre Grunderkrankung
  - Parese von Augenmuskeln → Hirntumor, ZNS-Infektion
  - Mydriasis → Anticholinergika-Intoxikation
  - Miosis → Cholingergika-, Opioid-Intoxikation
  - Exophthalmus → M. Basedow
  - Konjunktivitis mit Exanthem→ Kawasaki-Syndrom, Masern
  - Abstehendes Ohr → Mastoiditis
  - Vergrößerter Lymphknoten supraklavikulär → Lymphom
- **Haut**:
  - Petechien → Purpura Schoenlein-Henoch, ITP, Meningokokkeninfektion, Waterhouse-Fridrichsen-Syndrom
  - Hämatome → an untypischer Stelle: Hämophilie, Von-Willebrand-Krankheit, Kindesmisshandlung
  - Fahles Hautkolorit → Sepsis, Herzvitium, entgleiste Stoffwechselerkrankung
  - Zyanose → Herzvitium
  - Ikterus → Neugeborenenikterus, Gilbert-Meulengracht-Syndrom
  - Verlängerte Rekapillarisierungszeit → Unterkühlung der Akren, Sepsis
  - Reduziertes Unterhautfettgewebe → Zöliakie, andere Malabsorptionssyndrome
  - Verstärkte Venenzeichnung abdominell, Spider naevi → Hepatopathie
  - Flush → Anaphylaxie

  - Ödeme → Eiweißverlust, z. B. renal oder enteral, Proteinsynthesestörung, Herzinsuffizienz, allergisch
  - Uhrglasnägel → Vitium, CF, CED
- **Gastrointestinal**:
  - Foetor ex ore → eitrige Tonsillitis, Ketoazidose bei Diabetes mellitus (Acetongeruch), Ileus (Stuhlgeruch), chronische Niereninsuffizienz (Foetor uraemicus)
  - Cheilitis → M. Crohn, Melkersson-Rosenthal-Syndrom
  - Aphthen → M. Crohn, Zöliakie, M. Behcet
  - Perianale Fisteln, Marisken, Fissure → CED
  - Tastbare „Olive" im Oberbauch, sichtbare frustrane Peristaltik → hypertrophe Pylorusstenose
  - Ausladender, gespannter Bauch → akutes Abdomen bei z. B. NEC, Volvulus, Invagination
- **Pulmonal**:
  - Dyspnoe → Infektion, Anaphylaxie, Fremdkörperaspiration, Pneumothorax
  - Apnoen → Sepsis, Meningitis, RSV-Infektion, Pertussis
  - Inspiratorischer Stridor → Pseudokrupp, Epiglottitis, Laryngomalazie (chronisch)
  - Exspiratorischer Stridor → obstruktive Bronchitis, Asthmaanfall
  - Biphasischer Stridor → tracheale Stenose
  - Hypoventilation → Asthma bronchiale, Undine-Syndrom
  - Hyperventilation (mit folgender Apnoe) → Rett-Syndrom, Joubert-Syndrom
  - Fassthorax → zystische Fibrose, Asthma bronchiale
- **Kardial/Gefäße**:
  - Pulslosigkeit:
    - Alle Arterien → Herz-Kreislauf-Stillstand, pulslose ventrikuläre Tachykardie
    - Einzelne Arterien → arterielle Embolie, Kompartmentsyndrom
  - Thoraxschmerzen → Myokarditis, Lungenembolie
  - Fehlende Leistenpulse → Aortenisthmusstenose
  - Palpitationen → Arrhythmien, Hyperthyreose
- **Genitale**:
  - Verletzungen, blutiger Ausfluss → Kindesmisshandlung

Viele verschiedene Faktoren können die Einweisung bzw. Aufnahme eines Patienten aus dem ambulanten Sektor in die Klinik begründen. Bei divergenter Einschätzung oder Grenzfällen erscheint es sinnvoll, die Rücksprache mit den zuweisenden Kollegen, aber auch mit hausinternen Kollegen (Facharzt/Oberarzt) zu suchen.

Die Einschätzung und Entscheidung, ob und wann ein Patient intensivmedizinischer Therapie bedarf – was sinnigerweise im Dialog mit den Kollegen der Intensivstation getroffen werden sollte – wird im Kapitel „Intensivmedizin" (▶ Kap. 6) abgehandelt.

Genetische Erkrankungen/ Syndromologie

Julia Höfele

C. Papan, L. T. Weber (Hrsg.), *Repetitorium Kinder- und Jugendmedizin*,
https://doi.org/10.1007/978-3-662-56790-6_2

2

2.1 Trisomie 21 (Down-Syndrom)

Definition und Epidemiologie

- Inzidenz: 1:600 bis 1:800 Neugeborene. Diese steigt mit zunehmendem mütterlichem Alter
- Es liegt eine autosomale Aneuploidie bzgl. Chromosom 21 vor
- 95 % der Fälle sind bedingt durch Teilungsfehler, davon 90 % im mütterlichen Genom, 5 % im väterlichen Genom und 5 % postzygotisch (freie Trisomie): Karyotyp 47,XX,+21 oder 47,XY,+21
- 3 % der Fälle entstehen durch Translokationen. Meist ist ein Elternteil Träger einer balancierten Translokation oder die Translokation ist neu entstanden
- In 2 % sind Mosaike nachweisbar (Z. n. Trisomiekorrektur bei trisomer Zygote)

Klinik

- Dysmorphiestigmata wie z. B. Brachyzephalie, nach lateral ansteigende Lidachsen, Epikanthus, Brushfield-Spots, kurze Nase mit eingesunkener Nasenwurzel, Makroglossie, Vierfingerfurchen (▪ Abb. 2.1), kurze breite Hände und Finger, Klinodaktylie und/oder Brachymesophalangie der fünften Finger, breiter Thorax, Sandalenfurchen
- Geistige Behinderung, angeborene Herzfehler (z. B. AV-Kanal, VSD, Fallot-Tetralogie), Hypothyreose, Fehlbildung der oberen Zervikalwirbel, Überstreckbarkeit der Gelenke, Muskelhypotonie, Duodenalatresie/-stenose, aganglionäres Megakolon, Ösophagus- und Analatresie, Omphalozele, Kleinwuchs
- Deutlich erhöhtes Risiko für frühkindliche Leukämien, Katarakt im Erwachsenenalter, Männer meist infertil, verfrühter Alterungsprozess
- Lebenserwartung: >60 Jahre

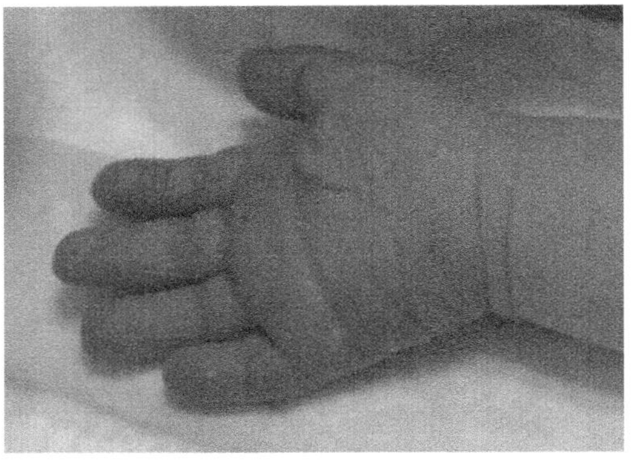

▪ **Abb. 2.1** Vierfingerfurche an der rechten Hand eines Neugeborenen. Zusätzlich erkennbar die kurzen Finger an der breiten Hand

Diagnostik

- Chromosomenanalyse
- Ggf. FISH-Analyse und/oder Untersuchung eines zweiten Gewebes

Therapie

- Symptomatisch, z. B. heilpädagogische Maßnahmen, Physiotherapie, Ergotherapie, Logopädie, Frühförderung
- Ggf. operative Korrektur z. B. eines Herzfehlers

Die Trisomie 21 ist meist durch einen Teilungsfehler bedingt und dann nicht erblich. Bei Kindern mit den klassischen Dysmorphiestigmata sollte immer eine Chromosomenanalyse veranlasst werden. Bei Kindern mit Trisomie 21 und Blutbildveränderungen muss aufgrund des erhöhten Risikos an die Entwicklung einer frühkindlichen Leukämie gedacht werden.

2.2 Trisomie 18 (Edwards-Syndrom)

Definition und Epidemiologie

- Inzidenz: 1:8000 Neugeborene (80 % Mädchen). Diese steigt mit zunehmendem mütterlichem Alter
- Es liegt eine autosomale Aneuploidie bzgl. Chromosom 18 vor
- 80 % der Fälle sind bedingt durch Teilungsfehler (freie Trisomie): Karyotyp 47,XX,+18 oder 47,XY,+18

- 20 % der Fälle sind bedingt durch Translokationstrisomien des gesamten langen Arms, des gesamten Chromosoms oder Mosaike
- 95 % der Feten versterben intrauterin, die meisten Neugeborenen versterben in den ersten beiden Lebenswochen. Nur ca. 10 % der Betroffenen überleben das erste Lebensjahr

▪▪ Klinik

- Dysmorphiestigmata wie z. B. Fäusteln der Hände mit Stellungsanomalie (Zeigefinger und kleiner Finger überkreuzen Mittel- und Ringfinger), Mikrozephalie, prominentes Hinterhaupt, enge Lidspalten, kleine Mundöffnung, dysplastische tiefsitzende Ohren, Wiegenkufenfüße
- ZNS-Fehlbildungen, schwere psychomotorische Entwicklungsstörung, Herzfehler (z. B. VSD), Ösophagusatresie, Omphalozele, Nieren- und Urogenitalfehlbildungen
- Durchschnittliches Geburtsgewicht: ca. 2200 g

▪▪ Diagnostik

- Chromosomenanalyse
- Ggf. FISH-Analyse und/oder Untersuchung eines zweiten Gewebes

▪▪ Therapie

- Palliative Versorgung

> **Ein Großteil der Feten mit einer Trisomie 18 versterben bereits intrauterin, betroffene Neugeborene meist innerhalb der ersten Lebenswochen. Bei Neugeborenen mit einem niedrigen Geburtsgewicht und Dysmorphiestigmata wie z. B. Stellungsanomalie der Finger und Mikrozephalie sollte eine Trisomie 18 erwogen werden.**

2.3 Trisomie 13 (Pätau-Syndrom)

▪▪ Definition und Epidemiologie

- Inzidenz: 1:4000 bis 1:10.000 Neugeborene. Diese steigt mit zunehmendem mütterlichem Alter
- Es liegt eine autosomale Aneuploidie bzgl. Chromosom 13 vor
- 80 % der Fälle sind bedingt durch Teilungsfehler (freie Trisomie): Karyotyp 47,XX,+13 oder 47,XY,+13
- Die übrigen Fälle sind Translokationstrisomien des gesamten langen Arms, des gesamten Chromosoms oder Mosaike
- Die mittlere Lebenserwartung beträgt vier Monate. 3–10 % der Betroffenen leben länger als ein Jahr

▪▪ Klinik

- Charakteristische Trias: beidseitige Lippen-Kiefer-Gaumenspalte, postaxiale Hexadaktylie, Mikrophthalmie
- Holoprosenzephalie, Mikrozephalie, Skalpdefekte, Blindheit, Gehörlosigkeit, Epilepsie, schwere Entwicklungsstörung, dysplastische Ohren, Herzfehler (v. a. VSD, PDA), urogenitale Fehlbildungen (z. B. polyzystische Nierendegeneration), hypoplastische Nägel

▪▪ Diagnostik

- Chromosomenanalyse
- Ggf. FISH-Analyse und/oder Untersuchung eines zweiten Gewebes

▪▪ Therapie

- Palliative Versorgung

> **Die Trisomie 13 ist gekennzeichnet durch die charakteristische Trias: Lippen-Kiefer-Gaumenspalte, postaxiale Hexadaktylie und Mikrophthalmie. Die Lebenserwartung ist deutlich reduziert. Nur ein kleiner Teil der Patienten überlebt das erste Lebensjahr.**

2.4 Ullrich-Turner-Syndrom

▪▪ Definition und Epidemiologie

- Inzidenz 1:2500 Neugeborene
- 95 % der Feten versterben intrauterin (Hydrops fetalis)
- 50 % der Patientinnen mit einer Geschlechtschromosomenaberration und

weiblichem Phänotyp haben ein Ullrich-Turner-Syndrom
- Es liegt eine gonosomale Aneuploidie bzgl. dem X-Chromosom vor
- 50 % der Fälle haben eine Monosomie X (Karyotyp 45,X), 30–40 % der Fälle ein 46,XX/45,X- und/oder 45,X/47,XXX-Mosaik
- In ca. 10 % der Fälle finden sich Isochromosomen des langen Arms des X-Chromosoms, Ring-X-Chromosomen, partielle Deletionen oder andere numerische oder strukturelle gonosomale Aberrationen

▪▪ Klinik
- Lymphödeme an Hand- und Fußrücken (Neugeborenenperiode), Pterygium colli, tiefer inverser Nackenhaaransatz, Epikanthus, Schildthorax mit verbreitertem Mamillenabstand, hypoplastische Nägel, Verkürzung des vierten Mittelhandknochens, Cubitus valgus, Kleinwuchs (ca. 150 cm)
- Herzfehler (z. B. bikuspide Aortenklappe, Aortenisthmusstenose), Nierenfehlbildungen (z. B. Hufeisenniere, einseitige Nierenagenesie), Stranggonaden (primäre Amenorrhö, Infertilität, maligne Entartung des Gonadengewebes, Osteoporose)
- Bei den Betroffenen besteht ein erhöhtes Risiko für eine Aortendissektion
- Beeinträchtigungen bei räumlichem Denken und mathematischen Fähigkeiten

▪▪ Diagnostik
- Chromosomenanalyse
- Ggf. FISH-Analyse und/oder Untersuchung eines zweiten Gewebes

▪▪ Therapie
- Symptomatisch, z. B. operative Korrektur eines Herzfehlers
- Hormonsubstitution (Östrogen, Wachstumshormone)
- Ggf. operative Entfernung der Gonaden

Ein Großteil der betroffenen Feten mit einem Ullrich-Turner-Syndrom verstirbt bereits intrauterin. Mädchen mit ausbleibender Menarche und Kleinwuchs sollten auf ein Ullrich-Turner-Syndrom untersucht werden.

2.5 Klinefelter-Syndrom

▪▪ Definition und Epidemiologie
- Inzidenz 1:1000 der männlichen Neugeborenen
- Es liegt eine gonosomale Aneuploidie der Geschlechtschromosomen vor
- 80 % der Fälle weisen den Karyotyp 47,XXY auf (▫ Abb. 2.2), 20 % der Fälle haben den Karyotyp 48,XXXY, 49,XXXXY, Isochromosomen oder Mosaike

▪▪ Klinik
- Hauptsymptome: Relativer Großwuchs, Unfruchtbarkeit (Azoospermie, Oligospermie), leichte Intelligenzminderung (IQ 10 Punkte niedriger als bei Geschwistern)
- Hypergonadotroper Hypogonadismus, stammbetonte Adipositas, Pseudogynäkomastie, leicht erhöhtes Brustkrebsrisiko, thromboembolische Erkrankungen, Ulcera cruris
- Kindesalter: motorische Entwicklungsverzögerung, Affektlabilität, Konzentrationsschwierigkeiten, Kontaktarmut
- Erwachsene: verminderte Libido und Potenz, Osteoporose

▪▪ Diagnostik
- Chromosomenanalyse
- Ggf. FISH-Analyse und/oder Untersuchung eines zweiten Gewebes

▪▪ Therapie
- Symptomatisch, z. B. Physiotherapie
- Hormonsubstitution (Testosteron)

Differenzialdiagnostisch sollte bei Vorliegen eines hypergonadotropen Hypogonadismus an ein Klinefelter-Syndrom gedacht werden. Bei Jungen mit

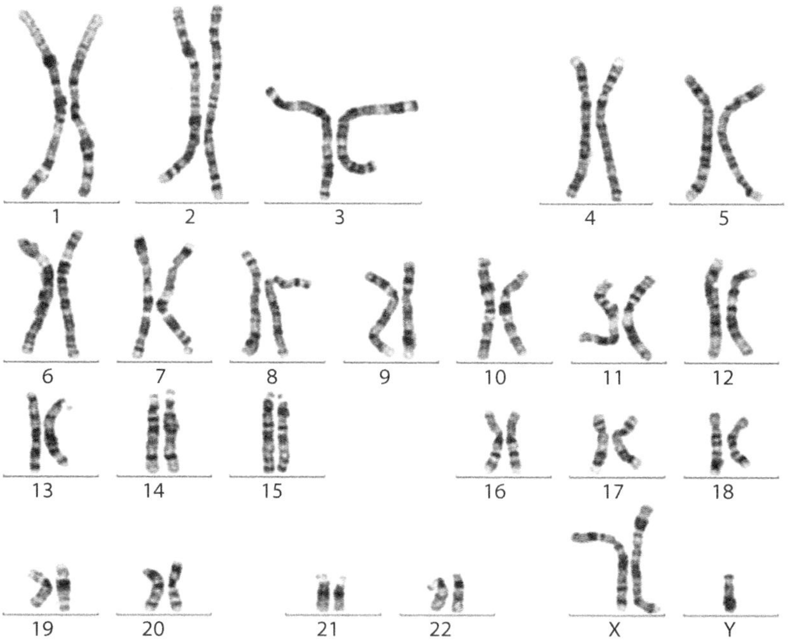

Abb. 2.2 Karyotyp: 47,XXY

einer Entwicklungsverzögerung unklarer Ätiologie sollte eine Chromosomenanalyse zum Ausschluss/Nachweis einer gonosomalen Aneuploidie durchgeführt werden.

2.6 Triple-X-Syndrom (Triplo-X-Syndrom, Trisomie X)

Definition und Epidemiologie

- Inzidenz 1:1000 der weiblichen Neugeborenen
- Es liegt eine gonosomale Aneuploidie der Geschlechtschromosomen vor: Karyotyp 47,XXX; selten Mosaike oder vier und mehr X-Chromosomen

Klinik

- Ggf. leichte Intelligenzminderung (IQ 10–15 Punkte niedriger als bei Geschwistern), Sprachentwicklungsverzögerung, leichte motorische Ungeschicklichkeit, ggf. Zyklusstörungen, sekundäre Amenorrhö

Diagnostik

- Chromosomenanalyse
- Ggf. FISH-Analyse und/oder Untersuchung eines zweiten Gewebes

Therapie

- Symptomatisch, z. B. Physiotherapie, Logopädie

Mädchen mit einer psychomotorischen Entwicklungsverzögerung und fehlenden oder nur diskreten Dysmorphiestigmata sollten auf das Vorliegen eines Triple-X-Syndroms untersucht werden.

2.7 Fragiles X-Syndrom (Martin-Bell-Syndrom)

Definition und Epidemiologie

- Inzidenz: 1:1250 der männlichen Neugeborenen
- Das Fragile X-Syndrom ist die häufigste monogen vererbte Ursache für eine mentale Retardierung

- Erbgang: X-chromosomal rezessiv
- Ursächlich ist die extreme Verlängerung eines instabilen Trinukleotidrepeats (CGG-Repeat) in der 5'-Region des *FMR1*-Gens auf dem X-Chromosom. Diese Verlängerung führt zum Abschalten der *FMR1*-Genexpression
- Die Repeat-Anzahl in der Allgemeinbevölkerung beträgt 10–50 CGG-Repeats, eine Prämutation liegt bei 50–200, eine Vollmutation bei >200 vor
- Mütter sind obligate Überträgerinnen mit einer Prämutation oder Vollmutation. Das Wiederholungsrisiko bei weiteren Nachkommen ist abhängig von der Art der Veränderung (Prämutation, Vollmutation) sowie dem Geschlecht des Kindes und kann bis zu 50 % betragen

▪▪ Klinik

- Dysmorphiestigmata wie z. B. langes schmales Gesicht, supraorbitale Wülste, große Ohren, prominentes Kinn (Progenie), vergröberte Gesichtszüge, Makroorchidie (ab Pubertät), fleischige Hände und Füße mit tiefen Fußsohlenfurchen
- Kopfumfang und Körpergröße eher im oberen Normbereich, muskuläre Hypotonie, Bindegewebsschwäche (überstreckbare Gelenke)
- Mittlere bis schwere geistige Behinderung (durchschnittlicher IQ von 50), Sprachentwicklungsverzögerung ausgeprägter als motorische Entwicklungsverzögerung, autistisches Verhalten, Hyperaktivität, Konzentrationsschwäche
- Prämutationsträger: ggf. vorzeitige Menopause und psychische Auffälligkeiten bei weiblichen Anlageträgern, ggf. Entwicklung des Fragilen X-Tremor-Ataxie-Syndroms (FXTAS)

▪▪ Diagnostik

- PCR, Fragmentlängenanalyse, Southern-Blot-Analyse

▪▪ Therapie

- Symptomatisch, z. B. Physiotherapie, Ergotherapie, Logopädie

Jungen mit einer ausgeprägte Entwicklungsverzögerung (Sprache > Motorik) unklarer Ätiologie und unauffälligem männlichen Chromosomensatz sollten immer auf ein Fragiles X-Syndrom untersucht werden. Die charakteristischen Dysmorphiestigmata wie z. B. große Ohren, prominentes Kinn und vergröberte Gesichtszüge werden häufig erst im Jugend- oder Erwachsenenalter erkennbar. Mütter sind obligate Überträgerinnen und entwickeln häufig eine vorzeitige Menopause.

2.8 Mikrodeletion 22q11.2 (DiGeorge-Syndrom, Shprintzen-Syndrom, Cayler-Syndrom)

▪▪ Definition und Epidemiologie

- Inzidenz: 15.000 Neugeborene. Es handelt sich damit um die häufigste Mikrodeletion beim Menschen
- Ursache ist eine Mikrodeletion (Verlust genetischen Materials) am langen Arm einer der beiden Chromosomen 22 (22q11.2) mit einer Größe von meist ca. 3 Megabasen
- Das *TBX1*-Gen, welches im deletierten Bereich liegt, ist für die kardiovaskulären Symptome verantwortlich
- In 5–10 % der Fälle ist die Mikrodeletion von einem Elternteil vererbt worden. 90–95 % der Patienten weisen eine *de novo* Variante auf
- Aufgrund des weiten phänotypischen Spektrums wurde dieses Syndrom in der Vergangenheit in voneinander abgegrenzte Syndrome aufgeteilt: DiGeorge-Syndrom, Velokardiofaziales Syndrom (Shprintzen-Syndrom) und Kardiofaziales Syndrom (Cayler-Syndrom, selten). Da diese ätiologisch identisch sind, werden sie inzwischen zusammenfassend als 22q11.2-Deletionssyndrom bezeichnet

Klinik

- Klinische Auffälligkeiten allgemein: Entwicklungsstörung variabler Ausprägung, Herzfehler (v. a. konotrunkale Defekte), A- bzw. Hypoplasie des Thymus (gestörte T-zelluläre Immunität) und der Nebenschilddrüsen (Hypoparathyreoidismus; hypokalzämische Krämpfe), Minderwuchs
- DiGeorge-Syndrom:
- Dysmorphiestigmata: Hypertelorismus, kleiner Mund mit bogenförmiger Oberlippe, Mikroretrognathie, tiefsitzende dysplastische Ohren
- Zusätzliche klinische Auffälligkeit: häufig gravierende mentale Entwicklungsstörung
  - Shprintzen-Syndrom:
- Dysmorphiestigmata: charakteristische Fazies mit langem Gesicht und prominenter Nase, dysplastische Ohren, Retrognathie
- Zusätzliche klinische Auffälligkeiten: häufig nur milde mentale Entwicklungsstörung, Hirnfehlbildungen, Epilepsie, psychische Erkrankung im Erwachsenenalter (Psychose, Schizophrenie), Gaumenspalte, velopharyngeale Insuffizienz mit nasaler Sprache, Urogenitalfehlbildungen (z. B. dysplastische Nieren), Skelettfehlbildungen (z. B. Klumpfüße)
- Cayler-Syndrom:
- Schiefes Schreigesicht

Diagnostik

- Chromosomenanalyse mit FISH-Analyse, ggf. Array-Analyse

Therapie

- Symptomatisch, z. B. heilpädagogische Maßnahmen, Physiotherapie, Ergotherapie, Logopädie, Frühförderung
- Ggf. operative Korrektur eines Herzfehlers, ggf. Thymustransplantation

Bei Kindern mit diskreten Dysmorphiestigmata, einem Herzfehler und ggf. einer Immundefizienz sollte an eine Mikrodeletion 22q11.2 gedacht werden. Aufgrund der großen inter- und intrafamiliären Variabilität bzgl. des Phänotyps sollte zusätzlich eine zytogenetische Untersuchung der Eltern erfolgen.

2.9 Williams-Beuren-Syndrom

Definition und Epidemiologie

- Inzidenz: 1:10.000 bis 1:20.000 Neugeborene
- Mikrodeletion (Verlust genetischen Materials) am langen Arm einer der beiden Chromosomen 7 (7q11.23) mit einer Größe von ca. ,5–1,8 Megabasen
- Das *Elastin*-Gen, welches im deletierten Bereich liegt, ist für die kardiovaskulären Symptome verantwortlich

Klinik

- Dysmorphiestigmata wie z. B. Weichteilfülle im Bereich der Oberlider, blaue Iris mit sternförmigem Muster, volle Wangen und Lippen, Mikrognathie, heisere Stimme, auf Lücke stehende Zähne
- Entwicklungsverzögerung, kardiovaskuläre Fehlbildungen (supravalvuläre Aortenstenose, periphere Pulmonalstenose), Nierenarterienstenose, Bindegewebsschwäche, Hyperkalzämie
- Die Patienten sind im Kindesalter eher scheu, als Erwachsene extrovertiert und teils distanzlos

Diagnostik

- Chromosomenanalyse mit FISH-Analyse, ggf. Array-Analyse

Therapie

- Symptomatisch, z. B. heilpädagogische Maßnahmen, Physiotherapie, Ergotherapie, Logopädie, Frühförderung
- Ggf. operative Korrektur z. B. eines Herzfehlers

Kardiovaskuläre Fehlbildungen wie supravalvuläre Aortenstenose oder periphere Pulmonalstenose kombiniert mit einer Entwicklungsverzögerung und ggf. diskreten Dysmorphiestigmata lassen ein Williams-Beuren-Syndrom vermuten.

2.10 Beckwith-Wiedemann-Syndrom

Definition und Epidemiologie

- Inzidenz: 1:15.000 Neugeborene
- Die Genregion für das Beckwith-Wiedemann-Syndrom liegt auf dem kurzen Arm von Chromosom 11 (11p15)
- Ca. 20 % der Fälle weisen eine paternale uniparentale Disomie (UPD) 11 auf
- 20–40 % der Fälle haben pathogene Varianten im *CDKN1C*-Gen: positive Familienanamnese, assoziiert mit Gaumenspalte und Nabelhernie
- Ca. 5 % der Fälle zeigen eine Hypermethylierung der Imprinting Control Region (ICR) 1 DMR1 (*H19*): Risikoerhöhung für die Entwicklung von Wilms-Tumoren
- Ca. 50 % der Fälle weisen eine Hypomethylierung der ICR 2 DMR2 (*KCNQ1*) auf: Risikoerhöhung für embryonale Tumoren mit Ausnahme des Wilms-Tumors
- In 1–2 % der Fälle liegt eine strukturelle Veränderung in 11p15 vor

Klinik

- Bei Geburt: Makrosomie, Makroglossie, Organomegalie (z. B. Hemihyperplasie); ggf. kraniofaziale Dysmorphien (z. B. Kerbe am Ohrläppchen, strukturelle Veränderungen der Ohrmuschel), Bauchwanddefekte (z. B. Nabelhernie, Omphalozele), Nierenfehlbildungen, Hypoglykämie
- In 50 % der Fälle werden ein Polyhydramnion und eine Frühgeburtlichkeit beobachtet
- 20 % der Kinder entwickeln eine embryonale Tumorerkrankung (100-fach erhöhtes Tumorrisiko: z. B. Wilms-Tumore, Hepatoblastome, Rhabdomyosarkome, Nebennierenkarzinome)

Diagnostik

- Pränataler Ultraschall, postnatale Blutzuckerbestimmung
- Regelmäßige Ultraschall des Abdomens wegen erhöhtem Tumorrisiko
- Methylierungsanalyse, Sequenzierung und MLPA des *CDKN1C*-Gens

Therapie

- Symptomatisch, z. B. postnatale Glukose-Infusion bei Hypoglykämie, Logopädie
- Ggf. operative Korrektur z. B. einer Nabelhernie oder Omphalozele

Bei Vorliegen einer neonatalen Hypoglykämie sollte an das Beckwith-Wiedemann-Syndrom gedacht werden. Aufgrund des erhöhten Tumorrisikos muss bis zum achten Lebensjahr regelmäßig ein Ultraschall des Abdomen durchgeführt werden.

2.11 Angelman-Syndrom (Happy-Puppet-Syndrom)

Definition und Epidemiologie

- Inzidenz: 1:10.000 bis 1:20.000 Neugeborene
- Die Genregion für das Angelman-Syndrom liegt auf dem langen Arm von Chromosom 15 (15q11.2-q13). Diese Region unterliegt dem genomischen Imprinting
- In 60–70 % der Fälle liegt eine Deletion des mütterlichen Allels 15q11.2q13 vor
- Ca. 1 % der Fälle hat eine paternale UPD 15
- 2–4 % der Fälle weisen eine Störung im Imprinting-Zentrum auf
- 10–15 % der Fälle zeigen pathogene Varianten im *UBE3A*-Gen
- Bei 15–20 % der Fälle kann keine molekulargenetische Ursache mit den heutigen Untersuchungsmethoden nachgewiesen werden

Klinik

- Ausgeprägte Entwicklungsverzögerung (Sprache > Motorik), Ataxie, Mikrozephalie, Mittelgesichtshypoplasie, breiter Mund, Hypopigmentierung, Muskelhypotonie
- Freundliches Wesen, Lachepisoden

- Charakteristische EEG-Auffälligkeiten (parietale Spikes), therapierefraktäre Epilepsie

Diagnostik

- Methylierungsanalyse, FISH-Analyse, Sequenzierung und MLPA des *UBE3A*-Gens, ggf. Array-Analyse

Therapie

- Symptomatisch, z. B. Physiotherapie, Ergotherapie, Logopädie, Frühförderung
- Antikonvulsive Therapie

Kinder mit einer schweren Entwicklungsstörung, fehlender Sprachentwicklung und typischen EEG-Auffälligkeiten sollten auf ein Angelman-Syndrom untersucht werden.

2.12 Prader-Willi-Syndrom

Definition und Epidemiologie

- Inzidenz: 1:10.000 bis 1:20.000 Neugeborene
- Die Genregion für das Prader-Willi-Syndrom liegt ebenfalls auf dem langen Arm von Chromosom 15 (15q11.2-q13). Diese Region unterliegt dem genomischen Imprinting
- In ca. 70 % der Fälle liegt eine Deletion des väterlichen Allels 15q11.2q13 vor
- 25–30 % der Fälle haben eine maternale UPD 15
- <1 % der Fälle weisen Imprinting-Defekte auf
- Differenzialdiagnostisch sollte an eine UPD14 oder an pathogene Varianten im *MAGEL2*-Gen (15q11-q13) gedacht werden

Klinik

- Verminderte Kindsbewegungen in utero, mäßig erniedrigtes Geburtsgewicht
- Im Säuglingsalter zeigen sich zunächst Ernährungsprobleme und eine Gedeihstörung, ab dem ca. 9.–15. Lebensmonat weisen die Patienten eine Hyperphagie und Adipositas auf
- Dysmorphiestigmata wie z. B. hypotone Fazies mit mandelförmigen, häufig blauen Augen, kleine Hände und Füße, Hypogenitalismus und Hypogonadismus, Hypopigmentierung
- Geistige Entwicklungsverzögerung, Muskelhypotonie, Minderwuchs
- Komplikationen: massives Übergewicht, Diabetes mellitus, Herzinsuffizienz

Diagnostik

- Methylierungsanalyse, FISH-Analyse, ggf. Sequenzierung des *MAGEL2*-Gens

Therapie

- Symptomatisch, z. B. Physiotherapie, Ergotherapie, Logopädie
- Kalorienreduzierte Diät, Ernährungsberatung der Eltern
- Hormonsubstitution (Wachstumshormone, Sexualhormone)

Bei Säuglingen mit ausgeprägter muskulärer Hypotonie und Ernährungsproblemen sollte neben neuromuskulären und Stoffwechselerkrankungen auch an ein Prader-Willi-Syndrom gedacht werden. Auch wenn das Prader-Willi-Syndrom durch Veränderungen an der gleichen chromosomalen Region wie das Angelman-Syndrom bedingt ist (genomisches Imprinting), so äußern sich beide Entitäten jedoch gänzlich unterschiedlich.

2.13 Silver-Russell-Syndrom

Definition und Epidemiologie

- Inzidenz: 1:100.000 bis 3:100.000 Neugeborene
- Bei ca. 50 % der Fälle liegt eine Hypermethylierung der ICR1 (11p15) DMR1 (*H19*) auf dem paternalen Allel vor: Risikoerhöhung für die Entwicklung von Wilms-Tumoren

- In ca. 10 % der Fälle liegt eine maternale UPD 7 vor
- 20 % der Fälle weisen strukturelle chromosomale Aberrationen auf

▪▪ Klinik
- Verzögerte Knochenreifung, ggf. verspäteter Verschluss der Fontanelle
- Dysmorphiestigmata wie z. B. primordialer Minderwuchs, relative Makrozephalie, dreieckige Gesichtsform mit breiter und vorgewölbter Stirn sowie kleinem spitzen Kinn, große Augen mit bläulichen Skleren, Brachy- und/oder Klinodaktylie des fünften Fingers, Körperasymmetrie
- 25 % der Patienten weisen Café-au-lait-Flecken auf
- Ggf. leichte motorische und/oder geistige Entwicklungsverzögerung

▪▪ Diagnostik
- Methylierungsanalyse, Chromosomenanalyse, Array-Analyse

▪▪ Therapie
- Hormonsubstitution (Wachstumshormone)
- Kieferorthopädische und orthopädische Behandlung
- Ernährungstherapie
- Physiotherapie, Logopädie

> **Kinder mit einem Silver-Russell-Syndrom weisen eine typische dreieckige Gesichtsform mit kleinem spitzen Kinn, breiter hoher Stirn und großen Augen auf. Eine Therapie mit Wachstumshormonen kann die Endgröße verbessern, eine normale Endgröße wird jedoch nicht erreicht.**

2.14 Noonan-Syndrom

▪▪ Definition und Epidemiologie
- Inzidenz: 1:1000 bis 1:2500 Neugeborene
- Erbgang: autosomal-dominant
- Ca. 50 % der Fälle haben pathogene Varianten im *PTPN11*-Gen, ca. 15 % im *SOS1*-Gen, ca. 5 % im *RAF1*-Gen und ca. 5 % im *RIT1*-Gen
- In seltenen Fällen sind pathogene Varianten u. a. in den Genen *KRAS*, *BRAF*, *NRAS*, *MAP 2K1* und *A2ML1* ursächlich
- In ca. 15–20 % der Fälle ist keine pathogene Variante in den bekannten Genen nachweisbar

▪▪ Klinik
- Proportionierter Kleinwuchs, mentale Retardierung, Herzfehler (v. a. Pulmonalstenose, aber auch hypertrophe Kardiomyopathie u. a.), Blutungsneigung
- Dysmorphiestigmata wie z. B. breite Stirn, Hypertelorismus, tiefliegende Ohren, nach außen unten abfallende Lidachsen
- Patienten mit einer pathogenen Variante im *SOS1*-Gen zeigen ein normales Längenwachstum, eine normale mentale Entwicklung und die Herzfehler sind meist weniger stark ausgeprägt

▪▪ Diagnostik
- EKG, ECHO
- Molekulargenetische Analyse o. g. Gene mittels Sanger-Sequenzierung, Gen-Panel-Diagnostik oder Exom-Analyse

▪▪ Therapie
- Symptomatisch, z. B. Physiotherapie, Ergotherapie, Logopädie, Frühförderung
- Ggf. operative Korrektur des Herzfehlers
  - Hormonsubstitution (Wachstumshormone)

> **Bei kleinwüchsigen Kindern mit typischen Stigmata sollte an ein Noonan-Syndrom gedacht werden. Als charakteristischer Herzfehler wird häufig eine Pulmonalstenose beobachtet. Pathogene Varianten im *PTPN11*-Gen finden sich bei ca. 50 % der Patienten.**

2.15 Mitochondriopathien

Definition und Epidemiologie

- Inzidenz: 1:3000 bis 1:10.000 Neugeborene
- Mitochondriale Erkrankungen führen zu einer Störung der Atmungskette
- Sie können auf maternal vererbten oder sporadisch auftretenden Veränderungen der mitochondrialen DNA und auf Veränderungen in nukleär kodierten Genen, die einem autosomalen oder X-chromosomalen Erbgang folgen, beruhen

Klinik

- Hauptsymptome in folgenden Organsystemen:
  - Muskulatur (z. B. Muskelhypotonie, Ausdauerschwäche, Ptosis)
  - zentrales Nervensystem (z. B. psychomotorische Retardierung, schlaganfallähnliche Episoden, Migräne, Epilepsie, psychiatrische Auffälligkeiten)
  - Endokrinum (z. B. Diabetes mellitus, Kleinwuchs)
  - Augen (z. B. Optikusatrophie, Retinopathie)
  - Ohren (z. B. sensorineurale Schwerhörigkeit)
  - Herz (z. B. Kardiomyopathie, Herzrhythmusstörungen)
  - Nieren (z. B. fokal segmentale Glomerulosklerose, Fanconi-Syndrom)
  - Leber (Hepatopathie)
  - Pankreas (exokrine Pankreasinsuffizienz)
  - hämatologisches System (z. B. Anämie, Thrombozytopenie, Panzytopenie)
  - Hyperlaktatämie

Diagnostik

- Bestimmung des Laktats prä- und postprandial im Blut, Aminosäuren im Plasma, Pyruvat und Ketonkörper
- MRT-Schädel
- Muskelbiopsie, Messung der Enzymaktivität der Atmungskettenkomplexe
- Untersuchung auf mtDNA-Deletion und mtDNA-Depletion, Exom-Analyse

Therapie

- Substitution von Coenzym Q10 als kausale Therapie bei Defekten in der Ubichinonsynthese
- Symptomatisch, z. B. ketogene Diät, antikonvulsive Therapie, Physiotherapie, Logopädie, Ergotherapie
- Versorgung mit Sehhilfen und Hörgeräten

> **Bei einer Muskelerkrankung oder einer ZNS-Erkrankung und Störungen in zwei zusätzlichen Organsystemen sollte an eine Mitochondriopathie gedacht werden. Als Leitsymptom wird zudem häufig eine Hyperlaktatämie beobachtet.**

2.16 Alkoholembryopathie (fetales Alkoholsyndrom)

Definition und Epidemiologie

- Inzidenz: 1:250 (leichte Form) bis 1:1000 (schwere Form)
- Alkohol gehört zu den häufigsten Teratogenen. Die kritische Menge beträgt ca. 50–60 g/Tag reinen Alkohol
- Ca. 30 % der Kinder alkoholkranker Mütter weisen eine Alkoholembryopathie auf

Klinik

- Dysmorphiestigmata wie z. B. Epikanthus, antimongoloide Lidachsen, Blepharophimose, kurzer Nasenrücken, schmales Lippenrot, verstrichenes Philtrum, tiefsitzende Ohren, Handfurchenanomalien
- Prä- und postnatale Wachstumsretardierung, Mikrozephalie, Gaumenspalte, Herzfehler, Urogenitalfehlbildungen
- Psychomotorische Entwicklungsverzögerung, Irritabilität, Hyperaktivität, Muskelhypotonie

Diagnostik

- Ultraschall von Schädel und Abdomen, MRT-Schädel
- EKG, ECHO
- Entwicklungstest, ggf. EEG

2

Therapie

- Symptomatisch, z. B. Frühförderung, Physiotherapie, Ergotherapie, Logopädie
- Ggf. operative Korrektur z. B. von Gaumenspalten und Herzfehlern

Bei Kindern, die eine Wachstumsretardierung mit intrauterinem Beginn sowie fazialen Dysmorphiestigmata und ggf. Organfehlbildungen aufweisen, sollte ein mögliches Vorliegen eines fetalen Alkoholsyndroms mit den Eltern besprochen werden.

Literatur

Mayatepek E (2007) Pädiatrie, 1. Aufl. Urban & Fischer, Elsevier, München

Muntau AC (2011) Intensivkurs Pädiatrie, 6. Aufl. Urban & Fischer, Elsevier, München

Murken D, Grimm T, Holinski-Feder E, Zerres K (2011) Taschenlehrbuch Humangenetik, 8. Aufl. Thieme, Stuttgart

Schaaf CP, Zschocke J (2018) Basiswissen Humangenetik, 3. Aufl. Springer, Heidelberg/Berlin

Speer CP, Gahr M (2013) Pädiatrie, 4. Aufl. Springer, Heidelberg/Berlin

Stoffwechselstörungen

Manuela Zlamy, Sabine Scholl-Bürgi und Daniela Karall

C. Papan, L. T. Weber (Hrsg.), *Repetitorium Kinder- und Jugendmedizin*,
https://doi.org/10.1007/978-3-662-56790-6_3

3

3.1 Angeborene Stoffwechselstörungen

Angeborene Stoffwechselstörungen sind **seltene Erkrankungen** („rare diseases“; Häufigkeit seltener als 1:2000) und können sich in jedem Lebensalter manifestieren.

3.1.1 Wann sollten angeborene Stoffwechselstörungen in die Differenzialdiagnose einbezogen werden?

Die klinischen Symptome, die an eine Stoffwechselstörung (insbesondere des Intermediärstoffwechsels) im Neugeborenenalter denken lassen, sind unspezifisch. Es kann zunächst ein symptomfreies Intervall nachweisbar sein. Warnsignale sind:

- Lethargie
- Irritabilität/Krampfanfälle
- Bewusstseinstrübung/Koma
- Trinkschwäche/Nahrungsverweigerung/Erbrechen
- Vermehrter Gewichtsverlust (>15 % des Geburtsgewichts) bzw. fehlende Gewichtszunahme
- Atemstörungen/Tachypnoe
- Muskuläre Hypotonie („floppy infant“)
- Hepatopathie
- Kardiomyopathie
- Multiorganversagen
- Verschlechterung des klinischen Zustands eines Patienten trotz vermeintlich adäquater Therapie

Die initiale Abklärung umfasst eine allgemeine Abklärung auf z. B. das Vorliegen einer Infektion, einer Elektrolytentgleisung etc. (◘ Tab. 3.1). Vor Beginn der ersten Therapiemaßnahmen ist eine Probengewinnung inkl. Probenasservierung (Rückstellproben) für die spätere Stoffwechseldiagnostik sinnvoll.

Hierfür wird Blut für die Bestimmung der Aminosäuren im Plasma, eine Trockenblutkarte (TBK) zur Bestimmung des Acylcarnitinprofils sowie Urin für die Bestimmung von organischen Säuren (inkl. Orotsäure) und Aminosäuren benötigt.

- Beim Auftreten bestimmter klinischer Symptome im Neugeborenenalter sollte an eine Stoffwechselstörung gedacht werden und diese abgeklärt werden (◘ Tab. 3.2)
- In weiterer Folge sollte auch bei bestimmten Symptomen/Symptomkomplexen im Kindesalter bis ins Erwachsenenalter an das Vorliegen einer Stoffwechselstörung gedacht werden, z. B. zählen neurologische Symptome zu den häufigsten Symptomen im Rahmen einer lysosomalen Speichererkrankung (◘ Tab. 3.3)

◘ **Tab. 3.1** Initiale Basisdiagnostik

Probe	Parameter
Blut	Blutgasanalyse (inkl. Berechnung der Anionenlücke), Glukose, Transaminasen, Gerinnung, Ammoniak, Laktat, Kreatinin, Harnstoff, Harnsäure, Elektrolyte, Kreatinkinase, Blutbild Infektionsparameter: C-reaktives Protein (CRP), Procalcitonin, Blutkulturen, Serologie, etc.
Urin	Urinstatus (Ketonurie beim Neugeborenen ist ein Hinweis für eine Stoffwechselstörung! Jenseits des NGA muss eher auf eine inadäquate Ketonkörperbildung geachtet werden, z. B. Hypoketose bei Fettsäureoxidationsstörungen)

Tab. 3.2 Leitbefunde von Stoffwechselstörungen mit akuter Manifestation im Neugeborenenalter (Beispiele)

Akutes Leberversagen	Klassische Galaktosämie (mit Beginn der Milchfütterung) Tyrosinämie Typ I Mitochondriopathien Harnstoffzyklusstörungen Fettsäureoxidationsstörungen Kongenitale Defekte der Glykosylierung (CDG-Syndrom)
Auffälliger Körpergeruch	Ahornsiruperkrankung (Geruch nach „Maggi") Isovalerianazidämie (Geruch nach Schweißfüßen) Phenylketonurie (Geruch nach Mäuseurin)
Herzinsuffizienz	Fettsäureoxidationsstörungen Propionacidämie Glykogenose Typ II/III Mitochondriopathien (z. B. Barth-Syndrom, X-chromosomal vererbt) Mukopolysaccharidosen
Hydrops fetalis	Lysosomale Speichererkrankungen Kongenitale Defekte der Glykosylierung (CDG-Syndrom) Mevalonacidurie Transaldolasemangel
Koma	Harnstoffzyklusstörungen Organoacidurien Ahornsiruperkrankung Klassische Galaktosämie Mitochondriopathien Hyperinsulinismus Ketolysedefekte Glukoneogenesedefekte
Krampfanfälle	Harnstoffzyklusstörungen Organoacidurien Hyperinsulinismus Nichtketotische Hyperglycinämie Peroxisomale Erkrankungen Pyridoxinabhängige Krampfanfälle Kreatinsynthesestörung mit Kreatinmangelerkrankung im ZNS Mitochondriopathien

3.1.2 Störungen des Intermediärstoffwechsels

3.1.2.1 Aminoacidopathien

Definition

- Durch Defekte des Abbaus bzw. der Umwandlung von Aminosäuren kommt es einerseits zur Akkumulation toxischer Metabolite und resultierend zu Folgeschäden an verschiedenen Organsystemen (v. a. Gehirn, Leber, Niere), andererseits zum Mangel an Stoffwechselprodukten
- Im Rahmen einer **katabolen Stoffwechsellage** (z. B. aufgrund einer Infektion) werden akute Symptome ausgelöst. Die klinischen Symptome variieren je nach Schwere der Enzymfunktionsstörung sowie dem Ausmaß und der Dauer der Katabolie

3

Tab. 3.3 Leitbefunde von Stoffwechselstörungen unabhängig vom Lebensalter (Beispiele)

Metabolische Enzephalopathie	Nichtketotische Hyperglycinämie Mitochondriopathien Neurotransmitterstörungen Störungen des Folsäurestoffwechsels
Psychomotorische Retardierung	Lysosomale Speichererkrankungen Mitochondriopathie Peroxisomale Erkrankungen Kongenitale Defekte der Glykosylierung (CDG-Syndrom) Organoacidurien
Kardiomyopathie	Fettsäureoxidationsstörungen Mitochondriopathien Lysosomale Speichererkrankungen
Hepatopathie	Glykogenosen Fettsäureoxidationsstörungen Mitochondriopathien Lysosomale Speichererkrankungen

- Die meisten Aminoacidopathien werden durch einen Mangel an zytosolischen Enzymen verursacht und können über eine Analyse der Aminosäuren im Plasma und Urin diagnostiziert werden

Manifestationsalter

Betroffene Kinder sind bei Geburt bzw. am ersten Lebenstag meist asymptomatisch. Krankheiten mit akuten Präsentationen manifestieren sich bei erhöhtem Proteinkatabolismus:

- **Neugeborene:** Stoffwechselumstellung im Rahmen der postnatalen Adaptation, verzögerte Nahrungsaufnahme
- **Säuglingsalter:** Umstellung auf proteinreiche Nahrung mit größeren Abständen, Infektion und Fieber, Nahrungsverweigerung, Erbrechen, etc.
- **Pubertät:** Änderung des Wachstums, psychosoziale Faktoren

Symptome und Befunde bei Entgleisung/Manifestation

- Bewusstseinstrübung, Koma, Ataxie, Enzephalopathie ohne Hinweis auf Enzephalitis
- Akute, unklare Verschlechterung oder ungewöhnlich lange Krankheitsdauer einer unspezifischen Infektion
- Progrediente neurologische Symptomatik
- Multisystemerkrankungen
- Unklare Azidose
- Ketonurie beim Neugeborenen
- Hyperammonämie

Therapie

- Proteinrestriktion
- Supplementation des fehlenden Endprodukts
- Spezifische Detoxifikation
- Lebenslange Therapie

L- und D-Aminosäuren

Bei den Aminosäuren handelt es sich um organische Verbindungen, welche mindestens eine Carboxylgruppe (-COOH) und eine Aminogruppe (-NH_2) haben. In der Natur existieren Aminosäuren mit einer L-Form (links) und einer D-Form (rechts) abhängig von der Ausrichtung der Aminogruppe des ersten C-Atoms (Fischer-Projektion). Eiweiße werden fast ausschließlich aus L-Aminosäuren aufgebaut. In weiterer Folge werden daher Störungen von L-Aminosäuren besprochen. Der Einfachheit halber wird die L-Aminosäureform durch den Namen der Aminosäure ersetzt.

3.1.2.2 Phenylketonurie

Die Phenylketonurie (PKU) war die erste Stoffwechselstörung, welche durch das Neugeborenenscreening präventiv erfasst wurde (Trockenblutkarte, TBK).

Definition

- Häufigste angeborene Störung des Aminosäurenstoffwechsels
- Durch die fehlende Aktivität der hepatischen **Phenylalaninhydroxylase (PAH)** kommt es zu einer unzureichenden Umwandlung von Phenylalanin zu Tyrosin. Folglich akkumuliert Phenylalanin im Körper und wird in Phenylketone umgewandelt. In hohen Dosen wirken die angestauten Substrate toxisch, insbesondere auf die Gehirnzellen. Die Phenylketone werden auch mit dem Urin ausgeschieden (Phenylketonurie) und verursachen einen typischen Geruch (nach Mäuseurin) (◘ Tab. 3.2)
- Zusätzlich kann auch eine Störung der Synthese des Kofaktors Tetrahydrobiopterin (BH_4) zu erhöhten Phenylalaninkonzentrationen führen. Dies ist bei ca. 1–3 % der Betroffenen der Fall und sollte differenzialdiagnostisch in die Abklärung mit einbezogen werden

Häufigkeit

- Deutschland ca. 1:6600, Europa ca. 1:8000, Irland ca. 1:4400

Pathogenese

- Durch hohe Phenylalaninkonzentrationen ist der Transport von aromatischen und neutralen Aminosäuren über die Zellmembranen (insbesondere die Blut-Hirn-Schranke) gestört. Des Weiteren wird die Proteinsynthese inhibiert, der Myelinumsatz erhöht, die Synthese von Serotonin, Dopamin, Norepinephrin und Melatonin gehemmt. Zusätzlich kommt es durch den erhöhten Anfall von Phenylketonen zu toxischen Effekten v. a. auf Gehirnzellen

Klinik

- Das klinische Spektrum der PKU ist abhängig von der **Höhe der Phenylalaninkonzentrationen** im Plasma und der zugrundeliegenden **Restaktivität der PAH** (◘ Tab. 3.4)
- **Unbehandelte bzw. unzureichend therapierte Patienten mit klassischer PKU** zeigen ein breites Spektrum an neurologischen Symptomen (geistige Behinderung, zerebrale Krampfanfälle, Spastizität)
- Im **Säuglingsalter** kommt es gehäuft zu Veränderungen im EEG (Hypsarrhythmie), heller Pigmentierung von Haut, Haaren und Augen (Mangel an Melaninen), ekzematösen Hautveränderungen und einem auffälligen „mäuseurinartigen" Körpergeruch (durch Phenylketone)

◘ Tab. 3.4 Varianten der PKU

Klassische PKU	Restaktivität der PAH meist <1 % Diätpflichtig, Einstellungsbereich für die Phenylalaninkonzentrationen 2–6 mg/dl (120–360 µmol/l) bis zum 10. LJ
BH_4-responsive PKU	BH_4-Gabe → Stabilisierung/Aktivierung des mutierten Proteins, Abfall der Phenylalaninkonzentrationen; manchmal trotz BH_4-Substitution Diät erforderlich, aber Phe-Einschränkung nicht mehr ganz so streng
Hyperphenylalaninämie	Restaktivität der PAH ca. 3–10 % Nicht diätpflichtig; weil Phenylalaninkonzentrationen auch unter normaler Ernährung unter <10 mg/dl (600 µmol/l)
BH_4-Synthese-Defekte („atypische PKU")	Gabe von BH_4 und Katecholaminvorstufen (L-Dopa, 5-OH-Tryptophan) → Besserung der Symptome Nicht diätpflichtig

- Ab dem **Kleinkindalter** sind mentale Retardierung, Verhaltensauffälligkeiten (Hyperaktivität, Autoaggression, Autismus, Psychosen), zerebrale Krampfanfälle, Pyramidenbahnzeichen und parkinsonartige Symptome sowie eine Gangataxie beschrieben

▪▪ Diagnose

- Meist durch das Neugeborenenscreening
- Aminosäuren im Plasma: Phenylalanin ↑, Tyrosin n-↓
- Molekulargenetik: *PAH*-Gen
- Pterine im Urin oder Trockenblut, DD: BH_4-Mangel
- Bestimmung der Dihydrobiopterin-Reduktase-Aktivität im Trockenblut, DD: BH_4-Mangel
- BH_4-Test
  - Nach Gabe von BH_4 (20 mg/kgKG) ist ein Abfall der Phenylalaninkonzentrationen im Blut nachweisbar, sofern entweder eine primäre Störung im BH_4-Stoffwechsel oder eine BH_4-responsive Form der PKU vorliegt

▪▪ Differenzialdiagnose

- Als „atypische PKU" wird ein Mangel des Kofaktors BH_4 bezeichnet. Ein BH_4-Mangel führt zu einem Mangel an Dopamin und Serotonin sowie zur Akkumulation abnormer Pterine oder im Fall des GPT Cyclohydrolase-Mangels zum Fehlen aller Pterine. Klinisch kann es bei Betroffenen zum Auftreten eines infantilen Parkinson-Syndroms, Dystonie bzw. geistiger Retardierung kommen

▪▪ Therapie

- Lebenslange **Diät** mit reduzierter Zufuhr von Phenylalanin bzw. natürlichem Protein. Um einem Aminosäurenmangel vorzubeugen, werden Aminosäuren über eine phenylalaninfreie Aminosäurenmischung zugeführt. Über diese Aminosäurenmischungen werden auch Spurenelemente, Vitamine und Mineralstoffe ersetzt
- In den ersten Lebenstagen kann eine phenylalaninfreie Säuglingsnahrung zur raschen Senkung stark erhöhter Phenylalaninkonzentrationen nötig sein
- Nach Abfall der Phenylalaninkonzentrationen wird mit der phenylalaninarmen Diät begonnen
- Im Säuglingsalter sollte die Zufuhr von natürlichem Protein über Muttermilch erfolgen
- Die Phenylalaninzielkonzentrationen sind altersabhängig. Die klinischen und laborchemischen Kontrollen werden dem Lebensalter und der klinischen Stabilität angepasst. Die Phenylalaninkonzentration wird im ersten Lebensjahr etwa einmal wöchentlich kontrolliert. Mit zunehmendem Alter werden die Intervalle zwischen den Kontrollen ausgeweitet

▪▪ Sonderform

Maternale PKU: Erhöhte Phenylalaninkonzentrationen in der Schwangerschaft können zu Schäden des ungeborenen Kindes (Abort, Mikrozephalus, Herzfehler, geistige Retardierung, etc.) führen. Selbst bei einer milden PKU sind die Phenylalaninkonzentrationen in der Schwangerschaft zu kontrollieren und sollten bereits vor der Konzeption unter 360 µmol/l liegen (Ziel 120–360 µmol/l; 2–6 mg/dl)

3.1.2.3 Tyrosinämie Typ 1

▪▪ Definition

Autosomal-rezessiv vererbte Defizienz der Fumarylacetoacetase (*FAH*-Gen)

▪▪ Häufigkeit

- Ca. 1:100.000

▪▪ Pathogenese

- Abbaustörung des Tyrosins → Bildung von toxischen Metaboliten (Succinylaceton, Succinylacetoacetat, Maleylacetoacetat)
- Succinylaceton ist u. a. ein potenter Inhibitor der δ-Aminolaevulinsäure-Dehydratase. Durch Hemmung der

δ-Aminolaevulinsäure-Dehydratase kommt es zur Akkumulation von δ-Aminolaevulinsäure und dadurch zu porphyrieartigen Symptomen (z. B. kolikartige Bauchschmerzen, Erbrechen, etc.)
- Des Weiteren wirken Succinylaceton, Succinylacetoacetat und Maleylacetoacetat als DNA-Alkylanzien und sind dadurch direkt an der Entstehung von hepatozellulären Karzinomen beteiligt

Klinik
- **Neugeborene und Säuglinge:** Erbrechen, Hypoglykämie, Leberversagen mit Gerinnungsstörungen (Blutungen), Sepsis, renale Tubulopathie (Glukosurie, Phosphaturie und erhöhte Konzentrationen der Aminosäuren im Urin)
- **Chronisch:** Hepatomegalie, Leberzirrhose, Wachstumsretardierung, hypophosphatämische Rachitis, Hämatome, renale Tubulopathie, neurologische Krisen inkl. Bewusstseinseinschränkungen (durch Porphyrine), hepatozelluläres Karzinom etc.

Diagnose
Erhöhte Tyrosinkonzentrationen werden in einigen europäischen Ländern durch das Neugeborenenscreening erfasst. Allerdings kann zum Zeitpunkt der Blutabnahme für das Neugeborenenscreening die Tyrosinkonzentration noch zu niedrig sein. Ein negatives Neugeborenenscreening schließt daher eine Tyrosinämie nicht aus.
- **Aminosäuren (Plasma):** Konzentration von Tyrosin und Methionin ↑ (Methioninkonz. wegen Störung der Leberfunktion erhöht)
- **Organische Säuren (Urin):** Konzentration von Succinylaceton ↑ (beweisend, aber Succinylaceton ist ein instabiler Metabolit und kann bei der Aufarbeitung/Vorbereitung zur Analyse zerstört werden), 4-Hydroxyphenylderivate ↑ („Tyrosylurie")
- **Routinelaborparameter:** Gestörte Leberfunktion, α-Fetoprotein (AFP) ↑ (Serum), Transaminasen ↑ (GOT, GPT), Gerinnungsstörung, alkalische Phosphatase ↑
- Nachweis von sekundären Veränderungen des Porphyrinstoffwechsels:
  - Urin: Porphyrine; δ-Aminolaevulinsäure
  - Trockenblutkarte: Bestimmung der Aminolaevulinat-Dehydrogenase-Aktivität (sekundär reduziert bei Tyrosinämie Typ I)
- Molekulargenetik: *FAH*-Gen

Therapie
- **NTBC** (2-[2-nitro-4-trifluormethylbenzyol]-1,3-cyclohexandion): 1(–2) mg/kg/d in 2 Einzeldosen (ED). NTBC wurde als Herbizid entwickelt. Durch die Hemmung der 4-Hydroxypheny lpyruvat-Dioxygenase wirkt NTBC auf der Ebene vor Bildung der toxischen Metabolite (der „Enzymdefekt wird vorverlegt")
- **Diät:** Phenylalanin- und tyrosinarme Diät; Eingeschränkte Zufuhr von natürlichem Protein und falls notwendig Substitution einer tyrosin-/phenylalaninfreie Aminosäurenmischung

3.1.2.4 Andere Störungen des Tyrosinabbaus
- **Tyrosinämie Typ II** (Mangel der zytosolischen Tyrosinaminotransferase, TAT)
  - Charakterisiert durch schmerzhafte Hornhautläsionen, Hyperkeratose an den Fußsohlen und Handflächen und selten einer milden geistigen Behinderung
  - Diagnose durch erhöhte Tyrosin- und Phenylalaninkonzentrationen im Plasma und Nachweis von 4-Hydroxyphenylpyruvat, -laktat und -acetat im Urin
  - Therapie: Phenylalanin- und tyrosinarme Diät
- **Alkaptonurie** („**Schwarzharn**", Mangel an Homogentisat-1,2-Dioxygenase)
  - Schwarz-braunrot verfärbter Urin, dunkelgefärbtes Cerumen und Skleren, ansonsten meist symptomlos, Herz-

klappenveränderungen und Arthritis möglich
- Diagnose: Homogentisinsäure im Urin
- Therapie: Bei Symptomen proteinarme Diät und NTBC (derzeit nur im Rahmen von Studien)

3

3.1.2.5 Ahornsiruperkrankung (MSUD = maple syrup urine disease)

Die Ahornsiruperkrankung hat ihren Namen in Anlehnung an den Ahornsirup- bzw. Maggiähnlichen Geruch des Urins der Patienten erhalten (◘ Tab. 3.2). Dieser Geruch wird durch eine heterozyklische Substanz, Sotolon, verursacht. Im Gegensatz zu anderen Organoacidopathien (wie MMA) stauen sich bei der MSUD keine aktivierten Co-A-Verbindungen an, daher sind Azidose oder Hyperammonämie weniger ausgeprägt.

▪▪ Definition

Der MSUD liegt ein Mangel der **verzweigtkettigen Ketosäurendehydrogenase** (BCKDH = „branched chain-ketoacid dehydrogenase") zugrunde. Diese ist ein Multienzymkomplex mit 3 verschiedenen Untereinheiten (E1a, E1b, E2 und E3). Die verzweigtkettige Ketosäurendehydrogenase katalysiert den gemeinsamen zweiten Schritt im Abbau der verzweigtkettigen Aminosäuren (Leucin, Isoleucin und Valin).

▪▪ Häufigkeit:

- Europa ca. 1:150.000 bis 1:200.000

▪▪ Pathogenese:

- Durch Ausfall einer der Untereinheiten (E1a, E1b oder E2) der **verzweigtkettigen Ketosäurendehydrogenase** kommt es zur Ausbildung der Symptome einer MSUD
- Bei einem Mangel der E3-Untereinheit kommt es zu einem kombinierten Mangel verschiedener mitochondrialer Dehydrogenasen
- Im Rahmen der MSUD sind Leucin und 2-Oxoisocapronsäure die wichtigsten neurotoxischen Substanzen. Isoleucin und Valin sowie ihre analogen 2-Oxosäuren haben einen geringeren neurotoxischen Effekt. Die Schwere der Hirnschädigung hängt jeweils vom Ausmaß und der Dauer der Erhöhung aller toxischen Metabolite ab

▪▪ Klinik

Je nach Enzymrestaktivität gibt es **verschiedene Verlaufsformen**, von der klassischen schweren MSUD (<2 % Enzymrestaktivität) bis zu milden Verlaufsformen mit einer Enzymrestaktivät bis zu 40 %:
- **Klassische MSUD** (schwere Verlaufsform):
  - Bereits in den ersten Lebenstagen tritt eine (schwere) Enzephalopathie auf. Meist präsentieren sich die Patienten ab dem 4. Lebenstag mit Lethargie, Trinkschwäche, Hyporeflexie, Rumpfhypotonie bei erhöhtem Muskeltonus der Extremitäten, Zeichen eines Hirnödems (vorgewölbte Fontanelle). Bei weiter steigender Leucinkonzentration kommt es zu einer Progredienz der neurologischen Symptome bis zum Auftreten von Krampfanfällen und Bewusstseinstrübungen
  - Zusätzlich fällt ein Ahornsirup- bzw. **„Maggi-ähnlicher" Geruch** der betroffenen Kinder auf
  - Bei bereits bekannter MSUD kommt es im Rahmen von metabolischen Entgleisungen zu Schläfrigkeit, einem unsicheren Gangbild mit anderen Bewegungs- und Koordinationsstörungen
- Bei der **milderen Form der MSUD** können Entwicklungsverzögerungen sowie episodische, teils progrediente neurologische Störungen bzw. rezidivierende Stoffwechselentgleisungen auftreten

▪▪ Diagnose

- Durch das Neugeborenenscreening
- Aminosäuren im Plasma: Konzentrationen von Valin, Leucin und Isoleucin ↑, der Nachweis von Alloisoleucin ist beweisend
- Organische Säuren im Urin: Konzentration der verzweigtkettigen Oxo- und

Hydroxysäuren ↑ (z. B. 2-Hydroxy-Isovaleriansäure, 2-Oxoisocapronsäure)
- Molekulargenetik: *BCKDHA*-, *BCKDHB*-, oder *DBT*-Gen

▪▪ Therapie

Die Therapie der MSUD kann wie bei anderen Stoffwechselstörungen durch eine Reduktion der Zufuhr der „toxischen" Metaboliten erfolgen.

- Notfalltherapie
  - Sofortiger **Stopp** der Zufuhr von **natürlichem Protein** (für max. 24 h)
  - Zur Förderung der Anabolie sollten so rasch als möglich eine **Glukoseinfusion** und bei Bedarf Insulin (i.v.) gestartet werden. Ziel ist eine Kalorienzufuhr angepasst an das jeweilige Körpergewicht des Patienten. Isoleucin und Valin müssen abhängig von den Plasmakonzentrationen (Therapie eines sekundären Mangels) substituiert werden
  - Durch einen schnellen und konsequenten Therapiebeginn kann eine Hämofiltration/-dialyse meist vermieden werden
- Dauertherapie
  - **Einschränkung der täglichen Leucinzufuhr** und damit Einschränkung der täglichen Menge an natürlichem Protein
  - Die Leucinzufuhr muss individuell angepasst und daher in regelmäßigen Abständen die Konzentrationen der **verzweigtkettigen Aminosäuren kontrolliert** werden
- Zielkonzentrationen
  - Leucin 100–250 µmol/l (<500 µmol/l)
  - Isoleucin 50–150 µmol/l
  - Valin 150–250 µmol/l

3.1.3 Störungen des Methionin- und Homocysteinstoffwechsels

Homocystein und Methionin sind schwefelhaltige Aminosäuren. Durch Demethylierung von Methionin entsteht Homocystein. Methionin ist somit ein wichtiger **Methylgruppendonator** für eine Vielzahl von Reaktionen.

Im Methionin- und Homocysteinstoffwechsel sind angeborene und erworbene Störungen bekannt. Den angeborenen Störungen liegen ursächliche Enzymdefekte zu Grunde, die auch den Stoffwechsel von Folsäure, Vitamin B_{12} und Vitamin B_6 betreffen können. Die 3 Vitamine sind Kofaktoren verschiedener Enzyme des Methionin-/Homocysteinstoffwechsels. Nach Höhe der Homocysteinkonzentration können verschiedene Ursachen unterschieden werden, wobei die Übergänge fließend sind.

3.1.3.1 Klassische Homocystinurie

▪▪ Definition

- Autosomal-rezessiv vererbter Mangel der Cystathion-β-Synthetase (CβS)

▪▪ Pathogenese

- Durch den Enzymdefekt kommt es zu einer erhöhten Konzentration von Homocystein und Methionin sowie der S-Adenosylderivate und einer Reduktion der Cysteinkonzentration

▪▪ Klinik

- **Marfanoider Habitus**, progrediente Myopie (eines der Frühsymptome), **Linsendislokation**, Epilepsie, geistige Behinderung, Osteoporose, vorzeitige Arteriosklerose und **Thrombembolien** (durch erhöhte Homocysteinkonzentrationen → Beeinflussung der Thrombozytenfunktion, des Gerinnungssystems und der endothelialen Funktion)

▪▪ Diagnose

- **Aminosäuren** (Plasma): Methionin, Homocystin ↑
- **Gesamthomocystein** ↑ (meist >150 µmol/l); Cystein ↓
- **Homocystin ist ein Disulfid bestehend aus zwei Homocysteinmolekülen**
- Urin: Die „Brandprobe" ist ein historischer Suchtest und dient dem Nachweis einer erhöhten Ausscheidung von Disulfiden

und ist daher nicht nur bei der Homocystinurie sondern auch bei der Cystinurie und anderen Stoffwechselstörungen positiv. Bei Verdacht auf eine Homocystinurie, immer Homocystein im Blut bestimmen
- **Molekulargenetik**: *CβS*-Gen

Therapie
- **Betain** 100 mg/kg/d (bis 3 × 3 g)
- Betain ist ein Methylgruppendonor der u. a. bei der Transmethylierung und Synthese von Creatin, Methionin, Lecithin und Carnitin gebraucht wird. Betain ist synergistisch mit Vitamin B_6 und B_{12} an der Senkung hoher Homocysteinkonzentrationen beteiligt
- **Pyridoxin** 10–1000 mg/d (+ Folsäure 10 mg/d), bei Nichtansprechen methioninrestriktive Diät
- Hydroxocobalamin (1 mg/Woche i.m. <5 Lebensjahre, 1 mg/d p.o. ab dem 5. Lebensjahr): Angestrebte Homocysteinkonzentration <30 µmol/l (Plasma) kann meist nicht erreicht werden

3.1.3.2 Cystinurie

Definition
- Autosomal-rezessiv vererbte Störung des Aminosäuretransports

Häufigkeit
- Ca. 1:20.000

Pathogenese
- Vermehrte Ausscheidung von Cystin durch Störung des Cystintransportproteins in den Epithelzellen des Dünndarms und der proximalen Nierentubuli (gestörte Reabsorption)
- Dadurch erhöhte Ausscheidung von Cystin, Ornithin, Lysin und Arginin im Urin (durch kompetitive Hemmung)
- Cystinkonzentration im Plasma unverändert

Klinik
- **Cystinsteine**: Symptome einer Nephro-/Urolithiasis (kolikartige Schmerzen im Nierenbecken mit Ausstrahlung bis in die Leisten)
- **Hämaturie** (v. a. bei Steinabgang)
- Vermehrt Harnwegsinfektionen durch Obstruktion
- Bei Hypotonie an ein Hypotonie-Cystinurie-Syndrom denken

Diagnose
- **Aminosäuren** (Urin): Cystin, Ornithin, Lysin und Arginin ↑ (einfach zu merken: **COLA**)
- **Urin**: Brandprobe positiv (► Abschn. 3.1.3.1)
- Molekulargenetik
- Diagnosestellung oft im Rahmen einer Abklärung bei Nephrolithiasis

Therapie
- **Akuttherapie**: Therapie der Nephrolithiasis
- **Dauertherapie:** Vermeidung der Steinbildung
  - Vermeidung der nächtlichen Anhäufung von Cystin u. a. durch nächtliche **Flüssigkeitszufuhr**
  - **Harnalkalisierung** (z. B. durch orale Natriumbikarbonattherapie)
  - Evtl. Versuch mit D-Penicillamin oder α-Mercaptopropinylglycin

3.1.4 Harnstoffzyklusstörungen

Definition
Defekte der Enzyme des Harnstoffzyklus führen zu einer gestörten Entgiftung von Ammoniak (NH_3), welcher beim Abbau von Aminosäuren, Purinen und Pyrimidinen und anderen stickstoffhaltigen Molekülen entsteht. Harnstoffzyklusstörungen werden mit Ausnahme des **OTC**-Mangels (Ornithin Transcarbamylase-Mangel, X-chromosomal-rezessiv) autosomal-rezessiv vererbt.

Häufigkeit
- Kumulative Häufigkeit ca. 1:8000
- Der OTC-Mangel ist der häufigste, der N-Acetylglutamat-Synthetase- und der Arginase-Mangel die seltensten Harnstoffzyklusstörungen

Pathogenese

- Ammoniak wird durch die Carbamyl-Phosphat-Synthetase (**CPS**) in Carbamylphosphat umgewandelt (Aktivierung der CPS durch N-Acetylglutamat). N-Acetylglutamat wird durch die N-Acetylglutamat-Synthetase (**NAGS**) gebildet
- Der Harnstoffzyklus selbst umfasst vier Enzymreaktionen: Die beteiligten Enzyme sind die Ornithin-Transcarbamylase (**OTC**), die Argininosuccinat-Synthetase (**ASS**), die Argininosuccinat-Lyase (**ASL**) und die Arginase (◘ Abb. 3.1), alle in der Leber lokalisiert
- Ähnliche Krankheitsbilder wie bei Harnstoffzyklusstörungen können bei Störungen des mitochondrialen Ornithintransporters und des mitochondrialen Aspartattransporters (Citrin) auftreten

Klinik

- Eine Manifestation ist in jedem Lebensalter möglich
- Häufigstes Manifestationsalter ist die **Neonatalperiode**. Schwangerschaft- und Geburtsanamnese sind meist unauffällig (Ammoniakentgiftung über die Plazenta). Ca 24 h postpartal entstehen Trinkschwäche, Erbrechen, Lethargie, Irritabilität und Tachypnoe als Zeichen einer Enzephalopathie
- Diese Symptome können als Beginn einer Neugeborenensepsis interpretiert werden. Eine antibiotische Therapie führt allerdings nicht zu einer Verbesserung. Ohne spezifische Therapie kommt es zu einer **raschen** klinischen Verschlechterung
- Bei Manifestation im **Kleinkindalter** fallen v. a. eine Entwicklungsverzögerung, Irritabilität und Verhaltensstörungen auf. Zusätzlich liegen meist eine Gedeihstörung, Nahrungsverweigerung, rezidivierendes Erbrechen sowie eine Hepatopathie und Transaminasenerhöhung und/oder eine Gerinnungsstörung vor. Im Rahmen von Infektionen und folgendem Proteinkatabolismus kann es auch bei milden Varianten zur Entstehung einer Enzephalopathie kommen

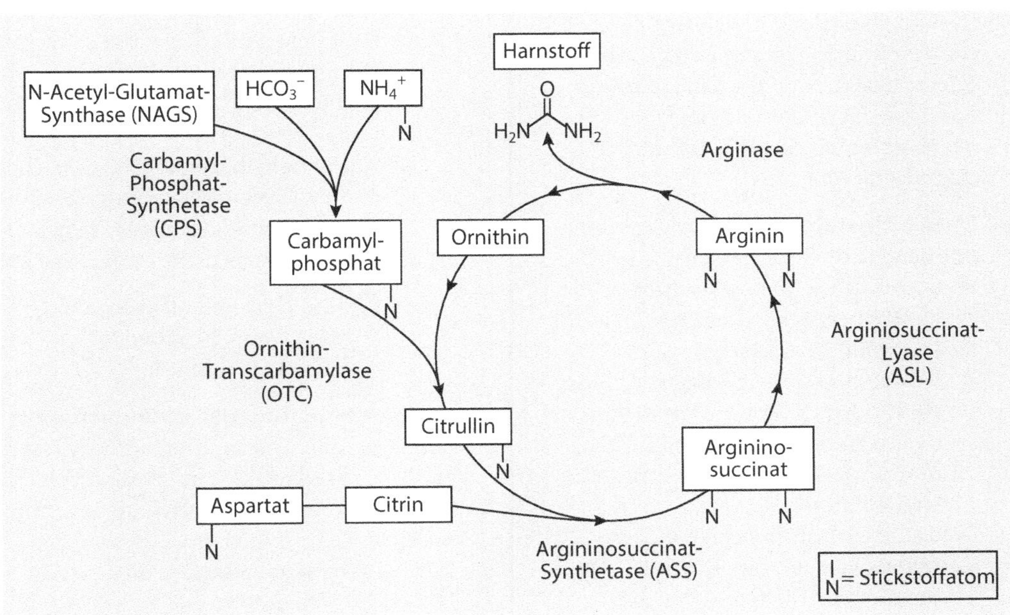

◘ **Abb. 3.1** Enzyme des Harnstoffzyklus

3

- Bei Diagnose im **Erwachsenenalter** finden sich gehäuft eine psychomotorische Retardierung, Verhaltensauffälligkeiten oder andere neurologische oder psychiatrische Symptome
- In jedem Lebensalter kann ein Proteinkatabolismus eine lebensbedrohliche enzephalopathische Krise/„**Stoffwechselentgleisung**“ auslösen

▪▪ Diagnose

- Bei allen Harnstoffzyklusstörungen können **erhöhte Ammoniakkonzentrationen** nachweisbar sein. Es ist jedoch zu bedenken, dass auch eine normale Ammoniakkonzentration (z. B. bei Anabolie) eine Harnstoffzyklusstörung nicht ausschließt
- Je nach Enzymdefekt können noch zusätzliche Auffälligkeiten im Labor gefunden werden
- Eine molekulargenetische Untersuchung, auch pränatal bei Indexfall, ist möglich

▪▪ Therapie

> **Bei Hyperammonämie ist eine sofortige Notfallbehandlung indiziert, da die Gefahr der Entwicklung eines Hirnödems besteht und die Langzeitprognose von der Dauer und der Höhe der Hyperammonämie abhängt (Akuttherapie).**

- Die **Akuttherapie** umfasst wie die Langzeittherapie mehrere Säulen:
  - ausreichende Kalorienzufuhr
  - kurzzeitiger Stopp der Proteinzufuhr (maximal 24 Stunden)
  - Substitution von Produkten des Harnstoffzyklus (L-Arginin) und alternative Ammoniakentgiftung (u. U. extrakorporale Entgiftung mittels Hämodialyse)
- Die Patienten sollten jeweils einen **Notfallausweis** mit möglichst detaillierten Informationen erhalten
- Die Langzeittherapie hat die langfristige Vermeidung von Hyperammonämien und ein altersentsprechendes Wachstum des Patienten zum Ziel und basiert auf mehreren Säulen:

1. **Erhaltung der Anabolie**: Durch eine ausreichende Kalorien- und Proteinzufuhr
2. **Definierte** (= begrenzte) **Proteinzufuhr**: Die Empfehlungen zur Proteinzufuhr variieren mit dem Alter
   a. Ein möglichst großer Teil des benötigten Proteins wird als natürliches Protein zugeführt
   b. Der Rest als Aminosäurenmischung (v. a. essenzielle Aminosäuren)
3. **Substitution von L-Arginin und/oder L-Citrullin** als Substitution des Harnstoffzyklus (nicht bei Arginase-Mangel)
   a. **L-Arginin**: 250 mg/kg/d (OTC/CPS1-Mangel) bzw. bis zu 200–400 mg/kg/d (ASS/ASL-Mangel)
   Zielkonzentration von Arginin 80–150 µmol/l (1,4–2,5 mg/dl)
   b. **L-Citrullin**: Gleiche Dosis wie L-Arginin; bei schwerem OTC/CPS-Mangel an Stelle von Arginin
4. Medikamentöse Entgiftung von NH_3 („nitrogen scavenger“):
   a. **Natrium-Benzoat** (250–500 mg/kg/d): Benzoat bindet an Glycin und damit ein Stickstoffmolekül und wird als Hippursäure über den Urin ausgeschieden und/oder
   b. **Natrium-Phenylbutyrat** (250–500 mg/kg/d) oder **Glycerolphenylbutyrat**: Bindet an Glutamin und wird als Phenylacetylglutamin über den Urin ausgeschieden

   > **Die Zielammoniakkonzentration liegt <80 µmol/l (g/dl × 0,59 = µmol/l)**

5. **Ggf. Beeinflussung der Darmmikrobiota**: Laktulose oder intermittierend nichtresorbierbare Antibiotika zur Reduktion der Ammoniakproduktion durch die Darmmikrobiota
6. **Ggf. Lebertransplantation**: Bei rezidivierenden Hyperammonämien

Zur Kontrolle der Therapie und zur Vermeidung einer Übertherapie müssen neben klinischen Verlaufsparametern (Zwischenanamnese; Körpergewicht, Körperhöhe und Kopfumfang; klinische Untersuchung) auch Laborparameter regelmäßig kontrolliert werden

Hyperammonämie
Hyperammonämie ist ein wichtiges Leitsymptom verschiedener Stoffwechselstörungen. Es gelten altersspezifische Referenzwerte. Die Zielammoniakkonzentration liegt bei Neugeborenen <110 μmol/l; jenseits der Neugeborenenperiode <80 μmol/l. Ammoniak ist ein instabiler Metabolit. Falsch erhöhe Ammoniakkonzentrationen können durch Hämolyse, gestaute Blutabnahme und andere präanalytische Einflussfaktoren zustande kommen. Differenzialdiagnostisch sind neben den Harnstoffzyklusstörungen einige Erkrankungen zu bedenken und weiter abzuklären:
- Organoacidopathien
- Fettsäureoxidationsstörungen
- Lysinurische Proteinintoleranz
- Hyperammoniämie-Hyperornithinämie-Homocitrullinurie (HHH)-Syndrom

Tab. 3.5 Auswahl der wichtigsten Carnitine und Acylcarnitine („Acylcarnitinprofil")

C0	freies Carnitin
C3	Propionylcarnitin
C4:1	Butenoylcarnitin
C4DC	Methylmalonylcarnitin
C4-OH	Hydroxybutyrylcarnitin
C5	Isovalerylcarnitin
C5DC	Glutarylcarnitin
C6	Hexanoylcarnitin
C8	Octanoylcarnitin
C10	Decanoylcarnitin
C10:1	Decenoylcarnitin
C14-OH	Hydroxytetradecanoylcarnitin
C14:1	Tetradecenoylcarnitin
C16	Hexadecanoylcarnitin
C16:1	Hexadecenoylcarnitin
C16-OH	Hydroxyhexadecanoylcarnitin
C18	Octadecenoylcarnitin
C18-OH	Hydroxyoctadecanoylcarnitin
C18:1	Octadecenoylcarnitin

3.1.5 Organoacidopathien (syn. Organoacidurien)

- Die meisten Organoacidopathien betreffen mitochondriale Enzyme, welche für den Abbau von kleinen CoA-aktivierten Carbonsäuren notwendig sind. Bei Organoacidopathien liegt daher eine Störung des mitochondrialen Energiestoffwechsels vor. Zudem kommt es durch die Bindung der organischen Säuren an L-Carnitin zu einem sekundären Carnitinmangel
- Das Manifestationsalter, die Symptome einer akuten Entgleisung und die grundlegenden Therapieprinzipien ähneln denen einer Aminoacidopathie. Ähnlich wie bei Aminoacidopathien kommt es auch bei den Organoacidopathien zu Schädigungen verschiedener Organsysteme (v. a. Gehirn, Herz, Leber und Nieren)
- Die Diagnose wird über die Analyse der organischen Säuren im Urin oder die Bestimmung des Acylcarnitinprofils im Blut gestellt (Tab. 3.5)

3.1.5.1 Methylmalonacidämie bzw. Methylmalonacidurie

Definition
Die häufigste monogene Ursache einer erhöhten Methylmalonsäure (MMA)-Ausscheidung ist der Methylmalonyl-CoA-Mutase-Mangel (**MCM**-Mangel). Der Erbgang ist autosomal-rezessiv.

3

Häufigkeit
- Ca. 1:50.000

Pathogenese
- Durch den MCM-Mangel kommt es zur Akkumulation von Methylmalonyl-CoA. Dies führt zu einer erhöhten Konzentration der Methylmalonsäure
- Da die MCM Vitamin B_{12} (= Cobalamin) als Kofaktor benötigt, kann eine erhöhte MMA-Ausscheidung auch im Rahmen einer Störung der Cobalamin-Kofaktor-Biosynthese und auch bei Vitamin-B_{12}-Mangel auftreten. Insbesondere Säuglinge, deren Mütter einen Vitamin-B_{12}-Mangel haben, können neben einer erhöhten MMA-Ausscheidung neurologische Symptome aufweisen. Die MMA-Ausscheidung ist bei ihnen meist niedriger als bei einem MCM-Mangel

Klinik
- Meist kommt es im Rahmen der **Manifestation** zum Auftreten eines hyperammonämischen Komas mit allen klinischen Konsequenzen. Auch bei Infektionen, einer Proteinkatabolie oder anderen katabolen Situationen kann es zu „Stoffwechselentgleisungen" kommen
- **Langzeitkomplikationen**:
  - Geistige Behinderung
  - Extrapyramidale Bewegungsstörungen
  - Progrediente Niereninsuffizienz
  - Osteoporose
- Die Ausprägung der Symptome ist abhängig von der Art der Mutation:
  - *Mut*$^-$ („**Mut-Minus**"): Restaktivität, Cobalamin (Cbl)-responsiv
  - *Mut*^{0} („**Mut-Null**"): Keine Restaktivität

Diagnose
- **Organische Säuren (Urin):** Methylmalonsäure ↑, Methylcitrat ↑, (3-Hydroxypropionsäure)
- Acylcarnitinprofil (Blut): Freies Carnitin ↓ („C0"), Propionylcarnitin ↑ („C3"), Methylmalonylcarnitin ↑ („C4DC")
- Aminosäuren (Plasma): Glycin und Alanin ↑ (unspezifische Veränderung)
- Enzymatik in Fibroblasten zur Klärung, ob eine Vitamin-B_{12}-responsive-Form vorliegt
- Molekulargenetik: *MUT*-Gen

Therapie
- **Vitamin B_{12} (Hydroxocobalamin oder Cyanocobalamin) i.m. oder i.v.** bei Vitamin-B_{12}-Responsivität akut 2 mg/d für 1 Woche i.v. (Methylmalonsäureausscheidung im Urin nach Therapie >50 % geringer)
- **Eiweißdefinierte Diät** → dadurch niedrige Zufuhr der Vorläuferaminosäuren: Isoleucin, Valin, Methionin und Threonin
- **Substitution einer prekursorfreien Aminosäurenmischung** mit Vitaminen und Spurenelementen
- **L-Carnitin** (50–100 mg/kg/d)
- **Ggf. Beeinflussung der Darmmikrobiota**: Laktulose oder intermittierend nichtresorbierbare Antibiotika zur Reduktion der Propionsäureproduktion durch die Darmmikrobiota
- **Therapie der Komplikationen**: Bei terminaler Niereninsuffizienz kann eine Nierentransplantation notwendig sein. Bei Patienten mit *Mut*^{0}-Mutationen führen kombinierte Leber- und Nierentransplantationen zu einer Erniedrigung der MMA-Konzentration im Organismus, wodurch die Krankheitsausprägung milder verläuft. Schwere neurologische Komplikationen (z. B. Basalgangliennekrosen, motorische Einschränkungen, etc.) können durch die Transplantation nicht vollständig vermieden werden

3.1.5.2 Propionacidämie bzw. Propionacidurie (PA)

Definition
- Autosomal-rezessiv vererbte Defizienz der Propionyl-CoA-Carboxylase (**PCC**)

Häufigkeit

- Ca. 1:100.000

Pathogenese

- Hemmung verschiedener Stoffwechselwege durch Propionyl-CoA wie z. B. Citratzyklus (Pyruvatdehydrogenasekomplex), Harnstoffzyklus (N-Acetylglutamat-Synthetase) und andere Enzyme
- Die PCC ist zwar ein Biotin-abhängiges Enzym, Patienten mit Biotinresponsivität sind nicht beschrieben. Es sind zwei Gene für die beiden Untereinheiten bekannt (*PCCA*, *PCCB*)

Klinik

- **Manifestation meist neonatal** in der ersten Lebenswoche. Betroffene Neugeborene präsentieren sich mit Erbrechen, Lethargie und Koma (Hyperammonämie). Zusätzlich bestehen noch Zeichen einer Azidose und Ketose sowie ein Laktatanstieg
- In katabolen Stoffwechsellagen kommt es durch die sekundäre Hemmung des Harnstoffzyklus zu einem Anstieg an Ammoniak. Die **Hyperammonämie** kann eine Enzephalopathie verursachen
- Im Verlauf treten bei einem Großteil der Patienten **Komplikationen** auf, die verschiedene Organsysteme betreffen:
  - **ZNS**: Geistige Behinderung, Bewegungsstörungen, Epilepsie, „metabolic stroke“
  - **Herz**: Herzrhythmusstörungen, Kardiomyopathie
  - **Andere**: Osteoporose, Pankreatitis, Essstörungen

Diagnose

- **Organische Säuren (Urin)**: 3-Hydroxypropionsäure ↑, Methylcitrat ↑
- **Acylcarnitinprofil (Blut)**: Freies Carnitin ↓ („C0“), Propionylcarnitin ↑ („C3“)
- **Aminosäuren (Plasma)**: Glycin und Alanin ↑ (unspezifische Veränderung)
- **Molekulargenetik**: *PCCA*-, *PCCB*-Gen

Therapie

- **Eiweißdefinierte Diät** → dadurch niedrige Zufuhr der Vorläuferaminosäuren: Isoleucin, Valin, Methionin und Threonin
- **Substitution einer prekursorfreien Aminosäurenmischung** mit Vitaminen und Spurenelementen
- **L-Carnitin** (50–100 mg/kg/d)
- **Therapie der Komplikationen**, wie zerebrale Krampfanfälle, Herzrhythmusstörungen u. a.
- **Ggf. Lebertransplantation** bei rezidivierenden Hyperammonämien
- **Ggf. Beeinflussung der Darmmikrobiota**: Laktulose oder intermittierend nichtresorbierbare Antibiotika zur Reduktion der Propionsäureproduktion durch die Darmmikrobiota

3.1.5.3 Glutaracidurie Typ I (GA I)

Definition

Störung im Abbau von Lysin, Hydroxylysin und Tryptophan. Auslösend ist ein Mangel der Glutaryl-CoA-Dehydrogenase. Durch die Abbaustörung kommt es zu einer Anreicherung von 3-Hydroxyglutarsäure in Geweben und Körperflüssigkeiten, insbesondere bei katabolen Stoffwechselzuständen (z. B. fieberhafte Infektionen) auf Grund der körpereigenen Mobilisierung von Lysin.

Häufigkeit

- Ca. 1:130.000

Pathogenese

- Durch Akkumulation von Glutarsäure, Glutaryl-CoA und 3-Hydroxyglutarsäure kommt es zur Ausbildung neurologischer Auffälligkeiten
- Der genaue Mechanismus ist nicht bekannt. Es wird diskutiert, dass entweder durch die entstehende Exzitotoxizität oder eine evtl. mitochondriale Dysfunktion, den vorherrschenden oxidativen Stress, eine Vaskulopathie, eine Disruption der Blut-Hirn-Schranke oder eine

zerebrale De-novo-Synthese eine verstärkte Akkumulation der Dicarbonsäuren entsteht

Klinik

- Unbehandelt tritt meist in den ersten zwei Lebensjahren (Durchschnitt 9. Lebensmonat) im Rahmen einer Infektion eine **schwere akute enzepalopathische Krise** auf. Im Anschluss kommt es zu neurologischen Symptomen (zerebrale Bildgebung zeigt eine unterschiedlich stark ausgeprägte **Schädigung der Basalganglien**). In weiterer Folge entwickeln die Betroffenen eine **Bewegungsstörung** (Dystonie bzw. Chorea) mit ausgeprägter Rumpfhypotonie. Zusätzlich kommt es zum Verlust bereits erworbener motorischer Fähigkeiten sowie anderen neurologischen Symptomen wie zerebralen Krampfanfällen
- Bei 70–80 % der Patienten wird bereits im Säuglingsalter eine progrediente **Makrozephalie** beobachtet. In der zerebralen Bildgebung kann eine frontotemporale Atrophie nachweisbar sein
- **An eine Glutaracidurie sollte bei Vorliegen einer epiduralen Blutung mit oder ohne Makrozephalie als Differenzialdiagnose einer Kindesmisshandlung gedacht werden**
- Es sind auch milde Verlaufsformen einer GA I bekannt

Diagnose

- **Organische Säuren (Urin)**: Glutarsäure ↑, 3-Hydroxyglutarsäure ↑ (beweisend)
- **Acylcarnitinprofil (Blut)**: Glutarylcarnitin ↑ („C5DC"), freies Carnitin ↓ („C0")
- **Bestimmung der GCDH-Aktivität**, z. B. in Leukozyten
- **Molekulargenetik**: *GCDH*-Gen
- **Die Ausscheidung von Glutarsäure und 3-Hydroxyglutarsäure kann fluktuierend und z. T. inkonsistent sein („non-excreter")**

Differenzialdiagnosen

- **Glutaracidurie Typ II** [GA II, multipler Acy-CoA-Dehydrogenase- (MAD-)Mangel]: Genetischer Defekt des Elektron-Transfer-Flavoproteins A, B oder Defekt der Elektron-Transfer-Flavoprotein-Dehydrogenase. Daraus resultieren ein multipler Acyl-CoA-Dehydrogenase-Mangel und eine erhöhte Konzentration an Acylcarnitinen (alle Verbindungen C4–C18), eine erhöhte Konzentration an Laktat, Glutarsäure, Ethylmalonsäure und Dicarbonsäuren im Urin. Eine Bestimmung der Enzymaktivität ist möglich
- **Glutaracidurie Typ III** (GA III): Mutation im *C7orf10*-Gen; wird derzeit als „non-disease" betrachtet

Therapie

- **Strenges Notfallprotokoll** in den ersten Lebensjahren zur Vermeidung von enzephalopathischen Krisen
- **Eiweißdefinierte Diät** → dadurch niedrige Zufuhr der Vorläuferaminosäuren: Lysin und Tryptophan, Vermeidung einer Übertherapie, d. h. eines Tryptophanmangels
- **L-Carnitin**: 50–100 mg/kg/d → Therapie eines sekundären Carnitinmangels

3.1.5.4 Isovalerianacidurie (IVA)

Definition

- Autosomal-rezessiv vererbter Defekt der Isovaleryl-CoA-Dehydrogenase

Häufigkeit

- Ca. 1:100.000

Pathogenese

- Die Isovaleryl-CoA-Dehydrogenase ist ein Flavin-Adenin-Dinukleotid (FAD)-abhängiges Enzym. Durch den Enzymmangel Akkumulation von Derivaten des Isovaleryl-CoA, insbesondere der Isovaleriansäure, welche als toxisch gilt

Klinik

- **Neonatalperiode**: Enzephalopathisches Krankheitsbild einschließlich metaboli-

scher Azidose und Hyperammonämie. Typisch: **Geruch nach Schweißfüßen**
- **Chronisch-intermittierende Form**: Manifestation in der Kindheit mit wiederholten Episoden von Erbrechen, Lethargie, komatösen Zustandsbildern
- **Milde asymptomatische Verlaufsformen** sind möglich. Diese werden z. T. im Rahmen des Neugeborenenscreenings diagnostiziert

▪▪ Diagnose
- **Organische Säuren (Urin)**: Isovalerylglycin, 3-OH-Isovaleriansäure ↑
- **Acylcarnitinprofil (Blut)**: Isovalerylcarnitin ↑ („C5"), Carnitin ↓ („C0")
- **Molekulargenetik**: *IVD*-Gen

▪▪ Therapie
- L-Carnitin 50–100 mg/kg/d ± Glycin 150–250 mg/kg/d
- Leucin- und proteinarme Diät

3.1.5.5 3-Methylcrotonylglycinurie (3-MCG)

▪▪ Definition

Defekt des Biotin-abhängigen Enzyms 3-Methylcrotonyl-CoA-Carboxylase (**MCC**)

▪▪ Klinik
- Meist asymptomatisch, daher klinische Relevanz unklar, wird inzwischen nicht mehr als Zielkrankheit im Neugeborenenscreening erfasst

▪▪ Diagnose
- **Organische Säuren (Urin)**: 3-Hydroxyisovaleriansäure, 3-Methylcrotonylglycin ↑
- **Molekulargenetik**: *MCCC1*-, *MCCC2*-Gen

▪▪ Therapie
- L-Carnitin bei Carnitinmangel

3.1.5.6 Weitere Organoacidopathien

Es gibt noch eine Reihe weiterer Organoacidopathien, welche jedoch sehr selten vorkommen. Dazu zählen:
- 3-Methylglutaconacidurien (Typ I–V)
- Ethylmalonsäure-Enzephalopathie
- D-2-Hydroxyglutaracidurie
- L-2-Hydroxyglutaracidurie

3.1.6 Fettsäureoxidationsstörungen

▪▪ Definition

Bei Fettsäureoxidationsstörungen ist die β-Oxidation der Fettsäuren aufgrund des Fehlens eines Enzyms (von etwa 10) gestört. Folge ist während kataboler Phasen eine mangelnde Ketonkörperproduktion und Hemmung der Glukoneogenese.

▪▪ Enzym- und Transporterdefekte (Auswahl)
- Primärer systemischer Carnitinmangel (Carnitintransporterdefekt)
- Sekundärer Carnitinmangel
- Mittelkettiger Acyl-CoA-Dehydrogenase (MCAD)-Mangel
- Überlangkettiger Acyl-CoA-Dehydrogenase (VLCAD)-Mangel
- Langkettiger Hydroxyacyl-CoA-Dehydrogenase (LCHAD)-Mangel, Defekt des mitochondrialen trifunktionalen Proteins (MTP)
- Multipler Acyl-CoA-Dehydrogenase-Mangel bzw. Glutaracidurie Typ II (MADD, GA II ► Abschn. 3.1.5)
- Carnitin/Acylcarnitin-Translocase-Mangel (CACT)
- Carnitin-Palmitoyl-Transferase-I-Mangel (CPT-I)
- Carnitin-Palmitoyl-Transferase-II-Mangel (CPT-II)

▪▪ Klinik

Störungen in der Fettsäureoxidation zeigen eine große Variabilität in ihrer klinischen Ausprägung:
- Hypoketotische **Hypoglykämie** mit/ohne Bewusstseinsstörung/Koma
- Laktatazidose
- Kardiomyopathie
- Hepatopathie
- Chronische Muskelschwäche, Schmerzen, rezidivierende Rhabdomyolysen

3

Manifestationsalter

- Meist Säuglingsalter
- Jugend- bzw. frühes Erwachsenenalter → mildere Störungen der Oxidation (lang) kettiger Fettsäuren bzw. des Carnitintransports

Diagnose

- Neugeborenenscreening über Acylcarnitinprofil im Trockenblut
- Acylcarnitinprofil (Blut) – auch außerhalb einer Stoffwechselkrise auffällig: Organische Säuren (Urin) – bei Stoffwechselkrise auffällig, im Intervall evtl. unauffällig
- Enzymatik
- Molekulargenetik

> **Die hypoketotische Hypoglykämie ist ein typischer Laborbefund der Fettsäureoxidationsstörungen!**

Differenzialdiagnose

Bei Patienten mit Hypoglykämien sind einige Differenzialdiagnosen in die weitere Abklärung mit einzubeziehen:

- Hyperinsulinisumus
- Störungen der Glukoneogenese
- Ketotische Hypoglykämie
- Wachstumshormonmangel
- Fettsäureoxidationsstörungen
- Störungen der Ketogenese

Therapie

- Katabolie/Fasten vermeiden → rascher Ausgleich von Flüssigkeitsverlusten bei Gastroenteritis oder Fieber
- Akut (unspezifische Therapie):
  - Glukoseinfusion (z. B. 7–10 mg/kg/min; abhängig vom Alter)
  - Blutzuckerkonzentration (BZ) bei 100 mg/dl (5,5 mmol/l) halten
  - **Cave**: Eine zu hohe Glukosezufuhr kann zu einer Verstärkung der Laktatazidose führen.
  - **Keine Lipidinfusionen!**
- Spezifische Therapie nach Diagnosestellung

3.1.6.1 Mittelkettiger Acyl-CoA-Dehydrogenase (MCAD)-Mangel

Definition

Autosomal-rezessive Störung der mitochondrialen β-Oxidation durch Defizienz der mittelkettigen Acyl-CoA-Dehydrogenase (MCAD). Langkettige Fettsäuren können nur bis zu einer Kettenlänge von mehr als 12 Kohlenstoffatomen abgebaut werden. Beim MCAD-Mangel handelt es sich um die **häufigste Störung der mitochondrialen β-Oxidation.**

Häufigkeit

- 1:6000 bis 1:10.000

Pathogenese

Die Mutation der mitochondrialen β-Oxidation der mittelkettigen Fettsäuren führt zu einem **Energiemangel** sowie zu einer Akkumulation mittelkettiger Acyl-CoA-Ester und der nachfolgenden Derivate.

Klinik

- Die Diagnose wird inzwischen meist im Rahmen des Neugeborenenscreenings gestellt (Acylcarnitinprofil)
- Wird die Diagnose nicht im Neugeborenenalter gestellt, können die Patienten erst in Zusammenhang mit längeren Nüchternperioden und/oder im Rahmen von Infektionen auffällig werden (Manifestation meist zwischen dem 4. Lebensmonat und dem 3. Lebensjahr). Nach mehrstündiger Fastenzeit (Fastentoleranz altersabhängig) kann es zu einer **hypoketotischen Hypoglykämie**, Lethargie, Krampfanfällen, Bewusstlosigkeit bis Koma und Herzstillstand kommen (Reye-ähnliche Krankheitsbilder)
- Eine Muskelbeteiligung ist beim MCAD-Mangel nicht bekannt
- Es sind auch asymptomatische bzw. milde Verläufe beschrieben. Diese werden meist im Neugeborenenscreening diagnostiziert
- Die Prognose ist gut, sofern die Stoffwechselstörung bekannt ist

Diagnose

- Neugeborenenscreening
- **Acylcarnitinprofil (Blut)**: Hexanoylcarnitin („C6"), Octanoylcarnitin („C8"), Decanoylcarnitin („C10"), Decenoylcarnitin („C10:1") ↑; Quotienten C8/C6, C8/C10, C8/C12 ↑
- **Organische Säuren (Urin)**: C6-, C8- und C10-Dicarbonsäuren, Suberylglycin, Hexanoylglycin ↑
- **Molekulargenetik**: *ACADM*-Gen

Therapie

- Katabole Zustände altersspezifisch meiden bzw. entsprechend vorbeugen (lange Fastenperioden, Infektionen)
- Bei unauffälligen Kindern oder Erwachsenen keine speziellen Intervalle zwischen den Mahlzeiten notwendig
- Bei nachgewiesenen Carnitinmangel evtl. L-Carnitin-Substitution
- Akuttherapie:
  - Glukosezufuhr i.v. (z. B. 7–10 mg/kg/min; abhängig vom Alter)
  - Zusätzlich orale Gabe von Glukosederivaten möglich
  - **Es dürfen keine mittelkettigen Triglyceride verabreicht werden**

3.1.6.2 Langkettige Hydroxyacyl-CoA-Dehydrogenase (LCHAD)-Mangel

Definition

Der LCHAD-Mangel wird autosomal-rezessiv vererbt und betrifft den Abbau langkettiger Fettsäuren. Er tritt entweder isoliert oder in Kombination mit einem **generalisierten Defekt des mitochondrialen trifunktionellen Proteins** (mTFP) auf. Die häufigste Mutation betrifft die LCHAD-Funktion.

Häufigkeit

- Ca. 1:70.000 bis 1:100.000

Pathogenese

- Eine Mutation im *HADHA*-Gen (=LCHAD-Mangel) führt zu einer markanten Beeinträchtigung der Oxidation langkettiger Fettsäuren aus der Nahrung und dem Körperfett. Daraus resultiert ein Energiemangel in energieabhängigen Organen, wie Herzmuskel, Skelettmuskel und Leber
- Es kommt zur Akkumulation von Hydroxyl-CoA-Estern und der nachfolgenden Derivate. Dies führt zu toxischen Effekten an der Zellmembran der Muskulatur und des Gehirns
- Zusätzlich wird die Energiehomöostase durch eine Störung der Produktion von Ketonkörpern negativ beeinflusst
- Beim LCHAD-Mangel können **Langzeitkomplikationen** in Form von einer Polyneuropathie und Retinopathie mit Retinitis pigmentosa auftreten

Klinik

Phänotypisch werden 3 Verlaufsformen unterschieden:

- **Schwerer Phänotyp**: Beginn neonatal; Patienten präsentieren sich meist mit Kardiomyopathie, Laktatazidose, Herzrhythmusstörungen, hypoketotischer Hypoglykämie, Bewusstseinsstörung/Koma, durch Katabolie (= Energiemangel) ausgelöste „Reye"-Syndrom ähnliche Symptome. Begleitend kann eine Muskelhypotonie bestehen
- **Intermediärer Phänotyp**: Beginn in den ersten Lebensmonaten; Patienten präsentieren sich meist mit hypoketotischer Hypoglykämie, erste Symptome sind durch Katabolie ausgelöst
- **Milder Phänotyp**: Beginn im Kindes- bis Erwachsenenalter; Patienten präsentieren sich meist mit Myopathie, episodischer Rhabdomyolyse, Belastungsintoleranz. Begleitend können eine hypoketotische Hypoglykämie und Kardiomyopathie bestehen

Wichtig ist, dass der mTFP-Mangel und der LCHAD-Mangel klinisch nicht unterschieden werden können.

■■ **Diagnose**

- **Acylcarnitinprofil**: Hydroxycarnitine, Hydroxytetradecanoylcarnitin („C14-OH"), Hydroxyhexadecanoylcarnitin („C16-OH"), Hydroxyoctadecanoylcarnitin („C18-OH"), Hydroxyoctadecenoylcarnitin („C18:1-OH") ↑
- **Laktat** ↑ wegen mitochondrialer Funktionsstörung oder durch Herzinsuffizienz bedingt
- **CK, GOT, GPT** ↑
- **Organische Säuren** (Urin): C6- bis C14-Dicarbonsäuren ↑ (Dicarbonsäuren mit 6–14 C-Atomen)
- **Molekulargenetik**: *HADHA*-Gen

■■ **Differenzialdiagnose**

- Mangel des mitochrondrialen trifunktionalem Protreins (mTFP) → Beeinträchtigung der Aktivität von 3 Enzymen: LCHAD, Langkettige Ketoacyl-CoA-Thiolase (LKAT) und Langketten-Enoyl-CoA-Hydratase (LCEH)

■■ **Therapie**

- Ernährungstherapie („Diät"): Isokalorische, fettdefinierte (-reduzierte) Ernährung mit Zufuhr von mittelkettigen Triglyceriden (**MCT**). Langkettige Fettsäuren reduziert auf etwa 10–20 % der täglichen Energiezufuhr. Aufgrund der Einschränkung der langkettigen Fettsäuren in der Ernährung → Substitution essenzieller langkettiger Fettsäuren erforderlich
- **Katabole Zustände meiden bzw. entsprechend vorbeugen**: Häufige Mahlzeiten und Vermeiden von Fastenperioden >4–6 Stunden im Säuglingsalter bzw. >8 Stunden bei älteren Kindern. Verwendung von MCT-Fetten und ggf. Spätmahlzeit oder nächtliche Dauersondierung erwägen
- Akuttherapie:
  - **Intravenöse Glukosezufuhr**, z. B. 7–10 mg/kg/min; abhängig vom Alter
  - Zusätzlich orale Gabe von Glukosederivaten möglich
  - **Ernährungsmodifikation** (mit MCT-Gabe oral) so früh als möglich
  - Carnitinsupplementation nicht erforderlich. Bei nachgewiesenem Carnitinmangel niedrigdosierte Gabe von L-Carnitin (**Cave**: Bildung toxischer Metabolite, mit Gefahr von Herzrhythmusstörungen)

3.1.6.3 Überlangkettiger Acyl-CoA-Dehydrognase (VLCAD)-Mangel

■■ **Definition**

Der VLCAD-Mangel wird autosomal-rezessiv vererbt und betrifft den Abbau langkettiger Fettsäuren (14–20 C-Atome).

■■ **Häufigkeit**

- Ca. 1:80.000

■■ **Pathogenese**

- Auf Grund der fehlenden Verstoffwechslung der überlangkettigen Fettsäuren entsteht ein Energiedefizit. Zudem kommt es zu einem Anstau von Acyl-CoA-Estern und ihren Derivaten

■■ **Klinik**

- Wie LCHAD-Mangel (▶ Abschn. 3.1.6.2), allerdings keine Polyneuropathie oder Retinopathie

■■ **Diagnose**

- Neugeborenenscreening
- Acylcarnitinprofil: Freies Carnitin ↓ („C0"), Tetradecenoylcarnitin („C14:1"), Hexadecenoylcarnitin („C16:1"), Octadecenolycarnitin („C18:1"), Quotient C14:1/C4 ↑
- Laktat ↑, wegen mitochondrialer Funktionsstörung oder durch Herzinsuffizienz bedingt
- CK, GOT, GPT ↑
- Organische Säuren (Urin): Dicarbonsäuren ↑
- Messung der VLCAD-Aktivität in Lymphozyten oder Fibroblasten
- Molekulargenetik: *ACADVL*-Gen

■■ **Therapie**

- ▶ Abschn. 3.1.6.2

3.1.6.4 Weitere Störungen der Fettsäureoxidation

- **Carnitin-Transporter-Defekt** (organischer Kation-Carnitin-Transporter-2-Defekt, OCTN2, primärer Carnitinmangel):
  - **Klinik**: Variabler klinischer Verlauf → hypoketotische Hypoglykämien, kardiale Beteiligung (Kardiomyopathie, Rhythmusstörungen, akutes Herzversagen), muskuläre Beschwerden bis zu Rhabdomyolyse; selten schwerer Verlauf, teilweise symptomlos
  - **Diagnose**: Nachweis von Ausscheidung von freiem Carnitin ↑ („C0") und Gesamt- und freies Carnitin („C0") im Blut ↓, Molekulargenetik (*SLC22A5*-Gen)
  - **Therapie**:
    - Akuttherapie: L-Carnitin und Glukose i.v.
    - Langzeittherapie: L-Carnitin p.o. (hochdosiert), normale Ernährung, Vermeidung von Katabolie
- **Carnitin-Palmitoyltransferase-1 (CPT 1)-Mangel**:
  - **Klinik**: In den ersten Lebensjahren fasteninduzierte Krisen (hypoketotische Hypoglykämien), ausgeprägte Hepatopathie, Entwicklung einer renal-tubulären Azidose möglich
  - **Diagnose**: Nachweis von freiem Carnitin ↑ („C0") und langkettige Acylcarnitine ↓ [Hexadecanoylcarnitin („C16"), Octadecanoylcarnitin („C18"), Octadecenoylcarnitin („C18:1")] im Blut, Molekulargenetik (*CPT1A*-Gen)
  - **Therapie**:
    - Akuttherapie: Glukose i.v., kein Carnitin
    - Langzeittherapie: Normale Ernährung, Vermeidung von Katabolie, ggf. MCT-Supplementation, keine generelle Carnitinsupplementation
- **Carnitin-Palmitoyltransferase-2 (CPT 2)-Mangel**:
  - **Klinik**:
    - Neonatalperiode: Schwere Phänotypen (Kardiomyopahie, Leberdysfunktion, hypoketotischen Hypoglykämien und Koma), zusätzlich meist Nieren- und Gehirnfehlbildungen
    - Manifestation im Jugend- und Erwachsenenalter: Primär myopathische Rhabdomyolyse (bei körperlicher Aktivität)
  - **Diagnose**: Nachweis von freiem Carnitin ↓ („C0") und langkettigen Acylcarnitinen ↑ [Hexadecanoylcarnitin („C16"), Octadecanoylcarnitin („C18"), Octadecenoylcarnitin („C18:1")] im Blut, Molekulargenetik (*CPT2*-Gen) und evtl. Enzymatik
  - **Therapie**:
    - Akuttherapie: Glukose i.v., kein Carnitin
    - Langzeittherapie: Vermeiden längerer Fastenperioden; regelmäßige Mahlzeiten

3.1.7 Kohlenhydratstoffwechsel

3.1.7.1 Galaktosämie

▪▪ Definition

Bei der klassischen Galaktosämie liegt eine Störung der Galaktose-1-P-Uridyltransferase (GALT) vor.

▪▪ Häufigkeit

- Ca. 1:23.000 bis 1:44.000

▪▪ Pathogenese

- Abhängig von der noch vorhandenen Restenzymaktivität kommt es zu einer unterschiedlich starken Ausprägung der Stoffwechselstörung

▪▪ Klinik

- Nach Beginn der Milchfütterung:
  - Erbrechen, Ikterus, Leberfunktionsstörungen (inkl. Gerinnungsstörung, v. a. INR erniedrigt), bilaterale Katarakte, Sepsis (Cave: E. coli)
  - Meist besteht eine **Symptomtrias**, d. h. Leber, Auge und Hirn sind betroffen

- **Unbehandelt kann es zum Tod im akuten Leber- oder Nierenversagen kommen**

Diagnose
- Galaktose-1-Phosphat-Bestimmung in Erythrozyten
- GALT-Aktivitätsbestimmung in Serum
- Neugeborenenscreening
- Molekulargenetik: *GALT*-Gen

Therapie
- Lebenslange laktosefreie, galaktosearme Ernährung

- **Die Galaktosämie ist die einzige Stoffwechselstörung, bei der abgestillt werden muss**

3.1.7.2 Glykogenspeicherkrankheiten
- Glykogenspeicherkrankheiten oder Glykogenosen („glycogen storage disorders", GSD) werden durch Defekte im Glykogenabbau, der Glykolyse und der Glykogensynthese verursacht
- Gemeinsam ist ihnen eine vermehrte Ablagerung von normal oder abnorm strukturiertem Glykogen in Organen (mit Ausnahme der GSD Typ 0)
- Sie lassen sich klinisch in hepatische und muskuläre Glykogenspeicherkrankheiten einteilen, je nachdem, welches Organsystem **überwiegend** betroffen ist (◼ Tab. 3.6)
- Die Nomenklatur der Glykogenspeicherkrankheiten erfolgte historisch mit römischen Ziffern nach ihrer chronologischen Beschreibung, ursprünglich wurden sie zusätzlich auch nach ihren Erstbeschreibern benannt (◼ Tab. 3.6)

Klinik
- Die Leberglykogenosen GSD-Typ I, III, IV, VI, IX und 0 sind gekennzeichnet durch Hypoglykämien, Hepatomegalie und Kleinwuchs
- Die Muskelglykogenosen sind gekennzeichnet durch Belastungsintoleranz mit belastungsinduzierten Muskelschmerzen und -krämpfen, die oft von einer Myoglobinurie und Rhabdomyolyse begleitet werden. Manche Formen manifestieren sich auch als subakute oder chronische Myopathie
- Bei GSD III, IV, VI, IX und 0 können sowohl hepatische wie auch myopathische Symptome im Vordergrund stehen
- Die einzige generalisierte Glykogenspeicherkrankheit ist die **GSD II**, der **M. Pompe**, bei dem es sich allerdings um eine lysosomale Speichererkrankung handelt (► Abschn. 3.1.10)

Inzidenz und Vererbung
- Die Inzidenz der Glykogenspeicherkrankheiten wird mit ca. 1:25.000 für die gesamte Gruppe angegeben
- Sie folgen alle einem autosomal rezessiven Vererbungsmodus – Ausnahme: GSD VI und VIII/IX, die X-chromosomal vererbt werden

3.1.7.3 Glykogenose Typ I (GSD, von Gierke)

Definition
- Enzymdefekt der Glukose-6-Phosphatase (Typ Ia) oder des Glukose-6-P-Transporters (Typ Ib)

Pathogenese
- Bei der Glykogenose Typ Ia führt der Mangel an Glukose-6-Phosphatase v. a. zu einer Beteiligung von Leber und Niere

Klinik
- Bereits im 3.–6. Lebensmonat kommt es im Rahmen von ca. 3- bis 4-stündlichen postprandialen Fütterungspausen zu Hypoglykämien
- In weiterer Folge kommt es zur Entwicklung einer Stammfettsucht, eines Puppengesichts, einer Hepatomegalie, Nephromegalie sowie einer Tachypnoe
- Die Patienten weisen oft einen Kleinwuchs bzw. eine Gedeihstörung auf
- Bei der GSD Typ Ib ist zusätzlich noch das Immunsystem betroffen → Neutropenie,

Tab. 3.6 Einteilung und betroffene Organe bei Glykogenosen

Typ	Name/ Erstbeschr.	Enzymdefekt	Betroffenes Gewebe	Klinische Symptome
Überwiegend hepatische Glykogenosen				
Ia	Von Gierke (1929)	Glukose-6-Phosphatase	Leber, Niere	Hepatonephromegalie, Hypoglykämie, Laktatämie und -azidose, Hyperlipidämie und -urikämie
Ib		Glukose-6-Translokasen	Leber, Niere	Ia, zusätzlich Neutropenie, Infektionen
III	Cori und Forbes (1953)	Debranching-Enzym	Leber, Muskel	Hepatomegalie, (Hypoglykämie), **Myopathie** (abhängig vom Typ)
IV	Andersen (1956)	Branching-Enzym	Leber	Hepatosplenomegalie, Leberzirrhose
VI	Hers (1959)	Phosphorylase	Leber	Hepatomegalie, Kleinwuchs
VIII/IX		Phosphorylase-B-Kinase	Leber und/oder Muskel	Hepatomegalie, (Hypoglykämie), Myopathie, Kleinwuchs
0	Lewis (1963)	Glykogensynthase	Leber	Hypoglykämie, keine Hepatomegalie
Überwiegend Muskelglykogenosen				
V	McArdle (1951)	Phosphorylase	Muskel	Belastungsintoleranz, Muskelkrämpfe
VII	Tarui (1965)	Phosphofruktokinase	Muskel	(Kardio) myopathie, hämolytische Anämie, Anfälle
X		Phosphoglyceratmutase	Muskel	Belastungsintoleranz, Muskelkrämpfe
XI	Fanconi-Bickel (1949)	Glukose-Transporter-2 (GLUT 2)	Leber, Niere, Dünndarm	Glukosurie, Phosphaturie, Aminoacidopathie, (= renales Fanconi-Syndrom), Kleinwuchs
Ursprünglich als Glykogenose eingestufte lysosomale Speichererkrankung				
II	Pompe (1932)	α-1,4-Glukosidase	Generalisiert	Hypotonie, Kardiomyopathie

gestörte Leukozytenfunktion, gehäufte bakterielle Infektionen, entzündliche Darmerkrankungen

▪▪ Diagnose

- Labor: Hypoglykämie, Azidose, Laktatämie, schwere Hyperlipidämie (hohe Triglyceride), Harnsäurekonzentration ↑
- Unter Glukosebelastung kommt es zu einem Abfall der Laktatkonzentration
- Molekulargenetik: *G6PC*- und *SLC37A4*-Gen

▪▪ Therapie

- Kontinuierliche Kohlenhydratzufuhr → Vermeiden von Hypoglykämien

- Häufige Mahlzeiten mit langsam resorbierbaren Kohlenhydraten (z. B. Maltodextrin, Stärke)
- In weiterer Folge kann es notwendig werden, eine nächtliche Sondierung der Nahrung (PEG- oder Magensonde) zu starten
- Bei Patienten mit GSD Typ Ib kann die Gabe von G-CSF bei anhaltender Neutropenie und schweren Infektionen notwendig sein

3.1.8 Störungen des Purin- und Pyrimidinstoffwechsels

Den Purinen und Pyrimidinen kommt eine zentrale Rolle in der Speicherung und Weitergabe von Erbinformation, Regulationsprozessen und dem Transfer von energiereichen Verbindungen, z. B. Nukleosiden, Nukleotiden und Derivaten, wie zyklischem Adenosinmonophsphat (cAMP) oder Adenosintriphosphat (ATP), zu.

▪▪ Pathogenese

- In der Purinbiosynthese kommt es über einen komplexen Stoffwechselweg über Inosinmonophosphat (IMP) zur Bildung von Adenosinmonophosphat (AMP) oder Guanosinmonophosphat (GMP). AMP wird u. a. in der DNA-/RNA-Biosynthese weiter verstoffwechselt. Purine werden primär in Hypoxanthin gefolgt von Xanthin zu Harnsäure abgebaut und ausgeschieden
- Die Pyrimidinbiosynthese geht von Carbamylphosphat aus und führt in weiterer Folge zur Produktion von Orotsäure und Uridinmonophosphat (UMP), welches in Cytidin- und Thymidinderivate umgebaut wird
- Störungen der einzelnen Stoffwechselwege führen zu spezifischen Veränderungen

▪▪ Klinik

Es resultieren eine Vielzahl an möglichen Symptomen, meist betreffen sie drei Organsysteme:

- **Niere**: Rezidivierende Harnwegsinfektionen, Nierensteine, Niereninsuffizienz
- **ZNS**: Psychomotorische Retardierung, Epilepsie, Spastik, Dystonie, Ataxie, Autismus, Selbstverstümmelung, Taubheit, Muskelkrämpfe und Muskelschwund
- **Knochenmark**: Immundefekte mit rezidivierenden Infektionen, Anämie
- **Andere**: Arthritis, Kleinwuchs

▪▪ Diagnose

Bei Verdacht auf eine Störung des Purin- bzw. Pyrimidinstoffwechsels (◘ Tab. 3.7 und 3.8) sollte eine umfassende Diagnostik in die Wege geleitet werden.

- **Harnsäure** im Serum/Plasma
- **Harnsäure-Creatinin-Ratio** im Morgenurin (altersspezifische Referenzwerte)
  - **Harnsäure-Creatinin-Ratio ↑**: z. B. Phosophoribosylpyrophosphat-Synthetase (PRPS)-Überaktivität, Lesch-Nyhan-Syndrom, familiäre juvenile hyperurikämische Nephropathie
  - **Harnsäure-Creatinin-Ratio ↓**: z. B. Xanthinurie, Nukleotidaseüberaktivität, Purinnukleosid-Phosphorylase(NP)-Mangel
- Bestimmung der Purin- und Pyrimidinkonzentration im Urin

3.1.9 Mitochondriopathien

▪▪ Definition

- Bei klassischen (primären) Mitochondriopathien liegt eine Störung im Bereich der aeroben Glykolyse und/oder der oxidativen Phosphorylierung vor
- Dabei kann betroffen sein:
  1. Untereinheiten des Pyruvatdehydrogenasekomplexes
  2. Untereinheiten der Komplexe der Atmungskette
  3. Untereinheiten des mitochondrialen Kofaktormetabolismus, z. B. Coenzym-Q10-Biosynthesedefekte, Thiaminstoffwechselstörungen

Tab. 3.7 Störungen des Purinstoffwechsels

Erkrankung	Hauptsymptome	Therapie
PRPS-Überaktivität (X-chromosomal)	Hyperurikämie, Nephrolithiasis, Gicht, Innenohrschwerhörigkeit, geistige Behinderung, Ataxie, muskuläre Hypotonie, Dysmorphie	Purinarme Diät Alkalisierung des Urins Allopurinol (2–)10–20 mg/kg/d
ADSL-Mangel	(Schwere) psychomotorische Entwicklungsverzögerung, Epilepsie, Autismus, z. T. Kleinwuchs	Keine spezifische Therapie, evtl. Ribose
AMPD1-Mangel	Belastungsabhängige Muskelkrämpfe, rasche Erschöpfung	Ggf. Ribose 2–60 g/d
ADA-Mangel	Schwerer kombinierter Immundefekt (SCID), Diarrhö, Gedeihstörung, progrediente Spastik, Bewegungsstörungen	KMT, Enzymersatztherapie, Gentherapie
NP-Mangel	Zellulärer Immundefekt, immunhämolytische Anämie, progrediente neurologische Symptome (Spastik, Bewegungsstörung, Retardierung)	KMT
Xanthinurie (50 % der Homozygoten asymptomatisch)	Hämaturie, Nierensteine, Niereninsuffizienz, Arthropathie, Myopathie	Purinarme Diät Bei Restaktivität evtl. Allopurinol
Lesch-Nyhan-Syndrom (X-chromosomal)	Psychomotorische Retardierung, Hypotonie, Dystonie, Choreoathethose, Spastik, Epilepsie, Selbstverstümmelung, Harnsäuresteine (Niereninsuffizienz), Gicht	Purinarme Diät Hochdosiert Allopurinol Symptomatisch (v. a. der neurologischen Komplikationen)
APRT-Mangel	Nephrolithiasis, Niereninsuffizienz	Purinarme Diät Allopurinol Keine Harnalkalisierung

PRPS Phosphoribosylpyrophosphat-Synthetase; *ADSL* Adenylosuccinat-Lyase; *AICARurie* 5-Amino-4-Imidazolcarboxamid-Ribosidurie; *AMPD-1* Myoadenylat-Desaminase; *ADA* Adenosin-Desaminase; *NP* Purinnukleosid-Phosphorylase; *APRT* Adenin-Phosphoribosyltransferase; *KMT* Knochenmarkstransplantation

4. Proteine, die für Assemblage der Atmungskette verantwortlich sind
5. Proteine, die für die mitochondriale DNA, RNA und Proteinsynthese verantwortlich sind

- Sekundäre Mitochondriopathien sind indirekte Störungen der oxidativen Phosphorylierung durch toxische Metaboliten (z. B. Ammoniak bei Hyperammonämie)

■■ Häufigkeit

- Minimum ca. 1:10.000 bis 2:10.000

■■ Pathogenese

- Abhängig vom zu Grunde liegenden genetischen Defekt kommt es zu einer Vielzahl von Zell- und Gewebebeteiligungen („any time, any organ, any symptom“)
- Da der mitochondriale Stoffwechsel von 2 Genomen gesteuert wird (Kern-DNA UND mitochondriale DNA) sind verschiedene Vererbungsmodi möglich (= autosomal rezessiv, autosomal dominant, maternal). Da die meisten involvierten Gene im Kern kodiert sind, ist die häufigste Form der Vererbung eine autosomal rezessive

Tab. 3.8 Störungen des Pyrimidinstoffwechsels

Erkrankung	Hauptsymptome	Therapie
Hereditäre Orotacidurie	Therapieresistente megaloblastäre Anämie, Gedeihstörung, mentale Retardierung	Uridin 25–150 mg/kg/d
CAD-Defizienz	Entwicklungsrückstand; Epilepsie, Anämie mit Anisopoikilozytose	Uridin 100 mg/kg/d in 4 ED
Pyrimidin-5'-Nukleotidase-Mangel	Chronisch hämolytische Anämie (basophile Tüpfelung der Erythrozyten)	Keine spezifische Therapie
DPD-Mangel	Häufig asymptomatisch; teils geistige Behinderung, Epilepsie, Mikrozephalus, Gedeihstörung, schwere 5-Fluorouracil-Toxizität bei asymptomatischen oder heterozygoten Patienten möglich	Keine spezifische Therapie
DHP-Mangel	DPD-Mangel, z. T. asymptomatisch	Keine spezifische Therapie
Ureidopropionase-mangel	DPD-Mangel; Dystonie	Keine spezifische Therapie

DPD Dihydropyrimidin-Dehydrogenase; *DHP* Dihydropyrimdinase

- Hauptsächlich werden Symptome durch eine **reduzierte mitochondriale Adenosin-Tri-Phosphat (ATP) Produktion, oxidativen Stress**, eine Depolarisierung des mitochondrialen Membranpotenzials und eine Störung der zellulären Kalziumhomöostase ausgelöst

Klinik

- Je nach zu Grunde liegendem Defekt kommt es zu einer Vielzahl an Symptomen (Tab. 3.9)
- Funktionsstörungen treten v. a. bei **Organen mit einem hohen Energiebedarf** auf (z. B. Gehirn, Skelettmuskulatur, Auge), können aber jedes Organ betreffen
- Mitochondriopathien können in der Neonatalperiode auftreten und rasch letal sein, sowie sich auch erst im späten Erwachsenenalter manifestieren

Diagnose

- Klassische Mitochondriopathie-assoziierte Symptome existieren nicht. Vielmehr sollte bei bestimmten Symptomen und einer auffälligen Anamnese eine Mitochondriopathie in die Differenzialdiagnosen mit einbezogen werden, besonders bei Kombination von ungewöhnlichen klinischen Symptomen, wie z. B. Kardiomyopathie mit Innenohrhörsstörung (bei **MELAS-Syndrom**) oder Panzytopenie mit Pankreasinsuffizienz (bei **Pearson-Syndrom**); bei Belastungsintoleranz der Organe oder Regression/Verlust bereits erlernter Meilensteine der Entwicklung. Im Rahmen von Infektionen kommt es gehäuft zu einer klinischen Verschlechterung der Symptome
- Da die meisten der aktuell ca. 400 bekannten Mutationen, die eine Mitochondriopathie verursachen, autosomal rezessiv vererbt werden, soll bei Konsanguinität der Eltern oder Fehlgeburten in der Familienanamnese das Vorliegen einer Mitochondriopathie mit bedacht werden
- Eine **chronische und/oder akute Laktaterhöhung in Plasma, Harn oder Liquor** kann ein Hinweis auf eine Mitochondrio-

Tab. 3.9 Mitochondriale Syndrome und nichtsyndromaler Mitochondriopathien

Erkrankung	Klinik/Leitbefunde	Diagnose
Mitochondriale Enzephalomyopathie mit Laktatazidose und „Stroke-like"-Episoden (MELAS)	Bekannt geworden durch schlaganfallähnliche Episoden (häufig Hemianopsie); aber häufiger mit der Mutation assoziiert sind unspezifische Begleitsymptome (Schwindel, Migräne) oder Kardiomyopathie, Innenohrschwerhörigkeit, Kleinwuchs MRT: schlaganfallähnliche Läsionen halten sich nicht an Gefäßgrenzen	Mutationsanalyse der mtDNA (= m.3243A>G), Punktmutationen in *MTTL1*, *MTND6*, *MTTQ* Erbgang: maternal
Mitochondriale Enzephalomyopathie mit „Ragged Red Fibres" (MERFF)	Progressive Myoklonusepilepsie Muskelbiopsie: „Ragged Red Fibres"	Mutationsanalyse der mtDNA (Punktmutationen in *MTTK*, *MTTL1*) Erbgang: maternal
Neuropathie, Ataxie und Retinitis pigmentosa (NARP)	Ataxie, Retinitis pigmentosa, Sehverlust, Neuropathie MRT: Symmetrisches hyperintense Signale Stammganglien	Mutationsanalyse der mtDNA (Punktmutation *m.T8993G/C*) Erbgang: maternal
Kearns-Sayre-Syndrom (KSS)	Ptosis, Retinitis pigmentosa, progressive externe Ophthalmoplegie, Ataxie, Kardiomyopathie Liquor: erhöhtes Protein EKG: Überleitungsstörungen MRI: evtl. Verkalkungen der Basalganglien, Signalauffälligkeiten der weißen Substanz	Mutationsanalyse der mtDNA (Deletionen) Erbgang: maternal, meist sporadisch
Pearson-Marrow-Pankreas-Syndrom (Pearson-Syndrom)	Therapierefraktäre sideroblastische Anämie, Kleinwuchs, Malabsorption, exokrine Pankreasinsuffizienz, Übergang KSS möglich	Mutationsanalyse der mtDNA (Deletionen) Erbgang: maternal, meist sporadisch
Chronisch-progressive externe Ophthalmoplegie (CPEO)	Ptosis, progressive externe Ophthalmoplegie	Mutationsanalyse der mtDNA (Deletionen) Bei multiplen Deletionen häufig nukleäre Gene betroffen Erbgang: Sporadisch, autosomal dominant
Leber-hereditäre Optikusatrophie (LHON)	Optikusatrophie	Mutationsanalyse der mtDNA (Punktmutationen in Komplex-I-Genen → *MTND1*, *MTND6*, *MTND4*) Erbgang: maternal, selten sporadisch
Mitochondriale neurogastrointestinale Enzephalomyopathie (MNGIE)	Myopathie, Episoden von gastrointestinaler Pseudoobstruktion, Neuropathie, Ptosis und CPEO MRT: Signalauffälligkeiten der weißen Substanz Muskelbiopsie: RRF möglich	Biochemische Diagnostik: Thymidinphosphorylaseaktivität, erhöhte 2-Deoxyuridin-Konzentration im Harn; Mutationsanalyse: *ECGF1* (22q13.32) Erbgang: autosomal-rezessiv

(Fortsetzung)

3

Tab. 3.9 (Fortsetzung)

Erkrankung	Klinik/Leitbefunde	Diagnose
M. Leigh, Leigh-Syndrom DD: Leigh-like Syndrom[a]	Neurodegenerative Erkrankung: Beginn Säuglings- oder Kleinkindalter, Ataxie, Hirnstammsymptome Im MRT: Symmetrische hyperintense Signale in Basalganglien und Hirnstamm; typische neuropathologische Befunde	Biochemische Analyse (PDHC und Atmungskettenenzyme) Erbgang: maternal oder autosomal-rezessiv
POLG (Polymerase gamma) Früher: M. Alpers, M. Alpers-Huttenlocher	Rasch verlaufende neurodegenerative Erkrankung; Beginn Säuglings-, Kleinkind- oder Jugendalter mit therapieresistente Epilepsie, Mikrozephalie Leberbeteiligung bis Leberinsuffizienz MRI: kortikale Atrophie	*POLG-1*-Mutationen Erbgang: autosomal-rezessiv
Barth-Syndrom	Herzinsuffizienz, Kardiomyopathie (oft Non-Compaction), Granulopenie, rezidivierende Infektionen, Gedeihstörung = Methylglutakonacidurie Typ II	Mutationsanalyse (*TAZ*-Gen) Erbgang: Sporadisch, X-chromosomal rezessiv
Mohr-Tranebjaerg-Syndrom	Sensorineurale Taubheit, Optikusatrophie, Dystonie, mentale Retardierung	Mutationsanalyse (*DDP*-Gen) Erbgang: X-chromosomal rezessiv
SANDO	Sensorische Ataxie, Neuropathie, Dysarthrie, Ophthalmoparese	Mutationsanalyse (*POLG*-Gen, seltener *C10orf2*-Gen) Erbgang: autosomal-rezessiv

Zusätzlich wurde einer Vielzahl an Mutationen in unterschiedlichen nukleären Genen beschrieben. Diese sind durch verschiedenste klinische Verlaufsformen gekennzeichnet, z. B
a) mitochondriale Depletionssyndrome (Mutationen in *DGUOK, TK, MPV17*, u. a.)
b) Mutationen in *DNAJC19/TMEM 70*, u. v. m

[a] Unter dem Begriff Leigh-like-Syndrom wird eine Reihe von Erkrankungen mit Defekten der Atmungskette zusammengefasst; Symptome: Beginn variabel (Neugeborenen bis Erwachsenenalter), neurodegenerative Erkrankung, neurogene Muskelatrophie möglich, Organbeteiligung (Herz, Leber und Niere); MRI: Läsionen in den Basalganglien und weiße Substanz. Demyelinisierungserscheinungen, zerebrale und zerebelläre Atrophien

pathie sein (Laktat staut sich bei gestörter oxidativer Phosphorylierung an). Abhängig vom Ausmaß der Laktatkonzentrationserhöhung kann auch eine metabolische Azidose vorliegen und die Symptomatik mitbestimmen

▪▪ Diagnostik

Primär erfolgt der Ausschluss von Differenzialdiagnosen!

- **Blut**: Blutbild, Transaminasen, Nierenwerte, Elektrolyte, Kreatinkinase, Laktat, Pyruvat, Aminosäuren, Säure-Basen-Haushalt, Acylcarnitine, „CDG-Diagnostik" (isoelektrische Fokussierung von Transferrin zur Analyse auf kongenitale Glykosylierungsstörungen)
- **Urin**: Organische Säuren, Purine/Pyrimidine
- **Liquor**: Laktat, Protein, Glukose, Aminosäuren, Zellzahl und -differenzierung

- **Biochemische/enzymatische Diagnostik** in betroffenem Gewebe (meist Muskel oder Leber), bei systemischer Erkrankung auch in Leukozyten oder Fibroblastenkulturen
- **Molekulargenetik** (systemisch oder im betroffenen Gewebe)

■ Therapie

Aktuell sind nur vereinzelt spezifische (ursächliche) Therapien verfügbar (z. B. Coenzym Q10 bei Coenzym-Q10-Biosynthesedefekten; Thiamin und Riboflavin bei Störungen im Thiamin- bzw. Riboflavinstoffwechsel).

Zusätzlich ist eine symptomatische Therapie, soweit nötig, empfohlen:

- Primär: Korrektur von Laktatazidosen
- Behandlung organspezifischer Symptome (z. B. medikamentöse Herzinsuffizienz-Therapie, Hörgeräte, Insulintherapie bei Diabetes mellitus, Substitution von Pankreasenzymen bei Pankreasinsuffizienz; u. a.)
- Behandlung neurologischer Symptome (z. B. antikonvulsive Therapie, etc.)
- Förderung mittels Physiotherapie, Ergotherapie und Logopädie
- Ausreichende Kalorienzufuhr
- Ketogene Diät

■■ Nichtsyndromale Enzephalo-, Myo-, Neuropathien

Diese häufig im Kindesalter vorliegende Krankheitsgruppe, oft auch als „**mitochondriale Enzephalomyopathien**" bezeichnet, inkludiert alle Formen von Atmungskettendefekten und oder Defekte des Pyruvatdehydrogenasekomplexes mit unterschiedlichsten enzephalomyopathischen Verlaufen. Das Spektrum reicht von angeborener Laktatazidose mit raschem letalem Verlauf bis zu Leigh-Syndrom ähnlichen Verläufen. Hier erfolgt die Diagnostik vorwiegend auf enzymatischer Ebene, die überwiegende Mehrheit dieser Patienten haben nukleäre Mutationen und folgen einem autosomal rezessiven Erbgang.

Historisch wurden etliche **Mitochondriopathien als Syndrome** beschrieben, diese Bezeichnungen haben sich gehalten und sind auch erweitert worden (◘ Tab. 3.9):

3.1.10 Lysosomale Speichererkrankungen

- Funktion der Lysosomen ist der intrazelluläre Abbau von (kleinen bis) sehr großen Molekülen und Molekülverbänden (Proteinen, Oligo-/Polysacchariden, Nucleinsäuren, Lipiden, Mukopolysacchariden, Sulfatiden)
- Der pH in Lysosomen ist sauer: pH 4,5–5
- Der Abbau betrifft sowohl die Lyse von endozytotisch aufgenommenen Fremdpartikeln (Heterophagie) wie die von zelleigenen Strukturen (Autophagie)

Inzwischen sind über 70 lysosomale Speichererkrankungen bekannt, bei denen Defizite lysosomaler Enzyme zur Akkumulation von Substanzen mit einem hohen Molekulargewicht (z. B. Lipide, Proteine, Glykoproteine, Glykosaminoglykane, etc.) innerhalb der Lysosomen führen. Die Lysosomen nehmen durch die Speicherung an Größe zu, was letztendlich zum Zelluntergang führt.

Nach einem Überblick werden die häufigsten lysosomalen Speichererkrankungen charakterisiert. Lysosomale Speichererkrankungen mit hauptsächlich neurologischer Ausprägung werden im ► Kap. 7 (Neuropädiatrie) besprochen.

■■ Definition

Durch genetisch bedingte Defizite lysosomaler Enzyme kommt es zur **intralysosomalen Akkumulation unvollständig abgebauter Substrate**. Daraus resultiert eine Funktionsstörung in hiervon betroffenen Zellsystemen und Organen (z. B. Bindegewebe, parenchymatöse Organe, Knorpel, Knochen, Nervensystem). Die zunehmende intralysosomale Speicherung

3

führt zum Anschwellen der betroffenen Zellen und Organe mit Organfunktionsstürung und schließlich Untergang.

Häufigkeit

- Gesamthäufigkeit: 1:8000

Pathogenese

Die lysosomalen Speichererkrankungen werden aufgrund der jeweils gespeicherten Stoffwechselprodukte in verschiedene Gruppen eingeteilt:

- **Sphingolipidosen**: Störungen im Abbau von Membranlipiden (Ceramid), z. B. M. Fabry, M. Gaucher, M. Krabbe, M. Niemann-Pick Typ A/B, etc.
- **Mukopolysaccharidosen** (MPS): Störungen im Abbau von Glukosaminoglykanen, z. B. MPS I–IX
- **Oligosaccharidosen**: Störungen im Abbau der komplexen Kohlenhydratseitenketten von Glykoproteinen, z. B. Mannosidose, Sialidose, etc.
- **Lipidspeichererkrankungen**: M. Wolman (lysosomale saure Lipase-Mangel), M. Niemann-Pick Typ C (Störung des intrazellulären Cholesterintransports)
- **Neuronale Ceroidlipofuszinosen** (NCL oder CLN): Störungen mit Einbau von Lipofuszin im ZNS, z. B. CLN 1–10
- **Glykogenose Typ II** (M. Pompe)
- **Mukolipidosen:** Störungen mit Einbau von Mukolipiden, z. B. ML I–IV
- **Lysosomale Transportstörungen:** z. B. Cystinose

Klinik

- Lysosomale Speicherkrankheiten sind eine heterogene Krankheitsgruppe mit teilweise ähnlichem klinischem Phänotyp. Das klinische Bild hängt davon ab, welches Organ am meisten von der Speicherung betroffen ist.
- Das Manifestationsalter kann sehr variabel sein, Symptombeginn ist meist in der späten Säuglingsperiode (mit 6–12 Monaten)
- Die Patienten zeigen einen **chronisch progredienten Krankheitsverlauf ohne metabolische Entgleisungen**
- Zu den Hauptsymptomen gehören:
  - **Neugeborenenperiode**: Häufig unauffällig; ggf. Hydrops fetalis, faziale Dysmorphien, Kardiomegalie
  - Muskuläre Hypotonie, **Entwicklungsverzögerung**
  - Progrediente **Organomegalien** (z. B. Leber, Milz, Herz)
  - **Vergröberte Gesichtszüge** (bei manchen Formen von Mukopolysaccharidosen): Skelettdeformitäten, Hautveränderungen
  - Speichererkrankungen mit **neurologischen Symptomen** (z. B. Sphingolipidosen): Ataxie, Hyperexzitabilität, Spastik, z. T. kirschroter Makulafleck am Augenhintergrund

Diagnostik

- Anamnese und Verlauf, ggf. dysmorphologische Zuordnung
- Bildgebung: Skelettveränderungen → Röntgen von Schädel, LWS lateral, Hand, Becken; Dysostosis multiplex → Ultraschall Abdomen; bei ZNS Beteiligung → cMRI
- EKG/Echokardiographie
- Ophthalmologische Untersuchung: Retina, Makula, Linse, Hornhaut
- Hörprüfung
- Urin: Oligosaccharide, Glykosaminoglykane (GAG)
- Erhöhung der Chitotriosidaseaktivität im Serum als unspezifischer Marker für lysosomale Funktionsstörung
- Knochenmarksbiopsie: Beurteilung/Frage nach Speicherphänomenen, z. B. Lymphozytenvakuolen; fallweise auch im Blutausstrich nachweisbar
- Hautbiopsie: Elektronenmikroskopische Beurteilung von Speicherprodukten/-phänomenen
- Leukozyten und oder Fibroblasten: Enzymatik

- Molekulargenetik zur Diagnosebestätigung und Familienberatung als Grundlage für evtl. pränatale Diagnostik

3.1.10.1 Morbus Gaucher

Definition
- Autosomal-rezessiver Defekt der β-Glukocerebrosidase

Häufigkeit
- Nichtneuronopathische Form (M. Gaucher Typ 1): 1:40.000 bis 1:60.000
- Akute (M. Gaucher Typ 2) + chronische neuronopathische (M. Gaucher Typ 3) Form mit ZNS-Beteiligung: 1:100.000

Pathogenese
- Der Mangel des Enzyms **Glukocerebrosidase** führt zur Akkumulation von Glukocerebrosid in retikuloendothelialen Zellen („Gaucher-Zellen") in Milz, Leber, Knochenmark und selten auch in der Lunge, bei Typ 2 und 3 auch im ZNS
- Sekundär kommt es durch die Speicherung zu einer Makrophagenaktivierung mit Freisetzung von Zytokinen und einer Funktionsstörung in den betroffenen Organsystemen

Klinik
Es werden 3 Verlaufsformen unterschieden. Bei allen Patienten mit M. Gaucher gilt ein erhöhtes Risiko für das Auftreten maligner (hämatologischer und hepatischer) Erkrankungen.
- **Nichtneuronopathische Form** (Typ 1): Mit Hyperspleniesyndrom und Panzytopenie (bes. Anämie und Thrombozytopenie), Knocheninfarkte mit akuten Schmerzkrisen und pathologischen Frakturen; normale Intelligenz
- **Akute neuronopathische Form** (Typ 2): Zusätzlich zu den Symptomen der nichtneuronopathischen Form ZNS-Symptome → progredienter Abbau/Verlust erworbener Fähigkeiten, Demenz, mit Fütterungsschwierigkeiten, Gedeihstörung, Kachexie, Infektionen der oberen Atemwege, neurologische Komplikationen (Ophthalmoplegie, Hirnstammbeteiligung); meist früh letal
- **Chronisch neuronopathische Form** (Typ 3): Langsamer verlaufende neurologische Beteiligung als bei Typ 2

Diagnose
- **Deutliche Erhöhung der Chitotriosidase-Aktivität im Serum** als Marker für die sekundäre Makropahgenaktivierung, ist hilfreich für die Schweregradbestimmung und Therapiekontrolle, **alkalische Phosphatase** ↑ (saure Phosphatase ↑)
- **Ausstrich aus peripherem Blut oder Knochenmarksblut**: Gaucher-Zellen?
- Bestimmung der **Glukocerebrosidaseaktivität** in Leukozyten oder Fibroblasten
- **Molekulargenetik**: *GBA*-Gen

Therapie
- Patienten mit nichtneuronopathischer Form und chronischer neuronopathischer Form können mittels **Enzymersatztherapie** (Imiglucerase [Cerezyme], Velaglucerase alfa [VPRIV]) oder Substratreduktion (Eliglustat [Cerdelga]) behandelt werden
- Bei refraktären Anämien und Thrombozytopenie (Hyperspleniesyndrom) kann eine Splenektomie indiziert sein. Dann Pneumokokkenimpfung nicht vergessen!

3.1.10.2 Morbus Fabry

Definition
- X-chromosomaler Mangel der α-Galaktosidase A

Häufigkeit
- 1:3100 (milde Verlaufsformen) bis 1:50.000

Pathogenese
- Es kommt zur ubiquitären lysosomalen Akkumulation von Globotriaosylceramid

Klinik
Auf Grund des **X-chromosomalen Erbganges** sind Männer meist schwerer und ca. 10 Jahre

früher betroffen als Frauen. Ausnahme X-chromosomaler Erbgang: Frauen können je nach X-Inaktivierung genau so schwer betroffen sein wie Männer! 70 % der Konduktorinnen sind symptomatisch!

- In den **ersten zehn Lebensjahren**: meist rezidivierende akute Schmerzen/Parästhesien in den Extremitäten (besonders Handflächen, Fußsohlen), welche oft durch Stress/Temperaturschwankungen ausgelöst werden und für mehrere Stunden anhalten und auch Tage andauern können
- In **allen Lebensaltern**: Hitzeintoleranz, Hypohidrose, **Angiokeratome** (ca. 80 %), Angiektasien, **Cornea verticillata**, gastrointestinale Beschwerden
- Im **Erwachsenenalter** gehäuft Komplikationen → renal: Nierenversagen; kardial: Herzinfarkt, Kardiomyopathie; zerebral: Schlaganfall, Depression, Hörverlust, Schwindel

▪▪ Diagnose

- **Männer**: Bestimmung der Aktivität der α-Galaktosidase A in Leukozyten und molekulargenetische Untersuchung (*GLA*-Gen)
- **Frauen**: Molekulargenetische Untersuchung (*GLA*-Gen), Enzymatik aufgrund des X-chromosomalen Erbganges nicht erniedrigt
- Konzentration von **Glykolipiden Gb2, Gb3**, u. a. **im Urin** ↑

▪▪ Therapie

- **Enzymersatztherapie** mittels Agalsidase α/β [Replagal, Fabrazyme].

3.1.10.3 Morbus Krabbe (Globoidzellleukodystrophie)

▪▪ Definition

- Mangel der β-Galaktosidase A

▪▪ Klinik

- Es tritt früh eine lysosomale Leukodystrophie mit zentraler und peripherer Demyelinisierung auf
- Symptombeginn meist im 3.–6. Lebensmonat → Irritabilität, Trinkschwäche, „Startle"-Reaktion, Neuropathie, Fieber und Spastik
- In weiterer Folge kommt es zur Blindheit, Taubheit und einer Dezerebration
- Meist endet die Erkrankung unbehandelt in den ersten Lebensjahren letal

▪▪ Diagnose

- Protein im Liquor ↑; Nervenleitgeschwindigkeit ↓
- Enzymatik (Galaktocerebrosidase) und/oder Molekulargenetik (*GALC*-Gen)

▪▪ Therapie

- Hämopoetische Stammzelltransplantation bei noch asymptomatischen Kindern als einzige Therapieoption möglich

3.1.10.4 Mucopolysaccharidosen

▪▪ Definition

- Verschiedenste Enzymdefekte (◻ Tab. 3.10) führen zu einem Aufstau von Glykosaminoglykanen
- Außer der MPS II (X-chromosomal) werden alle Mucopolysaccharidosen autosomal rezessiv vererbt

▪▪ Häufigkeit

- Gesamthäufigkeit ca. 1:25.000
- Häufigste Form (MPS III): ca. 1:63.000

▪▪ Pathogenese

- Durch die Akkumulation von Glykosaminoglykanen kommt es zu einer progredienten Zellschädigung und folglich zu Fehlfunktionen verschiedener Gewebe und Organsysteme

▪▪ Klinik ◻ Tab. 3.10

▪▪ Diagnose

- (Sammel) urin: Glykosaminoglykane
- Enzymatische Diagnosesicherung aus Fibroblasten oder Leukozyten
- Molekulargenetik

■ **Tab. 3.10** Mucopolysaccharidosen im Überblick

Mucopolysaccharidose	Enzymdefekt	Klinik
MPS I: I-H (Hurler)	α-Iduronidase	Vergröberte Gesichtszüge, Organomegalie, Hornhauttrübung, Skelettdeformitäten, Kleinwuchs, kardiale und pulmonale Beteiligung, mentale Retardierung, eingeschränkte Lebenserwartung
- MPS I:I-H/S (Hurler/Scheie)		Intermediäre Form
Intermediäre Form: - MPS I:I-S (Scheie)		Vergröberte Gesichtszüge, Hornhauttrübung, Gelenkkontrakturen, nahezu normale Größe, normale Intelligenz
MPS II (Hunter)	Iduronat-2-Sulfatase	→ Hurler ähnlich; Gelenkkontrakturen, obstruktive und restriktive Lungenerkrankung, kardiale Komplikationen, Skelettdeformitäten, progredienter kognitiver Abbau, keine Hornhauttrübungen; Ca. $\frac{1}{3}$ mildere Verlaufsform mit normaler Intelligenz und leichten Organmanifestationen
MPS III		Keine Dysmorphien, Verhaltensstörungen, Neurodegeneration
- MPS IIIA (Sanfilippo A)	Sulfamidase	
- MPS IIIB (Sanfilippo B)	α-Glukosaminidase	
- MPS IIIC (Sanfilippo C)	N-Acetyltransferase	
- MPS IIID (Sanfilippo D)	N-Acetylglucosamin-6-Sulfatase	
MPS IV		Skelettdeformitäten, ausgeprägter Kleinwuchs, normale Intelligenz
- MPS IVA (Morquio A)	N-Acetylgalaktosamin-6-Sulfatase	
- MPS IVB (Morquio B)	β-Galaktosidase	
MPS VI (Maroteaux-Lamy)	Arylsulfatase B	Hurler, normale Intelligenz
MPS VII (Sly)	β-Glucuronidase	Hurler, variable Ausprägung bis milde Form
MPS IX (Natowicz)	Hyaluronidase	Kleinwuchs, periartikuläre Weichteilschwellungen, normale Intelligenz

Therapie

- Für die MPS I, II, IV A und VI stehen Enzymersatztherapien zur Verfügung → bisher kein Einfluss auf die Progredienz der ZNS-Symptomatik
- Bei MPS I ist vor dem Auftreten neurologischer Symptome eine Stammzelltransplantation möglich

3.1.11 Peroxisomale Störungen

Zum Schutz der Zelle vor freien Sauerstoffradikalen laufen viele O_2-abhängige Reaktionen in den Peroxisomen ab.

- Funktion der Peroxisomen:
  - β-Oxidation überlangkettiger Fettsäuren (VLCFA = Very long chain fatty acids; z. B. Pristansäure) und Intermediärstufen der Gallensäurenbiosynthese
  - α-Oxidation 3-Methyl-Fettsäuren (z. B. Phytansäure)
  - Biosynthese von Etherlipiden (v. a. Phospholipiden)
  - Entgiftung von Glyoxylat
  - Abbau von H_2O_2 mittels Katalase
- Peroxine, spezifische Proteine der Peroxisomen, sind wichtig für die Peroxisomengenese und den Membrantransfer

Klinik

Die klinischen Symptome betreffen überwiegend folgende Organsysteme:

- **ZNS**: Muskuläre Hypotonie, Enzephalopathie, Krampfanfälle, Taubheit, Retinopathie, Katarakt, Blindheit
- **Skelettsystem**: Proximal kurze Extremitäten, epiphysäre Verkalkungen (Röntgen)
- **Dysmorphien** (schwere Formen): Hohe Stirn, verbreiterte Fontanellen, flache Nasenwurzel, Epikanthus, Mikrognathie, kleine Ohranomalien
- **Leber**: „Neonatale Hepatitis", Hepatomegalie, Cholestase, Zirrhose

Diagnostik

- Labor: Bilirubin, Leberfunktionsparameter ↑; Cholesterol ↓
- Überlangkettige Fettsäuren (Plasma): C26 (= Fettsäuren mit einer Kettenlänge von 26 C-Atomen) etc. als Zeichen einer gestörten peroxisomalen β-Oxidation ↑
- Plasmalogene (Erythrozyten): Bei Formen mit gestörter Etherlipidsynthese ↓
- Phytansäure (Plasma, Urin): Bei gestörter α-Oxidation (z. B. M. Refsum) ↑
- Pristansäure (Plasma): Bei gestörter α-Oxidation ↓; bei gestörter peroxisomaler β-Oxidation ↑
- Gallensäuren (Serum, Urin): Zwischenstufen ↑
- Enzymatik und Molekulargenetik

Einteilung

- Defekte der Peroxisomenbiogenese (z. B. **Zellweger-Spektrum**)
- Defekte der peroxisomalen Stoffwechselwege (Störungen der peroxisomalen β-Oxidation, z. B. neonatale Adrenoleukodystrophie, infantiler **M. Refsum**)
- Defekte der peroxisomalen Stoffwechselfunktionen (Einzelenzymdefekte, z. B. X-chromosomale **Adrenoleukodystrophie**)

3.1.11.1 X-chromosomale Adrenoleukodystrophie

Häufigkeit

- Häufigkeit von ca. 1:20.000
- Häufigste peroxisomale Störung

Klinik

- **Kindliche** (zerebrale) **Form**: Leistungsknick (Schule), Verhaltensauffälligkeiten, geistige Rückentwicklung, Seh-/Hörstörungen, Ataxie, Leukodystrophie, Nebennierenrindeninsuffizienz, Dezerebration innerhalb kurzer Zeit (2–4 Jahre)
- **Adrenomyeloneuropathie** (Jugend-/Erwachsenenalter): Spastische Paraparese der Beine, demylelinisierende und axonale periphere Neuropathie, Impotenz, Sphinkterstörungen, Nebennierenrindeninsuffizienz
- **M. Addison**: z. T. als einzige Manifestation

■ ■ **Diagnostik**
- Molekulargenetik → *ABCD1*-Gen

■ ■ **Therapie**
- Früh hämopoetische Stammzelltransplantation
- Bei asymptomatischen Jungen kann „Lorenzos-Öl" (4:1-Mischung aus Glycerinestern der Ölsäure und Erucasäure) die Bildung bzw. Akkumulation von VLCFA vermindern, allerdings den klinischen Verlauf nicht maßgeblich beeinflussen. Bei Patienten vor bzw. ohne zerebrale Beteiligung kann es die Progredienz etwas verlangsamen. Hauptindikation ist bei asymptomatischen Jungen die Überbrückung bis zur hämatopoetischen Stammzelltransplantation

Literatur

Cori GT, Cori CF (1952) Glucose-6-phosphatase of the liver in glycogen storage disease. Journal of Biological Chemistry, 199(2), 661–667.
Forbes-Gilbert B (1953) Glycogen storage disease. J. Pediat.42, 645.
Von Gierke E (1929) Hepato-Nephromegalia glykogenica. Beitr Path Anat 82: 497–513.

Diabetologie und Endokrinologie

Karl Otfried Schwab, Corinna Brichta, Jürgen Doerfer, Franka Hodde, Thomas Kratzin, Alexandra Krause, Andreas Krebs, Natascha van der Werf-Grohmann und Michael Wurm

C. Papan, L. T. Weber (Hrsg.), *Repetitorium Kinder- und Jugendmedizin*,
https://doi.org/10.1007/978-3-662-56790-6_4

4.1 Diabetes mellitus

Jürgen Doerfer und Karl Otfried Schwab

Definition
- Störung des Kohlenhydratstoffwechsels mit chronischer Hyperglykämie infolge defekter Insulinsekretion und/oder mangelhafter Wirkung von Insulin in den Gewebezellen
- Verschiedene pathogenetische Mechanismen liegen dem Diabetes zugrunde

4.1.1 Typ-1-Diabetes mellitus (T1Dm)

Bei dem überwiegenden Anteil der Patienten wird in den β-Zellen der Bauchspeicheldrüse kein Insulin mehr gebildet oder es besteht lediglich eine geringe Restfunktion.

Ursachen
- **Immunologische Faktoren**: Serologisch nachweisbare Autoantikörper, die bei dem Zerfall von Inselzellen entstehen: Insulinautoantikörper (IAA), Autoantikörper gegen Glutamat-Decarboxylase der β-Zelle (GADA), Autoantikörper gegen Tyrosinphosphatase (IA-2), Autoantikörper gegen den Zinktransporter 8 der β-Zelle (ZnT8)
- **Genetische Faktoren**: Der T1Dm ist eine polygene Erkrankung mit vielen bekannten Genregionen, die mit seiner Entstehung assoziiert sind. Den größten Einfluss haben die HLA (Human Leucocyte Antigen)-Gene. Vererbungsrisiko:
  - Diabetische Mutter: 2–4 %
  - Diabetischer Vater: 5–7 %
  - Diabetische Eltern (T1Dm) 20–40 %
  - Geschwisterkind: 5–7 %
  - Eineiige Zwillinge: 30–40 %
  - HLA identisch (DR3 und/oder DR4): 20–30 %
  - Risiko in der Gesamtbevölkerung: 0,2–0,5 %
- **Umweltfaktoren**: Können die Manifestation eines T1Dm fördern. Beispiele sind Ernährungsfaktoren (Kuhmilch, Vitamin D) oder Virusinfektionen (z. B.Coxsackieviren).

Diagnostik
- Nüchternblutzucker ≥126 mg/dl (≥7,0 mmol/l) bei 2 getrennten Blutentnahmen
- Oraler Glukosetoleranztest (1,75 g/kg Glukose, max. 75 g): Im oGTT beträgt der 2/h-Wert ≥200 mg (≥11,1 mmol/l) für Blutglukose
- Hämoglobin A1c: HbA1c ≥6,5 % (≥48 mmol/mol)

Klinik
- Manifestation und Symptomatik
  - Manifestation eines T1Dm ist in jedem Lebensalter möglich, am häufigsten zwischen dem 3. und 5. Lebensjahr und während der Pubertät mit einer jährlichen Zunahme der Erkrankungsfälle von 2–3 % in Deutschland
  - Kompletter oder nahezu kompletter Insulinmangel
  - Hauptsymptome einer beginnenden chronischen Hyperglykämie sind Polyurie, Polydipsie, Gewichtsabnahme und Müdigkeit. Unbehandelt kann eine akute, lebensbedrohliche Ketoazidose auftreten
- Insulintagesbedarf
  - Manifestation: 1 E/kgKG
  - Remissionsphase: <0,5 E/kgKG
  - Nach 1 Jahr: 0,8–1,2 E/kgKG

Therapie
Insulinbehandlung

Geeignete Insuline: ◘ Tab. 4.1
- Bei der intensivierten konventionellen Insulintherapie (ICT) wird als Behandlungsstandard ein langwirkendes Insulin für die Basisversorgung verabreicht, das durch Injektionen eines kurzwirkenden Insulins vor den Mahlzeiten in Abhängigkeit von den aufgenommenen Kohlenhydraten ergänzt wird

4

Tab. 4.1 Geeignete Insuline

Insulintyp	Zulassung	Wirkeintritt	Wirkmaximum	Wirkdauer
Kurzwirkende Insuline s.c. (zur Mahlzeit, Bolus)				
Humaninsuline		20–30 min	2 h	4–6 h
Insulinanaloga		10–15 min	1 h	2–3 h
Langwirkende Insuline s.c. (Basalinsulin)				
Intermediärinsuline:				
z. B. NPH-Insulin		1–2 h	4–6 h	8–12 h
Insulinanaloga:				
z. B. Detemir	ab 6. Lj.	1–2 h	8–10 h	12–20 h
z. B. Glargin	ab 2. Lj.	2–4 h	-	20–26 h
z. B. Degludec	ab 1. Lj.	1–2 h	24 h	>48 h

s.c. subkutan, *NHP-Insulin* Neutrales Protamin Hagedorn-Insulin, *Lj.* Lebensjahr
Zur Therapie mit Insulin sind verschiedene Methoden geeignet

- Neuere Entwicklungen: Closed-Loop-System mit kontinuierlicher subkutaner Insulininfusion (CSII) via Insulinpumpe in Kombination mit kontinuierlicher real-time-Glukosemessung (CGM) mittels eines Glukosesensors sowie bedarfsgerechter automatischer Insulinabgabe sowie Abschaltung der Insulinzufuhr bei niedrigen Glukosewerten

■ Therapieziele

- HbA1c 7–7,5 % (53,01–58,47 mmol/mol)
- Nüchternglukose 90–145 mg/dl (5–8 mmol/l)

■■ Komplikationen

- Wird relativ zu der körperlichen Bewegung und der Kohlenhydratzufuhr zu viel Insulin gespritzt, dann entstehen Hypoglykämien (Blutglukose <50 mg/dl bzw. 2,8 mmol/l)
- Wurde abhängig vom Bedarf längerfristig zu wenig oder gar kein Insulin injiziert, dann droht eine ketoazidotische Entgleisung
- Die chronische Hyperglykämie führt zur Langzeitschädigung zahlreicher Gewebe und Organe mit mikrovaskulären (Nephropathie, Retinopathie, Neuropathie) und makrovaskulären (Atherosklerose) Veränderungen
- Patienten mit T1Dm haben ein bis zu 10-fach höheres Risiko für kardiovaskuläre Ereignisse (Myokardinfarkt, Schlaganfall) als Nichtdiabetiker

■■ Prävention

- **Primärprävention**: In Studien wird versucht, bei Säuglingen mit genetischem Risiko für einen T1Dm, aber ohne Inselzellautoantikörper, durch spezifische Ernährung die Manifestation der Erkrankung zu verzögern
- **Sekundärprävention**: Bei Personen mit mehreren Inselzellautoantikörpern ohne nachweisbare Hyperglykämie wird in Studien ebenfalls versucht, z. B. durch die Verabreichung von oralem Insulin die Diabetesmanifestation zu verzögern
- Im Entwicklungsstadium befinden sich Behandlungsmöglichkeiten zur Unterbrechung der Autoimmundestruktion von β-Zellen mittels Impfung (spezifische In-

selzellproteine), Immunsuppression, Immunmodulatoren oder insulinproduzierenden Zellen

4.1.2 Typ-2-Diabetes mellitus (T2Dm)

- Der T2Dm ist eine komplexe Stoffwechselstörung mit heterogener Ätiologie
- Die Hyperglykämie ist Folge der Insulinresistenz mit begleitender Beeinträchtigung der β-Zellfunktion und einer Insulinseketionsstörung

Ursachen

- Wichtige **Risikofaktoren** für die Entwicklung eines T2Dm: Übergewicht oder Adipositas, Acanthosis nigricans und polyzystisches Ovarialsyndrom bei adoleszenten Mädchen
- **Vererbung**: Relativ hohe Wahrscheinlichkeit einen T2Dm zu bekommen, wenn beide Eltern einen T2Dm haben. Ein erhöhtes Risiko besteht aber auch, wenn sonstige Verwandte 1. und 2. Grads an T2Dm erkrankt sind

Diagnostik

- Nüchternblutzucker ≥126 mg/dl (≥7,0 mmol/l) bei 2 getrennten Blutentnahmen
- Oraler Glukosetoleranztest: Im oGTT beträgt der 2-h-Wert ≥200 mg/dl (≥11,1 mmol/l) für Blutglukose
- Hämoglobin A1c: HbA1c ≥6,5 % (≥48 mmol/mol)

Klinik

- Kinder erkranken an einem T2Dm in der Regel erst nach dem 10. Lebensjahr mit einem mittleren Manifestationsalter von 14 Jahren
- Prävalenzrate bei Kindern und Jugendlichen in Europa: 2,5:100.000
- Mädchen sind häufiger betroffen
- Die klinischen Diagnosekriterien eines T2Dm entsprechen denen des T1Dm, treten aber langsamer auf: Polyurie, Polydipsie, ungeklärte Gewichtsabnahme, Müdigkeit

Therapie

- Gesunder Lebensstil ist die Grundlage der Behandlung bei T2Dm mit dem Ziel, eine Normalisierung des Körpergewichts zu erreichen
  - Ernährungsempfehlungen konzentrieren sich auf die Vermeidung zuckerhaltiger Getränke mit hohem glykämischen Index, den vermehrten Verzehr von Obst und Gemüse mit niedrigem glykämischen Index und die Änderung des familiären Essverhaltens
  - Verbesserung der körperlichen Leistungsfähigkeit durch tägliches Training von 1 Stunde und die Reduktion von Computer- und Fernsehzeit
- Normalisierung des Blutzuckers ist durch einen gesünderen Lebensstil (Essen, Sport) allein oft nicht erreichbar, ggf. zusätzliche Verabreichung von Medikamenten
  - Metformin wird bei metabolisch stabilen, adipösen Patienten (HbA1c <9 %, <74,86 mmol/mol) empfohlen, da die Glukoneogenese vermindert, die Gewichtsabnahme gefördert und keine Hypoglykämien ausgelöst werden. Metformin ist auch für das Kindesalter zugelassen
  - Die folgenden oralen Antidiabetika sind für das Kindesalter nicht zugelassen:
    - Glucagon-like Peptid 1 (GLP-1)-Rezeptor-Agonisten (z. B. Exenatide)
    - DPP-4 (Dipeptidylpeptidase-4)-Hemmer (z. B. Gliptine)
    - SGLT-2 (Sodium Glukose Transporter-2)-Hemmer (z. B. Dapagliflozin)
    - Sulfonylharnstoffe (z. B. Glibenclamide) → Hypoglykämiegefahr

- **Therapieziele**
  - Blutglukosewerte von <126 mg/dl (<7,0 mmol/l)
  - HbA1c-Werte <7,0 % (<53,01 mmol/mol)

Komplikationen und Komorbiditäten

Kinder und Jugendliche mit T2Dm haben eine Reihe von Erkrankungen, die mit dem Diabetes sowie Übergewicht und Adipositas in Verbindung gebracht werden können:

- Retinopathie findet sich in 9,3 % zum Zeitpunkt der Diagnosestellung
- Nephropathie ließ sich bei 14–22 % in Querschnittstudien nachweisen
- Hypertension konnte in bis zu 65 % in Querschnittstudien gefunden werden
- Dyslipidämie wird in 60–65 % diagnostiziert
- Nachweis einer Depression bei bis zu 14,7 %
- T2Dm ist selbst einer der wichtigsten kardiovaskulären Risikofaktoren, dessen schädigende Wirkung durch weitere kardiovaskuläre Risikofaktoren wie Adipositas, Hypertension, Dyslipidämie oder Rauchen deutlich zunimmt
- Bei extremer Adipositas sind neben konservativen Behandlungsprogrammen auch bariatrische Operationen zu erwägen, die zu einer Verbesserung der diabetischen Stoffwechsellage führen können

Prävention

- Die wichtigste Maßnahme zur Vorbeugung eines T2Dm ist die Verhinderung von Übergewicht während der gesamten Kindheit und Jugendzeit
- Wegen des häufig schleichenden Beginns mit einer langen symptomlosen Phase erscheinen Screening-Untersuchungen (Nüchternblutzucker oder oGTT) ab dem 10. Lebensjahr in 2-jährigem Abstand bei Kindern mit folgenden T2Dm-Risikofaktoren sinnvoll:
  - Übergewicht (Body Mass Index >90. Perzentile)
  - Angehörige 1. oder 2. Grads mit T2Dm
  - Zeichen oder Erkrankungen, die mit einer Insulinresistenz assoziiert sein können:
    - Acanthosis nigricans
    - Hypertension
    - Dyslipidämie
    - polyzystisches Ovarialsyndrom

4.1.3 Genetische Diabetesformen

4.1.3.1 Monogenetischer Diabetes mellitus (MODY, „Maturity Onset Diabetes of the Young")

Die MODY-Form des Diabetes hat bei Kindern und Jugendlichen eine Prävalenz von ca. 2,4 pro 100.000 und kann durch molekulargenetische Methoden gesichert werden

Ursachen

- Monogenetische Diabetestypen (MODY) beruhen auf Gendefekten, die zu abnormer Pankreas- und Inselentwicklung oder gestörter Insulinsekretion führen
- Bisher sind zahlreiche MODY-Formen (◘ Tab. 4.2) bekannt, die jeweils nach dem zugrundliegenden Gendefekt benannt werden. Sie werden dominant, rezessiv oder mitochondrial vererbt

4.1.3.2 Neonataler Diabetes mellitus (NDM)

Es werden alle Patienten, die innerhalb des ersten Lebenshalbjahres einen Diabetes bekommen, molekulargenetisch untersucht

Subgruppen

- **Transienter neonataler Diabetes mellitus** (TNDM):
  - Der TNDM ist die häufigste Form des neonatalen Diabetes und beruht auf verschiedenen Gendefekten

Tab. 4.2 Häufigste MODY-Formen

MODY-Form	Häufigkeit	Manifestation	Klinik	Therapie
MODY3 (*HNF1A*)[a]	20–50 %	14 (4–18) Jahre	Hyperglykämie↑↑↑	Erforderlich
MODY2 (GCK)[a]	20–50 %	10 (0–18) Jahre	Hyperglykämie↑	Keine!
MODY1 (*HNF4A*)[a]	1–5 %	17 (5–18) Jahre	Hyperglykämie↑↑	Unbekannt

HNFA „hepatocyte nuclear factor Alpha" (Gen), *GCK* Glukokinase
[a] Vererbung autosomal-dominant

  - Er tritt meist in der 1. Lebenswoche auf und zeigt eine komplette Remission nach ca. 12 Wochen
  - Bei der Hälfte der betroffenen Neugeborenen kommt es im späteren Kindesalter zum erneuten Auftreten eines Diabetes mellitus
- **Permanenter neonataler Diabetes mellitus** (PNDM):
  - Der PNDM wird durch verschiedene Genmutationen verursacht, die mit Hilfe molekulargenetischer Analysen diagnostiziert werden können

4.1.4 Diabetes bei zystischer Fibrose (CFRD)

Ursache

Die bei fortschreitender Erkrankung zunehmende Fibrosierung des Pankreas führt zum Untergang von Langerhans-Inseln und zu einem hohen Risiko für das Auftreten eines Diabetes mellitus meist nach dem 10. Lebensjahr.

Diagnostik

- Jährliche Durchführung eines oralen Glukosetoleranztests ab dem 10. Lebensjahr

Therapie

- Insulin als Dauertherapie
- Hochkalorische, fettreiche Diät (>120 % der altersentsprechenden Kalorien)

4.1.5 Gestationsdiabetes mellitus (GDM)

Der GDM wird als Variante des Prä-Typ-2-Diabetes definiert, der erstmalig während der Schwangerschaft auftritt.

- Akute Folgen für das Kind:
  - Fetaler Hyperinsulismus, intrauteriner Fruchttod, Frühgeburt
  - Postnatale Hypoglykämie, Atemstörung, Hyperbilirubinämie
  - Hohes Geburtsgewicht
- Langzeitfolgen für das Kind:
  - Erhöhtes Risiko für Adipositas, gestörte Glukosetoleranz

4.2 Wachstum

4.2.1 Kleinwuchs

Andreas Krebs und Jürgen Doerfer

Definition

Kleinwuchs wird diagnostiziert, wenn die Körperlänge eines Kindes unterhalb der 3. Wachstumsperzentile bzw. mehr als 2 SDS (Standard Deviation Score) unterhalb des Mittelwerts seiner alters- und geschlechtsbezogenen Referenzpopulation liegt.

Beurteilung des Längenwachstums

- Das Längenwachstum kann mit Hilfe geschlechtsspezifischer Wachstumskurven beurteilt werden

- Für deutsche Kinder und Jugendliche sind die Ergebnisse von Kromeyer-Hauschild (2001) und der Studie zur Gesundheit von Kindern und Jugendlichen in Deutschland (KiGGS, 2003–2006) als Referenzdaten geeignet

Beeinflussung des Längenwachstums

- **Endokrine Mechanismen**: Wachstumshormon, Insulin-like Growth Factor 1 (IGF-1), Androgene, Schilddrüsenhormone, Glukokortikoide, Östrogene u. a.
- **Genetische Faktoren**: Bisher wurden mehr als 250 Gene mit kausaler Beziehung zum Kleinwuchs identifiziert
- **Umwelteinflüsse**: Ernährung, medizinische, hygienische, sozioökonomische und psychosoziale Verhältnisse

Anamnese

- Geburt
  - Frühgeburtlichkeit, Small for gestational age (► Abschn. 4.2.3.1), Schwangerschaftsdauer, Gewicht, Länge und Kopfumfang bei Geburt
  - Sectio?, Asphyxie?, APGAR-Werte
- Familienanamnese
  - Größe, Gewicht und Pubertätsentwicklung der Eltern und Geschwister
  - Störungen der Pubertätsentwicklung
  - Chronische Krankheiten, Kleinwuchs
- Eigenanamnese
  - Entwicklungsstörungen, chronische Beschwerden, Operationen, Unfälle, Krankenhausaufenthalte
  - Medikamenteneinnahme

Eine Wachstumsstörung nach dem 2. Lebensjahr wird diagnostiziert, wenn

- die Körperlänge um 15 Perzentilenpunkte (ca. 0,5 SDS) abfällt und/oder
- die Wachstumsgeschwindigkeit mehrfach in Folge unter die 25. Perzentile (-0,67 SDS) fällt
- Beurteilung der Wachstumsgeschwindigkeit sollte mit entsprechenden Perzentilenkurven erfolgen

Ursachen

Wichtige Ursachen des Kleinwuchses

- **Idiopathischer Kleinwuchs** (inkl. familiärer Kleinwuchs)
- **Konstitutionelle Verzögerung von Wachstum und Pubertät**
- **Intrauteriner Kleinwuchs** (Small for gestational age (SGA) ohne Aufholwachstum)
- **Chromosomale Störungen**
  - Ullrich-Turner-Syndrom
  - Down-Syndrom etc.
- **Syndromale Erkrankungen**
  - Noonan-Syndrom
  - Silver-Russell-Syndrom
  - Prader-Willi-Syndrom
  - DiGeorge-Syndrom (Velo-kardio-faziales Syndrom) etc
- **Skelettdysplasien, sehr häufig mit dysproportioniertem Kleinwuchs**
  - Achondroplasie
  - Hypochondroplasie
  - Spondylo-epiphysäre Dysplasie etc.
- **Mangelernährung**
- **Organische Ursachen einer Wachstumsstörung**
  - Kardiale Ursachen
  - Pulmonale Ursachen
  - Lebererkrankungen
  - Gastrointestinale Erkrankungen
  - Renale Ursachen
  - Chronische Anämien
  - Muskuläre und neurologische Erkrankungen
  - Chronisch entzündliche Erkrankungen
- **Endokrine Erkrankungen**
  - Wachstumshormonmangel
  - Cushing-Syndrom
  - Hypothyreose
  - Leprechaunismus (konnatale Insulinresistenz)
  - Diabetes mellitus (Mauriac-Syndrom)

  - Laron-Syndrom (Wachstumshormonrezeptor-Defekt) etc.
- **Metabolische Störungen**
  - Kalzium-Phosphat-Metabolismus
  - Kohlenhydratmetabolismus
  - Lipidmetabolismus
  - Aminosäuren-/Proteinstoffwechsel
  - Knochenstoffwechsel
- **Psychologische Ursachen**
  - Psychosoziale Deprivation
  - Anorexia nervosa
  - Depression
- **Iatrogene Ursachen**
  - Hochdosierte Glykokortikoidtherapie
  - Ganzkörperbestrahlung
  - Chemotherapie

▪▪ Diagnostik

- Wachstum
  - Exakte **Messung der Körperlänge** (Säuglingsmessschale, geeichtes Stadiometer)
  - Körperproportionen werden durch Bestimmung der Sitzhöhe und der Armspanne in Korrelation mit der gemessenen Körpergröße ermittelt
  - Berechnung der **genetischen Zielgröße** aus der Größe der biologischen Eltern:
  - Genetische Zielgröße nach Prader = 0,5×(Größe der Mutter + Größe des Vaters in cm) +6,5 cm (Jungen) bzw. −6,5 cm (Mädchen)
  - Genetischer Zielbereich = genetische Zielgröße ±8,5 cm
- Knochenalter
  - Röntgenaufnahme der linken Hand (Carpogramm) unter Einschluss der distalen Anteile von Radius und Ulna zur Bestimmung des Skelettalters nach Greulich-Pyle oder 20-bones-Methode nach Tanner/Whitehouse.
  - Bei Kleinwuchs ist häufig eine Retardierung des Knochenalters nachweisbar
- Laboruntersuchungen
  - Zum Ausschluss aller o. g. Organerkrankungen sind vielfältige Untersuchungen notwendig
  - Gezielte Abklärung o. g. endokrinologischer Erkrankungen, z. B. bei Wachstumshormonmangel
  - Bei Bedarf molekulargenetische Diagnostik
- Bildgebende Diagnostik
  - Bei Nachweis einer defekten Hypophysenachse erfolgt eine Magnetresonanztomographie von Hypophyse und Hypothalamus zum Ausschluss eines Tumors

▪▪ Therapie mit Wachstumshormon

- Indikationen
  - Bei nachgewiesenem Wachstumshormonmangel erfolgt eine Substitution mit rekombinantem Wachstumshormon (rhGH)
  - Weitere zugelassene Indikationen für die Therapie mit Wachstumshormon: ► Abschn. 4.2.3
- Mögliche Nebenwirkungen
  - Unspezifisches Exanthem, Gelenk-, Muskel-, Kopfschmerzen, Antikörperbildung, periphere Ödeme, Pseudotumor cerebri

4.2.2 Hochwuchs

Natascha van der Werf-Grohmann

▪▪ Definition

- Körperlänge >97. Perzentile (SDS > +2,0) bezogen auf Geschlecht, Alter, Population

▪▪ Ursachen

- Physiologischer Großwuchs:
  - Konstitutioneller Großwuchs
  - Familiärer Großwuchs
- Pathologischer Großwuchs:
  - Hormoneller Großwuchs
  - Dysmorphie-Syndrome

Klinik
- Körperlänge/Körperhöhe >97. Perzentile, Wachstumskurve anlegen: „perzentilentreu oder perzentilenflüchtig"
- Schwangerschaftswoche (SSW), Geburtsgewicht, Geburtslänge
- Ernährung
- Medikamente

4

> **Pubertätsentwicklung nach Tanner: Hodenvolumen unbedingt sehr genau mit Prader-Orchidometer, Cave: rasierte Achselbehaarung, ggf. nachfragen**

Diagnostik
- Carpogramm links (► Abschn. 4.2.1): Knochenentwicklung bezogen auf das chronologische Alter → normal, verzögert oder akzeleriert
- Familienanamnese: ► Abschn. 4.2.1
- Basislabordiagnostik:
  - Blutbild (Hb) → Malabsorption?
  - BSG (CrP) → Chronische Entzündung?
  - Kreatinin, Urinstatus → Niereninsuffizienz?
  - Kalzium, Phosphat, AP (alkalische Phosphatase) → Knochenstörung?
  - LH (Luteinisierungshormon), FSH (follikelstimulierendes Hormon), EE2 (Ethinylestradiol), Testosteron → Hypo-/Hypergonadismus?
  - Thyreoidea-stimulierendes Hormon (TSH), freies Thyroxin (fT4), freies Trijodthyronin (fT3) → Schilddrüsenfunktion?
  - IGF-1, Insulin-like growth factor binding protein 3 (IGFBP3) → Akromegalie?
  - Chromosomen → Genetische Störung?
  - Homozystin → Homozystinurie?

Ursachen
- Endokriner Hochwuchs:
  - (Pseudo) Pubertas präcox, Adrenogenitales Syndrom, Wachstumshormonexzess, Hyperthyreose, Intoxikation mit Sexualsteroiden, Hyperinsulinismus (Adipositas/Adiposogigantismus)
- Syndromaler Hochwuchs
  - Numerische Chromosomenaberration: Klinefelter 47,XXY oder 47,XYY-Syndrom, fragiles X-Syndrom
  - Skelettdysproportion: Marfan-Syndrom, Homozystinurie, Ehlers-Danlos-Syndrom
  - Overgrowth Syndrome: Weaver-Syndrom, Sotos-Syndrom, Beckwith-Wiedemann-Syndrom

Therapie
- Keine Therapie bei „konstitutionellem" oder „familiärem" Hochwuchs

> **Die Entscheidung zur Hochwuchstherapie müssen Patient/in und Eltern nach sorgfältiger, individueller Aufklärung treffen. Die Unterrichtung über die Wertigkeit der Endgrößenprognose, die Wirkungen und Nebenwirkungen der Hochwuchstherapie, insbesondere möglicher Fertilitätsprobleme, sollte nach dem aktuellen Kenntnisstand erfolgen und ist in schriftlicher Form festzuhalten.**

- Bei Mädchen → Endgrößenprognose >185 cm: Hochdosierte Östrogen-Gestagen-Therapie
  - Vorher Thrombophiliediagnostik
  - Die Therapie mit Ethinylestradiol 0,1 mg oder konjugierten Östrogenen 7,5 mg täglich p.o. durchgehend. Zur Zyklusregulation und Antiproliferation wird im Rahmen des 28-tägigen Zyklus zusätzlich für 10–14 Tage Medroxyprogesteronacetat 10 mg täglich oral verabreicht
- Bei Jungen → Endgrößenprognose >205 cm: Hochdosierte Testosterontherapie
  - Depot-Testosteron 500 mg (2 × 250 mg) alle 14 Tage i.m.

- Eine alternative Therapie zur Größenminderung ist ein operativer Verschluss der Epiphysenfugen (Epiphyseodese)

Nur sehr wenige Kinder leiden effektiv an einer Wachstumsstörung. Wichtig für die Beurteilung sind mehrere, genaue Größenmessungen, die Berechnung der Wachstumsgeschwindigkeit, des genetischen Zielbereichs und des Skelettalters. Die Suche nach einer Diagnose ist indiziert, wenn die prospektive Endlänge nicht im genetischen Zielbereich liegt.

4.2.3 Wachstumshormontherapie

Karl Otfried Schwab

4.2.3.1 Wachstumshormonmangel

► Abschn. 4.3

4.2.3.2 Small for gestational age (SGA)

- Sammeltopf von Kindern, die zum Zeitpunkt der Geburt aus genetischen Gründen bei Mutter oder Kind, bei plazentaren Ursachen (z. B. Rauchen der Mutter in der Schwangerschaft), bei Drogenabusus oder Unterernährung der Mutter oder infektiologischen Gründen zu klein und/oder zu leicht (<2 SDS) waren
- Phänotypisch dünne Arme und Beine bei relativ zu Körperlänge und -gewicht großem (aber normal großem!) Kopf (Pseudohydrozephalus)
- 85–90 % der SGA-Geborenen haben v. a. im ersten Lebenshalbjahr ihr Aufholwachstum, 10–15 % haben das nicht. Ggf. gesetzliche Indikation für eine Wachstumshormontherapie ab 4. Lebensjahr, wenn Größe <-2,5 H-SDS, Geburtslänge oder -gewicht <-2 SDS, kein familiärer Kleinwuchs, kein Aufholwachstum
- SGA-Kinder prädisponieren zu einem metabolischen Syndrom im Erwachsenenalter mit früherem Auftreten von Herzinfarkt und Schlaganfall
- Individuelle Entscheidung zur **Therapie**:
  - Ca. 0,035 mg/kgKG/d Wachstumshormon abends s.c. je nach Wachstum und IGF-1-Spiegeln
  - Überprüfung der Therapieeffizienz nach 1 Jahr
  - Cave: Diabetische Stoffwechsellage unter Wachstumshormon, daher oGTT empfehlenswert

4.2.3.3 Ullrich-Turner-Syndrom (UTS)

- Inzidenz 1:2000 bei weiblichen Neugeborene, Karyotyp 45X0, oft Mosaike. Gefahr eines Gonadoblastoms, wenn Y-chromosomale Anteile oder ein kryptisches Y vorliegen
- Charakteristika: Etwas dysproportionierter Kleinwuchs (bei Fehlen des *SHOX*-Gens), frühe Follikelapoptose führt zu Steakgonaden mit ovarieller Insuffizienz, weiter Mamillenabstand, tiefer Haaransatz im Nacken mit inversem Haaranstrich, Pterygium colli (ehemalige Lymphödeme im Hals- und Nackenbereich), Lymphödeme an Hand- und Fußrücken, bikuspide Aortenklappen, Aortenisthmusstenosen, Hufeisennieren, tiefsitzenden Ohren mit Schwerhörigkeit, Cubitus valgus, gotischer Gaumen und andere Auffälligkeiten
- Cave: Ähnliche Symptomatik bei normalem Karyotyp → Noonan-Syndrom. Hierbei aber Hypertelorismus und valvuläre Pulmonalstenose
- Altersentsprechende Pubertätsinduktion mit einer einschleichenden Östrogensubstitution
- Individuelle Entscheidung zur WH-**Therapie**:
  - Ca. 0,045 mg/kgKG/d Wachstumshormon abends s.c. je nach Wachstum und IGF-1-Spiegeln
  - Überprüfung der Therapieeffizienz nach 1 Jahr

  - Cave: Diabetische Stoffwechsellage unter Wachstumshormon, daher oGTT empfehlenswert

4.2.3.4 Prader-Willi-Syndrom (PWS)

- Inzidenz 1:10.000 bis 1:15.000, Mutationen im paternalen Anteil des Chromosom 15
- Wenig intrauterine Bewegungen durch die Mutter registrierbar. Ausgeprägte neonatale Muskelschwäche mit Trinkproblemen und Gedeihstörung. Ausbildung einer zunehmend starken Adipositas ab dem Kleinkindalter infolge eines fehlenden Sättigungsgefühls und eines imperativen Essdrangs. Hypothalamischer Hypogonadismus mit Hodenhochstand
- Altersentsprechende Pubertätsunterstützung mit Testosteron
- Individuelle Entscheidung zur **Therapie**:
  - Ca. 0,035–0,045 mg/kgKG/d Wachstumshormon abends s.c. je nach Wachstum und IGF-1-Spiegeln
  - Häufig recht hohe IGF-1-Spiegel
  - Ein muskelanaboler und lipolytischer Effekt führt zu mehr Bewegung der Patienten, geringerem Körpergewicht und besserer psychomotorischer Entwicklung
  - Cave: Diabetische Stoffwechsellage unter Wachstumshormon, daher oGTT empfehlenswert

4.2.3.5 Niereninsuffizienz

- Inzidenz 6 Erkrankungen/1000.000 Kindern und Jugendlichen
- Wenn eine Niereninsuffizienz besteht, entsteht eine Wachstumshormonresistenz und die Kinder wachsen nur vermindert. Ursachen dafür sind vielfältig:
  - Wachstumshormon ist im Blut erhöht infolge verminderter metabolischer Clearance
  - Die Wachstumshormon-Gewebsrezeptoren-Dichte ist erniedrigt
  - Es besteht ein Postrezeptordefekt der JAK/STAT-Signalkaskade (Janus kinase/signal transducers and activator of transcription) mit verminderter IGF-1-Synthese
  - IGFBP3 wird vermindert ausgeschieden und pharmakologisch wirksames IGF-1 wird daher abgebunden, somit erniedrigte IGF-1-Bioaktivität
  - Resistenz gegenüber IGF-1
  - **Therapie**: Ca. 0,035 mg/kgKG/d Wachstumshormon abends s.c. je nach Wachstum und IGF-1-Spiegeln

4.2.3.6 SHOX-Indikation

- Das *SHOX*-Gen (Short stature homeobox gene, MIM 312865) ist ein Gen, welches in der Embryonalzeit für die Organisation des Körperbaus bedeutsam ist, Mutationen im *SHOX*-Gen oder eine Haploinsuffizienz ist mit Kleinwuchs assoziiert. Das *SHOX*-Gen besteht aus 6 Exons und ist in der pseudoautosomalen Region (PAR1) des X- und Y-Chromosoms lokalisiert
- Die klinische Symptomatik der SHOX-Defizienz ist sehr variabel. Es liegt oft ein isolierter Kleinwuchs vor, der sich gelegentlich erst später als dysproportioniert darstellt oder aber mit weiteren Skelettanomalien vorkommt, wie ein kurzer oder verkrümmter Unterarm (Bajonett-Stellung), ein kurzer Unterschenkel oft mit Verkrümmung des Schienbeins. Dadurch ergeben sich ein vergrößertes Verhältnis von Sitzhöhe/Körperhöhe sowie ein verringertes Verhältnis von Armspannweite und Körperhöhe
- **Therapie**: Ca. 0,035–0,045 mg/kgKG/d Wachstumshormon abends s.c. je nach Wachstum und IGF-1-Spiegeln

4.3 Hypothalamus/Hypophyse

Alexandra Krause

- **Physiologie**

Hypothalamus

- Produktionsort von Releasing-/Inhibiting-Hormonen, die die Hormonsekretion im

Hypophysenvorderlappen (Adenohypophyse) regulieren:
- Thyreotropin-Releasind Hormon (TRH) → Ausschüttung von TSH und Prolaktin (PRL)
- Gonadotropin-Releasing Hormon (GnRH) → Ausschüttung von LH und FSH
- Corticotropin-Releasing Hormon (CRH)→ Ausschüttung von ACTH (adrenokortikotropes Hormon)
- Growth Hormone-Releasing Hormon (GHRH) → Ausschüttung von Somatropin (STH)
- Somatostatin (GHRIH, Growth Hormone Release-Inhibiting Hormone) → hemmt die Sekretion von STH

Hypophyse
- Unterteilung in:
  - Adenohypophyse (Hypophysenvorderlappen)
    - Kommt entwicklungsgeschichtlich aus dem oralen Ektoderm
    - Produktion von STH, Prolaktin (PRL), ACTH, TSH, LH, FSH
  - Neurohypophyse (Hypophysenhinterlappen)
    - Kommt aus dem ventralen Dienzephalon
  - Produktion von ADH (antidiuretisches Hormon) und Oxytocin im Hypothalamus, Freisetzung in der Hypophyse
- Es besteht eine unterschiedliche, strikt getrennte Blutversorgung

▪▪ Hormone der Hypophyse und deren Wirkung
- Hypophysenvorderlappen:
- Die Hormone des Hypophysenvorderlappens wirken am endokrinen Zielorgan. Kommt es dort zur gesteigerten bzw. gedrosselten Hormonproduktion besteht ein positiver/negativer Feedback-Mechanismus auf hypothalamischer und hypophysärer Ebene
  - TSH: Produktion von Schilddrüsenhormonen, steigert die Jodaufnahme in die Schilddrüse, fördert das Schilddrüsenwachstum
  - Periphere Wirkung → Umwandlung von freiem Thyroxin (fT4) in freies Trijodthyronin (fT3) (Dejodierung)
  - PRL: Regulation von Laktation und normaler Ovarfunktion
  - LH/FSH
    - ♀: Steuerung des weiblichen Zyklus
    - ♂: LH stimuliert die Leydig-Zellen zur Testosteronproduktion im Hoden, FSH die Sertoli-Zellen zur Spermienproduktion
  - ACTH: Stimuliert die Produktion von Glukokortikoiden in der Nebenniere
  - STH: Steuerung von Wachstum, Erhöhung des Blutzuckerspiegels, fördert den Fettabbau und Muskelaufbau
- Hypophysenhinterlappen:
  - ADH: Steuerung des Wasserhaushalts
  - Oxytocin: Fördert den Milcheinschuss in den Brustdrüsengängen, steigert die Kontraktion der Uterusmuskulatur

▪▪ Klinik
- Ausfall einer/mehrerer Hormonachsen:
  - *Thyreotrope Achse:* Eine sekundäre bzw. tertiäre Hypothyreose führt zur mentalen Retardierung und einem Kleinwuchs
  - *Gonadotrope Achse:* Eine gestörte Gonadotropinausschüttung führt zum Ausbleiben einer zeitgerechten Pubertätsentwicklung (hypogonadotroper Hypogonadismus) und einer Amenorrhoe
  - *Kortikotrope* Achse: Ein ACTH-Mangel führt zur Nebennierenrindeninsuffizienz mit vermehrter Müdigkeit, Hautblässe, Infektionsanfälligkeit, Hypoglykämie, Krampfanfällen, Hepatopathie, Hypotonie
  - *Somatotrope* Achse: Ein STH-Mangel führt zum Kleinwuchs, stammbetonte Adipositas

  - Ein Diabetes insipidus centralis aufgrund eines ADH-Mangels führt zu einer schweren Exsikkose, Fieber, Erbrechen, Gedeihstörung, Polyurie/Polydipsie, Enuresis

> **Eine sekundäre bzw. tertiäre Hypothyreose fällt durch das Raster im Neugeborenenscreening, da TSH gemessen wird (▶ Kap. 53).**

  - Zahlreiche Ursachen kommen für den Ausfall einer oder mehrerer Hormonachsen des Hypophysenvorderlappens, ein sog. Panhypopituitarismus, in Betracht: kraniale Tumore, Mittellinienveränderungen, Fehlbildungen der Hypophyse (Aplasie, Hypoplasie, Ektopie), Folge von schweren Entzündungen, nach Schädelbestrahlung oder Infarkten
    Auf genetischer Ebene sind mehrere Mutationen in Genen bekannt, die für Transkriptionsfaktoren codieren, die an der Entwicklung der Hypophyse beteiligt sind (z. B. *PROP1*-Gen, *HESX1*-Gen, *LHX4*-Gen)
- Gesteigerte Funktion einer Hormonachse:
  - **Morbus Cushing**:
    - Ursache ist eine erhöhte Sekretion von ACTH, überwiegend liegt ein ACTH-produzierendes Mikroadenom der Hypophyse vor
    - **Klinik**: Abgeschlagenheit, Büffelnacken, Vollmondgesicht, Adipositas, Striae, Akne, Hirsutismus, Hypertonus, bei Kindern Perzentilenknick in Bezug auf das Längenwachstum
    - **Diagnostik**: Kortisol und ACTH im Serum, Kortisolausscheidung im 24-h-Sammelurin, Dexamethason-Hemmtest, ggf. CRH-Test (Ausschluss ektope ACTH-Produktion), MRT des Schädels
    - **Therapie**: Transsphenoidale Resektion, initial ist bei zu erwartender sekundärer Nebenniereninsuffizienz eine Hydrokortisontherapie zwingend notwendig
  - **Prolaktinom**:
    - Benigner Tumor, überwiegend kommen Mikroprolaktinome vor
    - **Klinik**: Kopfschmerzen, Gesichtsfeldeinschränkungen, selten schwere neurologische Symptome. Beim Mädchen Amenorrhoe und/oder Galaktorrhoe, beim Jungen Gynäkomastie und/oder Galaktorrhoe
    - **Diagnostik**: Verdächtig ist ein gemessener Prolaktinwert >25 ng/ml im stressfreien Zustand bei der Blutentnahme. Der neuroradiologische Nachweis gestaltet sich bei Mikroprolaktinomen sehr schwierig
    - **Therapie**: Dopaminagonisten
  - **Pubertas präcox vera**: ▶ Abschn. 4.4.1
  - **Hypophysärer/hypothalamischer Gigantismus**:
    - STH-Exzess durch ein wachstumshormonproduzierendes Adenom der Hypophyse. Gesteigerte GHRH-Ausschüttung aus dem Hypothalamus
    - Sehr selten im Kindesalter
    - **Klinik**: Stark forciertes Längenwachstum, Vermehrung von Muskulatur und Bindegewebe
    - **Diagnostik**: IGF-1 und Wachstumshormon im Serum (stark erhöht), oraler Glukosetoleranztest (STH nicht adäquat supprimierbar), MRT des Schädels
    - **Therapie**: Operative Resektion, Somatostatinanaloga
  - Syndrom der inadäquaten ADH-Ausschüttung (SIADH): ▶ Abschn. 4.8.2

▪▪ Diagnostik

- Ausführliche Anamnese und klinische Untersuchung
- Hormontest → Nachweis fehlender Stimulierbarkeit bzw. fehlender Suppression der getesteten Hormonachsen
- MRT des Schädels: Zerebrale Raumforderung? Anlagestörung der Hypophyse (Aplasie, Hypoplasie bzw. Ektopie)? Mittellinienveränderungen?

- Genetische Untersuchungen (*PROP1*-Gen, *HESX1*-Gen, *LHX4*-Gen etc.)
- Durstversuch bei V. a. Diabetes insipidus centralis (**Cave**: gefährlich, ggf. stationär, ► Abschn. 4.8.1)

Therapie

- Substitutionstherapie mit Wachstumshormon, Schilddrüsenhormonen, Glukokortikoide, Östrogen, Testosteron, Minirin (Tab. 4.3)
- Tumorresektionen bei zerebraler Raumforderung (z. B. Kraniopharyngeom)

Tab. 4.3 Substitutionstherapie

Hormon	Dosis
Wachstumshormon	Somatropin 0,025 mg/kg/d. s.c. abends
Schilddrüsenhormone	L-Thyroxin 100 µg/m² KOF/d p.o.
Glukokorticoide	Hydrocortison 10–15 mg/m² KOF/d p.o. in 3 Einzeldosen (50 %–25 %–25 %)
Östrogen	Therapiestart bei einem Skelettalter von ca. 11/12 Jahren
	Startdosis 0,2–0,5 mg/d, langsam steigern, maximal 2,0 mg/d
	Dauertherapie im Verlauf um ein Gestagen erweitern
Testosteron	Therapiestart bei einem Skelettalter von ca. 13/14 Jahren
	Testosteron transkutan 25–50 mg/d
	Alternativ: Testosteron-Enanthat (i.m.) oder β-HCG (humanes Choriongonadotropin) in Kombination mit FSH
Adiuretin (ADH)	Erwachsenenrichtwert für Minirin: 2 × 100 µg p.o. oder 2 × 10 µg intranasal, Kinderdosis geringer je nach Wirkung

- Supportiv: Gute Schulung der Patienten, regelmäßige Nachschulungen, Notfallausweis

4.4 Pubertas präcox und tarda

Thomas Kratzin

4.4.1 Pubertas präcox

Definition

- Auftreten erster Pubertätszeichen vor dem Alter von
  - 8 Jahren bei Mädchen
  - 9 Jahren bei Jungen
- Auftreten der ersten Regelblutung vor dem 9. LJ bei Mädchen

Pathogenese

- Pubertas präcox vera/centralis
  - Gonadotropinabhängig
  - Durch zu frühes Aufheben der Hemmung der zentralen GnRH-Neurone
- Pseudopubertas präcox
  - Gonadotropinunabhängig
  - Durch Erhöhung der Sexualsteroide ohne zentrale Aktivierung der gonadotropen Achse
- Abzugrenzen sind Normvarianten (Teilbeschleunigungen der Pubertät) wie
  - Vorzeitige Thelarche
  - Vorzeitige Pubarche
  - Vorzeitige Adrenarche
  - Konstitutionelle Entwicklungsbeschleunigung → hier kommt es streng genommen aber nicht zu Pubertätszeichen vor dem 8. Geburtstag

Klinik

Für die klinische Untersuchung ist die Kenntnis der Pubertätsstadien nach Tanner unerlässlich (Abb. 4.1).

Diagnostik

- Anamnese
  - Genaues Erfragen des Zeitpunkts der ersten Pubertätszeichen

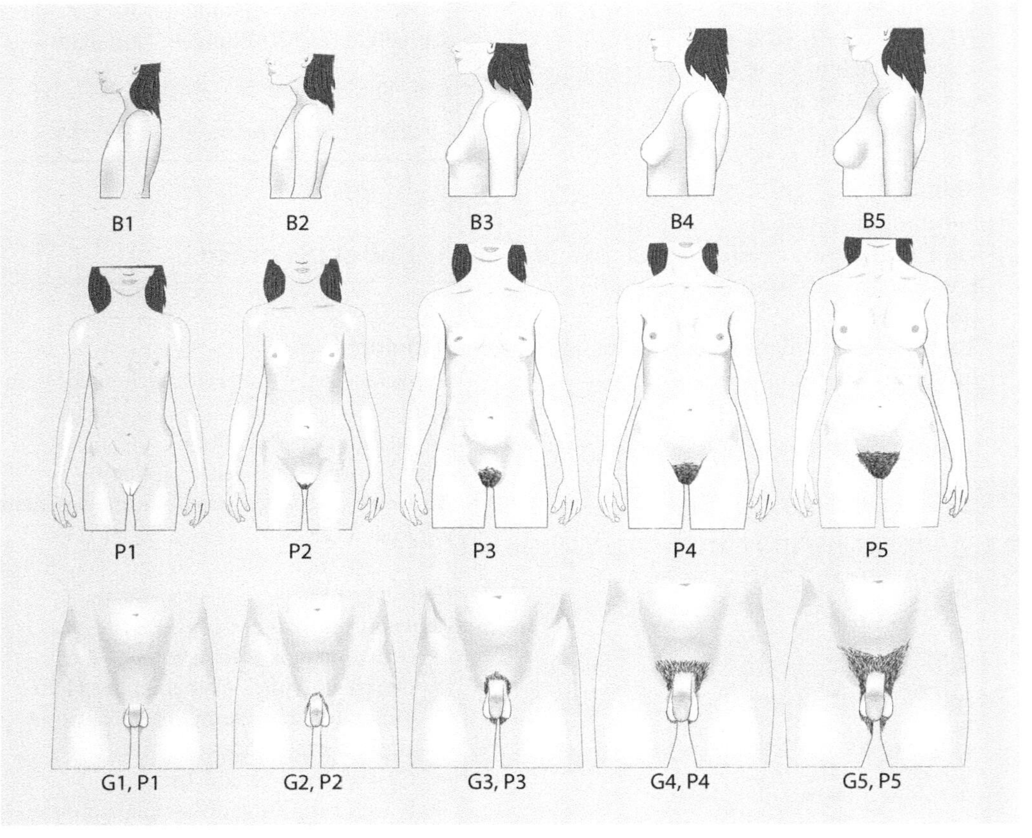

Abb. 4.1 Pubertätsstadien nach Tanner. [Aus: Hoffmann, Lentze, Spranger, Zepp (2014) Pädiatrie – Grundlagen und Praxis. Springer, Berlin Heidelberg]

  - Dynamik der Pubertätsentwicklung
  - Vorerkrankungen, insbesondere neurologische Vorerkrankungen
  - Familienanamnese mit Erfragen des Pubertätsbeginns der Eltern und (wenn vorhanden) der Geschwister
- Klinische Untersuchung
  - Genaue Einteilung nach den Pubertätsstadien nach Tanner
  - Weitere körperliche Auffälligkeiten (z. B. Café-au-lait-Flecken)
- Erstellen einer Wachstumskurve mit Eintragen der genetischen Zielgröße
- Karpogramm mit
  - Eintragen des Skelettalters in die Wachstumskurve (Cave: Auswertung des Karpogramms sollte durch einen in dieser Fragestellung erfahrenen (Kinder) radiologen bzw. Kinderendokrinologen erfolgen)
  - Berechnen der prospektiven Endlänge anhand der Tabelle von Bayley-Pinneau
- Basale Blutentnahme mit Bestimmung von LH, FSH, Östradiol bzw. Testosteron, DHEA-S (Dehydroepiandrosteronsulfat), TSH, fT4 (Cave: Niedrige Gonadotropine schließen eine Pubertas praecox vera nicht aus!)
- Weitere Tests:
  - V. a. zentrale Pubertas präcox: GnRH-Test
  - V. a. Nebennierenrindenerkrankung: Bestimmung von zusätzlich 17-OH-

  - Progesteron, Androstendion, ggf. ACTH-Test
- Sonographie:
  - Inneres Genitale: Ovarielle Raumforderungen oder Zysten? Uterusgröße? Endometriumreflex?
  - Nebennierenlogen: Raumforderung?
  - Hoden bei V. a. androgenbildenden Tumor der Hoden
- Bei Vorliegen einer zentralen Pubertas präcox: MRT des Schädels (mit Dünnschichtung der Hypophyse)

▪▪ Therapie

- Ziel
  - Eingrenzen des negativen Effekts der Sexualsteroide auf die Endlängenprognose
  - Verhindern negativer Folgen der zu frühen körperlichen Reife auf die psychische Entwicklung des Kindes
- GnRH-Superagonisten als monatliche s.c.-Injektionen (im ersten Monat eine zusätzliche Injektion nach 14 Tagen)
  - Leuprorelinacetat (Enantone) 3,75 mg
    - <20 kg: ½ Dosis
    - ab 20 kg: 3,75 mg
    - alternativ: 90 μg/kgKG
  - Triptorelinacetat (Decapeptyl) 3,75 mg
    - <20 kg: ½ Dosis
    - 20–30 kg: 2/3 Dosis
    - >30 kg: 3,75 mg

    - **Zu Beginn kann es, da es sich um einen Agonisten handelt, zu einer vaginalen Blutung oder auch Ovarzysten mit Torsionsgefahr kommen**

    - **Bei Terminschwierigkeiten den Abstand der Injektionen nicht verlängern, sondern besser um wenige Tage verkürzen und dann im neuen 4-Wochen-Rhythmus fortfahren**

- Überwachung der Therapie mittels regelmäßiger Kontrollen von Größe, Pubertätsstadien, jährlichem Karpogramm, ggf. (luteinisierendes Hormon-Releasing Hormon, LHRH)-Tests

  Bei nur langsamem Voranschreiten der Pubertätsentwicklung und einer Endlängenschätzung innerhalb des genetischen Zielbereichs kann – unter sorgfältiger Verlaufsbeobachtung – ggf. auf eine medikamentöse Therapie verzichtet werden

- Individuelles Entscheiden über den Zeitpunkt der Therapiebeendung. Bei einem chronologischen Alter von 11 Jahren bzw. einem Knochenalter von 12 Jahren (13 Jahren bei Jungen) sollte i. d. R. ein Therapieende diskutiert werden, da dies den Patienten ein Durchlaufen der Pubertätsentwicklung ähnlich ihrer Altersgenossen ermöglicht

Mädchen haben deutlich häufiger eine Pubertas präcox als Jungen. Bei Jungen mit einer Pubertas präcox sind viel häufiger morphologische Ursachen zu finden als bei Mädchen.

4.4.2 Pubertas tarda

▪▪ Definition

- Ausbleibende Pubertätszeichen eines sonst gesunden Kindes
  - Im Alter von 14 Jahren bei Jungen
  - Im Alter von 13,5 Jahren bei Mädchen
- Zu langsames Durchschreiten der Pubertätsentwicklung
  - bei Mädchen: B2 bis Menarche >5 Jahre
  - bei Jungen: Hodenvolumen (HV) >3 ml bis G5/PH5 >5,5 Jahre
- Stillstand einer begonnenen Pubertätsentwicklung von >18 Monaten

▪▪ Pathogenese

- Jede chronische Erkrankung kann zu einer verzögerten Pubertätsentwicklung führen (z. B. M. Crohn, Diabetes mellitus, nicht eingestellte Zöliakie, Anorexie etc.)

- Zentrale Ursache: hypogonadotroper Hypogonadismus
- Zentrale Raumforderung (z. B. Prolaktinom, ZNS-Tumor)
- Kallmann-Syndrom, komplett oder partiell
- Isolierter hypogonadotroper Hypogonadismus
- Gonadale Ursache: hypergonadotroper Hypogonadismus
  - Ullrich-Turner-Syndrom: ▶ Abschn. 4.2.3.3
  - Klinefelter-Syndrom → meist Pubertätseintritt und inadäquat geringes Hodenvolumen
  - Gonadendysgenesie, Agonadismus
  - Primäre Ovarial- bzw. testikuläre Insuffizienz
- Normvarianten
  - KEV (konstitutionelle Wachstums- und Entwicklungsverzögerung)

Klinik

- B1 bei Mädchen im Alter von 13,5 Jahren
- HV ≤3 ml bei Jungen im Alter von 14 Jahren
- **Cave**: Isoliert vorhandene Pubarche, die nicht gefolgt ist von einer Brustentwicklung beim Mädchen bzw. einer Hodenvergrößerung beim Jungen ist nicht als Pubertätsbeginn zu werten, sondern kann Ausdruck adrenaler Hormone sein

Diagnostik

- Genaue Anamnese (Vorerkrankungen, Kopfschmerzen, Sehstörungen, Riechvermögen) und Erfragen der Pubertätsentwicklung der Eltern und – sofern vorhanden – der Geschwister
- Klinische Untersuchung mit genauer Dokumentation des Pubertätsstadiums
- Anlegen einer Wachstums- und Gewichtskurve, Eintragen der genetischen Zielgröße
- Karpogramm zur Bestimmung der Skelettreife
- Sonographie
  - Inneres Genitale beim Mädchen
- Basale Blutentnahme
  - LH, FSH, Östradiol, Testosteron, Prolaktin, TSH, fT4, Transglutaminase-IgA, ges.IgA, ggf. Inhibin B
  - Chromosomenanalyse bei hypergonadotropem Hypogonadismus
- GnRH-Agonisten-Test (Buserelin-Test) bei normoprolaktinämischem hypogonadotropem Hypogonadismus
- cMRT mit Dünnschichtung der Hypophyse
- Ggf. objektive Riechtestung

Therapie

- Pubertätsinduktion bei nachgewiesenem Hypogonadismus
  - Mädchen: Östrogen-Gestagen-Substitution p.o. (◘ Tab. 4.4)
  - Jungen: Testosterongabe i.m. (◘ Tab. 4.5)
  - alternativ bei Jungen mit hypogonadotropem Hypogonadismus zur Pubertätsinduktion, Hodenwachstum und Fertilitätsverbesserung
    - s.c.-Gaben von β-HCG und rhFSH (humanes Choriongonadotropin und rekombinantes humanes follikelstimulierendes Hormon)
    - Pulsatile GnRH-Therapie

◘ Tab. 4.4 Pubertätsinduktion bei Mädchen

Zeitraum	Östrogen	Gestagen
0–6 Monate	0,2 mg	-
7–12 Monate	0,5 mg	-
13–24 Monate	1,0 mg	Dydrogesteron 10 mg in ersten 14 Tagen des Zyklus
≥25 Monate	2,0 mg	Dydrogesteron 10 mg in ersten 14 Tagen des Zyklus
≥36 Monate	Fixe Kombination aus Östrogen-Gestagen. **Wichtig**: Keine Östrogen-Pause!	

Tab. 4.5 Pubertätsinduktion bei Jungen

Zeitraum	Testosteron-Enanthat (i.m.)
0–6 Monate	50 mg alle 4 Wochen
7–12 Monate	100 mg alle 4 Wochen
13–24 Monate	250 mg alle 4 Wochen
ab 25 Monate	250 mg alle 3 Wochen
Alternative: Testogel, Testim Gel!	

4.4.3 Pubertätsgynäkomastie

Die Pubertätsgynäkomastie (DD Lipomastie!) kommt in 40–60 % der Adoleszenten vor und geht in der Regel wieder von alleine weg. Voraussetzung für eine Pubertätsgynäkomastie beim Jungen ist eine deutlich fortgeschrittene Pubertätsentwicklung, d. h. ein pubertäres Hodenvolumen.

Bei V. a. eine Pubertätsgynäkomastie immer das Hodenvolumen eruieren. Bei Gynäkomastie ohne Hodenvergrößerung immer an ein Klinefelter-Syndrom denken!

4.5 Störungen der Geschlechtsentwicklung

Karl Otfried Schwab

Syn: Disorders of sex development (DSD)

Embryologie

- Bis zur 6. Woche bipotente Gonadenanlage.
- Beim XY-Karyotyp Expression des Hoden-determinierenden Faktors (sex determining region of Y, SRY) und Entwicklung des männlichen Hodens unter Vermittlung vieler verschiedener Entwicklungsgene wie *SOX9*, *WT1*, *SF1*
- Bildung von Testosteron in den Leydig-Zellen, Bildung des Anti-Müller-Hormons in den Sertoli-Zellen des Hodens. Letzteres Hormon unterdrückt die Müller-Gänge, die zu Eileiter, Uterus und oberes Drittel Vagina differenzieren. Die Wolff-Gänge hingegen führen beim XY-Karyotyp zu Samenleiter, Nebenhoden, Samenbläschen und der Prostata
- Die 5α-Reduktase Typ II wandelt Testosteron in das mehrfach wirksamere Dihydrotestosteron um, welches für die Entwicklung des äußeren männlichen Genitale sorgt
- Bei Abwesenheit von SRY entwickelt sich die bipotente Gonade ab der 10. Woche zum Ovar. Hierbei spielen u. a. die Gene *WNT4* oder *DAX-1* eine wichtige Rolle
- Mit der 12. Schwangerschaftswoche ist die Genitalentwicklung abgeschlossen

Einteilung

- DSD durch numerische Aberrationen der Geschlechtschromosomen:
  - 45,XO Ullrich-Turner-Syndrom (UTS): ► Abschn. 4.2.3.3
  - 45,XO/46,XX – UTS-Mosaike
    Charakteristika: milderer Phänotyp, selbständige Pubertätsentwicklung und Fertilität möglich
  - 45,XO/46,XY – Mosaik, gemischte Gonadendysgenesie
    Charakteristika: Sehr großes phänotypisches Spektrum, je nachdem, wie stark die Testosteronsekretion bzw. die AMH (Anti-Müller-Hormon)-Sekretion eingeschränkt ist. Meistens Kleinwüchsigkeit, Risiko der Gonadoblastomentwicklung liegt vor, wenn männliches und weibliches Chromosomengut gleichzeitig vorliegen
  - 46,XX/46,XY Chimärismus
    Charakteristika: Eine Chimäre entsteht durch eine Doppelbefruchtung einer Eizelle oder durch die Fusion zweier befruchteter Eizellen
- DSD XY
  - Störungen der Hoden- oder Gonadenentwicklung
  - Ovotestikuläre Störungen der Geschlechtsentwicklung bei gleichzeitigem Vorliegen von ovariellem und tes-

tikulärem Gewebe. Es kann auch ein 46,XX- oder 46,XX-/46,XY-Chimärismus vorliegen
- Komplette oder partielle Gonadendysgenesie bei genetischen Veränderungen von Entwicklungsgenen oder Transskriptionsfaktoren
- LH-Rezeptor-Defekte
  - Störung der gonadalen Testosteronbildung
  - Variabler Phänotyp
- 17β-Hydroxysteroid-Dehydrogenase-Typ-III-Gendefekte
  - Katalysiert die Umwandlung von Androstendion in Testosteron
  - Virilisierung der Patienten im Verlaufe der Pubertät
- 5α-Reduktase-Typ-II-Gendefekte
  - Testosteron wird nicht mehr in das wirksamere Dihydrotestosteron umgewandelt
  - Häufige Virilisierung in der Pubertät
- Inkomplette oder komplette Androgenresistenz („Hairless women", komplettes Androgen-Intensitivitätssyndrom, CAIS)

- DSD XX
  - Mayer-Rokitansky-Küster-Hauser-Syndrom
    - Hypoplastische oder fehlende Vagina, fehlender Uterus (→ primäre Amenorrhoe), normale Ovarialfunktion (→ normaler Pubertätseintritt)
  - Plazentarer Aromatasemangel
    - Fehlende Umwandlung von Testosteron in Östrogene
  - Virilisisierung durch vermehrte Androgene
    - Medikamente
    - AGS-Formen: ► Abschn. 4.6.1

■■ Diagnostik

- Anamnese, klinische Untersuchung
- Bildgebende Verfahren wie Sonographie und MRT
- Vaginoskopie, Zystoskopie, Laparoskopie
- Gonadenbiopsie
- Karyogramm, zytogenetische Diagnostik, Molekulargenetik
- Hormonelle Diagnostik, u. a. Inhibin B, AMH, ACTH-Test, ®-HCG-Stimulation

> **Der Begriff „Intersexualität" sollte nicht mehr verwendet werden, dafür wurde 2006 der Terminus „Störungen der Geschlechtsentwicklung" (DSD) eingeführt. Wenn Hoden tastbar sind, muss primär von einem männlichen Karyotyp ausgegangen werden, auch wenn das äußere Genitale weiblich erscheint.**

4.6 Nebenniere

Michael Wurm

■■ Anatomie

- Unterteilung in Nebennierenrinde (bestehend aus Zona glomerulosa, Zona fasciculata und Zona reticularis) und Nebennierenmark
- Produktion von Aldosteron (Mineralokortikoid) in Zona glomerulosa, von Glukokortikoiden in Zona fasciculata und von adrenalen Androgenen in Zona reticularis
- Produktion von Katecholaminen (Adrenalin, Noradrenalin, Dopamin) im Nebennierenmark

■■ Hormone

- Glukokortikoide (Kortisol): Wirkung an multiplen Organen auf verschiedenste Art und Weise, z. B. Katabolismus peripher, Glukoneogenese hepatisch, Transkription im Rahmen einer Stressreaktion, in pharmakologischen Dosen immunsuppressiv und antiinflammatorisch, Wachstumshemmung, Hemmung der Skelettreifung
- Mineralokortikoide (Aldosteron): Regulation des Flüssigkeits- und Säure-Basen-Haushalts in der Niere, Ausscheidung von Protonen und Kalium, Rückresorption von Natrium

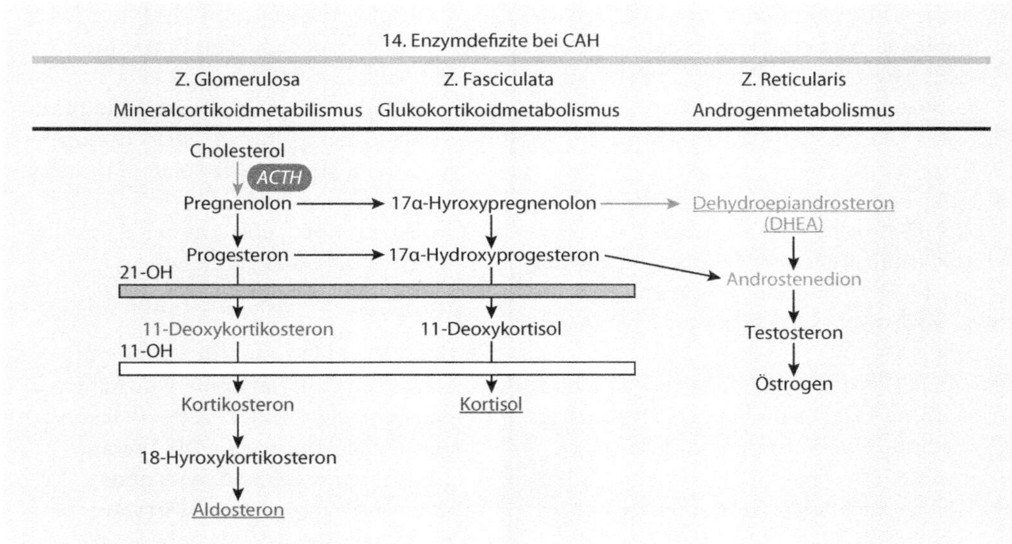

Abb. 4.2 Synthese der Nebennierenhormone

- Androgene: Pubertätseinleitung bei Männern, Pubertätseinleitung und Virilisierung bei Frauen
- Synthese der Nebennierenhormone Abb. 4.2

4.6.1 Adrenogenitales Syndrom (AGS)

Definition

- Genetisch bedingte Störung (Enzymdefekt) der Steroidbiosynthese (Glukokortikoide und Mineralokortikoide)
- Unterschiedliche Klinik je nach defektem Enzym und Restfunktion des betroffenen Enzyms
- Häufigste Form: Defekt der 21-Hydroxylase (95 %), dadurch Anfluten des Leitenzyms 17-OH-Progesteron (androgene Wirkung) und Fehlen von Glukokortikoiden (und Mineralokortikoiden)
- Klassisches AGS (= schwerer 21-Hydroxylase-Mangel): Definiert als Pubertas präcox bei Jungen, Virilisierung bei Mädchen, vorkommend mit Salzverlust (durch Mineralokortikoidmangel) und ohne Salzverlust
- Nichtklassisches (late onset, leichterer 21-Hydroxylase-Mangel) AGS: Ohne relevante pränatale Androgenwirkung, kein Salzverlust durch Restfunktion der 21-Hydroxylase
- Seltenere Formen (z. B. 11β-Hydroxylase-Mangel, 5 %) mit variabler Klinik aber häufig Bluthochdruck wegen des Anflutens des Mineralokortikoids Desoxycorticosteron

Klinik

- Klassisches AGS: Pubertas präcox (z. T. bei Geburt), pigmentiertes Skrotum bei Jungen, Virilisierung des Genitale bei Mädchen
- Oft Hochwuchs im Kindesalter, Kleinwuchs im Erwachsenenalter durch vorzeitigen Verschluss der Wachstumsfugen
- Mädchen: Hirsutismus, Amenorrhoe
- Jungen: Entwicklung von testikulären adrenalen Resttumoren (TART, versprengtes, hypertrophes Nebennierengewebe in den Testes), ggf. mit Einschränkung der Fruchtbarkeit

- Salzverlustkrisen: durch Mineralokortikoidmangel: arterielle Hypotonie, Apathie, Trinkschwäche, Erbrechen (ab der 2. Lebenswoche)

■■ Diagnostik

- Neugeborenenscreening: Messung von 17-OH-Progesteron, bei Erhöhung weitere Abklärung, **Cave:** nur Formen mit Anstieg von 17-OH-Progesteron werden erfasst, nichtklassisches AGS wird oft nicht detektiert
- Labor: 17-OH-Progesteron, ACTH erhöht, bei Mineralokortikoidmangel Hyponatriämie und Hyperkaliämie, Azidose, Renin erhöht
- Multisteroidanalyse: Bestimmung von Zwischenstufen der Steroidbiosynthese, Einschränkung des Enzymdefekts je nach Profil der Steroide möglich
- Nichtklassische AGS-Formen: ACTH-Test mit stimulierter Multisteroidanalyse, da unstimuliert oft kein eindeutiger Befund
- Genetik: Nachweis des Enzymdefekts
- Sonographie von Nebennieren und Hoden: Hypertrophie der Nebennieren, Ausschluss von TART (testikuläre adrenale Resttumore) insbesondere bei schlechter AGS-Einstellung
- Therapiekontrolle und -steuerung mit Labor, Pregnantriolausscheidung im 24-h-Urin, 17-OH-Progesteron-Tagesprofil im Speichel, regelmäßige Bestimmung des Knochenalters

■■ Therapie

- Klassisches AGS:
  - Suppressive Steroidtherapie
  - Hydrokortison 10–15 mg/m^2 KOF in 3 Einzeldosen (50 %–25 %–25 % am Morgen, frühen Nachmittag und spätabends)
  - Bei Mineralokortikoidmangel → Fludrokortison 100–300 µg/m^2 KOF in 1–3 Einzeldosen
- Nichtklassisches AGS:
  - Substitutive Steroidtherapie
  - Hydrocortison 7,5–10 mg/m^2 KOF in einer morgendlichen Einzeldosis
- Für beide Formen gilt:
  - Erhöhung der Hydrocortisondosis auf das 3- bis 5- (bis 10-)fache bei körperlichem Stress (Infektionen, Erkrankungen, Operationen)
  - Intravenöse Substitution bei insuffizienter enteraler Aufnahme
  - Notfallausweis!

> **Das AGS ist eine genetisch bedingte Erkrankung mit Nebenniereninsuffizienz und überschießender Produktion von hormonellen Vorstufen. Die Therapie erfolgt suppressiv und muss ohne Unterbrechung durchgeführt werden. Bei körperlichem Stress unbedingt Dosiserhöhung. Nicht alle AGS-Formen werden vom Neugeborenenscreening erfasst. Daher auch bei unauffälligem Screening bei entsprechender Klinik immer das Vorliegen eines AGS erwägen.**

4.6.2 Morbus Addison/Autoimmunadrenalitis

■■ Definition

- Autoimmune Zerstörung der Nebennierenrinde mit konsekutiver Nebennierenrindeninsuffizienz

■■ Klinik

- Häufig unspezifisch, daher oft späte Diagnose!
- Gedeihstörung, Gewichtsverlust, Apathie, Müdigkeit, Leistungsknick, arterielle Hypotonie, Infektionsanfälligkeit, Hypoglykämie
- Vermehrte Pigmentierung der Haut, auch der Handlinien (durch vermehrte Produktion von MSH, das bei der ACTH-Abspaltung aus Proopiomelanocortin anfällt)
- Addison-Krise mit lebensbedrohlichem Krankheitsbild, häufig in körperlichen Stresssituationen

- **DD**: Triple-A-Syndrom: M. **A**ddison, **A**chalasie (Erbrechen), **A**lakrimie (keine Tränenflüssigkeit)

Diagnostik

- Labor: ACTH und Kalium erhöht, Natrium erniedrigt, Azidose, Hypoglykämie, NNR-Antikörper positiv
- ACTH-Test mit ausbleibendem Anstieg von Kortisol

Therapie

- Substitutive Steroidtherapie:
  - Hydrocortison 7,5–10 mg/m^2 KOF in 3 ED (50 %–25 %–25 %)
  - Fludrocortison 100–300 μg/m^2 KOF in 1–3 ED

> **Der M. Addison ist meist eine autoimmune Zerstörung der Nebennierenrinde mit Hormonmangel. Die Symptomatik ist häufig unspezifisch und bessert sich nach Substitution von Hydrocortison rasch.**

4.6.3 Exogene Nebenniereninsuffizienz

- Nebenniereninsuffizienz verursacht durch exogene Ursachen wie Nebennierenblutung (bei Waterhouse-Friderichsen-Syndrom oder traumatischer Geburt), Tuberkulose, sonstige Infektionen, die seltene Adrenoleukodystrophie (→ überlangkettige Fettsäuren!), ACTH-Resistenz-Syndrome, X-chromosomal kongenitale adrenale Hypoplasie, Medikamente wie Ketoconazol oder Etomidat
- Klinik, Diagnostik und Therapie: ► Abschn. 4.6.2

4.6.4 Glukokortikoidexzess

- **Definition:** Überschießende Glukokortikoidproduktion der Nebennierenrinde primär (Cushing-Syndrom), durch ACTH-produzierenden Hypophysentumor (M. Cushing) oder paraneoplastische ACTH-Produktion
- **Klinik:** Stammbetonte Adipositas, Kleinwuchs, Vollmondgesicht, Stiernacken, Striae distensae
- **Diagnostik**: Kortisol und ACTH im Serum, Kortisolausscheidung im 24-h-Sammelurin, Kortisoltagesprofil im Speichel, ggf. Dexamethason-Hemmtest, Bildgebung von Nebennieren und Hypophyse
- **Therapie:** Resektion des Hypophysenadenoms bzw. der betroffenen Nebenniere, substitutive Steriodtherapie ► Abschn. 4.6.2

> **Die häufigste Ursache ist iatrogene Kortikoidgabe**

4.6.5 Mineralokortikoidexzess/ Conn-Syndrom

- **Definition:** Primäre Überproduktion von Aldosteron durch Adenome (Conn-Syndrom), sekundäre Überproduktion bei Salzverlust renal oder intestinal (mit Reninerhöhung), im Kindesalter Rarität!
- **Klinik:** Arterielle Hypertonie, Schwäche, Abgeschlagenheit, Gedeihstörung, Polyurie, Polydipsie
- **Diagnostik:** Metabolische Alkalose, Hypernatriämie, Hypokaliämie, MRT zur Darstellung der Nebennieren, Reninerhöhung (bei sekundären Formen)
- **Therapie**:
  - Primär: Entfernung der betroffenen Nebennieren, bei disseminierten Formen ggf. Aldosteronantagonisten
  - Sekundär: Behandlung der Grundkrankheit

4.6.6 Mineralokortikoidmangel

- Ursachen, Klinik und Therapie ► Abschn. 4.6.2

4.6.7 Tumore des Nebennierenmarks/Phäochromozytom

- **Definition:** Phäochromozytome: Tumoren des Nebennierenmarks mit Sekretion von Katecholaminen und entsprechender Symptomatik, andere Tumore (Neuroblastome, Ganglioneurome, Ganglioneuroblastome etc. siehe dort) meist ohne Symptome eines Katecholaminexzesses
- **Klinik:** Arterielle Hypertonie mit hypertensiven Krisen, Kopfschmerzen, Übelkeit, Gewichtsabnahme, Verhaltensänderung, Angstzustände
- **Diagnostik:** Nachweis von Katecholaminabbauprodukten im Urin, **Cave:** Einmalbestimmung von Katecholaminen im Serum oft nicht aussagekräftig. Bildgebung (Sonographie, MRT, MIBG (Metaiodobenzylguanidin)-Szintigraphie; ► Abschn. 4.12)
- **Therapie:** Operative Entfernung, antihypertensive Therapie, je nach Resektion anschließend Substitution von Glukokortikoiden und Mineralokortikoiden

4.7 Knochen- und Mineralstoffwechsel

Corinna Brichta

4.7.1 Hyperparathyreoidismus

Definition

- Beim Hyperparathyreoidismus kommt es zu einer Parathormon (PTH)-Übersekretion, die primär (Adenom, genetisch) oder sekundär als Folge einer Hypokalzämie (Vitamin-D-Mangel, chronische Niereninsuffizienz) auftreten kann. Der primäre Hyperparathyreoidismus kann auch im Rahmen multipler endokriner Neoplasien auftreten (MEN 1, 2B und 3C, ► Abschn. 4.12)

Klinik

- Symptome der Hyperkalzämie: Herzrhythmusstörungen, Anorexie, Übelkeit, Erbrechen, Muskelschwäche, arterielle Hypertension, Polydipsie, Polyurie, Nephrokalzinose oder Nephrolithiasis, Knochenschmerzen und Obstipation
- Nicht selten liegt aber eine asymptomatische Hyperkalzämie vor

Diagnostik

- Labor: Kalzium, Phosphat, PTH, alkalische Phosphatase, Kreatinin, 25-(OH)-Vitamin D, Kalzium im Urin
  - Primär: PTH erhöht, Serumkalzium erhöht
  - Sekundär: PTH erhöht, Serumkalzium normal/erniedrigt, 25-(OH)-Vitamin D erniedrigt, ggf. Nierenfunktion eingeschränkt
- Sonographie Hals, ggf. MRT Hals/Thorax: Adenom, Hyperplasie der Epithelkörperchen?
- Sonographie Nieren und ableitenden Harnwege: Nephrokalzinose/-lithiasis?
- Szintigraphie der Nebenschilddrüse

Therapie

- Akuttherapie der Hyperkalzämie: Forcierte Hydrierung, Diuretika, ggf. Bisphosphonate (Pamidronat 0,5–3 mg/kg)
- Operative Therapie: Entfernung des Adenoms; bei Hyperplasie aller Nebenschilddrüsen bzw. beim neonatalen schweren Hyperparathyreoidismus Entfernung aller Epithelkörperchen, partielle Autotransplantation von Epithelkörperchen in den M. brachioradialis
- Bei sekundärem Hyperparathyreoidismus: Therapie der Grunderkrankung, Vitamin-D-Substitution

> **Ein Kind mit Hyperparathyreoidismus kann sich mit variablen Symptomen einer Hyperkalzämie präsentieren oder asymptomatisch sein. Beim primären Hyperparathyreoidismus ist eine definitive Therapie durch eine Operation möglich.**

4.7.2 Hypoparathyreoidismus und Pseudohypoparathyreoidismus

Definition

- Verminderte Parathormon (PTH)-Sekretion (Hypoparathyroidismus) bzw. -Wirkung (Pseudohypoparathyreoidismus) mit Folge einer Hypokalzämie (durch verminderte renale und intestinale Kalziumresorption) und Hyperphosphatämie (durch verstärkte renale Phosphatresorption)
- Primär bei isolierten Gendefekten oder im Rahmen von genetischen Erkrankungen [z. B. Mikrodeletionssyndrom 22q11.2, MELAS-Syndrom (mitochondriale Enzephalopathie-Laktatazidose), Polyautoimmunendokrinopathie]
- Sekundär in Folge von Verletzungen der Nebenschilddrüse (Trauma, Tumor, Operation) oder bei Hypomagnesiämie (Magnesiumverlust bei tubulärer Dysfunktion)
- Aktivierende Mutationen im Calcium-sensing-Rezeptor (ADH, autosomal dominante Hypokalzämie) oder aktivierende Autoantikörper gegen den Calcium-sensing-Rezeptor induzieren einen Hypoparathyreoidismus

Klinik

- Symptome der Hypokalzämie: Tetanie, zerebrale Krampfanfälle, psychomotorische Retardierung, intrakranielle Verkalkungen, Katarakt, Zahnanomalien, Alopezie, Brüchigkeit der Fingernägel
- Bei Hypoparathyreoidismus: zusätzlich z. B.: Innenohrschwerhörigkeit, Kleinwuchs, Muskelhypotonie, Ptosis, Polyautoimmunendokrinopathie (z. B. Nebenniereninsuffizienz, Schilddrüsenfunktionsstörung, T1Dm, Hypogonadismus), Nephropathie
- Bei Pseudohypoparathyreoidismus: Zusätzlich Kleinwuchs, subkutane Verkalkungen, Brachymetakarpie, geistige Retardierung.
- Bei autosomal dominanter Hypokalzämie: Meist keine Symptome, selten Muskelschwäche, Parästhesien, Krampfanfälle

Diagnostik

- Labor: Kalzium, Phosphat, PTH, alkalische Phosphatase, Magnesium, Kreatinin, Kalzium im Urin
  - Hypoparathyreoidismus: Kalzium erniedrigt, Phosphat erhöht, **PTH erniedrigt**
  - Pseudohypoparathyreoidismus: Kalzium erniedrigt, Phosphat erhöht, **PTH erhöht**
  - ADH: Kalzium erniedrigt, Phosphat erhöht, PTH normal/erniedrigt, erhöhter Kalzium-Kreatinin-Quotient im Urin
- Molekulargenetische Diagnostik bei V. a. Pseudohypoparathyreoidismus
- Echokardiographie, EKG
- Sonographie der Nieren und ableitenden Harnwege: Nephrokalzinose/-lithiasis?
- Röntgen Handskelett: Brachymetakarpie?
- Audiometrie

Therapie

- Akuttherapie der Hypokalzämie: Ca-Glukonat 10 % 1–2 ml pro kgKG langsam i.v.
- Dauertherapie: Calcitriol 20–40 ng/kgKG/Tag (1–2 ED), Kalziumsubstitution 20–30 mg/kgKG/Tag (max.1500 mg/Tag)

Hypoparathyreoidismus und Pseudohypoparathyreoidismus gehen häufig mit Kleinwuchs und psychomotorischer Retardierung einher. Die Hypokalzämie erfordert eine dauerhafte Substitution von Kalzium und Calcitriol.

4.7.3 Rachitis

Definition

- Rachitis ist eine Erkrankung des wachsenden Knochens mit Störung der Mineralisation und der Struktur der Wachstumsfuge
- Es werden zwei große Gruppen der Rachitiden unterschieden:
  - **Kalzipenische Rachitis**: Verminderte intestinale Kalziumresorption bei man-

gelnder Bildung oder Wirkung von Vitamin D
- **Phosphopenischen Rachitis**: Gestörte Phosphatrückresorption der Niere

Ursachen

- **Ursachen der kalzipenischen Rachitis**:
  - Vitamin-D-Mangel: Hoher Bedarf v. a. im Säuglingsalter, vegetarische/vegane Ernährung, Herkunft vom indischen Subkontinent/aus Afrika, hepatobiliäre und gastrointestinale Erkrankungen [Kurzdarmsyndrom, Zystische Fibrose, chronisch entzündliche Darmerkrankungen (CED)], chronische Niereninsuffizienz mit renaler Osteopathie
  - Hereditär: Enzymdefekt der Bildung von 1,25-$(OH)_2$-Vitamin D (1α-Hydroxylasemangel), Vitamin-D-Rezeptordefekt
- **Ursachen der phosphopenischen Rachitis**:
  - Erworben: Tubulusschaden der Nieren (Toxizität nach Chemotherapie), Frühgeborene
  - Hereditär: X-chromosomal dominante hypophosphatämische Rachitis (häufigste Form)

Stadien

- **Stadien der kalzipenischen Rachitis**:
  - Stadium 1: PTH erhöht, Kompensation der Hypokalziämie, Kalzium und Phosphat normal
  - Stadium 2: PTH erhöht, aufgrund der gesteigerten Phosphaturie entwickelt sich eine Hypophosphatämie, Kalzium normal
  - Stadium 3: PTH erhöht, dennoch Hypophosphatämie und Hypokalziämie

Klinik

- Skelett: Achsenabweichungen (Knie), Verbiegungen (Diaphyse), Auftreibung bzw. Becherung der metaphysären Wachstumsfugen, Glockenthorax, rachitischer Rosenkranz, Kyphose und Skoliose, Craniotabes
- Neurologie: Muskuläre Hypotonie, Tetanie, allgemeine motorische Entwicklungsverzögerung, Krampfanfälle
- Sonstiges: Erhöhte Infektionsanfälligkeit, Gingivahyperplasie

Diagnostik

- Labor: Kalzium, Phosphat, Kreatinin, alkalische Phosphatase (AP), Parathormon (PTH), 25-(OH)-Vitamin D im Blut, Kreatinin, Kalzium und Phosphat im Urin
  - Vitamin-D-Mangelrachitis: 25-(OH)-Vitamin D erniedrigt, PTH erhöht, AP erhöht, Kalzium initial normal, dann erniedrigt, Phosphat initial normal, dann erhöht
  - Phosphopenische Rachitis: AP erhöht, PTH normal, Kalzium normal, Phosphat erniedrigt, tubuläre Phosphatresorption erniedrigt
- Röntgen: Hand links (Alter >12 Monate), Kniegelenk a.p. (Alter <12 Monate)

Therapie

- **Kalzipenische Rachitis**:
  - Bei Vitamin D-Mangel:
    - Bis 12 Monate: Therapie mit 25-(OH)-Vitamin D 2000 IE/d und Kalzium 40–80 mg/kg/d für 12 Wochen, danach Prophylaxe mit 25-(OH)-Vitamin D 500 IE/d bis zum Ende des 1. Lebensjahres
    - Ab dem 2. Lebensjahr bis zum Alter von 12 Jahren: Therapie mit 25-(OH)-Vitamin D 3000–6000 IE/d und mindestens 500 mg/d Kalzium für 12 Wochen
    - Ab dem 13. Lebensjahr: Therapie mit 25-(OH)-Vitamin D 6000 IE/d und Kalzium 500–1000 mg/d. Laborkontrolle nach 4 Wochen und nach Therapieende
  - Bei chronischen Erkrankungen des Gastrointestinaltrakts: Dauersubstitution 25-(OH)-Vitamin D 500–1000 IE/d
  - Bei renaler Osteopathie: Calcitriol 15–25 ng/kg/d

  - Bei 1α-Hydroxylase-Defekt: Calcitriol 10–50 ng/kg/d
  - Bei Vitamin-D-Rezeptordefekt: Kalziumsubstitution
- **Phosphopenische Rachitis**:
  - Substitution von Phosphat 30–40 mg/kg/d und Calcitriol 15 ng/kg/d
- Kalzium, Phosphat und PTH normalisieren sich innerhalb von 1–2 Wochen, die radiologischen Veränderungen sowie die Erhöhung der alkalischen Phosphatase erst nach Wochen bis Monaten!

Bei den Rachitiden werden zwei große Gruppen unterschieden: die kalzipenische Rachitis und die phosphopenische Rachitis. Eine Rachitis geht immer mit einer Erhöhung der alkalischen Phosphatase einher. Bei der kalzipenischen Rachitis ist das Parathormon immer erhöht, während es bei der phosphopenischen Rachitis normwertig ist.

4.7.4 Hypophosphatasie

Definition
- Angeborene Erkrankung mit verminderter Aktivität der alkalischen Phosphatase
- Je nach Ausmaß des Enzymdefekts und Manifestationszeitpunkts unterteilt man 5 klinische Formen: perinatal, infantil, kindlich, adult, Odontohypophosphatasie (betrifft lediglich Zähne und Zahnhalteapparat)

Klinik
- Skelett: Hypomineralisierung des Skeletts, rachitisähnliche Veränderungen, häufige Frakturen
- Muskulatur: Muskelschwäche, Muskelschmerzen, verzögerte motorische Entwicklung
- Renal: Nephrokalzinose
- Neurologie: Kraniosynostose, Vitamin-B_6-abhängige Krampfanfälle
- Dental: Vorzeitiger (Milch) zahnverlust, Parodontose

Diagnostik
- Erniedrigte alkalische Phosphatase (AP; Cave: alters- und geschlechtsspezifische Grenzwerte!), Pyridoxalphosphat (Vitamin B_6) im Serum erhöht, Phosphoethanolamin im Urin erhöht

Therapie
- Enzymersatztherapie mit Asfotase α
- Symptomatische Therapie: NSAID (nichtsteroidale antiinflammatorische Arzneimittel), Physiotherapie

Patienten mit Hypophosphatasie haben eine erniedrigte alkalische Phosphatase. Es gelten geschlechts- und altersspezifische Grenzwerte. Die Hypophosphatasie präsentiert sich je nach Schweregrad des Enzymdefekts mit sehr variablen Symptomen, früher Verlust der Milchzähne ist ein typisches klinisches Zeichen.

4.8 Wasserregulation

Karl Otfried Schwab

4.8.1 Diabetes insipidus

Definition
Inadäquat niedrige hypothalamische Synthese und Ausschüttung des Hormons Arginin-Vasopressin [syn. antidiuretisches Hormon (ADH)] im Bereich des Hypophysenhinterlappens (Diabetes insipidus centralis) oder fehlende Wirkung des Hormons in der Niere (Diabetes insipidus renalis).

Physiologie
- Die ADH-Synthese wird ab einer Serumosmolalität von ca. 280 mosmol/l über Osmorezeptoren sehr fein abgestimmt stimuliert. Die Volumenrezeptoren im Vorhof haben eine geringere Bedeutung. Auch ein Hypokortisolismus und eine Hypoglykämie können die ADH-Sekretion steigern

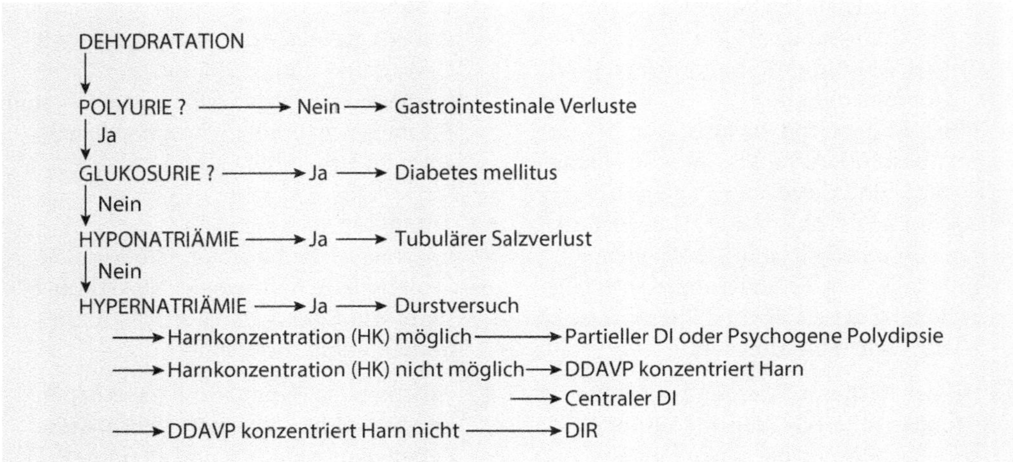

Abb. 4.3 Differenzialdiagnose eines erhöhten Wasserverlusts

- ADH wirkt am AVPR2-Rezeptor (Arginin Vasopressin Rezeptor), einem G-Protein geregelten Rezeptor im Bereich der Niere, der aus intrazellulären Vesikeln Aquaporine (AQP2-Wasserkanäle) an die luminale Seite der Sammelrohre bringt. Über diese wird das Wasser aus dem Sammelrohr über einen physiologischen osmolaren Gradienten in die Zelle und über AVPR3-Rezeptoren wieder in die Blutbahn abgegeben

Klinik

- Der Diabetes insipidus centralis kann durch Tumoren (z. B. Kraniopharyngeom, Germinom, Langerhans-Zellhistiozytose), durch Entzündungen (z. B. Hypophysitis oder Tuberkulose) entstehen
- Selten kommt er hereditär und autosomal dominant vor oder in der Kombination mit einem Diabetes mellitus, Optikusatrophie, Schwerhörigkeit etc. → DIDMOAD
- Der Diabetes insipidus renalis kann durch Mutationen im *AVPR2*-Gen auf dem X-Chromosom entstehen. Jungen sind hierbei schwerer als Mädchen betroffen
- Autosomal-rezessive Fälle können durch Mutationen im Gen der Aquaporine entstehen
- Mutationen im *AVPR3*-Rezeptorgen sind nicht beschrieben

Diagnostik

- Im Durstversuch (Cave: potenziell lebensgefährlich, niemals über Nacht! Abbruch >5 % Gewichtsverlust oder Fieber) mit anschließender DDAVP-Gabe kann eine psychogene Polydipsie (häufigste Diagnose) von einem Diabetes insipidus centralis und renalis differenziert werden (Abb. 4.3)

Therapie

- Eine Substitution von ADH kann über das synthetische DDAVP (1-Desamino-8-D-Arginin-Vasopressin) als Tablette (z. B. 2 × 100 µg p.o.) oder über eine fein dosierbare Rhinyle bzw. als Spray (z. B. 2 × 10 µg) erfolgen

4.8.2 Syndrom der inadäquaten ADH-Sekretion

- Das Syndrom der inadäquaten ADH-Sekretion (SIADH) führt bei gesteigerter ADH-Sekretion trotz normaler Hydrierung zu einer starken Verdünnung des Bluts kenntlich an einem niedrigen Hb- und/oder Natriumwert
- Ursächlich sind z. B. ein erhöhter Hirndruck oder eine bakterielle Meningitis,

eine inadäquate Zufuhr von Infusionen oder eine inadäquate Ausscheidung von Wasser bei einer Niereninsuffizienz

4.9 Hyperinsulinismus

Karl Otfried Schwab

4.9.1 Kongenitaler Hyperinsulinismus (kHI)

Definition

Angeborene Störung der Insulinsekretion mit zu hohen Insulinkonzentrationen bezogen auf die Glukosekonzentration, sodass es zu rezidivierenden Unterzuckerungen nach der Geburt kommt.

Pathogenese

- Ein Defekt im Kaliumkanal oder eine Überaktivität der Glukokinase bzw. der Glutamataldehyd-Dehydrogenase (GLDH, ◘ Abb. 4.4) führt zu einer Erhöhung des ATP-ADP-Quotienten und damit zu einem Verschluss des K-Kanals
- Erhöhte Insulinsekretion infolge einer Depolarisation der Zelle mit konsekutivem Kalziumeinstrom

Differenzialdiagnosen

Es gibt Angebote für einen Panel, mit dem über das „next generation sequencing" (NGS) alle Mutationen, die zu einer kHI-Form führen, detektiert werden können.

- **Permanenter Hyperinsulinismus**
  1. Mutationen im *SUR1*- oder *KIR6.2*-Gen führen dazu, dass der Kaliumkanal stets geschlossen bleibt, daher kHI meist assoziiert mit hohem Geburtsgewicht/länge
     a. Diffuse Formen: Therapie mit Octreotid, Glukagon, Mondamin und Maltodextrin sowie auch Sirolimus als mTOR-Inhibitor (mTOR, mammalian Target of Rapamycin)
     b. Fokale Formen, wenn der Vater die Mutation überträgt und ein „loss of heterozygosity" des maternalen Allels besteht –Therapie der Wahl: Operation

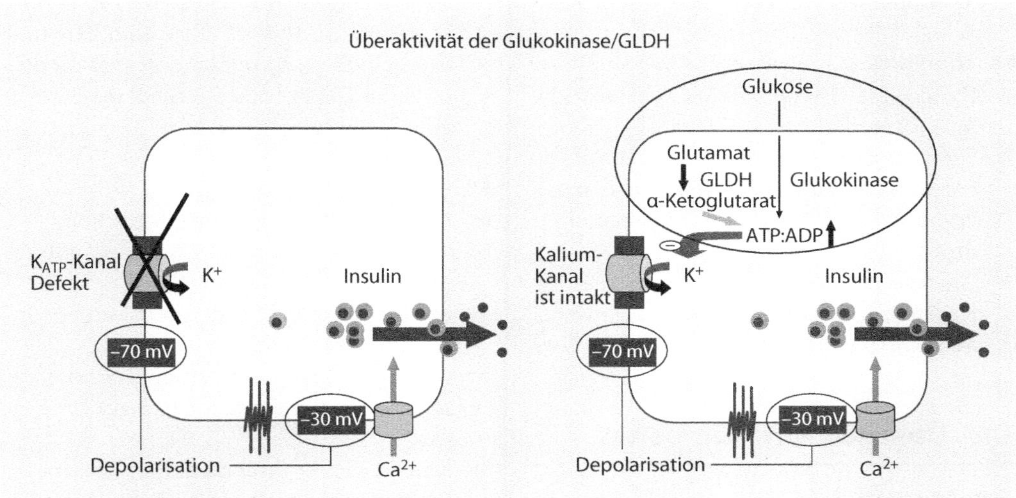

◘ **Abb. 4.4** Ein Defekt im Kaliumkanal (*links*) oder eine Überaktivität der Glukokinase bzw. der Glutamataldehyd-Dehydrogenase (=GLDH, *rechts*) führt zu einer Erhöhung des ATP/ADP-Quotienten und damit zu einem Verschluss des K-Kanals. Erhöhte Insulinsekretion infolge einer Depolarisation der Zelle, mit konsekutivem Kalziumeinstrom. (Mod. nach Prof. T. Meissner, Düsseldorf)

2. Eine Überaktivität der Glukokinase bringt mehr Zucker in die ®-Zelle und bewirkt einen kHI
3. Konstitutiv-aktive Mutationen im *GLUD1*-Gen der GLDH können einen Schluss des Kaliumkanals und, über eine Depolarisierung der Zelle mit Kalziumeinstrom, einen kHI bewirken, wobei Glutamat oxidativ zu ⟨-Ketoglutarat desaminiert wird, Ammoniak ist dann üblicherweise erhöht → Therapie der Wahl ist Diazoxid
4. „Exercise induced"-kHI
5. Short-Chain-3OH-AcylCoA-Dehydrogenase-Mangel (SCHAD-HI)

- **Transienter Hyperinsulinismus** (bis zu 3 Monaten post partum, Diazoxid wird bei steigendem Gewicht nicht reduziert und so ausgeschlichen. Absetzen nach 6 Monaten)
  1. Bei schlecht eingestelltem maternalem Diabetes
  2. Bei hypotrophen Neugeborenen (SGA)
  3. Nach perinataler Asphyxie oder Rhesusinkompatibilität
  4. *HNF4α*-Genmutationen führen neben einem transienten HI zu einem Fanconi-Syndrom
  5. Seltene weitere syndromologische Fälle

▪▪ Therapie

1. Diazoxid (5–15 mg/kgKG. **Cave**: Hirsutismus >5 mg/kgKG)
2. Somatostatinanaloga, z. B. Lantreotid/Somatoline-Autogel (**Cave**: Hypothyreose, vermindertes Wachstum, Gallenblasenhydrops)
3. Glucagon (**Cave:** Erbrechen)
4. Sirolimus (bei diffusem Hyperinsulinismus)
5. Maltodextrin/Mondamin

4.10 Übergewicht/Adipositas

Corinna Brichta

▪▪ Definitionen

- Übergewicht: BMI (kg/m²) >90. bis 97. Perzentile
- Adipositas: BMI (kg/m²) >97. bis 99,5. Perzentile
- Extreme Adipositas: BMI (kg/m²) >99,5. Perzentile

▪▪ Ursachen

Die Adipositas ist in den allermeisten Fällen durch eine übermäßige Kalorienzufuhr und einen Mangel an körperlicher Aktivität bedingt, endokrinologische oder genetische Ursachen sind äußerst selten.

- Alimentär, Bewegungsmangel
- Endokrinologische Grunderkrankung: Hypothyreose, Wachstumshormonmangel, Cushing-Syndrom → immer mit einer Wachstumsstörung und retardiertem Knochenalter einhergehend
- Syndromal: Adipositas in Kombination mit dysmorphen Stigmata und mentaler Retardierung
  - Mit Kleinwuchs: Prader-Willi-Syndrom (häufigste Form der syndromalen Adipositas)
  - Mit Hochwuchs: Beckwith-Wiedemann-Syndrom, Weaver-Syndrom, Sotos-Syndrom
- Monogenetische Adipositas: Leptindefizienz, Leptinrezeptordefizienz, Mutation in *POMC*- und *MC4R*-Gen: Familiäre und frühmanifeste, extreme Adipositas direkt nach der Geburt durch Ausfall des Sättigungsgefühls

▪▪ Klinik

- Acanthosis nigricans: Insulinresistenz
- Schnarchen, Tagesmüdigkeit: obstruktives Schlaf-Apnoe-Syndrom (OSAS)
- Kopfschmerzen: Pseudotumor cerebri, arterielle Hypertonie
- Bauchschmerzen, retrosternale Schmerzen: Gallensteine, gastroösophagealer Reflux
- Knie-/Gelenkschmerzen: Beinachsenfehlstellung, Epiphysiolysis capitis femoris
- Bei Mädchen: Oligo-/Amenorrhoe, Hirsutismus, Virilisierung: PCO (polyzystisches Ovar)-Syndrom

Diagnostik

- Anamnese: Psychomotorische Entwicklung, Ernährung, sportliche Betätigung
- Familienanamnese: Gewicht der Eltern, kardiovaskuläre Erkrankungen
- Wachstumskurve, Gewichtskurve
- Körpergewicht, Körpergröße, Blutdruck
- Klinischer Untersuchungsbefund
- Labor (nüchtern):
  - Glukose, Insulin, R-HOMA-Index, HbA1c, Gesamtcholesterin, LDL-Cholesterin, HDL-Cholesterin, Triglyceride, GOT, GPT, GGT, TSH, fT3, fT4, Harnsäure
  - HOMA-Index = Insulin (nüchtern [µl/ml]) × Blutzucker (nüchtern [mmo/l]): 22,5
  - OGTT bei klinischen oder laborchemischen Zeichen einer Insulin-Resistenz (HOMA-Index >3; HOMA, Homeostasis Model Assessment), bei extremer Adipositas
- Sonographie Abdomen: Steatosis hepatis, Gallensteine
- 24-h-Blutdruckmessung
- 24-h-Sammelurin auf freies Cortisol
- Dexamethasonhemmtest bei V. a. Cushing-Syndrom
- Selten Leptin, Molekulargenetik bei V. a. monogenetische oder syndromale Adipositas

Therapie

- Langfristige Gewichtsreduktion und -stabilisierung:
  - Bei Kindern/Jugendlichen, bei denen das Längenwachstum noch nicht abgeschlossen ist, kann eine Konstanthaltung des aktuellen Gewichts ausreichend sein → fortschreitendes Längenwachstum bewirkt BMI-Reduktion
  - Bei Adipositas-assoziierten Begleiterkrankungen (metabolisches Syndrom, Dyslipoproteinämie, arterielle Hypertonie) ist eine Gewichtsreduktion indiziert

Maßnahmen

- Ernährungsumstellung → Ernährungsberatung
- Steigerung der körperlichen Aktivität: Täglich 30–60 min Bewegung, Vereinssport
- Verbesserung der Adipositas-assoziierten Komorbiditäten:
  - Bereits eine Gewichtsreduktion hat eine Verbesserung oder Normalisierung der Komorbiditäten zur Folge
  - Weitere Maßnahmen (zusätzlich zur Gewichtsreduktion):
    - Bei T2Dm: Metformin p.o., (Insulin)
    - Bei arterieller Hypertonie: Antihypertensive Therapie nach Ausschluss anderer Ursachen für eine arterielle Hypertonie und Ausschluss von Endorganschäden (Echokardiographie, Fundoskopie, Albumin im Morgenurin). β-Blocker sind bei Adipositas eher ungünstig
    - Bei Dyslipoproteinämie: Unter Gewichtsreduktion normalisieren sich häufig die Triglyceride und das HDL-Cholesterin. Bleibt das LDL-Cholesterin auch nach Ernährungsumstellung (cholesterinarme Diät) erhöht, ist in Abhängigkeit von weiteren Risikofaktoren und dem Vorhandensein von frühen kardiovaskulären Ereignissen in der Familie eine Statintherapie zu erwägen → Pravastatin ist ab dem 8. Lebensjahr und Atorvastatin ab dem 10 Lebensjahr zugelassen

> **Die Adipositas ist eine bedeutende Gesundheitsstörung mit zunehmender Prävalenz. Sie beruht in der überwiegenden Anzahl der Fälle auf einer übermäßigen Kalorienzufuhr bei zu geringem Energieverbrauch durch Bewegungsmangel. Endokrinologische oder genetische Ursachen sind sehr selten. Ziel der Adipositastherapie ist die Gewichtsreduktion durch Änderung der Ernährungs- und Bewegungsgewohnheiten. Die Komorbiditäten sind bei Gewichtsreduktion im Jugendalter potenziell reversibel.**

4.11 Schilddrüse

Franka Hodde

Aufgabe der Schilddrüse

- Synthese und Sekretion der Schilddrüsenhormone Trijodthyronin (T3) und Thyroxin (T4), diese bestehen jeweils aus der Aminosäure Tyrosin plus 3 bzw. 4 Jodatomen und sind im Blut zu über 99 % an Proteine (Thyreoglobulin) gebunden
- freies T3 (fT3) ist 5-fach biologisch aktiver als fT4, fT4 ist eine Vorstufe von fT3
- nur der ungebundene Anteil der Schilddrüsenhormone ist biologisch wirksam (fT3, fT4)

Diagnostik allgemein

- Basales TSH ist der empfindlichste Parameter der Schilddrüsenfunktion und zeigt eine latente Schilddrüsenstörung an (TSH verändert, fT3/4 normal, wenig Klinik), eine manifeste Schilddrüsenstörung (TSH und fT3/4 verändert) führt i. d. R. zu einer spürbaren Symptomatik
- Schilddrüsenantikörper bei Autoimmunthyreoiditis: Thyreoglobulin-AK (TgAK, TAK), TPO-AK (AK gegen thyreoidale Peroxidase, MAK), TSH-Rezeptor-AK (TRAK)

4.11.1 Kongenitale Hypothyreose

Definition

- Mangel an Schilddrüsenhormonen an den Zielorganen
- Ursache: zu 80 % Störung der Organentwicklung (davon 80 % Aplasie, 20 % Hypoplasie), selten Defekte der Schilddrüsenhormonbiosynthese oder die zentrale Hypothyreose durch TRH-/TSH-Mangel
- Betrifft 1:3000 bis 1:4000 Neugeborene, Mädchen doppelt so häufig wie Jungen
- Neugeborenenscreening: Erhöhung des TSH erkannt
  - 5–10 % aller auffälligen Befunde im Screening sind transiente Störungen (Frühgeborene, mütterliche Einnahme von Thyreostatika, mütterliche Schilddrüsenantikörper, mütterlicher Jodmangel)
  - Mutationen im TSH-β-Gen werden im Screening z. B. nicht erkannt, führen aber zu einer massiven Hypothyreose, Erkennung durch niedrige fT3/fT4-Werte

Klinik

- Makroglossie, große Fontanelle, Struma, Ikterus prolongatus, Nabelhernie, Obstipation
- Ohne Behandlung: Kretinismus → Gedeihstörung, Entwicklungsverzögerung, Intelligenzminderung
- In 10 % der Fälle mit weiteren Fehlbildungen assoziiert

Diagnostik

- Anamnese (v. a. der Mutter)
- Labor: TSH erhöht, fT3 und fT4 erniedrigt, Schilddrüsenantikörper normal, Bestimmung von Thyreoglobulin zur Differenzierung Aplasie-Hypoplasie-Dysplasie
- Sonographie zum Nachweis von potenziellem Restgewebe

Therapie

- L-Thyroxin 100 μg/m^2 KOF/d oder 2–15 μg/kgKG/d (absolut: Säuglinge 25–50 μg/d, Kleinkinder 75 μg/d, Schulkinder 100 μg/d, Jugendliche 150 μg/d)
- TSH-Zielbereich 1–2 mU/l
- Kontrollen:
  - TSH wöchentlich bis zur TSH-Normalisierung
  - Wiedervorstellungsintervalle mit Bestimmung von TSH, fT3, fT4: Säuglinge alle 3 Monate, Kleinkinder alle 6 Monate, Schulkinder alle 12 Monate
  - Entwicklungstests im Alter von 2, 5 und 8 Jahren
  - Sonographie der Schilddrüse mit 1 Jahr
  - Audiogramm mit 6 und 12 Monaten (→ Pendred-Syndrom)

Bei einem auffälligen Neugeborenenscreening mit V. a. Hypothyreose sollte nach Abschluss der Diagnostik unverzüglich eine Behandlung mit L-Thyroxin eingeleitet werden, um eine normale psychomotorische Entwicklung und Intelligenz zu ermöglichen.

4.11.2 Jodmangelstruma

Definition
- Erworbene Hypothyreose durch Jodmangel
- Weltweit häufigste Ursache einer Hypothyreose

Klinik
- Struma, vermindertes Wachstum, Kleinwuchs, Kretinismus

Diagnostik
- Labor: TSH normal bis erhöht, Gesamt-T3 erhöht, fT3 normal bis erhöht, Gesamt-T4 erniedrigt, fT4 normal bis erniedrigt, Schilddrüsenantikörper negativ
- Sonographie: Volumen normal bis erhöht, Echogenität normal

Therapie
- Tagesbedarf an Jod decken:
  - $\leq$10 Jahre: 50–100 µg
  - >10 Jahre 150–200 µg

Bei V. a. Jodmangel sollen vor Jodsubstitution immer die Schilddrüsenantikörper bestimmt oder eine Schilddrüsensonographie durchgeführt werden, da es bei einer Autoimmunthyreoiditis durch eine zu hohe Jodidgabe zur Hashitoxikose kommen kann.

4.11.3 Hashimoto-Thyreoiditis

Definition
- Häufigste Form einer Autoimmunthyreoiditis im Kindesalter
- Häufigste Ursache für eine Struma im Kindesalter
- 30–40 % familiär gehäuft
- Kann assoziiert sein mit anderen (nicht) endokrinen Erkrankungen (T1Dm, Hypogonadismus, Zöliakie, perniziöse Anämie, NNR-Insuffizienz, Vitiligo, Myasthenia gravis), daher ggf. jeweilige Antikörper bei Diagnosestellung mitbestimmen

Klinik
- Meist Euthyreose
- Initial in 5–10 % Hyperthyreose (Hashitoxikose), in der Folge häufige Hypothyreose
- Im Endstadium Hypothyreose (Struma, Kälteempfindung, Gewichtszunahme, verminderter Antrieb, Depression, Verlangsamung, Bradykardie, teigige Haut/generalisiertes Myxödem, struppige Haare, Obstipation)
- Speziell bei Kindern: Gedeihstörung, Kleinwuchs, Pubertas tarda

Diagnostik
- In 90 % Nachweis von erhöhten TPO-Antikörpern, evtl. auch TG-Antikörper erhöht
- Laborchemisch meist Euthyreose, bei Hypothyreose TSH erhöht, fT3 und fT4 erniedrigt
- Ggf. Mitbestimmung weiterer Autoantikörper [Nebennieren-AK, Insulin-AK, GAD-AK (Glutamat-Decarboxylase-AK), IA2-AK (Thyrosinphosphatase-AK), Magenparietal-AK, Zöliakie-AK]
- Sonographie: Inhomogene diffus echoarme Schilddrüse, Volumen vergrößert, Durchblutung gesteigert

Therapie
- Spontanremission möglich (30 %)
- L-Thyroxin 100 $\mu g/m^2$ KOF/d oder 10–15 µg/kgKG/d (TSH-Zielbereich <2 mU/l)

Die Hashimoto-Thyreoiditis ist die häufigste Ursache für eine erworbene Hypothyreose und Struma im Kindesalter, sie kommt familiär gehäuft vor. Zu 5 % sind Schilddrüsenantikörper auch bei gesunden Kindern vorhanden (unspezifische/transiente Erhöhung aber keine Hashimoto-Thyreoiditis!).

4

4.11.4 M. Basedow

Definition
- Hyperthyreose durch Stimulation durch Antikörper, die an dem TSH-Rezeptor eine positiv inotrope Wirkung hervorrufen kann, dadurch Überschuss an Schilddrüsenhormonen an den Zielorganen, häufigste Ursache einer Hyperthyreose im Kindesalter
- Mädchen 7-mal häufiger als Jungen, familiäre Häufung, Hauptmanifestationsalter ist die Pubertät
- Kann mit anderen Autoimmunerkrankungen assoziiert sein

Klinik
- Struma mit Schwirren, vermehrtes Schwitzen, Gewichtsverlust trotz sehr gutem Essverhalten, Tachykardie, Rhythmusstörungen, Durchfall, Fingertremor, Myopathie, Unruhe/Nervosität
- Endokrine Orbitopathie (Exophthalmus) und Dermopathie sind im Kindesalter selten

Diagnostik
- Labor: TSH supprimiert, fT3 und fT4 erhöht, Nachweis erhöhter Schilddrüsenantikörper (v. a. TSH-Rezeptor-AK)
- Sonographie: Diffus echoarme Schilddrüse, Durchblutung gesteigert

Therapie
- Thyreostatika → Mechanismus der Thioharnstoffderivate: Hemmung der Peroxidase →reduzierte Umwandlung von Jodid zu Jod → verminderter Einbau von Jod in die Tyrosinreste des Thyreoglobulins → verminderte Schilddrüsenhormonsynthese
- Dosierung von Thiamazol/Methimazol
  - Initial: 0,3–0,5 mg/kgKG/d (absolut: 10–30 mg/d)
  - Nach Erreichen einer Euthyreose → 0,2–0,4 mg/kgKG/d als Erhalt, zusätzlich L-Thyroxin in niedriger Dosierung, zur Vermeidung eine Hypothyreose
  - Nebenwirkungen: Agranulozytose, Leukopenie, Thrombopenie, Transaminasenerhöhung, Cholestase, Exanthem, Übelkeit, Durchfall
  - Auslassversuch nach ca. 2–(4–5) Jahren, wenn der TSH-Rezeptorantikörper normalisiert ist bzw. nicht mehr nachweisbar ist: 1/3 der Patienten bekommen sofort nach Absetzen der Therapie ein Rezidiv, 1/3 im Verlauf, 1/3 gar nicht
- Weitere Therapiemöglichkeiten:
  - Radiojodtherapie: Kinder >14 Jahre, nur wenn medikamentöse Behandlung ohne Erfolg
  - Operation: Ultima ratio bei Therapieversagen, großer Struma oder ausgeprägter Symptomatik
- DD: Schilddrüsenadenome infolge konstitutiv aktiver TSH-Rezeptormutationen (→ heiße Knoten in Sonographie und Szintigraphie)

Eine Hyperthyreose beim M. Basedow kann sich mit unspezifischen Symptomen manifestieren. Dabei darf eine gesteigerte Nervosität/Unruhe bei Kindern nicht mit Aufmerksamkeits-Defizit-Hyperaktivitäts-Störung (ADHS) verwechselt werden. Endokrine Orbitopathie und Dermopathie sind bei Kindern selten.

4.11.5 Parafollikuläre C-Zellen der Schilddrüse

Aufgabe
- Produktionsort für Calcitonin
- Calcitonin verhindert zu hohe Kalziumspiegel → mobilisiert Kalzium und Phosphat aus Knochen, hemmt Kalzium- und Phosphatreabsorption in den Nieren

4.12 Multiple Endokrine Neoplasien (MEN)

Karl Otfried Schwab

Definition
- Autosomal dominantes MEN 1: Tumoren der Nebenschilddrüsen, der Hypophyse

und des Pankreas. Vorkommen nur sehr selten im Kindes- und Jugendalter
- Autosomal dominantes MEN 2a: Medulläres Schilddrüsenkarzinom tritt in bereits sehr frühem Alter auf, daher wird eine prophylaktische Thyroidektomie im Alter von 3–5 Jahren angestrebt. Auftreten eines Phäochromozytoms und eines Hyperparathyreoidismus
- Autosomal dominates MEN 2b: Medulläres Schilddrüsenkarzinom, Auftreten eines Phäochromozytoms und einer Schleimhautfibromatose mit wulstigen Lippen und marfanoidem Habitus

■■ Ursache

- MEN 2a und 2b: Mutationen im RET-Protoonkogen auf Chromosom 10g 11.2

■■ Diagnostik

- Das medulläre Schilddrüsenkarzinom tritt in ca. 75 % sporadisch und in ca. 25 % familiär auf
- Die C-Zellen der Schilddrüse sezernieren große Mengen an Calcitonin und fast immer auch Amyloid. Daher ist Calcitonin (normal <30 pg/ml) ein guter Marker für ein C-Zellkarzinom mit Werten >100–1000 pg/ml
- Sollte die Schildrüse extrahiert sein, ist Thyreoglobulin ein guter Marker für ein erneutes Wachstum der Schilddrüse
- Homovanillinsäure und Vanillinmandelsäure im angesäuerten Harn sowie Katecholamine im Blut sind gute Marker für ein Phäochromozytom
- Parathormon für einen Hyperparathyreoidismus

Bei Nachweis eines Phäochromozytoms oder Hyperparathyreoidismus im Kindes- und Jugendalter immer differenzialdiagnostisch an eine MEN, v. a. an die MEN 2a denken!! Weiteres Auftreten des Phäochromozytoms: bei dem von-Hippel-Lindau-Syndrom, der Neurofibromatose Typ 1 (M. Recklinghausen) und beim familiären Paragangliom.

4.13 Kindergynäkologie

Natascha van der Werf-Grohmann

(► Kap. 19)

Hier werden die häufigsten Krankheitsbilder und Beratungsinhalte im Rahmen der U1–U11 und J1 bzw. J2 dargestellt:

4.13.1 U1 und U2

- Störungen der Geschlechtsentwicklung-DSD
- Klitorishypertrophie (z. B. bei AGS)
- Mukokolpos-Hymenalatresie (Scheidenausfluss vorhanden?)
- Hymenalanhängsel
- Vaginale Blutung (sog. harmlose „Abbruchblutung" maximal 1–2 Wochen nach der Geburt)
- Brustdrüsenschwellung durch mütterliche Östrogene (harmlos), Cave: Mastitis neonatorum

4.13.2 U3 bis U6

- Windeldermatitis: Raum zwischen großen und kleinen Schamlippen gründlich von Stuhl, Smegma und Cremeresten säubern, Säuberungsrichtung ist immer in Richtung Anus
- Bei Windelsoor: Antimykotika, meistens Clotrimazol oder Miconazol
- Labiensynechie: Verklebung der kleinen Schamlippen, ca. 2–5 % aller Mädchen, in der hormonellen Ruhephase vom 3. Lebensmonat bis zum 4. Lebensjahr. Cave: Harnwegsinfektionen
  Therapie: Keine übertriebene Hygiene, keine Feuchttücher verwenden, Auftragen einer Östrogencreme unter leichtem Druck, initial 2-mal/Tag, Reduktion nach Stufenplan (Erfolg 90 %)
- Prämature Thelarche: Intermittierende autonome Follikelzysten, die klassische Form verschwindet bis zum Alter von 1–2 Jahren, ohne Wachstumsbeschleunigung, Skelettalterakzeleration und Pubarche

4.13.3 U7 bis U9

- Vulvovaginitis:
  - Flüssigkeitsfilm, manchmal unangenehmer scharfer Geruch, entsteht durch Urinreste. Jucken, Schmerzen und Brennen
    Therapie: Richtige Durchführung der Hygiene
    Für das kindliche Gesäß sind normale Toilettenbrillen ungeeignet, es kommt zum „Eintauchen des Gesäßes" unter die Sitzebene. Resturin verbleibt in der Scheide. Nach dem Aufstehen kommt es zu einem Ausfluss des Resturins. Lösung → Kindereinsatz für die Toilettenbrille und Hocker für die Füße sowie Salzsitzbäder
  - Pilzinfektionen kommen aufgrund der fehlenden Östrogenisierung der Vagina selten vor, ebenfalls aufsteigende Infektionen (erst nach der Menarche)
  - **Cave**: Streptokokkeninfektion (Therapie: Penicillin über 10 Tage), Oxyureninfektion (Therapie: Albendazol), Fremdkörper, Sexuelle Gewalt
  - Hyperpigmentierung bei rezidivierenden Vulvovaginitiden
- Prämature Thelarche: Atypische Form persistiert im Alter >2 Jahre und kann in eine Pubertas präcox vera übergehen. Klinische Kontrollen erforderlich
- Lichen sclerosus:
  - Autoantikörper-vermittelte Genese der chronisch entzündlichen Dermatose
  - Symptome: Jucken, Brennen, Wundsein, Schmerzen bei Miktion und Defäkation
  - Befund: Verletzlich, Rötung, Rhagaden, Einblutungen, Pigmentstörungen. Porzellanartige Weißfärbung und sklerotische Umwandlung (Verhornung) der betroffenen Haut zu pergamentartiger Konsistenz (Atrophie)
  - Therapie: Mittel der Wahl ist die lokale Anwendung eines hochpotenten Kortisons → Clobegalen-Creme 0,05 %: Woche 1–4 Creme 1-mal/Tag, dann Reduktion Woche 5–8 alle 2 Tage, Woche 9–12 1-mal/Woche lokal dünn auftragen
- Sexualität: Masturbation, manchmal schon ab dem 8–10 Lebensmonat, Spiel mit Klitoris, Vulva und den Schamlippen. Manchmal Schmerzen durch Erregung, Aufklärung über Harmlosigkeit. Cave: Manchmal Hinweis für Mangel an Zuwendung

4.13.4 U10 und U11

- Frühnormale Pubertät → Cave: Aufgrund der körperlichen Veränderungen von der Umwelt als „älter" eingeschätzt
- Sexualitätprobleme „Transgender"
- Menstruationshygiene: Jugendlicher Weißfluss (Östrogenisierung)

4.13.5 J1 (12. bis 14. Lebensjahr)

- Störungen der Pubertätsentwicklung: ► Abschn. 4.4
- Pubertas tarda (Spätentwickler, hypophysärer Hypogonadismus)
- Ovarielle Insuffizienz (z. B. Ullrich-Turner-Syndrom, Z. n. Chemotherapie), Anti-Müller Hormon nicht nachweisbar
- Genitale Fehlbildungen bei primärer Amenorrhoe: Hymenalatresie, Scheidenseptum, Mayer-Rokitansky-Küster-Hauser-Syndrom (MRKH) mit Hypoplasie oder vollständige Aplasie der Vagina und des Uterus. Cave bei MRKH: Ausschluss weiterer Fehlbildungen
- Pseudohermaphroditismus masculinus: Gestörte oder fehlende testikuläre Testosteronsynthese oder eine Resistenz der Zielorgane gegenüber Androgenen z. B. bei kompletter Androgenresistenz (CAIS)
- Störungen der Brustentwicklung
  - Akzessorische Mammae
  - Mammaasymmetrie (Normvariante)
  - Athelie/Amastie (sehr selten)
- Zyklusstörungen (Oligomenorrhoe, Hypermenorrhoe, Dysmenorrhoe), u. a. beim

PCO-Syndrom (mit metabolischem Syndrom und Hirsutismus)
- Vaginalinfektionen: Cave Scheide noch wenig abwehrstark, daher auch größere Gefahr einer Infektion mit sexuell übertragbaren Erkrankungen (STD, Sexually Transmitted Diseases)
- Kontrazeption und HPV-Impfung (HPV, humane Papillomviren)
- Sekundäre Amenorrhoe bei Essstörungen, Hypophysentumoren (Prolaktinom), etc.

4.13.6 J2 (16. bis 17. Lebensjahr)

- Fehlende Fertilität (Ullrich-Turner-Syndrom, Kallmann-Syndrom, etc.)
- Sexuell übertragbare Erkrankungen wie Chlamydien, Herpes-simlex-Virus, Kondylomata, Trichomonaden, Gonorrhoe, Syphilis, HIV und Hepatitis B
- Notfallverhütung (EllaOne 30 mg oder Pidana 1,5 mg), Einnahme so schnell wie möglich bei EllaOne bis 120 h nach ungeschütztem Geschlechtsverkehr

Die Vulvovaginitis ist im Kindesalter der häufigste Grund einer kindergynäkologischen Abklärung. Pilzbefall und eine aufsteigende Infektion sind in der hormonellen Ruhephase sehr selten. Leitsymptom der genitalen Fehlbildungen ist die primäre Amenorrhoe. Wenn keine sichtbaren Auffälligkeiten, dann Erstdiagnose in der Pubertät.

Literatur

Kromeyer-Hauschild K, Wabitsch M, Kunze D et al (2001) Monatsschr Kinderheilkd 149:807. https://doi.org/10.1007/s001120170107

Neonatologie

Mario Rüdiger

C. Papan, L. T. Weber (Hrsg.), *Repetitorium Kinder- und Jugendmedizin*,
https://doi.org/10.1007/978-3-662-56790-6_5

5.1 Atemnotsyndrom (ANS)

- Synonym: Surfactantmangelsyndrom, Respiratory Distress Syndrom (RDS), früher hyaline Membranenerkrankung

Definition

- Akute respiratorische Erkrankung bei zu früh Geborenen
- Verursacht durch einen Mangel an oberflächenaktivem Surfactant in den Alveolen
- Schwere und Wahrscheinlichkeit des Auftretens steigt mit abnehmendem Gestationsalter

Klinik

- Zeichen der respiratorischen Insuffizienz sind in Abhängigkeit von der Schwere des ANS unterschiedlich stark ausgeprägt
- Typische Kombination von Tachypnoe, Dyspnoe mit Einziehungen (inter- und subkostal, jugulär, sternal), Nasenflügeln, exspiratorisches Stöhnen („Knorksen"), Zyanose
- Einsetzen unmittelbar nach der Geburt, ohne Behandlung deutliche Zunahme der Symptomatik im weiteren Verlauf

Diagnostik

- Anamnese: zu frühe Geburt, Fehlen einer pränatalen Lungenreifeinduktion, Diabetes in der Schwangerschaft
- O_2-Sättigung: bei Vorliegen eines ANS kommt es meistens zu einem Anstieg der O_2-Sättigung unter O_2-Supplementation (Hyperoxie-Test zur Abgrenzung eines kongenitalen Vitium cordis)
- Blutgasanalyse: Hyperkapnie, respiratorische Azidose
- Röntgen-Thorax: Einteilung des ANS nach Gideon
  - Grad I: leichtes retikuläres Muster
  - Grad II: generelle Eintrübung der Lunge, Aerobronchogramm über die Herzkontur hinausreichend
  - Grad III: partiell fehlende Abgrenzung der Zwerchfell- bzw. Herzgrenze
  - Grad IV: komplett weiße Lunge, keine Abgrenzung der Zwerchfell- und Herzsilhouette

Therapie

- Surfactantapplikation (100–200 mg/kgKG intratracheal) als ursächliche Therapie
- Symptomatische Unterstützung der Atmung mit CPAP bzw. konventioneller Beatmung
- Zusätzlich bei Bedarf Supplementation von Sauerstoff in Abhängigkeit von der Sättigung

5.2 Transitorische Tachypnoe

Definition

- Temporäre Störung der Atmung unmittelbar nach der Geburt
- Verursacht durch eine beeinträchtigte Resorption der (pränatal physiologischen) intraalveolären Flüssigkeit als Zeichen einer beeinträchtigten perinatalen Adaptation

Klinik

- Zeichen der Atemstörung sind unterschiedlich stark ausgeprägt aber deutlich milder als bei einem Atemnotsyndrom
- Kombiniertes bzw. einzelnes Auftreten von Tachypnoe, Dyspnoe mit Einziehungen (inter- und subkostal, jugulär, sternal), Nasenflügeln, exspiratorischem Stöhnen („Knorksen"), Zyanose
- Einsetzen nach der Geburt (unmittelbar bzw. in der ersten Lebensstunde), im Verlauf meistens eher eine Besserung
- Zunahme der Symptomatik bei niedriger Körpertemperatur des Kindes (vermehrter O_2-Bedarf zur Aufrechterhaltung der Körpertemperatur)

Diagnostik

- Anamnese (schnelle Geburt, Schwangerschaftsalter häufig zwischen 34 und 38 Wochen, mütterlicher Diabetes während

der Schwangerschaft, Geburt per primärer Sectio cesarea bzw. bei fehlender Wehentätigkeit)
- Messung der Körpertemperatur (Hypothermie als typische Ursache für die Verstärkung der Symptomatik)
- Weiterführende Diagnostik ist nur zur Abklärung anderer Ursachen der respiratorischen Insuffizienz erforderlich (Hyperoxie-Test bei V. a. auf Vitium cordis, Röntgen-Thorax zum Ausschluss Atemnotsyndrom, Infektionsdiagnostik zum Ausschluss einer konnatalen Pneumonie)

▪▪ Therapie
- Symptomatische Therapie mit Atemunterstützung mittels CPAP und bei Bedarf – aber eher selten erforderlich – O_2-Supplementation
- Deutliche Besserung der Symptome innerhalb weniger Stunden (maximal 1–2 Tage)

5.3 Konnatale Pneumonie

▪▪ Definition
- Respiratorische Erkrankung die sich nach der Geburt manifestiert und ihren Ursprung in einer Infektion hat
- Die konnatale Pneumonie führt zu einer Inhibition des pulmonalen Surfactantsystems (d. h. die Surfactantmenge ist ausreichend, allerdings ist die Funktion gestört) mit der daraus resultierenden Symptomatik

▪▪ Klinik
- Zeichen der respiratorischen Insuffizienz sind in Abhängigkeit von der Schwere der Pneumonie unterschiedlich stark ausgeprägt
- Kombiniertes oder einzelnes Auftreten von Tachypnoe, Dyspnoe mit Einziehungen (inter- und subkostal, jugulär, sternal), Nasenflügeln, exspiratorischem Stöhnen („Knorksen"), Zyanose
- Anfänglich eher wie transitorische Tachypnoe (▶ Abschn. 5.2) imponierend, aber mit fehlender Tendenz zur Besserung
- Unmittelbar nach der Geburt zunächst nur minimale respiratorische Symptomatik, innerhalb des ersten Lebenstages progrediente Verschlechterung der klinischen Situation, häufig dann auch mit Beeinträchtigung der kardiovaskulären Situation

▪▪ Diagnostik
- Anamnese (vorzeitiger Blasensprung der Mutter, positive Anamnese für Gruppe-B-Streptokokken)
- Infektionsparameter (CrP, Il-6, Il-8, Leukozyten, Thrombozyten)
- Pulsoxymetrie
- Evtl. Blutgasanalyse zur Abschätzung der Schwere der respiratorischen Beeinträchtigung
- Evtl. Röntgen-Thorax (fleckige Verschattungen)
- Evtl. weiterführende Diagnostik zur Abschätzung der kardiovaskulären Beeinträchtigung

▪▪ Therapie
- Antibiotische Behandlung als ursächliche Therapie
- Symptomatische Unterstützung der Atmung mit CPAP bzw. konventioneller Beatmung
- Symptomatisch Supplementation von Sauerstoff in Abhängigkeit von der Sauerstoffsättigung

5.4 Vitium cordis

▪▪ Definition
- Angeborener Herzfehler der sich, bedingt durch die physiologische Umstellung der fetalen Zirkulation, nach der Geburt klinisch manifestiert
- Von klinischer Relevanz ist die Unterscheidung der Herzfehler bezüglich Notwendigkeit eines duktalen Blutflusses

Klinik

- Eine generalisierte Zyanose (bzw. isolierte Zyanose der unteren Körperhälfte) kombiniert mit Zeichen der respiratorischen Insuffizienz kann in Abhängigkeit von dem jeweiligen Herzfehler unmittelbar nach der Geburt oder im weiteren Verlauf auffallen
- Häufig erinnert die Symptomatik unmittelbar postnatal an eine respiratorische Erkrankung, bei einem fehlenden Ansprechen auf O_2-Supplementation (Hyperoxie-Test) ist immer an eine Vitium cordis zu denken
- Duktusabhängige Vitien manifestieren sich häufig erst einige Tage nach der Geburt, dann aber sehr plötzlich; die Symptomatik erinnert eher an einen septischen Schock oder an einen Stoffwechseldefekt
- Duktusunabhängige Vitien manifestieren sich im Rahmen der Vorsorgeuntersuchungen mit einem Herzgeräusch, im Rahmen des Pulsoxymetriescreenings mit niedrigen Sättigungswerten oder erst im Säuglingsalter mit Zeichen einer progredienten Herzinsuffizienz

Diagnostik

- Anamnese: Hinweise in der pränatalen Diagnostik, eine unauffällige Feindiagnostik schließt das Vorliegen eines Herzfehler aber nicht unbedingt aus
- Auskultation: Vorliegen eines Herzgeräuschs ist mit einer niedrigen Sensitivität und Spezifität verbunden, sollte aber immer zu einer klinischen Verlaufskontrolle führen und Persistenz auch Anlass für weiterführende Diagnostik sein
- Messung der O_2-Sättigung an oberen und unteren Extremität: bei persistierendem Ductus arteriosus Botalli (PDA) mit Rechts-links-Shunt finden sich an der unteren Extremität niedrigere Sättigungen
- Messung Blutdruck an obere und untere Extremität: Bei Vorliegen einer Aortenisthmusstenose kann es zu niedrigen postduktalen Blutdrücken kommen
- Echokardiographie
- Hyperoxie-Test: Erhöhung der O_2-Zufuhr führt nicht zum adäquaten Anstieg der O_2-Sättigung
- Blutgasanalyse zur Abschätzung der Schwere der metabolischen Azidose
- Ausschluss anderer Ursachen: Infektionsparameter, evtl. Röntgen-Thorax

Therapie

- Verdacht auf Vorliegen eines ductusabhängigen Vitium cordis: Beginn mit Prostaglandininfusion und Verlegung in eine Einrichtung mit entsprechenden Interventionsmöglichkeiten
- Rashkind-Ballonatrioseptostomie zur Gewährleistung eines Shunts auf Vorhofebene
- Operative Korrektur
- Symptomatische Unterstützung der Atmung mit CPAP bzw. konventioneller Beatmung
- Supplementation von Sauerstoff eher zurückhaltend, da Sauerstoff den Verschluss des PDA stimuliert und zu einer pulmonalen Hyperperfusion führen kann

5.5 Mekoniumaspirationsssyndrom (MAS)

Definition

- Schwere respiratorische Erkrankung nach Aspiration von mekoniumhaltigen Fruchtwasser
- Zu unterscheiden ist die einfache (symptomlose) Aspiration von Mekonium von der deutlich schwereren Erkrankung des Mekoniumaspirationssyndroms
- Der vorzeitige Mekoniumabgang wird durch einen absoluten (akutes Ereignis unter der Geburt) oder einen relativen (fetoplazentares Missverhältnis) O_2-Mangel bedingt
- Aspiration von Mekonium führt zu einer Verlegung der Alveolen mit konsekutiver Beeinträchtigung des pulmonalen Gasaustauschs

- Die beeinträchtigte Ventilation führt in der weiteren Folge (Euler-Liljestrand-Mechanismus) zu einer Beeinträchtigung der pulmonalen Perfusion (persistierende pulmonale Hypertension des Neugeborenen, PPHN)

Klinik
- Dickgrünes (erbsbreiartiges) Fruchtwasser, mekoniumverschmierte Haut, klinische Zeichen einer Übertragung
- Zeichen einer schwersten respiratorischen Insuffizienz
- Typische Kombination von Tachypnoe, Dyspnoe mit Einziehungen (inter- und subkostal, jugulär, sternal), Nasenflügeln, exspiratorisches Stöhnen („Knorksen"), schwere Zyanose
- Einsetzen der respiratorischen Symptomatik unmittelbar nach der Geburt
- Mekoniumhaltiges Fruchtwasser im Rachen

Diagnostik
- Anamnese: Schwangerschaftsdauer >40 Wochen, Vorfall unter der Geburt, der zum kindlichen O_2-Mangel führt
- Blutgasanalyse: Schwere kombinierte respiratorische und metabolische Azidose
- O_2-Sättigung
- Röntgen-Thorax (typisches Verschattungsmuster)

Therapie
- Absaugen des Oropharynx wird nur noch bei avitalem Kind empfohlen
- Frühzeitige Atemunterstützung, häufig mit Intubation und Beatmung
- Intratracheales Absaugen nach erfolgter Intubation
- O_2-Gabe mit höheren Sättigungszielwerten zur Reduktion des pulmonalen Widerstands
- Prophylaktische antibiotische Therapie bei fehlendem Hinweis auf eine Infektion nicht indiziert
- Bei schwerster respiratorischer Insuffizienz kann die Surfactantgabe bzw. eine Lavage mit Surfactant-NaCl-Mischung erfolgreich sein
- Bei schwerer PPHN → Inhalation mit NO

5.6 Perinatale Asphyxie

Definition
- Aus dem griechischen übersetzt: Pulslosigkeit
- O_2-Mangel unter der Geburt
- Als ursächlich für den O_2-Mangel sind die reine Hypoxie (bei erhaltener Perfusion) von der Ischämie zu unterscheiden, wobei letztere deutlich gefährlicher ist

Klinik
- Die Auswirkungen der Asphyxie sind von der Tiefe und Dauer des O_2-Mangels sowie den betroffenen Organsystemen abhängig
- Ein O_2-Mangel unter der Geburt führt häufig zum Abgang von Mekonium (▶ Abschn. 5.5)
- Führt ein langandauernder bzw. besonders schwerer O_2-Mangel unter der Geburt zu einer Schädigung des Gehirns, so manifestieren sich die Neugeborenen mit dem klinischen Bild einer hypoxisch-ischämischen Enzephalopathie (HIE)
- Auch andere Organsysteme können betroffen sein, diese Schädigung manifestiert sich dann z. B. als Niereninsuffzienz (Oligo- oder Anurie), Leberzellschädigung mit derangierter Gerinnung, oder Darmischämie

Diagnostik
- Die Definition für eine perinatale Asphyxie unterscheidet sich im Detail, setzt aber immer folgende Trias voraus: perinatales Ereignis (positive Anamnese), laborchemische Hinweise für einen O_2-Mangel und klinischen Symptome einer gestörten perinatalen Anpassung

- Anamnese: Hinweise während der Geburt für einen O_2-Mangel wie z. B. vorzeitige Plazentalösung etc.
- Laborchemische Hinweise: Nabelarterien-pH <7,1, Basendefizit >16 mmol/l
- Klinik: Apgar mit 5 Minuten <5, Interventions-/Reanimationsbedarf
- Um die Auswirkungen der Asphyxie bestimmen zu können, sind weiterführende Untersuchungen zum Vorliegen einer hypoxisch-ischämischen Enzephalopathie (► Abschn. 5.7), Nieren- bzw. Leberschädigung erforderlich

■■ Therapie

- Die mit der Asphyxie einhergehende Störung der postnatalen Adaptation kann eine entsprechende Intervention erforderlich machen
- Ein Therapiebedarf der Asphyxie besteht lediglich, wenn der O_2-Mangel zu einer Schädigung eines oder mehrerer Organsysteme – häufig des Gehirns (► Abschn. 5.7) – geführt hat
- Die Asphyxie geht mit einem erhöhten Risiko von Hypoglykämien während der ersten Lebensstunden einher, sodass eine ausreichende Nahrungszufuhr sichergestellt und Hypoglykämien vermieden werden sollten (regelmäßige Messung des Blutzuckers)

5.7 Hypoxisch-ischämische Enzephalopathie (HIE)

■■ Definition

- Schädigung des Gehirns durch einen O_2-Mangel
- Häufigste Ursache ist eine perinatale Asphyxie, es sind jedoch auch chronische Hypoxien im Verlaufe der Schwangerschaft oder akute hypoxische Ereignisse im weiteren Verlauf als Ursache möglich

■■ Klinik

- Voraussetzung für die Definition einer perinatal erworbenen HIE ist das Vorliegen einer Asphyxie mit der in ► Abschn. 5.6 beschriebenen Trias aus auffälliger Anamnese, laborchemischen Hinweisen für einen O_2-Mangel (metabolische Azidose) und gestörter perinataler Adaptation
- Bei jedem Neugeborenen mit einer perinatalen Asphyxie ist zeitnah der neurologische Status zu evaluieren
- Typische neurologische Symptome sind Lethargie, Muskelhypo- bzw. -hypertonie, reduzierte Reflextätigkeit
- Postnatale Krampfanfälle (differenzialdiagnostisch ist an das Vorliegen eines Hirninfarkts oder einer Sinusvenenthrombose zu denken)

■■ Diagnostik

- Bei Verdacht auf eine perinatal erworbene HIE ist so schnell wie möglich eine neurologische Untersuchung nach Sarnat oder Thompson durchzuführen und die Schwere der HIE zu quantifizieren
- Ergänzend sollte eine Untersuchung mittels amplitudenintegriertem EEG erfolgen
- Zur Abschätzung der Schwere der Asphyxie wurden in der Vergangenheit verschiedene Serumparameter diskutiert, bisher ist jedoch noch keiner in die klinische Routine überführt worden, da keiner eine zuverlässige prognostische Aussage ermöglicht
- Nach Beendigung der Hypothermiebehandlung sollte zur Abschätzung der Prognose eine zerebrale MRT-Untersuchung erfolgen

■■ Therapie

- Bei Vorliegen einer perinatal erworbenen moderaten oder schweren HIE sollte unmittelbar nach Diagnosestellung die Hypothermiebehandlung einsetzen
- Nachgewiesen ist die Wirksamkeit der selektiven Kopf- (34–35 °C) bzw. Ganzkörperkühlung (33–34 °C) für 72 Stunden
- Längere Kühlung oder mit niedrigeren Temperaturen sind nicht effektiver

- Mit einer adäquate Glukosezufuhr ist die Normoglykämie sicherzustellen (sowohl Hypo- als auch Hyperglykämie sind mit einem deutlich schlechteren Outcome assoziiert)
- Die prophylaktische Gabe von Theophyllin (8 mg/kg i.v.) reduziert die Wahrscheinlichkeit einer Oligurie
- Bestandteile einer supportiven Therapie unter Hypothermiebehandlung können sein: Beatmung, Analgosedierung, adäquate Behandlung von Krampfanfällen, Blutdruckunterstützung

5.8 Ikterus neonatorum

Definition

- Physiologische postnatale Erhöhung des Serumbilirubin
- Zu unterscheiden von der physiologischen Hyperbilirubinämie sind die vorzeitige (Ikterus präcox), verlängerte (Ikterus prolongatus) oder besonders starke (Ikterus gravis) Hyperbilirubinämie
- Ursächlich für den physiologischen Ikterus sind der postnatale Abbau fetaler Erythrozyten und die physiologische Unreife der Glucoronyltransferase
- Glucoronidierung des beim Hämoglobinabbau anfallenden freien (unkonjugiertes, indirektes) Bilirubin in das konjugierte (direkte) Bilirubin, welches dann über das biliäre System ausgeschieden wird
- Im Darm kann das konjugierte Bilirubin wieder dekonjugiert und dann wieder aufgenommen werden (enterohepatischer Kreislauf)

Klinik

- Gelbfärbung der Haut, beginnend in den Skleren und am Kopf mit zunehmender zephalokaudaler Ausdehnung
- Ein Sklerenikterus findet sich ab Werten von ca. 80–120 µmol/l (5–7 mg/dl)
- Der Ikterus manifestiert sich üblicherweise ab dem zweiten Lebenstag, die maximalen Bilirubinwerte werden zwischen 3. und 5. Lebenstag gemessen, Normalisierung meistens bis 10. Lebenstag (bei „Muttermilchikterus“ aber länger erhöhte Werte möglich)
- Bei Werten über 200 mg/dl kann es zu einer vermehrten Müdigkeit kommen mit daraus resultierendem Circulus vitiosus aus Müdigkeit → Trinkschwäche → geringe gastrointestinale Aktivität → geringe Mekoniumsausscheidung → fehlender Abfall des Bilirubin

Diagnostik

- Anamnese
- Tägliche Inspektion des Kindes in der ersten Lebenswoche (Hautfarbe, Müdigkeit, Trinkverhalten, Verlauf des Körpergewichts)
- Transkutane Bestimmung von Bilirubin
- Bei Bedarf Kontrolle des Serumbilirubin
- Differenzialdiagnostische Maßnahmen bei Bedarf (Ausschluss von Ikterus gravis, prolongatus etc.)

Therapie

- Sicherstellung ausreichender Stillmengen
- Bei Erreichen entsprechender Grenzwerte (in Abhängigkeit von postnatalem und Gestationsalter): Phototherapie

5.9 Pathologische Hyperbilirubinämie

Definition

- Pathologische postnatale Erhöhung des Serumbilirubin, die im Vergleich zum physiologischen Ikterus neonatorum zu früh (Ikterus präcox), stärker (Ikterus gravis) oder länger (Ikterus prolongatus) ist
- Ursächlich sind Erkrankungen, die zu einem übermäßigen Zerfall der Erythrozyten (Hämolyse) führen, dabei sind immunologische Ursachen (z. B. ABO- oder Rh-Inkompatibiliät) zu unterscheiden von z. B. einem Mangel an Glucose-6 Phosphatdehydrogenase (G6PD) oder

Pyruvatkinase oder Erythrozytenauffälligkeiten (heriditäre Sphärozytose)
- Weitere Ursachen können sein: größere Hämatome, Muttermilchernährung, Polyzytämie, Frühgeburtlichkeit oder seltene Syndrome wie z. B. Criglar-Najjar, Gilbert-Meulengracht oder Dubin-Johnson-Rotor
- Vergesellschaftet mit anderen Grunderkrankungen: z. B. Hypothyroidismus, Trisomie, Infektionen, prolongierte parenterale Ernährung
- Bei Erhöhung des enterohepatischen Kreislaufs: z. B. Stenosen, Atresie, Mekoniumpfropf, Mukoviszidose
- Lebererkrankungen: Hepatitis, Gallengangsatresie
- Kommt es bereits vorgeburtlich zur Hämolyse, so präsentiert sich das Neugeborene mit einem Hydrops fetalis

▪▪ Klinik
- Deutliche und progrediente Gelbfärbung der Haut
- Schneller Anstieg des Bilirubinwerts
- Müdigkeit, Trinkschwäche
- Gefahr eines Kernikterus mit Krampfanfällen, Stupor, Muskelhypotonie
- Stuhlfarbe (**Cave**: acholische Stühle)

▪▪ Diagnostik
- Anamnese (vorangehende Schwangerschaften mit Ikterus gravis, Rh-Konstellation Blutgruppeninkompatibilitäten)
- Bestimmung Serumbilirubin (direktes, indirektes Bilirubin)
- Verlaufskontrolle von Hämoglobin oder Hämatokrit – **Cave**: die Hämolyse geht mit einer schweren (Spät) anämie einher – und Retikulozyten
- Differenzialdiagnostische Untersuchungen (u. a. Coombs-Test, Schilddrüsenhormone, G6PD, Galaktosämie)

▪▪ Therapie
- Phototherapie frühzeitig einsetzend und intensiviert
- Bei Erreichen der altersentsprechenden Grenzwerte: Austauschtransfusion
- Bei schwerer Anämie im Verlauf u. U. Transfusion
- Die früher praktizierte Gabe von Immunglobulinen oder Phenobarbital (Enzyminduktion) hat sich in klinischen Studien als nicht wirksam erwiesen

5.10 Hydrops fetalis

▪▪ Definition
- Erkrankung des Feten die zu einer deutlichen Wassereinlagerung in der Haut und serösen Höhlen (Pleura, Perikard, Peritoneum) führt
- Ursächlich ist fast immer ein zu geringer onkotischer Druck im vaskulären System (häufig durch eine Hämolyse)
- Zu unterscheiden sind ein immunologischer (Blutgruppeninkompatibilität) von einem nichtimmunologischen Hydrops fetalis (fetale Anämie anderer Ursachen, chromosomale Erkrankungen, Infektionen – häufig Parvo B19 –, Twin-Twin-Transfusion, kardiale Insuffizienz, Störungen des Lymphsystems), in ca. 15 % der Fälle bleibt die Ursache unbekannt

▪▪ Klinik
- Bereits im pränatalen Ultraschall finden sich Hinweise auf deutliche Wassereinlagerungen in der Haut, zusätzlich finden sich häufig ein Pleura- oder Perikarderguss und Aszites
- Postnatal sind die ausgeprägten Ödeme führend
- Die Kinder manifestieren sich postnatal mit einer sehr ausgeprägten respiratorischen Insuffizienz. Der ödematöse Thoraxpanzer führt zur Notwendigkeit hoher Beatmungsdrücke um ausreichende Tidalvolumina zu erzeugen; bestehen die Pleuraergüsse für längere Zeit, so findet sich häufig eine Lungenhypoplasie

- Die Hämolyse führt zu einer ausgeprägten Anämie, die jedoch nicht mit einer Hypovolämie einhergeht
- Sowohl der Perikarderguss als auch die Volumenüberladung oder eine zugrundliegende Erkrankung können zu einer Herzinsuffizienz führen

▪▪ Diagnostik

- Die pränatale Ultraschalldiagnostik ist in den meisten Fällen wegweisend und gibt bereits einen Anhalt bezüglich Genese des Hydrops
- Postnatal ist eine notfallmäßige Ultraschalluntersuchungen erforderlich zur Abschätzung der Schwere der Ergüsse und Erkennen eines Punktionsbedarfe
- Notfallmäßige Bestimmung des Hämatokrit/Hämoglobins zur Abschätzung eines Transfusionsbedarfs
- Im weiteren Verlauf ist entsprechend Diagnostik notwendig zum Erkennen der Ursachen der Erkrankung (Serologie etc.)
- Im Verlauf sind entsprechende Kontrollen des Serumbilirubin und Hämoglobin erforderlich, da die Hämolyse auch postnatal weiterläuft

▪▪ Therapie

- Besteht vorgeburtlich der Verdacht auf einen Hydrops fetalis, so hat die Geburt unbedingt in einem entsprechend ausgestatteten Zentrum zu erfolgen
- Die neonatologische Erstversorgung sollte mit mindestens zwei Ärzten und einer Pflegekraft erfolgen
- Sofortige Intubation zur Sicherung der Respiration
- Drainage von Pleura- bzw. Perikarderguss und Aszites
- Legen zentraler Zugänge (Nabelkatheter)
- Evtl. Austauschtransfusion (**Cave**: bei Anämie keine reine Erythrozytentransfusion da Gefahr der Volumenüberlastung!)
- Frühzeitiger Beginn der Phototherapie

5.11 Chronische Lungenerkrankung des Frühgeborenen (Bronchopulmonale Dysplasie, BPD)

▪▪ Definition

- Chronische Schädigung der unreifen Lunge durch relative Hyperoxie (im Vergleich zur intrauterinen Situation), Inflammation, Volu- bzw. Atelektotrauma
- In der Konsequenz der Schädigung der unreifen Lunge kommt es zu einem Arrest der Alveolarisierung (neue BPD) oder/und zu einem fibrotischen Umbau der Lunge
- Die betroffenen Kinder haben ein deutlich erhöhtes Risiko eines verlängerten initialen Krankenhausaufenthalts und im Kleinkindalter mit respiratorischen Infekten stationär behandelt werden zu müssen
- im Erwachsenenalter prädisponieren die morphologischen Veränderungen zur Ausbildung einer COPD
- Mit dem Umbau der alveolären Strukturen geht zudem eine Rarefizierung der Gefäßstruktur einher, die zu einer pulmonalen Hypertension mit Rechtsherzbelastung führen kann

▪▪ Klinik

- Führende Symptome sind die persistierende Dyspnoe und die Notwendigkeit der O_2-Supplementation bei extrem unreifen Frühgeborenen
- Aus der Dyspnoe und verstärkten Atemarbeit resultiert häufig eine mangelnde Gewichtszunahme
- Bei schweren Formen der BPD mit assoziierter pulmonaler Hypertension finden sich Hinweise für eine Rechtsherzbelastung mit vergrößerter Leber

▪▪ Diagnostik

- Eine BPD liegt bei einem Frühgeborenen (<32 SSW) vor, wenn es mehr als 28 Tage einer O_2-Supplementation bedarf (d. h.

pro Tag mehr als 12 Stunden einen FiO_2 > 0,21)

- Der Schweregrad der BPD wird im korrigierten Alter von 36 Schwangerschaftswochen nochmals unterteilt in eine milde (kein zusätzlicher O_2-Bedarf), eine moderate (FiO_2 >0,21 aber <0,30) oder schwere BPD (FiO_2 >0,3 oder Atemunterstützung)
- Der „O_2-Bedarf" mit Erreichen von 36 Schwangerschaftswochen ist durch einen Auslassversuch zu testen: welche Menge an zusätzlichem Sauerstoff ist notwendig, eine O_2-Sättigung von über 90 % zu erreichen
- In der Vergangenheit wurde ein Röntgenbild für die Diagnosestellung der BPD herangezogen, das ist bei der aktuell gültigen Definition nicht erforderlich

▪▪ Therapie

- Für die BPD ist keine ursächliche Therapie verfügbar, vielmehr sollten alle Behandlungsmaßnahmen der extrem unreifen Frühgeborenen darauf ausgerichtet werden, eine BPD zu vermeiden
- Zur Prävention einer BPD sollten folgende schädigende Faktoren vermieden werden: Beatmung, hohe O_2-Konzentrationen, intrauterine Infektionen, Volumenüberladung während der ersten Lebenstage
- Die Applikation von Steroiden (systemisch oder inhalativ) führt zur Reduktion der BPD-Häufigkeit, geht jedoch mit einem erhöhten Risiko des Versterbens bzw. neurologischer Langzeitschäden einher
- Bei Vorliegen einer BPD sollte auf eine ausreichende Kalorienzufuhr geachtet werden; die vermehrte Atemarbeit bedingt einen deutlich erhöhten Energieverbrauch
- Die Gabe von Diuretika stellt die am häufigsten eingesetzte Therapieform dar, allerdings ist deren Wirksamkeit nie in klinischen Studie bewiesen worden
- Die Gabe von Diuretika führt zu einer akuten Verbesserung der pulmonalen Funktion
- Therapieansätze mit mesenchymalen Stromazellen (MSC) scheinen vielversprechend zu sein, allerdings sind diese noch nicht Bestandteil der klinischen Routine

5.12 Nekrotisierende Enterokolitis (NEC)

▪▪ Definition

- Schädigung des Darms bei extrem unreifen Frühgeborenen
- Verschiedene Ursachen werden neben der extremen Unreife diskutiert; wahrscheinlich spielen neben einer lokalen Inflammation eine Infektion und eine Durchblutungsstörung eine wichtige Rolle

▪▪ Klinik

- Die Erkrankung manifestiert sich (unabhängig vom postnatalen Alter) häufig zwischen 28 und 30 Schwangerschaftswochen
- Führende Symptome sind ein distendiertes Abdomen, mit deutlicher Abwehrspannung, Druckschmerz, dilatierte Darmschlingen, Nahrungsunverträglichkeit
- Blutige Stühle, galliges Erbrechen
- Im weiteren Verlauf kann es zu einer Perforation des Darms mit freier Luft in der Bauchhöhle und Peritonitis kommen

▪▪ Diagnostik

- Entsprechend der modifizierten Bell-Klassifikation werden folgende Stadien unterschieden:
  - NEC I (Verdachtsdiagnose) bei Temperaturinstabilität, Apnoen, Bradykardien mit zusätzlichem Erbrechen, Magenresten und abdomineller Distension (Ia) bzw. mit zusätzlich blutigen Stühlen (Ib)
  - NEC II (definitive NEC) mit zusätzlicher Pneumatosis intestinalis (IIa) bzw. portalvenösem Gas und metabolischer Azidose (IIb)
  - NEC III (fortgeschrittene NEC) mit zusätzlichen kardiovaskulären Zeichen einer Sepsis, generalisierter Peritonitis und Aszites (IIIa) und Pneumoperitoneum (IIIb)

- Bei klinischem Verdacht auf eine NEC ist eine Röntgenaufnahme des Abdomens erforderlich (intramurale Lufteinschlüsse, dilatierte Darmschlingen, Luft im Portalkreislauf, freie Luft im Abdomen)
- Ultraschalldiagnostik (Luft im Portalsystem, Aszites)
- Laborchemische Untersuchung (Gerinnungsstörung, Infektionszeichen, Thrombozytopenie, Anämie, Azidose)

Therapie

- Therapeutische Möglichkeiten sind begrenzt, daher steht die Prävention im Mittelpunkt: pränatale „Lungenreifeinduktion", konsequente Fütterung mit Muttermilch (bei Fehlen u. U. auch Spenderinnenmilch), Gabe von Probiotika, Vermeidung von Hypoxien, die prophylaktische Gabe von Koffein, standardisiertes Nahrungsprotokoll
- Voraussetzung für eine adäquate Therapie ist das rechtzeitige Erkennen einer NEC
- Im Mittelpunkt der konservativen Therapie steht die Nahrungskarenz und die antibiotische Behandlung, sollte insbesondere wirksam gegen Anaerobier sein
- Bei Versagen der konservativen Therapie sind chirurgische Interventionen erforderlich, dabei stehen eine Entfernung nekrotischer Darmanteile und Ruhigstellung des geschädigten Darms im Mittelpunkt, häufig wird die Anlage eines Anus praeter erforderlich
- Probleme im weiteren Verlauf sind insbesondere der Bridenilleus und das Kurzdarmsyndrom

5.13 Retinopathia prematuorum (ROP)

Definition

- Störung der Vaskularisation der unreifen Netzhaut
- Ursächlich ist die Exposition gegenüber (im Vergleich zur intrauterinen Situation) unphysiologisch hohen bzw. stark schwankenden O_2-Konzentrationen, die zunächst zu einem Arrest der Vaskularisation führen, im weiteren Verlauf führt die lokale Gewebehypoxie zu einer überschießenden Vaskularisation

Klinik

- Klinisch fallen diese Kinder zunächst nicht auf, es sind daher routinemäßige Untersuchungen des Augenhintergrunds erforderlich

Diagnostik

- Ab Vollendung der 32. SSW erfolgt die Untersuchung des Augenhintergrunds bis zur vollständigen Vaskularisation
- Die strukturierte Beschreibung des Augenhintergrunds entsprechend der International Classification of Retinopathy of Prematurity beinhaltet sowohl eine Aussage zu bereits vaskularisierten Zonen der Netzhaut als auch eine Beschreibung der Form der Vaskularisation und der Regionen, die von einer Störung der Vaskularisation betroffen sind

Therapie

- Für die ROP ist keine kausale Therapie möglich, daher steht die Prävention im Mittelpunkt: Vermeidung von starken Sättigungsschwankungen bzw. Hyperoxien; niedrige Sättigungswerte verhindern das Auftreten einer ROP; gehen jedoch mit einem deutlich erhöhten Risiko des Versterbens einher
- Bei Vorliegen einer ROP bieten sich die Lasertherapie oder aber die Therapie mit VEGF-Antikörpern an:
  - Langzeiterfahrungen mit der Lasertherapie sind sehr gut
  - Daten aus klinischen Studien zur anti-VEGF-Therapie sind vielversprechend, allerdings kann bisher nicht sicher ausgeschlossen werden, dass es zu systemischen Nebenwirkungen kommt. Die Ergebnisse langfristiger Untersuchungen werfen noch zahlreiche Fragen auf, daher ist die Behand-

lung mittels anti-VEGF bisher noch keine Routinetherapie

5.14 Intraventrikuläre Hirnblutung (IVH)

Definition

- Schädigung des unreifen Gehirns durch eine Blutung im Bereich der Seitenventrikel
- Mit zunehmendem Gestationsalter und postnatalem Alter sinkt das Risiko einer IVH

Klinik

- Häufig ein plötzliches Ereignis mit akuter Zustandsverschlechterung des Kindes
- Evtl. Krampfanfälle, plötzliche Anämie

Diagnostik

- Bei extrem unreifen Frühgeborenen sind routinemäßige Ultraschalluntersuchungen des Schädels zu empfehlen (z. B. 1., 2., 3. und 7. Lebenstag)
- In der Sonographie Unterteilung nach Deeg in:
  - Grad I: subependymale Blutung
  - Grad II leichte bis mäßige Ventrikeleinbruchblutung <50 % Ventrikellumen
  - Grad III: schwere Ventrikeleinbruchblutung >50 % Lumen
  - Hämorrhagische Infarzierung des Hirnparenchym (**Cave**: ältere Unterteilung nach Papile unterscheidet Grad I–IV, wobei Grad IV Parenchymblutung mit beinhaltet)
- Blutbildkontrolle zur Abschätzung der Schwere der resultierenden Anämie
- Im Verlauf bei Vorliegen einer IVH Kontrolle, ob es zur Entwicklung eines posthämorrhagischen Hydrozephalus kommt
- In Abhängigkeit von der Schwere der IVH im Verlauf evtl. EEG oder Bildgebung mittels MRT

Therapie

- Derzeit ist keine kausale Therapie verfügbar, daher steht die Prävention im Mittelpunkt: Vermeidung der zu frühen Geburt, Vermeidung einer Infektion bzw. von starken Blutdruckschwankungen
- Bei Auftreten eines posthämorrhagischen Hydrozephalus: Anlage eines intraventrikulären Shunts
- Als neue Therapieansätze werden die intraventrikuläre Lavage oder die Applikation von MSC diskutiert, bisher sind beide Interventionen noch experimentell

5.15 Neonataler Schlaganfall

Definition

- Schädigung des neonatalen Gehirns durch Verschluss arterieller Gefäße oder Blutungen, meist als Folge einer Sinusthrombose
- Der Gefäßverschluss kann bereits vorgeburtlich auftreten und sich dann postnatal manifestieren

Klinik

- Krampfanfälle in den ersten Lebenstagen sind immer für das Vorliegen eines neonatalen Schlaganfalls verdächtig
- Diagnostik
- Klinische Untersuchung des Kindes
- Bildgebung mittels Ultraschall kann hinweisend sein, MRT ist aber notwendig für die finale Diagnosestellung
- EEG
- Labor (Thrombozyten, Gerinnung)

Therapie

- Derzeit ist keine kausale Therapie verfügbar, eine antikoagulative Therapie ist in Abhängigkeit von der Art und dem Alter der Thrombose oft erforderlich
- Symptomatische Therapie der Krampfanfälle

5.16 Bauchwanddefekte

Definition
- Gastroschisis: rechts des Nabels gelegener kleiner Defekt der Bauchwand über den Teile des Intestinum eventriert sind
- Omphalozele: durch ausbleibenden Verschluss der umbilikalen Bruchpforte entsteht ein zentraler, relativ großer Defekt der Bauchwand wobei das eventrierte Eingeweide von Wharton-Sulze umgeben ist

Klinik
- Häufig bereits pränatal diagnostiziert
- Unmittelbar nach der Geburt Blickdiagnose

Diagnostik
- Klinische Untersuchung des Kindes
- Diagnostik bezüglich Begleitfehlbildungen und chromosomaler Anomalien
- Überwachung des Blutzuckers, da Assoziation mit Beckwith-Wiedemann-Syndrom (Omphalozele; ► Kap. 2)
- Beurteilung des Ausmaßes der chemischen Peritonitis mit Darmverdickungen, Atresien und Stenosen (Gastroschisis)

Therapie
- Bei pränataler Diagnosestellung Geburt im Zentrum damit entsprechende neonatologische Versorgung sichergestellt ist
- Postnatal sterile Versorgung, Verbringung in sterile Plastiktüte zur Verringerung von Kontamination und Flüssigkeitsverlust (unter den Achseln verschlossen): bei Gastroschisis unbedingt, bei Omphalocele empfohlen
- Operativer Verschluss des Bauchwanddefekts primär oder zweizeitig unter Einbringung eines temporären Verschluss z. B. mit Goretx: bei Gastroschisis sofort nach der Geburt, bei Omphalocele möglichst innerhalb der ersten 24 Stunden
- Postoperativ besteht die Gefahr eines erhöhten intraabdominalen Drucks mit V.-cava-Kompressionssyndrom und intraabdomineller Sequestration

5.17 Kongenitale Zwerchfelldefekte

Definition
- Angeborener Defekt des Zwerchfells, welches sich in der 8. SSW als primitives Diaphragma bildet und ab der 12. SSW Thorax- und Abdominalraum voneinander trennt
- Zu unterscheiden sind die Defekte, die sich als Lücke oder Hernie manifestieren, entsprechend ihrer Lokalisation bzw. Größe
- Der Defekt geht mit einer Verlagerung von Abdominalorganen in den Thorax einher
- Zusätzlich kommt es zu einer Hypoplasie der ipsilateralen Lunge, wobei unklar ist, ob diese Hypoplasie durch die Verdrängung oder die zugrundeliegende Störung der Embrynonalentwicklung bedingt ist
- Rechtsseitig gelegene Zwerchfellhernien haben eine schlechtere Prognose
- Vorgeburtlich lässt sich die Lung/Head-Ration (L/H-R) mittels Ultraschall bestimmen, diese bildet einen guten prognostischen Marker
- Entscheidend für die Prognose ist das Ausmaß der Lungenhypoplasie und der Rarefizierung der pulmonalen Gefäße

Klinik
- Häufig bereits pränatal diagnostiziert
- Unmittelbar nach der Geburt präsentiert sich das Kind mit deutlichen Zeichen einer Dyspnoe und eingesunkenem Abdomen
- Fehlende thorakale Atemgeräusche, evtl. Peristaltik im Thorax oder Verlagerung der Herzgeräusche auf die rechte Seite auskultierbar

Diagnostik
- Pränatale Ultraschalldiagnostik
- Röntgen-Thorax (fehlende Lungenbelüftung, verlagerte Magensonde, etc.)
- Diagnostik bezüglich Begleitfehlbildungen

Therapie

- Bei pränataler Diagnosestellung hat die Geburt in einem entsprechend ausgestatteten Zentrum zu erfolgen; bei schlechter L/H-Ratio evtl. ECMO-Möglichkeit erwägen
- Erstversorgung durch mindestens zwei Ärzte und Pflegekraft
- Zunächst Stabilisierung der respiratorischen Funktion durch sofortige Intubation (Vermeidung einer Füllung des Magens mit Luft bei Maskenbeatmung)
- Beatmung mit dem Ziel ein Volutrauma zu vermeiden (permissive Hyperkapnie)
- Bei Vorliegen einer pulmonalen Hypertension evtl. NO-Inhalation
- Operative Korrektur des Defekts nach Stabilisierung der kardiorespiratorischen Funktion, häufig erst ab 2.–3. Lebenstag
- Langfristig besteht eine Einschränkung der respiratorischen Leistungsfähigkeit und die Gefahr einer Rechtsherzbelastung durch eine pulmonale Hypertension

5.18 Perinatal erworbene Infektion

Definition

- Infektion überwiegend durch Erreger aus dem mütterlichen Anogenitaltrakt
- Typische Erreger sind Gruppe-B-Streptokokkken, Escherichia coli, Enterokokken
- Zu unterscheiden ist eine früh („early onset", Alter <72 Stunden) und eine spät („late onset") einsetzende Erkrankung

Klinik

- Zustandsverschlechterung des Kindes mit respiratorischer Symptomatik, Atempausen, Bradykardien
- Blass-gräuliches Hautkolorit, verlängerte Rekapilarisierungszeit
- Thermolabilität, erhöhte zentral-periphere Temperaturdifferenz
- Häufigstes Symptom: „das Kind gefällt der Schwester nicht"
- Auffällige mütterliche Anamnese: vorzeitige Wehen bzw. Blasensprung, Fieber unter der Geburt (allerdings ist die Spezifität dieser Zeichen eher niedrig)
- Häufig Einsetzen der Symptome innerhalb der ersten 6 Lebensstunden bei Early-onset-Sepsis
- Bei Late-onset-Sepsis zusätzlich noch: Trinkverweigerung, Fieber, schrilles Schreien

Diagnostik

- „Infektionslabor" (Blutbild, CRP, Interleukine)
- Evtl. Azidose, Hypoglykämie
- Mikrobiologische Diagnostik (Blutkultur, Abstriche, evtl. Liquor und Urin)
- Zum Ausschluss anderer Ursachen für die Symptomatik (Röntgen-Thorax, Echokardiographie)

Therapie

- Intrapartale Antibiotikagabe bei Vorliegen eines positiven Gruppe-B-Streptokokken-Nachweises reduziert das Risiko einer Early-onset-Sepsis (aber nicht der Late-onset-Sepsis)
- Zügiger Beginn der antibiotischen Behandlung (d. h. u. U. nicht auf die Ergebnisse der Blutuntersuchungen warten, sondern zunächst Beginn der Therapie und dann bei negativer Blutkultur absetzen)
- Evtl. adjuvante Therapie bei schwerer Sepsis erwägen

5.19 Hypothyreose des Neugeborenen

Definition

- Angeborene Unterfunktion der Schilddrüse
- Evtl. temporäre Unterfunktion bei Autoimmunerkrankung der Mutter mit transplazentaren Antikörpern oder durch Jodkontamination

Klinik

- Im Rahmen des postnatalen Stoffwechselscreenings wird eine Schilddrüsenunterfunktion durch erhöhte TSH-Werte detektiert
- Klinisch fallen die Kinder auf mit den typischen Zeichen eines „Floppy infant" auf (Muskelhypotonie, Trinkschwäche, etc.)
- Ikterus prolongatus
- Hypoglykämie

Diagnostik

- Bei Vorliegen einer typischen klinischen Symptomatik sollte auch bei unauffälligem Stoffwechselscreening eine entsprechende Diagnostik eingeleitet werden
- Bestimmung von TSH, fT3, fT4 im Serum
- Wichtig ist die sofortige Einleitung von Diagnostik und Therapie

Therapie

- Sofortiger Beginn einer Substitution

Intensivmedizin

Dietrich Klauwer

C. Papan, L. T. Weber (Hrsg.), *Repetitorium Kinder- und Jugendmedizin*,
https://doi.org/10.1007/978-3-662-56790-6_6

6.1 Definition und Ziele

Pädiatrische Intensivmedizin umfasst (◘ Tab. 6.1):

- Überwachung und Aufrechterhaltung der Organfunktion
- Nichtchirurgische Therapie von Kindern mit schweren, z. T. lebensbedrohlichen Erkrankungen eines oder mehrerer Organsysteme
- Vorranging postoperative Überwachung, Früherkennung und Therapie von meist operationsbedingten Komplikationen, sinnvolle Analgosedierung und Überführung der durch Krankheiten und Eingriffe kompromittierten Organfunktionen in den „Normalzustand"
- Daneben in speziellen Fällen auch nur intensivmedizinisch mögliche Therapie, die entweder wegen ihrer Nebenwirkungen, ihrer Invasivität oder wegen des temporären Ausfalls von Organfunktionen und der dann nötigen Organersatzverfahren nur auf der Intensivstation möglich ist
- Intensivmedizin umfasst andererseits in den Subdisziplinen auch Indikationen für einen Intensivaufenthalt, die inzwischen in den Stationsalltag der spezialisierten Normalstation oder der IMC (intermediate Care Stationen) gerückt ist – mit klinischen, technischen und laborchemischen Prinzipien der intensiven Patientenbetreuung
- Beispiele: Plasmapherese, CPAP-Therapie oder Langzeitbeatmung oder kinderkardiologische Assistsysteme/Milrinontherapie
- Indikationen für eine intensivmedizinische Überwachung oder Therapie ergeben sich aus Anamnese, klinischem Befund, durchgeführter Operation oder Intervention sowie den vor Ort gegebenen technischen und personellen Möglichkeiten
- Vorgehen bei nichtreanimationspflichtigem Patienten mit kompromittierter, aber aufrechterhaltener Funktion von Zirkulation, Lungenfunktion und Vigilanz:
- Anamnese (◘ Tab. 6.2)
- Körperliche Untersuchung
- Parallel dazu Monitorisierung der Vitalfunktionen
- Herzfrequenz und Herzrhythmus (Monitor-EKG), transkutane O_2-Sättigung

◘ **Tab. 6.1** Intensivindikationen bei Kindern

Postoperativ	Neurologisch	Pulmonal	Zirkulatorisch	Renal	Hämatologisch/Immunologisch
Herz	SHT	ARDS	Schock	HUS	Blutungen
Lunge	Status epilepticus	Schwere Obstruktion	Myokardversagen	Nierenersatzverfahren	Thrombolyse
Bauch	Neuropathie, aufsteigende Paralyse, GBS	Atemwegskompromittierung	Akute Hypertension		Sepsis
Polytrauma	Myopathie	Pneumothorax			Plasmapherese
Hirn	Entzündungen	Ergüsse			
Mehrhöhleneingriff					
Organtransplantation					

HUS hämolytisch-urämisches Syndrom, *GBS* Guillain-Barré-Syndrom

Tab. 6.2 Anamnestische und subspezifische Gründe für einen Intensivaufenthalt

Trauma	Onkologie	Kardiologie	Neuropädiatrie	Allgemeine Pädiatrie	Postoperative Patienten
SHT	Sepsis Hämophagozytose	Kontraktile Herzinsuffiziemz	Meningitis, Enzephalitis	Niereninsuffizienz, Dialyse	Schädel-/Hirnchirurgie
Thoraxtrauma	ARDS	Kongestive Herzinsuffizienz	Aufsteigende Paralyse/GBS	Intoxikation	Thoraxchirurgie
Bauchtrauma	Niereninsuffizienz	Rhythmusstörung	Status epilepticus	Pneumonie, ARDS	Herzchirurgie
Blutverlust	Venoocclusive disease	Thrombose, Embolie	Thrombose, Embolie	Sepsis, SIRS	Fehlbildungschirurgie
	Tumor der Atemwege, Hirndruck	Perikarderguss	Tumor	HNO-Probleme, Atemwegsmanagement	Bauchchirurgie
	Hyperviskosität	Ateminsuffizienz	Eskalation bei Heimbeatmung	GI-Blutung	Schwere Traumatochirurgie
	Thrombose, Embolie	Krampfanfall	Stoffwechselnotfall	Leberversagen	

SHT Schädel-Hirn-Trauma, GBS Guillain-Barré-Syndrom, GI-Blutung gastrointestinale Blutung, *ARDS* Akutes Atemnotsyndrom, *SIRS* Systemisches inflammatorisches Response-Syndrom

(SpO_2), Atemfrequenz, Körpertemperatur, Blutdruck (Messort dokumentieren)
- Klinische Erfassung der Zirkulationsparameter, Lungenfunktionsparameter sowie Vigilanzparameter; in einen sinnvollen Zusammenhang setzen derselben
- Zeitnah i.v.-Zugang legen und der Verdachtsdiagnose entsprechende Laboranalyse veranlassen – i. d. R. mit BGA
- Atem-/Lungenfunktion und/oder Kreislaufparameter prüfen → mechanische oder medikamentöse Unterstützung notwendig? Lassen Vigilanz und motorischer Zustand (Schutzreflexe) eine Spontanatmung zu?

▪▪ Pathophysiologischer Exkurs

- Der O_2-Transport (und damit das Angebot an die Zelle = DO_2) ist in erster Linie vom Herz-Zeit-Volumen (HZV = SV × HF), dem Hämoglobingehalt und der Hämoglobinsättigung (mit O_2) des gepumpten Bluts abhängig; die Oxygenierungsfähigkeit der Lunge primär von der angebotenen O_2-Menge in der Alveolarluft, der Alveolaroberfläche und Diffusionsstrecke und intrapulmonalen Shunts (Teile des pulmonalarteriell gepumpten Blutes nehmen nicht an der Oxygenierung teil)
- Der CO_2-Abtransport wird in Analogie von der Aktivität des Metabolismus (O_2-Verbrauch), dem HZV und dem Atem-Zeit-Volumen [AF × (AZV – Totraumventilation)] bestimmt. Intrapulmonale Shunts spielen bei der CO_2-Abatmung eine viel geringere Rolle

- Bei sinkendem O_2-Angebot nutzt der Körper einen wesentlichen Kompensationsmechanismus: Da die 4 Hämbindungsstellen für Sauerstoff eine unterschiedliche Affinität zum O_2-Molekül haben (in Abhängigkeit von Anzahl der gebundenen O_2-Moleküle), können bei steigender zellulärer O_2-Nachfrage durch sinkenden Gewebepartialdruck zunehmend mehr O_2-Moleküle aus der Bindung gelöst werden. Dieser Mechanismus greift in einzelnen Organen in unterschiedlichem Umfang: Während die Muskulatur die O_2-Ausschöpfung unter Belastung bis zur Laktatbildung steigern kann, ist eine vermehrte Ausschöpfung durch den Herzmuskel kaum möglich.
- Daraus ergibt sich eine deutlich erhöhte O_2-Extraktion bei hohem Bedarf (Sport) oder niedrigem O_2-Angebot (HZV gering, SpO_2 niedrig oder Hb niedrig). Ein globaler Marker für das Verhältnis aus O_2-Angebot und -Bedarf ist somit die sog. gemischtvenöse Sättigung d. h. die O_2-Sättigung des Bluts in der Pulmonalarterie bei serieller Zirkulation. Da diese im klinischen Alltag bei Kindern nicht bestimmbar ist, wird die sog. ZVK-Sättigung – am besten aus der oberen Hohlvene als vergleichbarer Parameter herangezogen
- Zudem werden die Kontraktilität des Herzmuskels, die Herzfrequenz, neuroendokrine Umverteilungsmechanismen ebenso wie eine vermehrte Atemtiefe und eine gesteigerte Atemfrequenz zur Kompensation eines Missverhältnisses zwischen O_2-Angebot und –Nachfrage eingesetzt.

Unter physiologischer Belastung (Sport) steigen O_2-Extraktion und Herzfrequenz proportional zum O_2-Bedarf, während die Kontraktilität des Herzmuskels bereits unter mittelgradiger Belastung maximal ist und später sogar abnimmt. Dieser Umstand ist wichtig bei der Beurteilung jeglicher Tachykardie – jenseits einer individuellen, v. a. aber auch krankheitsspezifischen maximalen Herzfrequenz – kann das HZV wieder sinken, während der O_2-Verbrauch weiter steigt (▣ Abb. 6.1) Bei einigen intensivmedizinisch relevanten Krankheitsbildern liegt eine Störung der Kontraktilität des Myokards vor, sodass an dieser Stelle medikamentös interveniert werden kann.

Es ergeben sich zwei Ansatzpunkte, um die Körperzellen hinlänglich mit Sauerstoff zu versorgen, wenn ein Missverhältnis zwischen O_2-Angebot (DO_2) und -Nachfrage (VO_2) besteht:

- Reduktion des Bedarfs durch geeignete Maßnahmen (Kühlung, Sedierung, Reduktion der Atemarbeit etc.)

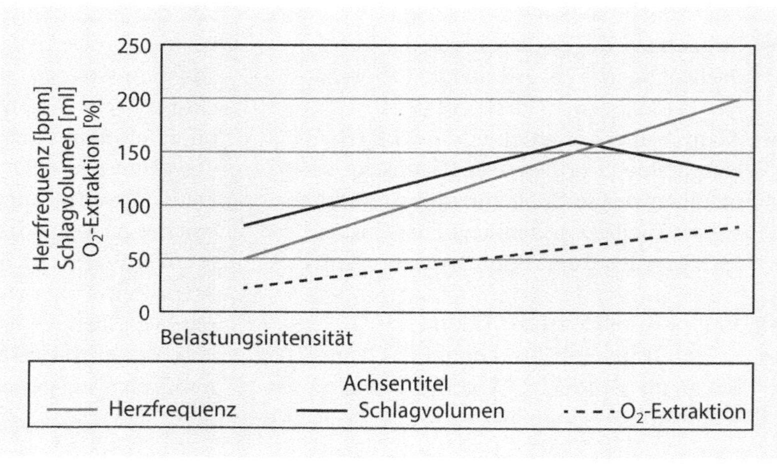

▣ **Abb. 6.1** Herzfrequenz, Schlagvolumen und O_2-Extraktion in Abhängigkeit von der Belastungsintensität im Sinusrhythmus (beim gesunden Erwachsenen)

- Optimierung des Angebots durch HZV-Verbesserung (Vorlast, Nachlast und Kontraktilität), SpO_2-Steigerung (O_2-Gabe, Steigerung der FRC durch PEEP) oder Transfusion von Erythrozyten

Folge bei Misslingen: sog. Dysoxie
- Reduzierte Perfusion weniger „wichtige" Organe (kalte Extremitäten, geringere Urinproduktion, mangelnder Nahrungstransport)
- Umstellung auf anaerobe Glykolyse zur Energiebereitstellung: saure Stoffwechselmetabolite (BE wird negativer), Laktat. Individuell (und krankheitsabhängig) bleibt die Laktatbildung kompensiert (meist Werte zwischen 4–6 mmol/l) bis es dann zur massiven Laktatanhäufung und zur ausgeprägten metabolischen Azidose sowie Organdysfuntionen kommt (Herz, Lunge, Hirn).

6.2 Erstbeurteilung des Patienten

Stets steht hier die Erfassung der Gesamtsituation im Vordergrund. Meist gibt bereits die Anamnese mit dem übergebenden Arzt Aufschluss über das zugrunde liegende Problem (◘ Tab. 6.2) – eine unklare „Auffindungssituation" findet sich bei Kindern im Gegensatz zu Erwachsenen sehr selten.

▪▪ Klinische Untersuchung
- Orientiert sich an leicht erfassbaren Merkmalen
- Kenntnis der altersabhängigen Normalwerte v. a. von Herzfrequenz, Atmungsfrequenz, Körpertemperatur, Blutdruck und Urinausscheidung notwendig
- Kenntnisse der neuropsychologischen Entwicklungsschritte normaler Kinder unabdingbar, um eine rasche Einschätzung des Bewusstseins zu ermöglichen

▪ Neurologie
- Mittels Ansprache/äußerem Reiz wird die zerebrale Reaktion getestet → Veränderungen des Bewusstseins werden sowohl quantitativ (z. B. posttraumatisch mit der Glasgow-Koma-Skala, GCS, d. h. Sprache, Augenöffnen und motorische Reaktion) als auch qualitativ im Sinne einer Bewusstseinseinengung oder auch -erweiterung messbar
  - **Quantitative Bewusstseinsstörungen** → Benommenheit/Somnolenz, Sopor (Präkoma) und Koma finden sich v. a. bei
    - Schwersten Störungen der Blut- oder O_2-Versorgung des Gehirns
    - Posttraumatisch nach Verletzungen des Gehirns
    - Metabolischen Störungen (v. a. Hypo-/Hyperglykämie)
    - Medikamentenwirkungen (erwünscht/unerwünscht)
    - Meningoenzephalitis, zerebraler Angiitis
    - Krampfanfällen
    - Selten bei: Hirninfarkt, Stromunfall
  - Ebenso häufig, aber in diesem Fall nicht selten iatrogen sind sog. **qualitative Bewusstseinsstörungen**:
    - Intoxikationen
    - Psychiatrischen Erkrankungen
    - Enzephalitiden
    - Paradoxe Reaktion auf Sedativa
    - Hohes Fieber
    - Nebenwirkung z. B. nach Langzeitsedierung
    - Aufwachphase der Narkose

▪ Herz-Kreislauf-System
- Neben der neurologischen Ersteinschätzung sind Kreislauf- und Atemfunktionsbeurteilung zentral → Erste Einschätzung der Schwere einer Zirkulationsstörung möglich anhand von:
  - Herzfrequenz
  - Pulsqualität (prä- und postduktal)
  - Akrale Perfusion (warme Füße mit kräftigen Pulsen bei Normokardie)
  - Vigilanz
  - Monitoring von
    - Blutdruck (◘ Tab. 6.3)

- Gemessene Herzfrequenz mit Hinweisen auf Rhythmusstörungen
- Temperaturgradient zwischen zentral (rektal/ösophageal/transurethral) und akral (z. B. Hautsonde an den Waden)
- Schwere Zirkulationsstörung geht (fast) immer mit einer Atemstörung einher → Messung von
  - Atemfrequenz und Inspirationstiefe
  - Transkutan gemessene Sättigung (SpO_2)
- Sollten sich gestaute Halsvenen, Lebertiefstand und Ödeme zeigen, muss auch an eine akute Rechtsherzinsuffizienz (Spannungspneumothorax, Lungenembolie, Perikardtamponade, erhöhter pulmonalarterieller Widerstand) oder an eine globale Herzinsuffizienz wie bei Kadiomyopathie oder Myokarditis etc. gedacht werden
- Pathologische Herzgeräusche, zusätzliche oder pathologische Herztöne oder eine Verlagerung der Herztöne sind Hinweise für die Ursächlichkeit einer Zirkulationsstörung (Tab. 6.4)

6

Tab. 6.3 Blutdruckrichtwerte

	MAD (mmHg)	Systolischer Blutdruck (mmHg)
NG	40	50–60
4–8 kg	45–50	60–70
10–20 kg	50–65	70–80
Große Kinder/Erwachsene	70–80	90–100

Atmung

Klinisch bewertet man die Atmung hinsichtlich

- Nach außen erkennbarer Anstrengung (Dyspnoezeichen)
- Seitengleicher Atemexkursion
- Atemfrequenz
- Atemtiefe sowie
- Auskultationsbefund (Seitendifferenzen, Rasselgeräusche, obstruktive Nebengeräusche, Verhältnis aus In- zu Exspirationsdauer)

Aus der Zusammenschau von Atmung, SpO_2 (klinisch und mittels Sensor), Herzfrequenz und BGA erkennt man schnell Hinweise für

Tab. 6.4 Marker der Zirkulation

Klinische Marker	Technische Marker	Echomarker
Mikrozirkulation/Pulsqualität	Blutdruck	Kontraktilität, Dimensionen der Herzhöhlen
Herzfrequenz	ZVD	VTi
Temperatur, ΔT	Endtidales CO_2	Füllungs-/Hohlvenenbeurteilung
Urin-Zeit-Volumen, Nahrungstransport	Rhythmus	Rechter Ventrikel: Druckabschätzung
Atmungsbeurteilung	Qualität SpO_2-Kurve	Klappendichtigkeit/-stenosen
Vigilanz	Zentralvenöse Sättigung	
Lebergröße, Ödeme, Halsvenen		

ZVD zentraler Venendruck, *VTi* Velocity time integral (Geschwindigkeits-Zeit-Integral)

einen weiteren Handlungsbedarf. Die Transkapnode zur transkutanen CO_2-Messung findet auch jenseits der Neonatologie zunehmend Verwendung.

Nach der orientierenden Untersuchung des Bauchs und der Extremitäten (sowie des gesamten Körpers bei speziellen Hinweisen oder Trauma) wird ein erster Plan zur weiteren Diagnostik und Therapie aufgestellt.

■ Diagnostik

- Einfache Laborabklärungen
- Bildgebende Diagnostik (v. a. Echokardiographie und Abdomensonographie)
- Institutionelles strukturiertes Schockraumvorgehen auch für Kinder nach Trauma → Advanced Trauma Life Support

■ Blutgasanalyse (BGA)

Der Beurteilung der BGA kommt – v. a. da schnell verfügbar und häufig wegweisend – eine besondere Bedeutung zu.

- Vereinfacht unterscheidet man zwischen respiratorischen und metabolischen sowie gemischten Störungen des Blut-pH
- Diese können kompensiert oder dekompensiert sein. Von einer Dekompensation oder Nichtkompensation spricht man, wenn die physiologischen Kompensationsmechanismen (v. a. renale Säureexkretion bei respiratorischen Azidosen und Mehratmung bei metabolischen Azidosen) nicht, noch nicht oder nicht in ausreichendem Umfang die Entwicklung einer pH-Wert Entgleisung kompensieren

Unter Beachtung einiger Regeln kann rasch eine Unterscheidung der verschiedenen Störungen vorgenommen werden:

- Eine metabolische Azidose wird durch CO_2-Abatmung zügig kompensiert – in der Intensivtherapie kann eine leichte Azidose wegen der erleichterten peripheren O_2-Abgabe vom Häm durchaus erwünscht sein
- Eine respiratorische Azidose wird durch renale Säureexkretion verzögert (ca. 2 Tage) kompensiert
- Eine metabolische Alkalose kann durch Verminderung der Atmung nur sehr begrenzt kompensiert werden
- Respiratorische Alkalosen kommen meist psychogen oder iatrogen vor

Mit einfachen Hilfsmitteln kann in den allermeisten Fällen unterschieden werden, ob eine pH-Veränderung „rein" respiratorisch oder metabolisch ist oder ob eine unphysiologische Säure oder Base vermutet und gesucht werden muss.

■ ■ Winter-Formeln

Mittels der Winter-Formeln erkennt man, ob eine pH-Veränderung durch eine CO_2-Veränderung erklärt werden kann:

$$P_eCO_2 = 1{,}5 \times HCO_3^- + 8 \pm 2$$

Mit der Formel kann folgende Konstellationen erkannt werden:

- Berechneter und gemessener CO_2-Wert stimmen überein → respiratorische Kompensation einer Azidose ist adäquat
- Gemessenes CO_2 liegt über dem erwarteten CO_2-Wert → es wird nicht ausreichend kompensiert (z. B. Sedierung/zusätzliche respiratorische Azidose)
- Erwarteter CO_2-Wert liegt unter dem gemessenen → es liegt eine zusätzliche respiratorische Alkalose vor (selten)

Das erwartete CO_2 bei metabolischer Alkalose (selten) kann ähnlich berechnet werden:

$$P_eCO_2 = 0{,}7 \times HCO_3^- + 40\,mmHg$$

Nächster Schritt → Bewertung von aktuellem Bikarbonat und Standardbikarbonat

- Vor dem Hintergrund der Henderson-Hasselbalch-Gleichung verschieben sich CO_2 und Bikarbonat bei rein respiratorischen Veränderungen gleichsinnig
- Beim Standardbikarbonat (tonometriert bei 37 C, Hb-Sättigung mit Sauerstoff und

CO_2 = 40 mmHg) wird der respiratorische Teil herausgerechnet:
  - Wert >24 mmol/l → saure Valenzen sind verloren gegangen (meist renale Kompensation einer respiratorischen Azidose)
  - Wert <24 mmol/l → metabolische Azidose wird gepuffert

Nächster Schritt → Interpretation des Basenexzess (= Ergebnis einer Rücktitrierung auf pH 7,4 bei Standardbedingungen)

6

- Wenn eine respiratorische Ursache ausgeschlossen ist, sucht man bei metabolischen Azidosen mittels der Anionenlücke nach körpereigenen oder artefiziellen Säuren (Summe von Na und K minus Summe aus Cl und HCO_3). Da normalerweise ein HCO_3^--Verlust durch Cl^--Ionen ausgeglichen wird, bleibt die Anionenlücke normal bei
  - Renalem oder gastrointestinalem Bikarbonatverlust
  - Bei extern zugeführtem Chlorid
- Im Gegensatz dazu vergrößert sie sich, wenn Bikarbonat durch zusätzliche Säuren verbraucht wird

Im klinischen Alltag sucht man primär quantitativ nach Laktat und Ketonkörpern als häufige pathologische Metabolite:
- Laktat als Produkt der anaeroben Glykolyse meist bei Kreislaufinsuffizienz oder Sepsis (► Abschn. 6.3.6)
- Ketone (Acetessigsäure und Betahydroxybuttersäure) als Metabolite unvollständiger Fettsäureoxydation bei Hungerzuständen oder Insulinmangel

Sollten hier die Anamnese und der klinische Zustand nicht zur Gesamtinterpretation passen, muss nach weiteren pathologischen Auslösern der pH-Verschiebung gesucht werden – hier sind neben Medikamenten (auch iatrogen oder durch Intoxikation) v. a. Stoffwechselstörungen zu nennen.

Zur Diagnose tragen hier die vertiefte Anamnese neben frühzeitigem Kontakt zum Stoffwechselexperten und „vortherapeutische" Laborasservate bei. (Eine vertiefte Beschreibung des Säure-Basen Haushalts: Neuhäuser u. Klauwer: Pädiatische Intensivmedizin – Kinderkardiologische Praxis.)

6.3 Grundzüge der intensivmedizinischen Therapie

6.3.1 Herz-Kreislauf-System

Bezüglich des Herz-Zeit-Volumens spielen die myokardiale Kontraktilität sowie der Widerstand, gegen den das Herz arbeiten muss, ebenso eine Rolle wie der Volumenstatus und das Druckniveau, welches die Ventrikel diastolisch füllt.
- Primäre Kompensationsmechanismen der nachlassenden Kontraktilität (◘ Abb. 6.2):
  - Anstieg der ventrikulären Füllungsdrücke (und damit Füllungsvolumina) gemäß dem Frank-Starling-Mechanismus
  - Anstieg der Herzfrequenz
  - Muskuläre Hypertrophie (auf Dauer)

▪▪ Ventrikuläre Füllung

Sowohl der ventrikulären Füllung wie auch der Herzfrequenz sind Grenzen bei der Steigerung des HZV gesetzt.
- Wichtig für die Ventrikelfüllung sind (◘ Abb. 6.3):
  - Vorlastniveau: Surrogat hierfür kann der zentralvenöse Druck sein
  - Sinusrhythmus: Gerade bei Tachykardie ist der Vorhofkick entscheidend
  - Relaxationsfähigkeit des Ventrikels und Ventrikelcompliance
- Vereinfacht ausgedrückt, muss zentralvenöses Intravasalvolumen durch den Ventilebenenmechanismus und die Inspiration in die Vorhöfe gesaugt und von dort passiv (niedrige enddiastolische Drücke) und mittels Vorhofsystole in den Ventrikel befördert werden, um dann ohne Auslasshindernis (anatomisch oder zu hohe Nachlast) in die Aorta gepumpt zu werden.

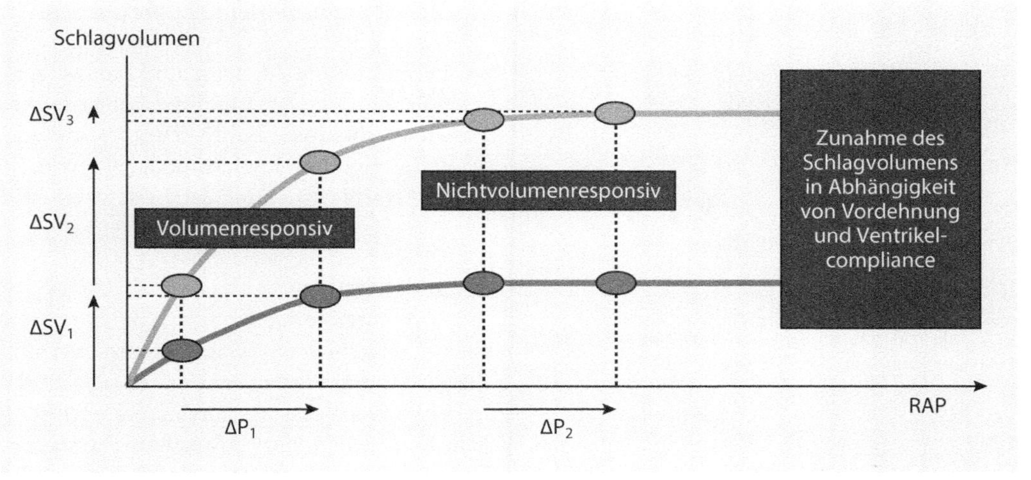

Abb. 6.2 Zusammenhang zwischen ventrikulärer Vordehnung (Surrogat rechtsatrialer Druck) und Schlagvolumenänderung

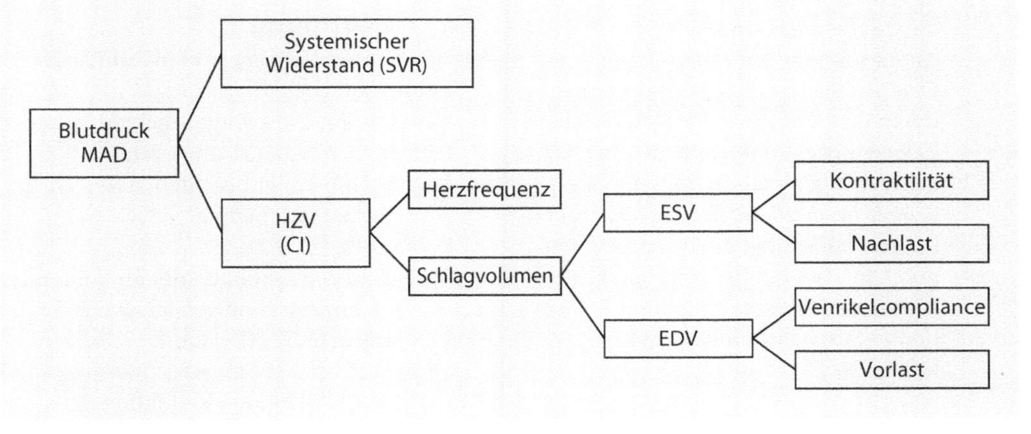

Abb. 6.3 Blutdruck als abhängige Kreislaufgröße

- Zur Optimierung des O_2-Angebots sollte (physiologischer HKT) Hämoglobin mit Sauerstoff beladen sein (die Menge an physikalisch gelöstem O_2 spielt nur in seltenen Fällen eine wichtige Rolle), um in der Peripherie den (wichtigen) Organen zu Verfügung zu stehen (Tab. 6.5)

Therapie

- Verbesserung der O_2-Zufuhr (O_2-Gabe, FRC-Erhöhung etc.)
- Verbesserung des HZV (Kontraktiliätssteigerung und Nachlastreduktion)
- Erhöhung des Hämatokrits
- Reduktion des peripheren O_2-Verbrauchs in vielfacher Weise (Tab. 6.5), meist auch mit den anderen Maßnahmen interagierend
- Grenzen:
  - Muskelpumpe zur Mobilisation periphervenösen Bluts ist in der Intensivmedizin meist nur physiotherapeutischen Maßnahmen zugänglich

Tab. 6.5 Beeinflussung O_2-Versorgung

Verbesserung des O_2-Angebots	Reduktion des O_2-Verbrauchs
Steigerung des HZV	Kühlung
Steigerung der SaO_2	Sedierung
Steigerung des Hämatokrits	Beatmung
Aufrechterhaltung der Makrozirkulation (kurz) oberhalb des minimalen Perfusionsdrucks	Aufrechterhaltung der Makrozirkulation (kurz) oberhalb des minimalen Perfusionsdrucks
Selten: Steigerung des physikalisch gelösten O_2	

- Arteriovenöse „Kopplungspumpe" wegen der erhaltenen Straffheit des umscheidenden kindlichen Bindegewebes kaum optimierbar
- Der Nachlastsenkung sind v. a. auch durch den koronaren Perfusionsbedarf Grenzen nach unten gesetzt – bei Neugeborenen werden diastolische Blutdrücke unter 25–30 mmHg – v. a. auch bei kardial bedingt erhöhten Füllungsdrücken – schlecht toleriert und münden in eine Kontraktions- und Relaxationsverschlechterung bis hin zur Ischämie

Natürlich benötigt die Makrozirkulation zur Aufrechterhaltung der Perfusion der verschiedenen Organe minimale Perfusionsdrücke, deren Unterschreitung nur unter dezidiertem Monitoring und in Ausnahmesituationen gerechtfertigt ist.

- Mittels Inodilatatoren (Milrinon) oder Kalziumsensitizern (Levosimendan) können die Kontraktilität gesteigert und Nachlast reduziert werden, um die Herzarbeit zu ökonomisieren
- Vorsichtige Kontraktilitätssteigerung mittels Katecholaminen ist besonders dann angezeigt, wenn Hinweise für eine Vasoplegie vorliegen und wenn eine v. a. systolische Herzinsuffizienz akut rekompensiert werden muss
- Verminderung des Sympathikotonus (zentrale α_2-Agonisten), additive Sedierung sowie mechanische Positivdruckbeatmung entlasten durch Reduktion der Atemarbeit und Nachlastsenkung den Systemventrikel

6.3.2 Atmung

Bei unzureichendem Gasaustausch, verminderten Schutzreflexen, schwerster myokardialer Insuffizienz oder für medizinisch erforderliche und nicht anders umsetzbare Prozeduren kann eine Atemunterstützung bis hin zur Beatmung notwendig sein. Hierbei werden (eskalierend) verschiedene Methoden eingesetzt.

6.3.2.1 Grundbegriffe der Beatmung

Atemunterstützung und nichtinvasive Beatmung

- **Nasenbrille**: Unbedingt beachten, dass der Patient auch Nasenatmung zeigt
- **Maske**: Unbedingt beachten, dass es nicht zum mechanisch bedingten CO_2-Stau kommt
  - Neben der Erhöhung der alveloären O_2-Konzentration gemäß alveolärer Gasgleichung (Gleichung) reduziert Sauerstoff den Lungengefässwiderstand direkt sowie durch Reduktion der hypoxämischen pulmonalen Vasokonstriktion und verbessert den Gasaustausch durch Bronchodilatation

$$pO_2 = FiO_2 \times (pB - pH_2O) - \frac{pCO_2}{RQ}$$

FiO_2	inspiratorische O_2-Fraktion
pB	Umgebungsdruck (≈760 mmHg)
pH_2O	Wasserdampfdruck (47 mmHg bei 37 C)
RQ	Respiratorischer Quotient

- Rückgang des Lungengefäßwiderstands (besseres HZV) und Reduktion intrapulmonaler Shunts durch O_2-bedingte Reduktion der hypoxämischen pulmonalen Vasokonstriktion und Bronchodilatation
- Schwere Nebenwirkungen wie Resorptionsatelektasen oder Radikalbildung bei Kindern (außer bei Frühgeborenen) kaum zu erwarten, da extern zugeführter Sauerstoff auch bei optimierter Applikation kaum eine tracheale Konzentration von über 50 % erreicht

- **Highflow**: Applikation von angefeuchtetem und mittels Blender gemischtem Atemgas via Nasenkanüle (**nicht** dicht abschließend) in die Nase
  - Deutlich besserer Effekt hinsichtlich der CO_2-Abatmung
  - Im Gegensatz zur konventionellen O_2-Therapie hohe Gasflüsse benötigt → z. B. **bis 5 kgKG 2 l Gasfluss/kgKG, darüber 1,5 l/kgKG** und bei Jugendlichen 1 l/kgKG
  - Bewirken O_2-Anreicherung im Nasenraum (höheres alveoläres O_2 möglich)
  - Auswaschen verbrauchten Gases aus den oberen Atemwegen → Minimierung des anatomischen Totraums
  - Geringe PEEP-Wirkung → diese kann bei kleinen Patienten mit zu dichtem Applikationssystem und hohen Gasflüssen auch unkontrolliert hoch und schädlich sein
  - Wegen der Blähung des Pharynx wirkt highflow atemanaleptisch → FRC-Erhöhung und Reduktion der Atemarbeit
  - Im optimalen Fall führen die Effekte zur besseren O_2-Aufnahme, CO_2-Abatmung sowie zum geringen O_2-Verbrauch und somit geringeren CO_2-Produktion bei meist **sedierungsfrei** möglicher Applikation. Das Atemgas ist **befeuchtet** (100 %) und auf Körpertemperatur **angewärmt**

Dies sind gewichtige Vorteile gegenüber der herkömmlichen NIV-Atemunterstützung (Beatmung), welche außerhalb der Neonatologie kaum ohne Mund-/Nasenmaske auskommt und daher durch einen deutlich geringeren Patientenkomfort belastet ist. Dem gegenüber stehen aber im Bedarfsfall gewichtige Vorteile, die in der durch das Applikationssystem kompensierbaren Dichtigkeit des Systems begründet liegen. Dies ermöglicht:

- Dosierte PEEP-Applikation
- Höhere alveoläre O_2-Konzentration
- In Abhängigkeit von den Möglichkeiten des Beatmungsgeräts auch die Applikation von, mit der Patientenatmung synchronisierten, Atemhüben im Sinne einen **nichtinvasiven Beatmung**.

In vielen Fällen kann mittels Masken-CPAP/Maskenbeatmung eine invasive Beatmung via Endotrachealtubus vermieden werden, da diese mit erheblichen Nachteilen erkauft werden muss (■ Tab. 6.6). Eine invasive Beatmung ist v. a. bei Operationen, schwersten Gasaustauschstörungen, Verlust der Schutzreflexe, massivem Hirndruck oder schwerster Linksherzinsuffizienz unvermeidbar.

■■ Invasive Beatmung

- Kontinuierlicher Positivdruck in die Atemwege mittels positivem endexspiratorischem Druck (**PEEP**) → meist via Endotrachealtubus
- PEEP „schient" die Atemwege, hält belüftete Alveolen (FRC↑) offen, reduziert intrapulmonale Shunts und verschiebt so das Ventilations-Perfusions-Verhältnis in Richtung Ventilation
- Bessere Gasaufnahme in bereits offenen Lungenbezirken in Inspiration → Verbesserung der Lungencompliance (**Cave**: Überblähung) – auf PEEP-Niveau kann mit der gleichen Druckamplitude ein höheres Tidalvolumen appliziert werden
- Durch intraalveoläre Drucksteigerung wird die pulmonale Gasdiffusionsstrecke verkürzt und einem Lungenödem entgegen gewirkt

Tab. 6.6 Vor- und Nachteile der Beatmung

Vorteile	Nachteile
Narkose mit Schmerzmitteln möglich	Patient nicht kommunikationsfähig
Relaxierung möglich	Sedierungsbedarf
Wiedereröffnung atelektatischer Bezirke	Gestörte mukoziliäre Clearance
Gezielte Bronchialtoilette möglich	Infektionsbahnung
Therapie ausgeprägter Gasaustauschstörungen	Schäden durch Volu-/Barotrauma
Kreislauftherapie unter kontrollierten Bedingungen	Schäden durch Tubus
Senkung der Atemarbeit, O_2-Verbrauch	Reduzierte Splanchnikusdurchblutung
Kontrollierte CO_2-Abatmung zur Stabilisierung	Schlechterer Blutabstrom aus dem Gehirn bei hohen Atemwegsmitteldrücken möglich

6

- **Cave**: Venöser Rückstrom zum Herzen (HZV↓), intrakranieller Druck (↑), rechtsventrikuläre Nachlast (↑)
- Exspiration erfolgt druckpassiv
- Für Atemzugvolumen (hier Tidalvolumen) zusätzliche Druck- oder Volumenapplikation nötig
- Erkennt der Respirator eine Atembemühung des Patienten (die Empfindlichkeit des Triggermechanismus kann meist eingestellt werden) wird gemäß Voreinstellung ein definiertes Tidalvolumen in den Patienten „gedrückt"
- Bei der sog. **volumenkontrollierten Beatmung** wird in der Inspirationsanstiegszeit (Rampe) der Resistancedruck überwunden, bis der intrapulmonale Druck für die Dauer der Inspirationszeit auf ein Plateauniveau abfällt und die Lunge sich nach Öffnung des Inspirationsventils wieder auf PEEP-Niveau entleert. Mit dieser Form der Beatmung können angestrebt Atem-Zeit-Volumina recht exakt appliziert werden – **Cave**: Schädigende Druckspitzen bei niedriger Lungencompliance
- In der Pädiatrie häufiger sind **druckkontrollierte- oder druckbegrenzte Beatmungsmodi** → mittels kontinuierlichen Gasflusses (flowgesteuert und drucklimitiert) oder Ventiltechnik geregelt, werden intermittierend Spitzendruckniveaus erreicht. Die Größe des Tidalvolumens hängt hierbei von der Inspirationsanstiegsgeschwindigkeit, mehr noch von der Lungencompliance (dV/dP) und von der Inspirationszeit ab – die Wahl der Inspirationszeit richtet sich wesentlich nach der durch Compliance und Resistance definierten Zeitkonstante. Diese berechnet sich aus dem Produkt aus Compliance und Resistance und beschreibt, wie schnell sich die Lunge füllen und entleeren kann

Das Produkt aus Atemzugvolumen und Atemfrequenz ergibt das Atemminutenvolumen, welches dann in Abhängigkeit vom Ventilations-Perfusions-Verhältnis, bestehenden intrapulmonalen Shunts etc. den Haupteinfluss auf die CO_2-Abatmung ausübt. Wie viel CO_2 anfällt hängt naturgemäß von der Aktivität des Stoffwechsels und damit vom O_2-Konsum sowie vom respiratorischen Quotienten ab (Tab. 6.7).

Wegen der gravierenden negativen Wirkungen der endotrachealen Positivdruckbeatmung (Tab. 6.7), sollte diese nur sehr überlegt eingesetzt und wann immer möglich frühzeitig beendet werden. Die meisten Prozeduren im Kindesalter sind unter Spontanatmung in Analgosedierung möglich und eine postoperative Extubation sollte bei guter Schmerzkontrolle und sympathomimetischer Abschirmung mit

Tab. 6.7 Einflüsse auf Ventilation und Perfusion

Positivdruck	PEEP	Spitzendruck	Atemfrequenz	Sauerstoff	CO_2
Reduziert venösen Rückstrom	FRC↑ Antiatelektatisch	Vergrößert Tidalvolumen	Steigert AMV und CO_2-Abatmung	Reduziert PVR	Steigert PVR
Reduziert LV-Nachlast	Vermindert Scherkräfte bei Alveolareröffnung	Steigert CO_2-Abatmung	Reduzierbarer Spitzenmitteldruck bei Frequenzsteigerung	Dilatiert Bronchien	Steigert Zerebraldurchblutung
Kann RV-Nachlast erhöhen	Verbessert Oxygenierung	Vergrößert Scherkräfte	AF_{max} nach Flowkurve	Resorptionsatelektasen	Reduziert SVR
	Reduziert LV-Nachlast	Steigert RV-Nachlast		Radikalbildung	

FRC funktionelle Residualkapazität, *PVR* pulmonaler Gefäßwiderstand, *LV* linker Ventrikel, *RV* rechter Ventrikel, *SVR* totaler systemvaskulärer Gefäßwiderstand, *AF* Atemfrequenz

Ausnahmen direkt postoperativ oder zeitnah auf der Intensivstation möglich sein.

6.3.3 Niere

Die Nierenfunktion aus intensivmedizinischer Sicht:

- Ausscheidung harnpflichtigen Substanzen von ca. 10 mosmol/kg/d – dies benötigt bei ausgereifter Konzentrationsfähigkeit der Niere (1,2 mosmol/ml) mindestens 0,35–0,5 ml/kg/h Urin
- Schockorgan → Homöostase im Sinne einer Autoregulation erst oberhalb alters- und gewichtsabhängiger unterer Perfusionsdruckgrenzen aufrecht zu erhalten (Tab. 6.3)
- Regulationsorgan im Wasser- und Elektrolythaushalt
- Blutdruckregulation → Mechnismen
  - Innendruckabhängige Tonuskontrolle des vas afferens (und efferens)
  - Blutdruckabhängige Regulation der Salzrückresorption
  - Tubuloglomeruläres Feedback → vermehrte Salzdetektion in der macula densa → konstringiert vas afferens
  - RAAS-Aktivierung durch Hypotension, Hyponatriämie und Sympathikusaktivierung
  - Ausgeprägte Sympathikusaktivierung → Konstriktion des vas afferens α_1-abhängig über Noradrenalin → kann die Nierenperfusion massiv kompromittieren (mäßige Sympathikusaktivierung führt dagegen über Dopamin zu einer Dilatation des vas afferens)
- Unterschreitet dagegen der Perfusionsdruck der Niere eine alters- und gewichtsabhängige Grenze, kommt die Autoregulation zum Erliegen und der renale Blutfluss nimmt soweit ab, dass zunächst die Urinproduktion reduziert ist (Tab. 6.11)
  Die Konzentrationsfähigkeit ist noch erhalten, sodass ein konzentrierter Urin diagnostisch für das Vorliegen eines prärenalen Nierenversagens genutzt werden kann. Ab ca. ¼ des normalen renalen Blutflusses ist auch die Eigenversorgung der Tubuli als stoffwechselaktive Bereiche der Niere bis zur Ischämie kompromittiert → akutes Nierenversagen mit hypoperfusionsbedingter Tubulusnekrose

6

Tab. 6.8 Intensivmedizinisch relevante Nephrotoxine (Schädigungsmechanismus und Langzeitfolgen ► Kap. 16)

Medikamente	Endogene Nephrotoxine	Gifte	Chemikalien
Antibiotika, v. a. Aminoglykoside, Cephalosporine	Myoglobin, Paralbumin u. a.	Schwermetalle	Organische Lösungsmittel
Analgetika, NSAR, Furosemid	Lysiertes Tumorgewebe	Pilzgifte, Schlangengifte	Tetrachlorkohlenstoff, Anilin, Brom
Chemotherapeutika (Cisplatin, Methotrxat, Cyclosporin A)	Hämolyseprodukte	Suchtmittel (Heroin, Amphetamine)	
Anästhetika (seltenst fluorierte volatile Narkotika bei schwerster NI)		Insektizide, Herbizide	
Röntgenkontrastmittel – moderne wenig			

- **Urinproduktion ist ein guter Parameter zur Überwachung der Perfusion lebenswichtiger Organe und ein ausreichendes Harn-Zeit-Volumen reflektiert eine ausreichende Perfusion der Schockorgane über die zurückliegenden Stunden**
- Neben der Nierenperfusion (initial als rein prärenal definiert) spielen viele weitere Faktoren bei der Beurteilung der Nierenfunktion eine Rolle:
  - Nephrotoxine (Tab. 6.8)
  - Reifegrad der Rückresorptionsmechanismen bei Früh- und Neugeborenen
  - Vorausgehende Nierenschädigungen
  - Nierenspezifische Erkrankungen
  - Harntransportstörungen im Sinne postrenaler Störungen

Allerdings steht das hypoperfusionsbedingte ANV in der pädiatrischen Intensivmedizin an zentraler Stelle – sehr viel seltener spielen das hämolytisch-urämische Syndrom (HUS) oder andere nierenspezifische Erkrankungen in der Akuttherapie eine Rolle.

6.3.3.1 Kreislaufversagen und Niere als Schockorgan

Sofern die periphere O_2-Versorgung wegen unzureichendem Transport zu den Zellen gestört ist, spricht man vom Kreislaufschock. Folgende Formen werden unterschieden:

- Kardiogener Schock → mangelndes Herz-Zeit-Volumen, meist wegen unzureichender Pumpleistung
- Obstruktiver Schock → Lungenembolie, Herzbeuteltamponade oder Spannungspneumothorax → führen auch zum mangelnden HZV bei unzureichender Vorlast vor dem subsystemischen Ventrikel
- Hypovolämischer Schock → Blutung, Verlust von Intravasalvolumen
- Distributive Schockformen:
  - Septisch
  - Anaphylaktisch
  - Neurogen

Die reflektorischen Gegenregulationsmechanismen (z. B. maximale Sympathikusaktivierung – Ausnahme neurogener Schocks) greifen nicht hinlänglich und nicht nur die Perfusion der Schockorgane (Haut, Nieren, Gastrointestinaltrakt) ist gefährdet, sondern auch im ZNS und Herzmuskel selbst kommt es zum mis-match zwischen O_2-Angebot und -Verbrauch.

- Entscheidende Hinweise für die Genese und damit auch den Therapieansatz liefern Anamnese, klinischer Befund, Echokardiografie und Laboranalytik (Tab. 6.9)

Tab. 6.9 Therapieansätze verschiedene Schockformen

Maßnahmen	Kardiogener Schock	Obstruktiver Schock	Volumenmangelschock	Septischer Schock	Anaphylaktischer Schock
Volumenstatus optimieren	Cave „Überdehnung"	Bis zur (chirurgischen) Intervention	Wichtigste Maßnahme	Entscheidend	Wichtig
Antibiotika				Frühzeitig → „fast and hard"	Keine
Obstruktion entlasten		Wichtigste Maßnahme		Keine	
Kontraktilität verbessern	Inodilatatoren, vorsichtig Katecholamine	Meist nicht (Füllung ist das Problem)	Nach Echo	Nach Echo, Dobutamin Vorteile?	Selten nötig, Primärmaßnahme ↑ Vasokonstiktion
Nachlast senken	Wenn RR Spielraum lässt	Nein	Niemals	Bereits niedrig	Kontraindiziert
Steroide geben	Keine Indikation Diagnostik und ggf. Therapie Myokarditis	Nein		Ultima ratio bei Volumen- und Katecholaminresistenz – **ggf. auch Vasopressin**	Sobald möglich
Atmungs-un-terstützung	O_2-Gabe bis synchronisierte Beatmung	Wenn für Beseitigung der Obstruktion nötig	Cave: Sedativa	Wenn O_2-Gabe nicht ausreicht, eher frühzeitig erwägen	Bei Bewusstlosigkeit
Nierenersatztherapie	Wenn möglich, vermeiden	Nur bei Multiorganversagen (MOV)	Nur bei MOV	Eher durchführen	Selten nötig
ECMO/Assist	Wenn Erholungspotenzial/Transplantation	Meist nicht nötig	Meist nicht nötig	Therapieoption	

- Zeitlicher Verlauf, Vorerkrankungen und unmittelbar vorausgehendes Geschehen, v. a. die Vigilanz des Patienten geben Aufschluss über die diagnostischen und therapeutischen Zeitreserven und Ansatzpunkte
- Neben der allgemein gültigen ABC(DE)-Regel spielen therapeutisch stets die Optimierung des Volumenstatus, Kontrolle/Verbesserung der myokardialen Kontraktilität, Etablierung eines geeigneten Blutdrucks zur Aufrechterhaltung der Makrozirkulation und die Reduktion des peripheren O_2-Verbrauchs die zentrale Rolle
- Darüber hinaus bestimmt bei jeder Organminderversorgung die Verhinderung bzw. frühzeitige Therapie von – meist mediatorvermittelten – Folgeschäden für den Gesamtorganismus die Prognose entscheidend mit. Diese können sich im als SIRS (systemic infammatory response syndrome) durch Kapillarschäden, intraparenchymatöse Shunts und Mikrozirkulationsschäden bis hin zum Multiorganversagen äußern

6

6.3.3.2 Nierenversagen beim Schock

▪▪ Differenzialdiagnose

- Kurze renale Perfusionsausfälle (Reduktionen) meist gut toleriert
- Hypoperfusion über Stunden oder kombiniert mit additiven Noxen (SIRS/Nephrotoxine etc.) induziert Oligurie/Anurie (◘ Tab. 6.10)
- In der Folge rasch entwickelnde Volumenüberladung (extravasal und dritte Räume), Anstieg der harnpflichtigen Substanzen und Azidose mit Phosphatanstieg
- Viel seltener: Polyurische Nierenversagen (im Gegensatz zur polyurischen Phase nach akutem NV)
- Prärenale Ursachen überwiegen im Kindesalter (**Cave**: nach kurzer Zeit auch renale Konsequenzen)
- Seltener rein renale Krankheitsbilder (z. B. HUS, akute Glomerulonephritiden)

In Anlehnung an die im Erwachsenenalter validierten Definitionen des RIFLE kann man im Kindesalter die sog. pRIFLE (pediatric Risk, Injury, Failure, Loss, End Stage Renal Disease)-Kriterien zugrunde legen (◘ Tab. 6.11).

Allerdings ist bislang unklar, ob eine hypoperfusionsbedingte Schockniere, die sich funktionell erholt, neben der auslösenden Ursache als unabhängiger Outcomeparameter hinsichtlich des Überlebens der intensivmedizinischen Intervention angesehen werden muss.

▪▪ Diagnostik

- Kreatinin, Harnstoff, Cystatin C, BGA, Elektrolyte, CK, freies HB oder Myoglobin, BB, plasmatische Gerinnung (ggf. mit D-Dimeren)
- Urinstatus mit Urinelektrolyten und Mikroskopie
- Bewertung des Hydratationszustands
- Sonographie
- Beatmungsparameter

▪ Berechnungshilfen: Nierenfunktionsparameter

GFR nach Schwartz

Abschätzung der Kreatininclearance ohne Sammelurin

$$\mathrm{GFR}\left(\frac{\frac{\mathrm{ml}}{\mathrm{min}}}{1{,}73\,\mathrm{m}^2}\right) = \frac{\mathrm{Korrekturfaktor} \times \mathrm{Körperlänge}\,(\mathrm{cm})}{\mathrm{Kreatinin\ im\ Serum}\,(\mathrm{mg/dl})}$$

Korrekturfaktoren:

- Frühgeborene: 0,33
- Reife Neugeborene: 0,45
- Kinder (2–12 Jahre): 0,55
- Weibliche Jugendliche: 0,55
- Männliche Jugendliche: 0,70

Tab. 6.10 Formen des akuten Nierenversagens (ANV)

Prärenales ANV, Nephronschädigung durch Hypoperfususion (70 %)	Renales ANV (25 %)	Postrenale Formen (5 %)
RAAS Katecholamine ADH	Häufig Tubulusnekrose mit Tubulusobstruktion	Sonographisch gut erkennbar
Blutung Verbrennung, Herzinsuffizienz Hypoproteinämie, Diarrhö, Sepsis, Hepatorenales Syndrom	Nephrotoxine, Glomerulonephritis, Infektionen mit nephrotropen Viren	Harnwegsfehlbildung, Nierensteine, Tumoren, Trauma

RAAS Renin-Angiotensin-Aldosteron-System, *ADH* antidiuretisches Hormon

Tab. 6.11 RIFLE-Kriterien für Kinder

Kategorie	Nach Schwartz geschätzte GFR[a]	Urinzeitvolumen
Risk (R)	↓ 25 %	<0,5 ml/kg/h für 8 h
Injury (I)	↓ 50 %	<0,5 ml/kg/h für 16 h
Failure (F)	↓ 75 % oder <35 ml/min/1,73 m^2	<0,3 ml/kg/h für 24 h oder Anurie für 12 h
Loss (L)	Oligo-/Anurie für >4 Wochen	
End-Stage (E)	End Stage Renal Disease	

[a]Berechnung der GFR Berechnungshilfen: Nierenfunktionsparameter: GFR nach Schwartz

Tab. 6.12 Diagnostikparameter für Niereninsuffizienformen

Laborparameter	Normal	Prärenal	Intrinsisch (renal)	Postrenal
FE_{Na} (%)[a]	1–3	<1	>3	>3
Natrium im Urin (mmol/l)	40–80	<20	>30	>40
Osmolalität im Urin (mosm/kg)	90–900	>500	<350	<450

[a]Fraktionelle Exkretion von Natrium, wird mit der o. g. Formel berechnet

Fraktionelle Exkretion
Abschätzung der Tubulusfunktion anhand der Ionenrückresorption; Einteilung der Niereninsuffizienzformen anhand der fraktionellen Natriumexkretion, der Urinnatriumgehalts und der Urinosmolalität (Tab. 6.12)

$$FE_x = \frac{U_x}{P_x} \times \frac{P_{CR}}{U_{CR}} \times 100$$

FE_X	Fraktionelle Exkretion
U_X	Urinkonzentration von X
P_X	Plasmakonzentration von X
U_{CR}	Urinkonzentration von Kreatinin
P_{CR}	Plasmakonzentration von Kreatinin

Therapie

Oberste Priorität haben Beurteilung und ggf. Etablierung eines suffizienten Kreislaufs mit aufrechterhaltener Nierenperfusion (**Cave**: Nierenvenenthrombose oder obstruktive Uropathie) sowie die Darstellung und ggf. Therapie von Pleuraergüssen und Aszites, sodass dann mittels Schleifendiuretika (Furosemid/Etacynsäure) bei erhaltener oder wiederkehrender Minimaldiurese die Urinproduktion angeregt werden kann.

Bei unzureichendem Erfolg, beatmungskompompromittierender Überwässerung oder steigenden Retentionsparametern, sollten Dialyseverfahren zur Anwendung kommen.

Nierenersatzindikationen
- Therapieresistente Hyperkaliämie, Hyperurikämie, Hyperkalzämie, Azidose, Hyperphosphatämie
- Überwässerung
- Intoxikationen diafiltrierbarer Noxen

Hierzu stehen die Peritonealdialyse (PD) und extrakorporale Verfahren zur Verfügung.
- **Peritonealdialyse**:
  - Bauchfell als Membran
  - Verwendung hochosmolaler (Kohlehydrat)lösungen
  - Technisch einfacher und sicherer
  - In Akutsituationen mitunter zu geringe Effektivität bezüglich Wasser-/Schadstoffelimination
- **Hämodialyse/-diafiltration**
  Um Blutreinigungsverfahren, bei denen Patientenblut durch Blutfilter geleitet wird:
  - Veno-venös
  - Arterio-venös
  - Häufig durch vaskuläre (zu kleine Gefässe) oder technische Probleme sowie zeitlich begrenzt
  - Hinsichtlich der Entfernung akut toxischer Substanzen oder Metabolite überlegen

6.3.3.3 Hämolytisch-urämisches Syndrom

Das intensivmedizinische Management des hämolytisch-urämischen Syndroms:
- Initial: Abgrenzung von der thrombotisch-thrombozytopenischen Purpura (unbedingt bei jedem Verdacht auf HUS Mitbestimmung der ADAMTS-13-Aktivität sowie der Komplementfaktoren C3 und C4 als Hinweise für ein komplementvermitteltes HUS; ▶ Kap. 16)
- Bilanzierung
- Angebot von Nierenersatzverfahren (meist PD), in Abhängigkeit von Ursächlichkeit, Urinproduktion und Komplikationswahrscheinlichkeit (V. a. Hyperkaliämie und Azidose)
- Überwachung extrarenaler, v. a. neurologischer und kardialer Komplikationen; eine Mikroangiopathie ist in den meisten Organen möglich
- Bei nicht-verotoxin-assoziierten HUS-Formen: Therapie nur im kindernephrologischen Zentrum (AWMF)

6.3.4 Gastrointestinaltrakt

- Sehr viel seltener, aber mit z. T. irreversiblen Folgen, kann der Gastrointestinaltrakt auf eine prolongierte Hypoperfusion reagieren
- Risikokonstellationen für Darmischämie:
- Linksherzobstruktionen, Aortenisthmusstenose, großer PDA beim Frühgeborenen, Z. n. längeren Reanimationen → erhöhte Ischämiegefahr für den Darm. Genuine gastrointestinale Erkrankungen sind insgesamt selten Indikation zur Intensivtherapie
- Symptome:
  - Unzureichender Nahrungstransport
  - Durchfall und Erbrechen
  - Paralytischer Ileus
  - Schleimhautnekrose mit nachfolgender NEC
  - Durchwanderungsperitonitis

Bei mikroangiopathisch bedingten Darmwandnekrose →Ileus, Sepsis (SIRS) und Kreislaufinsuffizienz → Trennung von Ursache und Wirkung schwierig

Therapie

- Entlastung → Nahrungskarenz, Magensonde auf Ablauf, Darmrohr
- Frühzeitig begonnene antibiotische Therapie bei NEC-Verdacht
- Etablierung einer suffizienten Blutzirkulation

6.3.5 Lungenerkrankungen und Erkrankungen des Gasaustauschs

- Bei obstruktiven Atemwegserkrankungen: Meist Inhalationstherapie, Steroide, ggf. intravenöse Bronchodilatantien oder Atemunterstützung (CPAP oder Highflow) ausreichend (▶ Kap. 59)
- Restriktive Lungenerkrankungen: Oft beatmungspflichtig z. B. im Rahmen eines ARDS

Ursachen

- Pulmonale Erkrankungen:
  - Pneumonie
  - Inhalationstrauma
  - Ertrinken
  - Unterdrucklungenödem bei oberer Atemwegsobstruktion
- Extrapulmonale Faktoren:
  - Sepsis/SIRS
  - Polytrauma
  - Transfusions-SIRS (=TRALI)

Klinik

- Ursachenunabhängig: Bilaterale Infiltrate im Röntgenbild, akuter Beginn ohne Hinweise für eine Linksherzinsuffizienz (normaler LAP)
- Klassifikation anhand (◘ Tab. 6.13)
  - **Horowitz-Quotient**: Normwert 500–600 mmHg

    $$\frac{F_I O_2}{p_a O_2\,(mmHg)}$$

    - ALI (acute lung injury): <300 mmHg
    - ARDS (acute respiratory distress syndrome): <200 mmHg
  - **Oxygenierungsindex**:

    $$OI = \frac{MAP\,(cmH_2O) \times F_I O_{2(\%)}}{p_a O_2\,(mmHg)}$$

    - Oxygenierungsindex (OI) >25 unter Positivdruckbeatmung und Verschlechterungstendenz → extrakorporale Unterstützung erwägen
    - OI >35–40 und optimierte Beatmung: ECMO indiziert

Therapie

- Ziel unter Positivdruckbeatmung: Spitzendrücke <30 cmH_2O, Tidalvolumen 5–7 ml/kgKG und SpO_2 (näherungsweise für paO_2) von z. B. >88 % bei $F_I O_2$ <80 %
- PEEP-Niveau häufig kontrovers diskutiert, abhängig von zugrundeliegender Erkrankung, Krankheitsstadium, Beatmungsform und v. a. die Homogenität der Lungenerkrankung
  Zu Beginn einer akuten Pneumonie kann z. B. durch geeignete PEEP-Wahl die FRC signifikant erhöht und damit nicht nur der Gasaustausch verbessert, sondern auch intrapulmonale Shunts durch hypoxämische pulmonale Vasokonstriktion reduziert werden
  Iso-Shunt-Diagramme nach Nunn zeigen, dass bereits ab 30 % intrapulmonalem Shunt das pulmonalvenöse pO_2 100 mmHg nicht mehr überschreitet (◘ Abb. 6.4)

> **Besonders gefährlich im Zusammenhang mit schweren restriktiven Lungenfunktionsstörungen sind die durch Infektion, Hypoxämie, Beatmungstrauma und Kreislaufbelastung hervorgerufenen lokalen und systemischen Folgeschäden, die bei ausbleibender Beherrschung zum Multiorganversagen und Tod führen können.**

Tab. 6.13 Lungenversagen

Definitionen	Ursachen	Diagnostik	Therapie		Beatmungsziele
			Gasaustausch	Ursache	
ALI = p_aO_2/F_IO_2 <300	Pulmonal: - Infektion - (Inhalations) trauma - Unterdruck-ödem - Ertrinken	Klinik	O_2-Gabe	Antibiose, bei anamnestischer Indikation → Pilze bedenken	S_pO_2 >90 %
ARDS = p_aO_2/F_IO_2 <200 (akut/bilateral/ normaler LAP)	Extrapulmonal - SIRS - Sepsis - Pankreatitis - Polytrauma	Arterielle BGA S_VO_2	Highflow CPAP	Physiotherapie Flüssigkeitsrestriktion	p_aO2 >60 mmHg
Oxygenierungsindex (oben)		Röntgen Thorax	Beatmung	iNO (?) Steroide (?)	pH >7,2
		ECHO	HFO	Surfactant	pCO_2 <60 mmHg
		Blutkulturen Absaugsekret/ BAL	ECMO	Transfusionen restriktiv Hb im Schock >10 g/dl Hb stabil >7 g/dl	Tidalvolumen <7 ml/ kgKG Inspirationszeit nach Flowkurve
			Hämofiltration frühzeitig (?)	Relaxation (Cisatracurium)	PEEP optimal

ALI „acute lung injury", *ARDS* „acute respiratory distress syndrome", *BGA* Blutgasanalyse, S_VO_2 gemischtvenöse O_2-Sättigung, *CPAP* „continuous positive airway pressure", *ECHO* Echokardiographie, *HFO* „high frequency ventilation", *BAL* bronchoalveoläre Lavage, *ECMO* extrakorporale Membranoxygenierung

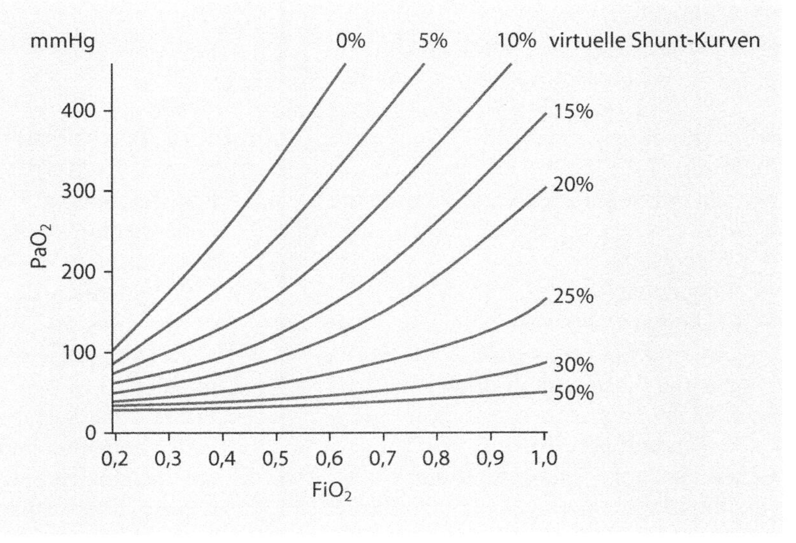

Abb. 6.4 Iso-Shunt-Diagramme nach Nunn. F_iO_2 inspratorische O_2-Konzentration; p_aO_2 arterieller O_2-Partialdruck

6.3.6 Sepsis und SIRS (systemic inflammatory response syndrome)

- Durch mikrobielle Noxen ausgelöst
- Mediatorvermittelte Inflammationsprozesse und deren Gegenregulationen, die auf systemischer Ebene (Kreislauf, Lungenfunktion, Nierenfunktion etc.) sowie auf Organebene (z. B. Mikrothrombosierung/Thrombolyse etc.) und auf zellulärer Ebene (Produktion von Entzündungsmediatoren, akute Störung der mitochondrialen Energiebereitstellung etc.) zu Funktionsstörungen führen
- Gemeinsame Endstrecke der unbehandelten Dysfunktionen: Multiorganversagen (MOV)
- Ursachen: Bakterielle (Cave: Toxine), seltener virale oder Pilzinfektionen; ferner Traumen, Kontakt mit Fremdoberflächen (ECMO/HLM), schwere Verbrennungen oder schwere Entzündungsprozesse

▪▪ Symptome

- Fieber (oder Hypothermie)
- Tachykardie
- Arterielle Hypotension
- Tachypnoe mit mehr oder weniger ausgeprägter pulmonaler Compliancestörung und Dyspnoezeichen
- Verminderung der Urinproduktion
- Verschlechterung des gastrointestinalen Transports
- Schrankenstörungen mit Entwicklung von Ergüssen
- Blutungs- und Thromboseneigung (Mikrothrombosierung und gesteigerte Fibrinolyse in Endstrombahn vieler Organe)
- Vigilanzminderung bis zur Bewusstlosigkeit
- Myokardiale Funktionsstörungen

Während der hyperzirkulatorische warme Schock mit gesteigertem HZV und eröffneten akralen Shunts im Erwachsenenalter häufiger ist, können v. a. Säuglinge lange eine ausreichende Makrozirkulation ohne ausreichenden Organfluss aufrechterhalten, sodass hier der Blutdruck als Marker für eine ausreichende Perfusion nur im Zusammenhang mit anderen Flussparametern (Mikrozirkulation, Urinproduktion, Vigilanz, Herzfrequenz, BGA mit S_vO_2 und NIRS etc.) gesehen werden kann.

Diagostik

- Klinischer Zustand (Tab. 6.14)
- BB → Leukozytose oder -penie sowie Thrombopenie
- Entzündungsmarker (CrP, Il- 6, Procalcitonin)
- Leberwerte (Bilirubin und Transaminasen)
- Nierenwerte
- Blutgasanalyse
- Bei kompromittierten Patienten: Basale Gerinnungsanalytik (INR, PTT, Fibrinogen und Fibrinspaltprodukte)
- Röntgen Thorax (evtl. erst nach Einlage von Fremdkörpern)
- Urinanalytik (Status und Kultur)
- Blutkulturen (hierzu sollten klinikinterne Standards etabliert sein), um nach der kalkulierten rasch begonnenen Initialtherapie nach Möglichkeit auf eine gezielte antimikrobielle Therapie wechseln zu können
- In Sonderfällen initial schon antimykotische und/oder antivirale Therapie (AWMF)
- Monitoring: Invasive Blutdruck- und ZVD-Messungen

> **Die Bewertung der zentralvenösen Sättigung kann v. a. beim warmen Schock durch intraparenchymatöse Shunts der Haut erschwert sein – hier können trotz parenchymatöser Minderversorgung hohe Werte mit geringer O_2-Ausschöpfung des Bluts beobachtet werden → daher stets Beurteilung aller Zirkulationsparameter im Gesamtbild.**

Therapie/Management

- Erhaltung der Organfunktionen!
- Volumengaben: Isotone Lösungen mit plasmaähnlichem Chloridgehalt und Acetatpuffer gegen das durch Vasoplegie und intraparenchymatöse Shunts entstehende Missverhältnis von O_2-Angebot an die Zellen und deren Bedarf
- Vasopressoren und Inotropika bei Gefäßversagen oder myokardialer Funktionseinbuße

6.3.7 Schädel-Hirn-Trauma (SHT)

- **Schädelprellung**: Verletzung des Kopfs ohne Hirnfunktionsstörung oder Verletzung von Knochen/Dura oder Hirnstrukturen
- **SHT**: Verletzung des Kopfs mit Hirnfunktionsstörung oder Verletzung von Knochen/Dura oder Hirnstrukturen als Traumafolge
- Bedeutsame Begleitverletzungen, da Kopfverletzungen oft im Rahmen von Unfällen (bei Säuglingen und Kleinkindern nicht selten bei Kindsmisshandlungen) → neben der „neurospezifischen" Therapie einer Stabilisierung von Kreislauf- und Atemfunktion notwendig
- Vorgehen nach ABC-DE-Regel (gemäß z. B. advanced trauma life support – ATLS):
  - Untersuchung von Kreislauf und Atmung in Abhängigkeit von Anamnese (v. a. Traumatomechanismus, Geschwindigkeit und Vorerkrankungen/Blutungsneigungen) und primärer Untersuchung
  - Einleitung von Initialmaßnahmen
  - Sicherstellung der Oxygenierung und des Gasaustauschs (Atemwegsetablierung/Intubation und Beatmung, O_2-Gabe)
  - Kreislauftherapie
- Bei jeder Kopfverletzung – besonders mit eingeschränktem Bewusstsein → Begleitverletzungen der Wirbelsäule oder des Rückenmarks erwägen → nur mit stabilisierter HWS und en bloc bewegen

> **Um der in verschiedenen Einrichtungen sehr unterschiedlichen Organisation des Managements von traumatisierten Patienten Rechnung tragen zu können, sollte das Vorgehen im Schockraum bei schwer verletzten Patienten unter Mitwirkung der Pädiatrie geübt und die Zuständigkeiten festgelegt werden.**

6

Tab. 6.14 Sepsis und SIRS

Klinik	Diagnostik	Therapie – so schnell wie möglich	Seltenes	SIRS
Tachykardie	Anamnese	Sicherung von Zirkulation und O_2-Versorgung	Reiseanamnese: Malaria, Typhus etc.	Verbrennung
Hypotension	Körperliche Untersuchung	Antimikrobielle Therapie Herdsanierung	Immuninkompetenz: Seltene Keime, Parasiten, Pilze	Fremdoberflächen
Tachy(dys)pnoe	Basislabor	Beatmung	Liegender ZVK Dialysepatienten Onkologische Patienten	Kawasaki-Syndrom Still-Syndrom Lupus erythematodes „toxic shock like syndrome" etc.
Oligurie	Röntgen Thorax	Nierenersatz – auch bei Intoxikationen erwägen		Trauma
GI-Transport ↓	Echokardiographie	Immunmodulation (?) – eher nicht		Pankreatitis
Mikrozirkulation ↓	Ergusssuche	Steroide bei Z. n. Steroidtherapie Schwerem Kreislaufversagen Purpura fulminans		Seltene Schockformen
Vigilanzstörung	Kulturmedien	Protein C bei Purpura fulminans		
Gerinnungsstörungen	Serologien	Selten virostatisch		
Gelbsucht	(Prokaryonten) – PCR	Ultima Ratio: ECMO		
Ödeme				

Diagnostik und Management ◘ Tab. 6.15

- Anamnese und kurze klinischer Untersuchung
- Erfassung subjektiver und objektiver posttraumatischer Symptome
- Bestimmung der Bewusstseinsstörung bzw. der Komatiefe
- Intubation
- Sicherstellung des Kreislaufs
- Darstellung interventionsbedürftiger Traumafolgen → rasches (Spiral-)CCT
- Bei schweren (oder unklaren) SHT:
  - Entscheidung zur Anlage einer Hirndrucksonde (ICP-Sonde)
  - Entscheidung zur konservativen Therapie (→ dann eher aufwachen lassen)
  - Entscheidung zur direkten neurochirurgischen Therapieintervention (Blutungsdrainage/Ausräumung/ Entlastung bei aufgebrauchten Liquorräumen)
- Postinterventionell bzw. nach Anlage eine Hirndrucksonde
  - Hirndruckspitzen vermeiden
  - Zerebrale Perfusion und O_2-Versorgung aufrecht erhalten
  - Vergrößerung des Hirnschadens vermeiden
  - Länger dauernde Phasen von erhöhtem Hirndruck ICP >20–25 mmHg therapeutisch angehen, insbesondere bei fehlendem kompensatorischem Blutdruckanstieg (CPP = MAD – ICP) und erniedrigtem zerebralem Perfusionsdruck → kurzfristig mit Osmotherapie (Mannitol oder hyperosmolare Lösung) sowie kurzfristiger Hyperventilation (CO_2 arteriell 30 mmHg) → vertiefte Analgosedierung und ggf. Relaxierung
  - Zerebrale Perfusionsdruck sollte zu jeder Zeit erhalten bleiben
- Literaturlage mehrdeutig – Perfusionsdruck-orientierte Konzept nur gemäß Erfahrung zu empfehlen (vergleichende Studien zum Lund-Konzept im Kindesalter liegen nicht vor)
- Nur geringe Erfahrungen mit dem Lund-Konzept in der Pädiatrie → Therapieziele: Reduktion der intrazerebralen Blutmenge auf niedrigem intrazerebralen Druckniveau mittels Vasokonstriktion (Dihydroergotamim) und Blutdruckreduktion (Clonidin und β-Blocker) sowie hochnormalem kolloidosmotischen Druck
- Mittels eines von thoraxnah retrograd in die interne Jugularvene eingebrachten Katheters (Bulbus-jugularis-Katheter) kann versucht werden, eine Diskriminierung zwischen ICP-Erhöhung durch Hyperämie und Ödem bedingter Perfusionsverminderung zu treffen
  - ICP-Erhöhung durch Hyperämie = Bulbussättigung ↑ → therapierbar mit milder Hyperventilation
  - Ödem-bedingte Perfusionsverminderung = Bulbussättigung ↓ → therapierbar mit Mannitol/Analgosedierung
- Prognoseverbessung durch konsequente Einhaltung eines festgelegten Therapieregimes → Routine des Personals → Verbesserung der Vigilanz gegenüber Auffälligkeiten → Qualität ↑

6.3.8 Weitere einzelne Krankheitsbilder

6.3.8.1 Verbrennung

- Thermische Einwirkungen auf Kinder werden einerseits hinsichtlich Ursache (Verbrennung/Verbrühung/Verkohlung) und Tiefe (◘ Tab. 6.16) sowie andererseits hinsichtlich Ausdehnung (inkl. betroffenem Areal) als auch begleitenden Verletzungen bewertet
- Nach Bergung aus dem Gefahrenbereich (Notarzt) wird die Gefährdung beurteilt, um neben der Initialtherapie auch den Ort der weiteren Versorgung und das Transportmittel festzulegen
- Patienten mit Inhalationstrauma, Verkohlungen oder ausgedehnteren Verletzungen (>10 % KOF) 2. Grads oder >5 %

Tab. 6.15 Memo SHT

Subjektive Symptome	Objektive Symptome	Neurologische Symptome	Anatomisches Korrelat	Bewusstseinsstörung (Quantitativ GCS)	Therapie	Hirndrucktherapie
Kopfschmerz	Sichtbare Traumafolgen	Bewusstseinsstörung, Koma	Kontusionsherde, Zellschäden mit zytotoxischem Hirnödem	**Augenöffnung**: 4= spontan 3= nach Aufforderung 2= auf Schmerz 1= nicht	Intubation bei GCS ≤9 S_pO_2 >95 %, Normoventilation	SAP und SpO_2 sicherstellen bis ICP-Sonde
Schwindel	Impressionsfrakturen	Lähmungen, v. a. Hirnnervenparesen	Intrazerebrale Blutung	**Verbale Reaktion**: 5= adäquat 4= konfus 3= sinnlose Wörter 2= unverständliche Äusserungen 1= nicht	SAP >70 + 2-mal das Alter (mmHg) → lieber höher	Sicherstellung CPP (MAD – ICP) Oberkörper-hoch-Lagerung 30°
Übelkeit	Liqourfluss	Störungen der Pupillomotorik	Sub-/epidurales Hämatom	**Motorische Antwort**: 6= folgt gezielt 5= gezielt auf Schmerz 4= entzieht sich Schmerz 3= Beugung auf Schmerz 2= Strecken auf Schmerz 1= keine	Bewegung mit Halskragen en bloc	Analgo-sedierung, Normothermie
Erbrechen	Hirnaustritt	Vegetative Störungen	Perifokales (vasogenes) Hirnödem	Skalen für Patienten <2 J	Volumenersatz/ Blutstillung Drainagen	Selten Relaxierung

Tab. 6.15 Memo SHT

Benommenheit	Blut aus Nase, Mund, Ohr	Hirndruckzeichen	Generalisiertes Hirnödem – v. a. bei generalisiertem axonalem Trauma		Blutungsausräumung, Ventrikeldrainage (mit Druckmessung), Entlastungskraniektomie	Kurze Hyperventilation, Mannitol
Seh-/Hörstörung	Bewusstseinsstörung qualitativ	Kreislauf-/Atemdysregulation Streckphänomene	Verbrauch der Liquorräume		Anlage ICP-Sonde (parenchym-atös)	Hochnormales Serumnatrium
	Krampfanfall		Lufteinschlüsse/ Knochenaffektionen			Milde Hyperventilation
			Venenthrombosen			

GCS Glasgow-Koma-Skala: 3–8 Punkte → schweres SHT, 9–12 Punkte → mittelschweres SHT, ≥13 Punkte → leichtes SHT
SAP systemischer arterieller Druck, *MAP* mittlerer arterieller Druck, *CPP* zerebraler Perfusionsdruck, *ICP* intrakranieller Druck

Tab. 6.16 Gradeinteilung der Verbrennungen

Einteilung	Klinisches Bild	Verbrennungstiefe
1°	Rötung	Oberflächliche Epithelschädigung ohne Zelltod
2° a	Blasenbildung, roter Wundgrund, stark schmerzhaft	Schädigung der Epidermis und oberflächlicher Anteile der Dermis mit Sequestrierung
2° b	Blasenbildung, heller Wundgrund, schmerzhaft	(Weitgehende) Schädigung der Dermis unter Erhalt der Haarfollikel und Drüsenanhängsel
3°	Epidermisfetzen, Gewebe nach Reinigung weiß, Schmerzen nur am Wundrand	Vollständige Zerstörung von Epidermis und Dermis
4°	Verkohlung, Lyse	Zerstörung weitgehender Schichten mit Unterhautfettgewebe, evtl. Muskeln, Sehnen, Knochen etc.

3. Grads sowie Verletzungen der Hände, Füße, Gesicht und Genitalien bedürfen einer Behandlung im Spezialzentrum. Auch potenziell operativ interventionsbedürftige Verletzungen sollten in einem Krankenhaus mit hinlänglicher interdisziplinärer Erfahrung betreut werden

Management

- Anlage eines i.v.-Zugangs, alternativ i.o.
- Analgosedierung mit z. B. Ketamin oder Piritramid und additiv Midazolam
- Infusionstherapie bei Verletzungen >10 % KOF – vor Abschätzung des Bedarfs nicht mehr als 10 ml/kgKG
- Lauwarme Kühlung (z. B. Wasser)
- Sterile und nicht haftende Abdeckung
- Bei großflächigen Verletzungen unbedingt drohende Unterkühlung vermeiden → eher auf Kühlung verzichten
- Zur Abschätzung des Anteils an betroffener Hautfläche: Neunerregel oder die Handflächenregel. **Cave**: Fläche wird eher zu überschätzt, die Tiefe unterschätzt
- Keine exzessiven Volumengaben
- Gemäß Verbrennungsfläche in % KOF am ersten Tag ein Zusatzbedarf (meist Ringer-Acetat) von 4 ml/kgKG/% betroffener KOF zum Grundbedarf addiert werden, ab dem 1. Tag 1 ml/kgKG/% KOF. Am ersten Tag kann die Zusatzinfusion hälftig auf die ersten 8 Stunden und die zweiten 16 Stunden verteilt werden
- IIa-Verbrühungen: Schmerzfreie Blasenabtragung mit nachfolgender z. B. Hydrocolloidgazetherapie ausreichend
- Bei tieferer (potenziell narbenbildender) Verletzung: Kinderchirurgische Revision in Narkose
- Überwachung der Hämodynamik: Blutdruckmessung, ZVK für ZVD-Messung, ggf. SvO_2
- Blasenkatheter zur Urinquantifizierung
- Steuerung der Analgosedierung
- Bedarfsweise Beatmung
- **Cave**: Beim Einsatz von vasokonstringierenden Katecholaminen kann das Wundheilungsergebnis erheblich verschlechtert werden
- Prophylaktische antibiotische Therapie nicht empfohlen
- Empirische antibiotische Therapie bei Organinfektionen und infizierte Wunden (optisch bei Wundversorgung) sowie bei sekundärem SIRS
- Überwachung der Organfunktionen (auch laborchemisch) im Verlauf der Initialbetreuung
- Nachgewiesen hilfreich zur Prävention von Komplikationen:
  - Frühe enterale Ernährung (Beginn nach Aufnahme)
  - Extubation sobald möglich
  - Meidung überbordender Analgesie/Sedierung
  - Restriktive Verwendung von Fremdeiweißen i.v.

6.3.8.2 Status epilepticus

- **Definition**: Krampfanfall oder eine Serie von Krampfanfällen, bei dem/denen der Patient über eine Dauer von bis zu 30 Minuten (hier können die Definitionen unterschiedlich sein) krampft oder zwischen einzelnen Krampfanfällen das Bewusstsein nicht vollständig wiedererlangt
- **Ursachen**: Fieberkrämpfe, hirnorganische Störungen (Blutung, Tumor, Encephalitis etc.), ferner auch metabolisch bedingt

Management

- Allgemeine Empfehlungen (präklinisch oder auf Normalstation): Meist rektale Gabe von Diazepam
- Bei i.v.-Zugang: Andere Benzodiazepine gleichwertig (Diazepam liporo, Midazolam oder Clonazepam)
- Bei nicht unterbrochenem Krampfgeschehen → neuerlich Benzodiazepin (klinisch vorzugsweise Midazolam)
- Alternativ Levetirazetam und Valproinsäre (bei entsprechender Erfahrung)
- Persistenz trotz zweiter i.v.-Dosis eines geeigneten und ausreichend dosierten Antikonvulsivums → konsequente und eskalie-

rende Therapie bedeutsam, da Status mit zunehmender Dauer immer schwieriger zu behandeln ist
- **Diagnostik**:
  - Monitoring der Vitalfunktionen und Sicherstellung von Gasaustausch und Zirkulation
  - Dauer-EEG, alternativ amplitudenintegriertes EEG
  - Bei unklarer Ursache möglichst cMRT und Lumbalpunktion inkl. Asservaten für Spezialuntersuchungen, da einige neurometabolische Erkrankungen wie Glukosetransporterstörungen über die Blut-Hirn-Schranke oder antineuronale Antikörper nur aus dem Liquor diagnostiziert werden können
  - Laboranalytik: Entzündungsparameter, BGA mit Mg und Ca, Leber- und Nierenwerte, CK, Ammoniak, GGT, Trockenblutkarte sowie ein Serumasservat
- **Eskalierende Therapie** bei weiterhin nicht sistierenden Krampfanfällen → eigene Erfahrungen und hausinternes Protokoll: Phenobarbital, Thiopental, Propofol, Phenytoin, Ketamin
  - Phenytoin: Eigener (zentraler) Zugang nötig → keine Mischbarkeit und ausgeprägte Hautnekrosen bei Paravasaten
  - Bei längerfristiger Verabreichung von Thiopental → häufig Infektionskomplikationen
  - Propofol vielerorts wegen des gefürchteten Propofolinfusionssyndroms gemieden
  - Begleitende neuropädiatrische Therapie → EEG-Bewertung, Langzeittherapie (◘ Tab. 6.17)

6.3.9 Intoxikation

- Häufigkeit lebensbedrohender Ereignisse erfreulicherweise eher gering
- Atmungs- und Kreislaufsicherung
- Anamnese → was war in welcher Menge zugänglich, was fehlt, bestehen bereits Symptome und wann war der Zeitpunkt der möglichen Intoxikation)
- Anschauung von mitgebrachten Tablettenpackungen oder Pflanzenresten
- Initiale Untersuchung (Sympathomimese/-lyse oder Parasympatholyse/-mimese) nach ABCDE-Vorgehen und v. a. Beurteilung von Pupillomotorik und Hautdurchblutung sowie Schleimhautfeuchte
- Größe und Gewicht
- Kontakt mit Giftnotruf
- Primäre Elimination durch Erbrechen überwiegend verlassen
- Hochdosierte Aktivkohlegaben
- Fremdköper (z. B. Batterien/Magnete und Carbamazepinkonglomerate (enteral) oder den Atemweg verlegende Fremdkörper) endoskopisch bergen
- Möglichst zeitnah (selten) spezifische Antidottherapien. z. B. Acetylcystein bei Paracetamolvergiftung, Natriumgabe (Nabic) bei Intoxikation mit Antidepressiva oder ASS. (Anschaulich unter ► https://www.rosenfluh.ch/media/paediatrie/2012/03/Vergiftungsnotfall_beim_Kleinkind.pdf)

6.4 Reanimation

Die kardiopulmonale Reanimation (CPR; ◘ Tab. 6.18) betrifft auf der Intensivstation meist Patienten mit Risikofaktoren, sodass in vielen Fällen vorbeugende Maßnahmen getroffen werden können (z. B. Reanimationsmedikamente am Bett, Defibrillator und Reanimationsbrett in Reichweite, Intubationsmaterial vorbereitet etc.). Zudem sind diese Patienten meist bereits monitorisiert, wodurch die drohende Reanimationssituation frühzeitig erkennbar ist.

Da zum Thema eindeutige Leitlinien existieren, die an die ortsgegebenen Umstände angepasst ein beübbares Vorgehen möglich machen, sollen hier die wichtigsten Informationen lediglich stichwortartig wiedergegeben werden (Leitlinien: ► www.grc-org.de/leitlinien2015/doc_download/147%2D%2Dleitlinien-kompakt)

6

Tab. 6.17 Therapie des Status epilepticus

	Erste Gabe	Zweite Gabe	Einweisung per Notfall bei ausbleibendem Erfolg
Präklinisch, kein i.v.-Zugang			
Diazepam	5 mg für Kleinkinder rekatl 10 mg ab 15 kgKG rektal	Wiederholung	
Midazplam	Bis 0,5 mg/kgKG buccal oder nasal	Wiederholung	
Lorazepam	Bis 20 kg 1 mg p.o. absolut ≥20 kg 2,5 mg p.o.	Gut wirksam, nicht zugelassen	
In der Klinik			Verlegung auf Intensivstation bei ausbleibender Wirkung bzw. zur Atemüberwachung
Diazepam	0,2–0,3 mg/kgKG/ED i.v.	Wiederholung	
Midazolam	0,1–0,2 mg/kgKG i.v.	Wiederholung	
Lorazepam	0,1 mg/kgKG i.v.	Wiederholung	
Phenobarbital	5–10–20 mg/kgKG über 10 min i.v.	Keine	
Phenytoin	20 mg/kgKG über 20 min i.v.	Keine	
Auf der Intensivstation			
Midazolam-DTI	0,1–0,5 mg/kgKG/h i.v.	Steigerung bis „burst suppression" oder klinischer Anfallsfreiheit	
Thiopental-DTI	5 mg/kgKG Bolus i.v., anschließend nach EEG-Wirkung	Steigerung bis „burst suppression" oder klinischer Anfallsfreiheit	
Propofol-DTI	3–6 mg/kg/h i.v.	Nicht länger als 2 Tage i.v.-Dosis >5 mg/kgKG/h nicht bei kleinen Kindern	

DTI Dauertropfinfusion

Zugang

Neben der Intubation ist eine Möglichkeit zur Medikamentenapplikation unabdingbar:

- Ein i.v.-Zugang ist bei Patienten auf der Intensivstation i. d. R. vorhanden
- **Intraossärer (i.o.) Zugang alternativ**, wenn i.v.-Zugang zu schwierig, langwierig → i.o.-Zugang innerhalb 1 min realisierbar
  - Punktionsort i.o.:

Tab. 6.18 Vorgehen bei Reanimation

Basal	Herz-Druck-Massage[a]	Beatmung	Intubation	Medikamente	Defibrillation
Atemweg	3:1 bei NG (Zwei-Daumen-Technik)	Maskenbeatmung	Nur, wenn sicher möglich	Adrenalin (1 ml = 1000 µg): Bolus von 10 µg/kgKG (max. 1 mg) i.v./i.o. alle 3–5 min	Pulslose VT und Kammerflimmern
Beatmung	15: 2 SGL und Kind (Ein-/Zwei-Hand-Technik)	Larynxtubus/Maske	Medikamente nötig?	Amiodaron (1 ml = 50 mg): Bolus von 5 mg/kgKG bei pulsloser VT/Kammerflimmern nach 2.–3. (erfolglosen) Schock	4 J/kgKG, bisphasisch
Circulation	30:2 Jugendliche/Erwachsene (Zwei-Hand-Technik)	Intubation → Beatmung nicht länger HDM-synchronisiert	Kenntnis: - Tubustiefe - Tubusgröße	Lidocain (1 ml = 10 mg): Mittel der 2. Wahl bei pulsloser VT/Kammerflimmern (Dosis: 1–2 mg/kgKG)	Paddles (anterolateral) oder Klebepads (anterior-posterior möglich)
Hilfe holen		F_IO_2 = 100 %	Sicherer Atemweg → hohes F_IO_2 effektiv		3–4 Versuche bei schockbarem Rhythmus
		E_tCO_2 zur Tubusprüfung, Zirkulationsprüfung	PEEP möglich		
		SpO_2-Ziel >95 % bei Normoventilation	Sonstiges: Maske, Maske und Guedel, LAMA	Atropin (1 ml = 500 µg): Nur bei vagusinduzierter Bradykardie oder Intoxikation mit Cholinergika Bolus von 25 µg/kgKG (max. 2 mg)	

[a] Herz-Druck-Massage (*HDM*): Wichtig → Frequenz ca. 100–120 /min, Druckpunkt → untere Sternumhälfte, Eindrücktiefe → $\frac{1}{3}$ Sternumtiefe, komplette Rückstellung des Thorax, Reanimationsbrett nutzen, Unterbrechung minimieren
VT ventrikuläre Tachykardie, *LAMA* Larynxmaske

  - Kinder <6 Jahre: proximales, mediales Tibiaplateau, 1,5–2,0 cm unterhalb der Tuberositas tibiae
  - Kinder >6 Jahre: distale, mediale Tibia, 2,0–3,0 cm oberhalb des Maleus
- IO-Bohrer:
  - 3–39 kg: 15 G 15-mm-Nadel
  - ≥40 kg: 15 G 25-mm-Nadel
- IO-Cook-Nadel (z. B.):
  - <1 Monat: 18–20 G
  - 1–6 Monate: 16–14 G
  - >6 Monate: 14 G

Medikamente

Tab. 6.18, sowie zusätzliche Medikamente ohne routinemäßigen Einsatz:

- **Magnesiumsulfat 10 %** (1 ml = 100 mg $MgSO_4$):
  Kann bei nachgewiesener Hypomagnesiämie oder einer Torsade-de-pointes-VT gegeben werden
  Dosis: 25–50 mg/kgKG i.v./i.o.
- **Natriumbikarbonat 8,4 %** (1 ml = 1 mmol Bikarbonat):
  Indikationen: Prolongierte CPR (nach >20 min bzw. mehr als 3–4 Adrenalingaben), schwere Azidose (BE <-15 mmol/l), Hyperkaliämie (K >5 mmol/l), Intoxikation mit trizyklischen Antidepressiva sowie hämodynamische Instabilität
  Dosis: 0,5–1,0 mmol/kgKG i.v./i.o.
- **Vasopressin** (Pitressin 1 ml = 20 IE):
  Beim Kreislaufstillstand, wenn wiederholte Adrenalingaben keinen Effekt zeigen
  Dosis: 0,2–0,5 IE/kgKG (max. 40 IE) i.v./i.o.

Monitoring

EKG, SpO_2, noninvasive RR-Messung, $etCO_2$ (meist bei Intensivpatienten vorhanden, inkl. arterieller RR-Messung)

Bei Patienten auf Intensivstation immer auch: ZVD, BGA (mit Elektrolyten, BZ und Laktat), Echokardiographie, Thoraxröntgen

Tab. 6.19 Ausschluss reversibler Ursachen (4 Hs und HITS)

4Hs	4HITS
Hypoxie	Herzbeuteltamponade
Hypovolämie	Intoxikation (z. B. Digitalis)
Hypo- bzw. Hyperkaliämie	Thromboembolie (pulmonal oder koronar)
Hypothermie	Spannungspneumothorax

Ursachen Tab. 6.19

Algorithmen

Gemäß der aktuellen ERC-Leitlinie für den ALS wird bei einem bewusstlosen Kind jenseits des Neugeborenenalters mit V. a. Kreislaufstillstand folgendermaßen vorgegangen:

- Wenn das Kind nicht auf Stimulation (bzw. Schmerzreize) reagiert:
  - Im Krankenhaus sofort **Hilfe rufen** (z. B. Reanimationsteam)
  - Anschließend **Atemwege freimachen** (Fremdkörper unter Sicht entfernen, Kopf leicht überstrecken, Esmarch-Handgriff, Absaugen etc.)
- Wenn keine Atmung bzw. Schnappatmung:
  - **5 (initiale) Atemhübe** mit dem Beatmungsbeutel (ggf. Guedel-Tubus), Beatmungsbeutel mit O_2-Reservoir und hohem O_2-Flow (z. B. 15 l/min)
- Wenn keine Lebenszeichen bzw. kein zentraler Puls (z. B. A. axillaris, A. carotis) innerhalb von 10 s feststellbar:
  - Beginn der **CPR mit 15 Herzkompressionen** (Tab. 6.18), gefolgt von 2 Atemhüben (Zwei-Helfer-Methode mit 15:2) (Abb. 6.5).
- Zum frühestmöglichen Zeitpunkt: **Rhythmusdiagnose mittels (Monitor oder) Defibrillator** (EKG-Ableitung über Paddels, Klebepads oder EKG-Elektroden)

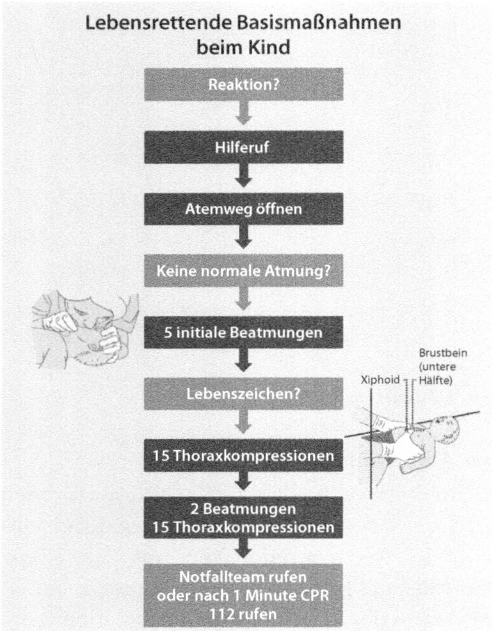

Abb. 6.5 Lebensrettende Basismaßnahmen beim Kind (Mit freundl. Genehmigung der GRC)

- **Pulslose elektrische Aktivität** (PEA, elektromechanische Entkopplung, d. h. elektrische Aktivität ohne Auswurf) **oder Asystolie** (in 3 Ableitungen) im EKG:
  - CPR ohne Defibrillation und nach Schaffung eines Zugangs → Adrenalin (ggf. Zusatzmedikamenten
  - Alle 2 Minuten der Rhythmuskontrolle
  - Intubation kann zu jedem Zeitpunkt unternommen werden, ohne längere Unterbrechung der CPR (max. 1–2 min)
- **Kammerflimmern oder pulsloser VT**: CPR-Unterbrechung mit bis zu 3–4 Defibrillationen
  - Nach jedem Defibrillationsversuch wird die CPR ohne weitere Kreislaufkontrolle fortgeführt
  - Alle 2 min Rhythmuskontrolle im EKG
  - Bei anhaltendem Kammerflimmern/VT → Defibrillation
  - Nach der 2. bis 3. erfolglosen Defibrillation: nach Schaffung eines Zugangs → 1. Dosis Adrenalin (10 µg/kgKG i.v./i.o.) sowie die 1. Dosis Amiodaron (5 mg/kgKG i.v./i.o.)
  - Adrenalingabe während andauernder Reanimation alle 3–5 min wiederholen
  - Nach der 5. erfolglosen Defibrillation → 2. Dosis Amiodaron
  - Intubation kann zu jedem Zeitpunkt unternommen werden, ohne längere Unterbrechung der CPR (max. 1–2 min) (Abb. 6.6)

Abbruch der Reanimationsmaßnahmen

Ein Abbruch der Reanimationsmaßnahmen kann in folgenden Situationen erwogen werden:

- Kein Spontankreislauf nach 45–60 min erreicht (reversible Ursachen ausgeschlossen, ECMO keine Option)
- Schlechte (neurologische) Prognose wahrscheinlich ist, z. B. nach „warmer" Hypoxie oder Asphyxie >10 min, SIDS („sudden infant death syndrome", plötzlicher Kindstod) oder CPR infolge eines Traumas
- Neurologische Vorbedingungen bzw. Gesamtprognose des Patienten ungünstig sind (Einzelfallentscheidung)

> **Keinesfalls Reanimationsmaßnahmen bei Patienten mit hypothermem Kreislaufstillstand zu früh beenden!**

- Mit Hypothermie ist nicht die sich unter Reanimation auch (z. B. bei Raumtemperatur von 18–20 C) häufig einstellende Poikilothermie gemeint
- Hypothermer Kreislaufstillstand → ggf. Wiedererwärmung an der HLM
- Persistiert ein Kreislaufstillstand trotz einer Körperkerntemperatur >30–32 C und suffizienter Reanimationsmaßnahmen für >45 min → kann ein Abbruch erwogen werden

ECMO

- Bei therapierefraktärem Kreislaufversagen während bzw. nach CPR zu erwägen
- Kardiotechnik und Herzchirurgie rechtzeitig benachrichtigen

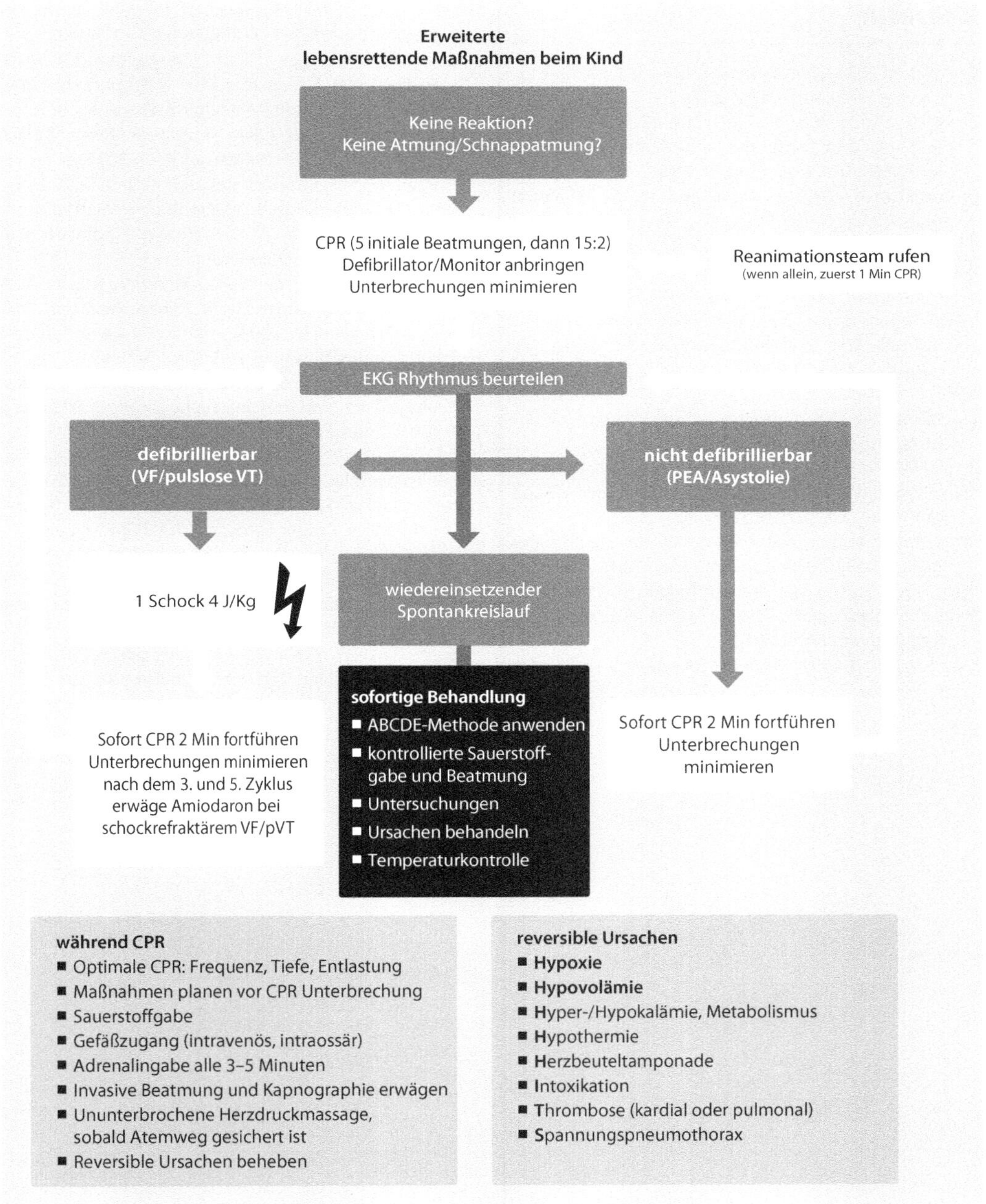

Abb. 6.6 Erweiterte lebensrettende Maßnahmen beim Kind (Mit freundl. Genehmigung der GRC)

6

Literatur

Beghetti M (2011) Pediatric pulmonary hypertension. Elsevier, Philadelphia

Brodt HR, Simon W, Stille C (2012) Antibiotika-Therapie in Klinik und Praxis der antiinfektiösen Behandlung, 12. Aufl. Schattauer, Stuttgart

Brunton L et al (2017) Goodman and Gilman'S the pharmacological basis of therapeutics, 13. Aufl. McGraw Hill, New York

DGPI (2009) Handbuch Infektionen bei Kindern und Jugendlichen, 5. Aufl. Thieme, Stuttgart

http://legacy.owensboro.kctcs.edu/gcaplan/anat2/notes/APIINotes3%20urinary%20system.htm. Zugegriffen am 30.11.2018

http://www.awmf.org/awmf-online-das-portal-der-wissenschaftlichen-medizin/awmf-aktuell.html. Zugegriffen am 30.11.2018

http://www.dosing.de. Zugegriffen am 30.11.2018

http://www.globalrph.com/renaldosing2.htm. Zugegriffen am 30.11.2018

https://de.scribd.com/document/94332486/Stanford-PrismaFlex-Training-PW. Zugegriffen am 12.12.2018

https://livertox.nih.gov. Zugegriffen am 30.11.2018

https://redbook.solutions.aap.org/redbook.aspx. Zugegriffen am 30.11.2018

Katz AM (2010) Physiology of the heart, 5. Aufl. Lipincott Willkins & Williams, Philadelphia

Kissling SG, Goebel J, Somers MJG (2009) Pediatric nephrology in the ICU. Springer, Berlin/Heidelberg

Klauwer D, Neuhäuser C, Thul J, Zimmermann R (2018) Pädiatrische Intensivmedizin – Kinderkardiologische Praxis, 2. Aufl. Deutscher Ärzteverlag, Köln

Maconochie IK et al (2015) European Resuscitation Council guidelines for resuscitation 2015 section 6. Paediatric life support. Resuscitation 95:223–248

Nichols D (2008) Roger's textbook of pediatric intensive care, 4. Aufl. Wolters Kluwer/Lippincott Williams & Wolkins, Philadelphia

Oczenski W (2008) Atmen – Atemhilfen: Atemphysiologie und Beatmungstechnik. Thieme, Stuttgart

Pinsky MR, Payen D (2004) Functional hemodynamic monitoring. Springer, Berlin/Heidelberg

Ricci Z, Cruz DN, Ronco C (2011) Classification and staging of acute kidney injury: beyond the RIFLE and AKIN criteria. Nat Rev Nephrol 7:201–208

Rimensberger PC (2015) Pediatric and neonatal mechanical ventilation. Springer, Heidelberg

Ritter F, Döring M (2001) Curves and loops in mechanical ventilation. Dräger Medizintechnik GmbH, Lübeck

Ronco C, Bellomo R, Kellum JA (2009) Critical care nephrology. Saunders-Elsevier, Philadelphia

Schwartz GJ (2009) New equations to estimate GFR in children with CKD. J Am Soc Nephrol 20:629–637

Vincent J (2017) Drugs and the kidneys: clinical pharmacology perspectives. Clin Pharmacol Ther 102:368–372

Neuropädiatrie

Kevin Rostásy und Markus Rauchenzauner

C. Papan, L. T. Weber (Hrsg.), *Repetitorium Kinder- und Jugendmedizin*,
https://doi.org/10.1007/978-3-662-56790-6_7

7.1 Entzündliche Erkrankungen des ZNS

Kevin Rostásy

Entzündliche Erkrankungen des peripheren und zentralen Nervensystems (ZNS) umfassen ein weites Spektrum von erregerbedingten und autoimmunologischen Erkrankungen.

Erregerbedingte Erkrankungen:
- Bakterielle, virale und parasitäre Meningitiden (▶ Kap. 9)
- Hirnabszesse im Rahmen einer Sinusitis, Otitis media
- Akute und chronische meist viralbedingte Meningoenzephalitiden (z. B. HSVE, ▶ Kap. 9)

Autoimmunologische Erkrankungen des ZNS werden unterteilt in Erkrankungen, die die
- weiße (MS) und
- graue Substanz (NMDAR-Enzephalitis) oder die
- arteriellen Gefäße des Gehirns (ZNS-Vaskulitis) betreffen können.

7.1.1 Neuroborreliose

Neuroborreliose wird durch das Bakterium *Borellia burgdorferi* verursacht und von Zecken übertragen. Neben den häufigen Manifestationen wie peripherer Fazialisparese oder Meningoenzephalitis kann es zu einer Vielzahl von weiteren klinischen Ausprägungen kommen wie Myelitis, Radikulitis (Bannwarth-Syndrom), bilaterale Optikusneuritis, Myositis, zerebrale Vaskulitis mit Schlaganfällen.

▪▪ Diagnose
1. Typische Klinik (z. B. periphere Fazialisparese) und
2. Positive Borrelienserologie (IgM-, IgG-Antikörper (Ak)), positiver Immunoblot und
3. Liquorpleozytose mit pleomorphen lymphozytären Reizformen (>20 Zellen/μl) ± intrathekale Synthese von Ak gegen Borrelien

▪▪ Therapie
- Ceftriaxon i.v. (50 mg/kg, 1-mal/Tag) für 2 Wochen
- Kinder >8 Jahre und >50 kg: Doxycyclin p.o. (200 mg/Tag in 2 Gaben für 2 Wochen)

▪▪ Prognose
- Gut

7.1.2 Frühsommer-Meningoenzephalitis (FSME)

FSME wird durch das FSME-Virus verursacht wird. Übertragung erfolgt durch Zecken, deren Durchseuchung mit dem Virus regional sehr unterschiedlich ist und somit auch das Infektionsrisiko.

▪▪ Klinik
- Biphasischer Verlauf mit einer fieberhaften Erkrankung und symptomfreiem Intervall, gefolgt von Symptomen wie stärksten Kopfschmerzen, Meningitis, Enzephalitis mit Bewusstseinsveränderungen, fokal neurologische Zeichen, Anfällen begleitet von einer Verlangsamung der EEG-Hintergrundaktivität

▪▪ Diagnose
- Liquorpleozytose (>5 Zellen/μl) und deutliche Proteinerhöhung
- In der Akutphase finden sich virusspezifische IgM-Ak gefolgt von virusspezifischen IgG-Ak zwei Wochen später
- Reversible MRT-Auffälligkeiten insbesondere in den Basalganglien/Thalamus

▪▪ Therapie
- Symptomatisch mit guter Prognose, aber schwere Verläufe mit anhaltenden neurologischen Symptomen und Tod sind beschrieben
- Impfung insbesondere in Endemiegebieten empfohlen!

7.1.3 Multiple Sklerose (MS)

- MS ist eine chronisch-inflammatorische Erkrankung des ZNS unklarer Pathogenese, die v. a. die weiße aber auch die graue Substanz des Gehirns und das Myelon betrifft, charakterisiert durch einen schubförmigen Verlauf
- Begin der Erkrankung meist in der Pubertät, extrem selten vor dem 6. Lebensjahr, Mädchen häufiger betroffen, ca. 200 Neuerkrankungen/Jahr in Deutschland

7

Klinik
- Das erste klinische Ereignis kann als klinisch isoliertes Syndrom (CIS) bezeichnet werden, sofern es nicht die Kriterien einer MS erfüllt
- Symptome können sehr unterschiedlich sein, u. a. einseitige Sensibilitätsstörungen der Arme oder Beine, Sehnervenentzündung, Ataxie
- Hohe Wahrscheinlichkeit für einen 2. Schub besteht beim Vorhandensein von ≥2 zerebralen MRT-Läsionen und positiven oligoklonalen Banden (OKBs) im Liquor

Diagnose
- Zwei Episoden oder ein CIS mit Hinweisen für eine zeitliche (T2-Signalanhebung mit und/ohne KM-Anreicherung) und räumliche Dissemination in der MRT-Bildgebung (McDonald-Kriterien 2010) oder ein CIS mit einer räumlichen Dissemination und positiven oligoklonalen Banden (McDonald-Kriterien 2017)
- **Liquorbefunde**: Erhöhte Zellzahl (6–30 Zellen/µl), positive OKBs (>90 %)
- **Differenzialdiagnose**: Akute demyelinisierende Erkrankungen wie akute disseminierte Enzephalomyelitis (ADEM), Neuromyelis optica Spektrumserkrankungen (NMOSD); Neuroborreliose, ZNS-Vaskulitis, neurometabolische Erkrankungen, ZNS-Tumore

Therapie
- Schubbehandlung mit hochdosierten Steroiden (20 mg/kg/Tag Methylprednisolon i.v. – IVMP – an 3 aufeinander folgenden Tagen), bei fehlendem Ansprechen Wiederholung der Pulstherapie oder Plasmapherese bei schweren Schüben
- Frühzeitiger Beginn einer Basistherapie mit Interferonen oder Glatirameracetat
- Bei weiteren Schüben und MRT-Läsionen unter Basistherapie Therapieeskalation mit Medikamenten wie Natalizumab, Fingolimod oder Fumarate

Prognose
- Höhere Schubrate in den ersten Jahren der Erkrankung als Erwachsene. Auch wenn der Zeitraum bis zu einer signifikanten Behinderung länger als bei Erwachsenen ist, zeigen sich bei Kindern bereits zu einem früheren Zeitpunkt in ihrem Leben eine Einschränkung der Ambulation

7.1.4 Akute disseminierte Enzephalomyelitis (ADEM)

ADEM ist eine akute monophasische Erkrankung v. a. der weißen Substanz, der häufig Infektionen vorangehen und jüngere Kinder <10 Jahre betrifft.

Klinik
- Klinische Kriterien sind eine Enzephalopathie (Verhaltensauffälligkeiten, Verwirrtheit, Lethargie, Koma, Anfälle) – nicht erklärbar durch Fieber und multifokale neurologische Symptome
- Im MRT-Bild charakterisiert durch großflächige, nicht scharf abgrenzbare Läsionen in der weißen aber auch grauen Gehirnsubstanz. Häufig auch langstreckige Läsionen im Rückenmark

Diagnose
- Liquorbefunde: selten OKBs, häufig >60 Zellen/µl

- Kinder mit typischen ADEM-Verläufen haben sehr häufig Serum-Myelin-Oligodendrozyten- Glykoprotein (MOG)-AK, wenn diese im Verlauf abfallen, oftmals mit einer guten Prognose assoziert
- **Differenzialdiagnose**: Akute nekrotisierende Enzephalitis (ANE), MS, neurometabolische Erkrankungen, ZNS-Vaskulitis, ZNS-Tumore

▪▪ Therapie

- IVMP wie bei MS mit anschließender Ausdosierung über 4 Wochen
- Immunglobuline (2 g/kg über 4–5 Tage)
- Plasmapherese bei schweren Verläufen

▪▪ Prognose

- In der Regel gute Erholung, selten neurologische Residualsyndrome
- Bei persistierenden MOG-Ak rezidivierende Verläufe beschrieben

7.1.5 Neuromyelitis-optika-Spektrumserkrankungen (NMOSD)

- NMOSD ist eine wichtige, behandelbare Autoimmunerkrankung der weißen Substanz, die mit rezidivierenden Optikusneuritiden und/oder transversen Myelitiden einhergeht
- Eine seltene Manifestation bei Kindern ist das Area-postrema-Syndrom mit Episoden mit Schluckauf, Übelkeit, Erbrechen, MRT-Läsionen in der Area postrema
- Serum-Aquaporin-4-Antikörper, die gegen das Astrozyten exprimierte Protein Aquaporin-4 (AQP4) gerichtet sind, werden bei einzelnen Kindern gefunden, häufiger lassen sich aber Serum-MOG-Ak nachweisen

▪▪ Diagnose

- NMOSD mit AQP4-Ak: mind. 1 klinisches Kerncharakteristikum (z. B. Optikusneuritis) und Serum-AQP4-Ak
- NMOSD ohne AQP4-Ak: mind. 2 klinische Kerncharakteristika während einer oder mehrere Episoden; davon muss 1 Charakteristikum obligat aus Optikusneuritis, langstreckiger (≥3 Segmente) transverser Myelitis oder Area-postrema-Syndrom bestehen und negativen Serum-AQP4-Ak

▪▪ Therapie

- Schubbehandlung mit IVMP (20 mg/kg/Tag für 3–5 Tage), dann langsames Ausschleichen und Therapiebeginn mit Azathioprin oder Rituximab

7.1.6 NMDA-Rezeptor-Enzephalitis

Sie wird durch Antikörper gegen NMDA-Rezeptor ausgelöst und ist bei Kindern die mit Abstand häufigste antikörpervermittelte Enzephalitis

▪▪ Klinik

- Die Erkrankung beginnt oft mit unspezifischen Symptomen wie innere Unruhe, Schlaflosigkeit, Verwirrtheit, gefolgt von psychiatrischen Symptomen wie visuellen und auditiven Halluzinationen
- Im Verlauf kommt es zu epileptischen Anfällen und Bewegungsstörungen und z. T. schweren autonomen Beeinträchtigungen (Temperaturinstabilität, Herzrhythmusstörungen), die eine intensivmedizinische Betreuung erfordern
- Zunehmend werden auch abortive Formen beschrieben: wie fokale Anfälle oder Verläufe mit rein psychiatrischen Symptomen

▪▪ Diagnose

- Nachweis von NMDA-Rezeptor-Antikörpern im Serum und/oder Liquor (20 % der Patienten haben nur Liquor-Ak)
- Liquorbefunde: häufig Zellzahlerhöhung, selten positive OKBs

Bei Mädchen unbedingt ein ovarielles Teratom ausschließen! Immer auch im Liquor NMDA-Rezeptor-Antikörper bestimmen.

Therapie

- Hochdosierte Kortisonpulstherapie, Plasmapherese, Immunglobuline
- Bei fehlendem Ansprechen rasche Gabe von Rituximab oder Cyclophosphamid

7.1.7 Guillain-Barré-Syndrom (GBS)

- Eine seltene akut über wenige Tage bis Wochen auftretende inflammatorische Erkrankung des peripheren Nervensystems, die der v. a. die Nervenabschnitte, die das Rückenmark verlassen, betreffen
- Unklare Genese, vorangegangene Infektionen mit *Campylobacter jejuni*, EBV sind beschrieben
- Häufigste Form bei Kindern ist die akute inflammatorische demyelinisierende Polyneuropathie (AIDP) und das Miller-Fisher-Syndrom mit Ataxie, Areflexie und Augennervenbeteiligung

Klinik

- Kardinalsymptome: symmetrisch aufsteigende Lähmung mit Areflexie, bis hin zum Befall der Hirnnerven, schweren Atemproblemen mit Sensibilitätsstörungen, autonomen Dysfunktionen wie Herzrhythmus-, Blasen- Mastdarmstörungen und z. T. starken Schmerzen

Diagnose

- Klinik und Liquoreiweißerhöhung und normaler Zellzahl (meist erst nach der ersten Krankheitswoche) und deutliche verminderte Nervenleitgeschwindigkeit und Fehlen der F-Wellen
- **Differenzialdiagnose** u. a. Polymyelitis, transverse Myelitis, Myositis

Therapie

- Immunglobuline 2 g/kg über 4 Tage i.v.
- Bei schweren Verläufen Plasmapherese, symptomatische Maßnahmen wie Schmerzkontrolle

Prognose

- Gut
- Chronische Verläufe (z. B. CIDP), die dann mit Steroiden und Immunsuppression behandelt werden müssen, möglich

7.2 Kopfschmerzen

Kevin Rostásy

Kopfschmerzen gehören zu den häufigsten Beschwerden im Kindesalter. Über 90 % aller Kopfschmerzen können einer Migräne, Spannungskopfschmerzen oder einem Mischtyp von beiden zugeordnet werden und fallen in die Gruppe der primären Kopfschmerzen. Symptomatische oder sekundäre Kopfschmerzen (z. B. Sinusitis) machen weniger als 10 % der Kopfschmerzen aus, stellen aber bei jeder Abklärung eine wichtige Differenzialdiagnose dar.

7.2.1 Migräne

Definition

Nach den Kriterien der International Headache Society (IHS), die sich auf Erwachsene bezieht, ist eine Migräne charakterisiert durch Kopfschmerzattacken mit neurologischen, vegetativen Funktionsstörungen und einer Aura bei gleichzeitiger hoher familiärer Belastung mit Migräne

Klinik

Zu Auslösern einer Migräne gehören u. a. körperliche Anstrengung und Menstruation. Den Kopfschmerzen können Prodromi wie Reizbarkeit, Müdigkeit vorausgehen, gefolgt von vegetativen Symptomen wie Blässe, Tränenfluss in der Attacke. Schlaf beendet in der Regel die Kopfschmerzen und im freien Intervall besteht Beschwerdefreiheit. Nach fünf Episoden kann die Diagnose einer Migräne gestellt werden.

Migräne ohne Aura (70 %)

Kopfschmerzattacken, die 1–72 h lang anhalten mit ≥2 der folgenden Charakteristika:

1. Einseitige Lokalisation (häufig bifrontal bei Kindern)
2. Pulsierende Schmerzen mittlere/starker Schmerzintensität, Verstärkung durch körperliche Belastung
3. Übelkeit und/oder Erbrechen
4. Licht- oder Lärmempfindlichkeit

Migräne mit Aura (20 %)

- Biphasischer Verlauf mit
  - Fokal-neurologischen Symptomen (Aura) wie visuellen Phänomenen (Flimmerskotome, Gesichtsfeldausfälle), Sensibilitäts-, Sprachstörungen, halbseitige Schwäche, die nach spätestens 60 min abklingen und von einer
  - Kopfschmerzattacke gefolgt werden (bei Kindern kann die Aura auch während der Kopfschmerzattacke auftreten)
- Kopfschmerzcharakteristika und vegetative Symptome wie Migräne ohne Aura

Seltene Formen der Migräne

- **Basilarismigräne**: Funktionsstörung u. a. des Hirnstamms charakterisiert durch mindestens eines der folgenden Phänomene: Dysarthrie, Schwindel, Tinnitus, Hörminderung, Doppelbilder, bilaterale Sehstörungen, Ataxie, Bewusstseinsstörung
- **Ophtalmoplegische Migräne**
- **Sporadische hemiplegische Migräne**: Reversible motorische Schwäche und einem der folgenden passageren Symptome: visuelle oder sensible Phänomene, Sprachstörungen
- **Familiäre hemiplegische Migräne**: Mutationen im *CACNA1A*-Gen (Chromosom 19p13) oder *ATP1A2*-Gen (Chromosom 1) zurückzuführen ist. In der Regel besteht eine familiäre Belastung mit Migräne, Epilepsie und Ataxie
- **Akute konfusionelle Migräne**: Verwirrtheit, Agitation, Desorientierung (bis zu 24 h), Stupor und Gedächtnisstörung
- **Migränevorläufer**: Zyklisches Erbrechen, abdominelle Migräne, akute paroxysmale Vertigo

Diagnose und Procedere

- Kopfschmerzepisode (mit oder ohne Aura) mit den erforderlichen Kriterien
- Unauffällige körperliche, neurologische und augenärztliche Untersuchung
- Positive Familienanamnese
- Das EEG kann eine fokale Verlangsamung im akuten oder unmittelbar schmerzfreien Intervall aufweisen
- Anamnese, Untersuchung gefolgt von einer Aufklärung und Beratung, dass es sich nicht z. B. um einen Hirntumor handelt, führt in der Regel zu einer Besserung der Kopfschmerzattacken

Zur weiteren Einschätzung des Kopfschmerztyps und der Auswirkung von Maßnahmen ist das Führen eines Kopfschmerzkalenders über einen Zeitraum von mindestens 2 Monaten mit anschließender Auswertung unerlässlich.

Therapie der akuten Migräneattacke und Prophylaxe nach Stufenschema

- Reizabschirmende Maßnahmen wie abgedunkelter Raum, Kühlen der Stirn, Einmassieren von Pfefferminzöl
- Frühzeitige Einnahme von u. a. Ibuprofen (10–15 mg/kg/ED)
- Sumatriptan (5-HT-Serotoninrezeptoragonist, ab 12 Jahren zugelassen), als Nasenspray (10 mg <30 kg; 20 mg >30kg, Gabe nach Abklingen der Aura)

- Bei starker Übelkeit, raschem Erbrechen werden vor der Gabe von Ibuprofen Antiemetika eingesetzt: Domperidon (z. B. Motilium, 1 Tropfen/kg/ED, max. 33 Tr/ED); Metoclopramid (10 mg p.o., ab 14 Jahren, **Cave**: akute Dyskinesien).
- Medikamentöse Dauerprophylaxe empfohlen bei >8 Migräneattacken/Monat mit u. a. Propranolol, Flunarizin, Topiramat, aber insgesamt nur selten notwendig
- Nichtmedikamentöse Therapien insbesondere bei häufigen Schulfehltagen sind u. a. verhaltenstherapeutische Maßnahmen (Biofeedback, Entspannungstechniken, Schmerzedukation mittels Kopfschmerztherapieprogramme), Erkennen von Nahrungsintoleranzen, Ausdauersport, geregelter Tagesablauf und Tag-Nacht-Rhythmus.

7.2.2 Spannungskopfschmerzen

Häufigste Kopfschmerzform bei Kindern

Klassifikation

- Episodischer Spannungskopfschmerz: mindestens 10, jedoch weniger als 180 Kopfschmerztage/Jahr
- Chronischer Spannungskopfschmerz: mindestens 15 Tagen/Monat in mehr als 6 aufeinanderfolgenden Monaten

Klinik

- Episodische Kopfschmerzen mit beschwerdefreiem Intervall mit meistens bilateralen, häufig frontal lokalisierten, nichtattackenartige Kopfschmerzen von dumpfem, drückendem, nichtpulsierendem Schmerzcharakter
- Beginn und Ende sind unscharf begrenzt mit leichter bis mittlerer Schmerzintensität
- Dauer zwischen Stunden bis mehrere Tage ohne Einschränkung der täglichen Aktivität
- Vegetative Begleitsymptome wie Übelkeit, Erbrechen möglich, aber selten
- Auslöser sind u. a. emotionale Anspannung, Schlafmangel und Wetterwechsel
- Keine Verstärkung durch Anstrengung (Treppensteigen, sportliche Aktivitäten)
- Diagnostik/Abklärung ► Abschn. 7.2.1

Therapie

- Im Vordergrund stehen nichtmedikamentöse Therapieansätze: evtl. Akupunktur, Eliminierung von Stressfaktoren
- Medikamente, die kurzfristig bei episodischen/chronischen Spannungskopfschmerzen eingesetzt werden sind u. a. Paracetamol, Ibuprofen (**Cave**: Medikamenteninduzierte Kopfschmerzen bei häufiger Gabe)
- Bei chronischen Spannungskopfschmerzen: Progressive Muskelrelaxation nach Jacobsen, Biofeedback, Ausdauersport, TENS-Behandlung, Stressbewältigungstraining und Schmerzedukationsprogramme
- Prophylaktische Therapie mit Amitriptylin bei chronischem Spannungskopfschmerz ist im Gegensatz zu Erwachsenen nicht gut untersucht

7.2.2.1 Weitere seltene primäre Kopfschmerzen

Diese sind bei Kindern alle u. a. durch streng unilaterale und starke Kopfschmerzen gekennzeichnet:

- Clusterkopfschmerz
- Paroxysmale Hemikranie
- Trigeminusneuralgie

7.2.3 Symptomatische Kopfschmerzen (10 %)

- **Infektionen des ZNS** wie Meningitis, Enzephalitis, Hirnabszess: Fieber, Wesensveränderungen, fokal neurologische Zeichen
- **Sinusitis**: Zunahme der Schmerzen beim Vornüberbeugen, Pressen
- **Hirntumore** insbesondere der hinteren Schädelgrube: Kopfschmerzen aus dem Schlaf heraus, Nüchternerbrechen, neurologische Symptome (Ataxie, Hirn-

nervenausfälle), anhaltender drückender Schmerzcharakter meist okzipital
- **Gefäßmalformationen**: Einseitig lokalisierte, pulsierende Kopfschmerzen assoziiert mit Flussgeräusch über der korrespondierenden Hirnregion (Stethoskop gut zu hören!)
- **Subarachnoidalblutung**: Plötzlich einsetzender, Kopfschmerz (Vernichtungsschmerz)
- **Zahnschmerzen**: Zahnstatus und Mitbeurteilung durch Fachkollegen
- **Medikamenteninduziert Kopfschmerzen**
- **Andere**: Augenprobleme wie Kurzsichtigkeit, Trauma

Red flags und Indikationen für eine MRT-Bildgebung: ► Kap. 40

7.3 Bewegungsstörungen

Kevin Rostásy

Bewegungsstörungen haben eine Vielzahl von Ursachen wie akute Intoxikationen, neurodegenerative (Morbus Wilson), autoimmune (Chorea Sydenham), genetischebedingte Erkrankungen (DYT1-Dystonie), Epilepsien (myoklonische Absencen) inkl. physiologischer Phänomene (Einschlafmyoklonien, physiologischer Tremor)

▪▪ Merkmale der wichtigsten Bewegungsstörungen

- **Spastik**: Geschwindigkeitsabhängige Muskeltonuserhöhung, nichterschöpfliche Kloni im Fußgelenk, positives Babinski-Zeichen, gesteigerte Muskeleigenreflexe mit Reflexzonenverbreiterung
- **Dystonie**: Länger anhaltende unwillkürliche Kontraktionen der quergestreiften Muskulatur, die häufig zu verzerrenden Bewegungen mit abnormen Haltungen führen; Unterteilung in primäre (genetischebedingte) und sekundäre Dystonien (Morbus Wilson), die schwerer verlaufen, ein pathologisches cMRT aufweisen und mit kognitiven Beeinträchtigung einhergehen

Weitere Unterteilung nach Lokalisation: fokal (Schreibkrampf, zervikaler Torticolli) vs. generalisiert (DYT1-Dystonie) usw.
- **Chorea**: Unwillkürliche, unregelmäßige, proximal betonte, nicht vorhersehbare Bewegung der Extremitäten, des Gesichts, Halses und des Rumpfes, die v. a. bei intendierter Bewegung auftreten, unter Stress zunehmen und im Schlaf sistieren
- **Athetose**: Langsame, drehende, unwillkürliche distal betonte Bewegung, bei der das Kind in einer Körperposition verharrt; meist assoziiert mit einer Chorea
- **Ataxie**: Kardinalsymptome sind Rumpf-/Gang-/Standataxie, Intentionstremor, skandierende Sprache, Nystagmus, Dysdiadochokinese, Titubationen des Kopfs

Unterteilung: Akute Ataxie (z. B. Tumor, entzündlich; Übersicht in ► Abschn. 7.3.1) vs. chronisch/progressiv (z. B. hereditäre spino-zerebelläre Ataxien)
- **Myoklonien**: Unwillkürliche, ruckartige, kurze Muskelkontraktionen, die zu einer Bewegung über ein Gelenk führen; treten fokal, segmental, multifokal oder generalisiert und im Rahmen einer Vielzahl von Erkrankungen auf
- **Tics**: Kurze, abrupt einsetzende, in Art, Intensität, Häufigkeit und Lokalisation über die Zeit wechselnde unwillkürliche, kurzfristig unterdrückbare Bewegungen (vokale, motorische Tics)
- **Tourette-Syndrom**: Motorische und verbale Tics mit einer Dauer >12 Monate, häufig Assoziation mit Zwangsstörungen und ADHS; Therapie mit Entspannungsübungen und Neuroleptika möglich
- **Essenzieller Tremor**: Halte- und Bewegungstremor (Frequenz 5–8 Hz); gehört zur Gruppe der Aktionstremor, die durch willkürliche Bewegungen ausgelöst und Intention verstärkt werden; familiäre Belastung häufig (AD), langsames Fortschreiten möglich, selten therapiebedürftig (DD: physiologische Tremor)

7

7.3.1 Zerebralparesen

Definition

Zerebralparesen (CP) sind die häufigste Ursache einer motorischen Behinderung im Kindesalter. Die Störung ist anhaltend und entsteht durch eine nichtprogrediente Erkrankung des unreifen, sich entwickelnden Gehirns. Die Prävalenz der CP korreliert mit dem Geburtsgewicht und steigt deutlich an bei einem Geburtsgewicht <1500 g.

Klinik

Klinisch werden vier Subtypen der CP nach der Definition der Surveillance of Cerebral Palsy in Europe (SCPE) unterschieden:

- **Bilateral-spastische CP** (BS-CP): Hauptmerkmal ist das Vorhandensein einer Spastik in den Beinen aber auch Armen mit unterschiedlicher Ausprägung (beinbetont, asymmetrisch) mit den typischen Merkmalen wie erhöhter Muskeltonus, gesteigerte Muskeleigenreflexe und einem positiven Babinski-Zeichen

Mehrzahl dieser Kinder hat neben einer schweren motorischen auch eine kognitive Beeinträchtigung, orthopädische Komplikationen, Sehprobleme, Dystrophie, und häufig auch eine Epilepsie

- **Unilateral-spastische CP**: Halbseitige motorische Behinderung, die häufig arm- und/oder beinbetont ist und seltener zu einer schweren Beeinträchtigung führt. Die Mehrzahl der Kinder kann gehen und hat eine gute Handfunktion. Fokale Epilepsien treten bei Kindern mit kortikalen Fehlbildungen und Substanzdefekten auf
- **Dyskinetische CP** (<10 %): Unterteilung in eine dystone und choreo-athetoide Form, die auch mit einer Spastik assoziert sein kann. Die Bewegungsmuster treten generalisiert auf und werden durch Aufregung und intendierte Bewegungen verstärkt
- **Ataktische CP** (selten): Hauptmerkmal ist eine nicht progrediente zerebelläre Ataxie, trunkale Hypotonie, in Kombination mit einer geistigen Entwicklungsstörung und Epilepsie

Ätiologie

- Der Zeitpunkt der Schädigung in der Hirnentwicklung und die Ursache spielt eine wesentliche Rolle in der Ausprägung der CP
  1. Fehlbildungen des Gehirns, deren Ursache im 1. Trimenon liegen (z. B. Migrationstörungen) führen in der Regel zu einer bilateralen-spastischen CP mit schwerer Epilepsie und kognitiver Beeinträchtigung
  2. Auch bei Frühgeborenen der 26.–32. SSW entwickelt sich im Falle einer periventrikulären Leukomalazie mit/ohne Blutung bevorzugt eine bilaterale-spastische CP
  3. Bei Frühgeborenen mit einer unilateralen-spastischen CP findet sich als Ursache v. a. ein einseitiger periventrikulärer Parenchymdefekt, seltener eine Hirnanlagestörung (z. B. Schizenzephalie)
  4. Bei Reifgeborenen führen Infarkte im Stromgebiet der A. cerebri media zur klinischen Ausprägung einer unilateralen-spastischen CP
  5. Eine hypoxisch-ischämische Enzephalopathie im Rahmen einer Asphyxie (<10 % aller Ursachen), führt beim Reifgeborenen zu einer Schädigung der Basalganglien, kortikaler und subkortikaler Strukturen und zu einer dyskinetischen CP
- Kinder mit einer ataktischen CP haben gelegentlich Auffälligkeiten im Kleinhirn

Diagnostik

- Ausführlichen Anamnese der Schwangerschaft, Geburtsverlauf, Neugeborenenphase, Erhebung von Risikofaktoren
- MRT-Bildgebung des Schädels spielt eine zentrale Rolle in der Ursachenforschung. Bei fehlender Klärung und v. a. progre-

dientem Verlauf weitere Abklärung (genetische Untersuchungen, Stoffwechseldiagnostik)

Akute Ataxie: Differenzialdiagnose
- Zerebelläre Tumore: Medulloblastom, Astrozytom, Ependymom
- Infektiöse/parainfektiöse Ursachen: Akute zerebelläre Ataxie nach Varizelleninfektion, Abzess, viral und bakterielle Zerebellitis
- Autoimmunologische Erkrankungen: MS, ADEM, Miller-Fisher-Syndrom, Opsoklonus-Myoklonus-Syndrom, autoimmune-mediierte Zerebellitis
- Vaskuläre Ursachen: Basilarismigräne, Blutungen, TIA, Vaskulitis
- Medikamente: Carbamazepin, Phenobarbital
- Schädel-Hirn-Trauma
- Episodische Ataxien Typ 1 und 2 (*KCNA1*-, *CACNA1A*-Mutationen)

▪▪ Therapie
- Kinder mit einer CP können im Laufe ihres Lebens eine Vielzahl von Problemen entwickeln: Abhängig von der Ausprägung haben Kinder orthopädische Auffälligkeiten (Hüftluxationen, Skoliose, Kontrakturen), Ernährungsprobleme, kognitive Beeinträchtigungen oder eine Epilepsie

→ Betreuung von Kindern mit CP und deren Familien erfordert einen multiprofessionellen Ansatz, der in einem sozialpädiatrischen Zentrum koordiniert wird. Wichtige Partner sind neben dem Fallführenden – häufig der Neuropädiater/in – Mitarbeiter u. a. aus den Bereichen Orthopädie und Orthopädietechnik, Augenheilkunde sowie den unterschiedlichen Therapieformen, wie Ernährungsteam, Heilpädagogik und Frühförderung
- Medikamente zur Verbesserung der Spastik (Baclofen oral, intrathekal), Dystonie (Dopamin, Trihexyphenidyl) oder Schmerzen
- Applikation von Botolinumtoxin A, insbesondere bei der spastischen CP
- Operative Maßnahmen (z. B. Sehnenverlängerung)

7.4 Angeborene Fehlbildungen des ZNS

Markus Rauchenzauner

7.4.1 Kraniosynostosen

▪▪ Definition
Bei Kraniosynostosen handelt es sich um den vorzeitigen Verschluss einer oder mehrerer Schädelnähte während der Wachstumsphase, die sich klinisch v. a. im ersten Lebensjahr manifestieren; die Ätiologie ist multifaktoriell.

▪▪ Klassifikation
- Kraniosynostosen werden eingeteilt in
  - Primär: die Ursache liegt in einer Entwicklungsanomalie der Schädelnähte, welche
    - syndromal (z. B. Morbus Crouzon, Apert-Syndrom) und
    - nichtsyndromal auftreten kann
  - Sekundär: häufig als Folge einer Infektion, Trauma, etc.

▪▪ Therapie
Grundsätzlich ist die Therapie der Kraniosynostosen eine operative Korrektur

7.4.2 Störungen der kortikalen Entwicklung

Störungen der kortikalen Entwicklung werden in Differenzierungs-, Proliferations-, Migrations- und Organisationsstörungen unterteilt, die jeweils charakteristisch für einen bestimmten Abschnitt in der Gehirnentwicklung sind und somit einen Rückschluss auf den Zeitpunkt der Schädigung zulassen. Wichtige Krankheitsbilder umfassen das Spektrum der Lissenzephalien und der fokalen kortikalen Dysplasien.

7.4.2.1 Lissenzephalie

Definition

Unterschiedliche Ausprägung der Furchung der Gehirnoberfläche als Ausdruck einer Störung der Migration und Proliferation.

Klassifikation/Einteilung

Agyrie

Vollständiges Fehlen der Gyrierung

- Typisch ist das Vorhandensein einer schweren Hypotonie bei Geburt, zusätzlich entwickeln sich meist schwere therapieresistente Krampfanfälle
- **Miller-Dieker-Syndrom Typ 1**
  - Vererbung ist autosomal rezessiv (del 17p13.3)
  - Häufig mit anderen Fehlbildungen wie Agenesie des Corpus Callosum, Nierenagenesie oder Herzfehlern assoziiert
  - Typische Facies mit hoher Stirn, schmalem Unterkiefer, Epikanthus und/oder kurzer Nase
  - Üblicherweise besteht eine ausgeprägte Retardierung mit meist therapieresistenten Krampfanfällen
- **Lissenzephalie Typ 2** (syn. Walker-Warburg-Syndrom)
  - Vererbung ist autosomal rezessiv
  - Klassische klinische Zeichen: Muskelschwäche, Augenanomalien und Hypotonie
  - Häufig assoziiert mit weiteren Fehlbildungen wie Kleinhirnwurmhypoplasie, Corpus-Callosum-Agenesie/-Hypoplasie oder Dandy-Walker-Malformation
  - Lebenserwartung ist meist stark begrenzt

Pachygyrie

- Bei Patienten mit Pachygyrie sind einzelne Gyri vorhanden
- Die Pachygyrie gilt als Übergangsform zwischen Normalbefund und Lissenzephalie

Bandheterotopie („double cortex")

- Hierbei handelt es sich um heterotope graue Substanz unterhalb des Cortex
- Klinik: Die Patienten leiden meist unter Epilepsie und zeigen häufig eine Entwicklungsverzögerung unterschiedlichen Ausmaßes; erwähnenswert ist, dass ¼ der Patienten eine normale Entwicklung sowie Intelligenz aufweisen

7.4.2.2 Polymikrogyrie

Definition

Es finden sich histologisch irregulär geschichtete dünne, übermäßig gefaltete Hirnrinde mit Fusion angrenzender Gyri

Ätiologie

- Genetisch oder erworben (z. B. durch intrauterine Infektionen – CMV, Varizella-Zoster, etc – aber auch Ischämien)
- Familiäre Häufung ist beschrieben

Klassifikation

Eine Unterteilung erfolgt nach der Lokalisation der Polymikrogyrie in:

- Unilateral
- Bilateral: perisylvisch, parietal oder frontal
- Diffus: z. B. im Rahmen von Syndromen (Aicardi-Syndrom)

7.4.2.3 Fokale kortikale Dysplasie (FCD)

Definition

Die fokal kortikale Dysplasie ist die häufigste Störung der kortikalen Entwicklung welche überwiegend mit Epilepsie vergesellschaftet ist; die Ätiologie ist multifaktoriell.

Klassifikation

Die Gliederung erfolgt zur verbesserten Übersichtlichkeit, Vergleichbarkeit und Einteilbarkeit gemäß einem Vorschlag der Internationalen Liga gegen Epilepsie (ILAE). Wesentlich ist die Gliederung in drei Typen mit histologisch kortikaler Aufbaustörung bzw. dysmorphen Nerven-

7

zellen in Typ 1 und 2 sowie assoziierten Fehlbildungen, Schädigungen und Tumoren in Typ 3:
- FCD Typ 1
  - FCD Typ 1A: Kortikale Aufbaustörung mit Säulchen
  - FCD Typ 1B: Kortikale Aufbaustörung mit fehlenden Schichten
  - FCD Typ 1C: Kortikale Aufbaustörung mit Säulchen und fehlenden Schichten
- FCD Typ 2
  - FCD Typ 2A: Mit dysmorphen Nervenzellen
  - FCD Typ 2B: Mit dysmorphen Nervenzellen und Ballonzellen
- FCD Typ 3
  - FCD Typ 3A: Mit Hippocampussklerose
  - FCD Typ 3B: Assoziiert mit Tumor
  - FCD Typ 3C: Assoziiert mit vaskulärer Fehlbildung
  - FCD Typ 3D: Assoziiert mit erworbener Hirnschädigung

7.4.3 Spinale Dysraphien

Grundsätzlich erfolgt die Unterteilung spinaler Dysraphien in Abhängigkeit ihrer Beziehung zur Körperoberfläche in offene und geschlossene spinale Dysraphien.

7.4.3.1 Tethered-Cord-Syndrom

▪▪ Definition

Beim Tethered-Cord-Syndrom handelt es sich um ein Syndrom mit durch Fixierung entstehender Zugbelastung auf das Rückenmark.

▪▪ Ätiologie

- Wesentliche Ursachen für Tethered-Cord sind spinale Lipome, Diastematomyelien und Myelomeningozelen

▪▪ Klinik

- Durch den Tiefstand und Verschmächtigung des Conus medullaris und dorsaler Fixierung des Myelons (unterhalb von LWK 3) entstehen progrediente Symptome mit Schmerzen, Skoliose, Spastik, Ausfälle (sensibel, motorisch), Blasenentleerungsstörungen und Fußfehlstellungen

▪▪ Therapie

- Operatives Detethering

7.4.3.2 Myelomeningozele (MMC)

▪▪ Definition

Die Myelomeningozele ist eine Störung der primären Neurulation mit offen liegendem neuralem Gewebe und gilt als die häufigste Form der offenen spinalen Dysraphie.

▪▪ Ätiologie

- Die Ätiologie ist unklar, eine familiäre Häufung wurde beschrieben.
- Medikamente wie Valproinsäure in der Schwangerschaft (Antiepileptikum) erhöhen das Risiko für das Auftreten einer Myelomeningozele und sollten daher mit Folsäure kombiniert werden
- Die Myelomeningozele ist immer mit einer Chiari-2-Malformation (► Abschn. 7.4.4.1) assoziiert

▪▪ Klinik

- In Abhängigkeit von Lokalisation und Ausdehnung der MMC finden sich Ausfallserscheinungen in unterschiedlicher Höhe – thorakal, lumbal, sakral
- Häufig leiden die Patienten unter schlaffen Lähmungen abhängig vom Level der Schädigung, die immer assymmetrisch sind, hypotropher Muskulatur der betroffenen Muskelgruppen, die Reflexe können fehlen oder sind abgeschwächt
- Im späteren Verlauf treten häufig Hautirritationen bis hin zu einem Dekubitus, Kontrakturen der Gelenke der unteren Gliedmaßen sowie Skoliosen auf
- Bei der überwiegenden Mehrheit der Patienten besteht eine Blasenentleerungsstörung mit Notwendigkeit der Katheterisierung → häufig in Form von Selbstkatheterisierung bei älteren Kindern; 3- bis 5-mal täglich
- Auftreten einer Epilepsie ist eine seltene Komplikation

Cave
Auf einen sich entwickelnden Hydrozephalus bei assoziierter Chiari-2-Malformation achten!

▪▪ Therapie

- Die operative Therapie erfolgt zeitnah, üblicherweise innerhalb der ersten 48 Lebensstunden und gelegentlich bereits pränatal

7.4.4 Störungen der Entwicklung der hinteren Schädelgrube

7

7.4.4.1 Chiari-Malformationen

▪▪ Definition

Die Chiari-Malformation ist definiert als eine Verlagerung von Medulla oblongata, 4. Ventrikel und Kleinhirnanteilen durch das Foramen magnum in unterschiedlicher Ausprägung

▪▪ Klassifikation/Einteilung

Eine Gliederung erfolgt auf Grund des radiologischen Befunds in drei Formen:

- **Chiari-1-Malformation**:
  - Definition: Die Chiari-1-Malformation ist durch einen zerebellären Tonsillentiefstand mit Herniation duch das Foramen magnum charakterisiert und ist häufig mit einem Hydrozephalus (bis 25 %) oder einer Syringomyelie (bis 75 %) assoziiert
  - Ätiologie: Die Ursache liegt in ossären Anomalien am kraniozervikalen Übergang mit konsekutiver Einengung und Liquorabflussstörung
  - Klinik: Die Patienten sind häufig klinisch völlig unauffällig. Durch die zunehmende Liquorabflussstörung und Kompression gepaart mit Syringomyelie kommt es jedoch ggfs. im jungen Erwachsenenalter zum Auftreten typischer Symptome wie Kopfschmerz, spinale Symptome und Störung der unteren Hirnnerven (z. B. Schluckbeschwerden)
- **Chiari-2-Malformation**:
  - Definition: Die Chiari-2-Malformation ist durch eine komplexe Fehlbildung mit Einbeziehung von Hirnstamm, Wirbelsäule und Rückenmark charakterisiert und häufig mit anderen Fehlbildungen assoziiert
  - Klinik: Meist kommt es frühzeitig zum Auftreten von Symptomen durch eine Myelomeningozele, einen Hydrozephalus sowie Hirnstammsymptome
  - Diagnostik: Radiologisch zeigt sich die Verlagerung von Kleinhirn- und Hirnstammteilen in den oberen Spinalkanal mit typischen Veränderungen an Schädelkalotte und Foramen magnum. Zusätzlich kommt es zu einer, auf Grund der zu kleinen hinteren Schädelgrube, Verlagerung von Medulla oblongata, 4. Ventrikel und Vermisteilen
    Hier liegt der Unterschied zu Chiari-1-Malformation: Es kommt bei Chiari-2-Malformation zur Verlagerung von Vermisteilen und nicht der Kleinhirntonsillen. Als Folge entsteht ein typisches Kinking am Übergang zwischen Medulla und Halsmark
    Assoziierte Fehlbildungen finden sich häufig in Form von Störungen der Gyrierung, des Balkens und der Ausbildung eines Hydrozephalus
    Zusätzlich ist die Chiari-2-Malformation immer mit einer dysraphischen Störung vergesellschaftet und bedarf daher regelmäßiger bildgebender Kontrollen über das Kranium hinaus!
- **Chiari-3-Malformation**:
  - Definition: Bei der Chiari-3-Malformation handelt es sich um die Kombination einer Chiari-2-Malformation mit okzipitaler Zephalozele

7.4.4.2 Dandy-Walker-Malformation

▪▪ Definition

Zystische Fehlbildung der hinteren Schädelgrube mit Erweiterung des 4. Ventrikels, kompletter oder partieller Vermisagenesie sowie vergrößerter hinteren Schädelgrube.

▪▪ Klinik

- Wichtig ist die frühzeitige Diagnose und Korrektur eines Hydrozephalus oder einer Aquäduktstenose
- Häufig zeigen die Patienten eine normale Entwicklung. **Cave**: es gibt jedoch auch beschriebene Assoziation mit Syndromen und Chromosomenstörungen!

▪▪ Therapie

Wichtig ist eine frühzeitige Versorgung des Hydrozephalus (z. B. Shuntanlage, Ventrikulostomie bei Aqueduktstenose).

> **Cave**
> **Die Dandy-Walker-Variante ist durch eine zystische Vergrößerung des 4. Ventrikels mit Fehlen oder Rotation des Vermis bei normal großer hinterer Schädelgrube charakterisiert und von der Dandy-Walker-Malformation zu unterscheiden!**

7.5 Anfallsleiden

Markus Rauchenzauner

▪▪ Definition

Die Epilepsie umfasst eine Gruppe von Erkrankungen, die durch wiederholt auftretende, nichtprovozierte Anfälle definiert sind. Die Diagnose beinhaltet die Persistenz der Ursache zwischen den Anfällen. Gemäß der International League Against Epilepsy 2017 (ILAE) umfasst die Klassifikation der Epilepsien im Erwachsenen- und Kindesalter verschiedene Epilepsiesyndrome mit unterschiedlichen Ursachen.

▪▪ Epidemiologie

- Prävalenz von 0,5–1 % in Industrieländern
- Altersabhängige Inzidenz mit typischem zweigipfeligem Verlauf: einem Maximum im ersten Lebensjahr folgt ein rascher Abfall und ein anschließendes Plateau sowie ein erneuter Anstieg bei Erwachsenen >60 Jahre

▪▪ Ätiologie und Pathogenese

- Epilepsien liegen eine Vielzahl von verschiedenen und häufig multifaktoriell bedingte Ursachen zu Grunde: Trauma, Genetik, im Rahmen von neurometabolischen Erkrankungen, Anlagestörungen des Gehirns usw.
- Insbesondere die genetischen Grundlagen von Epilepsien sind Gegenstand intensiver Forschung und bedürfen der engen Zusammenarbeit zwischen klinisch tätigen Neuropädiatern und Humangenetikern
- Bekanntestes Beispiel ist das sog. „Dravet-Syndrom“ (schwere frühkindliche myoklonische Epilepsie; „severe myoclonic epilepsy of infancy“). Meist handelt es sich um eine therapieschwierige Epilepsie welche typischerweise Kinder im ersten Lebensjahr betrifft und in einem hohen Prozentsatz auf eine Mutation im *SCN1A*-Gen (Natriumkanal) zurückzuführen ist
- Exogene Faktoren spielen ebenfalls eine große Rolle in der Entstehung von zerebralen Krampfanfällen: z. B. prä-, peri- und postnatale Schädigungen des Gehirns einschließlich perinataler Asphyxie, Entzündungen, Intoxikationen, und Tumoren sowie Anlagestörungen des ZNS

▪▪ Klassifikation

Die Klassifikation von Epilepsien erfolgt gemäß des 2017 aktualisierten Vorschlags der Internationalen Liga gegen Epilepsie (◻ Tab. 7.1).

Exemplarisch sollen einzelne wichtige Epilepsie-Syndrome und Fieberkrämpfe bei Kindern dargestellt werden:

Tab. 7.1 ILAE Klassifikation von Anfallsformen 2017 (Expanded Version; Commission on Classification and Terminology of the ILAE)

Fokaler Beginn		**Generalisierter Beginn**		**Unbekannter Beginn**	
Bewusstsein erhalten	Bewusstsein nicht erhalten				
Motorischer Beginn	Automatismen	Motorisch	Tonisch-klonisch	Motorisch	Tonisch-klonisch
	Atonisch		Klonisch		Epileptische Spasmen
	Klonisch		Tonisch		
	Epileptische Spasmen		Myoklonisch		
	Hyperkinetisch		Myoklonisch-tonisch-klonisch		
	Myoklonisch		Myoklonisch-atonisch		
	Tonisch		Atonisch		
			Epileptische Spasmen		
Nichtmotorischer Beginn	Autonom	Nichtmotorisch (Absencen)	Typisch	Nichtmotorisch	Arrest (behavioral)
	Arrest (behavioral)		Atypisch		
	Kognitiv		Myoklonisch		
	Emotional		Augenlidmyoklonien		
	Sensorisch				
				Unklassifiziert	

7.5.1 Fieberkrämpfe

Fieberkrämpfe sind die häufigste Form zerebraler Krampfanfälle welche üblicherweise im Alter von 5 Monaten bis 5 Jahren im Rahmen einer fieberhaften Infektion (Infektion der oberen Luftwege, Mittelohrentzündung, Harnwegsinfektionen, Dreitagefieber, etc.) auftreten. Eine ZNS-Infektion liegt nicht vor.

Häufigkeit

- Häufigkeit von Fieberkrämpfen wird mit 2–5 % aller Kinder der westlichen Welt angegeben

Ätiologie und Einteilung

- Ätiologie ist unklar, wobei als Risikofaktoren eine positive Familienanamnese, Höhe des Fiebers und Gastroenteritis zu nennen sind. Eine genetische Komponente ist abzuleiten, der Vererbungsmodus komplex
- Wichtig ist die Unterscheidung in einfache (unkomplizierte) und komplizierte Fieberkrämpfe:
  - Komplizierter Fieberkrampf ist definiert als:
    a. Länger dauernder Fieberkrampf (>15 Minuten) oder
    b. Mehr als ein Anfall innerhalb von 24 Stunden oder

c. Postiktale neurologisch Auffälligkeiten oder
d. Fokale Symptome
- Unkomplizierter Fieberkrampf ist durch generalisierte tonisch-klonische, klinische oder tonische Anfälle von weniger als 15 Minuten gekennzeichnet (80 % aller Fieberkrämpfe)

Diagnostik

Eine wichtige praktische Frage ist die nach weiteren diagnostischen Methoden (Bildgebung, EEG) und insbesondere nach Lumbalpunktion:
- Eine Bildgebung ist nur bei dringendem Verdacht auf Meningoenzephalitis indiziert
- Ein EEG bringt in der Akutsituation keinen Vorteil bzw. hat keine therapeutische Relevanz
- Eine Lumbalpunktion nach Fieberkrampf sollte jedoch bei Verdacht auf ZNS-Infektion, bei Kindern <1 Jahr, bei fokalem Anfall, prolongiertem Anfall sowie ggf. bei fehlender Infektionsursache durchgeführt werden

Therapie

Die Behandlung des Fieberkrampfs in der Akutsituation orientiert sich an der Akutbehandlung zerebraler Krampfanfälle (► Kap. 60).

Verlauf
- Grundsätzlich gilt, dass ungefähr ein Drittel der Patienten einen weiteren Fieberkrampf erleidet
- Das Risiko für die Ausbildung einer späteren Epilepsie liegt bei ca. 2–7 % bei vorhandenen Risikofaktoren wie komplizierte Fieberkrämpfe, positive Familienanamnese für Epilepsie, hoher Zahl an Fieberkrämpfen, neurologische Auffälligkeiten vor erstem Fieberkrampf. Bestehen keine Risikofaktoren ist auch das Risiko für das Auftreten einer späteren Epilepsie nicht erhöht.

7.5.2 Rolando-Epilepsie

Synonym: Benigne Epilepsie des Kindesalters mit zentrotemporalen Spikes (BECTS)

Häufigkeit
- Die Häufigkeit der Rolando-Epilepsie liegt bei 4 % der Epilepsien zwischen dem 6.–10. Lebensjahr und 8 % der Epilepsien zwischen dem 11.–15. Lebensjahr. Eine Jungenwendigkeit ist beschrieben

Ätiologie
- Unklar, wobei zahlreiche mögliche Genloci eine Rolle zu spielen scheinen

Klinik
- Charakteristisch sind überwiegend im Schlaf auftretende einfach-fokale Anfälle. Die Patienten berichten über Missempfindungen im Bereich des Gesichts mit vermehrtem Speichelfluss und Mundwinkelzucken
- Generalisiert tonisch-klonische Anfälle sind selten

Diagnostik
- **EEG**: Im EEG finden sich typische zentrotemporale Sharp-Waves welche meist auch im Schlaf aktiviert werden. Gelegentlich können sich diese Sharp-Waves auch nach kontralateral ausbreiten bzw. die Seite wechseln (Abb. 7.1)
- **MRT**: Üblicherweise findet sich eine unauffällige zerebrale Bildgebung

Therapie
- Die primäre Behandlung der Rolando-Epilepsie erfolgt in den meisten Fällen mittels Sultiam (Ospolot) in altersentsprechender Dosierung
- Alternativ kann auch Levetiracetam oder seltener Valproat gegeben werden

Prognose
- Der Verlauf ist üblicherweise selbstlimitierend bis zum 15.–16. Lebensjahr

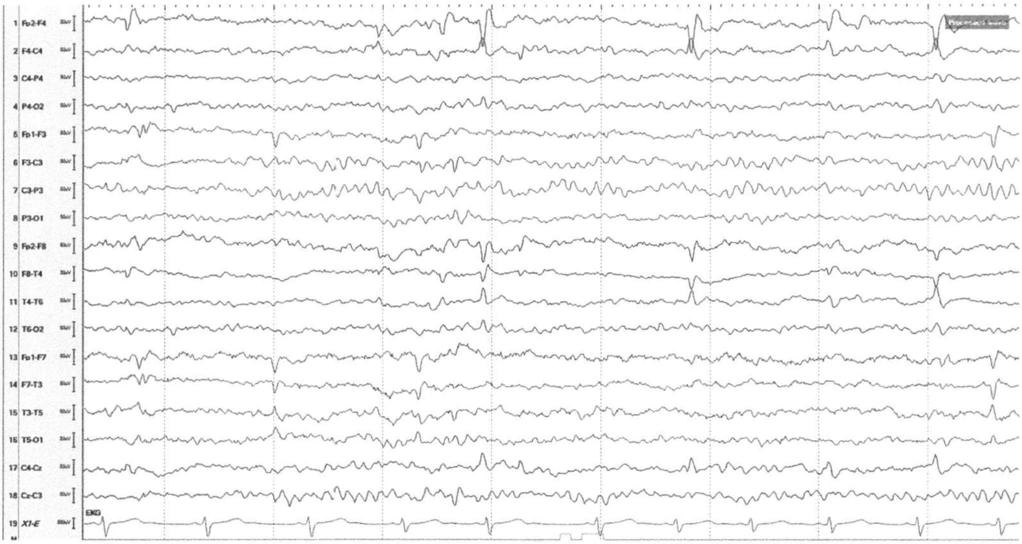

Abb. 7.1 EEG-Beispiel

7.5.3 Absence-Epilepsie des Schulalters

Synonym: Pyknolepsie

Häufigkeit
- Die Häufigkeit der Absence-Epilepsie des Schulalters liegt bei ca. 2–8 % aller Epilepsien mit leichter Mädchenwendigkeit

Ätiologie
- Die Ätiologie ist unklar wobei zahlreiche mögliche Genloci eine Rolle zu spielen scheinen

Klinik
- Typisch sind frequente (bis zu 100-mal/Tag) ohne Aura einsetzende plötzlich auftretende, bis 10 Sekunden anhaltende und ebenso plötzlich endende Abwesenheitszustände
- Generalisiert tonisch-klonische Anfälle kommen vor, der Absencen-Status ist eine wichtige Komplikation

Diagnostik
- **EEG**: Im EEG finden sich typische 3/s-Spike-Wave-Muster, nach Provokation durch Hyperventilation ist zu fahnden. Photosensibilität ist ebenso ein häufiges Zeichen
- **MRT**: Üblicherweise findet sich eine unauffällige zerebrale Bildgebung

Therapie
- Die primäre Behandlung der Absence-Epilepsie des Schulalters erfolgt in den meisten Fällen mittels Ethosuximid
- Alternativ kann auch Valproinsäure oder Lamotrigin gegeben werden

Prognose
- Guten Prognose mit Beendigung der Epilepsie in der Pubertät

7.5.4 Juvenile myoklonische Epilepsie

Synonym: Janz-Syndrom

Häufigkeit
- Die Häufigkeit der JME wird mit 5–10 % aller Epilepsien beziffert und tritt zwischen dem 12. und 20. Lebensjahr auf.

Ätiologie
- Die Ätiologie ist unklar wobei zahlreiche mögliche Genloci eine Rolle zu spielen scheinen

Klinik
- Typisch sind in den Morgenstunden auftretende Myoklonien von Schultergürtel und Armen sowie generalisiert tonisch-klonische Anfälle (Aufwach-Grand-Mal), seltener Absencen (kann sich aus einer Absencen-Epilepsie entwickeln!)

Diagnostik
- **EEG**: Generalisierte Poly-Spike-Wave-Komplexe, auch provozierbar unter Photostimulation
- **MRT**: Üblicherweise findet sich eine unauffällige zerebrale Bildgebung

Therapie
- Neben dem exorbitant wichtigen Aspekt der entsprechenden Lebensführung wie regelmäßiger Schlaf, in den meisten Fällen mittels:
  - Lamotrigin 5–10 mg/kg (Cave: gelegentlich Verstärkung der Myoklonien)
  - Levetiracetam 20–40 mg/kg
  - Valproat 20 mg/kg
- Bei therapieschwierigem Verlauf kommen auch Ethosuximid (Absencen) und Clonazepam (Myoklonien) in Betracht

Prognose
- Anfallskontrolle ist bei regelmäßiger Medikamenteneinnahme und entsprechender Lebensführung gut
- Hohes Rezidivrisiko nach Absetzen der Medikamente

7.5.5 Schwere myoklonische Epilepsie des Säuglings- und Kleinkindesalters

Synonym: SMEI („severe myoclonic epilepsy of infancy"); Dravet-Syndrom

Häufigkeit
- Der Beginn der Erkrankung liegt meist im 1. Lebensjahr bei bis dahin unauffällig entwickelten Kindern mit febrilen, dann afebrilen klonischen oder tonisch-klonischen aber auch generalisierten sowie Halbseiten-Anfällen

Ätiologie
- Die häufigste Ursache sind Mutationen des *SCN1A*-Gens

Diagnostik
- **EEG**: Das EEG zeigt sich zu Beginn meist normal (!) jedoch sind im Verlauf meist sowohl generalisierte als auch fokale Spikes nachweisbar (Abb. 7.2)
- **MRT**: Die Bildgebung ist üblicherweise unauffällig

Therapie
- Häufig therapieresistent
- Verschiedenste antiepileptische Medikamente wie Valproat, Stiripentol, Clobazam, ketogene Ernährungstherapie oder Bromid kommen mit unterschiedlichem Erfolg zur Anwendung

Cave

Die Gabe von Na-Kanal-blockierenden Medikamenten ist beim Dravet-Syndrom kontraindiziert (z. B. Lamotrigin, Phenytoin, Cabamazepin)!

Prognose
- Die insbesondere zu Krankheitsbeginn auftretenden fiebergebundenen Anfälle treten häufig prolongiert mit hohem Risiko für Status epilepticus auf und

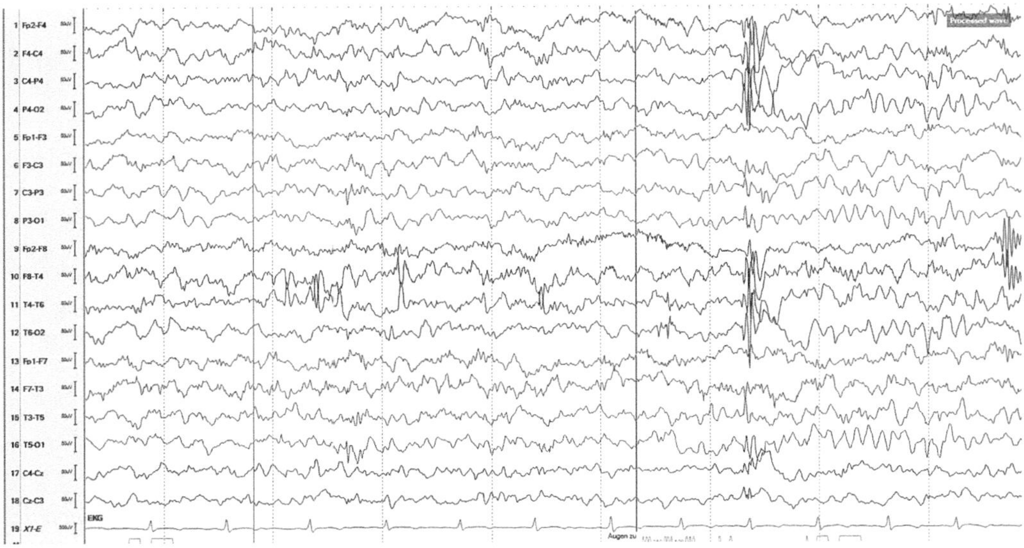

Abb. 7.2 EEG-Beispiel

stellen initial das größte, weil vital bedrohliche, Problem dar

- Im späteren Verlauf finden sich meist Myoklonien, atypische Absencen, fokale Anfälle und konsekutiv eine Entwicklungsverzögerung unterschiedlichen Ausmaßes

7.6 Hydrozephalus – Makrozephalie – Mikrozephalie

Markus Rauchenzauner

7.6.1 Mikrozephalie

Definition

Mikrozephalie ist definiert als ein Kopfumfang <3. Perzentile.

Klassifikation

- **Primäre Mikrozephalie**: Die primäre Mikrozephalie ist definiert als eine fehlende normale Größenentwicklung des Gehirns auf Grund genetischer oder chromosomaler Auffälligkeiten, die bereits bei Geburt vorliegt
- **Sekundäre Mikrozephalie**: Die sekundäre Mikrozephalie ist charakterisiert durch eine initial normale Gehirnentwicklung, die jedoch in Folge eines Krankheitsprozesses ein zu geringes Wachstum aufweist
- **Kraniosynostosen**: Hierbei handelt es sich um einen vorzeitigen Nahtverschluss bei üblicherweise normalem Wachstum des Gehirns
- **Familiäre Mikrozephalie**

> **Kraniosynostosen sind immer mit Deformierungen des Schädels vergesellschaftet, während Störungen des Gehirnwachstums ein normales Wachstum der Schädelknochen mit Mikrozephalie zur Folge haben!**

Ursachen

- Primäre Mikrozephalie
  - Microcephalia vera
    - Familiäre (autosomal rezessive) Mikrozephalie
    - Autosomal-dominante Mikrozephalie
    - X-linked-Mikrozephalie
  - Chromosomale Anomalien/Gendefekte
    - Deletion 4p (Wolf-Hirschhorn-Syndrom)
    - Deletion 22q11 (DiGeorge-Syndrom)
    - Deletion 7q11 (Williams-Syndrom)

  - Smith-Lemly-Opitz Syndrom
  - Cornelia-de-Lange-Syndrom
  - Poland-Syndrom
  - Down-Syndrom
  - Patau-/Edward-Syndrom
  - Rett-Syndrom
- Störung der Neuralrohbildung
  - Enzephalozele
  - Anenzephalie
- Störung der Prosenzephalisation
  - Corpus-Callosum-Agenesie
  - Holoprosenzephalie
- Migrationsstörung
  - Lissencephalie
- Sekundäre Mikrozephalie
  - Systemerkrankungen
    - Chronische Nierenerkrankungen
    - Mangelernährung
    - Hypothyreose
    - Chronische Herz-Kreislauf-Erkrankungen
  - Perinatal
    - Hypoxisch ischämische Enzephalopathie
    - Intrakranielle Hämorrhagie
    - Meningitis/Enzephalitis
    - Schlaganfall
  - Intrauterine Störungen
    - Infektionen (Zytomegalie, Toxopolasmose, Röteln, Zika-Virus)
    - Toxine (z. B. Blei)
    - Vaskulär bedingt
  - Genetisch/Stoffwechsel
    - CDG-Syndrome
    - Mitochondriopathien
    - Peroxisomale Störungen (Zellweger, X-Adrenoleukodystrophie)
    - Menke-Erkrankung

7.6.2 Makrozephalie

Definition

Diese ist definiert als ein Kopfumfang >97. Perzentile.

Ursachen

Zu den Hauptursachen einer Makrozephalie gehört:

- Die Megalenzephalie (vermehrtes Hirnvolumen), die in anatomische und metabolische Variante unterteilt wird
- Ein Hydrozephalus aufgrund einer Obstruktions- oder Resorptionsstörung
- Erkrankungen, die mit einer Verdickung der Schädelknochen einhergehen

Die familiärbedingte Makrozephalie oder Megalenzephalie stellte die häufigste Form einer Makrozephalie dar und ist in der Regel mit einer normalen geistigen Entwicklung des Kindes ohne Zeichen einer intrakraniellen Drucksteigerung (z. B. Ventrikelerweiterung) assoziiert.

Besonders wichtig ist daher die Kopfumfangmessung beider Eltern!

Ursachen des Makrozephalus

- Familiär
- Anatomischer Makrozephalus
  - Genetische Megalenzephalie
  - Sotos-Syndrom
  - Neurokutane Störungen
    - Hypomelanose von Ito
    - Neurofibromatose
    - Tuberöse Sklerose
    - Incontinentia pigmenti
    - Proteus-Syndrom
    - Neurokutane Melanose
- Metabolischer Makrozephalus
  - Morbus Alexander
  - Canavan-Krankheit
  - Globoidzellen-Leukodystrophie
  - Gangliosidose (Tay-Sachs-Krankheit; Sandhoff-Krankheit)
  - Metachromatische Leukodystrophie
  - Mukopolysaccharidosen
  - Glutarazidurie Typ I
  - Ahornsirupkrankheit
- Verdickung der Schädelknochen
  - Cleidokraniale Dysostose
  - Osteogenesis imperfecta
  - Hyperphosphatämie
  - Osteopetrose

7.6.3 Megalenzaphalie

- Bei einer anatomischen Megalenzephalie findet sich häufig eine bereits bei Geburt vorhandene Makrozephalie (► Abschn. 7.6.2).
- Bei metabolischer Megalenzephalie findet sich häufig ein bei Geburt normaler Kopfumfang mit konsekutiver Entwicklung des Makrozephalus.

> **Bei Kindern mit Verdickung der Schädelknochen entwickelt sich die Makrozephalie üblicherweise erst in der Kindheit.**

7.6.4 Hydrozephalus

■■ Definition

Erweiterung der inneren Liquorräume einhergehend mit intermittierender oder permanenter Druckerhöhung.

■■ Epidemiologie

- Zur Epidemiologie des Hydrocephalus gibt es keine genauen Zahlen, die Häufigkeit des kongenitalen Hydrozephalus wird mit ca. 0,40–0,81/1000 Geburten angegeben.

■■ Ätiologie und Pathogenese

- Die Liquormenge schwankt in Abhängigkeit vom Lebensalter zwischen 50 ml beim Säugling und 150 ml beim Jugendlichen/Erwachsene. Die durchschnittliche Liquorproduktion beträgt korrespondierend zwischen 25–30 ml/kg/d (Säugling) und 10 ml/kg/d (Jugendliche/Erwachsene)
- Die Ätiologie des Hydrocephalus ist heterogen und üblicherweise das Resultat eines Ungleichgewichtes zwischen Liquorproduktion und -resorption

■■ Klassifikation

Eine gängige Unterteilung erfolgt in „kommunizierend" und „obstruktiv":

- **Kommunizierend**: Die Liquorresorption ist reduziert, Liquorproduktion und -passage sind jedoch nicht beeinträchtigt
- **Obstruktiv**: Hierbei findet sich ein bestehendes Passagehindernis bei ungestörter Produktion und Resorption

■■ Ursachen ◘ Tab. 7.2

◘ Tab. 7.2 Ursachen eines Hydrozephalus

	Obstruktion	Beispiele
Kommunizierend	Subarachnoidal	Blutung, Meningitis
	Pacchioni-Granulationen	Blutung, Meningitis
	Sinus sagittalis superior	Thrombose
	Subdurale Hygrome	Trauma
Intrazisternal	Nasale Zisternen	Blutung, Meningitis
Obstruktiv	4. Ventrikel	Tumoren und Zysten, Hämatome
	Aquädukt	Tumoren, Malformationen, Entzündungen
	Foramen Monroi	konnatal, Tumoren
	Foramina Luschkae und Magendii	Dandy-Walker Malformation, Zysten

Klinik

Die klinische Präsentation des Patienten hängt im Wesentlichen davon ab, ob die Schädelnähte offen oder bereits geschlossen sind:

- **Schädelnähte offen**: Typischerweise findet sich ein schnelles Wachstum des Kopfumfangs, Irritabilität, Unruhe, Entwicklungsverzögerung und/oder Erbrechen
- **Schädelnähte geschlossen**: Führende Symptome sind meist Kopfschmerzen, Übelkeit, Erbrechen und/oderVigilanzminderung

Cave
Die Symptomatik hängt wesentlich von der Geschwindigkeit der Progredienz ab!

Diagnostik

- Als wesentliche Säulen der Diagnostik sind sowohl **Anamnese** als auch eine sorgfältige **klinische Untersuchung** auf angeborene Fehlbildungen, Frühgeburtlichkeit mit Blutung, intrauterine Infektion zu nennen. Besonderer Wert sollte auf veränderte Muskeleigenreflexe, bestehende Spastik oder Kloni sowie die Auslösbarkeit des Babinski-Reflexes gelegt werden
- **Sonographie**: Im Säuglingsalter bei offener Fontanelle ist die Sonographie die Methode der Wahl, insbesondere die Beurteilung der Ventrikelweite erlaubt eine Verlaufsbeurteilung
- **MRT** des Schädels gilt als Goldstandard bezüglich Ätiologie (z. B. Aquäduktstenose) und Langzeitkontrollen
- **Röntgen**: Die Darstellung des Shuntverlaufe mittels Röntgendarstellung verliert zunehmend an Bedeutung, da neue Modelle ein sehr geringes Risiko für Bruch oder Diskonnektion aufweisen. Indirekter Nachweis über ein funktionierendes Shuntsystem erfolgt über den Nachweis von intraabdomineller Flüssigkeit aus dem distalen Schenkel des Shunts

Therapie

- **Therapie mit Shuntanlage**
  - Die Ableitung erfolgt üblicherweise in das Peritoneum und nur in Ausnahmefällen in den rechten Herzvorhof (Cave: pulomonale Hypertonie, kardiale Thromben)
  - Ventrikelkatheter liegen typischerweise frontal oder okzipital im Seitenventrikel, der distale Katheter liegt im Kindesalter fast ausschließlich im Peritoneum („VP-Shunt").
  - Verschiedene Ventilsysteme mit unterschiedlichen Vor- und Nachteilen kommen zum Einsatz: gravitationsgesteuerte Ventile, programmierbare Ventile (Anpassung an Alter und individuelle Besonderheiten möglich), selten Differenzialdruckventile (Kugel-Konus-Ventil, Federventil, etc.)
  - Komplikationen von Shuntsystemen sind Überdrainage, Infektion und Obstruktion (dran denken!)
- **Endoskopische Third Ventrikulostomie** (ETV)
  - Hierbei handelt es sich um die Schaffung einer Verbindung zwischen dem 3. Ventrikel und dem Subarachnoidalraum
  - Dieses Verfahren wird üblicherweise nur bei obstruktivem Hydrozephalus mit erhaltener Resorption angewandt

Ein obstruktiver Hydrozephalus wird häufig endoskopisch versorgt, ein kommunizierender häufig mittels Shunt!

7.7 Zerebrovaskuläre Erkrankungen

Markus Rauchenzauner

7.7.1 Gefäßmalformationen

Klassifikation:

- Arteriovenöse Malformation (AVM)
- Kavernöse Angiome
- Venöse Angiome
- Kapilläre Teleangiektasien

7.7.1.1 AV-Malformation

▪▪ Definition

Die AV-Malformation ist definiert als pathologische Verbindung von arterieller und venöser Zirkulation.

▪▪ Lokalisation und Häufigkeit

- AV-Malformationen treten meist im Bereich der A. cerebri media auf. Durch die Erweiterung der abführenden Venen besteht ein Blutungsrisiko, welches bei Kindern höher als bei Erwachsenen ist (ca. 2 %/Jahr)
- 20 % aller AVM findet man bei Patienten unter 21 Jahren, diese stellen eine der Hauptursachen für kindliche Schlaganfälle dar. Auch ein multifokales Auftreten ist möglich und beschrieben

▪▪ Klinik

- Kopfschmerzen, neurologische Defizite und/oder Anfälle

▪▪ Klassifikation

Einteilung erfolgt nach Größe, Lage und Drainagetyp („Spetzler-Martin-Klassifikation"):
- Kortikal: Charakteristisch ist hierbei die typische keilförmige Form
- Tiefliegend: üblicherweise im Hirnstamm, Balken, limbisches System oder Thalamus (ggf. auch AVM des Plexus choroideus)

▪▪ Diagnostik

- MR-Angiographie und/oder digitale Subtraktionsangiographie (DSA)

▪▪ Therapie

- Ausschalten des Nidus mit Verminderung des erhöhten Blutungsrisiko
- Behandlungsoptionen (allein oder in Kombination) sind u. a. die neurchirurgische OP und endovaskuläre Embolisation

7.7.2 Schlaganfall im Kindesalter

Schlaganfälle im Kindesalter sind seltene Ereignisse im Kindes-und Jugendalter. Sie treten v. a. in der prä-, peri- und postnatalen Phase und Schulkindalter auf. Schlaganfall im Kindesalter ist einer der wichtigen neurologischen Notfälle, der idealerweise in einer dafür ausgerichteten Einrichtung behandelt wird.

7.7.2.1 Neonatale Schlaganfall

▪▪ Ätiologie

- Die Ursache des neonatalen Schlaganfalls ist meist thrombembolisch
- Häufige Risikofaktoren, stratifiziert nach Mutter und Kind, sind:
  - Risikofaktoren **Kind**: Polyzythämie, Infektionen, Katheter, ECMO, Stoffwechseldefekte, hereditär (z. B. Faktor-V-Leiden)
  - Risikofaktoren **Mutter**: Rauchen, Gestationsdiabetes, Drogen, Präeklampsie, Vaskulitis

▪▪ Klinik

- Initial bestehen meist Krampfanfälle mit unterschiedlicher Klinik (Apnoen, fokale Zeichen, etc.), nicht immer zeigen die Patienten eine klare Hemisymptomatik

▪▪ Diagnostik

- Die Diagnostik beruht im Wesentlichen auf MRT und Ultraschall des Schädels

7.7.2.2 Arteriell-ischämischer Schlaganfall

Die häufigste Ursache der erworbenen Hirnschädigung im Kindesalter ist der arteriell-ischämische Schlaganfall welcher meist im Bereich der A. cerebri media auftritt.

▪▪ Ätiologie

- Ätiologisch bleibt der Schlaganfall trotz bestehender Risikofaktoren häufig ungeklärt. Typische und häufige Risikofaktoren werden nach Kategorien klassifiziert: arteriopathisch, kardial, hämatologisch und sonstige (▪ Tab. 7.3).

▪▪ Klinik

- Die führende Klinik umfasst die Hemisymptomatik, Sehstörungen und/oder Sprachstörungen

Tab. 7.3 Risikofaktoren des arteriell-ischämischen Schlaganfalls im Kindesalter

Arteriopathisch	Vaskulitis (systemisch, sekundär)
	Dissektion
	Moya-Moya
	Vasospasmus
	Migräne
	Fokale zerebrale Arteriopathie
	Postvarizellen-Angiopathie
	Kongenitale arterielle Fehlbildungen (PHACES)
Kardial	Komplexe Vitien
	Endokarditis
	Arrhythmie
	Klappenerkrankungen
	Herzkatheteruntersuchung
Hämatologisch	Sichelzellanämie
	Koagulopathien (angeboren, erworben)
	Eisenmangelanämie
Sonstige	Akute schwere Erkankung (z. B. Sepsis, diabetische Ketoazidose)
	Chronische Erkankung (z. B. Leukämie)
	Drogen (z. B. Kokain)
	Stoffwechselerkrankungen

Diagnostik

- Wesentliche Säule der Diagnostik ist die Magnetresonanztomographie einschließlich DWI (diffusion weighted MRI)
- Computertomographie bleibt Ausnahmefällen vorbehalten

Therapie

- Primär erfolgt die antithrombotische Behandlung in Abhängigkeit der zugrundeliegenden Ursache
- In weiterer Folge muss die Prävention und der Beginn der Frührehabilitation zeitnah begonnen werden

> **Jedes akut auftretende fokal-neurologische Defizit gilt bis zum Beweis des Gegenteils als Schlaganfall im Kindesalter!**

7.7.2.3 Hämorrhagischer Schlaganfall

Intraparenchymatöse Blutungen im Rahmen eines hämorrhagischen Schlaganfalls im Kindes- und Jugendalter können prinzipiell in allen Regionen des Gehirns auftreten.

Ätiologie

Zu den Risikofaktoren des hämorrhagischen Schlaganfalls: Tab. 7.4

Klinik

- Die Patienten präsentieren sich häufig mit variabler Klinik in Abhängigkeit von

Tab. 7.4 Risikofaktoren für Hämorrhagischen Schlaganfall im Kindesalter

Gefäßerkrankungen	AV-Malformationen
	Kavernome
	Aneurysmata
	Moya-Moya
	Vaskulitis
	Drogen/Toxine (z. B. Kokain)
Bluterkrankungen	HUS/TTP
	ITP
	Vitamin-K-Mangel
Trauma	Subarachnoidalblutung
	Iatrogen
	Kontusionen
	Epiduralhämatom

HUS hämolytisch-urämisches Syndrom; *ITP* Immunthrombozytopenie

Lokalisation, Ursache und Ausmaß der Blutung
- Typische Symptome sind akuter Kopfschmerz, Bewusstseinsverlust, neurologische Ausfälle und/oder Krampfanfälle

Diagnostik
- Die Diagnostik erfolgt über MR-Angiographie oder CT-Angiographie

Therapie
- Ggf. akute neurochirurgische Intervention

7.7.2.4 Sinusvenenthrombose

Typisch ist ein thrombotischer Verschluss venöser Strukturen mit dem Risiko einer venösen Infarzierung.

Ätiologie
- Ätiologisch ist die Sinusvenenthrombose häufig ungeklärt
- Meist tritt sie im Rahmen von Dehydratation, Schock oder Infektion bei Neugeborenen auf
- Weitere mögliche Ursachen sind Infektionen (Meningitis, Otitis media, Mastoiditis), Traumata, immunologische und onkologische Risikofaktoren oder Koagulopathien (Methylentetrahydrofolsäure-Gen, MTHFR)

Klinik
- Die klinische Symptomatik ist häufig unspezifisch und variabel und umfasst Krampfanfälle, Hirndruckzeichen mit Kopfschmerz, Doppelbilder und Bewusstseinstrübung, fokal-neurologische Zeichen insbesondere bei konsekutiv ischämischem Infarktareal

Diagnostik
- Dopplersonographie
- Magnetresonanztomographie
- CT mit Kontrastmittel („Delta-Sign")

Therapie
- Ggf. Antikoagulation

7.8 Neurokutane Erkrankungen

Markus Rauchenzauner

Heterogene Gruppe von Erkrankungen die sowohl Haut als auch Nervensystem betreffen.

7.8.1 Neurofibromatose Typ 1 (NF1)

Definition

Die Neurofibromatose Typ I ist die häufigste neurokutane Erkrankung mit einer Prävalenz von 1:3000.

Genetik
- Die Vererbung erfolgt autosomal dominant; Chromosom 17q11

Klassifikation/Diagnosekriterien

Mindestens 2 der folgenden Kriterien müssen erfüllt werden:
- 5 Café-au-laut Flecken >5 mm vor der Pubertät, danach >15 mm
- 1 plexiformes oder ≥2 kutane/subkutane Neurofibrome
- Freckling (axillär, inguinal; multiple, kleine café-au-lait-artige Hautveränderungen)
- Keilbeinflügeldysplasie
- Optikusgliom (ein- oder beidseitig)
- Lisch-Knötchen (Irishamartome)
- Positive Familienanamese

Klinik
- Die klinische Symptomatik kann wesentlich vom Vorhandensein **plexiformer Neurofibrome** determiniert sein, wobei viele trotz erheblicher Größe keinerlei Schmerzen verursachen. Problematisch ist, dass eine komplette chirurgische Entfernung häufig nicht möglich ist und ein Entartungsrisiko von ca. 10 % besteht.
- **Optikusgliome** findet man bei 15–20 % der Patienten v. a. in den ersten Lebensjahren. Histologisch handelt es sich dabei um

pilozytische Astrozytome, die Prognose ist günstig mit selten auftretenden Symptomen und geringgradiger Progredienz
- **Skoliosen** und **Pseudoarthrosen** bedingen eine Anbindung an kinderorthopädisch versierte Kollegen
- Zusätzlich finden sich MR-tomographisch häufig hyperintense Areale die als sog. „unidentified bright object" (sog. „UBO") bezeichnet werden
- Das Epilepsierisiko ist maximal geringfügig erhöht, gelegentlich finden sich neuropsychologische Defizite und verschiedenste Teilleistungsstörungen
- Fakultativ beschrieben sind noch vaskuläre Affektionen (zerebrovaskulär, Nierenarterienstenosen) sowie ein Minderwuchs

7.8.2 Neurofibromatose Typ 2 (NF2)

▪▪ Definition

Diese viel seltenere Form der Neurofibromatose geht mit einer Inzidenz von ca. 1:30.000–40.000 einher.

▪▪ Ätiologie

- Der Vererbungsmodus ist autosomal dominant; Chromosom 22q11.2.

▪▪ Klassifikation/Diagnosekriterien:

- Beidseitige Tumoren des VIII. Hirnnerven oder
- Verwandte ersten Grads mit NF2 und
- Vorliegen eines einseitigen VIII. Tumors oder
- Zwei der folgenden Symptome: Neurofibrom, Meningeom, Gliom, Neurinom, posteriore subkapsuläre Katarakt, zerebrale Verkalkung oder
- Zwei der folgenden Symptome: Einseitiges Akustikusneurinom, multiple Meningeome oder s.o.

▪▪ Klinik

- Die Diagnose erfolgt häufig spät durch einen ein- oder beidseitig auftretenden langsamen Hörverlust.

> **Sowohl Optikusgliome als auch Café-au-lait-Flecken gehören nicht zur NF2 und grenzen diese klar von einer NF1 ab.**

7.8.3 Tuberöse Sklerose

▪▪ Definition

Der tuberöse Sklerose-Komplex (TSC) oder Morbus Bourneville-Pringle ist nach der NF1 die zweithäufigste neurokutane Erkrankung mit einer Prävalenz von 1:7000. Der TSC kann sich in fast allen Organen manifestieren, wobei Gehirn, Herz, Nieren, Lunge, Haut und Augen am häufigsten betroffen sind.

▪▪ Ätiologie

- Autosomal-dominante Erkrankung mit einer hohen Spontanmutationsrate. In den meistens Fällen liegen Mutationen in einem der beiden TSC Gene 1 und 2 vor. Die *TSC1*- und *TSC2*-Genprodukte Hamartin und Tuberin haben eine zentrale Funktion insbesondere in der mTOR-Signaltransduktion
- Die Diagnose kann allein über den Nachweis einer Mutation in einem der beiden Gene oder dem klinischen Nachweis von Hauptkriterien oder einem Haupt- und Nebenkriterien gestellt werden.

▪▪ Klinik

- Neurologische Manifestation
  - Kortikale Tubera, subependymale Riesenzellastrozytome (**SEGA**: Zahl und Lage der Tubera kann hinweisend auf die Schwere der Erkrankung sein; „tuber count"). SEGA können durch Liquorabflussbehinderung zu einem Hydrozephalus führen
  - Sehr häufig kommt es zu zerebralen Krampfanfällen
    - Zwischen dem 3.–7. Lebensmonat kann sich ein West-Syndrom (Blitz-Nick-Salaam-Anfälle und Hypsarrythmie im EEG mit hochamplitudigen, multifokalen Spike-Wave-Komplexen) manifestieren

    - Im weiteren Verlauf entwickelt sich häufig ein Lennox-Gastaut-Syndrom, einem der am schwersten zu behandelnden Epilepsien im Kindesalter, gekennzeichnet durch häufige Anfälle mit einem breiten Spektrum an Anfallsformen
    - Außerdem kommt es bei vielen Kindern zu fokalen Anfällen mit einer bunten Anfallssymptomatik abhängig von der Ursprungszone des Anfalls
  - In der Regel kommt es im Rahmen von Anfällen zusätzlich zu einer Entwicklungsretardierung unterschiedlichen Ausmaßes

- Hautmanifestationen
  - Faziale Angiofibrome treten typischerweise symmetrisch über den Wangen, nasolabial und in Bereich der Nase auf
  - Hypopigmentierungen der Haut („white spots") finden sich bei 90 % der Patienten und sind manchmal nur mit Wood-light sichtbar (360 nm Wellenlänge)
  - Fibröse Plaques an Stirn und im Gesicht
  - Shagreen patch: epidermale Plaques, v. a. lumbosakral
  - Periunguale Fibrome
- Augen: Retinale Hamartome; auch einseitig; Hypopigmentation der Iris
- Nieren: Zysten und Angiomyolipome: hierbei handelt es sich um benigne Tumoren, die nur selten entarten und im Erwachsenenalter zur Niereninsuffizienz führen (selten Blutungskomplikation)
- Herz: Rhabdomyome, auch multiple bei fast der Hälfte der Patienten
- Lunge: Lymphangiomyomatose, selten bei Mädchen
- Knochen: Zysten, Verkalkungen

Therapie

- Wichtig ist die frühzeitige Abklärung auf Operabilität der Tubera bei therapieschwieriger Epilepsie
- Antikonvulsiv wird primär mit Vigabatrin, Topiramat oder Oxcarbamazepin behandelt
- mTOR-Inhibitoren („mammalian target of rapamycin"; Everolimus, Sirolimus): Die Indikation für mTOR-Inhibitoren sind primär subependymale Riesenzellastrozytome und Angiomyolipome der Nieren. Rezente Daten weisen auch auf eine antikonvulsive Wirksamkeit hin

7.8.4 Enzephalotrigeminale Angiomatose (Sturge-Weber-Syndrom)

Definition

Das Sturge-Weber-Syndrom ist klassischerweise durch einen Nävus flammeus im Bereich des N. trigeminus, durch okuläre Befunde sowie leptomeningeale angiomatöse Fehlbildungen charakterisiert.

Ätiologie

- Sporadisch

Klink

- Typisch ist der kongenitale Portwein-Nävus im Bereich des N. trigeminus mit hoher Wahrscheinlichkeit der intrazerebralen und retinalen Beteiligung (wenn V1 betroffen)
- Das klinische Bild ist durch eine, auf dem Boden intrazerebraler Verkalkungen und Atrophie entstehende, häufig schwere und therapieresistente Epilepsie geprägt. Kontralateral zum Gesichtsnävus auftretende Hemiplegien (auch transient) kommen vor
- In der Bildgebung findet sich typischerweise ein meningeales Angiom, ab dem 2. Lebensjahr auch Verkalkungen (pathognomonisch, häufig girlandenförmig) sowie choroidale Angiome und kongenitale Glaukome

Therapie

- Wichtig und zu beachten ist bei therapieschwieriger Epilepsie eine frühzeitige epilepsiechirurgische Vorstellung!

7.8.5 Von-Hippel-Lindau-Syndrom

Synonym: Angiomatosis retinae et cerebelli

Ätiologie

- Autosomal dominant; Chromosom 3p25-26

Klinik

- Das Von-Hippel-Lindau-Syndrom umfasst:
  - Hämangioblastome der Retina
  - Hämangioblastome des Kleinhirns
  - Spinale Hämangioblastome
  - Möglich sind auch Zysten von Nieren, Pankreas, Zystadenome der Nebenhoden sowie Phäochromozytome und Nierenkarzinome, daher regelmäßiges Screening zu empfehlen!
- In Abhängigkeit der Beteiligung zerebraler und zerebellärer Bereiche treten meist initial Sehstörungen (in Abhängigkeit der Lokalisation der Hämanbioblastome), zerebelläre Probleme mit begleitenden Kopfschmerzen, Hirndruck und Hypertonie auf

7.8.6 Ataxia-Teleangiectatica

Synonym: Louis-Bar-Syndrom

Ätiologie

- Die Vererbung ist autosomal rezessiv, Chromosom 11q22-23 (*ATM*-Gen; DNA-Reparaturmechanismus)
- Die Inzidenz wird mit 1:40.000–100.000 angegeben

Klinik

- Meist kommt es in den ersten Lebensjahren zu einer auftretenden zerebellären Ataxie (progredient), zu okulokutanen Teleangiektasien (3.–6. Lebensjahr) und zu rezidivierenden Infektionen (Immundefekt, v. a. pulmonale Affektion). Gelegentlich leiden die Patienten auch unter Hyperglykämien, Dysphagien und Dysarthrien
- Klinisch hinweisend kann eine zu Beginn auftretende okulomotorische Apraxie sein

Cave
Das Malignomrisiko ist insbesondere für Leukämien und Lymphome erhöht!

Diagnostik

- Molekulargenetik (Chromosomenbrüchigkeit)
- α_1-Fetoprotein erhöht
- Immunglobuline A und E erniedrigt

Therapie

- Symptomatisch, regelmäßige Immunglobulingabe

7.9 Neuromuskuläre Erkrankungen (NME)

Markus Rauchenzauner

Definition

Neuromuskuläre Erkrankungen umfassen eine hereditäre oder erworbene Gruppe von Erkrankungen, die durch Läsionen der motorischen Vorderhornzelle, der Kerne der Hirnnerven, der motorische Endplatte, der Spinalwurzeln oder der Muskelzelle bedingt sind.

7.9.1 Hypotonie in der Neugeborenenperiode

Definition

- Reduktion des posturalen Tonus mit/ohne Veränderung des phasischen Tonus

Klinik

- Häufig zeigen Kinder mit Hypotonie in der Neugeborenenperiode sowohl Hypotonie **als auch** Schwäche. Kinder mit schwerer Hypotonie aber nur wenig Schwäche haben üblicherweise keine Störung des unteren Motoneuron. Dies ist eher hinweisend auf genetische Erkrankungen, metabolische Störungen, Systemerkrankungen, Sepsis, etc.

- Neugeborene mit Störungen im Bereich des zentralen Nervensystems zeigen frühzeitig eine ausgeprägte Hypotonie, reduzierte Reflexe bei begleitender moderater bis schwerer – aber häufig transienter – Schwäche. Als zusätzliche Zeichen finden sich Anfälle, Hirnnervenzeichen und/oder perinatale Asphyxie

Diagnostik
- Bei bestehendem Verdacht auf NME empfiehlt es sich die Mutter auf Myasthenie oder Muskeldystrophie zu befragen
- Bei Schwäche oder Myotonie der Mutter sollten sowohl eine Laboruntersuchung (einschl. CK, Laktat, Elektrolyte, Harnsäure, Carnitin) aber auch eine neurophysiologische Untersuchung einschließlich EMG und NLG durchgeführt werden
- Die Muskelbiopsie ist lediglich speziellen Fragestellungen vorbehalten

> **Typischerweise verbessert sich bei Patienten mit NME graduell die Muskelkraft, die Auslösbarkeit der Muskeleigenreflexe und der Tonus – dies steht im Gegensatz zum asphyktischen Patienten, bei dem dies häufig bestehen bleibt!**

7

7.9.2 Motoneuronerkrankungen

Definition

Hierbei handelt es sich um eine heterogene Gruppe von Erkrankungen, die durch Degeneration der α-Motoneurone im Vorderhorn des Rückenmarks (und motorischen Kernen des Hirnstammes) gekennzeichnet sind.

7.9.2.1 Spinale Muskelatrophien (SMA)

Klassifikation

Die Klassifikation erfolgt nach Krankheitsbeginn (Alter) und Schweregrad (motorische Entwicklung) in:
- SMA I:
  - Beginn: bei Geburt bis 6 Monate
  - Motorische Entwicklung: keine
- SMA II:
  - Beginn: 6–18 Monate
  - Motorische Entwicklung: freies Sitzen
- SMA III:
  - Beginn: >12 Monate
  - Motorische Entwicklung: Gehen

Ätiologie
- Die Vererbung ist autosomal-rezessiv mit Deletionen/Mutationen am Chromosom 5q11-q13 (*SMN1*-Gen).

Pathogenese
- Ursächlich finden sich Mutationen im *SMN1*-Gen („*Survival-Moto-Neuron*-Gen“). Hierbei ist insbesondere die homozygote Mutation, welche die Exone 6–8 betrifft von Bedeutung. Häufig sind Deletionen, selten jedoch „Nonsene-“, „Missense-“ oder „Frameshift“-Mutationen nachweisbar.
- Gesunde Menschen haben ein *SMN1*-Gen und ein *SMN2*-Gen, welches eine nahezu identische Kopie des *SMN1*-Gens auf demselben Chromosom darstellt und sich nur durch 5 Aminosäuren unterscheidet. Problematisch ist nun, dass das *SMN2*-Gen nur zu ca. 20 % für ein vollständiges Protein kodieren kann.

Klinik
- SMA I:
  - Typischerweise findet sich eine generalisierte Schwäche mit Betonung der proximalen Muskelgruppen (Beine mehr als die Arme betroffen), Hypotonie und Areflexie
  - Mimik und Gesichtsausdruck sowie extraokuläre Bewegungen sind altersentsprechend
  - Paradoxe Atmung, fehlende Kopfkontrolle und Zungenfaszikulationen sind wegweisen
- SMA II:
  - Initial zeigen die Patienten eine annähernd unauffällige Entwicklung gefolgt von zunehmender Hypotonie mit proximaler Muskelschwäche

  - Laufen wird definitionsgemäß nicht erreicht
  - Es finden sich ebenfalls Zungenfaszikulationen und Tremor der Finger
- SMA III:
  - Hierbei handelt es sich um eine milde Verlaufsform
  - Die Gehfähigkeit wird erreicht

Diagnose

- Primär erfolgt die genetische Testung auf Mutationen im *SMN1*-Gen: 95 % sind homozygot auf das Fehlen der Exons 6 und 8 von SMN1. 5 % sind compound-heterozygot für das Fehlen von Exon 6 und 8
- Die Kreatinkinase (CK) ist normal bis leicht erhöht
- Eine Muskelbiopsie ist in der Regel nicht mehr notwendig!
- Pilotprojekt in Bayern seit Anfang 2018: Molekulargenetisches Neugeborenenscreening auf Zystinose und SMA

Therapie

- Die Therapie ist symptomatisch und supportiv.
- Aktuelle Ansätze und Medikamentenzulassungen sind vielfältig und der rezenten Literatur zu entnehmen. Beispielhaft ist zu nennen:
  - Nusinersen (Spinraza; 2017) als sog. *Antisense-Oligonukleotid* bei 5q-SMA nach den Ergebnissen der Studien ENDEAR, CHERISH mit signifikanter Verbesserung des Erreichens von motorischen Meilensteinen (Drehen, Kopfkontrolle, Sitzen, Stehen)

7.9.3 Erkrankungen der peripheren Nerven

Definition

Hereditäre Neuropathien sind die häufigsten chronischen Neuropathien im Kindesalter. Es handelt sich um eine heterogene Gruppe von langsam progredienten, genetisch determinierten peripheren Neuropathien, welche üblicherweise während der ersten beiden Lebensjahrzehnte auftreten. Klinisch sind diese charakterisiert durch eine distal symmetrische Schwäche mit reduzierten oder fehlenden Sehnenreflexen, milder Sensibilitätsstörung und Fußdeformitäten.

7.9.3.1 Hereditär sensomotorischen Neuropathien (HMSN)

Klassifikation

- Basierend auf genetischen, elektrophysiologischen und pathologischen Kriterien werden grundsätzlich fünf HMSN-Kategorien unterschieden (**Cave**: zahlreiche Sonderformen!)

Klinik

Die wichtigsten Symptome der verschiedenen HMSN-Kategorien sind:

- HMSN I/Charcot-Marie Tooth (CMT):
  - Die Vererbung ist autosomal-dominant, 20 % sind sporadisch
    - HMSN 1A: Chromosom 17p11.2; *PMP22*-Gen (peripheres Myelinprotein 22)
    - HMSN 1B: Chromosom 1q22; *MPZ*-Gen (Myelinprotein zero)
  - Die Muskeleigenreflexe fehlen oder sind reduziert, typisch ist eine langsam progrediente Muskelschwäche und -atrophie
  - Ein Handtremor kann wegweisend sein, häufig findet sich auch ein Hohlfuß
- HMSN II:
  - Die Vererbung ist autosomal-dominant
    - HMSN IIA: Chromosom 1p36.2, *KIF1B*-Gen, *MFN*-Gen
    - HMSN IIB, Chromosom 3q21, *RAB7*-Gen
  - Axonales Schädigungsmuster
  - Klinisch zeigt sich eine distale Schwäche und Atrophie bei reduzierten oder fehlenden Muskeleigenreflexen
- HMSN III (A–E):
  - Unterschiedliche Loci mit verschiedenen Genen (PMP22, MPZ, etc.)

  - Typisch ist ein Auftreten in der Neugeborenenperiode/1. Lebensjahr
  - Klinische Hinweise sind Schwäche und Areflexie
  - Die Ausbildung eines Hohlfußes und/ oder einer Sensibilitätsstörung erfolgt oft erst nach Jahren, eine Skoliose ist häufig
- HMSN IV (A–H):
  - Die Vererbung ist autosomal-rezessiv
  - Demyelinisierendes Schädigungsmuster
  - Typisch ist ein rascher Verlauf im 1. Lebensjahr
  - Je nach Typ zeigen die Patienten vordergründig Schwäche, Skoliose oder Hypotonie (selten Hörstörung)
- HMSN/CMTX:
  - X-chromosomale Vererbung und Kinik wie bei CMT/HMSN I
  - Selten finden sich Mutationen im Connexin32-Gen (Chromosom Xq13)

7.9.4 Muskeldystrophien

Definition

Muskeldystrophien sind definiert als genetisch determinierte primäre Erkrankung des Muskels welche pathologisch durch eine Degeneration von Muskelfasern charakterisiert ist.

Formen sind z. B.:

- Duchenne-Muskeldystrophie
- Becker-Muskeldystrophie
- Emery-Dreifuss-Muskeldystrophie
- Fazioskapulohumerale Muskeldystrophie
- Gliedergürtel-Muskeldystrophie
- Kongenitale Muskeldystrophien
  - Mit Merosinmangel (Laminin-α_2-Mangel)
  - Ohne Merosinmangel
  - Dystroglykanopathien
    - Kongenitale Muskelsdystophie Fukuyama
    - Muscle-Eye Brain-Disease
    - Walker-Warburg-Syndrom
  - Kongenitale Muskeldystrophie mit Integrin-α_7-Mutation
  - Kongenitale Muskeldystrophie mit familiärer Epidermolysis bullosa
  - Kongenitale Muskeldystrophie mit Kollagen-VI-Defekt (Ullrich-Syndrom)

7.9.4.1 Duchenne-Muskeldystrophie (DMD)

Die DMD ist eine X-chromosomal vererbte Erkrankung (Xp21). Die Inzidenz der Dystrophinopathie wird mit 1:2000–3000 angegeben. Überwiegend finden sich Deletionen aber auch Duplikationen, selten Nonsense-Mutationen. Dystrophin stellt als Dystrophin-Glykoprotein-Komplex das Bindeglied zwischen Extrazellulärmatrix und Zytoskelett dar. Das Ausmaß des Fehlens von Dystrophin bestimmt den klinischen Phänotyp (Duchenne meist <3 % Dystrophin).

Klinik

- Typisch ist eine motorische Entwicklungsverzögerung mit positivem Gowers-Zeichen (typische Aufstehbewegung mit Abstützen der Hände auf den Knien und Oberschenkeln) in Kombination mit einer deutlich erhöhten Serumkreatinkinase (CK)
- Neben dem Gowers-Zeichen finden sich eine Pseudohypertrophie der Waden mit auffälligem Gangbild und Hyperlordose sowie im späteren Verlauf die Entwicklung einer Skoliose mit häufiger nächtlicher Hypoventilation
- Auf eine sich entwickelnde Kardiomyopathie ist frühzeitig zu achten

Diagnose

- Die Diagnose erfolgt primär klinisch und wird durch die entsprechende genetische Untersuchung bestätigt

Therapie:

- Die Therapie ist primär symptomatisch, regelmäßige Vorsorgen und Kontrollen (Lunge, Herz) sind von enormer Wichtigkeit!
- Kortison p. os. kann zur Verbesserung/ Verlängerung der Gehfähigkeit gegeben werden

- Die frühzeitige Behandlung einer Kardiomyopathie (ACE-Hemmer, etc.) bedingt den engen interdisziplinären Austausch
- Regelmäßige Kontrollen von Lungenfunktion und Skoliose sind obligat, eine nächtliche CPAP-Unterstützung ist gegebenenfalls frühzeitig zu diskutieren
- Orthopädische Kontrollen mit verschiedensten Fragen zu OP-Indikation, Korsett, etc. erfolgen in regelmäßigen Intervallen
- Kreatin kann zur Verbesserung der Muskelkraft gegeben werden
- Neue therapeutische Ansätze sind vielfältig und der rezenten Literatur zu entnehmen, z. B. Ataluren (Translarna) hat eine Zulassung für Patienten ab fünf Jahren mit Nonsense-Mutationen (ca. 13 % aller Duchenne-Patienten) erhalten

Literatur

Aksu F (2011) Neuropädiatrie – Diagnostik und Therapie neurologischer Erkrankungen im Kindes- und Jugendalter, 4. Aufl. UniMed, Bremen

Heinen F, Böhmer J, Hufschmidt A et al (2009) Pädiatrische Neurologie – Diagnose und Therapie. Kohlhammer, Stuttgart

Jansen O, Stephani U (2007) Fehlbildungen und frühkindliche Schädigungen des ZNS. Thieme, Stuttgart

Jerusalem F, Zierz S (2000) Muskelerkrankungen: Klinik – Therapie – Pathologie. Thieme, Stuttgart

Neubauer BA, Hahn A (2014) Dooses Epilepsien im Kindes- und Jugendalter, 13. Aufl. Springer, Heidelberg/Berlin

Pina-Garza JM (2013) Fenichel's cinical pediatric neurology – a signs and symptoms approach. Saunders, Amsterdam

Speer CP, Gahr M, Dötsch J (2019) Pädiatire, 5. Aufl. Springer, Heidelberg/Berlin

Von Korinthenberg R, Panteliadis CP, Hagel C (2014) Neuropädiatrie, 2. Aufl. Elsevier, München

Rheumatologie und Immunologie

Annette Holl-Wieden

C. Papan, L. T. Weber (Hrsg.), *Repetitorium Kinder- und Jugendmedizin*,
https://doi.org/10.1007/978-3-662-56790-6_8

Rheumatische Erkrankungen
- Chronische Erkrankungen des Bewegungsapparats
- Bei einigen rheumatischen Erkrankungen kommt es zu Organmanifestationen
- Meist handelt es sich um Autoimmunerkrankungen, bei denen das Immunsystem gegen körpereigene Strukturen reagiert. Es besteht eine Störung der Zellen der erworbenen Immunität (B- und T-Lymphozyten). Es finden sich Autoantikörper und autoreaktive T-Zellen
- Einige rheumatische Erkrankungen sind Autoinflammationserkrankungen

8.1 Juvenile idiopathische Arthritis

Nomenklatur und Klassifikation:
- Gruppe von unterschiedlichen Erkrankungen, deren gemeinsames Merkmal die chronische Gelenkentzündung unbekannter Ursache ist
- Das Gelenkrheuma im Kindesalter wird heute nach den ILAR-Kriterien (International League of Associations of Rheumatology) definiert und klassifiziert. Nach diesen Kriterien wird das Gelenkrheuma im Kindesalter als juvenile idiopathische Arthritis (JIA) bezeichnet

Definition
- Die Juvenile idiopathische Arthritis wird definiert als Arthritis eines oder mehrerer Gelenke mit
  - Mindestdauer von 6 Wochen
  - Beginn vor dem 16. Geburtstag
  - Ausschluss anderer Ursachen
- Eine Arthritis (Gelenkentzündung) ist definiert als Schwellung oder schmerzhafte Bewegungseinschränkung in mindestens einem Gelenk. (■ Abb. 8.1)
- Häufig findet sich auch eine Überwärmung (Rötung spricht eher für eine bakterielle Infektion wie Phlegmone oder septische Arthritis)

Klassifikation
- Nach der aktuellen ILAR- Klassifikation werden 7 verschiedene Subgruppen unterschieden: ■ Tab. 8.1, wobei für jede Subgruppe bestimmte Ausschlusskriterien berücksichtigt werden müssen
- Subgruppenzuordnung erfolgt i. d. R. nach 6 Monaten

> **Die Diagnosestellung der JIA erfolgt frühestens nach 6 Wochen, die Subgruppenzuordnung in der Regel 6 Monate nach Beginn der Arthritis.**

Häufigkeit des Gelenkrheumas im Kindesalter
- Europa:
  - Erkrankungshäufigkeit: 100/100.000
  - Neuerkrankungsrate: 10/100.000
- Deutschland:
  - 14.000 insgesamt betroffene Kinder und Jugendliche
  - Etwa 1200 Neuerkrankungen pro Jahr

Mögliche Symptome einer JIA
- Gelenkschmerzen
- Gelenkschwellung
- Schonhaltung
- Gangauffälligkeiten
- Verhaltensänderungen („getragen werden wollen", …)
- Morgensteifigkeit

Diagnose

Untersuchung
- Für die Diagnosestellung und Ausschluss von Differenzialdiagnosen ist die klinische Untersuchung entscheidend
- Stets sind **alle Gelenke** zu untersuchen. Die Abwesenheit von Schmerz schließt eine Arthritis nicht aus
- Auch ist bei der Untersuchung auf **Begleitsymptome** und **Folgezustände** der Arthritis zu achten:
  - Gelenkfehlstellungen, Kontrakturen, Muskelatrophien und allgemeine sowie lokale Wachstumsstörungen (Beinlängendifferenz etc.)

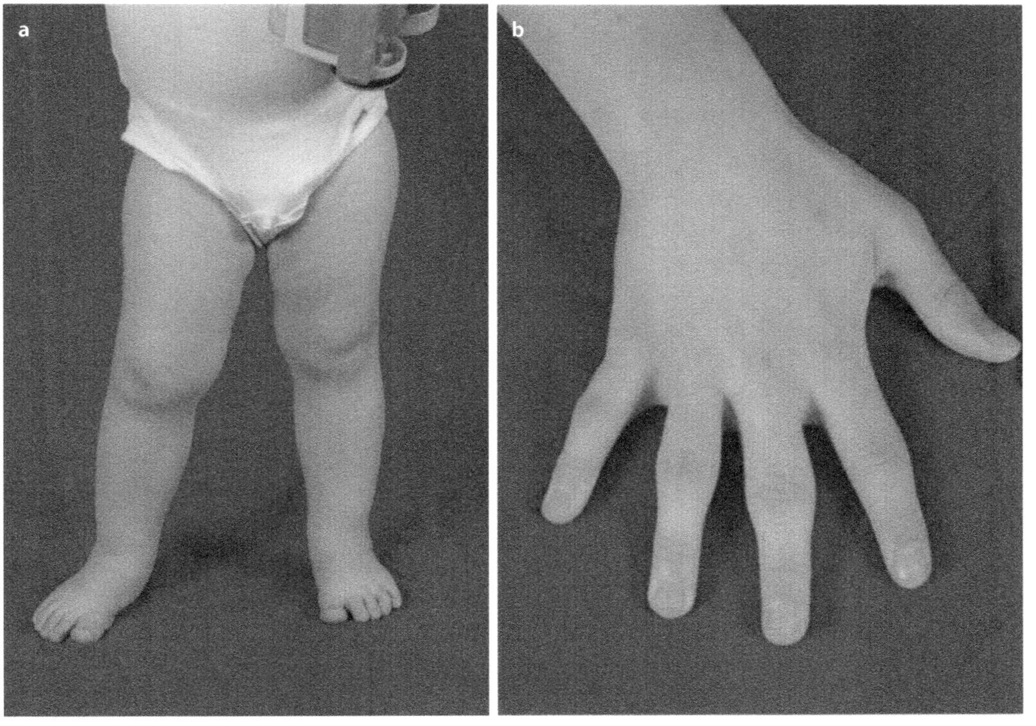

Abb. 8.1 Juvenile idiopathische Arthritis. **a** Schwellung rechtes Kniegelenk, Flexions- und Valgusstellung rechtes Kniegelenk, **b** Schwellung proximale Interphalangealgelenke (PIP-Gelenke) II–V der rechten Hand

Tab. 8.1 Subgruppen der JIA

1	Systemische Juvenile idiopathische Arthritis (SJIA)[a, b, c, d]
2	Seronegative Polyarthritis[a, b, c, d, e]
3	Seropositive Polyarthritis[a, b, c, e]
4a	Persistierende Oligoarthritis[a, b, c, d, e]
4b	Extended Oligoarthritis[a, b, c, d, e]
5	Enthesitis-assoziierte Arthritis[a, d, e]
6	Psoriasisarthritis[b, c, d, e]
7	Undifferenzierte Arthritis: Arthritis, die keiner oder mehr als einer Kategorie zugeordnet werden kann (mehrere Ausschlusskriterien)

Spezifische Ausschlusskriterien:
[a]Psoriasis oder Psoriasis bei einem Verwandten 1. Grads
[b]Vorhandensein von HLA-B27, männliches Geschlecht und Alter >6 Jahre
[c]Ankylisierende Spondylitis, Enthesitis-assoziierte Arthritis, Sakroiliitis bei entzündlicher Darmerkrankung, Reiter-Syndrom oder akute anteriore Uveitis bei einem Verwandten 1. Grads
[d]RF-Nachweis im Abstand von mindestens 3 Monaten
[e]Zeichen der systemischen Arthritis

- Bursitiden (z. B. Baker-Zysten), Tendovaginitiden, Enthesitiden
- Extraartikuläre Manifestation: Uveitis

Labor

- Laboruntersuchungen sind wichtig zum Ausschluss von Differenzialdiagnosen (maligne Erkrankungen, septische Arthritis, Lyme-Arthritis, …)
- Die Entzündungswerte (CRP, BSG) sind meist leicht erhöht. Bei Befall eines oder weniger Gelenke sind die Laborwerte oft unauffällig. Bei der systemischen Form der JIA sind sie meist stark erhöht
- RF und HLAB 27 sind wichtig für die Subgruppenzuordnung nach der ILAR-Klassifikation
- Antinukleäre Antikörper (ANA) sind wichtig zum Ausschluss von Kollagenosen und zur Risikoabschätzung für eine Uveitis. Am häufigsten haben junge Mädchen mit Oligoarthritis und Uveitis positive ANA. Aber auch gesunde Kinder können positive ANA haben

8

> **Negative Entzündungszeichen sowie negative Autoantikörper (Rheumafaktoren, ANA) schließen die Diagnose einer JIA nicht aus.**

Gelenkpunktion

- Bei Beginn der Erkrankung ist oft, insbesondere bei Monarthritis, Fieber oder hohen Entzündungswerten eine Gelenkpunktion zum Ausschluss einer septischen Arthritis erforderlich

Bildgebende Diagnostik

- Die Arthrosonographie unterstützt die klinische Beurteilung der Gelenkregionen
- Röntgenaufnahmen der betroffenen Gelenke sind wichtig zum Ausschluss von Differenzialdiagnosen sowie Dokumentation von knöchernen Destruktionen
- MRT ist auch wichtig zum Ausschluss von Differenzialdiagnosen aber auch zur Beurteilung des Ausmaßes der Entzündung

8.1.1 Subtypen

8.1.1.1 Oligoarthritis

Definition (ILAR-Klassifikation)

- Arthritis von 1–4 Gelenken innerhalb der ersten 6 Erkrankungsmonate
- Subkategorien (Ausschlusskriterien Tab. 8.1):
  - Persistierende Oligoarthritis: 4 Gelenke im Krankheitsverlauf
  - Erweiterte (extended) Oligoarthritis: mehr als 4 Gelenke nach den ersten 6 Erkrankungsmonaten

Klinik

- Die Erkrankung manifestiert sich meist im Kleinkindesalter (Manifestationsgipfel 2–4 Jahre), früher oft als „frühkindliche Oligoarthritis“ bezeichnet
- Mädchen sind häufiger betroffen als Jungen
- Meist besteht eine asymmetrische Arthritis bevorzugt großer Gelenke der unteren Extremität, häufig eine Arthritis des Knie- oder Sprunggelenks
- Kinder mit Oligoarthritis haben unter den JIA-Kindern das höchste Risiko für eine Uveitis
- In ca. 10 % der Fälle entwickelt sich die Uveitis vor der Gelenkmanifestation
- Uveitis verläuft oft asymptomatisch, kann zu schweren Komplikationen wie Katarakt, Glaukom, Visusminderung bis zur Erblindung führen
- > **Regelmäßige Augenarztuntersuchungen bei Kindern mit JIA sind wichtig.**

Therapie

- First-line-Therapie: Nichtsteroidale Antirheumatika (NSAR)
- Bei wenig betroffenen Gelenken kann eine intraartikuläre Kortikosteroidinjektion erfolgen
- Bei fehlendem Ansprechen, bei Übergang in eine „extended Oligoarthritis“ oder bei

drohenden Komplikationen, wie prognostisch ungünstigem Befall v. a. der HWS oder einer Uveitis erfolgt eine Therapie mit krankheitsmodifizierenden Substanzen (DMARD, Basistherapeutika)
- Bevorzugt wird MTX eingesetzt. Bei unzureichendem Ansprechen kommen Biologika (z. B. Etanercept, Adalimumab) zum Einsatz

8.1.1.2 RF-negative Polyarthritis

▪▪ Definition (ILAR-Kriterien)

- Arthritis in >4 Gelenken während der ersten 6 Erkrankungsmonate und negativer Test auf RF

▪▪ Klinik

- Es gibt 2 Manifestationsgipfel:
  - 2–4 Jahre
  - 6–12 Jahre
- Mädchen sind häufiger betroffen als Jungen
- Meist besteht eine symmetrische Arthritis großer und kleiner Gelenke

▪▪ Therapie

- ▶ Abschn. 8.1.1.3

8.1.1.3 RF-positive Polyarthritis

▪▪ Definition (ILAR-Kriterien)

- Arthritis >4 Gelenke während der ersten 6 Erkrankungsmonate und positiver Test auf Rheumafaktor (mindestens 2-mal im Abstand von 3 Monaten)

▪▪ Klinik

- Bei Kindern selten (<5 %)
- Entspricht der rheumatoiden Arthritis des Erwachsenen
- Es finden sich radiologisch nachweisbare Veränderungen früher und wesentlich häufiger als bei anderen Subgruppen der JIA

▪▪ Therapie

- Patienten mit RF-positiver oder RF-negativer Polyarthritis bekommen initial NSAR
- Therapie mit NSAR ist meist nicht ausreichend → frühzeitige Therapieerweiterung
- Sind nur wenige gut zugängliche Gelenke betroffen, erfolgt eine i.a.-Kortikosteroidtherapie, bei sehr vielen Gelenken erfolgt oft eine Methylprednisolonstoßtherapie
- Zudem sollte eine Therapie mit MTX begonnen werden
- Bei Nichtansprechen erfolgt eine Therapie mit einem Biologikum (TNFα-Blocker, Tocilizumab, Abatacept)

8.1.1.4 Psoriasisarthritis

▪▪ Definition (ILAR Kriterien)

- Arthritis und Psoriasis oder
- Arthritis und mindestens 2 der folgenden Kriterien
  - Daktylitis: Schwellung eines Fingers oder Zehs mit Entzündung der Gelenke und Weichteile
  - Nagelveränderungen (Onycholyse oder Nägeltüpfelung: Kleinste, 0,5–1 mm durchmessende runde Vertiefungen im Bereich der Nägel)
  - Psoriasis bei einem Verwandten ersten Grads

▪▪ Klinik

- Es gibt 2 Manifestationsgipfel:
  - 2–4 Jahre
  - 9–11 Jahre
- Mädchen sind häufiger betroffen als Jungen
- Zu Beginn besteht oft eine Oligoarthritis, im Verlauf meist asymmetrische Polyarthritis großer und kleiner Gelenke
- 50 % der Patienten haben erst eine Psoriasis dann eine Arthritis, 50 % umgekehrt

▪▪ Therapie

- Die Therapie erfolgt entsprechend der Anzahl der betroffenen Gelenke wie bei der Oligoarthritis oder Polyarthritis (▶ Abschn. 8.1.1.1 und 8.1.1.3)

8.1.1.5 Enthesitis-assoziierte Arthritis

Definition (ILAR-Kriterien)

- Arthritis und Enthesitis oder
- Arthritis und mindestens 2 der folgenden Kriterien:
  - Junge, Erkrankungsbeginn > 6 Jahre
  - Nachweis von HLA B27
  - Akute anteriore Uveitis
  - Druckschmerz über den Ileosakralgelenken und/oder entzündlicher Rückenschmerz lumbosakral
  - HLA B27-assoziierte Erkrankungen bei einem Verwandten 1. Grads

Klinik

- Manifestationgipfel ist meist die späte Kindheit
- Jungen sind viel häufiger betroffen als Mädchen
- Beginn meist mit einer Oligoarthritis der unteren Extremität
- Oft besteht eine Enthesitis, meist besteht eine Entzündung der Ansatzpunkte der Achillessehne und Plantaraponeurose am Kalkaneus, der Ansatzpunkte der Sehnen im Bereich der Kniescheibe und des Tibiakopfs
- 5–10 % der Patienten haben eine akute schmerzvolle anteriore Uveitis, die mit konjunktivaler Reizung und Lichtscheu einhergeht
- Selten besteht initial Befall der Wirbelsäule und der Ileosakralgelenke
- Im Verlauf entwickeln 40 % der Patienten eine Spondylitis ankylosans (M. Bechterew)
- Genetische Disposition (Nachweis von HLA B27, positive Familienanamnese)

Therapie

- Initial kommen NSAR und i.a.-Kortikosteroide zum Einsatz
- Bei Nichtansprechen insbesondere bei ISG-Arthritis wird Sulfasalazin eingesetzt
- Bei fehlender Besserung MTX
- Bei Erwachsenen sind MTX und auch Sulfasalazin bei axialer Beteiligung nicht wirksam und bei peripherer Arthritis wenig wirksam
- Gute Erfolge erreicht man oft mit TNFα-blockierenden Substanzen.

8.1.1.6 Systemische juvenile idiopathische Arthritis (SJIA)

Definition (ILAR-Kriterien)

- Arthritis und Fieber (täglich, mindestens 2 Wochen)
- Und 1 weiteres Kriterium:
  - Flüchtiger Hautausschlag
  - Generalisierte LK-Schwellung
  - Hepato-oder Splenomegalie
  - Serositis (Pleuritis, Perikarditis,Peritonitis)

Klinik

- Erkrankungsbeginn der SJIA zeigt im Gegensatz zu den übrigen Verlaufsformen der JIA keine eindeutige Alterspräferenz, Erstmanifestation im Erwachsenenalter ist eine Rarität
- Jungen und Mädchen sind gleich häufig betroffen
- Klinische Trias: Fieber, Exanthem, Arthritis
  - **Fieber**:
    - Fieberschübe bis über 40 C, ein- bis zweimal pro Tag
    - Dauer 1–3 Stunden
    - Danach spontaner Abfall
    - Imitiert septischen Krankheitsverlauf
    - Fieber wird durch NSAR kaum im Spontanverlauf beeinflusst, aber durch Steroide
  - **Exanthem**:
    - Tritt während des Fiebers auf und bildet sich bei Fieberabfall zurück
    - Blass rosa-lachsfarbenes Exanthem
    - Exanthem lässt sich auf scheinbar unbetroffener Haut durch physikalische Reize (Reiben und Kratzen) provozieren
  - **Arthritis**:
    - Systemischen Zeichen „Fieber“ und „Exanthem“ können der Arthritis über Monate vorausgehen
    - Diagnose „SJIA“ nach den ILAR-Kriterien erst mit Arthritis zu stellen

   - Bei langjährigem chronisch therapieresistentem Verlauf drohen schwere Gelenkdestruktionen, die zu schweren Behinderungen führen können
- Extraartikuläre Organmanifestationen:
   - In der Frühphase kann es im Rahmen der systemischen Entzündungsreaktion zu Organmanifestationen wie Hepato-und Spenomegalie oder multilokulären Lymphknotenschwellungen kommen
   - Serositiden können zu jedem Zeitpunkt der Erkrankung auftreten
   - Myokarditis oder Manifestationen an anderen Organen sind eine Rarität
   - Eine Uveitis ist im Gegensatz zu anderen Formen der JIA sehr selten (<1 %)

Diagnose

- Die Diagnose einer SJIA wird klinisch gestellt
- Bei Krankheitsbeginn besteht i. d. R. Fieber unklarer Ursache. Hier sind v. a. der Ausschluss von Infektionskrankheiten und malignen Erkrankungen aber auch anderen Autoimmunerkrankungen sowie Autoinflammationserkrankungen wichtig. Insbesondere bei fehlender Arthritis ist vor Beginn einer Steroidtherapie der Ausschluss einer Leukämie, eines Lymphoms und Neuroblastoms wichtig
- Es findet sich eine deutliche Leuko- und Granulozytose sowie Thrombozytose, eine Erhöhung der BSG, CRP und v. a. Ferritin. Im Verlauf kommt es oft zu einer hyporegeneratorische Anämie. Die phagozytenspezifischen S100-Proteine im Serum sind stark erhöht

Komplikationen

Makrophagenaktivierung (MAS)

- Das MAS ist eine seltene Komplikation der SJIA
- Es kommt zu einer Aktivierung und Proliferation von Makrophagen und Lymphozyten und nachfolgender Hämophagozytose sowie massiver Ausschüttung von proinflammatorischen Zytokinen („Zytokinsturm")
- Die Hämophagozytose findet im Blut oder Knochenmark statt
- Die Folge ist eine isolierte oder kombinierte Zytopenie, v. a. der Granulozyten als auch der Thrombozyten
- Die wichtigsten laborchemischen Befunde sind neben der Zytopenie, im Gegensatz zur Leuko-und Thrombozytose des akuten Schubs der SJIA, eine sehr starke Erhöhung des Ferritins
- **Das MAS ist eine vital bedrohliche Komplikation.**
- Klinische Befunde:
   - Hohes Fieber
   - Hepatosplenomegalie
   - Lymphknotenvergrößerung
   - Blutungen
   - ZNS-Beteiligung
- Laborchemische Befunde:
   - Abfall der Leukozyten und Thrombozyten
   - Abfall der BSG
   - Erhöhung der Leberwerte und LDH
   - Starke Erhöhung von Ferritin, oft >10.000 mg/ml
   - Erhöhung der Triglyceride
   - Abfall des Fibrinogens
   - Erhöhung der D-Dimere
   - Verlängerte PTT
   - Hämophagozytose im Knochenmark
- Häufigster Trigger für MAS sind die aktive Erkrankung, Infektionen, eine Medikamententoxizität
- Therapie:
   - Therapeutisch werden hochdosierte Steroide als Methylprednisolonpulstherapie und Ciclosporin A empfohlen
   - Fallberichte über den erfolgreichen Einsatz von Interleukin-1-Blockade (Anakinra)
   - Schwere Fälle werden nach dem Hämophagozytose-ymphohistiozytose-Protokoll (HLH-2004 Protokoll) mit Dexamethason, Cyclosporin und Etoposid behandelt

Amyloidose

- Bei der Amyloidose kommt es zu einer Ablagerung von Amyloid in der extrazellulären Matrix parenchymatöser Organe oder Gefäßwänden.
- Amyloid A ist das Vorläuferprotein und wird auf Zytokinstimulation, v. a. Interleukin-6 in Hepatozyten gebildet
- Risikofaktoren sind eine chronisch persistierende Entzündungsaktivität wie chronische Infektionen, autoinflammatorische Syndrome wie die SJIA und eine genetische Disposition
- Amyloidablagerung in den Glomerula der Niere führt zu einer pathologischen Proteinurie, nephrotischem Syndrom und im Verlauf einer Niereninsuffizienz
- Zur Einschätzung des Risikos für die Entwicklung einer Amyloidose ist die Bestimmung von Serumamyloid A wichtig

▪▪ Therapie

- Ziel der Behandlung ist es die Entzündungsreaktion zu unterdrücken um möglichst eine Remission der Erkrankung zu erzielen und Langzeitkomplikationen zu vermeiden
- Es gibt verschiedene Leitlinien und unterschiedliche Therapiekonzepte → hierzu verweisen wir auf die entsprechende Literatur (Leitlinienempfehlung der GKJR, ACR-Leitlinie, …)
- In der **Frühphase** der Erkrankung erfolgt eine Therapie mit Glukokortikoiden (hochdosierte orale Kortikosteroidtherapie oder Methylprednisolonstoßtherapie) und nach klinischem Ansprechen eine schrittweise Reduktion
- Bei **Reaktivierung** der SJIA in der Reduktionsphase erfolgt eine Therapie mit einem Biologikum (IL-1- oder IL-6-Blockade) oder MTX
- Alternativ kann bei schwerer Erkrankung schon in der Frühphase eine Therapie mit IL-1-Blockade erfolgen

8.2 Reaktive Arthritis

- Reaktive Arthritiden sind Arthritiden, die im Anschluss an Infektionen v. a. im Bereich des Gastrointestinaltrakts, des Genitals, der Harnwege auftreten
- Meist werden die Erreger in der Kultur der Gelenkflüssigkeit oder Synoviabiopsie nicht nachgewiesen, oft gelingt der Nachweis von Erregerpartikeln oder deren DNA oder RNA. Es wird diskutiert, ob diese in Gelenken oder extraartikulären Geweben persistieren und die immunologische Reaktion auslösen
- Bakteriell assoziierte reaktive Arthritiden können in mit HLA-B27-assoziierte und nicht-HLA-B27-assoziierte Arthritiden unterschieden werden
  - Zu den nicht-HLA-B27-assoziierten Erkrankungen zählen die Lyme-Arthritis und das rheumatische Fieber
  - Eine HLA-B27-Assoziation besteht für Arthritiden nach Infektion mit Campylobacter, Chlamydien, Clostridien, Salmonellen, Shigellen und Yersinien
- Arthritiden während oder im Anschluss an virale Infektionen werden auch zu den reaktiven Arthritiden gezählt, auch wenn der Virusnachweis gegen eine postinfektiöse Genese spricht. Hierzu zählen Infektionen mit Parvovirus B19, EBV, Hepatitis B und C
- Bei den reaktiven Arthritiden treten auch oft eine Enthesitis, Daktylitis, Aphten, eine Konjunktivitis, Keratitis oder eine akute anteriore Uveitis auf
- Zur Suche des auslösenden Erregers sollten Abstrichkulturen aus Rachen, Stuhl und Urogenitaltrakt erfolgen. Da meist die Infektion schon abgeklungen ist, ist oft der serologische Antikörpernachweis des Erregers wichtig.
- Die reaktive Arthritis besteht meist wenige Wochen bis wenige Monate

Therapie:
- NSAR und kurzzeitig orale Kortikosteroide sind wirksam
- Im Einzelfall erfolgt der kurzzeitige Einsatz von Sulfasalazin

8.2.1 Coxitis fugax („Hüftschnupfen")

- Alter meist Vorschul- oder frühes Schulalter (Median 6 Jahre)
- Jungen häufiger als Mädchen
- In Anamnese vorausgegangener Infekt (1–2 Wochen vorher)

Klinik und Diagnostik
- Schmerzen und Schonhinken
- Untersuchung: Schmerzhafte Bewegungseinschränkung insbesondere Abduktion und Innenrotation
- Sonographie: Nachweis eines Hüftgelenksergusses
- Laborwerte: Unauffällig
- Wichtigste Differenzialdiagnose: Septische Arthritis, daher bei Fieber oder deutlich erhöhten Entzündungswerten → Gelenkpunktion
- Dauer bis 2 Wochen, max. 6 Wochen
- Nach 2 Wochen → weitere Abklärung mittels Bildgebung, insbesondere Ausschluss M. Perthes

Therapie
- Schonung für einige Tage und NSAR

8.2.2 Lyme-Arthritis

Nach dem Erythema migrans ist die Lyme-Arthritis die häufigste Manifestation der Borelliose im Kindesalter.

Klinik
- Die Arthritis tritt typischerweise einige Monate bis Jahre nach der Infektion auf
- Große Gelenke wie das Kniegelenk sind v. a. betroffen
- Typisch ist ein episodenhafter Verlauf der Arthritis → Die Arthritis besteht einige Tage verschwindet ohne Therapie und kommt dann wieder

Diagnostik
- Die Diagnose wird gestellt durch den Nachweis einer Arthritis und einen positiven serologischen Test für IgG gegen Borrelia burgdorferi
- Initial wird erst ein ELISA-Test für IgG und IgM durchgeführt. Ist dieser positiv erfolgt ein Bestätigungs-Western-Blot
- Die serologischen Teste bleiben i. d. R. über Jahre positiv, auch nach einer erfolgreichen antibiotischen Behandlung. Zur Beurteilung des Therapieansprechens ist nur der klinische Befund nicht die Serologie wichtig.

Therapie
- In Europa wird bei Kindern <9 Jahren eine i.v.-antibiotische Therapie mit Ceftriaxon, Cefotaxim für 14 Tage empfohlen. Ist das Kind älter, kann alternativ eine orale antibiotische Therapie mit Amoxicillin oder Doxyciclin für 4 Wochen erfolgen
- Zudem erfolgt eine antiphlogistische Therapie mit NSAR
- Bei fehlendem Ansprechen wird eine Wiederholung der antibiotischen Therapie empfohlen
- Im weiteren Verlauf erfolgt bei Persistenz der Arthritis eine antirheumatische Therapie → intraartikuläre Kortikosteroidtherapie oder eine Basistherapie z. B. mit MTX

8.2.3 Rheumatisches Fieber

Definition
- Das rheumatische Fieber ist eine immunologisch vermittelte Folgeerkrankung von

Infektionen mit Streptokokken der Gruppe A, meist einer Tonsillopharyngitis
- Die Erkrankung manifestiert sich an Gelenken, Herz, ZNS und Haut
- Die meisten Folgeerkrankungen manifestieren sich 2–3 Wochen nach der bakteriellen Infektion

▪▪ Pathogenese
- Im Rahmen der Immunantwort auf Streptokokkenantigene kommt es zu einer Kreuzreaktion mit körpereigenem Gewebe
- Herzbeteiligung und Chorea scheinen Folgen von kreuzreagierenden Antikörpern zwischen dem M-Protein der Streptokokken und dem Herzmuskel bzw. der Basalganglien des ZNS zu sein
- Genetische Disposition, bestimmte HLA-Merkmale sind begünstigend

8

▪▪ Klinik
- Klinische Manifestationen: Arthritis, Karditis, Chorea minor, Erythema marginatum und subkutane Knötchen
- Die Arthritis ist das häufigste klinische Symptom, v. a. die großen Gelenke sind betroffen
- Meist bestehen Rötung, Überwärmung, Berührungsempfindlichkeit, Schwellung der Gelenke
- Arthritis ist wandernd, die Beschwerden verschwinden nach einigen Stunden und treten dann an anderer Stelle auf, meist nach 4 Wochen spontan rückläufig
- Die Karditis kann alle Gewebeschichten des Herzens betreffen, es kann eine Endo-, Myo- oder Perikarditis auftreten
- Chorea minor, Erythema marginatum und subkutane Knötchen treten selten auf

▪▪ Diagnose
- Die Diagnose erfolgt anhand der Jones-Kriterien (◘ Tab. 8.2)

▪▪ Therapie
- Initial erfolgt zur Streptokokkeneradikation eine antibiotische Therapie

◘ **Tab. 8.2** Die Jones-Kriterien von 1992

Hauptkriterien	Nebenkriterien
Karditis	Fieber
Polyarthritis	Arthralgien
Chorea	BSG- und CRP-Erhöhung
Erythema marginatum	Verlängertes PR-Intervall
Subkutane Knötchen	

Die Diagnose kann gestellt werden, wenn 2 Hauptkriterien oder 1 Hauptkriterium und 2 Nebenkriterien erfüllt sind
Voraussetzung: Hinweise auf eine Infektion mit Streptokokken der Gruppe A durch: positiven Rachenabstrich, Streptokokkenantikörpererhöhung oder -anstieg im Verlauf

- Die symptomatische Karditis wird mit Steroiden behandelt
- Die Arthritis wird mit NSAR behandelt
- Die Chorea wird in schweren Fällen mit Antikonvulsiva oder Haloperidol behandelt
- Wichtig ist eine Antibiotikaprophylaxe

8.3 Systemischer Lupus erythematodes

▪▪ Definition
Der systemische Lupus erythematodes (SLE) ist eine schubweise verlaufende Autoimmunerkrankung. Beim SLE kommt es zur Bildung von Autoantikörpern die gegen Zellkernbestandteile gerichtet sind. Diese Autoantikörper verursachen eine direkte Schädigung von Organen, zudem kommt es durch komplementbindende Immunkomplexe zu einer Vaskulitis die zu Organschäden führt.

▪▪ Klinik:
- Der Beginn der Erkrankung kann akut sein, aber oft wird die Diagnose erst Jahre nach Beginn der ersten Symptome gestellt

- Häufig haben die Patienten zu Beginn Allgemeinsymptome wie Müdigkeit, Abgeschlagenheit, Gewichtsverlust, Fieber
- Der SLE kann nahezu jedes Organ befallen, Haut, Bewegungsapparat und Niere sind am häufigsten betroffen

▪▪ Diagnostik

Die Diagnose basiert auf klinischen Kriterien und wird durch die Labordiagnostik unterstützt.

Diagnosekriterien des systemischen Lupus erythematodes (American College of Rheumatology, 1997)

- **Haut:**
  1. Schmerlingserythem im Gesicht
  2. Diskoider Lupus (plaqueförmige Läsionen mit Rötung, Hyperkeratose, Pigmentverschiebung und Atrophie
  3. Photosensibilität (anamnestisch oder Befund)
- **Schleimhaut:**
  4. Ulzerationen an der Mundschleimhaut (meist schmerzlos)
- **Gelenke:**
  5. Arthritis
- **Seröse Haut:**
  6. a) Pleuritis
     b) Perikarditis
- **Niere:**
  7. Chronische Glomerulonephritis
- **ZNS**
  8. a) Krämpfe
     b) Psychosen
- **Hämatopoese:**
  9. a) Hämolytische Anämie
     b) Leukopenie < 4000/mm^3
     c) Thombozytopenie <100.000/mm^3
- **Autoimmunphänomne:**
  10. a) Anti-DNA-Antikörper
      b) Anti-Sm-Antikörper
      c) Anti-Phospholopid-Antikörper
- **Antinukleäre Antikörper:**
  11. Meist mit homogenen oder peripherem Fluoreszenzmuster

Eine definitive Diagnose wird gestellt wenn 4 der 11 Kriterien erfüllt sind

- BSG ist meist stark erhöht. Für den SLE ist es typisch, dass oft eine deutliche Erhöhung des BSG-Werts und ein normaler CRP-Wert besteht
- Das gesamthämolytische Komplement CH 50 und Komplement C3 und C4 sind durch Komplementverbrauch durch zirkulierende Immunkomplexe vermindert
- ANA-Titer ist in nahezu allen Fällen erhöht
- Meist finden sich Autoantikörper gegen dsDNA und Sm-Antigen

Bei einer unklaren Organerkrankung und stark erhöhtem BSG muss an einen SLE gedacht werden.

▪▪ Therapie

- Die Therapie des SLE beim Kind erfolgt bisher nicht eindeutig evidenzbasiert
- Der frühe Einsatz einer immunsuppressiven Therapie z. B. mit MTX oder Mycophenolatmofetil hat sich durchgesetzt, zudem kommen Kortikosteroide und Hydroxychloroquin zum Einsatz
- Bei ZNS- oder Nierenbeteiligung werden auch Zytostatika (Cyclophosphamid) empfohlen

8.4 Dermatomyositis

▪▪ Definition

Die Dermatomyositis ist eine systemische autoimmune Vaskulopathie unklarer Ätiologie. Hauptmanifestationen sind charakteristische Hauterscheinungen, eine Entzündung der quergestreiften Muskulatur und ein möglicher Befall weiterer Organe.

Klinik

- Die Erkrankung beginnt meist schleichend mit Unwohlsein, Schwäche, Fieber
- Typische Hauterscheinungen sind lilafarbene Hautausschläge periorbital und über den Wangen, gerötete makulopapulöse Effloreszenzen über den Streckseiten der Gelenke, bevorzugt MCP- und PIP-Gelenke der Finger, aber auch der Ellenbogen- und Kniegelenke (Gottron-Papeln) sowie Rötungen um den Nagelfalz (▣ Abb. 8.2)
- Muskelsymptome äußern sich in einer motorischen Schwäche, die meist proximal und symmetrisch beginnt
- Einige Patienten entwickeln eine Kalzinose der Subkutis, der Faszien und der Muskulatur

Diagnose

- Die Diagnose wird immer noch nach den Kriterien von Bohan und Peter (1975) gestellt.

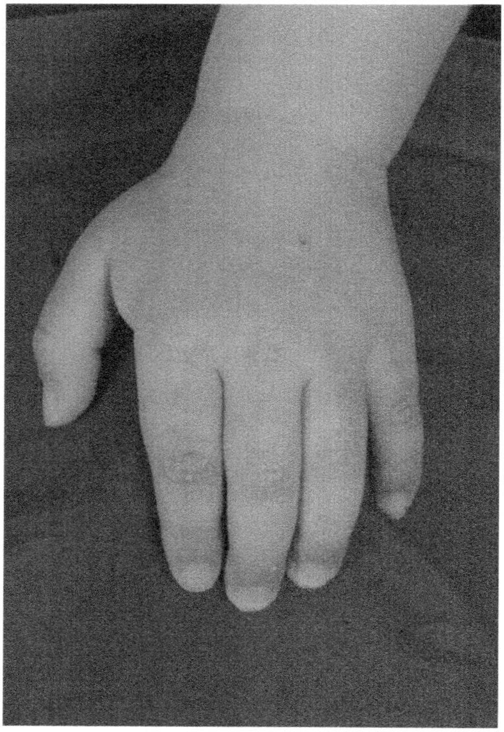

▣ **Abb. 8.2** Gottron- Papeln über Fingergelenkstreckseiten und Rötungen um Nagelfalz

1. Dermatomyositis-typische Hautveränderungen
2. Symmetrische proximale Muskelschwäche
3. Erhöhte Muskelenzyme (CK, GOT, LDH oder Aldolase)
4. Myopathische Veränderungen im EMG
5. Nachweis von lymphozytärer Infiltration in der Muskelbiopsie

- Die Diagnose einer Dermatomyositis gilt als gesichert wenn neben den typischen Hautveränderungen (Kriterium 1) 3 weitere Kriterien (2–5) erfüllt sind
- Das MRT kann heute eine invasive Untersuchungen (EMG und Muskelbiopsie) ersetzen

Therapie

- Zur Behandlung werden Kortikosteroide eingesetzt oral oder als i.v.-Pulstherapie.
- Zur Reduktion der Nebenwirkungen der Kortikosteroidtherapie sollte zudem eine Therapie mit MTX erfolgen
- Bei unzureichendem Ansprechen ist eine Therapieintensivierung mit Biologika notwendig

Prognose

- Die Langzeitüberlebensrate liegt bei 95 %
- Einige Patienten haben einen schweren Krankheitsverlauf und entwickeln z. T. schwere Behinderungen

8.5 Systemische Sklerodermie (SSc)

Definition

Die systemische Sklerodermie ist eine Erkrankung unklarer Genese, bei der es zur Synthese und Akkumulation von extrazelluärer Matrix und somit von Fibrose der Haut und Organen aber auch zu Gefäßmanifestationen kommt.

Häufigkeit

- Es ist eine sehr seltene Erkrankung
- 1 % der Patienten mit systemischer Sklerodermie entwickelt die Erkrankung vor dem 16. Geburtstag

Klassifikation

Die kindliche SSc wird nach den „Padua-Kriterien" klassifiziert, wenn 1 Hauptkriterium und 2 Nebenkriterien vorliegen:

- Hauptkriterium
  - Proximale Sklerose der Haut
- Nebenkriterien
  - Sklerodaktylie
  - Periphere vaskuläre Veränderungen: Raynaud-Phänomen etc.
  - Gastrointestinale Beteiligung
  - Kardiovaskuläre Beteiligung
  - Renale Beteiligung
  - Pulmonale Beteiligung
  - Muskuloskelettale Beteiligung
  - Serologie: ANA, Sklerodermie-typische-AK

Klinik

- Bei 90 % tritt ein Raynaud-Phänomen auf
  - Das typische Raynaud-Phänomen hat 3 Phasen:
    1. Blässe durch Vasokonstriktion
    2. Bläuliche Verfärbung
    3. Rötliche Verfärbung durch Reperfusion
- Bei sekundärem Raynaud-Phänomen bei Kollagenosen kommt es zu mikrovaskulären Veränderungen am Nagelbett, die mittels Nagelfalzmikroskopie festgestellt werden können
- Die Sklerodermie beginnt oft mit einem Raynaud-Phänomen. Im Verlauf tritt eine ödematöse Schwellung der Hände auf. Erst nach Monaten wird dieses Ödem durch eine Fibrose ersetzt
- Es finden sich dann die typischen Hautveränderungen mit zu straffer Haut ohne Faltenbildung. Dies führt zu Gelenkkontrakturen, im Gesicht zu Mimikarmut
- Die Hautbeteiligung breitet sich von distal nach proximal aus

Diagnostik

- Laborveränderungen:
  - Bei bis zu 90 % der Patienten sind ANA nachweisbar
  - Spezielle Antikörper sind Anti-Scl-70-(Topoisomerase-1-) und Antizentromer-Antikörper

Therapie

- Es gibt keine kurative Therapie
- Eine immunsuppressive Therapie erfolgt um den Verlauf der Erkrankung aufzuhalten
- Eine Therapie mit MTX kann v. a. bei frühem Beginn erfolgreich sein
- Bei schwerer Organbeteiligung, v. a. interstitieller Lungenerkrankung, erfolgt meist eine Therapie mit Cyclophosphamid

8.6 Vaskulitissyndrome

- Die klassischen Vaskulitiden sind Granulomatose mit Polyangiitis, mikroskopische Polyangiitis, Churg-Stauss-Syndrom, Panarteriitis nodosa, Takayasu Arteriitis, Morbus Behcet, die selten auch im Kindesalter auftreten können
- 2 im Kindesalter häufiger auftretende Vaskulitiden sind die Purpura Schönlein-Henoch und das Kawasaki-Syndrom

8.6.1 Purpura Schönlein-Henoch

Definition

- Die Purpura Schönlein-Henoch ist eine leukozytoklastische Vaskulitis, zumeist der kleinen Gefäße der Haut, der Gelenke, des Gastrointestinaltrakts und der Nieren
- Immunhistologisch lassen sich an Kapillaren, Arteriolen, Venolen IgA-haltige Immunkomplexe nachweisen

Klinik

Es finden sich folgende Befunde:

- Hautmanifestationen:
  - Palpable Purpura v. a. der unteren Extremität
  - Subkutane Ödeme auf Hand- und Fußrücken, um die Augen und im Bereich des Skrotums v. a. bei jungen Kindern

- Gastrointestinale Erkrankung:
  - Die Vaskulitis der Darmwand kann zu Ödemen und submukösen sowie intramuralen Blutungen sowie Invaginationen und Perforationen führen
  - Häufigere Symptome sind intermittierende Bauchschmerzen, Erbrechen
- Nierenerkrankung:
  - 1/3 der Patienten entwickelt eine Glomerulonephritis
  - Die Befunde reichen von einer milden Proteinurie, nephrotischem oder nephritischem Syndrom, arterieller Hypertension bis hin zu einer Niereninsuffizienz
  - Die Nierenerkrankung entwickelt sich bei fast allen Patienten innerhalb der ersten 6 Monate. Urinkontrollen sollten 6 Monate lang erfolgen
- Arthritis:
  - Bei 50–80 % der Kinder kommt es zu Arthralgien oder Arthritiden
  - Meist sind große Gelenke betroffen
- Andere Manifestationen:
  - Gelegentlich kommt es zu einer Orchitis
  - Seltene Manifestationen sind u. a. eine Vaskulitis des ZNS, eine interstitielle Pneumonie, Lungenblutungen

■■ Diagnose

- Die Diagnose wird klinisch gestellt. Es gibt folgende Klassifikationskriterien:

Klassifikationskriterien der kindlichen Purpura Schönlein-Henoch

- Palpable Purpura (obligat) mit Prädominanz der unteren Extremität plus eines der folgenden 4 Kriterien:
  - Diffuse Bauchschmerzen
  - Typische leukozytoklastische Vaskulitis (überwiegend IgA-Nachweis in Haut, Niere)
  - Arthralgie oder Arthritis
  - Nierenbeteiligung (Proteinurie, Hämaturie)

■■ Therapie

- Bei schwerer gastrointestinaler Erkrankung wird eine Kortikosteroidtherapie empfohlen
  Die Dauer der abdominellen Schmerzen sowie wahrscheinlich auch das Risiko einer Invagination lassen sich hierdurch verringern
- Auch bei Orchitis sind Kortikosteroide zur Schmerzreduktion indiziert
- Bei isolierter Mikrohämaturie und/oder kleiner Proteinurie sind histologisch meist nur minimale glomeruläre Läsionen nachweisbar und daher keine Nierenbiopsie und Therapie erforderlich
- Bei persistierender großer Proteinurie ist eine Nierenbiopsie indiziert
- Bei nephrotischem und/oder nephritischem Syndrom ist das Risiko einer Niereninsuffizienz hoch und daher eine immunsuppressive Therapie erforderlich
- Eine Kortikosteroidtherapie kann eine Nierenerkrankung nicht verhindern

■■ Prognose

- Prognose ist gut
- Bei 1/3 der Patienten treten Rezidive auf
- 1–5 % der Patienten entwickeln ein terminales Nierenversagen
- Als Risiko für eine Nierenbeteiligung gelten Alter >4 Jahre, schwere Bauchschmerzen, persistierende Purpura

8.6.2 Kawasaki-Syndrom (mukokutanes Lymphknotensyndrom)

■■ Definition

- Das Kawasaki-Syndrom ist eine nekrotisierende Vaskulitis hauptsächlich der kleinen und mittleren Arterien
- Die Erkrankung ist charakterisiert durch Fieber und weitere typische klinische Symptome

■■ Klinik

Es werden 3 Phasen der Erkrankung unterschieden

1. Akute fieberhafte Periode
   - Dauer 1–2 Wochen
   - 3–4 Tage nach Beginn des Fiebers entwickeln sich die typischen Symptome
2. Subakute Phase
   - Dauer 2–4 Wochen
   - Fieber sistiert ohne Therapie in der 3.–4. Woche
   - Typisch in dieser Phase ist die Schuppung von Händen und Füßen
3. Phase der Rekonvaleszenz
   - Dauer bis einige Monate
   - Meist keine Symptome, aber oft vermehrte Müdigkeit

Diagnose

- Die Diagnose wird klinisch gestellt (**Klassifikationskriterien**) und erfordert Fieber plus 4 der anderen 5 Klassifikationskriterien:
  1. Fieber: ≥5 Tage antibiotikaresistent
  2. Konjunktivitis: Beidseits verstärkte Gefäßfüllung der Konjunktiven, nicht eitrig
  3. Lippen/Mundhöhle: Trockene geschwollene, hochrote Lippen, rissig, Erdbeerzunge, Mund-Rachen-Raum gerötet
  4. Extremitäten
     - akut: Palmar- und Plantarerythem.
     - subakut: Ab 2.–3. Krankheitswoche → Schuppung von Fingerspitzen und Zehen
  5. Exanthem: Polymorph, stammbetont
  6. Lymphadenopathie: Akute, nicht purulente Schwellung der Halslymphknoten, oft einseitig, Durchmesser >1,5 cm
- Zusätzlich zu den Hauptsymptomen können viele andere Symptome (**Nebensymptome**) auftreten:
  - Die gefährlichsten Manifestationen sind die kardiovaskulären:
    - Akutphase: Beteiligung von Perikard und Myokard
    - Im Verlauf: Folgen der Koronararteriitis (Stenosen, Aneurysmen) für die Prognose entscheiden.
  - Schwierig ist die Diagnose beim Auftreten eines inkompletten Kawasaki-Syndroms
- Häufig auffällige Laborbefunde sind:
  - Leukozytose mit Neutrophilie und Linksverschiebung
  - Erhöhung BSG und CRP
  - Anämie
  - Thrombozytose oft ab 2.–3. Krankheitswoche
  - Mäßige Erhöhung der Transaminasen
  - Erniedrigung von Natrium und Albumin

Therapie

- Ziel der Therapie ist eine Reduktion der Entzündung und Vermeidung von Koronararterienaneurysmen
- Diese entstehen meist in der 2.–3.Woche, daher sollte die Therapie früh innerhalb der ersten 10 Tagen begonnen werden
- Immunglobuline:
  - Die Standardtherapie ist die Gabe von i.v.-Immunglobulinen 2 g/kg über 8–12 h in den ersten 7 Tagen
  - Bei Nichtansprechen sollte eine zweite i.v.-Immunglobulingabe erfolgen
  - Bei weiterbestehender Krankheitsaktivität sollte eine Therapie mit Methylprednisolon i.v. über 1–3 Tage erfolgen
- ASS:
  - ASS ist in der Akutphase effektiv zur Fiebersenkung und wird in Kombination mit i.v.-Immunglobulinen eingesetzt: 30–50 mg/kg/Tag oder 80–100 mg/kg/Tag in 4 ED
  - Nach Entfieberung wird in einer Dosis 3–5 mg/kg in 1 Dosis weiterbehandelt und bei fehlenden Koronararterienveränderungen nach 6–8 Wochen beendet

8.7 Systemische autoinflammatorische Erkrankungen

- Autoinflammationserkrankungen grenzt man ab zu Autoimmunerkrankungen
- Bei Autoinflammationserkrankungen liegt eine Störung der Zellen der angeborenen Immunität (Makrophagen, Granulozyten)

vor. Es kommt zur verstärkten Produktion von proinflammatorischen Zytokinen
- Im Gegensatz dazu findet sich bei Autoimmunerkrankungen eine Störung der Zellen der erworbenen Immunität (B- und T-Lymphozyten). Es finden sich Autoantikörper und autoreaktive T-Zellen
- Es gibt auch Erkrankungen die Merkmale von Autoinflammationserkrankungen und Autoimmunerkrankungen zeigen
- Bei den systemischen autoinflammtorischen Erkrankungen kommt es zu wiederkehrende Episoden von Entzündungen meist Fieber mit Manifestationen an Haut, Schleimhaut, Gelenken, Knochen, Magen-Darm-Trakt, aber auch Gefäßen, ZNS
- Während dieser Episoden finden sich hohe Entzündungsmarker
- Komplikationen sind u. a. die Amyloidose (► Abschn. 8.1.1.6)
- Bei der Mehrheit der Erkrankungen kommt es zu einer Überproduktion von IL-1
- Die Diagnose wird gestellt anhand der Klinik (Dauer der Schübe, variable Manifestation an Haut, Schleimhäuten, Gelenken sowie Organ- und ZNS- Beteiligung) sowie meist genetisch bestätigt
- Es gibt autoinflammatorische Erkrankungen mit bekannter Genetik aber auch autoinflammatorische Erkrankungen mit unbekannter Genetik
- Einige der autoinflammatorischen Erkrankungen werden periodische Fiebersyndrome genannt

8.7.1 Familiäres Mittelmeerfieber (FMF)

■ ■ Definition

Das FMF ist eine autosomal-rezessiv vererbte Erkrankung und kommt v. a. bei Menschen aus dem Mittelmeerraum vor. Bei 90 % der Patienten beginnt die Symptomatik vor dem 20. Lebensjahr

■ ■ Klinik

- Die periodisch auftretenden Fieberattacken sind selbstlimitierend
- Dauer der Attacken beträgt 12–72 Stunden
- Freie Intervalle 3–4 Wochen
- Leitsymptom ist die schmerzhafte Serositis → Peritoneum, Pleura, Perikard, Hodenhüllen
- Weitere Symptome sind u. a. Arthritiden, erysipelartige Erytheme, Myalgien

■ ■ Labor

- Während der Attacken ist die Akut-Phase-Reaktion (CRP, BSG, Serumamyloid) deutlich erhöht. Das Auftreten einer Amyloidose ist bei unbehandelten Patienten eine gefürchtete Komplikation

Diagnose

Pädiatrische Diagnosekriterien für familiäres Mittelmeerfieber (FMF)

- **Fieber:** Axilläre Temperatur >38 C, 6–72 h, ≥3 Attacken
- **Abdominelle Schmerzen:** 6–72 h, ≥3 Attacken
- **Brustschmerzen:** 6–72 h, ≥3 Attacken
- **Arthritis:** 6–72 h, ≥3 Attacken
- **Familiäre FMF-Fälle**

Für die Diagnose müssen 2–5 Kriterien zutreffen

- Die molekulargenetische Untersuchung des *MEFV*-Gens kann die Diagnose bestätigen, aber nicht sicher ausschließen (◘ Tab. 8.3)
- Bei diagnostischen Unklarheiten kann ein Therapieversuch mit Colchizin eingeleitet werden
- Die krankheitsverursachenden Mutationen liegen homozygot oder compound heterozygot vor. Auch bei nur einfach heterozygoten Formen mit eindeutiger Klinik kann ein FMF bestehen

■ ■ Therapie

- Eine Therapie mit Colchizin verbessert i. d. R. Häufigkeit und Schwere der Attacken und verhindert das Auftreten einer Amyloidose

Tab. 8.3 Überblick über ausgewählte Autoinflammationserkrankungen

	Protein	Gen Genlokus	Vererbung	Dauer der Attacken	Klinik	Amyloidoserisiko	Therapieoptionen
FMF	Pyrin	*MEFV*-Gen 16p13	AR	1–3 Tage	Fieber, Arthritis, Pleuritis, Peritonitis, erysipelartige Erythema	Häufig	Colchicin, in refraktären Fällen IL-1-Blockade
HIDS	Mevalonatkinase	MVK 12q24	AR	3–7 Tage	Fieber, abdominelle Symptomatik, Polyarthritis, Lymphadeopathie, makulopapulöses Exanthem	Extrem selten	Kortikosteroide, NSAR, IL-1-Blockade
TRAPS	TNFR 1	TNFRSF 1A 12p13	AD	Tage/Wochen	Fieber, Arthritis, Pleuritis, Konjunitivitis, schmerzhafte Erytheme, Myalgien	Häufig	Kortikosteroide, NSAR, Etanercept, IL-1-Blockade
FCAS	Cryopyrin	CIAS1 1q44	AD	Stunden/Tage, selten Wochen	Kälteinduzierte Fieberschübe, Urtikaria, Konjunitivitis	Selten	Kortikosteroide, IL-1-Blockade
MWS	Cryopyrin	CIAS 1	AD	Tage/Wochen	Fieber, Urtikaria, Arthritis, Innenohrschwerhörigkeit, Niereninsuffizienz	Häufig	Kortikosteroide, IL-1-Blockade
CINCA/NOMID	Cryopyrin	CIAS 1	AD	Kontinuierlich	Fieber, Exanthem, Osteo- und Arthropathie, chronische Menigintis	Häufig	Kortikosteroide, IL-1-Blockade
PFAPA				3–5 Tage	Fieber, orale Aphten, Pharyngitis, zervikale Lymphadenitis	Unbekannt	Kortikosteroide, Colchicin, Tonsillektomie

FMF familiäres Mittelmeerfieber, *HIDS* Hyper-IgD-Syndrom, *TRAPS* Tumornekrosefaktor-Rezeptorassoziiertes periodisches Syndrom, *FCAS* familiäres kälteinduziertes autoinflammatorisches Syndrom, *MWS* Muckle-Wells-Syndrom, *CINCA/NOMID* chronisch-infantiles neuro-kutaneo-artikuläres Syndrom/neonatal beginnende multisystemsische inflammatorische Erkrankung, *PFAPA* periodisches Fieber, aphthöse Stomatitis, Pharyngitis und Lymphadenopathie-Syndrom
AR autosomal rezessiv, *AD* autosomal dominant

- In therapierefraktären Fällen können IL-1-Inhibitoren eingesetzt werden
- Akute Schübe werden symptomatisch mit NSAR behandelt, Steroide sind wenig hilfreich

8.8 Immundefekte

- Immundefekte führen zu häufigen, schweren und/oder opportunistischen Infektionen
- Eine frühe Diagnose ist zur Einleitung einer geeigneten Therapie erforderlich

12 Warnzeichen für primäre Immundefekte (nach V. Wahn)

1. Positive Familienanamese für angeborene Immundefekte
2. ≥8 eitrige Otitiden/Jahr (erste 3 Lebensjahre)
3. ≥2 schwere Sinustiden/Jahr
4. ≥2 Pneumonien/Jahr
5. Begründete antibiotische Therapie ≥2 Monate ohne Effekt
6. Impfkomplikationen bei Lebendimpfungen[1] (insbesondere BCG, Rotaviren und Polio nach Sabin)
7. Gedeihstörung im Säuglingsalter, mit und ohne chronische Durchfälle
8. Rezidivierende tiefe Haut- und Organabszesse
9. 2 viszerale Infektionen (Meningitis, Osteomyelitis, septische Arthritis, Empyem, Sepsis)
10. Persistierende Candidainfektionen an Haut oder Schleimhaut jenseits des 1. Lebensjahres
11. Chronische Graft-versus-Host-Reaktion (z. B. unklare Erytheme/Erythrodermie bei Neugeborenen/kleinen Säuglingen
12. (Rezidivierende) systemische Infektionen mit atypischen Mykobakterien

8.8.1 Primäre (angeborene) Immundefekte

Angeborene Immundefekte werden nach den vorwiegend betroffenen Abwehrmechanismen eingeteilt. Es gibt Krankheiten von:
- B-Lymphozyten
- B/T-Lymphozyten in Kombination
- Phagozyten
- NK-Zellen
- Dem Komplementsystem

8.8.1.1 Phagozytosedefekte

Progressiv septische Granulomatose (chronic granulomatous disease CGD)

Definition, Pathogenese
- X-chromosomal-rezessiv, seltener autosomal-rezessiv vererbte Erkrankung
- Granulozyten können bestimmte Bakterien und Pilze, die Katalase enthalten, aufgrund von Enzymdefekten im oxidativen Stoffwechsel nicht intrazellulär abtöten
- Bakterien und Pilze werden von Granulozyten transportiert und bilden septische Metastasen
- Es kommt zur Bildung von charakteristischen Granulomen

Klinik
- Rezidivierende Infektionen mit Staphylokokken und anderen Bakterien sowie Aspergillus spp.
- Im Verlauf Entwicklung charakteristischer Granulome mit Funktionsstörungen der Lunge, Magen-Darm-Trakt und Harnwege

Diagnostik
- Quantitativen Messung des oxidativen Stoffwechsels der Granulozyten z. B. mittels Flowzytometrie (DHR-Test)

Therapie
- Langzeitprophylaxe mit Cotrimoxazol und Itraconazol
- Infektionen werden mit Medikamenten behandelt die intraphagozytär wirken

1 Lebendimpfungen werden in anderen Ländern oft routinemäßig durchgeführt.

- Medikamente müssen Staphylokokken, gramnegative Keime und Pilze berücksichtigen
- Eine Stammzelltransplantation mit HLA-genoidentischen Spendern ist zu erwägen

8.8.1.2 B-Zelldefekte (Antikörpermangelsyndrome)

X-chromosomale vererbte Agammaglobulinämie (Typ Bruton, XLA)

▪▪ Definition, Pathogenese

- Es besteht eine Störung der B-Lymphozytendifferenzierung, sodass keine reifen, nur Prä-B-Lymphozyten gefunden werden
- Der Mangel an reifen B-Lymphozyten wird durch eine Mutation einer für diese Zellen spezifischen Tyrosinkinase verursacht
- Die Erkrankung wird von weiblichen Konduktorinnen übertragen, nur Jungen erkranken

▪▪ Klinik

- Die Patienten fallen im Alter von einigen Monaten (nach Verschwinden der mütterlichen IgG-Antikörper) mit bakteriellen Infektion (Otitiden, Pneumonien etc.) auf
- Schon im frühen Kindesalter entwickeln sich Bronchiektasen

▪▪ Diagnostik

- Hypoplasie des lymphatische Gewebes (Lymphknoten, Tonsillen, Milz)
- Immunglobuline sind stark erniedrigt
- Spezifische Antikörper wie Isohämagglutinine und Impf-AK, z. B. gegen Tetanus und Diphterie, fehlen
- **Die Poliolebendimpfung darf nicht verwendet werden, da Impfpoliomyelitiden beschrieben sind**

▪▪ Therapie

- Die Therapie erfolgt mittels Immunglobulinsubstitution

▪▪ Prognose

- Verbesserte Prognose durch Immunglobulinsubstitution
- Patienten erreichen das Erwachsenenalter

Variables Immundefektsyndrom (common variable immundeficiency, CVID)

▪▪ Definition, Pathogenese

- Hierunter fast man humorale Immundefekte zusammen die die mit einer Erniedrigung von IgG und IgA und meist auch IgM einhergehen und bei denen keine spezifischen Antikörper gebildet werden können
- Störungen der zellulären Immunität kommen vor

▪▪ Klinik

- Ähnlich wie bei der X-chromosomal vererbten Agammaglobulinämie
- Infektionen können sich spät oft erst im Erwachsenenalter manifestieren
- Einzelne Patienten entwickeln u. a. Erkrankungen des blutbildenden Systems wie autoimmunhämolytische Anämie oder des Magen-Darm-Trakts (noduläre lymphoide Hyperplasie des Darms) sowie weitere Erkrankungen

▪▪ Therapie

- Immunglobulinsubstitution

Selektiver IgA-Mangel

▪▪ Definition/Pathogenese

- Immundefekt mit Fehlen von IgA im Serum und sekretorischem IgA
- Autosomal dominant oder rezessiv vererbt, meist sporadisches Auftreten

▪▪ Klinik

- Häufig asymptomatisch
- Rezidivierende Infektionen, v. a. Sinubronchitiden
- Gehäuftes Auftreten von Allergien, Autoimmunerkrankungen v. a. Zöliakie

Diagnostik
- IgA im Serum <5 mg/dl, bei Fehlen von sekretorischem IgA

8.8.1.3 Kombinierte B-Zell-T-Zell-Defekte

Schwerer kombinierter Immundefekt (severe combined immunodeficiency:SCID)

Definition, Pathogenese
- Hierunter subsumiert man angeborene kombinierte Störungen der zellulären und humoralen Immunität die ohne Therapie zum Tod des Patienten im 1. Lebensjahr führen
- X-chromosomal oder autosomal rezessiv vererbt

Klinik
- Die Patienten werden in den ersten Lebenswochen auffällig mit schwer verlaufenden Infektionen
- Typisch sind:
  - Pneumonien
  - Durchfälle
  - Dystrophie
  - Chronische Graft-versus-host Reaktion (GvHR) durch persistierende diaplazentar übertragene mütterliche Lymphozyten mit chronisch ekzematösen Hautveränderungen

Diagnose
- Oft Lymphopenie und verminderte Anzahl von T-Zellen
- Anzahl der B-Zellen oft normal
- Stimulationsversuche mit Mitogenen und Antigenen oft abgeschwächt

Therapie
- Prophylaktische und therapeutische antibakterielle, antimykotische und antivirale Therapie
- Stammzelltransplantation

8.8.1.4 Weitere gut definierte Immundefekte

Wiskott-Aldrich-Syndrom (WAS)

Definition, Pathogenese
- Meist schon bei Geburt Thrombopenie und Thrombozytendysfunktion
- Ursache ist eine insuffiziente Regulation des mutierten WAS-Proteins durch eine GTPase
- X-chromosomal vererbtes Syndrom

Klinik
- Schwere Blutungen, Ekzeme, bakterielle Infektionen
- Zelluläre Immunität zunächst normal
- Dysgammaglobulinämie mit vermindertem IgM, erhöhtem IgA und IgE, normalem IgG
- Fehlen von Isohämagglutininen und Polysacharid-spezifischen Antikörpern

Therapie
- Antibiotika
- Immunglobuline
- Bei Blutungen → Kortikosteroide
- Ggf. Splenektomie
- Stammzelltransplantation

Prognose
- Ohne Transplantation erhöhtes Risiko für Malignome und Hirnblutungen

Ataxia teleangiektatica (Louis-Bar-Syndrom)

Definition, Pathogenese
- Neben Störungen des B- und T-Zellsystems gehäufte Chromosomenabbrüche und defekte DNA-Reparaturmechanismen
- Autosomal rezessiv vererbt

Klinik
- Rezidivierende sinopulmonale Infektionen

- Teleangiektasien der Haut und Konjunktiva
- Zunehmende neurologische Symptomatik (Ataxie)

Therapie

- Immunglobulinsubstitution
- Neurologische Progression und Entstehung maligner Erkrankungen kann hierdurch nicht verhindert werden

8.8.1.5 Komplementdefekte

Leitsymptome

1. Rezidivierende bakterielle Infektionen
   - V. a. Meningokokkeninfektionen, die antibakterielle Eigenschaft des Komplements kann nicht genutzt werden
   - z. B. Defekte von C5-C9
2. Autoimmunerkrankungen
   - SLE-ähnliche Krankheitsbilder
     - Immunkomplexe werden durch Komplement nicht ausreichend aufgelöst und es entstehen Immunkomplexerkrankungen
     - z. B. Defekt von C2
3. Angioödeme
   - Durch das Fehlen von Regulatorproteinen kommt es zur unkontrollierten Komplementaktivierung und chwellungszuständen
   - Defekt des C1-Inhibitor

Diagnostik

- Hämolytisches Gesamtkomplement CH50 (Suchtest)
- C1-Inhibitor bei V. a. heriditäres Angioödem

Therapie

- Bei heriditärem Angioödem: C1-Inibitor-Konzentrat
- Bei anderen Komplementdefekten keine kausale Therapie möglich
- Defekte C5–9: Meningokokkenimpfung

8.8.2 Erworbene Immundefekte

Mögliche Ursachen für erworbene Immundefekte sind:

- Mangel-und Fehlernährung
- Verbrennungen
- Virusinfektionen (CMV, HIV)
- Maligne Erkrankungen
- Autoimmunerkrankungen

Infektiologie

Cihan Papan, Gundula Notheis, Geeke Sieben und Tobias Tenenbaum

C. Papan, L. T. Weber (Hrsg.), *Repetitorium Kinder- und Jugendmedizin*,
https://doi.org/10.1007/978-3-662-56790-6_9

9.1 Infektionskrankheiten

Cihan Papan Gundula Notheis und Tobias Tenenbaum

Der didaktische Zugang zur Infektionsmedizin bietet verschiedene Ansatzpunkte. Für einige Erkrankungen wählen wir die Kategorisierung in Abhängigkeit vom betroffenen Organsystem, für andere wiederum den erregerspezifischen Ansatz. Zum Teil werden organspezifische Infektionskrankheiten in den jeweiligen Kapiteln abgehandelt. In einem kürzeren Kapitel widmen wir uns Pilzen und Parasiten. Hiernach folgt ein differenzialdiagnostischer Zugang zum Patienten nach Tropenreise. Abschließend folgt ein kurzer Überblick zum Thema Impfungen.

9.1.1 Tonsillopharyngitis

- Meist akute, virale Infektion des Rachens, des Gaumenbogens und/oder der Tonsillen (u. a. EBV, Adeno-, Influenza-, Parainfluenza-, Herpes-, Corona-, Enteroviren)
- Seltener bakteriell, v. a. durch *Streptococcus pyogenes* (15–30 %); seltener andere Erreger (Gruppe-C-Streptokokken, Gruppe-G-Streptokokken, *Fusobacterium necrophorum*, andere Anaerobier, CMV, HIV, Gonokokken, …)
- Vorhandensein von „nasalen" Symptomen („Nasopharyngitis"): Fast immer virale Ätiologie
- Bei Fehlen von nasalen Symptomen, d. h. (Tonsillo)Pharyngitis: Virale oder bakterielle Ätiologie

▪▪ Klinik

- Halsschmerzen, Odynophagie, Dysphagie, Fieber, meist kein Husten, zervikale Lymphadenopathie
- Inspektorisch: Rötung, Stippchen, Beläge, Enanthem

▪▪ Diagnostik

- **McIsaac-Score** (= modifizierter Centor-Score)
  Erhöhung der Vortestwahrscheinlichkeit (Score von 3 → 35 %ige, Score von 4 → 50 %ige Wahrscheinlichkeit einer *S.-pyogenes*-Tonsillopharyngitis)
  - Tonsillenschwellung/-rötung: 1 Punkt
  - Zervikale Lymphadenopathie: 1 Punkt
  - Temperatur >38 C: 1 Punkt
  - Fehlender Husten: 1 Punkt
  - Alter 3–14 Jahre: 1 Punkt
- Streptokokkenschnelltest (ST; **Cave**: Sensitivität 66–96 %, Spezifität 69–99 %) ab einem McIsaac-Score von 3 erwägen
- Bei anhaltendem Verdacht und negativem ST → ggf. Rachenabstrich (Rachenhinterwand und beide Tonsillen) und Versuch des kulturellen Nachweises (**Cave**: Keine Therapie asymptomatischer Träger)
- Meist keine Indikation für weitergehende Labordiagnostik, insbesondere Blutentnahmen

▪▪ Therapie

- Bei **viraler Infektion**: Symptomatisch, d. h. Antipyrese/Analgesie
- Keine Evidenz für lokale Antiseptika oder lokalanästhesierende Substanzen
- Bei **bakterielle Infektion**: Penicillin V p.o. für 7 Tage (bei Penicillinallergie: Clarithromycin) → verkürzt Krankheitsdauer und Infektiösität, reduziert in Hochinzidenzgebieten zudem das Risiko eines akuten rheumatischen Fiebers

> **Das Mittel der Wahl bei Tonsillopharyngitis durch Gruppe-A-Streptokokken ist Penicillin. Ein positiver Schnelltest ohne Symptome (=Träger) bedarf keiner Therapie.**

9.1.2 Otitis media

- Akute, ein- oder beidseitige Entzündung des Mittelohrs, meist viraler Genese (initial oft einseitig). Oft konsekutiv bakterielle Superinfektion

- Ätiologisch relevante Erreger: *Streptococcus pneumoniae, Haemophilus influenzae* (v. a. unbekapselte Stämme), *Moraxella catarrhalis, Streptococcus pyogenes*; seltener *Staphylococcus aureus*
- **Akute Otitis media** (AOM) mit Entzündungszeichen (akutem Beginn und Symptomen wie Schmerzen, Fieber) und Flüssigkeitsansammlung und Entzündung im Mittelohr
- **Otitis media mit Erguss**: Symptomarme Ergussbildung hinter dem Trommelfell ohne klinische Zeichen einer akuten Entzündung
- Höchste Inzidenz: 9–15 Lebensmonate

▪▪ Klinik

- Otalgie (bei Säuglingen oft als Irritabilität), Tragusdruckschmerz, Fieber, Hörminderung bei Erguss, Otorrhö bei Trommelfellperforation
- Bei begleitender Infektion der oberen Luftwege auch Schnupfen, Husten möglich
- Mögliche Komplikationen: u. a. Hörverlust, vestibuläre Dysfunktion, Mastoiditis, chronische Infektion mit Erguss

▪▪ Diagnostik

- Anamnestisch und inspektorisch
- Kriterien:
  - Akute, klinische Zeichen: Fieber, Krankheitsgefühl
  - Rötung des Trommelfells, Otalgie
  - Otoskopisch: Mittelohrerguss mit Vorwölbung, sichtbarem Flüssigkeitsspiegel, Otorrhö
- 3 von 3 Kriterien erfüllt → sichere Diagnose; 2 von 3 erfüllt → fragliche Diagnose

▪▪ Therapie

- Analgesie/Antiinflammatorische Therapie (z. B. Ibuprofen); abschwellende Nasentropfen (z. B. Oxymetazolin)
- Antibiose (AB)
  - Kindern <6 Monate: AB
  - Kindern 6–24 Monate: AB bei sicherer Diagnose oder bei fraglicher Diagnose, aber schweren Symptomen, andernfalls zunächst symptomatisch
  - Kindern >24 Monate: AB bei sicherer Diagnose und schweren Symptomen, andernfalls zunächst symptomatisch
  - **AB der Wahl**: Amoxicillin (bei Nichtansprechen innerhalb von 2–3 Tagen oder stattgehabter Therapie mit Amoxicillin in den letzten 30 Tagen bzw. als Dauerprophylaxe: Aminopenicillin + β-Laktamase-Inhibitor oder Oralcephalosporin der 2. oder 3. Generation)
  - Therapiedauer:
    - Kinder <2 Jahre oder bei Vorliegen von Risikofaktoren oder schwerem Verlauf: 10 Tage
    - Kinder >2 Jahre: 7 Tage
    - Kinder >6 Jahre: 5–7 Tage

Bei zunächst symptomatischer Therapie sollte eine Wiedervorstellung des Patienten innerhalb von 48 Stunden erfolgen. Bei Persistenz der Beschwerden sollte eine antibakterielle Therapie erfolgen. Komplikationen wie (persistierende) Hörminderung oder Schwindel können auftreten.

9.1.3 Mastoiditis

- Potenziell lebensgefährliche, bakterielle Infektion der Zellen des Warzenfortsatzes, die eine Komplikation der akuten oder chronischen Otitis media darstellen kann, aber auch unabhängig davon auftritt
- Fehlende Ausheilung des mit dem Mittelohr in Verbindung stehenden Mastoidepithels und gestörter Eiterabfluss
- Gefahr u. a. der subperiostalen Abszedierung, des Durchbruchs nach intrakraniell sowie einer Sinusvenenthrombose
- Insgesamt selten, mutmaßlich durch Einführung der Pneumokokkenimpfung weiter rückläufig (widersprüchliche Datenlage)

▪▪ Klinik

- Fieber, abstehende Ohrmuschel, Otalgie, retroaurikuläre Schmerzen, Schwellung, Rötung, reduzierter Allgemeinzustand

Diagnostik

- Diagnosestellung i. d. R. klinisch; bei Hinweisen auf intrakranielle Beteiligung oder zweifelhafter Diagnose ggf. CT oder MRT
- Wenn möglich: Erregernachweis nach Abszesspunktion bzw. Tympanozentese

Therapie

- Bei unkomplizierten Verläufen initial i.v.-Antibiotikatherapie und Analgesie
- **AB**: Ampicillin-Sulbactam (alternativ: Ceftriaxon + Clindamycin) für 10–14 Tage
- Bei komplizierten Verläufen bzw. bei fehlendem Ansprechen auf die Initialtherapie zusätzlich Myringotomie mit Einlage eines Paukenröhrchens, Mastoidektomie, ggf. Abszessdrainage
- Bei Sinusvenenthrombose ggf. Antikoagulation zu erwägen (unklare Datenlage)

> **Aufgrund der möglichen intrakraniellen Komplikationen ist die frühe Erkennung und Behandlung der Mastoiditis elementar.**

9.1.4 Pneumonie (pCAP: pediatric community-acquired pneumonia)

- Entzündung des Lungenparenchyms, zumeist hervorgerufen durch Viren, durch Bakterien, seltener durch Pilze, chemisch (Pneumonitis) oder durch Mageninhalt und Darmflora (Aspirationspneumonie)
- Prinzipielle Einteilung
  - Anatomisch: Lobärpneumonie, Bronchopneumonie oder interstitielle Pneumonie
  - Nach Ort der Akquise: ambulant erworben oder nosokomial
  - Primär und sekundär (ohne oder mit Grunderkrankung der Atemwege bzw. des Immunsystems)
- Bei Säuglingen und Kleinkindern überwiegend virale Ätiologie und Bronchopneumonien
- Typische **virale Erreger** von Pneumonien: RSV, Rhinovirus, Influenzavirus, Parainfluenzavirus, humanes Metapneumovirus, Adenovirus u. v. m.
- Typische **bakterielle Erreger** von Pneumonien: *Streptococcus pneumoniae, Staphylococcus aureus, Mycoplasma pneumoniae, Streptococcus pyogenes, Haemophilus influenzae*
- Bei Schulkindern häufiger (aber nicht am häufigsten) durch „atypische" Erreger (MCL: Mykoplasmen, Chlamydien, Legionellen)
- Parapneumonischer Erguss bzw. Pleuraempyem: Insgesamt selten, ca. 1 % aller pCAP; meist mit bakterieller Infektion assoziiert

Klinik

- Fieber (häufig), Tachypnoe, Dyspnoe (Nasenflügeln, Einziehungen interkostal, subkostal, jugulär, sternal), Stöhnen, anstoßende Atmung, Husten, Schnupfen, thorakale Schmerzen, u. U. Bauchschmerzen, Erbrechen
- Tachypnoe:
  - 2–11 Monate: >50/min
  - 1–5 Jahre: >40/min
  - Ab 5 Jahren: >20/min
- AZ-Reduktion, Trinkschwäche, Dehydratation, Abgeschlagenheit, ggf. Vigilanzminderung
- Auskultatorisch/perkutorisch: Rasselgeräusche, bronchiales Atemgeräusch, ggf. abgeschwächtes Atemgeräusch, Klopfschalldämmung

Diagnostik

- Meist klinisch zu diagnostizieren
- Ggf. Röntgen des Thorax bei fehlender Besserung nach 48 h adäquater Therapie oder stationärer Behandlung
- Thorax-Sonographie bei Verdacht auf Erguss → abgeschwächtes Atemgeräusch, hyposonorer Klopfschall
- Routinelabor inkl. Blutbild, Differenzialblutbild, CRP, Elektrolyte, BGA bei stationärer Aufnahme

- Mikrobiologie: Blutkultur; in der Saison Schnellteste auf RSV/Influenza; bei schweren Verläufen ggf. Erregernachweis aus bronchoalveolärer Lavageflüssigkeit; ggf. Legionellen-Antigen im Urin

Therapie

- Flüssigkeitszufuhr (**Cave**: SIADH), Antipyrese, O_2-Gabe bei $SpO_2 \leq 92$ %, Inhalationstherapie (ggf. NaCl, Betamimetika), bei verlegter Nasenatmung abschwellende Tropfen
- Bei V. a. virale Infektion (z. B. bei Vorliegen von Obstruktion): Keine primäre AB-Therapie
- Bei nichtschwerer pCAP mit Fieber oder bei schwerer pCAP: Amoxillin p.o., Ampicillin i.v.
- Bei Therapieversagen, Komplikationen oder V. a. bakterielle Superinfektion von Influenza- bzw. Masern-Pneumonie: Miterfassung von *S. aureus*, z. B. Ampicillin-Sulbactam i.v. oder Cefuroxim i.v. – je nach Herkunft/Exposition/Kolonisation auch an MRSA oder MRGN denken
- Bei Aspirationspneumonie: Miterfassung von Anaerobiern
- Bei schwerer pCAP und V. a. atypische Erreger: Aminopenicillin (mit β-Laktamase-Inhibitor) + Clarithromycin
- Bei relevantem Erguss ggf. Punktion (diagnostisch und therapeutisch)

> **Therapie der Wahl bei V. a. auf eine bakterielle Ätiologie ist ein Aminopenicillin.**

9.1.5 Lymphadenitis colli

- Entzündliche Veränderung der Lymphknoten im Halsbereich, meist infektiöser Genese
- Abzugrenzen von der einfachen Proliferation von Immunzellen als Reaktion auf Erreger (Lymphadenopathie)
- Akut bilateral: Meist im Rahmen einer Atemwegsinfektion, z. B. viraler Tonsillopharyngitis
- Akut und unilateral: *S. aureus*, *S. pyogenes*; seltener Anaerobier (Zahnfokus!)
- Subakut und unilateral: *Bartonella henselae* (Katzenkratzkrankheit; nach Inokulationspapeln suchen), nichttuberkulöse Mykobakterien (NTM), Tuberkulose, u. a.
- Abzugrenzen von generalisierter Lymphadenopathie, z. B. bei EBV, CMV
- Abzugrenzen von nichtinfektiösen Ursachen von Lymphknotenvergrößerung, z. B. PFAPA, Kawasaki-Syndrom, infizierte laterale Halszyste, Malignome

Klinik

- Schwellung, Rötung, Schmerzen, Überwärmung unterschiedlichen Ausmaßes
- Ggf. Fluktuation → dann V. a. Abszedierung
- Ggf. Fieber, Halsschmerzen, Torticollis, Allgemeinsymptomatik, ggf. Hepatosplenomegalie
- Abgrenzung zur malignitätsverdächtigen Lymphadenopathie: Tab. 9.1

Diagnostik

- Meist anamnestisch-klinisch
- Ggf. Labor (Entzündungsparameter), ggf. Rachenabstrich auf *S. pyogenes*
- Sonographie (Tab. 9.1)
- NTM/Tb Diagnostik: IGRA, THT
- Serologie: Bartonellen, EBV, CMV, Toxoplasma
- Lymphknotenexstirpation

Therapie

- Empirisch mit Ampicillin-Sulbactam für 10–14 Tage
- Bei Abzessen oder Nachweis von NTM/Tb chirurgische Therapie bei einseitigen Lymphknoten

> **Ausgeprägte zervikale Lymphknotenvergrößerungen, die länger ohne oder trotz antibiotischer Therapie persistieren, bedürfen einer weitergehenden Abklärung ggf. einer Lymphknotenexstirpartion.**

Tab. 9.1 Kriterien zur klinischen und sonographischen Unterscheidung von Lymphknotenvergrößerungen (Nach: Elling et al.)

Kriterien	Eher benigne	Eher maligne
Klinisch		
Lokalisation	Zervikal (stets ventral des M. sternocleidomastoideus!), inguinal	Supraklavikulär, axillär, zervikal dorsal des M. sternocleidomastoideus
Gruppierung	Einzeln	Unter Umständen verbacken
Größe	Meist <1 cm (Kieferwinkel: <1,5 cm)	>2 cm
Konsistenz	Weich (ggf. fluktuierend bei Einschmelzung)	Derb
Schmerzen	Eher ja	Eher nein
Verschiebbarkeit	Ja	Meist schlecht
Allgemeinsymptome	Ggf. lokale Infektionssymptome	Ggf. B-Symptomatik
Verlauf	Langsam, wechselhaft	Meist progredient
Sonographisch		
Form	Ovalär	Rund
Längs-Quer-Verhältnis	>2	<2
Echogenität	Unterschiedlich	Echoarm
Homogenität	Eher inhomogen	Eher homogen
Binnenstruktur	Erhalten Hilus/Marksinus intakt	Aufgehoben Hilus/Marksinus fehlend
Durchblutung	Akut: Stark vermehrt Chronisch: Gering vermehrt	Meist gering

9

9.1.6 Osteomyelitis (OM) bzw. septische Arthritis (SA)

- Entzündung des Knochens mitsamt des Marks, meist als Ausdruck einer bakteriellen Infektion nach hämatogener Streuung
- Am häufigsten betroffen sind lange Röhrenknochen (Femur, Tibia, Humerus)
- Oft fließender Übergang zur SA, wenn Gelenkfläche mitbetroffen und umgekehrt
- Am häufigsten durch *S. aureus*, ferner *Kingella kingae*, Streptokokken, bei Neugeborenen auch gramnegative Erreger wie *E. coli* (bei Sichelzellkrankheit oft Salmonellen)

Klinik
- Oft oligosymptomatisch
- Fieber, lokalisierte Schmerzen, Gehverweigerung/Schonhaltung, Abgeschlagenheit
- Bei neonataler OM oft unspezifische Symptome wie Irritabilität, Trinkschwäche
- Bei Neonaten oft multifokal
- Bei SA: Gelenkschwellung (u. U. nur dezent verstrichene Fältelung!), Rötung, Überwärmung

Diagnostik
- Labor inkl. Blutbild, Differenzialblutbild, CRP, BKS

- Mikrobiologie: Blutkulturen (wiederholt); ggf. Gelenkspunktat/Knochenbiopsat (falls Kulturanlage des Nativmaterials nicht ad hoc möglich, dann Beimpfung einer Blutkulturflasche sinnvoll, erhöht u. a. diagnostische Trefferrate für *Kingella kingae*)
- Bildgebung: MRT, Röntgen (nicht zur Frühdiagnostik geeignet), Gelenkssonographie bei V. a. SA

▪▪ Therapie

- Je nach Altersgruppe und antizipiertem Keimspektrum
- Bei allen: Staphylokokkenwirksame i.v.-Therapie, z. B. staphylokokkenwirksames Penicillin (Ampicillin-Sulbactam) oder Cephalosporin der 1. bzw. 2. Generation
- Ab 5 Jahren (d. h. *Kingella kingae* weniger wahrscheinlich) auch Flucloxacillin oder Clindamycin möglich
- Bei Neonaten zusätzlich Miterfassung von gramnegativen Erregern durch z. B. Cefuroxim + Aminoglykosid
- Therapiedauer:
  - OM mindestens 3–4 Wochen (i.v. bis deutlich Rückgang oder Normalisierung des CRP, dann Umstellung auf p.o. möglich)
  - SA mindestens 2–3 Wochen

> **Wenn möglich, sollte vor Beginn der antibakteriellen Therapie eine Punktion/Biopsie der betroffenen Region zur Erregerdiagnostik erfolgen.**

9.1.7 Meningitis und Enzephalitis

- Entstehung
  - Meist hämatogen entstehende, akute Entzündung der Hirnhäute bzw. des Gehirns (Mischform: Meningoenzephalitis)
  - Seltener per continuitatem (z. B. bei Mastoiditis, Fremdmaterial in situ etc.)
- Viral wesentlich häufiger als bakteriell
- Häufigste **virale Erreger** der Meningitis: Enteroviren, VZV, HSV, FSME-Virus, humanes Parechovirus, ferner weitere Viren der Herpesgruppe, HIV, etc.
- Virale Infektion je nach Erreger oft mit Übergang in Enzephalitis (z. B. HSV, FSME)
- Häufigste **bakterielle Erreger** der Meningitis: *Neisseria meningitidis* (Meningokokken; in Deutschland überwiegend Serotyp B und C), *Streptococcus pneumoniae* (Pneumokokken; durch Impfung seltener geworden), *Haemophilus influenzae* Typ B (durch Impfung extrem selten geworden)
- Übergang in bzw. aus septischen Verläufen möglich, z. B. Waterhouse-Friderichsen-Syndrom bei Meningokokken
- Seltener, bei z. B. Neonaten: Gruppe-B-Streptokokken, *Listeria monocytogenes*, *E. coli*, *Staphylococcus aureus*, etc.
- Bei Immundefizienz: Pilz-Meningitis

▪▪ Klinik

- Fieber (fehlt bei NG oft!), Meningismus (Nackensteife, Kopfschmerzen, Photophobie, Opisthotonus), Übelkeit/Erbrechen, Bewusstseins- oder Wesensveränderungen, Irritabilität, Krampfanfall
- Bei NG/SGL: Gespannte Fontanelle, Berührungsempfindlichkeit, Trinkunlust, Hautveränderungen (Farbe ggf. fahlgrau; Petechien oder größere Einblutungen), Hörverlust
  Oft „Bild wie Sepsis“
- Bei fokaler Symptomatik, z. B. Ausfallssymptomen, bis zum Beweis des Gegenteils auch an eine Herpes-Simplex-Enzephalitis denken

▪▪ Diagnostik

- Lumbalpunktion zum Erregernachweis aus Liquor (Gramfärbung, Mikroskopie, Kultur, PCR)
- Blutkultur (selten positiv)
- Liquorstatus: Bei bakterieller Ätiologie höhere Pleozytose (>1000/µl), erhöhter Granulozytenanteil (>70 %), höhere Eiweißwerte (>40 mg/dl, bei Neugeborenen >90 mg/dl),

Tab. 9.2 Differenzierung unterschiedlicher Meningitistypen anhand des Liquorstatus

	Virale Meningitis	Bakterielle Meningitis	Tuberkulöse Meningitis	Borrelien-Meningitis
Zellzahl (/µl)	100–1000	1000–5000	25–100	<500
Überwiegender Zelltyp	Lymphozyten (initial ggf. Neutrophile)	Neutrophile Granulozyten	Initial Neutrophile, später Lymphozyten	Lymphozyten
Eiweiß	Normal bis leicht ↑	↑	↑	↑
Laktat	Normal	↑↑	↑	Normal
Glukose (mg/dl)	Normal	↓	↓	Normal

erhöhtes Laktat (>3,5 mmol/l), niedrige Glukose (<30 mg/dl) niedrigerer Liquor-Blutzucker-Quotient (<0,3), Tab. 9.2
- Labor: Blutbild inkl. Differenzialblutbild (Neutrophilie), CRP, BK, ggf. Procalcitonin

Therapie

- Je nach antizipiertem Erreger:
  - Bei Kindern ab 3 Monaten (d. h. Listerien unwahrscheinlich) Monotherapie mit Ceftriaxon als Mittel der Wahl (gut ZNS-gängig, wirksam gegen Meningokokken, Pneumokokken, gramnegative Erreger)
  - Falls Listerien möglich (Säuglinge <3 Monate, Immunsupprimierte): Zusätzlich Ampicillin i.v. hochdosiert
  - Bei V. a. HSV-Enzephalitis: Zusätzlich Aciclovir i.v. hochdosiert
- Therapiedauer:
  - Neugeborene: 14 Tage (Ausnahme: *E. coli* und andere gramnegative Darmbakterien oder Non-Fermenter wie *Pseudomonas aeruginosa* → 21 Tage!)
  - Jenseits des Neugeborenenalters: 7–10 Tage bei Pneumokokken, *Haemophilus influenzae* oder unbekanntem Erreger
  - Bei Nachweis von Meningokokken: 4–7 Tage
- Supportiv Dexamethason bei V. a. bakterielle Meningitis durch *Haemophilus influenzae* (<3 Impfungen)
- Bei Vorliegen einer Sepsis weitere kreislaufsupportive Maßnahmen, ggf. intensivmedizinische Behandlung
- **Cave**: Ein begleitendes SIADH kann vorliegen, sodass auf die Diurese und das Serumnatrium geachtet werden sollte
- **Prävention**: Immunisierung gegen Pneumokokken, HiB, MenC im Rahmen der von der STIKO empfohlenen Standardimpfungen (▶ Abschn. 9.3)
- Umgebungsprophylaxe nach Kontakt mit Meningokokkenpatienten

Bei jedem fiebernden Kind in reduziertem Allgemeinzustand und ohne klaren Fokus ist an eine ZNS-Infektion zu denken. Die Symptomatik kann bei jüngeren Kindern unspezifisch sein. Im Zweifel ist eine Liquorpunktion (LP) zügig durchzuführen (idealerweise vor Beginn der Antibiotikatherapie). Falls eine LP nicht oder nicht sofort möglich ist, soll die erste Gabe des Antibiotikums nicht verzögert werden.

9.1.8 SSTI (skin and soft tissue infections)

- Überbegriff für verschiedentlich ausgeprägte, meist bakterielle Infektionen der Haut/Unterhaut und ihrer Anhangsgebilde

- Überwiegend durch *S. aureus* und Streptokokken
- Je nach Suszeptibilität, Exposition und Tiefe der Infektion auch andere Erreger möglich, z. B. Anaerobier, *Pseudomonas aeruginosa*
- Impetigo: ► Kap. 18
- Erysipel, Phlegmone, nekrotisierende Fasziitis (NEF)

Klinik
- Klassische Zeichen der Entzündung (rubor, calor, dolor, tumor, functio laesa)
- **Erysipel**: Scharf begrenzt; bei leichten Verläufen auch ohne systemische Krankheitszeichen; oft mit Lymphangitis
- **Phlegmone**: Unschärfer begrenztes Erythem; mit systemischen Krankheitszeichen
- **NEF**: Die Muskelfaszie mit betreffend; ausgeprägtes Krankheitsgefühl mit heftigsten Schmerzen bei initial dysproportional gering ausgeprägtem Lokalbefund (geringe Rötung, leichte Schwellung); im Verlauf Dunkelfärbung, Bläschenbildung

Diagnostik
- Klinisch; bei V. a. NEF → MRT (sollte OP nicht unnötig verzögern)
- Mikrobiologie: Kultur und ggf. PCR aus Punktion/intraoperativem Abstrich/Gewebe; Blutkulturen

Therapie
- Antibiotische Therapie je nach zu erwartendem Erregerspektrum (i. A. Wirksamkeit gegen *S. aureus* und *S. pyogenes*!): Ampicillin-Sulbactam bzw. Amoxicillin-Clavulansäure, alternativ Cephalosporin der ersten Generation (Cefaclor, Cefalexin, Cefadroxil)
- Punktion bei lokalisierten, pyogenen Infektionen
- NEF: Chirurgisches Débridement; zusätzlich Clindamycin, i.v.-Immunglobuline (IVIG)

Die NEF stellt eine Notfalldiagnose dar und sollte innerhalb von 24 h einem Débridement zugeführt werden, da sonst die Mortalität entscheidend steigt. Hautverletzungen und Varizelleninfektion sind besondere Risikofaktoren für das Entstehen einer NEF.

9.1.9 Toxic-Shock-Syndrom (TSS)

- Durch Toxin-bildende Bakterien verursachtes, lebensbedrohliches Krankheitsbild
- Meist durch *S. aureus* oder *S. pyogenes*; seltener können auch Gruppe-C- und -G-Streptokokken Superantigene ausbilden, die zu einem TSS führen. Rarität: *Yersinia pseudotuberculosis*
- Superantigentoxine verursachen einen Zytokinsturm, der die Symptomatik bedingt (Tab. 9.3 und 9.4)

Klinik

Falldefinitionskriterien (Tab. 9.3 und 9.4) wurden primär spezifisch für wissenschaftliche Zwecke formuliert (und nicht, um mit höchstmöglicher Sensitivität alle Patienten früh zu diagnostizieren). Manche Kriterien sind nur retrospektiv beurteilbar. Auch können Kriterien nur teilweise bzw. auch im Verlauf nicht erfüllt sein.

Diagnostik
- Labor (Entzündungsparameter, BB, Gerinnung, Elektrolyte, Leber- und Nierenfunktionswerte)
- Mikrobiologie (Tab. 9.3 und 9.4)
- Blutkultur bei *S.-aureus*-TSS seltener positiv (<5 %) als bei *S.-pyogenes*-TSS (60–80 %)
- Ggf. CT oder MRT zur Fokussuche

Therapie
- Supportive, ggf. intensivmedizinische Therapie, inkl. Kreislaufstabilisierung, Optimierung der Beatmungssituation
- Infektionskontrolle durch Elimination etwaiger Quellen, z. B. Débridement bei NF, Tamponentfernung

Tab. 9.3 Falldefinition des Staphylokokken-Toxic-Shock-Syndroms

1. Fieber	≥38,9 C
2. Arterielle Hypotension	<5. Perzentile
3. Ausschlag	Diffuse, makulöse Erythrodermie
4. Desquamation	Hautschuppung 1–2 Wochen nach Krankheitsbeginn
5. Multisystembefall, d. h. 3 oder mehr der folgenden:	
- Gastrointestinal	Erbrechen oder Durchfall
- Muskulatur	Schwere Myalgien oder CK-Erhöhung um mindestens das Doppelte der oberen Norm
- Schleimhäute	Hyperämie (Oropharynx, Konjunktiven, Vagina)
- Renal	Harnstoff- oder Kreatininerhöhung um mindestens das Doppelte der oberen Norm
- Hämatologisch	Thrombozyten ≤100 × 10^9/l
- ZNS	Desorientiertheit, Bewusstseinsveränderung ohne fokalen Symptome
6. Laborkriterien: Negative Befunde in den folgenden Kulturen	
- Blut-, Rachen-, Liquorkulturen	Blutkultur kann für *S. aureus* positiv sein
Wahrscheinlich: Laborkriterien erfüllt + 4 von 5 klinischen Kriterien Bestätigt: Laborkriterien erfüllt + alle klinischen Kriterien	

9

Tab. 9.4 Falldefinition des Streptokokken-Toxic-Schock-Syndroms

1.	Nachweis von Gruppe-A-β-hämolysierenden Streptokokken	
	a) in primär sterilem Material	Blut, Liquor, Peritonealflüssigkeit, Gewebe
	b) in primär nichtsterilem Material	Rachen, Vagina, Sputum
2.	Klinisches Zeichen der Schwere	
	a) arterielle Hypotension	<5. Perzentile
	b) und zwei oder mehr der Folgenden	
	- Nierenfunktionseinschränkung	Kreatinin mehr als das Doppelte der oberen Norm
	- Koagulopathie	Thrombozyten ≤100 × 10^9/l oder DIC
	- Leberbeteiligung	ALT, AST oder Gesamtbilirubin um das Doppelte der oberen Norm erhöht
	- Lunge	ARDS
	- Haut	Generalisiertes, makulöses Exanthem, ggf. mit Desquamation
	- Weichteilnekrosen	NF, Myositis, Gangrän
Wahrscheinlich: 1b + 2 (a und b), falls keine andere Krankheitsursache gefunden werden kann Definitiv: 1a + 2 (a und b)		

Tab. 9.5 Die „Sieben R" (Nach Wilkins et al.)

Recognition	Erkennung
Resuscitation	Reanimation
Removal of source of infection	Entfernung der Infektionsquelle
Rational choice of antibiotics	Rationale Antibiotikatherapie
Role of adjunctive treatment	Rolle der adjuvanten Therapie
Review progress	Reevaluation
Reduce risk of secondary cases in close contacts	Risikoreduktion für Umgebungskontakte

- Empirische Therapie unter Berücksichtigung lokaler Resistenzlagen (MRSA?), i. d. R. Staphylokokken- und Streptokokken-wirksame Therapie (z. B. Ampicillin-Sulbactam)
- Zusätzlich: Clindamycin (Eagle-Effekt, Toxininhibition, gute Gewebepenetration, langer postantibiotischer Effekt, Potenzierung der Phagozytose)
- IVIG: Evidenz primär aus Beobachtungsstudien, insbesondere wenig Daten für Kinder vorhanden. Insgesamt aber erwägbare, zusätzliche Option
- Umgebungsprophylaxe mit Penicillin V oder Cefalexin erwägen, insbesondere bei Menschen mit Risikofaktoren

In der internationalen Literatur werden die „7 R's" propagiert (Tab. 9.5). Sie können dabei helfen, das TSS früh zu erkennen und damit die Morbidität und Mortalität zu reduzieren.

9.1.10 Influenza

- Meist sehr akut beginnende Erkrankung der Atemwege, ausgelöst durch das Influenzavirus (v. a. A und B; Virustyp C kaum relevant)
- Streng saisonal, in unseren Breitengraden zwischen Dezember und April (Ausnahme: bei Reiserückkehrern aus den Tropen bzw. der Südhalbkugel → Erkrankung auch während unseres Sommers möglich, da Immunität schwindet bzw. andere Subtypen ursächlich sein können)
- Inkubationszeit 1–2 Tage

Klinik

- Plötzlicher Beginn mit Fieber, Abgeschlagenheit, Kopf- und Gliederschmerzen, Husten, Schnupfen, Heiserkeit, konjunktivaler Reizung
- Befall der oberen Atemwege bis hin zur Pneumonie
- Seltener auch Myositis (v. a. Wadenmuskulatur) oder kardiale Beteiligung
- Bei Kleinkindern u. U. auch gastrointestinale Symptomatik
- **Cave**: Superinfektionen durch *S. aureus* oder seltener Pneumokokken, *S. pyogenes* u. a.
- Besonders gefährdet für schwere Verläufe: Patienten mit Grunderkrankung, v. a. onkologisch und neurologisch, und Kinder <1 Jahr
- In manchen Fällen können respiratorische Symptome sehr mild sein bzw. fehlen, sodass der Patient mit Fieber ohne klaren Fokus präsentiert

Diagnostik

- Klinische Diagnose! Erregerdiagnostik bei ambulanten Patienten wenig sinnvoll
- Bei stationärer Aufnahme → Schnelltest sinnvoll zur Kohortierung (Antigennachweis mittels Schnelltest)
- Sensitiver als Antigennachweis und schneller als klassische PCR → isothermale Nukleinsäureamplifikationstests (NAT)
- Am verlässlichsten → PCR aus Nasen-Rachen-Abstrich bzw. -Aspirat

Therapie

- Meist supportiv

- Bei schweren Verläufen mit/ohne Grunderkrankung früher Einsatz von Neuraminidasehemmern zu erwägen
- Jährliche Schutzimpfung von Risikopatienten (ab 6 Monaten) mit Grunderkrankung (laut STIKO): Chronische Krankheiten der Atemwege (inkl. Asthma und COPD), Herz-Kreislauf-, Leber- und Nierenkrankheiten, Diabetes mellitus, Stoffwechselkrankheiten, chronische neurologische Krankheiten (z. B. multiple Sklerose), primäre Immundefekte oder Immunsuppression, HIV; aber auch Kontaktpersonen von z. B. Immunkompromittierten

Zur Vermeidung von komplizierten Verläufen sollte die Impfung von Risikopatienten konsequent erfolgen.

9.1.11 Respiratory Syncytial Virus (RSV)

- Einer der häufigsten Erreger von Atemwegsinfektionen und eine der Hauptursachen für Hospitalisierung im frühen Kindesalter aufgrund von Pneumonie bzw. Bronchitis
- Strenge Saisonalität, hohe Kontagiösität und Umweltresistenz (viable Viren überleben mehrere Stunden auf Oberflächen)
- Besonders gefürchtete Verläufe bei FG mit BPD, Herzkranken, Immunsupprimierten
- Rolle für Asthmaentstehung und -exazerbationen nicht gänzlich verstanden
- Inkubationszeit 3–6 Tage

Klinik

- Säuglinge <6 Monate meist mit Primärinfektion Bronchitis/Bronchiolitis bzw. Pneumonie (ggf. mit vorangehenden Symptomen der oberen Atemwegsinfektion)
- Ältere Kinder oft „nur" mit oberer Atemwegsinfektion
- Leicht erhöhte Temperatur, Rhinorrhö, Husten, Tachypnoe, Dyspnoe, Einziehungen (s. o.), Nasenflügeln; insbesondere bei FG ggf. nur Trinkschwäche und AZ-Reduktion
- Bei FG/NG bzw. FG im frühen Säuglingsalter → **Cave**: Apnoen!

Diagnostik

- Virusnachweis aus Atemwegssekreten (Antigenschnelltests/NAT)
- Im Röntgenbild des Thorax: Überblähung, ggf. Infiltrate, Atelektasen

Therapie

- Isolation und Kohortierung
- O_2-Gabe, ggf. noninvasive Atemunterstützung (High-flow-Therapie)
- Flüssigkeitssubstitution bei Trinkschwäche
- Ggf. Inhalation mit NaCl 0,9 %, β_2-Mimetika oder Adrenalin
- Systemische Kortikosteroide in schweren Fällen
- Keine Indikation für routinemäßigen Einsatz von Antibiotika (bakterielle Koinfektionen sind selten)
- Ribavirin p.i.: Bei lebensbedrohlichen Verläufen zu erwägen
- Palivizumabprophylaxe für FG mit BPD und Herzvitien (AWMF-Leitlinie)

RSV ist gerade im Kleinkindesalter in der Wintersaison für einen Großteil der Hospitalisierungen verantwortlich. Virale Pneumonien ohne klinische oder laborchemische Zeichen einer bakteriellen Superinfektion müssen nicht regelhaft antibiotisch behandelt werden.

9.1.12 Pertussis (Keuchhusten)

- Erkrankung der oberen und unteren Atemwege durch das gramnegative Stäbchen *Bordetella pertussis* (*B. parapertussis*, *B. bronchiseptica* und andere Bordetellen erzeugen ein ähnliches, oft milderes Krankheitsbild)
- Toxinbildner mit Tropismus für zilientragendes, respiratorisches Epithel
- Klassisch betroffen: Säuglinge
- Bei Adulten oft klinisch inapparente Verläufe

- Aktuell empfohlener azellulärer Impfstoff verträglicher als die früher verwendete Ganzzellvakzine, aber nur mit inkompletter und rasch schwindender Immunität (innerhalb von 4–5 Jahren)
- Inkubationszeit: 7–14 Tage

Klinik

- Meist afebril
- Klassische Einteilung in 3 Stadien, v. a. bei Säuglingen
  - Stadium catarrhale: 1–2 Wochen, Zeichen der oberen Atemwegsinfektion
  - Stadium convulsivum: 4–6 Wochen, zunehmende Salven an stereotypem, stakkatoartigem Husten, inspiratorisches „Keuchen", zäher Schleim, z. T. Erbrechen
  - Stadium decrementi: Langsames Abklingen
- Bei älteren Kindern: Atypisches Bild möglich, z. B. protrahierter/chronischer Husten
- Komplikationen: Pneumonie, Otitis media, hypoxische Enzephalopathie, konjunktivale Einblutungen

Diagnostik

- Klinisch-anamnestisch immer zu erwägen bei Husten >14 Tage
- PCR aus Nasen-Rachen-Abstrich bzw. -sekret; bei älteren Kindern auch Serologie (IgA und IgG)
- Typisch: Leukozytose mit Lymphozytose (CRP und BSG nicht oder nur leicht erhöht)

Therapie

- Erythromycin für 2 Wochen, alternativ Clarithromycin für 1 Woche
- **Nur früher Beginn unterbindet langen Krankheitsverlauf. Bei Verdachtsfällen nach Einleitung der Diagnostik direkter Therapiebeginn, um Kontagiösität zu durchbrechen.**
- Prophylaxe für Neugeborene: Cocooning-Strategie → Alle engen Kontaktpersonen des Neugeborenen sollten möglichst bis 4 Wochen vor der Geburt eine Auffrischung ihres Impfschutzes bekommen, die Gebärende vor der Schwangerschaft bzw. unmittelbar nach der Geburt.

Pertussis betrifft alle Altersgruppen, doch besonders gefährdet von komplizierten Verläufen sind Kinder <6 Monaten. Bei Schwangeren und Kontaktpersonen sollte die Cocooning-Strategie angewendet werden.

9.1.13 Epstein-Barr-Virus (EBV)-Infektion

- EBV: Weit verbreitetes Virus der Herpes-Gruppe und Erreger der infektiösen Mononukleose
- Selten unspezifische Krankheitsmanifestation wie Infektionen der oberen Atemwege; allerdings auch assoziiert mit lymphoproliferativen Erkrankungen (Posttransplant lymphoproliferative Erkrankung, PTLD) und spezifischen Malignomen (Burkitt-Lymphom)
- Übertragung hauptsächlich über Speichel
- Tropismus für B-Lymphozyten
- Keine Vakzine verfügbar
- Inkubationszeit: 2–6 Wochen

Klinik

- Allgemeinsymptome: Fieber (oft 1–2 Wochen; selten auch länger), Abgeschlagenheit/Müdigkeit
- Halsschmerzen bei exsudativer Tonsillopharyngitis
- Lymphknotenvergrößerung v. a. zervikal beidseits
- Hepato-/Splenomegalie (v. a. bei Kindern <4 Jahren)
- Antibiotikaunabhängiger Ausschlag selten
- **Komplikationen**: Myokardiale Beteiligung, Zytopenien, Milzruptur, Hepatitis, aseptische Meningitis, Enzephalitis, hämophagozytische Lymphohistozytose (HLH)

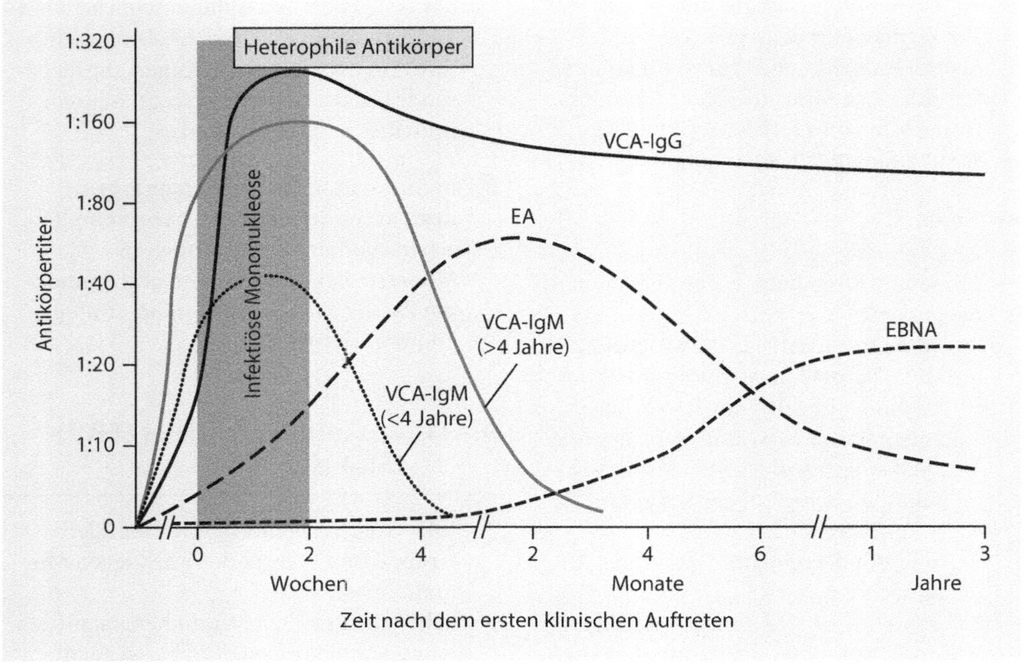

9

Abb. 9.1 Schematischer Antikörperverlauf im Rahmen einer EBV-Infektion. *VCA* virales Kapselantigen („viral capsid antigen"); *EBNA* EBV-nukleäres Antigen („EBV nuclear antigen"); *EA* frühes Antigen („early antigen") [Nach: Feigin and Cherry's Textbook of Pediatric Infectious Diseases (2019) 8th ed, Elsevier und Jenson HB, Ench Y, Sumaya CV. Epstein-Barr virus. In: Rose NR, de Macario EC, Folds JD et al. (1997) Manual of Clinical Laboratory Immunology, 5th ed. Amer, Washington]

- Fulminante Verläufe möglich, insbesondere bei genetischer Suszeptibilität, z. B. X-gebundener lymphoproliferativer Erkrankung (XLP)

Diagnostik

- Lymphozytose, atpyische Lymphozyten (Reizformen), Nachweis heterophiler Antikörper („Mononukleose-Schnelltest")
- Serologie → akute Infektion: VCA-IgG, VCA-IgM; abgelaufene oder chronische Infektion: EBNA-IgG (Abb. 9.1)

Therapie

- Symptomatische Therapie: körperliche Schonung, ausreichende Flüssigkeitszufuhr, Antipyrese
- Bei schweren Verläufen, wie z. B. massiver Tonsillenhypertrophie mit Stridor/Dyspnoe, Zytopenien oder neurologischen Komplikationen: Kortikosteroide
- Bei fulminanten Verläufen oder EBV-assoziierten PTLD: Rituximab (Elimination der EBV-infizierten B-Lymphozyten)

EBV löst in den allermeisten Fällen die oft protrahiert verlaufende, aber selbstlimiterte infektiöse Mononukleose aus. Bei vorliegender Hepatosplenomegalie sollten Kontaktsportarten vermieden werden. Eine EBV-Infektion kann auch der Trigger einer HLH oder anderer Sekundärerkrankungen sein.

9.1.14 CMV-Infektion

- Zytomegalievirus (engl. Cytomegalovirus): Ubiquitärer Vertreter der Herpesgruppe

- Hohe Durchseuchungsrate in der Bevölkerung
- Übertragungswege: Speichel und andere Körperflüssigkeiten (Blut, Urin, Muttermilch), u. U. Transplantationsorgane
- Besondere Bedeutung für Immunkompromittierte und Schwangere
- Prävalenz der konnatalen CMV-Infektion: 0,2–2 %
- Inkubationszeit: 4–8 Wochen (bei Infektion durch Bluttransfusion bis 3 Monate, durch Organtransplantation bis 4 Monate)

Klinik

- Oligo- bis asymptomatisch bei älteren Kindern, Adoleszenten, Erwachsenen und mitunter Schwangeren
- Selten CMV-assoziierte Mononukleose
- Bei Immunkompromittierten: Schwere Infektion mit verschiedenen Organmanifestationen (Enzephalitis, Chorioretinitis, Pneumonitis, Hepatitis, Kolitis)
- Konnatale Infektion (v. a. Primärinfektionen der Mutter): In ca. 90 % asymptomatisch, aber trotzdem bleibende Schäden bei einem Teil der Kinder, z. B. Hörstörungen
- Breites Symptomspektrum: Tab. 9.6

Diagnostik

- Serologie
- Virusisolation oder PCR aus u. a. Blut, Urin, Liquor, Speichel, Rachenabstrich oder Gewebe

Therapie

- Therapie der moderaten bis schweren konnatalen Infektion mit Valganciclvoir (VGC) p.o.; in neueren Studien Überlegenheit der längeren Therapiedauer von 6 Monaten vs. 6 Wochen gezeigt

Tab. 9.6 Einteilung der konnatalen CMV-Infektion

Moderate bis schwere, symptomatische konnatale CMV-Infektion	
- Multiple Organmanifestation vereinbar mit CMV-Infektion	Thrombozytopenie/Petechien
	Hepatomegalie/Splenomegalie
	Hepatitis (Transaminasen- oder Bilirubinerhöhung)
	Intrauterine Wachstumsretardierung (IUGR)
- Oder ZNS-Beteiligung	Mikrozephalie
	Auffälligkeiten in der Bildgebung (Ventrikelerweiterung, intrazerebrale Verkalkungen, periventrikuläre Echogenitätsanhebungen, kortikale oder zerebelläre Malformationen)
	Abnorme Liquorindizes
	Chorioretinits
	Sensorineuraler Hörverlust
	CMV-DNA-Nachweis im Liquor
Milde symptomatische konnatale CMV-Infektion	
- Ein oder zwei isolierte, milde und transiente Manifestationen	z. B. milde Hepatomegalie, einmalige Thrombozytopenie oder Transaminasenerhöhung
Asymptomatische konnatale CMV-Infektion mit isoliertem sensorineuralem Hörverlust >20 Dezibel	
Asymptomatische konnatale CMV-Infektion	

Alternativ (bei besonders schweren Verläufen): Ganciclovir (GCV) i.v. 1–2 Wochen, anschließend VGC p.o.
- Häufigste Nebenwirkung: Neutropenie, Leberwerterhöhung
- Foscarnet bei GCV-Resistenz, alternativ Cidofovir
- Einsatz von VGC laut neuerer Evidenz für moderate bis schwere Infektion bis zu 6 Monate sinnvoll (Beginn im 1. Lebensmonat!)
- Unklare Datenlage für milde Infektionen
- Weitere Therapieindikation: Symptomatische CMV-Infektion bei Immunkompromittierten
- Ggf. Hyperimmunglobuline bei Erstinfektion in der Frühschwangerschaft (widersprüchliche Empfehlungen; aktuell überwiegend im Rahmen von Studien)
- Prophylaxe mit VGC oder GCV im Rahmen von Organ-/Stammzelltransplantation
- Schwangere: Einfache Präventivmaßnahmen, z. B. Vermeiden von gemeinsamem Besteck mit Kleinkindern.

> **Die CMV-Infektion ist die häufigste konnatale Infektion und geht potenziell mit schwerwiegenden Langzeitfolgen einher.**

9.1.15 Herpes-simplex-Virus (HSV)

- Ubiquitär verbreitetes, humanpathogenes Virus mit lebenslanger Latenz und Reaktivierung in Phasen geschwächter Immunität
- Überwiegender Tropismus: HSV-1: orofazial; HSV-2: genital
- Übertragung durch engen Körperkontakt (**Cave**: auch klinisch inapparente Menschen können das Virus ausscheiden)
- Inkubationszeit 2 Tage bis 2 Wochen, bei Neugeborenen bis zu 6 Wochen

Klinik

- Herpes labialis bzw. Herpes genitalis
- Häufig Erstmanifestation als Gingivostomatitis aphthosa, typischerweise zwischen 10 Lebensmonaten und 3 Jahren; Fieber, Dysphagie/Trinkverweigerung bei enoralen Aphthen (im vorderen Teil des Gaumens; DD Herpangina: im hinteren Teil)
- Eczema herpeticatum bei Patienten mit atopischer Dermatitis
- Okuläre Beteiligung möglich (Keratokonjunktivitis)
- Besonders schwere Manifestation: HSV-Enzephalitis (an spezifische primäre Immundefekte mit isolierter Suszeptibilität denken, z. B. Mutation in den Genen *TLR3*, *TRAF3* oder *UNC93B*)
- Bei Neonaten: Prä-/intra-/postpartale Infektion möglich mit potenziell schwerwiegendem Verlauf (Beteiligung von Haut, Schleimhaut, ZNS, Auge, Lunge, Leber; „sepsisähnlich"), ebenso bei immunkompromittierten Patienten

Diagnostik

- Klinische Diagnose
- PCR aus Bläscheninhalt, Blut bzw. Liquor oder anderen Körperflüssigkeiten (je nach Organmanifestation)
- **Cave**: PCR aus Liquor bei Enzephalitis kann initial noch negativ sein
- Serologie

Therapie

- Aciclovir topisch bei milder kutaner Manifestation
- Bei schweren Formen der Gingivostomatitis kann eine systemische Therapie erwogen werden
- Immer i.v. bei neonataler Infektion, Enzephalitis (beide je 21 Tage)
- Topisch sowie additiv systemisch bei Keratokonjunktivitis

> **Die HSV-Enzephalitis ist ein Notfall. Die PCR aus dem Liquor kann initial noch negativ sind, sodass bei klinisch begründetem Verdacht trotzdem mit Aciclvoir i.v. behandelt und die PCR im kurzfristigen Intervall kontrolliert werden sollte.**

9.1.16 Humanes Immundefizienzvirus (HIV)

▪▪ Ätiologie

- Die HIV-Infektion wird vorrangig durch das humane Immundefizienzvirus Typ 1 (mit unterschiedlichen Subtypen und unterschiedlicher regionaler Verteilung) und wesentlich seltener durch HIV-2 (hauptsächlich in Westafrika vorkommend) verursacht
- Chronische Infektion mit HIV führt zu einer Abnahme der CD4-positiven T-Zellen und einer Aktivierung des Immunsystems und somit zu einem progredienten Immundefekt. Dieser ist klinisch durch Infektionen und weitere HIV-assoziierte Symptome charakterisiert

▪▪ Übertragung

- Im Kindesalter erfolgt die Übertragung hauptsächlich vertikal (transplazentar oder perinatal)
- Durch eine effektive Transmissionsprophylaxe, v. a. durch eine wirksame antiretrovirale Therapie der Mutter (Deutsch-Österreichische Leitlinien, ► www.daignet.de) ließ sich die vertikale Übertragungsrate auf <1 % senken
- Bei stabiler Senkung der mütterlichen Viruslast unter 50 Kopien/ml kann auf eine elektive Sectio verzichtet und die postnatale Expositionsprophylaxe (Zidovudin 2 × 4 mg/kg/d) von 4 auf 2 Wochen verkürzt werden
- Die horizontale Übertragung über Blutprodukte, infizierte Nadeln bei Drogenkonsum oder über sexuelle Kontakte ist deutlich seltener

▪▪ Klinik

▣ Tab. 9.7 und 9.8 sowie Übersicht.

> **Die HIV-Infektion im Kindesalter unterscheidet sich von der HIV-Infektion bei Erwachsenen durch unterschiedliche Infektionswege, veränderte virale Dynamik bei unreifem Immunsystem und im klinischen Verlauf**

- Im Gegensatz zu Erwachsenen, bei denen nach Primärinfektion die Viruskonzentra-

▣ **Tab. 9.7** HIV-Infektion bei Kindern unter 13 Jahren: Klinische Klassifikationskategorien (CDC 1994)

Immunologische Kategorie	N: keine Symptome	A: milde Symptome	B: mäßige Symptome/ Befunde	C: schwere Symptome/Befunde
Kein Immundefekt	N1	A1	B1	C1
Mäßiger Immundefekt	N2	A2	B2	C2
Schwerer Immundefekt	N3	A3	B3	C3

▣ **Tab. 9.8** HIV-Infektion bei Kindern unter 13 Jahren: Immunologische Klassifikationskategorien (CDC 2014)

Immunologische Kategorie	0–12 Monate	1–5 Jahre	>5 Jahre
	CD4/µl (CD4 in %)	CD4/µl (CD4 in %)	CD4/µl (CD4 in %)
Kein Immundefekt	≥1500 (≥34)	≥1000 (≥30)	≥500 (≥26)
Mäßiger Immundefekt	750–1499 (26–33)	500–999 (22–29)	200–499 (14–25)
Schwerer Immundefekt	<750 (<26)	<500 (<22)	<200 (<14)

tion nach 2 Monaten deutlich abnimmt und nach 6–12 Monaten ein „set-point" erreicht wird, steigt bei **vertikal infizierten** Kindern die Viruslast in den ersten Lebenswochen rapide an und der „set-point" wird erst nach 2–3 Jahren erreicht
20–30 % der vertikal infizierten Kinder erkranken bereits im 1. Lebensjahr an HIV-assoziierten Erkrankungen und AIDS
- Die am meisten gefürchteten Komplikationen im Säuglingsalter sind die Pneumocystis-jiroveci-Pneumonie und die HIV-bedingte Enzephalopathie mit oft progressivem Verlust schon erworbener Fähigkeiten und zum Teil schwerer Entwicklungsverzögerung

Symptome der HIV-Infektion im Kindesalter

A. Milde Symptome
  - Lymphadenopathie (>0,5 cm an mehr als 2 Lymphknotenstationen; symmetrischer Befall = eine LK-Station)
  - Hepatosplenomegalie
  - Dermatitis
  - Parotisschwellungen, Parotitis

Rezidivierende oder persistierende Infektionen der oberen Atemwege, Sinusitis, Otitis media

B. Mäßig schwere Symptome
  - Persistierendes Fieber, Dauer >1 Monat
  - Anämie <8 g/l, Neutropenie <1000/µl, Thrombozytopenie <100.000/µl für >30 Tage
  - Kardiomyopathie/Karditis
  - Lymphoide interstitielle Pneumonie (wird aufgrund ihrer relativ guten Prognose zur klinischen Kategorie B gezählt, gilt aber weiterhin als AIDS-definierende Erkrankung)
  - Hepatitis
  - Nephropathie
  - Durchfälle (rezidivierend oder chronisch)
  - CMV-Infektion, Beginn <2. Lebensmonat
  - Herpes-simplex-Virus-Stomatitis (>2 Episoden/Jahr)
  - Herpes-simplex-Virus-Bronchitis, -Pneumonie, -Ösophagitis, Beginn <2. Lebensmonat
  - Zoster (>2 Episoden an >1 Dermatom)
  - Disseminierte Varizellen (komplizierte Windpocken)
  - Eine Episode einer bakteriellen Meningitis, Pneumonie oder Sepsis
  - Nokardiose
  - Oropharyngeale Kandidose >2 Monate Dauer bei Kindern >6 Monate
  - Toxoplasmose, Beginn <2. Lebensmonat
  - Leiomyosarkom

C. AIDS-definierende Erkrankungen
  - Schwere bakterielle Infektionen, multipel oder rekurrierend (Sepsis, Pneumonie, Meningistis, Osteomyelitis, Abszesse innerer Organe)
  - Salmonellensepsis, rekurrierend
  - Tuberkulose, extrapulmonal oder disseminiert
  - Atypische Mykobakteriose, extrapulmonal oder disseminiert
  - Pneumocystis-jiruveci-Pneumonie
  - Kandidose von Ösophagus, Trachea, Bronchien, Lunge
  - Histoplasmose, extrapulmonal oder disseminiert
  - Kryptokokkose, extrapulmonal
  - Kokzidioidomykose, extrapulmonal
  - HSV-Infektionen mit mukokutanem Ulkus >1 Monat oder Bronchitis, Pneumonie, Ösophagitis bei Kindern >1 Monat
  - CMV-Erkrankung mit Beginn nach dem 1. Lebensmonat und anderer Manifestation als Leber, Milz und Lymphknoten, z. B. Retinitis, Kolitis. Ösophagitis

- Progressive multifokale Leukenzephalopathie
- HIV-Enzephalopathie
- Wasting-Syndrom nach Ausschluss anderer Ätiologie
- ZNS-Toxoplasmose bei Kindern >1. Lebensmonat
- Kryptosporidiose, Diarrhö >1 Monat Dauer
- Isosporidiose, Diarrhö >1 Monat Dauer
- Maligne Lymphome inkl. primärer ZNS-Lymphome
- Kaposi-Sarkom

Diagnostik

- Bei Kindern >2 Jahre und bei Säuglingen mit V. a. horizontale Infektion: HIV-Antikörpertest
- Vertikale Übertragung: Es werden diaplazentar HIV-AK übertragen, die bis zum 24. Lebensmonat persistieren können, deshalb ist mit dem HIV-AK-Test kein Infektionsnachweis möglich
  Nachweis mittels HIV-PCR (DNA qualitativ oder RNA quantitativ), Kontrollen 7.–14. Lebenstag, 4. Lebenswoche, 3.–4. Lebensmonat (zu diesem Zeitpunkt ist eine HIV-Infektion fast 100 %ig ausgeschlossen)
  Zum Ausschluss einer HIV-Infektion sollten negative Resultate von 2 Tests im Alter von 1 Monat und nach dem 3. Lebensmonat vorliegen. Als Abschlussuntersuchung erfolgt mit 24 Monaten der HIV-AK-Test (Elisa, Westernblot)
- Bei positiver HIV-PCR: Kontrolle von HIV-DNA und-RNA (viral load), Resistenztestung, Lymphozytendifferenzierung

Monitoring bei HIV-infiziertem Kind

- Kontrolle Viruslast, Lymphyozytendifferenzierung, Medikamentenspiegel, BB, klinische Chemie im Verlauf mindestens alle 3 Monate, zu Therapiebeginn und bei Säuglingen 2-mal nach 2 Wochen, dann alle 4 Wochen bis die Viruslast unterhalb der Nachweisgrenze (<50 oder <20 Kopien/ml) liegt

Therapieindikation

- Alle Säuglinge ≤12 Monate werden unabhängig von der CD4-Zellzahl und Viruslast behandelt und alle Kinder mit symptomatischer Infektion
- Bisher wurden asymptomatische Kinder >12 Monate je nach CD4-Zellzahl und Viruslast behandelt. Studienergebnisse bei Erwachsenen (START-Studie) haben gezeigt, dass je niedriger die CD4-Zellzahl bei Therapiebeginn ist, umso schlechter die immunologische Rekonstitution ist
  Deshalb werden nach den neuen Therapieleitlinien alle Erwachsenen behandelt und auch für Kinder wird derzeit diskutiert, ob alle Kinder in jedem Alter unabhängig von Viruslast und CD4-Zellzahl behandelt werden sollen

Therapie

- Zur Vermeidung einer Resistenzentwicklung werden Kombinationstherapien eingesetzt:
  - Nukleosidanaloga (NRTI) hemmen die reverse Transkription oder führen zum Kettenabbruch
  - Non-Nukleosid-Inhibitoren (NNRTI) hemmen die reverse Transkription durch sterische Veränderung des aktiven Zentrums
  - Proteaseinhibitoren (PI) blockieren die für den Aufbau infektiöser Viren verantwortliche viruseigene Protease
  - Integraseinhibitoren (INSTI) blockieren die Integration der von der reversen Transkriptase synthetisierten HIV-DNA in das zelluläre Genom und
  - Medikamente wie Maraviroc blockieren die Aufnahme von HIV in die Zelle (Entry-Inhibitor)
- Meistens besteht eine antiretrovirale Kombinationstherapie aus 2 NRTI + 1 PI oder 2 NRTI + 1 NNRTI oder 2 NRTI + 1 INSTI

Tab. 9.9 Indikation zur PjP-Prophylaxe bei HIV-infizierten Kindern

Alter	CD4-Zellzahl (absolut und relativ)
1 Monat bis 12 Monate	Alle HIV-Infizierten, unabhängig von CD4-Zellzahl In Ausnahmefällen (verzögerte HIV-Diagnostik, Nonadhärenz) auch HIV-Exponierte, bis der HIV-Status geklärt ist
1–4 Jahre	<500/µl oder <20 %
Ab 5 Jahre	<200–250/µl oder <15 %

- Nicht alle Medikamente sind für Kinder zugelassen, so sind bei der Wahl der Medikamentenkombination die Zulassungskriterien (Alter, Gewicht), die Darreichungsform (Tabletten, Kapseln, Suspension, Granulat usw.) und Empfehlungen nationaler und internationaler Leitlinien zu beachten (Leitlinien der Pädiatrischen Arbeitsgemeinschaft AIDS; PAAD e.V. zur anitretroviralen Therapie bei HIV-infizierten Kindern und Jugendlichen. Klin Pädiatr 2012/Aktualisierung in Vorbereitung; ► www.aidsinfo.nih.gov; ► Penta-id.org)
- Zur Förderung der Adhärenz sollten möglichst einfach einzunehmende Regime mit möglichst geringen Nebenwirkungen gewählt werden
- Durch die antiretrovirale Kombinationstherapie ist die HIV-Infektion zu einer gut behandelbaren Erkrankung mit wahrscheinlich auch für Kinder normaler Lebenserwartung bei guter Lebensqualität geworden

■ Pneumocystis-jiroveci-Prophylaxe ◘ Tab. 9.9

- Mittel der 1. Wahl: Trimethoprim/Sulfamethoxazol (TMP/SMX): 150 mg TMPm^2 KOF/d + 750 mg SMX/m^2 KOF/d bevorzugt aufgeteilt in 2 ED an 3 aufeinanderfolgenden Tagen der Woche
- Alternative Regime sind möglich. Bei Unverträglichkeit kann Atovaquone, Dapson und bei älteren Kindern Inhalationen mit Pentamidin-Isethionat angewandt werden (DGPI-Handbuch 2018)

■ Impfungen

Können gemäß den STIKO-Empfehlungen durchgeführt werden, mit Ausnahme von MMR/VZV, diese nur bei CD4-Zellzahl ≥25 %. Keine BCG-Impfung (► www.rki.de)

■■ Postexpositionsprophylaxe (PEP)

Bei Verletzung mit einer im Freien aufgefundenen Fixernadel ist wegen des geringen Risikos (in den letzten 20 Jahren keine Infektion, HIV-1 ist nach 4–6 Stunden im Freien nicht infektiös, nur 10 % der Drogenabhängigen in Deutschland sind HIV-infiziert) keine antiretrovirale PEP empfohlen. Es ist aber an Infektionen mit Hepatitis B, Hepatitis C und an Tetanus zu denken. Daher sollte eine ärztliche Untersuchung und ggf. eine Immunisierung gegen Hepatitis B und Tetanus erfolgen. Eine Hepatitis C sollte über Verlaufskontrollen ausgeschlossen bzw. frühzeitig erkannt werden.

(Ausführliche Informationen Deutsch-Österreichische Leitlinie zur Postexpositonellen Prophylaxe der HIV-Infektion, ► www.daig-net.de)

9.1.17 Tuberkulose (Tb)

- Potenziell lebensbedrohliche, weltweit verbreitete Infektionskrankheit, eine der Haupttodesursachen
- Erreger: *Mycobacterium-tuberculosis-*Komplex → v. a. *M. tuberculosis*, seltener *M. bovis*, *M. africanum, M. caprae*, u. a.
- Übertragung in den allermeisten Fällen durch Inhalation kleiner Aerosolpartikeln (<5 µm, „droplets“)

- Seltene Ausnahmen: *M. bovis* oder *caprae* → Aufnahme über den Darm durch z. B. kontaminierte Milch (Asien!); Hauttuberkulose durch direkte Inokulation; diaplazentar
- Zuletzt wieder Anstieg der gemeldeten Fälle in Deutschland, Inzidenz 2016 bei 7,2/100.000

▪▪ Klinik

- Ggf. unspezifisch; Abgeschlagenheit, nächtliches Schwitzen, Inappetenz, Gewichtsverlust, Gedeihstörung, Fieber; Hepatosplenomegalie, Erythema nodosum
- Protrahierter Husten
- Bei Neugeborenen: Disseminierter Verlauf, septisches Bild, Meningitis
- Säuglinge/Kleinkinder: Häufig Fehlen typischer Symptome, Throaxröntgenbild nicht wegweisend; generalisierte Symptome möglich, foudroyanter Verlauf ebenfalls
- Extrapulmonale Manifestationen: Lymphknoten, Pleura, abdominell, ZNS, Haut, okulär u. a.

▪▪ Diagnostik

- **Tuberkulinhauttest** (THT): streng intrakutane Applikation von RT-23 0,1 ml (2 Testeinheiten) volarseitig am Unterarm, Ablesen nach 48–72 h; positiv bei Induration >5 mm
  - Cave: Falsch positiv bei positiver BCG-Impfanamnese; Kreuzreaktion mit einzelnen nichttuberkulösen Mykobakterien (NTM)
  - Falsch negativ bei jedweder Form der Suppression der zellulären Abwehr (medikamentös, HIV-Koinfektion, akute/disseminierte Tb, Maserninfektion oder -impfung)
- **Interferon-gamma-Release-Assay** (IGRA): Messen der Interferon-Gamma-Ausschüttung als Zeichen der T-Zell-Antwort nach Inkubation mit mykobakteriellen Antigenen
  - Cave: Falsch negativ bei Immunsuppression
  - Weniger Kreuzreaktion als THT
  - Bei Kindern <5 Jahre häufiger falsch negative oder unschlüssige Ergebnisse
- Röntgenbild des Thorax: Cave: bei jüngeren Kindern oft untypischer Befund
- In seltenen Fällen CT oder MRT: Schwierige Differenzialdiagnose, V. a. extrapulmonale Manifestation
- Erregernachweis (immer mit Resistenzprüfung) aus Magensaft (Säuglinge, Kleinkinder) oder induziertem Sputum (ab Schulalter)
  - Mikroskopie: Hohe Erregerzahl nötig (Nachweisgrenze 10^4–10^5/ml), niedrige Sensitivität, damit kein sicherer Ausschluss möglich; keine Differenzierung zwischen *M. tb.*-Komplex und NTM → Nukleinsäure-Amplifikationstest (NAT) notwendig
  - Kultur: Referenzstandard; Nachweisgrenze <100/ml; lange Inkubationszeit (6–8 Wochen)
  - NAT: Sehr schnell, Nachweisgrenze 100/ml; keine Unterscheidung zwischen vitalen und toten Erregern → positiv auch nach erfolgreicher Therapie
- Zusätzlich Bronchoskopie mit Gewinnung von Sekret/Lavage oder Biopsie bei radiologischem Hinweis auf Belüftungsstörung
- Umgebungsuntersuchungen zur Suche nach dem Indexpatienten
- Vorgehen bei latenter Tb-Infektion (LTBI): siehe ▶ Literatur

▪▪ Therapie

- Erstrangmedikamente: Isoniazid (INH), Rifampicin (RMP), Pyrazinamid (PZA), Ethambutol (EMB)
- Bei unkomplizierter, sensibler Tb: Beginn mit 3-fach Therapie (INH, RMP, PZA) für 2 Monate, anschließend 2-fach Therapie (INH, RMP) für 4 Monate, d. h. Gesamtdauer 6 Monate
- Bei unbekannter Empfindlichkeit des Erregers oder komplizierter Tb: Initial 4-fach Therapie (INH, RMP, PZA, EMB)

- Abweichende Schemata bzw. Therapie extrapulmonaler Formen nach Leitlinie bzw. Rücksprache mit Zentrum

> **Die Tuberkulose ist eine komplexe, potenziell lebensbedrohliche Erkrankung, deren Diagnose insbesondere bei jüngeren Patienten erschwert wird durch mitunter oligosymptomatische Verlaufsformen. Sowohl die diagnostischen als auch therapeutischen Schritte sollten eng mit einem in der Betreuung von Tuberkulosekranken erfahrenen Zentrum abgesprochen werden.**

9.1.18 Häufige Pilze, Parasiten und andere Infektionserreger

9.1.18.1 Aspergillose

- Ubiquitäre Sporen (v. a. *Aspergillus fumigatus)*, die eingeatmet und bei Gesunden wieder eliminiert werden
- Ausbildung von Aspergillomen bei vorgeschädigter Lunge, bei entsprechender Risikokonstellation (u. a. Immundefekt/ Immunsuppression, anhaltende Granulozytopenie; laut neueren Studien auch schwere Influenza!) invasive Verläufe möglich → pulmonale Aspergillose, zerebrale Aspergillose
- Sonderform: Allergische bronchopulmonale Aspergillose (ABPA) bei CF-Patienten als Hypersensitvitätsreaktion
- **Klinik**: Fieber, respiratorische Verschlechterung, neurologische Ausfälle
- **Diagnostik**: Galactomannan-Assay (Serum, Urin, BAL), PCR, Kultur
- **Therapie**: Voriconazol, liposomales Amphotericin B

9.1.18.2 Candidose

- *Candida albicans*; seltener: *C. glabrata*, *C. parapsilosis*, *C. tropicalis*, *C. krusei*; zunehmend relevant: *C. auris*
- Relevant überwiegend im als Erreger des Mundsoors und/oder Windelsoors bei Neugeborenen bzw. Säuglingen
- Protrahierte oder invasive Verläufe bei Risikofaktoren, z. B. Frühgeburtlichkeit, Immundefekt (chronische mukokutane Candidiasis → CARD9-Defizienz), lange (und breite) antibakterielle Therapie, hämatologisch/onkologische Patienten, Immunsuppression
- **Klinik**: Erytematöse Papeln mit Schuppung; invasiv: Temperaturinstabilität, blassgraues Kolorit, Kreislauf- und respiratorische Beeinträchtigung
- **Diagnostik**: Hautinfektion: klinisch; invasive Infektionen: Nachweis aus betroffenen Körperflüssigkeiten, Urin, Blutkulturen
- **Therapie**:
  - Topisch: Nystatin
  - Systemisch: Ja nach Alter und Organmanifestation Caspofungin, Fluconazol, Amphotericin B

9.1.18.3 Andere Dermatophytosen

- Oberflächliche Haut, Haare oder Nägel befallende Pilze, z. B. *Trichophyton tonsurans*, *Microsporum canis* (Tinea capitis), *Malassezia furfur* (Pityriasis versicolor)
- **Diagnostik**: Mikroskopie der Hautschuppen
- **Therapie**: Topische Antimykotika

9.1.18.4 Enterobiasis

- Befall durch *Enterobius vermicularis* („Oxyuren")
- Häufigste parasitäre Erkrankung in unseren Breitengraden
- **Klinik**: Perianaler Juckreiz, Bauchschmerzen, Schlafstörungen; vaginaler Befall möglich
- **Diagnostik**: Mikroskopie Klebestreifen
- **Therapie**: Pyrantel, Pyrivinium oder Mebendazol
- Hohes Rezidivrisiko → dann höherfrequente Therapie; Hygienemaßnahmen; Haushaltsmitglieder mitbehandeln

9.1.18.5 Toxoplasmose

- Intrazelluläre Protozoe *Toxoplasma gondii* (Endwirt: Katzen) mit besonderer Relevanz für Immunkompromittierte (HIV!) und un-

geborene Feten (konnatale Toxoplasmose); lebenslange Persistenz im Menschen
- **Klinik**:
  - Bei Immunkompetenten oft asymptomatischer Verlauf, ggf. Lymphadenopathie und Abgeschlagenheit
  - Bei Immunkompromittierten: Enzephalitis, Pneumonitis, Myokarditis
  - Konnatal: Hypotrophie, Leberbeteiligung, Thrombozytopenie, Pneumonitis, Myokarditis, Enteritis, Enzephalitis, Retinochoroiditis
- **Diagnostik**: Serologie, mikroskopischer Erregernachweis, PCR
- **Therapie** der konnatalen Toxoplasmose: Pyrimethamin + Sulfadiazin + Folinsäure für 12 Monate (Cave: Blutbild- und Leberwertkontrollen!)
- **Prophylaxe** in der Schwangerschaft: Vermeiden von ungenügend gegartem Fleisch, gründliches Waschen von Obst und Gemüse; Händehygiene nach Gartentätigkeit; möglichst kein Kontakt mit der Katzentoilette

9.2 Tropen- und Reisemedizin

Geeke Sieben und Tobias Tenenbaum

Dieses Kapitel dient als kurze Übersicht und geht nicht detailliert auf Symptome/Diagnostik und Therapie der jeweiligen Erkrankungen ein (Fachliteratur und Experten).

▪▪ Besonderheiten vor Reisen in tropische Länder

- Reisemedizinische Beratung empfohlen
- Nahrung: „Cook it, peel it or leave it“ sowie „visiting friends“, Flaschenwasser, keine Eiswürfel
- Mückenschutz (lange Kleidung, imprägniertes Moskitonetz, Repellants)
- ggf. Malariaprophylaxe oder Stand-by-Medikation, sowie rechtzeitige Impfberatung und Durchführung der Reiseimpfungen (▶ https://www.dtg.org/empfehlungen-und-leitlinien)
  - Reisen mit speziellen Risiken

9.2.1 Fieber nach Tropenaufenthalt

- Nach Reisen in Malariaendemiegebiete → Malariainfektion zwingend ausschließen
- Prinzipiell häufig bekannte virale und bakterielle pädiatrische Infektionen (IDOL, Otitis media, HWI, Pneumonie, EBV, CMV etc.); auch nichtinfektiöse Fieberursachen bedenken
- Häufige Fieberursachen bei Vorstellungen in der tropenmedizinischen Ambulanz: Atemwegsinfektionen, Fieber bei Durchfallerkrankungen (▶ Abschn. 9.2.2), Malaria, Dengue, Salmonellose, Rickettsiose

▪▪ Diagnostik

- **Anamnese**:
  - Augenmerk auf Dauer und Art der Symptome, Fieberkurve, Hauterscheinungen, Reiseland (→ Vorkommen von Erkrankungen, aktuelle Ausbrüche etc.), Reiseroute, Reisedauer und Rückkehrdatum (→ Inkubationszeit), eingenommene Medikamente (z. B. Malariaprophylaxe), Impfstatus, Vorerkrankungen (Cave: Immundefekt), Ernährung/Hygiene (→ fäkal-oral übertragbare Krankheiten), Exposition zu Mücken/Zecken/Tieren, Umgebungsanamnese/Familienanamnese (Tbc, „visiting relatives and friends“), ggf. Flüchtlingsroute erfragen
- Vollständige und genaue **körperliche Untersuchung** und Erhebung der **Vitalparameter**
- **Basisdiagnostik**:
  - Dicker Tropfen und Blutausstrich, Malariaschnelltest (Cave: ggf. falsch negativ bei hoher Parasitämie), Differenzialblutbild, CRP, BSG, Retentionsparameter, Transaminasen, Cholestaseparameter, LDH, Glukose, Laktat, Gerinnung, Blutkultur, Urinstatus, Urinmikroskopie, ggf. Urinkultur
  - Stuhluntersuchungen, Sonographie des Abdomen, EKG, Throaxröntgenaufnahme, LP

- **Ziel**

1. Schwer erkrankte Kinder identifizieren
2. Rasch Ausschluss lebensbedrohlicher Erkrankungen wie einer Malaria oder viralem hämorrhagischem Fieber (aus Endemiegebieten mit Fieber und Hämorrhagien maximal bis 3 Wochen nach Rückkehr möglich)
3. Weitere Diagnostik bei Begleitsymptomen u/o laborchemischen Auffälligkeiten

▪▪ Differenzialdiagnosen

Fieber und:

- **Unspezifisch** → Malaria, Dengue-Fieber, Typhus abdominalis, Rickettsiose, Leptospirose, Schistosomiasis, Amöbiasis, Tbc
- **Respiratorische Symptome** → virale und bakterielle Infekte, Influenza, Q-Fieber, Tbc
- **Leberbeteiligung** → Malaria, Hepatitis A–C, Amöbenleberabszess
- **Leber- und Nierenbeteiligung** → Leptospirose, Hantaan-Fieber
- **Ikterus und Hämorrhagien** → Malaria, fulminante Virushepatitiden, hämorrhagische Fieber
- **Splenomegalie** → viszerale Leishmaniose (Kala-Azar), Tb, Malaria (nach 1–3 Wochen), Typhus abdominalis (ab 2. Krankheitswoche)
- **Hepatomegalie** → Malaria, Amöbiasis, Typhus abdominalis, Hepatitis, Leptospirose
- **Gelenkschmerzen** → reaktive oder septische Arthritis, Chikungunya
- **Lymphadenopathie, generalisiert** → Dengue-Fieber, Brucellose, viszerale Leishmaniose, Tbc (zusätzlich zu EBV, CMV, Toxoplasmose u. a.)
- **Lymphadenopathie, lokal** → (pyogen, Bartonellen) Rickettsiosen, Yersinia pestis
- **Zerebrale Symptomatik** → zerebrale Malaria, virale oder bakterielle Meningitis, Typhus abdominalis, afrikanische Trypanosomiasis, Tollwut, septische Infektionen, Infektionen durch Arboviren (z. B. japanische Enzephalitis)
- **Exanthem** → Dengue-Fieber, Chikungunya, Rickettsiose, Rückfallfieber
- **Hämorrhagien** → virale hämorrhagische Fieber, Meningokokkensepsis, Rickettsiose
- **Makulae und Petechien** → Leptospirose
- **Eschar** → afrikanisches Zeckenbissfieber, Krim-Kongo hämorrhagisches Fieber
- **Roseolen** → Typhus abdominalis
- **Papulae** → Brucellose
- **Urtikaria** → Katayama-Fieber (akute Schistosomiasis)
- **Thrombozytopenie** → Sepsis, virale Infektionen, auch bei Malaria möglich
- **Lymphozytose** → EBV, CMV, Toxoplasmose, akute HIV-Erkrankung
- **Eosinophilie** → akute Schistosomiasis (Katayama-Syndrom); invasive Wurminfektionen

- **Malaria tropica**

- Überträger: Anopheles-Mücke
- Symptome
  - Unkomplizierte Malaria: Fieber, Kopf- und Gliederschmerzen, ggf. Erbrechen, Durchfall
  - Komplizierte Malaria (Cave: Kleinkindern!): Zerebrale Malaria mit Koma, schwere Anämie, Hypoglykämie, Ikterus, Nierenversagen, Multiorganversagen
- Inkubationszeit: (6–)10–15 Tage bis mehrere Wochen
- Aktuelle Malariaverbreitungskarte sowie Prophylaxe- und Therapieempfehlung unter: ► https://www.dtg.org/empfehlungen-und-leitlinien
- Bei komplizierter Malaria immer umgehende Kontaktaufnahme zu einem Tropeninstitut

- **Dengue-Fieber**

- Hauptüberträger: Aedes aegypti
- Verbreitung: ◘ Abb. 9.2
- Symptome
  - Fieber, Kopf- und retrobulbäre Schmerzen, Muskel- und Knochenschmerzen (breakbone fever), makulopapulöses Exanthem, Dengue-Erythem u. a., teilweise Begleithepatitis
  - Bei Kindern auch uncharakteristischer fieberhafter Infekt

9

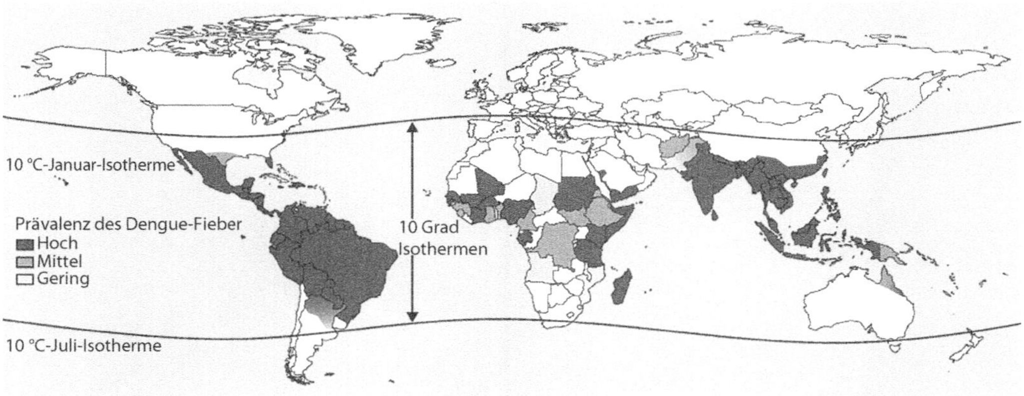

Abb. 9.2 Verbreitung Dengue-Fieber. [Aus: Guzman MG, Harris E (2015) Dengue. Lancet 385: 453–465]

- Inkubationszeit: 3–8 (max. 14) Tage
- Labor: Häufig Thrombozytopenie
- Komplikationen: Hämorrhagisches Dengue-Fieber und Dengue-Shock-like-Syndrom mit ausgeprägten spontanen Blutungen
- Therapie: Bei klassischem Dengue-Fieber symptomatisch

Typhus abdominalis
- Übertragung von *Salmonella typhi* und *paratyphi*: Fäkal-oral übertragen
- Symptome:
  - Stadium prodromale → Kopf- und Gliederschmerzen, evtl. subfebrile Temperaturen
  - Stadium incrementi → Fieber bis 40 C, Somnolenz, Abdominalbeschwerden
  - Stadium acmes für 1–3 Wochen → Fieber 40 C, Apathie, Obstipation!, Splenomegalie, ev. Roseolen
  - Stadium decrementi → infektiöse Durchfälle, schlechter AZ
- Inkubationszeit: 1–3 Wochen (3–60 d)
- Labor (ab Stadium acmes): Leukopenie, Linksverschiebung, Aneosinophilie
- Komplikationen: Darmblutung oder -perforation, nekrotisierende Cholecystitis, thrombembolische Ereignisse, hämatogene Aussaat
- Erkrankungen bei Neugeborenen und Säuglinge mit septischem Krankheitsbild
- Therapie: DGPI Handbuch

Amöbenleberabszess
- Übertragung von *Entamoeba histolytica*: Fäkal-oral
- Symptome: Fieber, rechtsseitige Oberbauchschmerzen, evtl. Übelkeit, Erbrechen
- Inkubationszeit: Monate bis Jahre
- Therapie: Punktion nur bei Perforationsgefahr indiziert; Metronidazol und Paromomycin

Chikungunya
- Übertragung v. a. von tagaktiven Aedes-Mücken, auf Ausbrüche achten (Subsahara/Afrika, Indien, Südostasien; Abb. 9.3)
- Symptome: Fieber und ausgeprägte Polyarthritis, bei Kindern auch atypische Verläufe mit Erbrechen, Photophobie, Durchfall
- Inkubationszeit: 4–7 Tage
- Therapie: Symptomatisch

Viszerale Leishmaniose
- Überträger: Sandmücke (Phlebotomen), Infektionsreservoir u. a. Hunde, Kaninchen
- Leitsymptome: Fieber, Hepatosplenomegalie und Panzytopenie, v. a. Anämie

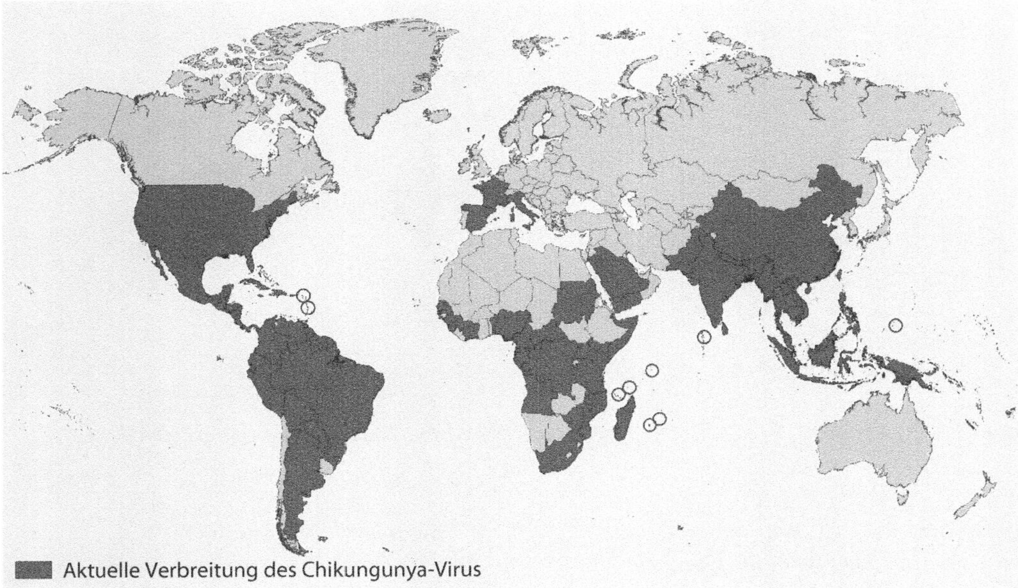

9

Abb. 9.3 Länder, in denen eine Chikungunya-Virus-Infektion beschrieben wurde. [Aus: Centers for Disease Control and Prevention (2018) ► https://www.cdc.gov/chikungunya/geo/index.html. Zugegriffen am 17.10.2018]

- Inkubationszeit: 3–6 Monate, auch kürzer möglich
- Komplikationen: Bakterielle Infektion bei Neutropenie, Auslöser einer sekundären HLH

- **Weitere Differenzialdiagnosen**
- **Rickettsien**: Auslöser von Fleckfieber, Zeckenbissfieber (Safaritouristen südliches Afrika), Tsutsugamushi-Fieber
- **Rückfallfieber**: *Borrelia duttoni*, *B. hermsii* u. a. als Erreger des endemischen Zeckenrückfallfieber; *Borrelia recurrentis* als Erreger des epidemischen Läuserückfallfiebers (→ Blutausstrich im Fieberanstieg)
- **Q-Fieber**: Durch *Coxiella burnetii*; u. a. Fieber, Pneumonie, Hepatitis, Hepatosplenomegalie, seltener Myo-/Perikarditis oder Meningoenzephalitis
- **Leptospirose**: Spirochäten; asymptomatischer, anikterischer oder ikterischer Verlauf möglich; Fieber, Kopf- und Gliederschmerzen, konjunktivale Injektionen oder Blutungen, ggf. Ikterus und Nierenversagen; übertragen durch Nager
- **Brucellose**: Gramnegative Kokken, durch unpasteurisierte Milchprodukte und Kontakt zu infizierten Tieren; weites klinisches Spektrum; u. a. Fieber, Hepatosplenomegalie, Arthralgien
- Bei sexuell aktiven Jugendlichen auch an **sexuell übertragbare Erkrankungen** denken (z. B. Lues, akute HIV-Infektion ► Abschn. 9.1.16)

9.2.2 Durchfall nach Tropenaufenthalt

- In Studien der Grund für bis zu 60 % aller Vorstellungen von Kindern nach Tropenaufenthalt
- **Bei fieberhafte Gastroenteritis**: Immer Ausschluss einer Malaria (kann mit

Durchfall/Erbrechen einhergehen); Durchfälle können Symptom einer systemischen Infektion sein (Dengue-Fieber, Influenza, etc.)
- Bei pädiatrischen Reiserückkehrern aus den Tropen fanden sich als häufigste Durchfallerreger: *Giardia lamblia*, Campylobacter und *Salmonella enteridis*
- Durchfall mit **Beimengung von Blut/Schleim**
  - *Campylobacter* (Fieber, Inkubationszeit 1–7 d)
  - Salmonellen (Fieber, Inkubationszeit 6–72 h)
  - *Entamoeba histolytica* (Inkubationszeit 5 d)
  - Shigellen (Fieber, Inkubationszeit 16–72 h)
  - EAEC, EHEC (Inkubationszeit 1–9 d), EIEC (Inkubationszeit 2–6 d)
  - Yersinien (Fieber, Inkubationszeit 1–11 d)
- **Wässrige Durchfälle**
  - *Gardia lamblia* (Inkubationszeit 16–72 h, akut-chronische, nichtblutige Diarrhö, i. d. R. kein Fieber)
  - Lebensmittelvergiftung durch Toxine (Inkubationszeit kurz, *S. aureus, B. cereus, C. perfringens*)
  - Norovirus (Erbrechen, Inkubationszeit 12–48 h)
  - Rotavirus (Fieber, Erbrechen, Inkubationszeit 2–6 d)
  - ETEC (choleraartig, Inkubationszeit 1–9 d)
  - *Vibrio cholerae* (Inkubationszeit 18 d)
  - Cryptosporidien (Inkubationszeit 7–10 d)
  - *Aeromonas* ssp
  - *Cyclospora*
- Diagnostik: Stuhl auf pathogene Keime, pathogene *E. coli*, Norovirus, Rotavirus, für Untersuchung auf Wurmeier 3-mal frischen Stuhl untersuchen, ggf. Serologie für Schistosomiasis
- Therapie meist symptomatisch, orale Rehydratationslösung

9.2.3 Eosinophilie nach Tropenaufenthalt

Diagnostisches Vorgehen unter: ▶ https://www.aerzteblatt.de/archiv/62367/Eosinophilie-bei-Tropenrueckkehrern-und-Migranten

9.2.4 Infektiologische Versorung von Geflüchteten

Die Empfehlungen zur infektiologischen Versorgung von Geflüchteten im Kindes- und Jugendalter in Deutschland der GTP und DGPI finden sich unter: ▶ http://dgpi.de/go/wp-content/uploads/2015/10/Fluechtlinge_DGPI-GTP-BVKJ-Stellungnahme_V1.4_22Nov2015.pdf

9.3 Impfungen

Cihan Papan und Tobias Tenenbaum

- Impfungen in Deutschland nach den Empfehlungen der Ständigen Impfkommission (STIKO) des Robert-Koch-Instituts, die jährlich im August einen aktualisierten Impfkalender veröffentlicht (◘ Tab. 9.10 und ◘ 9.12)
- Unterscheidung von Standardimpfungen und Indikationsimpfungen (z. B. Risikogruppen, berufs- oder reisebedingt)
- Standardimpfungen umfassen Schutz gegen: Tetanus (T), Diphtherie (D), Pertussis (aP), Haemophilus influenzae Typ B (HiB), Poliomyelitis (IPV), Hepatitis B (HB), Pneumokokken (P), Rotavirus (RV), Meningokokken C (MenC), Mumps, Masern, Röteln (MMR), Varizellen (V), humane Papillomviren (HPV) und Influenza (I)
- Aufklärungspflicht des Arztes, betreffend folgende Punkte:
  - Zu verhütende Erkrankung inkl. Behandlungsmöglichkeiten
  - Nutzen der Impfung
  - Kontraindikationen (◘ Tab. 9.11)

Tab. 9.10 Impfkalender (Nach: STIKO-Kalender, Stand 2018)

Impfung	Alter in Wochen	Alter in Monaten					Alter in Jahren						
	6	2	3	4	11–14	15–23	2–4	5–6	9–14	15–16	17	Ab 18	Ab 60
T		G1	G2	G3	G4		N	A1	A2		N	A (ggf. N)[e]	
D		G1	G2	G3	G4		N	A1	A2		N	A (ggf. N)[e]	
aP		G1	G2	G3	G4		N	A1	A2		N	A (ggf. N)[e]	
HiB		G1	G2[c]	G3	G4		N						
IPV		G1	G2[c]	G3	G4		N		A1		N	ggf. N	
HB		G1	G2[c]	G3	G4		N						
P[a]		G1		G2	G3								S[g]
RV[b]	G1	G2	(G3)										
MenC					G1 (ab 12 Monaten)		N						
MMR					G1	G2	N					S[f]	
V					G1	G2	N						
HPV									G1/ G2[d]	N[d]			
I													S

G: Grundimmunisierung (G1 = Teil 1 usw.)
N: Nachholimpfung (bei Impflücken)
A: Auffrischimpfung
S: Standardimpfung
[a]: Frühgeborene erhalten eine zusätzliche Impfung mit 3 Monaten
[b]: je nach Impfstoff 2 oder 3 Teildosen im Abstand von 4 Wochen
[c]: kann bei Verwendung eines monovalenten Impfstoffes entfallen
[d]: 2 Impfungen im Abstand von mindestens 5 Monaten (bei < 5 Monaten Abstand oder Alter >14: 3 Impfdosen)
[e]: TD alle 10 Jahre, einmalig mit aP, je nach Indikation mit IPV
[f]: einmalig für nach 1970 geborene bei unklarem Status, keiner oder nur einer Impfung
[g]: Impfung mit dem 23-valenten Polysaccharidimpfstoff

- Durchführung der Impfung und das Verhalten danach
- Beginn und Dauer des Impfschutzes
- Mögliche unerwünschte Arzneimittelwirkungen (UAW) und Impfkomplikationen
- Notwendigkeit und Termine von Auffrisch-/Folgeimpfungen

- Impfreaktionen (häufg):
  - Für 1–3 Tage Lokalreaktion (Rötung, Schwellung, Schmerzen), Fieber <39,5 C, Kopf-/Gliederschmerzen, Abgeschlagenheit, Übelkeit, regionale Lymphknotenvergrößerung
  - 1–3 Wochen nach Lebendimpfung auftretende, milde „Impfkrankheit"

Tab. 9.11 Kontraindikationen gegen Impfungen

Echte Kontraindikation	Unechte Kontraindikation
Akute schwere Erkrankung (Ausnahme: postexpositionelle Impfung)	Milde Infektionen mit maximal subfebrilen Temperaturen (<38,5 °C)
Allergien (v. a. Hühnereiweißallergie)	Exposition gegenüber Infektionen
Primärer oder sekundärer Immundefekt (bei Lebendimpfstoffen)	Primärer oder sekundärer Immundefekt bei Totimpfstoffen
Schwangerschaft (bei Lebendimpfstoffen)	Schwangerschaft der Kindsmutter (Ausnahme: Varizellenimpfung)
	Positive Anamnese für Fieberkrämpfe
	Positive Familienanamnese für Krampfanfälle
	Ekzem u. a. Hauterkrankungen
	Therapie mit Antibiotika oder niedrig dosierten Steroiden (inkl. kutaner Anwendung)
	Neugeborenenikterus
	Frühgeburtlichkeit
	Stillende Mutter (Ausnahme: Gelbfieberimpfung)
	Gestilltes Kind

Tab. 9.12 Von der STIKO empfohlene, prioritär zu verabreichende Impfungen an Asylsuchende mit unklarem oder fehlendem Impfschutz

Alter	Impfung am ersten Termin (Simultanimpfung möglich)
2–8 Monate	D, T, aP, IPV, HIB, HB[a]
9 Monate bis 4 Jahre	D, T, aP, IPV, HIB, HB[a], MMR, V[b]
5–17 Jahre	D, T, aP, IPV, MMR, V
Nach 1970 geborene Erwachsene	D, T, aP, IPV[c], MMR[d]
Vor 1970 geborene Erwachsene	D, T, aP, IPV[c]
Zusätzliche Indikationsimpfung bei Schwangeren ab 2. Trimenon, Alter >60 Jahre, Kindern und Erwachsenen mit chronischen Krankheiten[e]	Influenza

[a]Es kann auch ein 5-fach-Impfstoff verwendet werden
[b]Bei Kindern < 5 Jahren können MMR und V beim ersten Termin separat verimpft werden (geringeres Risiko eines Fieberkrampfes)
[c]in der Schwangerschaft möglich
[d]in der Schwangerschaft kontraindiziert
[e]bei unklarer Anamnese großzügige Indikationsstellung

- Impfkomplikationen: Eine über das übliche Ausmaß einer Impfreaktion hinausgehende gesundheitliche Schädigung, die durch gesetzlich geregelte Meldesysteme sorgfältig analysiert und bewertet wird (z. B. Fieberkrampf). Das Risiko einer Impfkomplikation ist viel geringer als das Erkrankungsrisiko
- Impfschaden (Rarität), z. B. Narkolepsie. Ein Impfschaden ist „die gesundheitliche und wirtschaftliche Folge einer über das übliche Ausmaß einer Impfreaktion hi nausgehenden gesundheitlichen Schädigung durch die Schutzimpfung; ein Impfschaden liegt auch vor, wenn mit vermehrungsfähigen Erregern geimpft wurde und eine andere als die geimpfte Person geschädigt wurde." (§2 Infektionsschutzgesetz). Anträge auf Impfschadensanerkennung werden von den Versorgungsämtern der Bundesländer bearbeitet. Bleibende Schäden nach Impfungen mit aktuell empfohlenen Impfstoffen sind sehr seltene Ausnahmefälle
- Nur selten liegt eine echte Kontraindikation zum Impfen vor; Impflücken und verspätete Impfungen sind meist bedingt durch unechte Kontraindikationen
- **Impfserien zeitgerecht beginnen und durchziehen, Mindestabstände einhalten; Es gibt keine zu langen Abstände („Jede Impfung zählt!"); Ausstehende Impfungen komplettieren.**
- Totimpfstoffe: Simultane Impfung miteinander oder mit Lebendimpfstoffen möglich; kein Mindestabstand zu Tot- oder Lebendimpfstoffen einzuhalten
- Lebendimpfstoffe: Simultane Impfung möglich; sonst 4 Wochen Abstand zur vorherigen Lebendimpfung
- Vor elektiven Operationen: Mindestabstand 3 Tage für Totimpfstoffe und 14 Tage für Lebendimpfstoffe
- Bei Asylsuchenden mit fehlendem Impfschutz oder unklarem Status: Beginn der Immunisierung mit priorisiertem Schema frühzeitig nach Ankunft (Tab. 9.12), anschließend zügige Komplettierung
- Impfungen bei Immundefizienz: Veröffentlichung von Ehl et al. im Bundesgesundheitsblatt (Abschn. 9.4)

9

Literatur

AWMF (2015) Therapie entzündlicher Erkrankungen der Gaumenmandeln – Tonsillitis. http://www.awmf.org/uploads/tx_szleitlinien/017-024l_S2k_Tonsillitis_Gaumenmandeln_2015-08_01.pdf. Zugegriffen am 30.11.2018

AWMF (2017) S2k-Leitlinie „Management der ambulant erworbenen Pneumonie bei Kindern und Jugendlichen (pädiatrische ambulant erworbene Pneumonie, pCAP)". https://www.awmf.org/uploads/tx_szleitlinien/048-013l_S2k_pCAP_ambulant_erworbene_Pneumonie__Kinder_Jugendliche_2017-06.pdf. Zugegriffen am 30.11.2018

Berner R, Bialek R, Forster J et al (2018) DGPI Handbuch – Infektionen bei Kindern und Jugendlichen, 7. Aufl. Thieme, Stuttgart

Caldwell MB, Oxtoby CDC (1994) 1994 Revised Classification System for Human Immunodeficiency Virus Infection in Children Less Than 13 Years of Age. MMWR 43(RR-12):1–10

CDC (2014) Revised Surveillance Case Definition for HIV Infection — United States, 2014. MMWR 63(RR03): 1–10

Deutsche Gesellschaft für Tropenmedizin und internationale Gesundheit (2018) Empfehlungen und Leitlinien. https://www.dtg.org/empfehlungen-und-leitlinien. Zugegriffen am 30.11.2018

Ehl S, Bogdan C, Niehues T et al (2018) Impfen bei Immundefizienz. Bundesgesundheitsbl 61:1034–1051. https://link.springer.com/content/pdf/10.1007%2Fs00103-018-2761-8.pdf. Zugegriffen am 30.11.2018

Feigin, Cherry's (2019) Textbook of pediatric infectious diseases, 8. Aufl. Elsevier, Amsterdam

Feiterna-Sperling C, Brinkmann F, Adamczick C et al (2017) S2k-Leitlinie zur Diagnostik, Prävention und Therapie der Tuberkulose im Kindes- und Jugendalter. Pneumologie 71:629–680

Mandell, Douglas, Bennett's (2014) Principles and practice of infectious diseases, 8. Aufl. Elsevier, Amsterdam

Manson's (2013) Tropical medicine, 23. Aufl. Elsevier, Amsterdam

Papan C, Tenenbaum T, Rudolph H (2018) 6-fach-Impfstoffe und Pertussis- impfung – was gibt es Neues? Kinderärztliche Praxis 89, Sonderheft „Impfen"

Rawlinson WD, Boppana SB, Fowler KB et al (2017) Congenital cytomegalovirus infection in pregnancy and the neonate: consensus recommendations for prevetion, diagnosis, and therapy. Lancet Infect Dis 17:e177–e188

Schauwvlieghe AFAD, Rijnders BJA, Philips N et al (2018) Invasive aspergillosis in patients admitted to the intensive care unit with severe influenza: a retrospective cohort study. Lancet Respir Med 6:782–792

Ständige Impfkommission (2018) Empfehlungen der Ständigen Impfkommission (STIKO) am Robert Koch-Institut. Epid Bull 34:335–382

Tenenbaum T, Adam R, Agyeman P et al (2018) Meningitis. In: Berner R, Bialek R, Forster J et al (Hrsg) DGPI-Handbuch, 7. Aufl. Thieme, Stuttgart

Wilkins AL, Steer AC, Smeesters PR, Curtis N (2017) Toxic shock syndrome – the seven Rs of management and treatment. J Infect 74(Suppl 1):S147–S152

Allergologie

Susanne Lau

C. Papan, L. T. Weber (Hrsg.), *Repetitorium Kinder- und Jugendmedizin*,
https://doi.org/10.1007/978-3-662-56790-6_10

10.1 Atopie und Allergie

- Die Begriffe „Atopie“ und „Allergie“ werden oft synonym verwendet
  - **Atopie**: Bereitschaft allergisch zu reagieren
  - **Allergie**: Eine klinische meist IgE-vermittelte Unverträglichkeits- bzw. Hypersensitivitätsreaktion, also immunologisch bedingte klinische Symptome
  - **Sensibilisierung**: Nachweis von spezifischem IgE direkt in vitro im Patientenserum oder aber indirekt durch einen Haut-Pricktest
- Atopische Erkrankungen wie das atopische Ekzem (auch atopische Dermatitis, Neurodermitis), die Nahrungsmittelallergie, das Asthma bronchiale und die allergische Rhinokonjunktivitis (Heuschnupfen) stellen die häufigsten chronischen Erkrankungen im Kindesalter dar

10

- Das atopische Ekzem und Asthma bronchiale treten mit und ohne Allergie auf (► Kap. 18). Die höchste Inzidenz (Neuauftreten) für die atopische Dermatitis finden wir im ersten Lebensjahr und für Asthma bronchiale zwischen 5–7 Jahren (jungenwendig) sowie mit kleinem Peak in der Pubertät, besonders bei Mädchen (◘ Abb. 10.1)
- Heuschnupfen zeigt die höchste Inzidenz im Schulalter mit der höchsten Prävalenz im jungen Erwachsenenalter
- Sehr junge Kinder mit atopischen Ekzem haben zu ca. 40–50 % eine spezifische Sensibilisierung gegen Nahrungsmittelallergene, wovon etwa 50 % der Sensibilisierungen klinisch relevant ist

  Beide Erkrankungen haben aber eine organspezifische Ätiologie, die über eine Allergie hinausgeht
- Allergischer oder atopischen Marsch: Mehrere Organsysteme sind in zeitlicher Abfolge von einer allergischen Entzündungsreaktion betroffen, z. B. zuerst atopisches Ekzem und Nahrungsmittelallergie im Säuglingsalter und später im Schulalter allergisches Asthma bronchiale

▪▪ Prävalenz

- Die Prävalenz des Asthma bronchiale bei Kindern und Jugendlichen in Mittel- und Nordeuropa liegt bei ca. 5–8 %, in den angloamerikanischen Ländern bei 10–20 %. 75 % der Kinder mit Asthma bronchiale haben Sensibilisierungen gegen

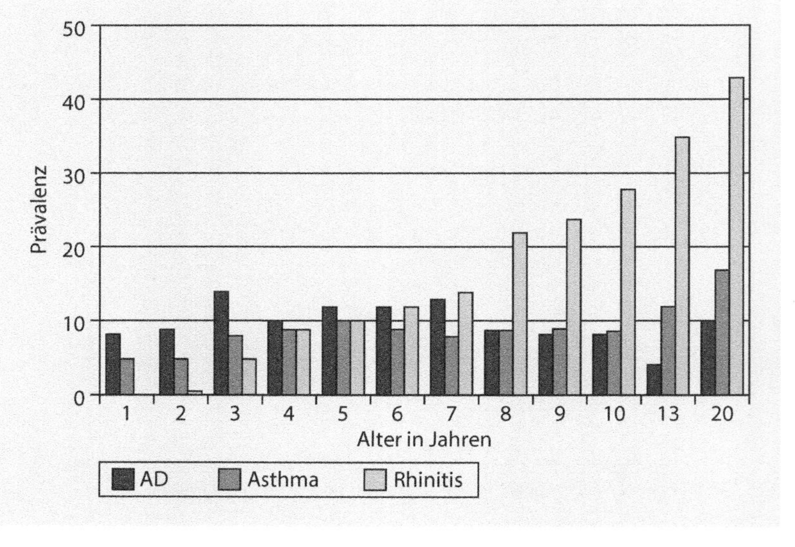

◘ **Abb. 10.1** Prävalenz atopischer Erkrankungen in der Multizentrischen Allergiestudie MAS

Inhalationsallergene, die oft auch klinisch relevant sind
- Die allergische Rhinitis kommt bei 25–35 % aller Schulkinder bzw. Jugendlicher vor. Wichtige auslösende Allergene in Deutschland sind Pollen (Frühblüher, Gräser) und Hausstaubmilben (Dermatophagoides pteronyssinus und farinae)
- Die atopische Dermatitis betrifft ca. 5–8 % aller Kinder. Sie hat eine gute Spontanremission, insbesondere, wenn keine frühkindliche Nahrungsmittelallergie bzw. Sensibilisierung vorliegt
- Ca. 2–4 % aller Säuglinge und Kleinkinder in Deutschland haben eine Nahrungsmittelallergie, 1990 waren lediglich 0,5 % betroffen

10.1.1 Immunologische Grundlagen

- Die klassische Typ-I-Reaktion ist eine Reaktion vom Soforttyp (nach Coombs u. Gell) bei allergischer Sensibilisierung und wird durch spezifische IgE-Antikörper vermittelt, die über den Fc-Teil an hochaffine IgE-Rezeptoren binden können und nach Bindung eines Allergens durch mindestens 2 rezeptorgebundene IgE-Moleküle („Bridging“) zur Aktivierung von Effektorzellen (Mastzellen, basophile Granulozyten) mit entsprechender Mediatorfreisetzung führen
- Diese Mediatoren (Histamin, Leukotriene, Tryptase etc.) binden wiederum an Rezeptoren und lösen typisch allergische Symptome wie Juckreiz, Rötung, Schwellung, Bronchospasmus, Hypersekretion und Vasodilatation aus und entspricht der **Frühphase** der Reaktion vom Soforttyp
- Im weiteren Verlauf (**Spätphase**; ca. 6–8 h nach Frühphase) können dann auch andere Immunzellen chemotaktisch oder durch Hochregulation von Adhäsionsmolekülen in Gefäßen angelockt und aktiviert werden, so z. B. eosinophile Granulozyten und T-Lymphozyten, die TH2-Rezeptoren exprimieren.

Die Frühphase (erste 2–6 h) der allergischen Entzündungsreaktion ist von Mastzellen und deren Mediatoren bestimmt, die Spätphase (6–24 h) von einem allergischen Entzündungsinfiltrat, das von eosinophilen Granulozyten bestimmt wird.

10.1.2 Allergene

- Allergene sind natürlich vorkommende Proteine oder Glykoproteine, meist ≥10 kD
- Allergenextrakte werden gemäß WHO und International Union of Immunological Societies nach einem Nomenklatursystem benannt und abgekürzt mit den ersten 3 Buchstaben des lateinischen Namens der Allergenquelle, gefolgt vom ersten Buchstaben des Speziesnamens (▶ www.allergen.org). Die Allergeneinzelkomponenten werden dann in der chronologischen Reihenfolge ihrer Entdeckung mit arabischen Ziffern durchnummeriert. Beispiel: Bet v 1: Majorallergen der Birke Betula verrucosa Nummer 1 (Warzenbirke)
- Majorallergene sind Allergene, gegen die mindestens 50 % aller gegen die Allergenquelle sensibilisierten Patienten spezifisches IgE aufweisen. Für die Birke stellt Bet v 1 das Majorallergen dar. Ähnlich ist bei Katze (Felis domesticus) das Fel d 1 das Majorallergen. Bei Hausstaubmilbe Dermatophagoides pteronyssinus sind Der p1 und 2 Majorallergene
- Basierend auf biologischen Funktionen der Allergene fasste man Allergene zu Familien zusammen. Bet v 1 gehört zu den PR-10-Molekülen bzw. der „Pathogenesis-related“-Proteinfamilie, die in hohen Konzentrationen in Pollen, Samen und Früchten vorkommen und aufgrund der Kreuzreaktivität, zwischen Pollen von frühblühenden Bäumen, Apfel, Birne, Steinfrüchten, Sellerie, Karotte, Soja und Erdnuss als Panallergene bezeichnet wird (◘ Tab. 10.1)
- IgE-Bindungsstellen auf Molekülen sind entweder Sequenzepitope (Abschnitte der

Tab. 10.1 Wichtige Nahrungsmittelallergene. [Nach: Vieths S et al. (2014) Allergien bei Kindern und Jugendlichen. Schattauer, Stuttgart]

Nahrungsmittel	Allergen	Hitzestabil
Erdnuss	Ara h 1 (7S-Globulin:Vizilin)	Ja
	Ara h 2 (2S-Albumin:Conglutin)	Ja
	Ara h 3 (11S-Globulin: Glyzinin)	Ja
	Ara h 8 (Bet v 1-Homolog)	Nein
	Ara h 9 (LTP)	Ja
Haselnuss	Cor a 1 (Bet v 1-Homolog)	Nein
	Cor a 2 (Profilin)	Nein
	Cor a 9 (11s-Globulin: Legumin)	Ja
	Cor a 14 (2S-Albumin)	Ja
Cashew	Ana o 3	Ja
Pfirsich	Pru a p 3 (LTP)	Ja
Weizen	Tri a 19 (w-5-Gliadin)	Ja
Kabeljau	Gad c 1 (Parvalbumin)	Ja
Garnele	Pen i 1 (Tropomyosin)	Ja
Kuhmilch	Bos d 8 (Kaseine)	Ja
	Bos d 5 (β-Lactoglobulin)	Nein
	Bos d 4 (α-Lactalbumin)	Nein
Hühnerei	Gal d 1 (Ovomukoid)	Ja
	Gal d 2 (Ovalbumin)	Nein
Soja	Gly m 4 (Bet v 1-Homolog)	Nein
	Gly m 5 und m 6	Ja

10

Primärstruktur) oder Konformationsepitope (diskontinuierlich durch Tertiärstruktur im Raum). Letztere sind empfindlich gegen Denaturierung

„Kreuzreaktivität" oder „Kreuzallergie" meint, dass homologe Allergenstrukturen in unterschiedlichen Allergenquellen von IgE gleicher Spezifität erkannt werden. Dieses Phänomen kommt besonders bei der pollenassoziierten Nahrungsmittelallergie vor.

10.2 Klinische Manifestationen

10.2.1 Anaphylaxie

Definition

Anaphylaxie bezeichnet eine systemische, schwere allergische Reaktion, meist mit Beteiligung der Atemwege und/oder des Kreislaufs, die häufiger bei Insektengift-, Medikamenten- und Nahrungsmittelallergikern auftreten kann. Als Marker für eine Typ-I-Reaktion mit Mastzellaktivierung findet man noch einige Stunden nach dem anaphylaktischen Ereignis erhöhte Tryptasewerte im Blut (>20 µg/l). Es gibt verschiedene Klassifikationen. Die gebräuchlichste ist nach wie vor die nach Müller bzw. Ring und Meßmer (Tab. 10.2).

Klinik

Bei der Anaphylaxie können Haut, Schleimhäute (Magen- und Darmtrakt), bronchiale, nasale, konjunktivale Schleimhaut sowie das Herz-Kreislauf-System betroffen sein (Abb. 10.2), ► www.agate.de. Typische Symptome sind:

- Haut: Urtikaria, Flush, Angioödem, Juckreiz (initial auch palmar, plantal, genital)
- Atemwege: Stridor, Bronchospasmus, Tachy-/Dyspnoe, Husten
- Magen- und Darmtrakt: Bauchschmerzen, Diarrhö, Übelkeit, Erbrechen
- Kreislauf: Tachykardie, Blutdruckabfall, Schwitzen

Tab. 10.2 Anaphylaxiestadien nach H. L. Müller bzw. Ring u. Messmer

	Hautsymptome	Gastrointestinal	Respiratorisch	Kreislauf
Grad I	Ja	Nein	Nein	Nein
Grad II	Ja	Ja	Allenfalls Husten, Heiserkeit	Nein
Grad III	Ja	Ja	Ja	Nein
Grad IV	Ja	Ja	Ja	Ja

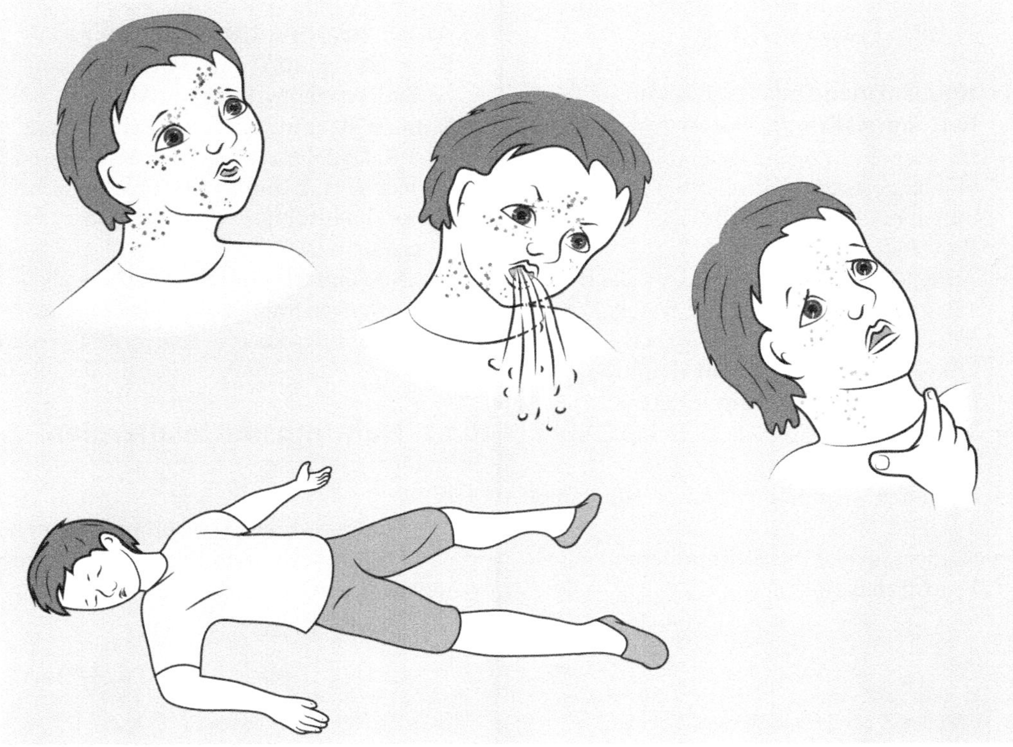

Abb. 10.2 Stadien der Anaphylaxie. (Mod. nach Arbeitsgemeinschaft Anaphylaxie, Training und Edukation e.V., AGATE)

Bei der Mastozytose, insbesondere bei der seltenen systemischen Form, kann es zu anaphylaktischen Reaktionen kommen durch Spontanaktivierung der Mastzellen. Vor Stress wie z. B. Operationen sollten daher keine triggernde Narkotika verwandt werden und eine Prämedikation mit Antihistaminika und Kortikosteroiden erfolgen. Bei jungen Kindern ist die häufigste Form der Mastozytose die Urtikaria pigmentosa als kutane Form. Sie hat eine hohe Spontanremissionsrate und ist benigne

Notfallmanagement (zu Hause/unterwegs)

- Adrenalin (Autoinjektor i.m.): 7–24 kgKG 150 µg, 25–50 kgKG 300 µg, >50 kgKG 500 µg
- Pulmonale Symptome: 2 Hübe Salbutamol à 100 µg

- Gabe von Cetirizin (o.a.) p.o. bis 30 kgKG 5 mg, darüber 10 mg
- Kortisongaben:
  - Prednison- oder Prednisolonzäpfchen 100 mg bei Säuglingen und Kindern bis zu 4–5 Jahre
  - Ab 2 Jahren ggf. Betamethasonsaft (0,5 mg/ml) 0,3 mg/kgKG, bei 10 kgKG: 2–4 mg, bei 20 kgKG 6–8 mg bzw. Prednisolon- (2 mg/kgKG) oder Dexamethasonsaft (0,15–0,3 mg/kgKG)
  - Prednisolontabletten ab 25–50 kgKG 50 mg, darüber 100 mg

▪▪ Notfallmanagement (stationär, Rettungsstelle oder Notarzt)

- Intravenösen Zugang legen (bei doppelblinden, placebokontrollierten Nahrungsmittelprovokationen, DBPCFC, schon vor Provokation)
- Adrenalin (Autoinjektor i.m.): 7–24 kgKG 150 µg, 25–50 kgKG 300 µg, >50 kgKG 500 µg. Ggf. wiederholen bzw. i.v. 10 µg/kgKG (1 mg Adrenalin auf 10 ml NaCl 0,9 % verdünnt, langsam spritzen)
- Volumen (NaCl 0,9 %): 20 ml/kgKG als Bolus i.v.
- Pulmonale Symptome: 2 Hübe Salbutamol à 100 µg
- Stridor: Inhalation mit Suprarenin 1 ml als Feuchtinhalation
- Fenistil (Demetinden 4 mg/4 ml: 0,1 mg/kgKG) und Tavegil (Clemastin 2 mg/2 ml: 0,03 mg/kgKG) i.v.: erst ab 1 Jahr zugelassen
- Prednisolon 2–5 mg/kgKG i.v.
- Sauerstoff bei Bedarf
- Jeder Patient nach bzw. mit einem erhöhten Risiko für eine Anaphylaxie sollte mit einem Notfallpass und -plan sowie entsprechenden Medikamenten ausgestattet und in den Gebrauch eingewiesen werden
- Ab stattgehabter anaphylaktischer Reaktion von Grad II nach Ring u. Meßmer (◘ Tab. 10.2) bzw. IIB nach Niggemann/Beyer (◘ Tab. 10.3) bzw. Allergien gegen besonders anaphylaktogene Allergene wie Erdnuss, Baumnüsse, Fisch, Schalentiere oder Risikofaktoren wie Mastozytose und begleitendes Asthma bronchiale sollte ein **Adrenalinautoinjekt**or gewichtsadaptiert verordnet werden
- Das Notfallmanagement kann in Anaphylaxieschulungen trainiert werden, Material kann über info@daab.de angefordert werden

10

10.2.2 Nahrungsmittelallergien

▪▪ Klinik

- Es gibt verschiedene Erscheinungsformen einer Nahrungsmittelunverträglichkeit, die sowohl unterschiedliche Mechanismen

◘ Tab. 10.3 Einteilung allergischer und systemisch-allergischer Reaktion als modifizierte Anaphylaxieeinteilung nach Beyer u. Niggemann

Grad I	Grad II		Grad III		
Lokalreaktion	Milde bis moderate systemische Reaktion		Schwere systemische (= anaphylaktische) Reaktion		
Grad I	**Grad IIA**	**Grad IIB**	**Grad IIIA**	**Grad IIIB**	**Grad IIIC**
Lokalreaktion	Haut oder Gastrointestinaltrakt	Haut und Gastrointestinaltrakt	Respiratorische Symptome oder kardiovaskuläre Symptome	Schwere respiratorische Symptome und/oder schwere kardiovaskuläre Symptome: Schock	Reanimation, Atem- und/oder Kreislaufinsuffizienz

(stoffwechselbedingte Zuckerunverträglichkeit versus Immunreaktion gegen Fremdeiweiß) als auch Altersabhängigkeiten aufweisen

Hier geht es ausschließlich um immunologisch bedingte Unverträglichkeiten, also Allergien (◘ Tab. 10.4)

- Die meisten Kinder mit vermuteter Nahrungsmittelallergie in den ersten 3 Jahren leiden an einem atopischen Ekzem → ein Kind mit atopischem Ekzem hat ein 5-fach erhöhtes Risiko eine Nahrungsmittelallergie zu entwickeln. Von den vermuteten Nahrungsmittelallergien bewahrheiten sich meist nur maximal 20 %
- Die häufigsten Nahrungsmittelallergien des jungen Kindesalters richten sich gegen:
  - Erdnüsse, Baumnüsse, Kuhmilch, Hühnerei, Weizen und seltener Fisch, Samen (Sesam) und Soja
- In jedem Falle ist die ausführliche Anamnese eine Basis für die weiterführende Diagnostik. Hier sollten die **6 „W" Fragen** abgefragt werden:
  - **w**elches Lebensmittel, **w**ann gegeben, **w**ie oft reproduzierbar, **w**elche Menge, **w**elche Art von Symptomen, **w**elche zeitliche Nähe zur Ingestion
- Die meisten Nahrungsmittelallergien sind IgE-vermittelt. Die Symptome können Haut, Atemwege, den Gastrointestinaltrakt, die Atemwege, das Herz-Kreislaufsystem und das ZNS (extreme Müdigkeit oder „imparative sleepiness") betreffen
- Es gibt aber auch durchaus nicht-IgE-vermittelte Unverträglichkeiten, die am ehesten T-Zell-vermittelt sind

▪▪ Diagnostik

(▶ Kap. 51: ▶ Abschn. 51.2)

- Häufig gibt es bereits bei vollgestillten Kindern mit atopischem Ekzem einen allergologischen Test (spezifisches IgE, Haut-Pricktest), der positive und negative Befunde aufweist. Die positiven immunologischen Befunde gilt es hinsichtlich der klinischen Relevanz zu überprüfen, insbesondere, wenn noch kein direkter Kontakt zu dem entsprechenden Lebensmittel bestand. Dies geschieht i. d. R. mit der doppelblinden, placebokontrollierten Nahrungsmittelprovokation (DBPCFC), die titriert durchgeführt wird und nach wie vor der Goldstandard ist (▶ Tab. 51.3). Trotz verbesserter komponentenbasierter IgE-Diagnostik, ist die Prädiktion einer Nahrungsmittelallergie noch immer nicht 100 % (▶ Abschn. 51.2)
- Hat das Kind (mit oder ohne atopisches Ekzem) ein verdächtigtes Nahrungsmittel schon verzehrt und reproduzierbar Symptome gehabt (z. B. Ekzemverschlechterung oder eindeutige Zeichen für eine Sofortreaktion wie Urtikaria, Flush, Erbrechen bzw. Atemsymptome, Schlappheit), dann sollte eine Karenz erfolgen. Bei Unklarheiten (z. B. nicht reproduzierbare Symptome) oder Reevaluierung nach Karenz erfolgt dann eine stationäre DBPCFC. ◘ Abb. 10.3 zeigt den diagnostischen Pfad für die Diagnostik der Nahrungsmittelallergie

▪▪ Therapie und Aspekte des Alltags

- Die strikte Karenz der positiv getesteten Nahrungsmittel ist i. d. R. die Therapie der Wahl (mit Ausnahme der pollenassoziierten Nahrungsmittelallergien)
- Für die IgE-vermittelte Kuhmilch- und Hühnereiallergie liegen die Remissionsraten nach 1 Jahr Karenz bei über 50 %, noch besser sieht es für die nicht-IgE-vermittelten Nahrungsmittelallergien aus, wie z. B. auch die eosinophile Proktokolitis. Für die Erdnuss- und Baumnussallergie liegt die Spontanremissionsrate z. B. für die Erdnuss- und Haselnussallergie nach 3 Jahren nur bei 20 %
- **› Reaktionsschwellen können sich durch verschiedene Augmentationsfaktoren wie Infekte oder körperliche Belastung, Menstruation, Alkohol, Medikamente verändern**
- „Lose Ware" unterliegt zwar auch der Kennzeichnungspflicht, ist aber immer

Tab. 10.4 Erscheinungsformen der immunologisch vermittelten Nahrungsmittelunverträglichkeiten im Kinder- und Jugendalter

	Immunmechanismus	Symptome	Häufige Auslöser	Typisches Alter	Labordiagnostik
Klassische Nahrungsmittelallergie mit Sofort-Reaktion (1–4 h nach Ingestion)	IgE-vermittelt	Urtikaria, Stridor, Bronchospasmus, Erbrechen, Durchfall	Kuhmilch, Hühnerei, Fisch, Soja, Weizen, Erdnuss, Baumnuss, Sesam	6 Monate bis Kleinkindalter, für Fisch, Baum- und Erdnuss bis in das Erwachsenenalter	Spezifische IgE, Haut-Pricktest
Verzögerte ahrungsmittelassoziierte Reaktion	T-zellulär	Bauchschmerzen, Durchfall, Ekzemverschlechterung	Kuhmilch, Hühnerei, Weizen	6 Monate bis Erwachsenenalter	Oft negativ
Eosinophile Proktokolitis	Eosinophile Entzündung	Blutbeimengungen im Stuhl, Gedeihstörung, häufiges Weinen nach der Mahlzeit	Kuhmilch, aber auch andere manchmal	Säuglinge	Oft negativ
Eosinophile Ösophagitis	Eosinophile Entzündung	Schluckstörungen, Oberbauch- bzw. retrosternale Beschwerden, Regurgitation, Gewichtsverlust	Kuhmilch, Hühnerei, Weizen, Fisch, Soja, Baumnüsse, Erdnuss	Schulkinder und Jugendliche, Erwachsene	Kann positiv oder negativ sein
FPIES	Unterschiedlich	Profuses Erbrechen und heftige Durchfälle, starke abdominelle Beschwerden, Blässe, Schwäche, Kreislaufreaktion	Kuhmilch, Hühnerei, Weizen	Kleinkinder	Kann positiv oder negativ sein
Pollenassoziierte Nahrungsmittelallergie	IgE-vermittelt	Mundschleimhautaffektion, Gaumenjucken, Lippenschwellung, Zungenbrennen, Bläschen	Stein- und Kernobst, Baumnüsse, auch Erdnuss	Schulkinder, Jugendliche, Erwachsene	Positiv gegen Frühblüher (Bet v 1 = PR-10-Allergene)

FPIES Nahrungsproteininduzierte Enterocolitis-Syndrom („food protein-induced enterocolitis syndrome")

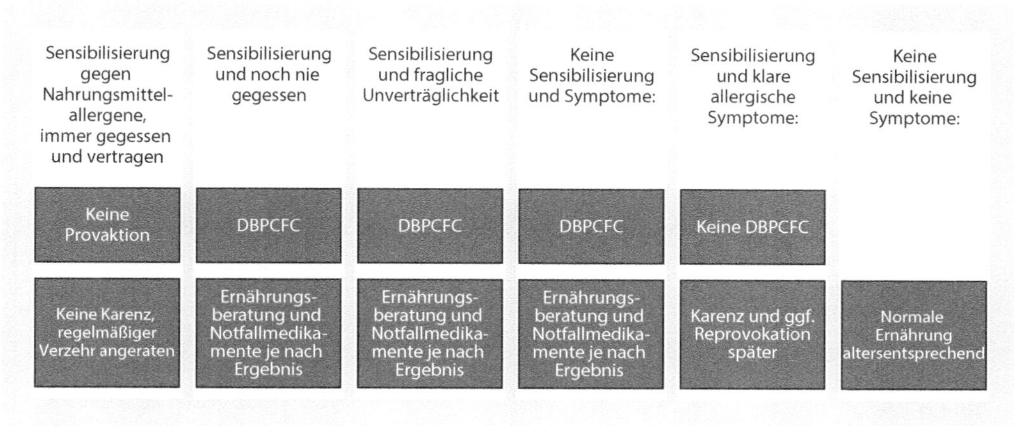

Abb. 10.3 Vorgehen bei Verdacht auf Nahrungsmittelallergie

noch oft Ursache für anaphylaktische Reaktionen bei Nahrungsmittelallergikern aufgrund ungenügender Information. Nach deutscher Lebensmittelkennzeichnungsverordnung (LMKV) und EU-Verordnung 1169/2011 ist die Nennung folgender allergener Zutaten auf Fertigprodukten vorgeschrieben:
- Glutenhaltiges Getreide
- Krebstiere
- Eier
- Fische
- Erdnüsse
- Sojabohne
- Milch
- Schalenfrüchte (Baumnüsse)
- Sellerie
- Senf
- Sesam
- Lupine
- Sulfite und Schwefeldioxid ab einer Konzentration von 10 mg/l bzw. 10 mg/kg
- Weichtiere

10.2.2.1 Pollenassoziierte Nahrungsmittelallergien

- Bei Schulkindern und Jugendlichen kann insbesondere bei Frühblüherallergie (Birke, Erle, Hasel) eine Unverträglichkeit mit oromukosalen Symptomen (Lippenschwellung, Zungenkribbeln oder -brennen, Bläschenbildung der Mundschleimhaut, Globusgefühl, Gaumenjucken) nach Ingestion bestimmter Nahrungsmittel, die Strukturhomologie zum Hauptallergen der Birke Bet v 1 aufweisen. Dieses sog. PR-10-Allergen (Pathogenesis-related-Protein) ist hitzelabil und findet sich in Kern- und Steinobst, Karotten, Soja, Erdnuss und Baumnüssen
- Orale Allergiesymptome treten klassischerweise bei genannter Kreuzreaktion beim Verzehr roher Lebensmittel auf, bei gekochten bzw. erhitzten Produkten (Kuchen, Apfelmus oder -saft) werden sie nicht beobachtet

10.2.3 Allergische Rhinitis/ Rhinokonjunktivitis

Einteilung
- Die allergische Rhinitis (AR) bzw. Rhinokonjunktivitis (ARK) ist die häufigste Manifestation einer Atemwegsallergie; unterhalb des 2. Lebensjahrs kaum vorhanden
- Hinsichtlich **saisonaler Symptome** sind die häufigsten verursachenden Allergien gegen Pollen gerichtet.
  - In Nord- und Mitteleuropa spielen Frühblüher wie Birke, Hasel, Erle sowie auch Gräser- und Beifußpollen eine

Rolle. In südlicheren Ländern auch Oliven- und Parietariapollen
  - Seltener sind auch saisonale Schimmelpilze für Rhinitissymptome im Juli und August verantwortlich, z. B. Alternaria alternata und Cladosporium herbarium
  - Bei Kindern spielt eine Allergie gegen Taubenkraut (Ambrosie oder „Ragweed") eine untergeordnete Rolle und muss nicht routinemäßig mitgetestet werden
- Bei ganzjähriger Symptomatik steht die Hausstaubmilbe Dermatophagoides pteronyssinus und farinae im Vordergrund, danach sind aber auch Tierallergien gegen Felltiere (Katze, Hund, Kaninchen, Meerschweinchen, Pferd) von Bedeutung
- Ein Heuschnupfen bzw. eine ganzjährige Rhinitis kann zu erheblicher Minderung der Lebensqualität führen und ist auch mit Leistungsminderung bei Prüfungen und im Arbeitsalltag vergesellschaftet
- Schweregradeinteilung der allergischen Rhinitis nach den ARIA-Guidelines:
  1. Intermittierend (<4 d/Woche oder <4 Wochen im Jahr) versus persistierend
  2. Leicht (normaler Schlaf, keine Probleme bei Schule, Arbeit, Freizeitaktivitäten, keine störenden Symptome) versus mäßig-schwer
- Ca. 40 % der Kinder und Jugendlichen mit allergischer Rhinitis entwickeln im Verlauf ein allergisches Asthma bronchiale (Etagenwechsel) oder weisen von Anfang an parallel zur allergischen Rhinitis bereits eine bronchiale Überempfindlichkeit auf. Viele Autoren betrachten die oberen und unteren Atemwege als „united airways" oder auch als „one airway – one disease". Daher bei jedem Patienten mit allergischer Rhinitis auch die unteren Atemwege untersuchen (Auskultation, Lungenfunktion, Symptomerfragung)

10

Diagnostik

- Anamnese, Häufigkeit, zeitliche Assoziation (saisonal, perennial, Assoziation zu Infekten oder Allergenexposition) und Art der Beschwerden (Fließschnupfen, Nasenobstruktion, Ansprechen auf antiallergische Medikamente, Juckreiz bzw. „allergischer Salut" bei saisonaler AR) sind wegweisend
- Eine Testung auf spezifische Sensibilisierung gegen Inhalationsallergene sollte in jedem Falle bei saisonaler oder perennialer allergischer Rhinitis, saisonaler Konjunktivitis oder Rhinokonjunktivitis erfolgen (▶ Abschn. 51.2)

Klinik

- Allergische Rhinitis (AR)
  - Blasse oder livide ödematöse Schwellung der Nasenschleimhaut besonders im Bereich der unteren und mittleren Nasenmuschel sowie wässrigen Sekret in der anterioren Rhinoskopie. Ggf. behinderte Nasenatmung. Eosinophile Sinusitis mit Polyposis nasi bei Jugendlichen und Erwachsenen möglich
- Allergische Konjunktivitis
  - Tränenfluss und Gefäßinjektion der Konjunktiven, Chemosis, Lidschwellung, Juckreiz, Photophobie

Therapie

- Perenniale Allergie z. B. gegen Hausstaubmilben und Felltiere →Karenzmaßnahmen
- Pharmakotherpapie:
  - Topisch:
    - Cromoglyzinsäure (DNCG): Augentropfen, Nasenspray
    - Antihistaminika: Augentropfen, Nasenspray
    - Steroide als Nasenspray
  - Systemisch: Nichtsedierende H1-Blocker wie Desloratadin, Loratadin, Cetirizin, Levocetirizin
- Bei Pollen- und/oder Hausstaubmilbenallergie steht die spezifische Immuntherapie zur Verfügung und kann ggf. auch sekundär präventiv wirken (Etagenwechsel, Neusensibilisierung), ▶ Abschn. 59.2

10.2.4 Allergisches Asthma bronchiale

Definition und Klinik

- Häufige, anfallsartige reversibel obstruktive Erkrankung der unteren Atemwege
- Im Säuglings- und Kleinkindesalter infekt- bzw. virusassoziiert gibt (z. B. RSV oder Rhinovirus-assoziiert)
- Im Kindes- und Jugendalter häufig allergisch bzw. Mischtyp aus allergischen, belastungs- und infektabhängigen Beschwerden. Man unterscheidet bei den allergischen Triggern saisonale (Pollenasthma) und perenniale (Hausstaubmilbe, Tiere)
- Risikofaktoren für die Entstehung und Persistenz eines allergischen Asthma bronchiale sind:
  - Elterliche Asthma- bzw. Atopieanamnese
  - Frühe atopische Dermatitis und Sensibilisierung gegen Nahrungsmittel- und/oder Inhalationsallergene
  - Frühkindliche gehäufte und auch schwere obstruktive Bronchitiden bzw. Bronchiolitis im ersten Lebensjahr, wobei dies eher die Suszeptibilität und Entzündungsbereitschaft der Atemwege widerspiegelt bzw. eine „second hit"-Hypothese angenommen wird
  - Multiple „trigger wheeze" (Infekte, Allergene, körperliche Belastung)
  - Männliches Geschlecht
  - Mütterliches Rauchen während der Schwangerschaft

Einteilung

Schweregradeinteilungen

- Mild (intermittierend), moderat (persistierend) und schwer (persistierend) bzw. mit Zwischenstufen (mild, mild/moderate, moderate, moderate/severe, severe)
- Neuere Klassifikationen wie GINA (Global Initiative for Asthma): Kontrolliert, teilweise kontrolliert und unkontrolliert (◘ Tab. 10.5). Für diese Einteilung wird ein Asthmakontrolltest (ACT) ausgefüllt und je nach Symptomintensität soll die Therapie gleichbleiben, intensiviert und reduziert werden („step-up, step-down")
- Im symptomfreien Intervall sind lungenfunktionelle Untersuchungen meist unauffällig
- Remissionsrate des allergischen Asthma bronchiale im Kindesalter hängt von verschiedenen Faktoren ab: Schweregrad, Geschlecht, bronchiale Hyperreaktivität und Atopie → viele Allergien, höherer Schweregrad, häufige Exazerbationen und weibliches Geschlecht sprechen eher gegen Remission
- Kinder mit Nahrungsmittelallergie und allergischem Asthma bronchiale haben ein erhöhtes Anaphylaxierisiko bei akzidentellem Verzehr des entsprechenden Nahrungsmittelallergens
- Zur Verordnung von Inhalationsmedikamenten gehört in jedem Fall eine Inhalationsschulung
- Ursächlich für das Asthma bronchiale ist eine Entzündungsreaktion, die beim allergischen Asthma durch Eosinophile, aber auch Lymphozyten gekennzeichnet ist. Bei der eosinophilen Inflammation ist das exhalierte Stickstoffmonoxid (NO) typischerweise erhöht (>20 ppb)

Diagnostik

- Anamnese, Lungenfunktion und Allergiediagnostik, im akuten Ereignis ist auch die körperliche Untersuchung wegweisend
- Typische **Symptome** bei der körperlichen Untersuchung:
  - Trockener Husten
  - Giemen, Pfeifen, Brummen (kann auch schleimbedingt bei akuter nichtobstruktiver Bronchitis auftreten)
  - Verlängertes Exspirium
- In der **Anamnese** sollte genau nach den Symptomen und den Kontext gefragt werden:
  - Welche Symptome: Trockener Husten, Atemnot/Dyspnoe, Engegefühl,

Tab. 10.5 GINA-Klassifikation des Asthma bronchiale

Kriterium	Kontrolliertes Asthma	Teilweise kontrolliertes Asthma	Unkontrolliertes Asthma
	(alle Kriterien erfüllt)	ein bis zwei Kriterien innerhalb einer Woche erfüllt	
Symptome tagsüber	≤2-mal pro Woche[a]	>2-mal pro Woche[a]	Drei oder mehr Kriterien des „teilweise kontrollierten Asthmas" innerhalb einer Woche erfüllt[c]
	Nein[b]	Ja[b]	
Einschränkung von Aktivitäten im Alltag	Nein[c]	Ja[c]	
Nächtliche/s Symptome/ Erwachen	Nein[c]	Ja[c]	
Einsatz einer Bedarfs-medikation/ Notfallbehandlung	≤2-mal pro Woche[a]	>2-mal pro Woche[a]	
	Nein[b]	ja[b]	
Lungenfunktion (PEF oder FEV_1)	Normal[c]	<80 % des Sollwerts (FEV1) oder des persönlichen Bestwerts (PEF)[c]	
Exazerbation[1]	Nein[c]	Eine oder mehrere pro Jahr[c]	eine pro Woche[c]

[a]Gilt für Erwachsene, [b] Kinder, [c] Allgemeine Empfehlungen
Die Angaben beziehen sich auf eine beliebige Woche innerhalb der letzten vier Wochen

Geräusche beim Atmen, Besserung nach Asthmaspray
- Welchem Anlass/welche Trigger: Allergenkontakt, Sport, Kälte, Infekte, nachts oder tagsüber
- Wie häufig bzw. in welcher Jahreszeit
- Hat ein Arzt asthmatypische Auskultationsphänomene gehört
- Wurden schon Asthmamedikamente verordnet, wenn ja: Haben sie geholfen

- Lungenfunktionell reicht i. d. R. für die Detektion einer obstruktiven Ventilationsstörung die **Spirometrie** mit der Erfassung von:
  - Forcierter Vitalkapazität (FVC), Einsekundenkapazität (FEV1) und den Flussraten der kleinen Atemwege (MEF_{25} <2 SDS des altersentsprechenden Mittelwerte)

    Tiffeneau-Index von Bedeutung (FEV1/FVC bzw. FEV1/VK), da er bei subnormalen Werten sensitiv ist, aber auch falsch positive Beurteilungen verhindert, wenn die Vitalkapzität vermindert ist, z. B. auch durch suboptimale Kooperation des Kindes beim Lungenfunktionsmanöve
  - Iin der **Bodyplethysmographie** der Atemwegswiderstand (Reff) als Maß für die Verengung der großen Atemwege und das intrathorakale Gasvolumen als Maß für die Überblähung gemessen werden
  - Ein Nachweis einer Reversibilität der obstruktiven Ventilationsstörung ist ein Kriterium bei der Diagnosestellung. Hier gilt die Verbesserung der Einsekundenkapazität von 12–15 % nach Inhalation von 2–4 Hüben eines rasch wirkenden β_2-Sympathomimetikums (RABA/SABA) als Beweis der Reversibilität. Des

Weiteren kann man in Einzelfällen auch die bronchiale Hyperreaktivität bestimmen (▶ Abschn. 51.2)
- Bei Asthma bronchiale sollte nach einer Sensibilisierung bzw. Allergie auf Inhalationsallergene (Pollen, Tierhaare, Schimmelpilze, Hausstaubmilbe) gefahndet werden ▶ Abschn. 51.2

Differenzialdiagnosen:
- Infektiologische Komplikationen mit bronchialer Obstruktion bei Immundefekten, Mukoviszidose oder primäre ziliäre Dyskinesie (PCD)
- Differenzialdiagnose bei habituellem Husten oder anfallsartiger Luftnot, die nicht gut auf Asthmamedikamente anspricht und auch eher auf die Halsregion projiziert wird, sind die dysfunktionellen respiratorischen Symptome (DRS) wie habitueller Husten, Hyperventilation, Seufzeratmung, dsyfunktionelle Atmung vom thorakalen Typ mit insuffizienter Ventilation (DATIV), vocal cord dysfunction (VCD) u. a.

Therapie
Die Therapie des allergischen Asthma bronchiale setzt sich zusammen aus:
- Pharmakotherapie
- Spezifischer Immuntherapie (▶ Abschn. 59.2)
- Allergenvermeidung
- Asthmaschulung nach DMP (Disease Management Programm)

Pharmakotherapie
Pharmakotherapeutisch stehen uns Medikamente zur **Bronchodilatation** („reliever“: schnell bzw. langwirksame β_2-Sympathomimetika – SABA/RABA bzw. LABA; Cholinergika bzw. Muscarin-Rezeptor-Antagonisten) einerseits und zur Entzündungskontrolle („controller“ oder „maintenance“), also entzündungshemmende Medikamente zur Verfügung. Die am häufigsten angewandten Medikamente gegen Asthma bronchiale im Kindes- und Jugendalter sind (◘ Abb. 10.4):

- Bronchodilatatorisch:
  - SABA: Salbutamol
  - LABA: Formoterol und Salmeterol; ormoterol hat auch einen schnellen Wirkungseintritt
  - LAMA: (long-acting-muscarin-antagonists), add-on, Tiotropiumbromid
- Antientzündliche Dauertherapie („Maintenance“):
  - Inhalativen Steroide (ICS): Budesonid, Fluticason, Beclomethason
  - Leukotrienrezeptorantagonisten (Montelukast)

Inhalationstechnik
- Alle Substanzen sollten für Kinder bis ca. zum 8. Lebensjahr als Dosieraerosol mit Inhalationshilfe verordnet werden, danach kann eine Pulverinhalation erwogen werden
- Langwirksame β_2-Sympathomimetika und inhalative Steroide sind auch als Fixkombination bei schwerem Asthma verfügbar, sollten aber eher nicht unter 6 Jahren längere Zeit verordnet werden

Weitere Therapieoptionen
- Bei schwerem, unkontrolliertem allergischem Asthma bronchiale gibt es die Möglichkeit, Anti-IgE (Omalizumab), orale Steroide (temporär!) oder in seltenen Ausnahmefällen auch Theophyllin einzusetzen (Spiegelkontrolle, geringe therapeutische Breite)
- Andere spezifische Behandlungen mit Biologika wie Anti-IL5 (Mepolizumab) oder Anti-IL13 (Lebrikizumab) sind bisher nur für das Erwachsenenalter zugelassen
- Die nationale Versorgungsleitlinie, die 2018 aktualisiert wurde, stellt sich in ◘ Abb. 10.4 dar
- Die spezifische Immuntherapie kann die Pharmakotherapie insbesondere bei Pollen- und Hausstaubmilbenallergie ergänzen (▶ Abschn. 59.2)

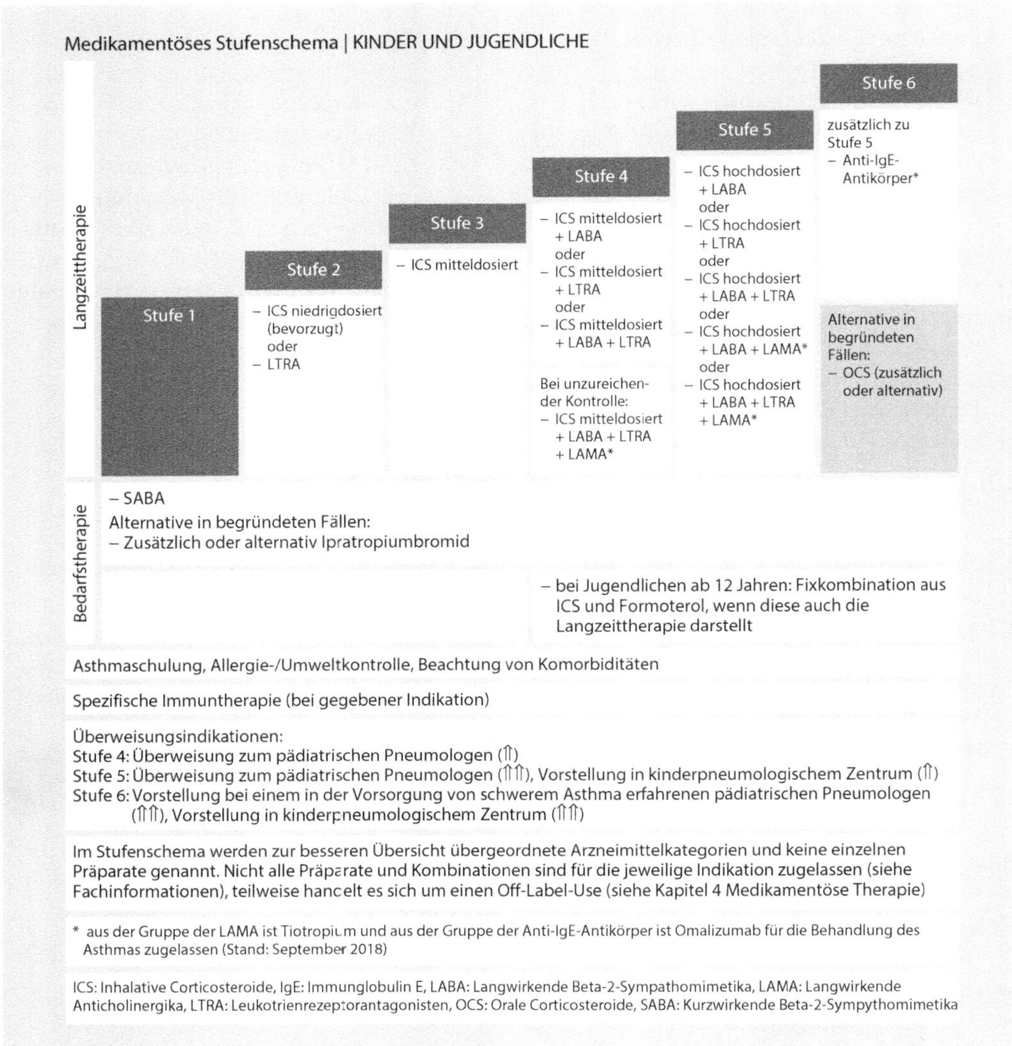

Abb. 10.4 Nationale Versorgungsleitlinie Asthma bronchiale 3. Aufl. von 2018

10.2.5 Insektengiftallergie

- Die Insektengiftallergie (Hymenopterenallergie) kommt am häufigsten als Bienen- und Wespengiftallergie vor. Hummelgift ist stark homolog zu Bienengift, während Hornissengift eher dem Wespengift ähnelt
  - Die Hauptallergene des Bienengifts sind Phospholipase A2, Hyaluronidase, saure Phosphatase und Serinprotease
  - Hauptallergene des Wespengifts sind Phospholipase A1, Hyaluronidase und Antigen 5
- Sensibilisierungsrate bei Kindern 40–50 % und bei Erwachsenen 10–25 %, insbesondere Imker zeigen eine hohe Sensibilisierungsrate, die oft klinisch nicht relevant ist
- Prävalenz systemischer Reaktionen bei Erwachsenen 0,5–3,5 %, bei Kindern 0,1–0,8 %

- Am häufigsten werden gesteigerte Lokalreaktionen (Durchmesser >10 cm) beobachtet. Bei systemischen anaphylaktischen Reaktionen kommt es fast immer auch zu einer Hautbeteiligung. Davon abzugrenzen sind systemische toxische Reaktionen nach multiplen Stichen, die mit Rhabdomyolyse, Hämolyse, ZNS-, Leber- und Nierenbeteiligung ablaufen können. Auch kann es nach Einzelstichen zu immunologischen Reaktionen wie thrombozytopenischer Purpura, Serumkrankheit sowie Vaskulitis kommen

Diagnostik

- 4–6 Wochen nach Ereignis → allergologische Testung, am besten Bestimmung von spezifischem IgE im Serum, gegen Wespen- und Bienengift. Anamnestisch gibt es oft Unklarheiten, um welches Insekt es sich gehandelt hat
- Bei Sensibilisierung gegen Biene und Wespe kann eine komponentenbasierte Diagnostik angeschlossen werden. Entweder liegt eine Kreuzreaktion von Antikörpern gegen Kohlenhydratseitenketten vor, sog. CCD (Cross-reacting carbohydrate determinants), oder eine echte Doppelsensibilisierung. Für Biene gibt es die rekombinanten Allergene Api m 1, Api m 10, für Wespe Ves v 1 und Ves v 5
- Liegt kein Nachweis von spezifischem IgE bei klarer Anamnese vor oder ist der übliche Haut-Prick-test negativ (Titrationsstufen 1, 10, 100 μg), kann eine Intrakutantestung erfolgen: beginnend mit 0,001 μg, Steigerung ggf. auf 0,01 und 0,1 μg. Bei negativem Befund ist eine klinisch relevante Allergie unwahrscheinlich

Therapie

- Bei verstärkter Lokalreaktion oder systemischer kutaner Reaktion ergibt sich für Kinder meist keine Indikation zur spezifischen Immuntherapie. Lediglich bei Anaphylaxie Grad II–IV nach Müller bzw. Ring und Messmer und eindeutiger Sensibilisierung ergibt sich eine klare Indikation zur spezifischen subkutanen Immuntherapie (SCIT; ◘ Tab. 10.6) und zur Verordnung eines Notfallsets, das einen Adrenalinautoinjektor beinhaltet

◘ Tab. 10.6 Diagnostischer Pfad der Entscheidung zur spezifischen Immuntherapie (SCIT) bei Bienen- und Wespengiftallergie

Klinik	Verstärkte Lokalreaktion (>10 cm Durchmesser)		Urtikaria		Anaphylaxie II–IV	
Labor	Spezifisches IgE +	Spezifisches IgE –	Spezifisches IgE +	Spezifisches IgE –	Spezifisches IgE positiv: 1 Insekt	Spezifisches IgE positiv: 2 Insekten
Diagnose	Allergie	Keine Allergie	Allergie	Keine Allergie	Allergie	Allergie
Weiterführende Diagnostik						Differenzierung klinischer Relevanz durch kompentenbasierte Diagnostik
Indikation zur SCIT	Keine SCIT	Keine SCIT	Keine SCIT	Keine SCIT	SCIT	SCIT gegen ein oder zwei Gifte

- Zusätzliche Risikofaktoren wie eine erhöhte Stichexposition bei Imkerfamilien oder ein gleichzeitig bestehendes Asthma bronchiale können ebenfalls die Entscheidung zu einer SCIT begünstigen

▪ **Durchführung einer Insektengifthyposensibilisierung (SIT)**

- Zur Aufsättigung Rush-Immuntherapie unter Verwendung einer wässrigen Allergenzubereitung unter stationären Bedingungen bis zur Erhaltungsdosis, die in der Regel 100 µg Gift beträgt, dann mit einer Depotlösung fortgesetzt werden
- Ein Schutz ist bei Toleranz der Erhaltungsdosis anzunehmen, die Therapie sollte über 3(–5) Jahre erfolgen. Eine Erfolgskontrolle wie Stichprovokation oder Kontrolle der Laborparameter wird nicht empfohlen
- Bei Wespengifthyposensibilisierung liegt die Erfolgsquote bei über 95 %, bei Bienengifthyposensibilisierung bei ca. 90 %
- **Cave**: Verteilung des Allergengehalts in den unterschiedlichen Extrakten differiert erheblich → Gehalt an Api m 10 in einigen Extrakten zu niedrig → Misserfolg einer SIT möglich, wenn Api m 10 als Allergen dominiert

10.2.6 Medikamentenallergie

Nicht jede Unverträglichkeitsreaktion eines Arzneimittels bzw. jede begleitende Reaktion während Anwendung eines Medikaments entspricht einer allergischen Reaktion. Vor allem Hautreaktionen in Zusammenhang mit der Gabe von oral applizierten Antibiotika werden als Allergien interpretiert, wobei in etwa 90 % der Fälle es sich nicht um eine Allergie handelt.

- Die häufigsten verdächtigten Auslöser sind Ibuprofen, β-Laktamantibiotika und etwas nachrangig auch Narkotika
- Arzneimittelüberempfindlichkeiten können IgE-vermittelt sein oder aber (in den meisten Fällen) durch andere immunologische Mechanismen verursacht sein
- Wird ein Medikament regelmäßig über Monate oder gar Jahre eingenommen und es tritt plötzlich eine Überempfindlichkeitsreaktion auf, so ist der Zusammenhang zu dem Dauermedikament unwahrscheinlich
- Das Zeitintervall zwischen Reaktion und Beginn der Einnahme beträgt klassischerweise Stunden bis 8 Wochen
- Liegt eine IgE-Sensibilisierung vor und es erfolgt eine Reexposition, dann läuft die Reaktion als typische anaphylaktische Sofortreaktion ab (Urtikaria, Atemnot, Asthma, Kreislaufreaktion)
- Es gibt auch Medikamente, die direkte Histaminliberatoren sind wie z. B. Opiode und Morphin (pseudoallergische Reaktion)

▪▪ **Klinik**

- Häufiger sind kutane Reaktionen, die 4–14 Tage nach Beginn der Therapie auftreten, z. B. makulopapulöses Exanthem oder „benign rash"
- Schwere potenziell letale Krankheitsbilder mit exfoliativen und bullösen Erscheinungen sind das Stevens-Johnson-Syndrom (SJS; < 10 % läsionale Körperoberfläche) und die toxische epidermale Nekrolyse (TEN; > 30 % läsionale Körperoberfläche), 4–28 Tage nach Therapiebeginn auftretend → stationäre oft intensivmedizinische Betreuung erforderlich. Zwischen 11 und 29 % läsionaler Haut spricht man von einem SJS/TEN-Overlap
- Selten wird bei Kindern auch die akute generalisierte exanthematische Pustolose (AGEP) beobachtet, 1–12 Tage nach Therapiebeginn, noch seltener das DRESS (drug rash with eosinophilia and systemic symptoms), Letalitätsrate von 10 %

▪▪ **Diagnostik**

- Ziel der Diagnostik ist, das unnötige Vermeiden wichtiger Medikamente zu verhindern

- Es stehen sowohl In-vivo- als auch In-vitro-Verfahren zur Verfügung. In jedem Falle sollte eine ausführliche Anamnese erfolgen: Welche Symptome in welcher zeitlichen Abfolge zur Einnahme (wann Beginn der Behandlung, wann Symptome)

  Tritt ein makulopapulöses Exanthem im Rahmen eines Infekts z. B. am zweiten Tag der Erkrankung und Einnahme von Ibuprofen auf, dann kann das Exanthem durchaus auch virusinduziert sein. Andererseits ist ein Exanthem 3 Monate nach Cotrimdauerprophylaxe eher auf andere Trigger zurückzuführen als das Medikament. Ist eine Medikamentenallergie (orale Einnahme) anamnestisch sehr unwahrscheinlich, kann unter ärztlicher Aufsicht eine Reexposition ohne vorherige immunologische Diagnostik erfolgen.
- **Bei schweren Unverträglichkeitsreaktionen (SJS/TEN, AGEP, DRESS) sollte keine in-vivo-Testung erfolgen**

  Auch bringen hier In-vitroVerfahren oft nicht wirklich einen Zusatzgewinn. Da SJS und TEN auch im Rahmen von Mykoplasmeninfektionen auftreten können, ist im Einzelfall abzuwägen, ob eine Testung eines zusätzlich verdächtigten Medikaments erfolgen soll bzw. eine LTT mit dem Medikament veranlasst wird (In-vitro-Verfahren). In jedem Fall sollte bei dem Verdacht z. B. auf ein DRESS (Eosinophilie, Transaminasenerhöhung) ein Blutbild und die Bestimmung von Leberenzymen und dem Kreatinin (interstitielle Nephritis?) erfolgen

In-vivo-Verfahren

- Haut-Prick-Test
- Intrakutantest (auch Interadermaltest genannt)
- Hier sollten nichtirritative Wirkstoffkonzentrationen verwendet werden, die eine noch ausreichende Sensitivität haben (▣ Tab. 10.7). Beide Testverfahren können bei Verdacht auf eine allergische Sofortreaktion eingesetzt werden. Der Haut-Prick-Test ist wenig schmerzhaft und für Kinder gut geeignet, allerdings weist er eine

▣ Tab. 10.7 Gebräuchliche Konzentration von Medikamenten zur Hauttestung. (Nach: Brockow et al. 2015 und Klimek et al. 2014)

Testsubstanz	Haut-Prick-Test	Intrakutantest	Epikutantest
β-Laktam-Antibiotika			
Penicilloyl-Polylysin	5×10^{-5} mM	5×10^{-5} mM	5 %
Minor-Determinanten	2×10^{-2} mM	2×10^{-2} mM	5 %
Benzylpenicillin	10.000 IU	10.000 IU	5 %
Amoxicillin	20 mg/ml	20 mg/ml	5 %
Ampicillin	20 mg/ml	20 mg/ml	5 %
Cephalosporin	2 mg/ml	2 mg/ml	5 %
Andere			
NSAR	Nativ, unverdünnt	0,1 mg/ml	10 %
Lokalanästhestika	Nativ, unverdünnt	1:10 verdünnt	-
Midazolam	5 mg/ml	0,5 mg/ml	-
Propofol	10 mg/ml	1 mg/ml	-

geringe Sensitivität auf, während der Intrakutantest eher unangenehm ist und nur dann nötig ist, wenn alle anderen In-vivo- und In-vitro-Verfahren negativ sind bei hinreichendem Verdacht auf eine Allergie
- Der Intrakutantest hat auch einen Platz in der Diagnostik von Spätreaktionen. Hier sollte dann der Test nach 24, 48, 72 bis 96 h abgelesen werden. Außerdem steht der Epikutantest für vermutete Spätreaktionen zur Verfügung

- **Provokation**
- Nach allen benigen Exanthemen (benign rash) sollte eine Provokationstestung erfolgen. In-vitro-und Hauttests sind regelhaft negativ
- Das verdächtigte Arzneimittel wird unter mehrstündiger ambulanter oder teilstationärer Überwachung in aufsteigender Dosierung und im Abstand von 30 Minuten verabreicht (i. d. R. p.o.). Möglich ist eine Titration von 1:100, 1:10 und der vollen Einmaldosis. Die Sensitivität kann erhöht werden, wenn man die therapeutische Dosierung über 2 Tage weitergibt

10

- **In-vitro-Verfahren**
- Spezifisches IgE im Serum
- Basophilen-Aktivierungs-Test (BAT)
- Lymphozytentransformtionstest (Enzyme-Linked Immuno-Spot-Assay, ELISpot)

Bei der klassischen Allergie z. B. gegen β-Laktam-Antibiotika kann ein Nachweis von spezifischem IgE gelingen. Bei eher pseudoallergischen oder anaphylaktoiden Reaktionen können zelluläre Testverfahren eingesetzt werden (► Abschn. 51.2).

Bei anamnestisch stattgehabter schwerer Arzneimittelreaktion wie Stevens-Johnson-Syndrom (SJS) oder toxischer epidermaler Nekrolyse (TEN), akuter generaliserter Nekrolyse (AGEP) oder „drug rash with eosinophilia and systemic symptoms" (DRESS) ist eine erneute Exposition kontraindiziert.

Therapie

Bei lebenswichtigen Behandlungen z. B. mit Antibiotika kann ggf. auch eine Desensibilisierung erfolgen, vorausgesetzt, es traten medikamenteninduziert keine lebensbedrohlichen Reaktionen auf. Dies kann bei chronisch kranken Patienten, die wiederholte antibiotische Behandlungen benötigen (z. B. CF), erforderlich werden.

Literatur

Breiteneder H (2009) The classification of plant food allergens. Allergologie 32:375–382

Brockow K, Przybilla B, Aberer W et al (2015) Guidelines for the diagnosis of drug hypersensitivity reactions. Allergo J Int 24:94–105

Caubet JC, Kaiser L, Lemaitre B et al (2011) The role of penicillin in benign rashes in childhood: a prospective study based on drug rechallenge. J Allergy Clin Immunol 127:218–222

Gomes ER, Brockow K, Kuyucu S et al (2016) Drug hypersensitivity in children: report from pediatric task force of the EAACI Drug Allergy Interest Group. Allergy 71:149–161

Grabenhenrich LB, Gough H, Reich A et al (2014) Early-life determinants of asthma from birth to age 20 years: a German birth cohort study. J Allergy Clin Immunol 133:979–988

Hompes S, Köhli A, Nemat K et al (2011) Provoking allergens and treatment of anaphylaxis in children and adolescents – data from the anaphylaxis registry of German speaking countries. Pediatr Allergy Immunol 22:568–574

Keil T, Lau S, Roll S et al (2009) Maternal smoking increases risk of allergic sensitization and wheezing only in children with allergic predisposition: longitudinal analysis from birth to 10 years. Allergy 64:445–451

Klimek L, Becker WM (2011) Inhalationsallergene – Vorkommen und klinische Bedeutung. In: Saloga J et al (Hrsg) Allergologie-Handbuch, 2. Aufl. Schattauer, Stuttgart

Klimek L, Pfaar O, Rietschel E (2014) Allergien bei Kindern und Jugendlichen. Schattauer, Stuttgart

Lange L, Gernert S, Schuster A (2017a) Diagnostik der Medikamentenallergie. Pädiatrische Allergologie 2:6–12
Lange L, Lasota L, Finger A et al (2017b) Ana o 3-specific IgE is a good predictor for clinically relevant cashew allergy in children. Allergy 72:598–603
Niggemann B, Beyer K (2016) Time for a new grading system for allergic reactions? Allergy 71:135–136
Przybilla B, Rueff F, Walker A et al (2011) Diagnose und Therapie der Bienen- und Wespengiftallergie. Leitlinie DGAKI, ÄDA, GPA, DDG, DGKJ, ÖGAI und SGAI. Allergo J 20:318–339
Ring J, Beyer K, Biedermann T et al (2014) Guideline for acute therapy and management of anaphylaxis: S2-guideline. Allergo J Int 23:96–112

Pneumologie

Jobst Roehmel, Nicolaus Schwerk, Julia Carlens und Ernst Rietschel

C. Papan, L. T. Weber (Hrsg.), *Repetitorium Kinder- und Jugendmedizin*,
https://doi.org/10.1007/978-3-662-56790-6_11

11.1 PCD (Primäre ziliäre Dyskinesie)

Jobst Röhmel

▪▪ Definition

PCD besteht aus einer Gruppe von klinisch und genetisch heterogenen angeborenen Erkrankungen mit chronisch verlaufenden, progredienten Erkrankungen der oberen und unteren Atemwege.

▪▪ Ätiologie

- Mutationen in den bisher bekannten für Proteine der motilen Zilien kodierenden 35 Genen führen zu einer Störung der Zilienmotilität und somit zu einer Einschränkung der mukoziliären Clearance. Der Erbgang der häufigsten Mutationen ist autosomal-rezessiv, wenige werden X-chromosomal-rezessiv vererbt
- Die Beeinträchtigung des durch den gerichteten Zilienschlag generierten Ausstroms des Airway Surface Liquids aus den Atemwegen führt zu einer lokalen Abwehrschwäche der Atemwege. Inhalierte Krankheitserreger wie Viren, Bakterien und Pilze sowie anderen Partikel können nicht – wie bei Gesunden – mittels mukoziliärer Clearance wieder ausgeschieden werden. Dadurch entstehen chronisch rezidivierende Infektionen und chronische Inflammation der oberen und unteren Atemwege. Hauptsächlich betroffen sind die Mittelohren, die Nase bzw. die Nasennebenhöhlen und die Lunge
- Wenn die PCD mit einem Situs inversus vergesellschaftet ist (50 % der Fälle) spricht man von einem Kartagener-Syndrom. Die Ausprägung der klinischen Symptomatik ist sehr variabel. Langfristig kommt es zu einer Gewebedestruktion. Bronchiektasen sind im Verlauf charakteristische Veränderungen der Lunge. Die Prävalenz der PCD liegt in Europa bei 1:10.000–1:20.000

11

▪▪ Klinik

- 80 % der Kinder haben als reifgeborenes Kind ein Atemnotsyndrom
- Chronisch Rhinitis (von Geburt an), Nasenpolypen, Nasennebenhöhlenentzündungen
- Rezidivierende Mittelohrentzündungen, auch perforierte Mittelohrentzündungen bis hin zur Hörminderung
- Chronisch feuchter Husten (von Geburt an)
- Sekretretentionen mit Atelektasenbildung
- Pneumonien
- Bronchiektasen v. a. im Mittellappen, in der Lingula und den Unterlappen (Zusatzinfo: Bei Mukoviszidose Beginn oft in den Oberlappen; ▶ Abschn. 11.12)
- Männliche Infertilität (ca. 50 % der Patienten)
- **Manifestationen**: Atemnotsyndrom des Neugeborenen, chronisch obstipierte Nase, chronisch laufende Ohren, chronisch feuchter Husten, Infektionen der Atemwege, Besiedelung der Atemwege mit Problemkeimen wie z. B. Pseudomonas aeruginosa oder MRSA

▪▪ Diagnostik

- **Wegweisend** sind Anamnese und klinischer Befund, aber unspezifisch. Oft gibt es im Kleinkindalter eine große Schnittmenge der Symptome mit Patienten, die an allergischen Atemwegserkrankungen oder einem hyperreagiblen Bronchialsystem leiden. Kinder konsanguiner Eltern haben ein vielfach höheres Risiko für das Vorliegen einer PCD. Der s. g. PICADAR-Score ermöglicht die Wahrscheinlichkeit für das Vorliegen einer PCD anhand der Anamnese zu ermitteln
- **Indikation für Ziliendiagnostik** besteht bei Vorliegen mindestens eines Punkts:
  1. Situs inversus
  2. Chronische Rhinits, chronische Sinusitis, rezidivierende Otitis media
  3. Chronisch feuchter Husten, Atelektasen, Bronchiektasen
  4. Positive Familienanamnese für PCD
  5. Respiratorische Anpassungsstörung des reifen Neugeborenen ohne Nachweis einer Infektion

6. Kongenitaler Herzfehler in Kombination mit Situsanomalien (Heterotaxien)

- **Klinischen Untersuchung**
  - Rhinoskopie: Nasale Polypen (nichtadenoide Vegetationen), obstruierte Nasenatmung
  - Auskultatorisch: Grobblasige Rasselgeräusche, Giemen
  - Otoskopie: Narben am Trommelfell, Pus im Gehörgang, Paukenerguss
- **Messung des nasalen NO** (Stickoxid): Info: Aus bisher ungeklärten Gründen ist das nasale NO bei Patienten mit PCD spezifisch ca. 10-fach niedriger als bei Gesunden bzw. Patienten mit anderen Erkrankungen (Ausnahme: Mukoviszidose führt ebenfalls zu erniedrigtem nasalen NO). Die Werte variieren je nach Messtechnik – grobe Richtwerte: >500 ppb (parts per billion) ist normal, Werte von <50 ppb ein deutlicher Hinweis für PCD. Allerdings sind die Messungen sehr fehleranfällig. Somit ist die Messung des nasalen NOs gut als Screeningverfahren geeignet, aber nicht für den Beweis einer PCD. (Je nach Messverfahren erst ab 4–6 Jahren sinnvoll möglich)
- **Hochfrequenzvideomikroskopie (HVMA)**: Methode, die meist an Zentren angeboten wird. Mittels eines Hochfrequenzvideomikroskops werden die Schlagfrequenz und das Schlagmuster sowie die Morphologie der Zilien beurteilt. Dieses Verfahren ist auch gut geeignet, um Hinweise für das Vorliegen einer PCD zu sammeln und gilt momentan als Goldstandart, weil die meisten Ziliopathien damit erkennbar sind. Die Methode ist aber auch fehleranfällig und zumindest singulär nicht beweisend. Sekundäre Zilienveränderungen z. B. durch Infekt der oberen Atemwege können der PCD ähnliche dyskinetische oder akinetische Schlagmuster verursachen. Auch die Durchführung der nasalen Bürstenbiopsie, das Handling der Proben und die vorherige Applikation von topischen Medikamenten können pathologische Befunde verursachen. Pathologische Befunde sollten immer wiederholt werden. (In jedem Alter möglich)
- **Transmissionselektronenmikroskopie (TEM)**: Ermöglicht die Ultrastruktur der Zilien im Querschnitt zu beurteilen. Dieses Verfahren ist in der Regel sehr zeitaufwändig und kann bei bekanntem Ziliendefekt zur Konfirmation des Befunds dienen. Bei 30 % der Fälle mit PCD wird ein Normalbefund gefunden. (In jedem Alter möglich)
- **Immunfluoreszenzmikroskopie (IF)**: Ist eine Methode, die nur an wenigen Zentren angeboten wird. Fluoreszierende Antikörper werden eingesetzt, um die Anwesenheit bzw. das Fehlen Zilienstrukturproteinen nachzuweisen. Dieses Verfahren ist sehr zeitaufwändig und hat sich in den letzten Jahren als Standard für die Konfirmation des V. a. auf PCD entwickelt. Ca. 80 % der PCD-Fälle können derzeit mit IF nachgewiesen werden. IF ist weniger anfällig für sekundäre Veränderungen als HVMA oder TEM. (In jedem Alter möglich)
- **Genetik:** PCD ist eine polygene Erkrankung. Aktuell sind ca. 35 Gene bekannt, die Proteine der Zilien kodieren und bei denen Mutationen nachgewiesen wurden, die eine PCD hervorrufen können. Ca. 40 % der Fälle mit PCD sind derzeit genetisch ungeklärt. Es werden einige Diagnostikpanels mit unterschiedlicher Anzahl eingeschlossener Gene, sowohl auf kommerzieller als auch auf wissenschaftlicher Basis auf Basis von Next Generation Sequencing angeboten. Die PCD-Genetik wird derzeit v. a. als konfirmatorisches Verfahren eingesetzt. (In jedem Alter möglich)
- **Labor**: Blutbild und klinische Chemie spielen bei der Diagnostik der PCD keine Rolle
- **Bildgebende Verfahren**: Je nach Alter sind Röntgen-Thorax bzw. ein Schnittbildverfahren (CT-Thorax, MR- Thorax) mit der Frage nach Situs inversus und Bronchiektasie notwendig

Zusammenfassend ist die Diagnostik der PCD komplex, da die genannten Verfahren, die mit wenig Zeitaufwand zur Verfügung stehen ausreichend sensitiv, aber nicht ausreichend spezifisch zur Diagnosesicherung sind. Die nasale NO-Messung und die Hochfrequenzvideomikroskopie in Verbindung mit einer gründlichen Anamnese sind der ersten Schritt im diagnostischen Prozess. Wenn sich pathologische Befunde mindestens an einem weiteren Zeitpunkt wiederholen, folgt weitergehende Diagnostik zur Bestätigung. Im Falle von pathologischen Ergebnissen folgt dem Screening konfirmatorische Diagnostik mit Immunfluoreszenzmikroskopie, Genetik und/oder Elektronenmikroskopie. Es wird für die Bestätigung der Diagnose PCD gefordert, dass mindestens 2 pathologische Befunde aus HVMA, IF oder TEM vorliegen bzw. 3 konsekutiv pathologische HVMA mit identischen Schlagmustern zu unterschiedlichen Zeitpunkten.

▪▪ Differenzialdiagnostik

- Patienten mit Mukoviszidose (insbesondere pankreassuffiziente Mukoviszidose) mit betroffenen oberen und unteren Atemwegen, Patienten mit Immundefekten (insbesondere humoralen Immundefekten, CVID) mit häufig rezidivierenden, perforierten Otitis media und Symptomen der oberen und unteren Atemwege zeigen bei der Symptomatik inklusive der Ausprägung von Bronchiektasen eine große Schnittmenge mit der PCD
- Ferner werden häufig Kinder mit allergischen Atemwegserkrankungen und hyperreagiblem Bronchialsystem zur PCD-Diagnostik vorgestellt

▪▪ Therapie

- Das grundsätzliche Therapieprinzip besteht aus Förderung der Atemwegsclearance, Physiotherapie und konsequenter, niederschwelliger antibiotischer Therapie von Atemwegsinfektionen
- Atemwegsinfektionen äußern sich nicht immer mit Fieber, sondern können sich durch Zunahme des Sputums, Änderung der Sputumfarbe und Abnahme der körperlichen Belastbarkeit manifestieren – pulmonale Exazerbation
- Zulassungsstudien und somit indikationsspezifische Zulassungen stehen bisher nicht zur Verfügung. Analog zur Therapie von Patienten mit Mukoviszidose stellen sich die Patienten im 6- bis 12-wöchigen Intervall in dem Behandlungszentrum zum Monitoring der Lungenfunktion und der Keimbesiedelung vor
- Da die Nasen- und Ohrenbeschwerden oft bei Kleinkindern im Vordergrund stehen, ist eine enge Kooperation mit den Kollegen der HNO notwendig. Hörtests werden bei Kleinkindern alle 6 Monate empfohlen. Häufig sind die Kinder bereits in HNO-ärztlicher Behandlung, bevor die Diagnosestellung der PCD erfolgt. Bei PCD wird nicht primär zu Anlage von Paukenröhrchen geraten, da dies zu chronisch laufenden Ohren führen kann. Eine Hörgeräteversorgung kann notwendig werden

▪ Eingesetzte Medikamente

- Inhalation hypertoner Kochsalzlösung als Dauertherapie (3–6 %) 2-mal/Tag
- Staphylokkokkenwirksame Antibiotikatherapie (z. B. Amoxicillin/Clavulansäure oder Cefuroxim) niederschwellig bei Atemwegsinfektionen
- Azithromycin-Dauertherapie (antiinflammatorische Therapie; Studie läuft noch)
- Nasenspülungen mit NaCl 0,9–6 %
- Topische Steroide werden v. a. bei Asthma und allergischer Rhinitis als Komorbidität empfohlen:
  - Inhalative Steroide/langwirksame Betamimetika als Dauertherapie bei ausgeprägter Inflammation und bronchialer Obstruktion
  - Nasale topische Steroide als Dauertherapie
  - Bei Nachweis von Pseudomonas aeruginosa auch Ciprofloxacin per os und/oder inhalative Antibiotika (Tobramycin/Colistin) als Eradikationstherapie

Primäre ziliäre Dyskinesie

- Ein Kind mit primärer ziliärer Dyskinesie wird in der Regel mit rezidivierenden, perforierten Otitis media, chronischem produktivem Husten und chronisch obstruierter Nase präsentiert, oft lag ein Atemnotsyndrom des reifgeborenen Säuglings vor
- Der diagnostische Prozess ist komplex, da es an Screeningverfahren mit hoher Spezifität mangelt. Empfohlenes Vorgehen sind das Messen des nasalen NOs und die Durchführung einer Hochfrequenzvideomikroskopie von zilientragenden Zellen aus einer nasalen Bürstenbiopsie, ggf. gefolgt von einer konfirmatorischen Diagnostik
- Die Therapie besteht im Wesentlichen aus Förderung der Atemwegsclearance mit Inhalation von hypertonem Kochsalz und Physiotherapie/Atemtherapie sowie der konsequenten niederschwelligen antibiotischen Therapie von Atemwegsinfektionen. Zusätzlich ist ein regelmäßiges Monitoring der Lungenfunktion und der Keimbesiedelung ein elementarer Bestandteil der Therapie

11.2 Angeborene Fehlbildungen der Atemwege

Julia Carlens

Definition und Klinik

- Angeborene Fehlbildungen können sowohl die oberen als auch die unteren Atemwege betreffen und isoliert sowie im Rahmen von syndromalen Erkrankungen auftreten (◘ Tab. 11.1). Sie können im pränatalen Ultraschall auffallen, unmittelbar postnatal zu respiratorischen Symptomen führen, einen schweren/ungewöhnlichen Verlauf anderer respiratorischer Erkrankungen (z. B. Infektionen) verursachen oder asymptomatisch sein und als Zufallsbefund, z. B. im Rahmen einer Bildgebung aus anderem Anlass, auffallen
- Die Fehlbildung kann primär die Lunge und Atemwege betreffen oder Einengung/Verdrängung von außen führen zu einer sekundär gestörten Entwicklung (z. B. angeborene Raumforderung wie Teratom, Hygrom; Verdrängung durch Fehlbildung/atypische Lage von Herz und Gefäßen; Zwerchfellhernien; fehlende fetale Lungenentwicklung bei Oligohydramnion, reduzierten fetalen Atembewegungen)

11.2.1 Kongenitale Lungenfehlbildungen (Congenital Lung Malformations)

Uneinheitliche Bezeichnung bedingt durch vermutete Entitäten, die im pränatalen Ultraschall oder postnatal in einer Bildgebung auffallen, jedoch eigentlich eine histologische Diagnose darstellen, die nur durch Resektion gesichert werden kann. Die Einteilung ◘ Tab. 11.2 ist ein Vorschlag, Befunde aus der Bildgebung zu beschreiben, mit daneben genannten jeweils möglichen histologischen Entitäten.

Diagnostik

- Je nach vermuteter Lokalisation und beteiligten Strukturen (Atemwege, Lungenparenchym, Gefäße, Weichteile) Bildgebung mittels Ultraschall, Röntgen-Thorax, CT-Thorax ggf. mit Angiographie, MRT-Angiographie, Echokardiographie zur Gefäßbeurteilung bei häufig begleitenden kardialen Fehlbildungen
- Direkte Visualisierung der Atemwege mittels Endoskopie. Zur dynamischen Beurteilung ist eine Untersuchung in Spontanatmung wichtig, da z. B. eine Stimmbandparese sonst nicht beurteilt oder eine Malazie durch Überdruckbeatmung maskiert werden kann

Tab. 11.1 Fehlbildungen/Anomalien der Atemwege

Obere Atemwege, Nase/Mund	Choanalstenose, -atresie	
	Makroglossie	
	Retrognathie	
Kehlkopf	Larynxatresie	Respiratorisches Versagen postnatal
	Larnygeale Webs	
	Laryngotracheale Spalte	Verschlucken, Husten beim Trinken
	Laryngomalazie	Stridor
	Stimmbandlähmung	Heiserkeit, Aphonie
	Laryngozele	
	Kongenitale subglottische Stenose/Ringknorpelstenose	
Untere Atemwege, Trachea	Tracheale Agenesie	Respiratorisches Versagen postnatal
	Tracheomalazie	Primär/sekundär durch Kompression z. B. durch atypische Gefäße, begünstigt Sekretretention
	Kongenitale tracheale Stenose	
	Komplette tracheale Knorpel/Ringe	
	Tracheoösophageale Fistelbildung mit/ohne Atresie des Ösophagus	
Bronchien	Bronchusstenose/-agenesie	Assoziiert mit z. B. Herzfehlern
	Atypische bronchiale Aufteilung	Begünstigt z. B. Sekretretention, rezidivierende Infektionen
	Bronchomalazie	

- Je nach betroffenen Strukturen sollten Fehlbildungen anderer Organsysteme ausgeschlossene und das Vorliegen einer übergeordneten Grunderkrankung erwogen werden

▪▪ Therapie

- Bei respiratorisch beeinträchtigten und damit symptomatischen Kindern ist in vielen Fällen eine operative Versorgung nötig. Langzeitfolgen können auch nach Korrektur bestehen bleiben. Zeitpunkt und Ausmaß der Operation hängen von der Fehlbildung ab.
- Einige Fehlbildungen zeigen mit Wachstum des Kindes spontan weniger Symptome, da sie sich mit Wachstum der Atemwege weniger schwer auswirken (Laryngomalazie, Tracheomalazie) und die Häufigkeit von viralen Infektionen, welche zu Exazerbationen führen können, abnimmt
- Auch ausgedehnte Fehlbildungen können asymptomatisch sein, sodass insbesondere bei pränataler Diagnose keine einheitlichen Therapieempfehlungen existieren, was durch fehlende Langzeitdaten die Beratung betroffener Familien zusätzlich erschwert

Tab. 11.2 Kongenitale Lungenfehlbildungen [Mod. nach: Kendig and Chernick's Disorders Of the Respiratory Tract in Children, 8th Ed. (2012) Elsevier/Saunders]

Beschreibende Nomenklatur	Mögliche histologische Entität	Hinweis
Einseitig hyperlucider Lungenlappen (congenital large hyperlucent lobe, CLHL)	Kongenitales lobäres Emphysem Polyalveolärer Lappen	
Kongenitale thorakale Malformation (congenital thoracic malformation, CTM)	Kongenitale zystisch-adenomatoide Malformation (CCAM) Typ 0–4 Lungensequester (intra- und extrapulmonal) Bronchogene Zyste Reduplikationszyste Vorderdarmzyste	CCAM Typ 1 und 4 können mit Tumoren assoziiert sein bzw. radiologisch ähnlich imponieren (pleuropulmonales Blastom, bronchoalveoläres Karzinom)
Kongenital kleine Lunge (congenital small lung, CSL)	Lungenhypoplasie	
Fehlende Lunge	Lungenagenesie	

Angeborene Fehlbildungen der Atemwege

- Angeborene Fehlbildungen können alle Ebenen der Atemwege betreffen. Sie können bereits pränatal auffallen oder lange asymptomatisch bleiben
- Bei ungewöhnlicher Präsentation von Infektionen, persistierenden Veränderungen in der Bildgebung oder dem Vorliegen anderer Fehlbildungen (z. B. kardial) sollten Atemwegsanomalien in Erwägung gezogen und weitere Diagnostik veranlasst werden

11.3 Fremdkörperaspiration

Julia Carlens

Definition

- Fremdkörper (FK) können über die Nase oder den Mund aspiriert werden und je nach Größe auf jeder Ebene vom Pharynx bis zu den kleinen Bronchien mit begleitender Mukusproduktion und Schleimhautschwellung zu einer Verlegung der Atemwege führen
- Kleinkinder <4 Jahren haben ebenso wie psychomotorisch retardierte Patienten mit gestörter Mechanik des Schluckakts das höchste Risiko
- Jungen sind häufiger betroffen als Mädchen
- Häufig aspiriert werden Nahrungsmittel (Nüsse, Kaugummi, Stücke von Gemüse oder Obst) sowie Münzen und kleine Spielzeuggegenstände oder -teile
  - Mortalität: 0,4–0,94 %

Klinik

- Eine beobachtete Episode von „Verschlucken“ mit Husten, welcher im Verlauf häufig sistiert, muss immer an eine Aspiration denken lassen. Bei älteren Kindern kann die Anamnese hilfreich sein

- In einem relevanten Anteil werden Aspirationsereignisse nicht direkt beobachtet
- Bei nicht erkannter Aspiration können ein chronischer Husten, eine persistierende Obstruktion oder rezidivierende Pneumonien in gleicher Lokalisation auftreten bis hin zur Destruktion von Lungenlappen oder Entwicklung von Bronchiektasen
- Die körperliche Untersuchung kann bei Verlegung der oberen Atemwege massive Dyspnoe mit Einziehungen, Stridor und einer Zyanose zeigen; bei Verlegung eines Hauptbronchus eine seitendifferente Thoraxbeweglichkeit und einseitig abgeschwächtes Atemgeräusch evtl. mit Giemen/Pfeifen bei Ventilmechanismus

Cave
Ein asymptomatisches Kind bzw. ein unauffälliger Auskultationsbefund schließt eine FK-Aspiration nicht aus.

Diagnostik

- Neben der körperlichen Untersuchung Bestimmung der O_2-Sättigung
- Bei jedem Verdacht auf eine Fremdkörperaspiration sollte eine sofortige Vorstellung in einer Einrichtung mit der Möglichkeit zur Bronchoskopie bei Kindern erfolgen
- Röntgen-Thorax ist bei begründetem Aspirationsverdacht nicht indiziert, da viele Fremdkörper nicht röntgendicht sind. Eine Exspirationsaufnahme kann bei Ventilmechanismus eine einseitige Überblähung zeigen, jedoch schließt ein unauffälliges Röntgenthoraxbild eine Aspiration nicht aus
- Nur mittels Bronchoskopie kann eine Aspiration ausgeschlossen oder behandelt werden
- **Differenzialdiagnosen** bei Husten und auffälligem Auskultationsbefund sind Infektionen, welche zeitgleich mit einer Aspiration bestehen können, und Verlegung der Atemwege durch andere Ursachen (Tumore, Kompression, Fehlbildung)

Therapie

- Bei beobachtetem Aspirationsereignis mit akuter Erstickungssymptomatik: Notfallbehandlung durch Schläge zwischen die Schulterblätter, Heimlich-Manöver bei älteren Kindern, ggf. Thoraxkompressionen
- Bei Dyspnoe: Beruhigung des Kindes, Gabe von Sauerstoff bei SaO_2 <93 %
- Je nach Zeitspanne seit Aspiration und Symptomatik wird ein dringliches oder elektives Vorgehen (innerhalb 24 h bzw. nach Erreichen der Nüchternzeit vor Narkose) empfohlen
  Bei Verlegung auf Ebene von Larynx/Trachea ist eine Notfallbehandlung indiziert
- Die starre Bronchoskopie in Allgemeinanästhesie gilt als Goldstandard zur Entfernung von Fremdkörpern, da bei gleichzeitiger Ventilation verschiedene Instrumente wie Fasszangen, Körbchen usw. zum Einsatz kommen können. Die Dislokation in tiefere Abschnitte sowie das Zerteilen des Fremdkörpers bei Zangenbergung mit Verlegung der Gegenseite stellt eine Gefahr dar
- Ggf. ist auch eine Bergung mittels flexibler Technik möglich, bei Erfolglosigkeit oder Komplikationen muss Equipment und Expertise zur starren Bronchoskopie vorhanden sein
- Nach Entfernung eines Fremdkörpers muss das gesamte Bronchialsystem nach weiteren Fremdkörpern abgesucht werden
- Ggf. ist eine mehrfache Bronchoskopie bei Restfremdkörper und/oder starken Schleimhautveränderungen nötig, sehr selten eine chirurgische Bergung
- Eine Fremdkörperingestion mit Verbleib im oberen Ösophagus kann ähnliche Symptome (Dyspnoe, Stridor durch Kompression der Pars membranacea in der subglottischen Region) hervorrufen, sodass bei symptomatischem Kind und unauffälliger Bronchoskopie eine Ösophagogastroskopie angeschlossen werden sollte

Fremdkörperaspiration
- Kleinkinder haben das größte Aspirationsrisiko, häufigster Auslöser sind Nüsse. Es kann zu Todesfällen, schwerer Hypoxie oder Destruktion von Lungenanteilen durch Infektionen nach verpasstem Aspirationsereignis kommen
- Eine unauffällige körperliche Untersuchung und ein unauffälliges Röntgenbild schließen eine Aspiration nicht aus, sodass bei jedem Verdacht eine Bronchoskopie indiziert ist

11.4 Krupp-Syndrom

Julia Carlens

▪▪ Definition
- Oberbegriff für Formen einer akuten subglottischen Stenose, auch als stenosierende Laryngotracheitis bezeichnet
- Am häufigsten als „viraler Krupp" durch Parainfluenzaviren im Kleinkindesalter, selten bei Säuglingen <6 Monate
- Weitere Formen:
  - Rekurrierender Krupp: auch ohne virale Infektion und häufiger bei Atopie
  - Diphtherischer Krupp: bei Impflücken mit toxinbedingten Muskelparesen und bakteriell verursachten grau-weißen, nicht abstreifbaren und leicht blutenden Membranen
  - Bakterielle Tracheitis: ► Abschn. 11.5

▪▪ Klinik
- Typische Symptomkombination aus bellendem Husten, heiserer Stimme und Stridor
- Typischerweise Beginn oder Verschlechterung in der Nacht
- Zeichen einer viralen Infektion gehen voraus
- **Differenzialdiagnosen**: Angeborene oder erworbene Fehlbildung/subglottische Enge, Stimmbandparese, subglottisches Hämangiom, infantiler Larynx, Fremdkörper auf Glottisebene oder auch in oberer Ösophagusenge, Epiglottitis

▪▪ Diagnostik
- Möglichst wenig invasiv: Untersuchung auf dem Arm der Eltern, Verzicht auf eine Racheninspektion
- Bestimmung der O_2-Sättigung, klinische Beurteilung des Schweregrads (◘ Tab. 11.3)
- Kapilläre Blutgasanalyse bei Hinweis für respiratorische Erschöpfung
- Weitere Diagnostik bei hohem Fieber/septischem Kind, Alter <6 Monate, ungewöhnlichem Verlauf/ausbleibender Besserung, exspiratorischem Stridor: Endoskopie zum Ausschluss Fremdkörper, angeborene oder erworbene Stenose durch z. B. Hämangiom

◘ **Tab. 11.3** Schweregradeinteilung. [Mod. nach: Mutius, Gappa, Eber, Frey (2013) Pädiatrische Pneumologie, 3. Aufl. Springer, Berlin Heidelberg]

Grad	Stridor	Klinik
Grad 1	Inspiratorisch, bei Aufregung, laut	Keine Dyspnoe
Grad 2	Nur inspiratorisch, auch in Ruhe, laut	Einziehungen, Tachypnoe
Grad 3	Auch exspiratorisch, geringer als inspiratorisch	Exspirium verlängert, Unruhe, Blässe
Grad 4	In- und exspiratorisch nur noch leise	Zyanose, Vigilanzminderung, Muskelhypotonie, Hyperkapnie

Tab. 11.4 Stufentherapie. [Mod. nach: Mutius, Gappa, Eber, Frey (2013) Pädiatrische Pneumologie, 3. Aufl. Springer, Berlin Heidelberg]

Kind beruhigen, auf Schoß der Eltern minimal invasive körperliche Untersuchung Sauerstoffsättigung? Schweregrad?		
Grad 1	Grad 2–3	Grad 4
Dexamethason 0,15 mg/kg p.o.	Grad 1	O_2-Gabe
Prednisolon 1–2 mg/kg p.o.	Zusätzlich Feuchtinhalation von Adrenalin 1:1000 0,5 ml/kg, max. 5 ml, ggf. alle 2–8 h wiederholen	Dexamethason in hoher Dosis (0,6 mg/kg) p.o.
Budesonid 2 mg als Feuchtinhalation	Ggf. Steroidgabe wiederholen	Budesonid 2 mg als Feuchtinhalation alle 12h
(Prednisolon 100 mg rektal[a])	Stationäre Aufnahme bei Grad 3, bei Grad 2 erwägen	Adrenalininhalation: Grad 2–3, ggf. 1- bis 2-stdl. wiederholen
		Intensivüberwachung, ggf. Intubation bei respiratorischer Erschöpfung

[a] variable Resorption der sehr hohen Dosis, Notfallmedikation falls orale Applikation nicht toleriert

Therapie Tab. 11.4

Krupp-Syndrom
- Häufiges Krankheitsbild mit Möglichkeit der ambulanten Behandlung bei Schweregrad 1 und 2
- Wichtigste Maßnahme: Beruhigung des Kindes, Therapie mit Steroiden systemisch oder inhalativ, Adrenalin inhalativ
- Bei Hinweisen für respiratorische Erschöpfung großzügig intensivmedizinische Betreuung bei zu erwartender schwieriger Atemwegssicherung
- Bei ungewöhnlicher Präsentation: Endoskopie zur Abklärung von Differenzialdiagnosen

11.5 Bakterielle Tracheitis

Julia Carlens

Definition
- Bakterielle Infektion der Trachea, häufig mit vorausgehender oder Koinfektion durch Viren
- Häufige Erreger: *Staphylococcus aureus, Streptococcus pneumoniae, Streptococcus pyogenes, Moraxella catarrhalis, Haemophilus influenzae*
- Pathophysiologie: Erythem, Ödem und purulenter Exsudation der Trachealschleimhaut mit Bildung von Pseudomembranen
- Seit Einführung der HiB-Impfung und Rückgang der Epiglottitis häufigste Erkrankung der oberen Atemwege, welche zu respiratorischem Versagen führt
- Bis zu 80 % Intubationspflichtigkeit

Klinik
- Heiserkeit
- Stridor
- Bellender Husten mit Entwicklung über 2–3 Tage
- Hohes Fieber, Einziehungen mit Dyspnoe
- Krankheitsdauer über 5–10 Tage

Diagnostik
- Körperliche Untersuchung
- Bei konkretem Verdacht immer Blutbild, CRP, Blutkultur

- Bei Intubationspflichtigkeit Bronchoskopie zur Erregergewinnung und ggf. Abtragung der Pseudomembranen

Therapie
- Aminopenicillin mit Betalaktamasehemmer, alternativ Cephalosporine der 2. Generation
- Häufig intensivmedizinische Therapie mit Intubation und mehrfacher Bronchoskopie zur Abtragung von Membranen und Sekret nötig

Bakterielle Tracheitis
- Symptome eines Krupp-Syndroms mit plötzlich hinzukommendem hohen Fieber und drohendem respiratorischen Versagen können auf eine bakterielle Tracheitis hinweisen, welche eine antibiotische Therapie und ggf. Intubation und Bronchoskopie zur Abtragung von Pseudomembranen erfordert

11.6 Akute Bronchitis

Julia Carlens

Definition
- Entzündung der tracheobronchialen Mukosa mit Schleimhautschwellung und Sekretproduktion sowie gestörter mukoziliärer Clearance durch Untergang zilientragender Zellen im Rahmen von viralen Infektionen der oberen und unteren Luftwege, bakterielle (Super)infektionen treten seltener auf
- Häufigste Erreger: Rhinoviren, RSV, Influenza, Parainfluenza, humanes Metapneumovirus, Adenoviren, Coronaviren sowie seltener Haemophilus, *Moraxella catarrhalis*, *Strepoccocus pneumoniae*, Mykoplasmen, Chlamydien, *Bordetella pertussis*

Klinik
- Zeichen einer viralen Infektion (Rhinitis, Pharyngitits, Otitis, Konjunktivitis)
- Trockener oder produktiver Husten
- Evtl. subfebrile Temperaturen oder Fieber
- Bei jüngeren Kindern Einschränkung des Allgemeinzustands mit Nahrungsverweigerung möglich
- Bei bis zu 10 % sonst gesunder Kinder persistiert ein Husten nach Infekt länger als 2–4 Wochen („postinfektiöser Husten")

Diagnostik
- **Auskultation**: Typischerweise mittel- bis grobblasige Rasselgeräusche, ggf. obstruktive Komponente mit Giemen und Brummen (► Abschn. 11.8)
- In der Regel fehlen Dyspnoezeichen und Zyanose, bei Luftnot muss eine Bestimmung der O_2-Sättigung erfolgen
- Bei typischer klinischer Präsentation ist keine weitere Diagnostik notwendig
- **Differenzialdiagnosen** des Hauptsymptoms „Hustens" sind jedoch vielfältig:
  - Bei plötzlichem Beginn und fehlenden Zeichen einer viralen Infektion muss eine Fremdkörperaspiration erwogen werden
  - Weitere Diffenzialdiagnosen umfassen u. a. Infektionen mit anderen Erregern (z. B. Bordetella pertussis, Tuberkulose) oder zugrundeliegende, chronische Erkrankungen (Astma bronchiale, zystische Fibrose, primäre ziliäre Dyskinesie, interstitielle Lungenerkrankungen, gastroösophagealer Reflux, psychogener Husten).

Therapie
- Symptomatisch mit ausreichend Flüssigkeitszufuhr, ggf. Analgesie und Antipyrese
- Eine antibiotische Therapie ist bei Kindern ohne respiratorische Grunderkrankung nicht indiziert
- Die Evidenz für Antitussiva und Sekretolytika, von Eltern oft gewünscht, ist schlecht und Hustenstiller (Opiatderivate, Antihistaminika) sollten im Kindesalter aufgrund von atemdepressiven Nebenwirkungen nicht zum Einsatz kommen

Akute Bronchitits

- Die akute Bronchitis mit Hauptsymptom „Husten" tritt sehr häufig im Rahmen von Infektionen mit respiratorischen Viren auf und ist in der Regel selbstlimitierend
- Weitere Diagnostik ist bei chronischem Husten (Dauer >4 Wochen) indiziert

11.7 Chronische/protrahierte bakterielle Bronchitis

Julia Carlens

Definition

- Bakterielle Infektion der luftleitenden Atemwege ohne Beteiligung der Alveolen. Hauptsymptom ist der feuchte Hustens über >4 Wochen ohne Warnsymptome/Hinweise für eine anderen zugrundeliegende Erkrankung und Sistieren des Hustens nach antibiotischer Therapie, damit retrospektive Diagnosestellung
- Häufigste Erreger: *Haemophilus influenzae, Moraxella catarrhalis, Streptococcus pneumoniae*

Klinik

- Feuchter Husten
  - Bei älteren Kindern evtl. mit Sputumexpektoration („produktiv"), der chronisch (definiert als >4 Wochen) und täglich auftritt, auch nachts und bei Belastung verstärkt möglich
  - Bei jüngeren Kindern häufig auch Atemwegsobstruktion ohne Besserung unter antiinflammatorischer Inhalationstherapie
- Ggf. ist es hilfreich, Hustenepisoden von den Eltern filmen zu lassen
- Bei der Auskultation können mittel- bis grobblasige Rasselgeräusche auffallen, insbesondere bei jüngeren Kindern auch exspiratorisches Giemen, die Auskultation kann jedoch auch unauffällig sein
- Fehlen von Hinweisen für anderen Grunderkrankungen, welche die häufigsten Differenzialdiagnosen darstellen (Diagnostik)

Diagnostik

- Klinische Diagnose und zunächst probatorische antibiotische Therapie bei fehlenden Hinweisen für spezifische zugrunde liegende Erkrankung:
  - Husten bei Nahrungsaufnahme: gastroösophagealer Reflux (GÖR), Fehlbildung
  - Eingeschränktes Gedeihen, Fettstühle: CF (▶ Abschn. 11.12)
  - Chronische Rhinitis, Otitiden: primäre ziliäre Dyskinesie (▶ Abschn. 11.1)
  - Infekthäufung, Autoimmunphänomene: Immundefekt
  - Gewichtsverlust, Fieber, Hämoptysen: Tuberkulose
  - Trommelschlegelfinger/Uhrglasnägel: chronische Hypoxämie
- Sputumuntersuchung wenn möglich, Rachenabstrich nicht repräsentativ für Erreger der unteren Atemwege
- Laboruntersuchung bei typischer Klinik nicht hilfreich, Entzündungsparameter zeigen sich i. d. R. nicht erhöht
- Erweiterte Diagnostik: bei unzureichendem Ansprechen auf adäquate antibiotische Therapie oder Rezidiv nach Therapieende:
  - Ggf. Bronchoskopie und bronchoalveoläre Lavage zur Diagnosesicherung: makroskopischer Befund vermehrten Sekrets, Aussage über Fehlbildungen wie z. B. begünstigende Tracheo-/Bronchomalazie, Ausschluss von DD wie Fremdkörpern
  - Bakteriologie, ggf. zeitgleich Virologie zum Ausschluss akuter viraler Infektion, Zytologie zur Bestimmung des Ausmaßes an neutrophiler Entzündung
  - Röntgenthorax (Infiltrate, Fehlbildungen, Bronchiektasen), ggf. CT-Thorax (Bronchiektasen, Fehlbildung)
  - Schweißtest, Differenzialblutbild/Immunglobuline, Screening auf allergi-

sche Sensbilisierung (Pricktest oder RAST), Lungenfunktionsuntersuchung, Zilienfunktionsuntersuchung, RT-23-Hauttest/Quantiferontest

Therapie

- Amoxicillin (± Betalaktamasehemmer) bzw. nach Antibiogramm über mindestens 14 Tage ggf. Verlängerung auf 4–6 Wochen; sistiert der Husten, gilt die Diagnose einer protrahierten bakteriellen Bronchitis als klinisch bestätigt
- Eine zusätzliche sekretolytische Therapie (Atemphysiotherapie/autogene Drainage, Inhalation von hochprozentigem Kochsalz) ist nicht evidenzbasiert, kann nach klinischer Erfahrung jedoch hilfreich sein

Chronische/protrahierte bakterielle Bronchitis

- Chronischer Husten (>4 Wochen), der produktiv/feucht ist, kann auf eine protrahierte bakterielle Bronchitis hinweisen
- Weitere Diagnostik ist bei Warnzeichen einer zugrunde liegenden chronischen Erkrankung und bei fehlendem Ansprechen auf eine ausreichend lange (2–6 Wochen) antibiotische Therapie indiziert. Sekret kann auskultatorisch als Obstruktion mit Giemen imponieren, jedoch ist feuchter Husten nicht typisch für ein Asthma bronchiale!

11.8 Obstruktive Bronchitis/Bronchiolitis

Nicolaus Schwerk

Definition

Die obstruktive Bronchitis bzw. Bronchiolitis wird durch eine Schleimhautschwellung, Akkumulation von Zelldetritus und Sekret sowie seltener durch einen Bronchospasmus hervorgerufen. Fast immer liegt der Erkrankung eine Virusinfektion zugrunde.

- Die obstruktive Bronchitis/Bronchiolitis ist von der infektgetriggerten bronchialen Obstruktion mit im Vordergrund stehender Bronchokonstriktion, z. B. bei Asthma bronchiale, abzugrenzen
- Obwohl im deutschsprachigen Raum oft noch zwischen einer Bronchiolitis und einer obstruktiven Bronchitis unterschieden wird, spricht man international einheitlich von einer Bronchiolitis. In den meisten Fällen sind Säuglinge und Kleinkinder ≤24 Monaten betroffen
- Die häufigsten Erreger sind das Respiratory Syncytial Virus, das Metapneumovirus und Rhinoviren
- Frühgeborene im Alter von ≤24 Monaten mit moderater bis schwerer bronchopulmonaler Dysplasie und Säuglinge mit hämodynamisch relevantem Herzfehler haben ein hohes Risiko für einen schweren Krankheitsverlauf. Darüber hinaus besteht auch bei Kindern mit schweren Lungenerkrankungen ein erhöhtes Risiko für komplizierte Verläufe

Klinik

- Prodromalstadium (nicht alle Symptome müssen vorhanden sein):
  - Rhinitis, Husten, seltener Fieber
- Akutes Stadium (nicht alle Symptome müssen vorhanden sein):
  - Tachypnoe
  - Dyspnoe
  - Juguläre-, interkostale- und subkostale Einziehungen
  - Verlängertes Expirium
  - Giemen
  - Entfaltungsknistern
  - Ernährungsschwierigkeiten/Trinkschwäche
  - In schweren Fällen Hypoxämie
  - In sehr schweren Fällen Hyperkapnie und respiratorische Erschöpfung

Diagnostik

a. Ambulant behandelte Kinder:

- Die Diagnose wird klinisch gestellt. Weitere Untersuchungen sind nicht erforderlich

b. Stationär behandelte Kinder:
- Transkutane Pulsoxymetrie
- Kapilläre Blutgasanalyse bei ausgeprägter Dyspnoe und/oder Hypoxämie (SaO_2 <90 %)
- Bestimmung der Elektrolyte bei Nahrungsverweigerung und notweniger parenteraler Flüssigkeitssubstitution (**Cave**: inadäquate ADH-Sekretion)
- Virusdiagnostik: Diese hat zwar keine therapeutische Konsequenz, kann aber im stationären Setting bei der Kohortierung von Patienten hilfreich sein
- Blutbild, CRP, Röntgen-Thorax: Bei typischer Klinik weder diagnostisch noch prognostisch hilfreich

Therapie

> **Cave**
> **Bei Kindern, die älter als 24 Monate sind, insbesondere bei rezidivierenden obstruktiven Bronchitiden in der Vergangenheit und/oder anamnestischen Hinweisen für eine Atemwegsobstruktion ohne Infekt und/oder atopischer Prädisposition muss differenzialdiagnostisch an ein Asthma bronchiale gedacht werden. Hier sollte die Therapie entsprechend den Asthma-Leitlinien erfolgen (▶ Kap. 59).**

Derzeit steht kein spezifisches Medikament zur Verfügung, welches konsistent eine gute Wirksamkeit bei der Behandlung der obstruktiven Bronchitis/Bronchiolitis gezeigt hat. Da die Erkrankung selbstlimitierend ist, ist eine Therapie auch nicht zwingend erforderlich.

Wichtige Allgemeinmaßnahmen sind die Sicherstellung einer adäquaten Flüssigkeitsaufnahme, die Gabe von Sauerstoff bei Hypoxämie sowie die Gabe von schleimhautabschwellenden Nasentropfen wenn eine relevante Nasenatmungsbehinderung vorliegt.

a. Ambulant behandelte Kinder:
- Bei milden Symptomen keine Therapie erforderlich
- **Salbutamol-Inhalation**: z. B. 100–200 µg (unabhängig vom Alter) via Dosieraerosol und Vorschaltkammer, alternativ 2,5 mg via Feuchtvernebler einmalig

> **Cave**
> **Paradoxe Reaktionen mit Zunahme der Obstruktion möglich.**

- Re-Evaluation nach 20 Minuten:
  - Bei klarem Ansprechen → Fortführung der Therapie (gleiche Dosis wie oben, 3- bis 4-mal/Tag) für die Zeit der Infektion
  - Bei unklarem/fehlenden Ansprechen → keine weiteren Gaben. Dann ggf. Therapieversuch mit hypertoner Kochsalzlösung
- **Hypertone Kochsalzlösung**: NaCl 3 %, 3 × 4 ml via Feuchtvernebler für die Zeit der Infektion. Bei unklarem/fehlenden Ansprechen → keine weiteren Gaben
- **Systemische β-Sympatomimetika**: Nicht empfohlen
- **Systemische Steroide**: Nicht empfohlen
- **Inhalative Steroide:** Nicht empfohlen
- **Ipratropiumbromid/Anticholinergika:** Nicht empfohlen
- **Leukotrienrezeptorantagonisten:** Nicht empfohlen
- **Mukolytika/Sekretomimetika:** Nicht empfohlen
- **Antibiotika:** Micht empfohlen

b. Stationär behandelte Kinder:
- Indikationen für eine stationäre Aufnahme:
  - Stark reduzierter Allgemeinzustand
  - Säuglinge <2(–6) Monaten
  - Hypoxämie (SaO2 <93 %)
  - Nahrungsverweigerung
  - Große Unsicherheit der Eltern
  - Soziale Gründe
- Therapieoptionen:
  - **Sauerstoff:** bei Hypoxämie (SaO_2 ≤90 %)

11

  - **Salbutamol-Inhalation**: z. B. 100–200 µg (unabhängig vom Alter) via Dosieraerosol und Vorschaltkammer, alternativ 2,5 mg via Feuchtvernebler einmalig

Cave
- **Paradoxe Reaktionen mit Zunahme der Obstruktion möglich.**

- Re-Evaluation nach 20 Minuten:
  - Bei klarem Ansprechen → Fortführung der Therapie (gleiche Dosis wie oben, 3- bis 4-mal/Tag) für die Zeit der Infektion
  - Bei unklarem/fehlenden Ansprechen → keine weiteren Gaben. Dann ggf. Therapieversuch mit hypertoner Kochsalzlösung
- **α-sympathomimetika Inhalation:** Bei starker Dyspnoe und/oder Hypoxämie und/oder Hyperkapnie und fehlendem Ansprechen auf Salbutamol. Adrenalin 0,5 mg/kg, maximal 4 mg einmalig
  - Bei klarem Ansprechen → Fortführung der Therapie (gleiche Dosis wie oben, 3- bis 4-mal/Tag)
  - Bei unklarem/fehlenden Ansprechen → keine weiteren Gaben
- **Hypertone Kochsalzlösung**: NaCl 3 %, 3 × 4 ml via Feuchtvernebler, ggf. in Kombination mit α-Sympathomimetika. Bei unklarem/fehlenden Ansprechenc→ keine weiteren Gaben
- **Nicht invasive Atemunterstützung (High-Flow, CPAP, BIPAP)**: Bei drohender respiratorischer Erschöpfung mit oder ohne Hyperkapnie. Diese Kinder müssen immer intensivmedizinisch überwacht werden
- **Ribavirin**: In lebensbedrohlichen Situationen gerechtfertig

Cave
- **Hohe Teratogenität!**

- Inhalative Applikationssysteme (Verneblerzelte) kaum noch verfügbar. Für die systemische Therapie liegen für diese Indikation keine Daten hinsichtlich Wirksamkeit und Sicherheit vor
- **Systemische Betasympatomimetika**: Nicht empfohlen
- **Systemische Steroide**: Nicht empfohlen. In lebensbedrohlichen Situationen ist eine probatorische Therapie, z. B. mit Prednison (2 mg/kg) oder Dexamethason (0,2 mg/kg), gerechtfertigt.
- **Inhalative Steroide**: Nicht empfohlen
- **Ipratropiumbromid/Anticholinergika**: Nicht empfohlen
- **Leukotrienrezeptorantagonisten**: Nicht empfohlen
- **Mucolytika/Sekretomimetika**: Nicht empfohlen
- **Antibiotika**: Nicht empfohlen

Prävention
- Passive Immunisierung mit Palivizumab während der RSV-Saison bei Kindern mit erhöhtem Risiko für schwere Verläufe

Obstruktive Bronchitis/Bronchiolitis
- Die obstruktive Bronchitis/Bronchiolitis ist eine häufige, selbstlimitierende Erkrankung bei Säuglingen und Kleinkindern. Sie ist abzugrenzen von der infektgetriggerten Obstruktion bei bronchialer Hyperreagibilität/Asthma bronchiale
- Bei nicht schwer beeinträchtigtem Kind ist keine Therapie erforderlich. Bei starker Luftnot ist ein Therapieversuch mit Salbutamol und/oder NaCl-3 %-Inhalation gerechtfertigt. Steroide sind in den meisten Fällen unwirksam und sollten daher nur in Ausnahmefällen verabreicht werden

11.9 Pleuraerguss

Nicolaus Schwerk

Definition
Ansammlung von Flüssigkeit im Pleuraspalt.

■■ Ätiologie

- Häufigste Form: Parapneumonischer Erguss (► Kap. 9). Es gibt eine Vielzahl anderer Erkrankungen, die mit einem Pleuraerguss einhergehen können (■ Tab. 11.5). Diese sind in Betracht zu ziehen, wenn die Klinik nicht suggestiv für eine Pneumonie ist bzw. Hinweise auf andere Grunderkrankungen bestehen
- Der Pleuraerguss wird aufgrund seiner zellulären bzw. biochemischen Zusammensetzung in ein Transsudat vs. Exsudat (■ Tab. 11.6), einen Chylothorax und einen Hämathothorax unterteilt

■■ Klinik

Die Klinik ist abhängig von der Ausdehnung des Pleuraergusses und von der zugrunde liegenden Erkrankung. Folgende Symptome bzw. Befunde können vorliegen:

- Atemabhängige Schmerzen (hinweisend auf eine Pleuritis)
- Dyspnoe
- Tachypnoe
- Hypoxämie
- Tachykardie
- Abgeschwächtes Atemgeräusch auf der betroffenen Seite
- Gedämpfter Klopfschall

■ Tab. 11.5 Einteilung der Pleuraergüsse nach Ursache und zugrundeliegende Erkrankungen

Patomechanismus	Erkrankungen	Erguss
Gefäßpermeabilität ↑	Bakterielle Pneumonie Virale Pneumonie Tuberkulose Pilzinfektionen der Lunge Parasitäre Infektion der Lunge Entzündliche Systemerkrankungen Tumore Pankreatitis Toxine Sarkoidose Lungeninfarkt/Embolie Yellow Nail Syndrom Ösophagusruptur	Exsudat
Kapillärer hydrostatischer Druck ↑	Linksherzinsuffizienz Perikarditis Konstriktive Perikarditis Mitralstenose Pulmonalvenöse Hypertension Pulmonale venookklusive Erkrankung	Transsudat
Kapillärer onkotischer Druck ↓	Hypalbuminämie Nephrotisches Syndrom Leberzirrhose Hypothyreose	
Negativer Pleuradruck ↑	Atelektase	
Gestörter Lymphabfluss	Mediastinale Lymphadenopathie Obstruktion/Verletzung großer Lymphgefäße (z. B. Ductus thoracicus) Hypoplastische und/oder dysplastische Lymphgefäße Kongenitaler Chylothorax	Chylothorax

◘ Tab. 11.6 Kriterien zur Unterscheidung zwischen Transsudat und Exsudat		
Bezeichnung	**Aussehen**	**Befunde Pleuraerguss**
Transsudat	Klar	pH >7,2 Glukose >2,2 mmol/l LDH <1000 IU/l Keine Bakterien in der Kultur oder Gramfärbung
Exsudat	Klar oder trüb	pH <7,2 Glukose <2,2 mmol/l LDH >1000 IU/l Evtl. Nachweis von Keimen in der Kultur oder Gramfärbung
Empyem	Eitrig	Evtl. Nachweis von Keimen in der Kultur oder Gramfärbung

- Abgeschwächter bis aufgehobener Stimmfremitus
- Abgeschwächte Bronchophonie

▪▪ Diagnostik

Neben der Untersuchung des Pleuraergusses muss die die zugrunde liegende Ursache geklärt werden (◘ Tab. 11.5).

▪ Bildgebung

- **Sonographie**: Bildgebende Methode der ersten Wahl. Sehr sensitiv, nicht invasiv. Liefert zusätzliche Informationen zur Art des Ergusses (Echogenität, Septierungen u. a.). Mitbeurteilung des Lungenparenchyms möglich und somit hilfreich zum Nachweis von Infiltraten, Atelektasen, Raumforderungen und ossären Läsionen u. a.
- **Röntgen-Thorax**: Wenig sensitiv. Keine Information zur Art des Ergusses (Echogenität, Septierungen u. a.). Mitbeurteilung des Lungenparenchyms möglich und somit hilfreich zum Nachweis von Infiltraten, Atelektasen, Raumforderungen und ossären Läsionen u. a.
- **Computertomographie**: Nur in Ausnahmefällen und bei spezifischen Fragestellungen sinnvoll
- **Magnetresonanztomographie**: Nur in Ausnahmefällen und bei spezifischen Fragestellungen sinnvoll

▪ Untersuchung der Pleuraflüssigkeit

Jeder unklare Pleuraerguss muss für diagnostische Zwecke punktiert werden.

- **Aussehen**: Klar, Bernsteinfarben (Transsudat), Trüb, gelb, purulent (Exsudat), milchig (Chylothorax; **Cave**: Bei Neugeborenen, die noch keine Fette erhalten haben, ist ein Chylothorax nicht milchig sondern klar bis trüb), blutig (Hämathothorax)
- **Mikrobiologie**: Bei Hinweisen auf eine Infektion immer! Kulturen auf aerobe und anaerobe Erreger inklusive *Mycobakterium tuberkulosis*. Ggf. DNA bzw. RNA-Nachweis mittels PCR zum Nachweis atypischer Erreger wie Mykoplasmen, Chlamydien, *Pneumocystis jirovecii* u. a. und respiratorischer Viren.
- **Klinische Chemie**: Gesamteiweiß und LDH. **Cave**: immer zeitgleich auch Bestimmung im Serum. Ggf. Chylomikronen bei V. a. Chylothorax. pH-Wert und Glukose sind besonders hilfreich zur schnellen Unterscheidung zwischen Transsudat und Exsudat bei parapneumonischem Erguss. Eine Glukosekonzentration >2,2 mmol/l und/oder ein pH-Wert >7,2 sprechen für ein Transsudat
- **Zytologie**: ◘ Tab. 11.7

▪▪ Therapie

- Die Therapie richtet sich primär nach der zugrunde liegenden Erkrankung:

Tab. 11.7 Zytologische Befunde und mögliche Ursachen

Auffälligkeiten im Pleuraerguss	Mögliche Ursachen
Hämatokrit >50 % vom Hämatokrit im Blut	Hämatothorax, Tumore, Lungeninfarkt, Postperikardiotomie-Syndrom
Leukozyten <10.000/µl (überwiegend Lymphozyten)	Tuberkulose, Lymphom, Chylothorax, rheumatische Erkrankungen, Sarkoidose, Yellow nail Syndrom, Pilzinfektionen
Leukozyten >10.0000/µl (überwiegend Neutrophile)	Parapneumonischer Erguss, Empyem, systemischer Lupus erythematodes, akute Pankreatitis, Ösophagusperforation
Eosinophile ↑ (>10 %)	Pleuraverletzungen (Pneumothorax, Hämathothorax), Lungenembolie, Infektion mit Parasiten oder Pilzen, medikamenteninduzierte Hypersensitivitätsreaktionen, Lymphom
Basophile ↑	Leukämie
Monozyten ↑	Virusinfektion, Mykoplasmen-Infektion

- Bei ausgeprägten Pleuraergüssen mit Dyspnoe → Einmalpunktion oder Anlage einer Thoraxdrainage
- Bei komplizierten parapneumonischen Ergüssen bzw. Pleuraempyem → ggf. fibrinolytische Therapie

11

Fibrinolytische Therapie bei kompliziertem parapneumonischen Erguss

- Urokinase bei Kindern <10 kg: 10.000 IE in 10 ml NaCl 2-mal täglich (jeweils 4 Stunden abklemmen) über 3–4 Tage
- Urokinase bei Kindern >10 kg: 40.000 IE in 40 ml NaCl 2-mal täglich (jeweils 4 Stunden abklemmen) über 3–4 Tage

Pleuraerguss

- Pleuraergüsse können bei vielen unterschiedlichen Erkrankungen auftreten. Jeder unklare Pleuraerguss muss für diagnostische Zwecke untersucht werden
- Bei symptomatischen Patienten mit ausgedehntem Pleuraerguss muss eine Einmalpunktion oder die Anlage einer Thoraxdrainage in Erwägung gezogen werden
- Am wichtigsten ist es, die zugrunde liegende Erkrankung zu diagnostizieren und gezielt zu behandeln

11.10 Pneumothorax

Nicolaus Schwerk

Definition

Ansammlung von Luft im Pleuraspalt

Klassifikation

Ein großer Pneumothorax liegt bei einer Distanz zwischen Lungengrenze und Thoraxwand von >2 cm gemessen in Höhe des Hilus und/oder einer Distanz zwischen Lungenapex und apikaler Thoraxwand von >3 cm und/oder bei kompletter Dehiszenz der Lunge von der Thoraxwand vor.

Der Pneumothorax wird folgendermaßen unterteilt:

a. Primärer Spontanpneumothorax: Keine zugrunde liegende Erkrankung der Lunge und/oder der Pleura
b. Sekundärer Spontanpneumothorax: Bei zugrunde liegender Erkrankung der Lunge und/oder der Pleura
c. Traumatischer oder iatrogener Pneumothorax

Ein sekundärer Pneumothorax kann u. a. als Komplikation folgender Grunderkrankungen auftreten:

- Angeborene Fehlbildungen
- Asthma bronchiale
- Bronchiolitis obliterans
- Zystische Fibros
- Diffuse parenchymatöse Lungenerkrankungen/interstitielle Lungenerkrankungen
- Entzündliche Systemerkrankungen mit pulmonaler Beteiligung
- Femdkörperaspiration
- Komplizierte Pneumonie
- Tuberkulose
- Obstruktive Bronchitis/Bronchiolitis
- Parasitäre Lungenerkrankunegn
- Pulmonale Pilzinfektionen
- Kollagenosen
- Pulmonale Langerhans-Zell-Histiozytose
- Neoplasien
- Sarkoidose
- Birt-Hogg-Dubé-Syndrom

Bei Patienten mit primärem Spontanpneumothorax lassen sich oft apikal gelegene subpleurale Bullae nachweisen. Am häufigsten sind männliche, schlanke, großgewachsene Jugendliche betroffen. Prinzipiell kann ein Pneumothorax aber in jedem Lebensalter auftreten. Jungen bzw. Männer sind deutlich häufiger betroffen als Mädchen bzw. Frauen. Rauchen ist ein relevanter Risikofaktor. Das Rezidivrisiko nach erstem primären Spontanpneumothorax ist hoch und liegt bei Kindern und Jugendlichen zwischen 20–50 %. In den ersten 6 Wochen nach stattgehabtem Pneumothorax sollten keine Flugreisen angetreten werden. Von Tauchen mit Druckluftflaschen muss prinzipiell abgeraten werden, da es die Rezidivgefahr deutlich erhöht.

▪▪ Klinik

- Plötzlich auftretende stechende thorakale Schmerzen
- Luftnot
- Bei kleinem Pneumothorax: Beschwerdefreiheit nach initialen Beschwerden möglich
- Abgeschwächtes Atemgeräusch auf der betroffenen Seite
- Hypersonorer Klopfschall auf der betroffenen Seite
- Aufgehobener Stimmfremitus auf der betroffenen Seite
- Vernichtungsgefühl, Kaltschweißigkeit, Tachykardie, Blutdruckabfall, schwere Luftnot und Zyanose weisen auf einen Spannungspneumothorax hin
- Kompression der Vv. cava superior et inferior mit funktionellem Rechtsherzversagen als lebensbedrohliche Komplikation eines Spannungspneumothorax

▪▪ Diagnostik

- Anamnese: Vorliegen einer bekannten Lungenerkrankung?
- Körperliche Untersuchung: Hinweise für eine relevante Grunderkrankung?
- Pulsoxymetrie
- Blutgasanalyse bei Hypoxämie
- Röntgen-Thorax (posterior-anteriorer Strahlengang)
- CT-Thorax nur in Ausnahmefällen
- Echokardiographie bei klinischen Zeichen der Kreislaufinstabilität

▪▪ Therapie

Bei asymptomatischem bzw. kleinem primären Spontanpneumothorax ist ein abwartendes Verhalten gerechtfertigt. Die Indikation zur Punktion bzw. Drainageanlage sollte bei Patienten mit sekundärem Spontanpneumothorax großzügig gestellt werden. Des Weiteren sollte die Grunderkrankung behandelt werden.

- **Sauerstoff**: Beschleunigt die Resorption durch Auswaschung von Stickstoff. Wirksamkeit aber nur bei hohen Flussraten (>5 l/min)
- **Einmalpunktion**: 2.–3. Interkostalraum in der Medioklavikularlinie. Weniger Komplikationen als bei Drainageanlage und unabhängig von der Größe des Pneumothorax vergleichbar effektiv, solange keine Fistel (sehr selten bei primären Spontanpneumothorax) vorliegt (▣ Tab. 11.8)

Tab. 11.8 Empfehlung zur Wahl der Kanülen- bzw. Drainagegröße in Abhängigkeit vom Alter

	Einmalpunktion (Gage)	Drainage (French)		
		Keine/kleine Fistel	Große Fistel	Hämatopneumothorax
Frühgeborene	24	6	8–9	8–9
Säuglinge	22	8–9	9–12	12–16
Kinder/Jugendliche	14–16	9–12	12–16	18–32

- **Punktion und Drainage immer auf dem Oberrand der Rippe!**
- **Drainageanlage**: Immer bei symptomatischem sekundären Spontan- bzw. traumatischen/iatrogenen Pneumothorax, bei beidseitigem Pneumothorax und bei Spannungspneumothorax. Geeignete Punktionsstelle: Das „sichere axilläre Dreieck", welches durch die anteriore Grenze des M. latissimus dorsi (hintere Grenze), durch die laterale Grenze des M. pectoralis major (vordere Grenze), eine horizontale Linie in Höhe der Mamille (basale Grenze) und der Axilla (Spitze) begrenzt wird (Tab. 11.8)
- **Chirurgische Therapie**: Resektion apikaler Bullae/Blebs (wenn vorhanden) bzw. Lungenspitzenresektion mit oder ohne chemische oder mechanische Pleurodese bei primärem Spontanpneumothorax. Übernähen/Stapeln großer Läsionen bei sekundärem bzw. traumatischem Pneumothorax. Indikationen für eine Operation sind:
  - Erstes Rezidiv eines Pneumothorax ipsilateral
  - Pneumothorax auf der kontralateralen Seite im Verlauf
  - Bilateraler Pneumothorax
  - Persistierende Leckage (>7 Tage)
  - Ausbleibende Reexpansion der Lunge
  - Hämatopneumothorax
  - Berufe/Hobbys mit erhöhtem Rezidivrisiko (z. B. Pilot/Tauchen)

Pneumothorax
- Ein Pneumothorax stellt ein potenziell lebensbedrohliches Ereignis dar und sollte daher immer bei plötzlich einsetzenden Thoraxschmerzen, Dyspnoe, Hypoxämie und Kreislaufinstabilität, insbesondere bei abgeschwächtem oder aufgehobenem Atemgeräusch, in Erwägung gezogen werden
- Die Therapie richtet sich nach der Ausdehnung des Pneumothorax, der Schwere der Symptome und nach eventuell vorhandenen Komorbiditäten. Eine Punktion und/oder Drainageanlage sollte ausschließlich nur durch Personen mit großer Erfahrung und Sicherstellung einer adäquaten Versorgung im Falle von Komplikationen erfolgen

11.11 Diffuse parenchymatöse Lungenerkrankungen (children's Interstitial Lung Disease „chILD")

Nicolaus Schwerk

Definition und Grundlagen

Der international am häufigsten verwendete Begriff „chILD" (children's Interstitial Lung Disease) steht für eine heterogene Gruppe sehr seltener Lungenerkrankungen mit mehr als 200 unterschiedlichen Krankheitsentitäten. Der Begriff ist irreführend, da bei den meisten Krankheitsbildern neben dem Interstitium auch andere Strukturen wie der Alveolarraum, Bronchiolen und Bronchien sowie das pulmonale Gefäßsystem betroffen sind. Aus diesem Grund wird von manchen Autoren der Begriff „diffuse parenchymatöse Lungenerkrankungen" favorisiert.

Allen Erkrankungen ist eine direkte oder indirekte Störung des alveolären Gasaustauschs gemeinsam. Der Erkrankungsbeginn, die Ausprägung der Symptome sowie der Verlauf sind abhängig von der zugrundeliegenden Erkrankung und weiteren, bisher noch nicht bekannten Faktoren. Belastbare Angaben zur Häufigkeit fehlen. Derzeit wird von einer Prävalenz von 3–5 pro Millionen Kindern und Jugendlichen ausgegangen. Die aktuelle Klassifikation unterscheidet Krankheiten, die sich mehrheitlich im Säuglings- und Kleinkindesalter manifestieren von Krankheiten, die in jedem Lebensalter auftreten können (◘ Tab. 11.9 und 11.10).

▪▪ Klinik

Die Symptome sowie die Schwere ihrer Ausprägung variieren in Abhängigkeit von dem zugrundeliegenden Krankheitsbild und Vorhandensein evtl. Komorbiditäten. Folgende Symptome/Befunde werden häufig bei chILD erhoben:

- Tachypnoe
- Dyspnoe
- Einziehungen
- Husten (meist trocken)
- Zyanose
- Hypoxämie
- Hyperkapnie
- Restriktive Ventilationsstörung
- Trommelschlegelfinger
- Uhrglasnägel
- Ernährungsschwierigkeiten

◘ **Tab. 11.9** chILD mit überwiegender Manifestation im Säuglings- und Kleinkindesalter

Gruppe	Beispiele	Bemerkungen
Diffuse Entwicklungsstörungen	Azinäre Dysplasie Kongenitale alveoläre Dysplasie Alveolokapilläre Dysplasie mit Misalignement der Pulmonalvenen	Manifestation direkt postnatal. Fast immer letaler Verlauf
Wachstumsanomalien/Hypoalveolarisation	Lungenhypoplasie Assoziiert mit Chromosomenanomalien (z. B. Trisomie 21) Assoziiert mit angeborenen Herzfehlern	Manifestation meist postnatal bzw. im ersten Lebensjahr. Klinische Ausprägung variabel
Spezifische Krankheitsbilder unklarer Ätiologie	Neuroendokrine Zellhyperplasie (NEHI) Pulmonale interstitielle Glykogenose	Manifestation in den ersten 5 Lebensmonaten. NEHI ohne Ansprechen auf häufig eingesetzte Medikamente (z. B. Steroide) aber sehr guter Prognose
Surfactant Dysfunktionen	*SPB*-Mutationen *ABCA3*-Mutationen *SPC*-Mutationen *NKX2.1*-Mutation	*SPB*- und *ABCA3*-Mutationen fast immer mit Manifestation direkt postnatal, schwerem Verlauf und schlechter Prognose. Manifestation und Verlauf bei *SPC*-Mutationen variabel

Tab. 11.10 chILD mit Manifestation in allen Altersgruppen

Gruppe	Beispiele	Bemerkungen
Pulmonale Beteiligung bei Systemerkrankungen	Immundysregulationen Kollagenosen/Rheuma Speicherkrankheiten Sarkoidose Langerhans-Zell-Histiozytose Malignom-assoziiert	Bei allen schweren, chronischen Systemerkrankungen sollte eine pulmonale Mitbeteiligung ausgeschlossen werden
Erkrankungen des sonst gesunden Kindes	Infektiös/postinfektiös Exogen allergische Alveolitis Toxische Schäden Aspirationen Eosinophile Pneumonie	Klinische Ausprägung variabel in Abhängigkeit von der Ursache und dem Zeitpunkt der Diagnose bzw. der Einleitung einer spezifischen Therapie
Erkrankungen bei primärer bzw. sekundärer Immunschwäche	Oportunistische Infektionen Abstoßung nach Lungentransplantation Nach Knochenmarkstransplantation Diffuser Alveolarschaden	Bei allen Kindern mit primärer oder sekundärer Immundefizienz muss immer eine pneumologische Mitbetreuung gewährleistet sein
Krankheiten, die eine interstitielle Lungenerkrankung „vortäuschen" können	Pulmonale Hypertonie Herzinsuffizienz Pulmonale venookklusive Erkrankung Hepatopulmonales Syndrom Erkrankungen des lymphatischen Systems	Bei jedem Kind mit vermuteter diffuser parenchymatöser Lungenerkrankung müssen immer alle anderen Organsysteme systematisch mituntersucht werden

- Gedeihstörungen
- Pulmonale Hypertonie
- Entfaltungsknistern
- Pfeifende Atemgeräusche/Obstruktion

chILD-Syndrom

Bei Erfüllung von drei der unten aufgeführten Kriterien nach Ausschluss einer anderen Ursache ist das Vorliegen von chILD wahrscheinlich (chILD-Syndrom) und eine weiterführende Diagnostik zwingend erforderlich:

- Symptome
  - Husten
  - Schnelle Atmung
  - Eingeschränkte Belastbarkeit
- Befunde bei der körperlichen Untersuchung
  - Tachypnoe in Ruhe
  - Atemgeräusche
  - Einziehungen
  - Trommelschlegelfinger
  - Gedeihstörungen
- Pulsoxymetrie und Blutgasanalyse (kapillär oder arteriell)
  - Hypoxämie
  - Hyperkapnie
- Bildgebung
  - Diffuse Veränderungen im Röntgen-Thorax und/oder Computertomographie

Jedes Kind mit bestehendem Verdacht auf chILD sollte unverzüglich an ein spezialisiertes Zentrum zur weiteren Diagnostik und Therapie weitergeleitet werden.

▪▪ Diagnostik

Es gibt keine einheitliche Diagnostik für alle unterschiedlichen Krankheitsbilder. Die Untersuchungen sollten sich daher möglichst gezielt auf den Nachweis einer vermuteten Erkrankung und den Ausschluss möglicher Differenzialdiagnosen konzentrieren. Neben einer ausführlichen Anamnese und körperlichen Untersuchung sollten folgende Untersuchungen immer durchgeführt werden:

- Spirometrie (wenn möglich)
- Bodyplethysmographie (wenn möglich)
- Diffusionsmessung (wenn möglich)
- Blutgasanalyse
- 6-Minuten-Gehtest
- Röntgen-Thorax
- Echokardiographie
- Sonographie Abdomen
- Differenzialblutbild
- Immunglobuline
- Leberenzyme
- Nierenretentionsparameter
- Gerinnung
- Schweißtest

Weitere Untersuchungen, die nach Möglichkeit immer in einem Zentrum erfolgen sollten, sind:

- Computertomographie des Thorax
- Bronchoskopie mit bronchoalveolärer Lavage
- 24-Stunden-pH-Metrie
- Genetik
- Lungenbiopsie

Nicht bei allen Kindern muss jede der oben aufgeführten Untersuchungen durchgeführt werden. In manchen Fällen lässt sich die Diagnose alleine aufgrund der Anamnese, der Klinik und der Veränderungen in der Computertomographie stellen (z. B. bei der neuroendokrinen Zellhyperplasie). Andere Erkrankungen lassen sich genetisch nachweisen und machen eine Lungenbiopsie überflüssig. Aktuell ist eine genetische Diagnostik bei folgenden primär pulmonalen Erkrankungen möglich:

- Surfactant-Protein-B-Defizienz
- ABCA3-Defizienz
- Surfactant-Protein-C-Defizienz
- Brain-Thyroid-Lung-Syndrome
- Alveolokapilläre Dysplasie mit Misalignement der Pulmonalvenen
- Hereditäre pulmonale Alveolarproteinose bei GMCSF-α-Rezeptor-Mutation

▪▪ Therapie

- Bisher existiert für keine chILD-Form eine spezifische, evidenzbasierte Therapie. Bei der pulmonalen Beteiligung im Rahmen von anderen Erkrankungen (z. B. Kollagenosen, Infektionen etc.) sollten diese gezielt behandelt werden
- Aufgrund der Schwere vieler chILD-Formen und deren Chronizität sollte jedes Kind in einem spezialisierten Zentrum multiprofessionell betreut werden. Dazu gehört neben der medizinischen Betreuung auch die psychosoziale Betreuung

- Wichtig ist es außerdem, die Patienten vor einer „Übertherapie" mit dadurch hervorgerufenen potenziell schweren gesundheitlichen Schäden zu bewahren. So sollte jedes eingesetzte Medikament regelmäßig hinsichtlich seines Effekts aber auch seiner Nebenwirkungen kritisch überprüft werden
- Systemische Steroide, Azithromycin und Hydroxychloroquin sind die am häufigsten verwendeten Medikamente bei chILD. Das bedeutet aber nicht, dass ihr Einsatz bei jeder Erkrankung hilfreich bzw. sinnvoll ist
- Bei schwer kranken Kindern mit progredienter Krankheitsverlauf stellt die Lungentransplantation eine mögliche Therapieoption dar. Eine Vorstellung in einem Transplantationszentrum zur Beurteilung, ob eine Transplantation notwendig, möglich und für die individuelle Person sinnvoll ist, sollte unbedingt frühzeitig erfolgen

chILD

- chILD steht für eine große Zahl seltener, heterogener und oft sehr schwer verlaufender Krankheitsbilder
- Die Symptome leiten sich von einem gestörten alveolären Gasaustausch ab. Nach Ausschluss anderer, häufiger auftretender Krankheiten und bei Vorhandensein suggestiver Symptome wie Tachydyspnoe, Hypoxämie und/oder diffuser Veränderungen in der Bildgebung sollte chILD immer differenzialdiagnostisch in Betracht gezogen werden
- Aufgrund der Seltenheit der Erkrankungen, deren potenziell lebensbedrohlicher Verläufe sowie der komplexen Diagnostik und Therapie sollte jedes Kind bei bestehendem Verdacht unverzüglich an ein spezialisiertes Zentrum zur Evaluation und Mitbetreuung überwiesen werden

11.12 Mukoviszidose

Ernst Rietschel

Synonym: Zystische Fibrose, Cystic Fibrosis (CF)

CF ist die häufigste, lebensverkürzende, autosomal-rezessiv vererbte Multisystemerkrankung in Deutschland mit einer Inzidenz von 1:3300 bis 1:4800 Neugeborenen. Sie betrifft v. a. Lunge und Pankreas, aber auch obere Atemwege, Leber, Darm und Geschlechtsorgane.

▪▪ Ätiologie

Ursächlich ist eine Störung der Chloridkanäle exokriner Drüsen, des sog. „cystic fibrosis transmembrane conductance regulator"(CFTR)-Proteins verantwortlich. Das *CF*-Gen auf Chromosom 7 kodiert diesen CFTR. Mittlerweile sind über 2000 Mutationen in dem *CF*-Gen bekannt. Sie werden in 5 Klassen eingeteilt, wobei Mutationen der Klassen 1–3 keinen oder einen funktionslosen Chloridkanal aufweisen, die Mutationen der Klassen 4–5 eine Restfunktion. Einige Mutationen zeigen Eigenschaften mehrerer Klassen. Mutationen der Klassen 1–3 gehen meist mit einer exokrinen Pankreasinsuffizienz einher, Patienten der Mutationen Klasse 4 oder 5 sind meist pankreassuffizient und zeigen einen milderen Verlauf der Erkrankung. Das Ausmaß der pulmonalen Beteiligung wird durch modifizierende Gene und durch Umweltfaktoren mitbeeinflusst.

Die Fehlfunktion von CFTR in der Lunge führt zu unzureichender Hydrierung des bronchialen Flüssigkeitsfilms und damit zu einer chronischen Inflammation. Durch bakterielle Superinfektion, v. a. mit Pseudomonas aeruginosa, entsteht eine chronische Infektion mit progredientem Lungenumbau bis hin zur respiratorischen Globalinsuffizienz, die für über 90 % der Mortalität verantwortlich ist.

Im Bereich der Schweißdrüsenausführungsgänge kommt es zu einer verminderten Cl-Rückresorption und dadurch erhöhter Cl-Konzentration im Schweiß (→ Schweißtest) mit entsprechendem Salzverlust.

Definition

Ein klinisches Symptom **und** eine CFTR-Funktionsstörung:

- Klinisches Symptom
  - Positives Neugeborenenscreening
  - Ein Geschwisterkind mit CF
  - En klinisches Symptom wie z. B.
    - Mekoniumileus und andere Zeichen der exokrinen Pankreasinsuffizienz
    - Rezidivierende Pankreatitiden
    - Sinusitis/Polyposis nasi
    - Rezidivierende Pneumonien, Atelektasen
    - Infertilität
    - Hypochlorämische Alkalose
- CFTR-Funktionsstörung
  - 2 positive Schweißteste mit einer Chloridkonzentration ≥60 mmol/l
  - 2 mukoviszidoseverursachende Mutationen in „trans“
  - Nachweis einer charakteristischen Veränderung der CFTR-Funktion entweder in der nasalen Potenzialdifferenzmessung (NPD) oder in der „intercurrent measurement“ (ICM) in der Rektumschleimhautbiopsie

Diagnostik

- Neugeborenenscreening mit anschließender Konfirmationsdiagnostik; Klinische Symptomatik kein obligates Kriterium (Neugeborene mit positivem Screening phänotypisch meist unauffällig)
- 2 Schweißteste mit Cl ≥60 mmol/l
- Mutationsanalyse im CF-Gen mit 2 mukoviszidoseverursachenden Mutationen in „trans“
- Falls Ergebnisse der Schweißteste im sog. Graubereich (Cl 30–60 mmol/l) und nur eine Mutation im Mutationsscreening nachweisbar → Durchführung der nasalen Potenzialdifferenzmessung oder des ICM in der Rektumschleimhautbiopsie
- Diagnostik der exokrinen Pankreasinsuffizienz mittels Pankreaselastase im Stuhl (<200 µg/l)

Klinik

Alters- und Mutationsabhängig:

- Mekoniumileus: heute schon häufig intrauterin diagnostizierbar
- Neugeborene: meist asymptomatisch, selten Ikterus prolongatus, hypochlorämische Alkalose, Vitamin-K-Mangelblutung
- Zunehmende Gedeihstörung mit klinischen Zeichen der Maldigestion (geblähtes Abdomen) und Malabsorption (dünne, voluminöse, übelriechende Stühle)
- Länger als üblich persistierender Husten nach Atemwegsinfekten, Pneumonien, Atelektasen
- Im weiteren Verlauf endokrine Pankreasinsuffizienz (CF-assoziierter Diabetes mellitus)
- Rezidivierende Pankreatitiden
- Leberfibrose mit Cholezystolithiasis
- Sinusitiden, Polyposis nasi
- Infertilität bei männlichen Erkrankten (CBAVD)

Therapie

Die Therapie beginnt bei Diagnosestellung und muss lebenslang durchgeführt werden. Mit zunehmendem Alter und entsprechenden Komplikationen (z. B). chronische Pseudomonas-aeruginosa-Infektion, CF-assoziiertem Diabetes mellitus (CFRDM) wird der Therapieaufwand umfangreicher und bedarf – v. a. in der Pubertät – zunehmend mehr psychosozialer Begleitung zum Erhalt ausreichender Therapieadhärenz. Therapieziele sind der Erhalt der Lungenfunktion (Reduktion des FEV_1-Abfalls über die Zeit) und des BMI.

Voraussetzung für einen weiteren Anstieg der mittleren Lebenserwartung – z. Zt. >40 Jahre – ist die Betreuung in einem multidisziplinären Team.

Symptombezogene Therapien

- **Exokrine Pankreasinsuffizienz**
  - Pankreasenzyme ca. 3000–4000 IE/g Fett, fettlösliche Vitamine, hochkalorische fettreiche Ernährung

  - Ernährungsberatung, bei BMI <18 perkutane Enterogastrostomie (PEG) empfehlen, ggf. NaCl-Substitution
- **Untere Atemwege**
  - Sekretolytische Inhalationstherapie mit hypertonem NaCl oder DNAse oder Mannitol und Atemphysiotherapie
  - Chronische Pseudomonas-aeruginosa-Besiedlung: Inhalative Antibiotikatherapie, regelmäßige i.v.-Antibiotikathera pien (Möglichkeit der heimparenteralen Therapie eruieren)
  - Pulmonale Exazerbation: Systemische Antibiotikatherapie über 2–3 Wochen, Intensivieren der Inhalations- und Atemphysiotherapie
  - Respiratorische Partialinsuffizienz: O_2-Therapie
  - Respiratorische Globalinsuffizienz: Non-invasive Ventilation (NIV)
  - Ab FEV_1 <30 %: Evaluation zur Lungentransplantation
    5-Jahres-Überlebenszeit bei ca. 67 %, damit keine kurative Therapie

11

- Mitbeteiligung der **oberen Atemwege**: Nasenspülungen, bei Polyposis nasi nasale Kortikosteroide
- **CF-assoziierter Diabetes mellitus** (CFRDM): Frühzeitige Insulintherapie, Diabetesschulung und Ernährungsberatung
- **Leberfibrose**: Ursodeoxycholsäure p.o.
- **Infertilität**: In-vitro-Fertilisation diskutieren

▪ **CFTR-modulierende Therapien (Korrektoren und Potentiatoren)**

- Orale Therapien mit systemischer Wirkung (Verbesserung und Erhalt der FEV_1, Reduktion der Zahl der pulmonalen Exazerbationen, Anstieg des BMI, Verbesserung der Lebensqualität)
- Potentiator-Monotherapie (Kalydeco) bei definierten Klasse-III- und -IV-Mutationen oder in Kombinationstherapie mit einem Korrektor (Symkevi) bei F508del als Klasse-II-Mutation im homozygoten Zustand und im heterozygoten Zustand mit entsprechenden 14 Mutationen, die mit einer CFTR-Restfunktion assoziiert sind
- Triple-Therapien (2 Korrektoren und ein Potentiator) befinden sich derzeit in Phase III der klinischen Prüfung

▪ **Weitere Therapiebausteine**

- Lungentransplantation: Ab FEV_1 <30 % zur Evaluation anmelden, 5-Jahres-Überlebenszeit bei >65 %, damit keine kurative Therapie
- Anbindung an Palliativversorgung ab FEV_1 <30 %
- Lebenslange psychosoziale Betreuung von Patient und Familie vom Zeitpunkt der Diagnose an (Optimierung der Adhärenz)
- Stationäre Rehabilitation
- Gentherapie: Bisher nicht erfolgreich

▪▪ **Komplikationen**

- **Chronische Pseudomonas-aeruginosa-Infektion**
- **Atypische Mykobakteriose** (MOTT): Bei entsprechender klinischer Symptomatik oder vor Lungentransplantation intravenöse 4-fach-Therapie über Monate
- **Allergische bronchopulmonale Aspergillose** (ABPA): Orale 4-fach-Therapie z. T. i.v. über Monate oder Steroidpulstherapie
- **Pneumothorax**: Pleuradrainage nur bei O_2-Bedarf und Spannungspneumothorax (bei CF wegen der Rigidität der Lunge selten); O_2-Gabe
- **Hämoptyse**: Antibiotische Therapie der meist zugrunde liegenden Exazerbation, Kontrolle der Gerinnung und Hb. Bei HB-Abfall Angio-CT und evtl. Bronchialarterienembolisation
- **Ösophagusvarizenblutung** bei Leberzirrhose: Kontrolle Gerinnung und Hb. Sengstakensonde, regelmäßige Ligaturen der Varizen, Lebertransplantation
- **Distales intestinales Obstruktionssyndrom** (DIOS): Meist im terminalen Ileum: 3–4 l polyethylenglykolhaltige Lösungen (Klean-Prep) p.o./24 Stunden, bei Erbrechen Magen- oder besser Duodenalsonde und Antiemetika; additiv Gastrografin 100–200 ml

Prävention

- Vermeidung von Pseudomonas-aeruginosa- -und MOTT-Infektion durch Segregation in Ambulanz, auf Station, in Physiotherapiepraxen und in der Rehabilitationsklinik
- Sachgerechte Desinfektion von Inhalations- und Physiotherapiegeräten
- Individuelle Hygienemaßnahmen im Lebensumfeld

Mukoviszidose

Mukoviszidose ist eine autosomal rezessiv vererbte Multisystemerkrankung.

Ein positives Neugeborenescreening, ein Geschwisterkind mit Mukoviszidose oder die typische Symtomatik mit Gedeihstörung und prolongierten Atemwegsinfektionen führen zur Verdachtsdiagnose, die durch einen Schweißtest gesichert wird.

Die Therapie beinhaltet lebenslange Inhalation und Atemphysiotherapie zur Förderung der Atemwegsclearance, einer frühzeitigen antibiotischen Therapie von Atemwegsinfektionen und einer Substitution von Pankreasenzymen, um eine Destruktion der Lunge zu verhindern und ein normales Wachstum zu gewährleisten.

Von den über 2000 bekannten Mutationen im CF-Gen lassen sich heute die häufigsten mittels einer oralen CFTR-modulierenden Therapie so wirksam beeinflussen, dass mit einem deutlichen Anstieg der Lebenserwartung in den nächsten Jahren zu rechnen ist.

Literatur

Barbato et al (2009) Primary ciliary dyskinesia: a consensus statement on diagnostic and treatment approaches in children. Eur Respir J 34:1264–1276

Chang A, Oppenheimer J, Weinberger M et al (2017) Management of children with chronic wet cough and protracted bacterial bronchitis. Chest 151:884–890

Mutius, Gappa, Eber, Frey (2013) Pädiatrische Pneumologie, 3. Aufl. Springer, Berlin/Heidelberg

Naehrig S, Chao CM, Naehrlich L (2017) Mukoviszidose. Dtsch Ärztebl 114:564–572

Nüßlein T et al (2013) Diagnostik der primären ziliären Dyskinesie. Monatssch Kinderheilkd 161:406–416

Werner C, Omran H (2016) Primäre ziliäre Dyskinesie. Pneumologe 13:26–32

Wilmott R, Bush A, Boat R et al (2012) Kendig and Chernick's disorders of the respiratory tract in children, 8. Aufl. Elsevier/Saunders, Amsterdam

Kardiologie

Sven Dittrich und Jörg Schirrmeister

C. Papan, L. T. Weber (Hrsg.), *Repetitorium Kinder- und Jugendmedizin*,
https://doi.org/10.1007/978-3-662-56790-6_12

12.1 Angeborene Herzfehler

Ätiologie

Fehlbildungen des Herzens entstehen in der Mehrzahl in der frühen embryonalen Herzentwicklung von der dritten bis zu siebten Schwangerschaftswoche. Meist besteht eine multifaktorielle Genese mit Wechselwirkungen von exogenen und endogenen (genetischen) Faktoren.

- Prädisponierende exogenen Faktoren:
  - Infektionen während der Schwangerschaft, u. a.
    - Röteln
    - Herpes Simplex
    - Coxsackie
    - Zytomegalie
  - Medikamente, u. a.
    - Phenytoin
    - Cumarine
    - Lithium
  - Alkoholabusus
  - Embryofetopathia Diabetica
- Prädisponierende endogene (genetische) Faktoren:
  - Es sind zunehmend mehr Mutationen bekannt, die mit angeborenen Herzfehlern assoziiert sind, z. B. Mutationen im *TBX5*-Gen mit verminderter *MYH6*-Gen-Expression mit Assoziation zum Vorhofseptumdefekt und Holt-Oram-Syndrom
  - Bei der Mehrzahl der Patienten bleibt der vermutete prädisponierende genetische Hintergrund aktuell ungeklärt
  - Ungefähr 15 % der Patienten mit angeborenen Herzfehler leiden an einer syndromalen Erkrankung:
    - Numerische Chromosomenaberrationen: Trisomien 13, 18 und 21
    - Ullrich-Turner-Syndrom (45, X0)
    - Mikrodeletionssyndrom 22q11 (u. a. DiGeorge-Syndrom)
    - Noonan-Syndrom (Mutation im *PTPN-11*-Gen)
    - VACTERL-Assoziation
    - CHARGE-Syndrom (Mutation im *CHD7*-Gen)
    - Williams-Beuren-Syndrom (Verlust auf dem langen Arm Chromosom 7)
    - Marfan-Syndrom (Mutation im *FBN1*-Gen auf Chromosom 15)

Die Ätiologie angeborener Herzfehler bleibt aktuell bei den meisten Patienten ungeklärt, obwohl zunehmend prädisponierende Mutationen beschrieben sind. Etwa 15 % der Patienten mit angeborenem Herzfehler zeigen eine syndromale Belastung.

Prävalenz

- Ca. 1 % unter allen Lebendgeborenen in Deutschland

Verlauf

Erwarteter Spontanverlauf und Behandlungsnotwendigkeiten:

- Etwa bei der Hälfte der Patienten gibt es im Verlauf noch eine spontane Heilung (spontaner ASD-, VSD-, PDA-Verschluss [meist im 1. Lebensjahr]) oder die hämodynamische Belastung des Vitiums ist gering und stellt keine Indikation für eine Behandlung dar (z. B. geringer Links-rechts-Shunt bei persistierendem Foramen ovale, geringgradige valvuläre Pulmonal- oder Aortenstenose)
- Die andere Hälfte der Patienten benötigt mindestens einen operativen oder katheterinterventionellen Eingriff
- Leichtgradige Herzfehlbildungen (~60 %) sind in der Regel vollständig korrigierbar
- Bei mittelgradigen Herzfehlbildungen (~28 %) können bei der Korrektur Residuen bestehen bleiben oder sich im Verlauf Probleme entwickeln
- Bei schweren Herzfehlbildungen (~12 %) sind in der großen Mehrzahl der Patienten Folgeeingriffe im OP oder im Herzkatheterlabor zu erwarten
- Über 90 % aller Lebendgeborenen mit einem angeborenen Herzfehler erreichen heute das Erwachsenenalter

Verteilung

- Leichtgradige Herzfehlbildungen (~60 %) (ASD, kleine oder muskuläre VSD, PDA, PS u. a.)

- Mittelgradige Herzfehlbildungen (~28 %) (große, perimembranöse VSD, AVSD, AS, CoA, PAPVC u. a.)
- Schwere Herzfehlbildungen (~12 %) (Univentrikuläre Herzen inkl. HLHS, Fallot, PA/VSD, PA/IVS, d-TGA, TAC, TAPVC, Ebstein-Anomalie u. a.)

Die häufigsten Diagnosen: Tab. 12.1

Systematik

Eine ätiologisch oder pathophysiologisch begründete Systematik für angeborene Herzfehler ist nicht etabliert. Zum Lernen hilft:

- Azyanotische Vitien
  - Shuntvitien
    - Ventrikelseptumdefekt (VSD)
    - Atrialer Septumdefekt (ASD)
    - Atrioventrikulärer Septumdefekt (AVSD)
    - Persistierender Ductus arteriosus (PDA)
    - Partielle Lungenvenenfehleinmündung (Partial Abnormal Pulmonary Vein Connection, PAPVC)
    - Totale Lungenvenenfehleinmündung (Total Abnormal Pulmonary Vein Connection, TAPVC)
    - Aortopulmonales Fenster
  - Klappen- und Gefäßstenosen
    - Valvuläre Pulmonalstenose (PS)
    - Valvuläre Aortenstenose (AS)
    - Aortenisthmusstenose (Synonym: Coarctatio aortae, CoA)
  - Weitere seltene azyanotische Vitien
    - Ebstein-Anomalie
    - Anomalous Left Coronary Artery from Pulmonary Artery (ALCAPA, Synonym: Bland-White-Garland-Syndrom)
- Zyanotische Herzfehler
  - Fallot-Tetralogie (incl. Pulmonalatresie mit Ventrikelseptumdefekt (PA/VSD))
  - Pulmonalatresie mit intaktem Ventrikelseptum (PA/IVS)
  - dextro-Transposition der großen Arterien (d-TGA)
  - Truncus arteriosus communis (TAC)
  - Univentrikuläre Herzen (UVH), u. a.
    - Trikuspidalatresie
    - Hypoplastisches Linksherzsyndrom (HLHS)

Tab. 12.1 Häufigsten Diagnosen kardialer Fehler bei Kindern

Diagnose	Häufigkeit
Ventrikelseptumdefekt (VSD)	~50 %
Atrialer Septumdefekt (ASD)	~18 %
Valvuläre Pulmonalstenose (PS)	~7 %
Persistierender Ductus arteriosus (PDA)	~5 %
Aortenisthmusstenose (Synonym: Coarctatio aortae, CoA)	~4 %
Fallot-Tetralogie	~3 %
Valvuläre Aortenstenose (AS)	~3 %
Dextro-Transposition der großen Arterien (d-TGA)	~3 %
Univentrikuläre Herzen (UVH) (inkl. Hypoplastischem Linksherzsyndrom (HLHS)	~3 %
Alle übrigen Herzfehlbildungen zusammen	~10 %

Ca. 1 % aller Lebendgeborenen kommen mit einem angeborenen Herzfehler zur Welt, wobei die größere Zahl leichte Herzfehlbildungen betrifft. Etwa die Hälfte der Herzfehlbildungen ist behandlungsbedürftig. Über 90 % aller Lebendgeborenen mit angeborenem Herzfehler erreichen heute das Erwachsenenalter.

12.1.1 Azyanotische Herzfehler

12.1.1.1 Vorhofseptumdefekte (ASD)

Definition

- Defekt im Bereich der Vorhofscheidewand
- Einteilung in
  - Vorhofseptumdefekt vom Sekundumtyp (ASD II) im Bereich der Fossa ova-

lis gelegen: häufigste Form (80 %). Davon abzugrenzen: das persistierende Foramen ovale durch fehlende Verklebung von Septum primum und secundum
- Vorhofseptumdefekt vom Primumtyp (ASD I): AV-Klappen nahegelegen, häufig assoziiert mit Spaltbildungen der Mitralklappe (► Abschn. 12.1.1.3)
- Vorhofseptumdefekt vom Sinus-venosus-Typ (SVD), selten: Defekt im Bereich der Hohlvenenmündungen, oft vergesellschaftet mit Fehlmündungen der rechten Lungenvenen

▪▪ Klinik

- Meist asymptomatisch
- Über den Defekt kommt es in der Regel zu einem Links-rechts-Shunt mit rechtsventrikulärer Volumenbelastung und vermehrter Lungenperfusion
- Bei großen Defekten können vermehrt pulmonale Infektionen und eine leichte Belastungseinschränkung auftreten
- Unbehandelt kann es im späteren Erwachsenenalter zu symptomatischer Rechtsherzbelastung mit Rhythmusstörungen und pulmonalem Hypertonus kommen

▪▪ Diagnostik

- Auskultation: Leises Systolikum im 2. ICR links parasternal als Zeichen der relativen Pulmonalstenose, fixiert gespaltener 2. Herzton
- EKG: Rechtstyp und Rechtsschenkelblock (RSB) als rechts Volumenhypertrophiezeichen (rSR' Konfiguration in V1/V2, ◘ Abb. 12.1)
- Echokardiographie:
  - 2D-Bild: Beschreibung von Defektgröße und Lage inklusive der Randstrukturen, Bestimmung der rechtsventrikulären Größe und Funktion
  - Farbdoppler: Abschätzung des Shuntflusses
  - Doppler: Abschätzung der Druckverhältnisse im Lungenkreislauf. Ausschluss begleitender Lungenvenenfehlmündung
- Röntgen-Thorax: Für die Diagnostik entbehrlich; ein „zufälliges" Röntgenbild führt aber manchmal zur Diagnose: vergrößerter Herzschatten und vermehrte Lungengefäßzeichnung

▪▪ Therapie

- Bei relevantem Shuntfluss (Qp/Qs >1,5) erfolgt der Verschluss im 3.–5. Lebensjahr:

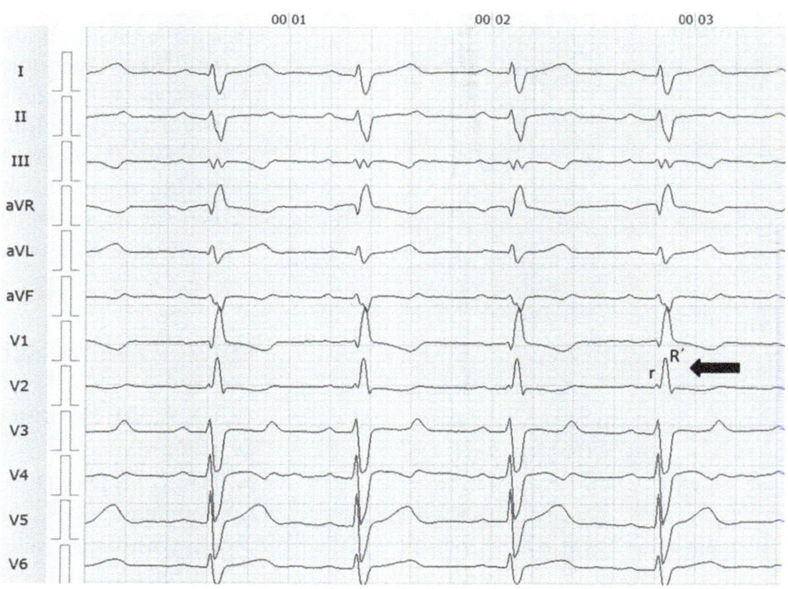

◘ **Abb. 12.1** 12-Kanal-EKG einer 5-Jährigen mit großem Vorhofseptumdefekt vom Sekundum-Typ. Normofrequenter Sinusrhythmus 85 bpm; regelgerechte Überleitung; überdrehter Rechtstyp; verplumpter QRS mit inkomplettem Rechtsschenkelblock, rR' in V1, V2 (*Pfeil*), tiefes S in V5; Beurteilung: Deutliche Rechtsvolumenhypertrophiezeichen

- ASD II: Interventioneller Schirmverschluss im Herzkatheter unter transösophagealer Echo-Kontrolle
  Komplikationen der Intervention (selten): Schirmembolisation, AV-Blockierung
- Bei ASD II und fehlenden Randstrukturen sowie ASDI und SVD: Operativer Verschluss unter Einsatz der Herz-Lungen-Maschine
  Komplikationen der Operation (selten): Postoperativ entzündlicher Perikarderguss (Dressler-Syndrom)

▪▪ Prognose
- Unbeeinträchtigt („geheilter" Herzfehler); leicht erhöhte Inzidenz von Herzrhythmusstörungen im Alter

Vorhofseptumdefekt
- Der ASD ist ein häufiger, meist asymptomatischer Herzfehler
- Bei leisem Systolikum über der Pulmonalis, fixiert gespaltenem 2. Herzton oder Volumenbelastungszeichen im EKG sollte eine echokardiographische Abklärung erfolgen
- Nach interventionellem oder operativem Verschluss im späten Kleinkindalter besteht eine exzellente Langzeitprognose

12.1.1.2 Ventrikelseptumdefekte (VSD)

▪▪ Definition:
- Defekt im Bereich der Kammerscheidewand

▪▪ Einteilung (grob)
- (Peri)membranöser VSD: Häufigste Form (75 %), im membranösen Septum gelegen mit Ausweitung ins benachbarte muskuläre Septum zwischen Aortenklappe und septalem Trikuspidalklappensegel
- Muskuläre Defekte: Vollständig mit muskulärem Rand; können auch multipel auftreten (Swiss-cheese-Defekt)
- Einlassdefekte: AV-Klappen nah (► Abschn. 12.1.1.3)
- AuslassSeptumdefekte: Unterhalb der Pulmonalklappe sowie der Aortenklappe gelegen

▪▪ Klinik
- Abhängig von der Defektgröße und dem resultierenden Links-Rechts-Shunt
- Kleine Defekte: Bis auf Systolikum asymptomatisch („viel Lärm um nichts")
- Größere Defekte (>50 % Aortendurchmesser) führen zu einer Volumenbelastung des linken Ventrikels sowie einer Druckbelastung des rechten Ventrikels und des Lungenkreislaufs
- Der Links-Rechts-Shunt ist postpartal gering, nimmt bei abnehmendem Lungengefäßwiderstand in den ersten Wochen zu. Dann sind Herzinsuffizienzzeichen mit Tachydyspnoe, Tachykardie, Hepatomegalie, Schwitzen insbesondere beim Trinken; Trinkschwäche und Gedeihstörung möglich
- Bei unbehandeltem Verlauf kommt es ab dem 6 Monat zu Veränderungen der Lungenarteriolen mit pulmonaler Widerstandserhöhung, bis zum irreversiblen pulmonal-arteriellem Hypertonus mit Shuntumkehr (Eisenmenger-Syndrom). Dann Abnahme der Herzinsuffizienzzeichen und zunehmende Zyanose

▪▪ Diagnostik
- Auskultation: Raues Holosystolikum im 3./4. ICR links
- EKG: Linksventrikuläre Volumenbelastungszeichen, rechtsventrikuläre Druckbelastungszeichen, P-mitrale
- Echokardiographie:
  - 2D-Bild: Darstellung von Größe und Lagebeziehung des Defekts, Größe von linkem Vorhof und linkem Ventrikel
  - Farbdoppler: Bestimmung von Shuntrichtung und -ausmaß
  - Doppler: Bestimmung des Druckgradienten über den VSD zur Abschätzung des rechtsventrikulären Drucks. Ausschluss begleitender Fehlbildungen (Häufigkeit ca. 20 %)

- Herzkatheteruntersuchung: Nur bei großen Defekten und verspäteter Diagnose jenseits des 6. Lebensmonats zur Bestimmung des pulmonalen Gefäßwiderstands und der Vasoreagibilität erforderlich

■■ Therapie
- Kleine Defekte: Spontanheilungstendenz, abwartendes Verhalten
- Mittelgroße Defekte: Operativer Verschluss jenseits des Säuglingsalters. Insbesondere wenn durch den Shunt Undichtigkeiten der Aortenklappe entstehen. In ausgewählten Lokalisationen kann ein interventioneller Verschlussversuch mittels Schirm- oder Spiralsystemen erwogen werden.
- Große Defekte: Symptomatische Therapie mit Diuretika und β-Blocker kann erwogen werden. Definitive Therapie mit operativem Patch-Verschluss bis zum 6. Lebensmonat

■■ Prognose
- Sehr geringe Operationsletalität, in seltenen Fällen schrittmacherpflichtiger kompletter AV-Block durch Verletzung des Reizleitungssystems
- Nach erfolgreicher Operation besteht eine normale Lebenserwartung

> **Ventikelseptumdefekt**
> - Der VSD ist der häufigste Herzfehler
> - Er fällt durch ein lautes Systolikum auf
> - Kleine Defekte zeigen eine Spontanheilungstendenz. Große Defekte mit Herzinsuffizienzsymptomatik werden im ersten Lebenshalbjahr operativ mit gutem Erfolg verschlossen

12.1.1.3 Atrioventrikulärer Septumdefekt (AVSD)

■■ Definition
- Durch Fehlbildung des Endokardkissen entstandene Defekte der AV-Klappen sowie der AV-klappennahen Kammer- und Vorhofscheidewand. Elongation des linksventrikulären Ausflusstraktes (goose-neck).

■■ Einteilung
- Partieller AV-Kanal: ASD I, Cleft der Mitralklappe
- Kompletter AV-Kanal: ASD I, eine gemeinsame AV-Klappe, Ventrikelseptumdefekt im Einlassbereich

■■ Klinik
- Partieller AV-Kanal: Oligosymptomatisch wie beim Vorhofseptumdefekt
- Kompletter AV-Kanal: Herzinsuffizienz wie bei großem VSD (► Abschn. 12.1.1.2)
- Häufig genetische Assoziationen insbesondere Trisomie 21
- Oft Kombinationen mit weiteren Fehlbildungen (Fallot-Tetralogie, Heterotaxie-Syndrom)

■■ Diagnostik
- Auskultation:
  - Partieller AV-Kanal, fixiert gespaltener 2. Herzton, ggf. tiefsitzendes Systolikum bei Mitralinsuffizienz
  - Kompletter AV-Kanal: zusätzlich raues Systolikum
- EKG: Spezifischer überdrehter Lagetyp. Bei partiellem AV-Kanal inkompletter Rechtsschenkelblock; bei komplettem AV-Kanal zusätzlich Linksvolumen- und Rechtsdruckbelastungszeichen
- Echokardiographie:
  - 2D-Bild: Beschreibung der Septumdefekte, der Klappenmorphologie und Größe der Ventrikel
  - Farbdoppler: Bestimmung der Klappeninsuffizienzen und Shunt-Verhältnisse
  - Doppler: Abschätzung der Druckverhältnisse im Lungenkreislauf
- Röntgen-Thorax: Entbehrlich
- Herzkatheter: Nur bei komplettem AV-Kanal und verspäteter Diagnose jenseits des 6. Lebensmonats zur Bestimmung des Pulmonalgefäßwiderstands und der Vasoreagibilität erforderlich.

Therapie

- Partieller AV-Kanal: Operativer Verschluss des Vorhofseptumdefekts und Cleft-Verschluss der AV-Klappe im Vorschulalter mit exzellenter Langzeitprognose
- Kompletter AV-Kanal: Bei Herzinsuffizienz im jungen Säuglingsalter medikamentöse Herzinsuffizienztherapie. Operativer Verschluss der Septumdefekte und Rekonstruktion der AV-Klappen im 3.–6. Lebensmonat mit geringer Letalität (<5 %).
- **Komplikationen**: kompletter AV-Block (<5 %)

Prognose

- Gelegentlich machen bedeutsame Restinsuffizienzen an den AV-Klappen oder eine linksventrikuläre Ausflusstraktobstruktion einen Zweiteingriff erforderlich
- Assoziierte Fehlbildungen: Individuelle Therapie und Prognose

Atrioventrikulärer Septumdefekt
- Der atrioventrikulare Septumdefekt ist ein variabler azyantotischer Herzfehler. Er tritt bei Trisomie 21 häufig auf und zeigt ein spezifisches EKG
- Ohne Begleitfehlbildungen ist er operativ gut behandelbar

12.1.1.4 Persistierender Ductus arteriosus (PDA)

(ausgenommen der noch offene Ductus des Frühgeborenen)

Definition

- Fehlender Verschluss der fetal angelegten Verbindung zwischen Pulmonalarterie und distalem Aortenbogen

Klinik

- Abhängig von der Größe und dem resultierenden Links-rechts-Shunt

Einteilung

- Sehr klein (hämodynamisch irrelevant): „Stumm", asymptomatisch
- Klein (hämodynamisch unbedeutend): Leises Herzgeräusch, oft nur systolisch, sonst asymptomatisch
- Groß (hämodynamisch relevant): Systolisch-diastolisches Geräusch, große Blutdruckamplitude mit schlagendem Puls, Herzvergrößerung mit kräftigem Herzspitzenstoß
- Sehr groß (Hämodynamisch relevant mit Herzinsuffizienz): wie bei großem VSD, ► Abschn. 12.1.1.2

Diagnostik

- Auskultation: Systolisch diastolisches Maschinengeräusch links infraklavikulär, betonter 2. Herzton
- EKG: Links Volumenbelastung, rechts Druckbelastungszeichen
- Echokardiographie:
  - 2D-Bild: Darstellung des Ductus mit Größe und Verlauf, Größe von linkem Vorhof und linkem Ventrikel
  - Farbdoppler: Bestimmung des Shuntflusses
  - Doppler: Abschätzung der pulmonalen Druckverhältnisse durch Gradient über dem Ductus sowie ggf. über der Trikuspidalklappeninsuffizienz, Flussprofil in den Mesenterialgefäßen zur Abschätzung des diastolischen Run-offs in die Pulmonalis
- Röntgen-Thorax: Entbehrlich, ggf. Linksherzvergrößerung und Lungengefäßzeichnungsvermehrung
- Herzkatheter: Bei sehr großem Ductus und verspäteter Diagnose jenseits des 6. Lebensmonats sollte vor Verschluss der Ausschluss eines fixierten pulmonalarteriellen Hypertonus erfolgen

Therapie

- Sehr klein: Der stumme Ductus bedarf keiner Behandlung und keiner Kontrolle!
- Klein: Kann im Kleinkindalter interventionell verschlossen werden, das prozedurale

Risiko ist mit dem geringen **Endarteriitisrisiko** abzuwägen
- Groß: Verschluss jenseits des 1. Lebenshalbjahrs
- Sehr groß: Zeitnaher Verschluss, bevor es zum fixierten pulmonalen Hypertonus kommt
- Procedere:
  - Katheterinterventioneller Verschluss mit Spirale oder Schirmsystemen Komplikationen: Selten Embolisation des Verschlusssystems; passagere Hämolyse bei inkomplettem Verschluss, Gefäßkomplikationen (bei sehr kleinen Säuglingen häufiger), Stenose von Aorta descendens oder linker Pulmonalarterie
  - Chirurgischer Verschluss nur wenn Katheterintervention nicht möglich. Zugang von linksthorakal (wie beim Frühgeborenen) mit sehr geringer Komplikationsrate

Prognose
- Nach rechtzeitigem Verschluss exzellent. Eine Nachsorge ist nur begrenzt nötig

Persistierender Ductus arteriosus
- Ein kleiner Ductus ist ein harmloser Zufallsbefund und bedarf keiner Therapie
- Ein großer Ductus führt zur Druck- und Volumenbelastung des Lungenkreislaufs und sollte interventionell verschlossen werden. Bei Nichtgelingen operativer Verschluss. Nach erfolgreicher Behandlung herzgesund

12.1.1.5 Valvuläre Pulmonalstenose

Definition
- Angeborene Verengung der Pulmonalklappe

Klinik
- Meist keine körperliche Beeinträchtigung (Ausnahme: kritische Pulmonalstenose des Neugeborenen mit ductusabhängiger Lungenperfusion)
- Raues systolisches Austreibungsgeräusch über der Pulmonalklappe mit Punktum Maximum im 2. Interkostalraum links parasternal
- Das Herzgeräusch ist oft schon unmittelbar postnatal auskultierbar und wird nach physiologischem Abfall des pulmonalen Widerstandes lauter
- Kritische hochgradige Stenosen mit rechtsventrikulärer Dekompensation und Ductus-abhängiger Lungenperfusion sind selten

Diagnostik
- Echokardiographie:
  - 2D-Bild: Vermessung des Pulmonalklappenrings, Morphe der Klappe
  - Doppler: Bestimmung des Blutdruckgradienten zwischen Pulmonalarterie und rechtem Ventrikel

Therapie
- Geringgradige Stenose (max. Dopplergradient <40 mmHg) bei asymptomatischem Patienten bedarf keiner Therapie
- Bei Symptomen oder höhergradiger Stenose (max. Dopplergradient >50 mmHg): Ballonvalvuloplastie im Herzkatheterlabor (bei kritischer Stenose unverzüglich) mit meist sehr gutem Erfolg (Restgradient <25 mmHg)
- Bei hypoplastischem Pulmonalklappenring oder dysplastischer Pulmonalklappenanlage ist die Ballondilatation weniger erfolgreich. Dann kann eine operative Klappenrekonstruktion (Kommissurtomie, ggf Patcherweiterung) notwendig sein

Prognose
- Die Langzeitprognose nach Behandlung der Stenose ist gut
- Selten besteht oder entwickelt sich eine Restenose oder eine Pulmonalklappeninsuffizienz, die im späteren Lebensalter eine Indikation zum Pulmonalklappenersatz bedeuten kann

Valvuläre Pulmonalstenose
- Die Pulmonalklappenstenose macht sich mit einem Systolikum früh nach der Geburt bemerkbar
- Die interventionelle Behandlung mit einer Ballonvalvuloplastie bedeutet für die meisten Patienten eine gute Langzeitprognose

12.1.1.6 Valvuläre Aortenstenose

Definition
- Angeborene Verengung der Aortenklappe. Oft besteht eine Verschmelzung einer Kommissur der tripartiden Klappenanlage oder nur eine biskuspide Klappenanlage

Klinik
- Meist keine akute körperliche Beeinträchtigung (Ausnahme: kritische Aortenstenose des Neugeborenen mit ductusabhängiger Körperperfusion)
- Das Austreibungsgeräusch über der stenotischen Aortenklappe erzeugt ein raues Systolikum mit Punktum Maximum im 2. ICR rechts parasternal, das schon unmittelbar postnatal auskultierbar ist
- Eine hochgradige Aortenstenose kann zu einer schweren Funktionsstörung des linken Ventrikels führen (→ kritische Aortenstenose). Bei sehr schlechter linksventrikulärer Funktion fehlt unter Umständen das Strömungsgeräusch oder ist nur leise auskultierbar
- Die kritische Aortenstenose ist ein schweres neonatales Krankheitsbild mit kardiorespiratorischer Dekompensation (verminderte Systemperfusion, Lungenödem)

Diagnostik
- Echokardiographie:
  - 2D-Bild: Vermessung des Aortenklappenringes und Beschreibung der linksventrikulären Funktion
  - Doppler: Bestimmung des Blutdruckgradienten zwischen Aorta und linkem Ventrikel
- EKG: Beim Neonaten eher mit Rechtsherzbelastungszeichen (intrauterine Systemperfusion über den PDA), im Verlauf Linksherzbelastungszeichen möglich
- Röntgen-Thorax: Unspezifisch, bei kritischer Aortenstenose: Gestaute Pulmonalgefäße und Kardiomegalie

Therapie
- Interventionell (Ballonvalvuloplastie) oder operativ (Kommissurotomie, Klappenrekonstruktion, Aortenklappenersatz [selten im Kindesalter])
- Bei kritischer Aortenstenose: Intubation und Beatmung, Wiedereröffnung eines verschlossenen PDA mit Prostaglandin-Infusion (wenn ein PFO vorhanden ist), bei schlechter linksventrikulärer Funktion: Katecholamintherapie

Prognose
- Die Prognose nach Therapie ist abhängig vom Ausmaß einer möglichen Aortenklappeninsuffizienz und einer möglichen Rest- oder Re-Stenose
- Da kein dauerhafter mitwachsender Aortenklappenersatz zur Verfügung steht, müssen in der Wachstumsphase kompensierte Aortenklappen-Vitien akzeptiert werden.
- Relevante Aortenklappenvitien können zu einer Einschränkung der Lebensführung führen (Sportverbot)
- Re-Eingriffe an der Aortenklappe sind häufig (ca. 25 % im Kindes- und Jugendalter)
- Ein Aortenklappenersatz im Patientenleben ist wahrscheinlich

Aortenklappenersatz
- Die Aortenklappenstenose wird über ein Systolikum früh diagnostiziert. Die kritische Aortenklappenstenose ist ein schweres neonatales Krankheitsbild
- Die operative oder interventionelle Therapie sichert das Überleben. Mittel- und langfristig führt die Aortenklappendysplasie oft zu Re-Eingriffen und zum Aortenklappenersatz

12.1.1.7 Aortenisthmusstenose/ Coarctatio aortae (CoA)

Definition

- Pathologische Enge des Aortenisthmus

Klinik

- Meist keine körperlichen Beeinträchtigungen
- Arterielle Hypertonie am rechten Arm (**Cave**: linker Arm oft in die Stenose mit einbezogen)
- Abgeschwächte Pulsation der unteren Körperhälfte (schwach palpable Femoralispulse)
- Warme Hände und kalte Füße, Kopfschmerzen, Nasenbluten, Muskelschwäche in den Beinen
- Bei Kollateralisierung der unteren Körperhälfte über A. subclavia und Intercostalarterien oft oligosymptomatisch; dann gelegentliche späte Diagnose bei Hypertonusabklärung
- Kritische Aortenisthmusstenose: die descendierende Aorta wird mit einem Rechts-links-Shunt über dem persistierenden Ductus arteriosus perfundiert (→ Untersättigung der unteren Körperhälfte). Das linke Herz entlastet sich über einen Defekt im Vorhofseptum (ASD oder PFO mit Links-rechts-Shunt)
  Die kritische Aortenisthmusstenose kann bei Ductusverschluss akut lebensbedrohlich sein
- Gehäufte Assoziation mit dem Ullrich-Turner-Syndrom (45, X0)

Diagnostik

- Pulsoxymetriescreening beim Neugeborenen: Untersättigung am Fuß bei kritischer Aortenisthmusstenose
- Blutdruckmessung: Gradient rechter Arm zu Bein: Hypertonie der oberen Körperhälfte
- Palpation der peripheren Pulse: Abgeschwächte Femoralispulse
- Auskultation: Strömungsgeräusch im Rücken links paravertebral
- Echokardiographie:
  - 2D-Bild: Anatomische Darstellung des Aortenbogens im Kindesalter meist gut möglich, bei Adoleszenten/Erwachsenen durch Luftüberlagerung gelegentlich erschwert
  - Doppler: Bestimmung des Blutdruckgradienten über dem Isthmus, gedämpftes Flussprofil in den Mesenterialarterien
- Angiographie im Herzkatheterlabor oder der MRT zur Darstellung der Anatomie und von Kollateralen aus der A. subclavia und den Intercostalarterien zur unteren Körperhälfte

Therapie

- Kritische Aortenisthmusstenose: Wiedereröffnen des Ductus mit Minprostin zur Stabilisierung, dann Operation
- Bei Neugeborenen und Säuglingen: Operation („extended resection" der Stenose und End-zu-End-Anastomose des Aortenbogens)
- Ballonangioplastie im Herzkatheterlabor in ausgewählten Fällen
- Dauerhafte Stentimplantation bei älteren Kindern und Jugendlichen, unter Umständen Nachdilatation notwendig
- Re-Eingriffe nach Operation zur Beseitigung von Restengen werden fast immer katheterinterventionell durchgeführt (Ballonangioplastie oder Stentimplantation)
- Die Nachsorge soll Langzeit-Blutdruck-Messungen und Belastungsuntersuchungen umfassen

Prognose

- Die Prognose der korrigierten Aortenisthmusstenose ist eingeschränkt, wenn nicht sorgfältig auf eine normotone Blutdruckeinstellung geachtet wird

Aortenisthmusstenose

- Arterielle Hypertonie am rechten Arm und abgeschwächte Leistenpulse sind das Leitsymptom der Aortenisthmusstenose

- Die kritische Aortenisthmusstenose ist ein vital bedrohliches neonatales Krankheitsbild. Die Behandlung erfolgt operativ oder interventionell
- Langfristig entscheidet die Blutdruckeinstellung über die Prognose

12.1.1.8 Ebstein-Anomalie

Definition

- Fehlbildung der Trikuspidalklappe mit unterschiedlicher Ausprägung der Anheftung des septalen Segels. Dadurch Verkleinerung des rechtsventrikulären Volumens und „Atrialisierung" des Ventrikels unterschiedlichen Ausmaßes, Trikuspidalklappeninsuffizenz unterschiedlichen Ausmaßes

Klinik

- Sehr breite Beschwerdesymptomatik von kritischer Zyanose des Neugeborenen bis zum Zufallsbefund im Erwachsenenalter
- Neonatale kritische Verlaufsform mit Pumpversagen des rechten Herzens, Zyanose bei Rechts-links-Shunt über einen Vorhofseptumdefekt oder ein persistierendes Foramen ovale (PFO) und ductusabhängige Lungenperfusion
- Gelegentlich besteht eine Zyanose bei Rechts-links-Shunt über einen Vorhofseptumdefekt auch bei älteren Kindern nach Ductusverschluss
- Das Systolikum der Trikuspidalklappeninsuffizienz ist das am häufigsten zur Diagnose führende Symptom
- Gelegentlich mit einem WPW-Syndrom assoziiert (EKG: verkürzte PQ-Zeit, Deltawelle, dadurch verbreiterter QRS-Komplex)

Diagnostik

- Echokardiographie:
  - 2D-Bild: Darstellung der Trikuspidalklappenfehlbildung, rechtsventrikulärer Größe und Funktion sowie begleitender Fehlbildungen wie Vorhofseptumdefekt oder Ausflusstraktstenosen
  - Farbdoppler: Darstellung der Trikuspidalinsuffizienz
- EKG: Verbreitertes P, inkompletter RSB, WPW-Syndrom?
- Langzeit-EKG: Passagere tachykarde Herzrhythmusstörungen?

Therapie

- Bei beschwerdefreien oder beschwerdearmen Patienten mit mäßiger Trikuspidalklappeninsuffizienz oft konservativ
- Bei ausgeprägter Atrialisierung und höhergradiger Trikuspidalklappeninsuffizienz: Operative Klappenrekonstruktion
- Bei Rechts-lnks-Shunt über einen Vorhofseptumdefekt: Vorhofseptumdefektverschluss
- Bei WPW-Syndrom: Elektrophysiologische Therapie (Ablation aberrierender Leitungsbahnen)

Ebstein-Anomalie

- Die Ebstein-Anomalie ist eine seltene Anomalie der Trikuspidalklappe mit klinisch breitem Beschwerdebild
- Die Trikuspidalklappe kann operativ rekonstruiert werden. Begleitende elektrische Reizleitungsstörungen sollten interventionell abladiert werden.

12.1.1.9 Anomalous Left Coronary Artery from Pulmonary Artery (ALCAPA; Synonym: Bland-White-Garland-Syndrom)

Definition

- Angeborener Fehlabgang der linken (selten auch der rechten) Herzkranzarterie aus der Pulmonalarterie

Klinik

- Nach dem physiologischen Abfall des Lungengefäßwiderstands kommt es zu einem

„Steal" des koronararteriellen Blutes in die Pulmonalarterie
- Das führt im jungen Säuglingsalter zu einer Ischämie des Herzmuskels bis zu Herzinfarkten
- Pektanginöse Schmerzen, werden oft als Schreiattacken oder Dreimonatskoliken fehlgedeutet.
- Schließlich präsentieren sich die Säuglinge mit dem Bild der schweren Linksherzinsuffizienz mit Mitralinsuffizienz und pulmonaler Stauung, klinisch oft unter dem Bild einer superinfizierten Stauungspneumonie
- Lange kompensierte Verlaufsformen bis in höhere Kindes-, Jugendlichen oder sogar Erwachsenenalter sind möglich
- Gelegentlich führt das Systolikum einer Mitralklappeninsuffizienz zur Diagnose

▪▪ Diagnostik
- Auskultation: Systolisches Herzgeräusch einer Mitralklappeninsuffizienz im 4./5. Interkostalraum links parasternal
- EKG: Linksherzbelastung und Postinfarkt-Q-Zacken in Ableitung 1, V5 und V6
- Echokardiographie: Kann zur Diagnose führen, eine ALCAPA aber nicht sicher ausschließen; Bild der dilatativen Kardiomyopathie mit Linksherzvergrößerung, schlechter Pumpfunktion, Mitralinsuffizienz
- Darstellung der Koronarien in der Angiographie (Herzkatheterlabor oder CT)
- Herzenzyme (Troponin, nt-proBNP) zur Einschätzung der akuten Myokardischämie
- **Differenzialdiagnose**: Akute Myokarditis oder Kardiomyopathie anderer Genese

▪▪ Therapie
- Operatives Umsetzen der fehlabgehenden Koronararterie

▪▪ Prognose
- Abhängig vom präoperativen Ausmaß der myokardialen Ischämie. Eine Erholung des Myokards wird postoperativ oft über Jahre beobachtet

Bland-White-Garland-Syndrom/ ALCAPA
- Die ALCAPA ist eine seltene angeborene Koronarfehlbildung die über eine Myokardischämie zu einer Linksherzinsuffizienz führt. Dies wird klinisch beim Säugling oft zunächst als Pneumonie gedeutet
- Diagnoseführend sind das EKG und die Echokardiographie, beweisend die Koronarangiographie. Die Koronarfehlbildung ist operativ korrigierbar

12.1.1.10 Totale Lungenvenenfehleinmündung (Synonym: Total Anomalous Pulmonary Venous Connection = TAPVC)

▪▪ Definition
- Angeborene Fehlmündung aller Lungenvenen in die rechte Herzseite.

▪▪ Einteilung
- Suprakardialer Typ (45 %): Mündung der Lungenvenen in die V. anonyma/V. cava superior
- Intrakardialer Typ (20 %): Fehlmündung der Lungenvenen in den Koronarvenensinus
- Infrakardialer Typ (28 %): Transdiaphragmale Fehlmündung der Lungenvenen in die Lebervenen oder Portalvenen. (Immer mit Obstruktion!)
- gemischter Typ (7 %): Kombination obiger Typen

Die TAPVC ist immer mit einem Vorhofseptumdefekt oder persistierenden Foramen ovale assoziiert, über den sich mit einem Rechts-links-Shunt das linke Herz füllt.

▪▪ Klinik
- Ist abhängig vom Ausmaß der Lungenvenenobstruktion
- Bei freiem Fluss: Links-rechts-Shunt auf venöser Ebene mit pulmonaler Überflu-

tung und relativer Pulmonalstenose. Klinisch wenig beeinträchtigt. Auskultatorisch Systolikum mit Punktum Maximum 2. ICR links parasternal (wie beim Vorhofseptumdefekt). Zyanose gering ausgeprägt
- Bei Obstruktion: Rasch progrediente Lungenstauung mit Lungenödem, pulmonalarterieller Hypertonie und schwerer Hypoxämie. Klinisch schwer krank mit ausgeprägter Zyanose, Tachydyspnoe, Tachykardie. Auskultatorisch feuchte Rasselgeräusche aber kein spezifisches Herzgeräusch
  Differenzialdiagnostische Abgrenzung zur schweren Pneumonie oder zum ARDS schwierig

Diagnostik
- Echokardiographie: Diagnoseführend durch Darstellung aller Lungenvenen. Technisch anspruchsvoll
- Röntgen-Thorax: Kardiomegalie mit verbreitertem rechten Vorhof und vergrößertem Pulmonalissegment, pulmonale Hyperämie (kann radiologisch als ARDS fehlgedeutet werden)

Therapie
- Operative Korrektur bei freiem Fluss elektiv nach der Neugeborenenperiode
- Bei obstruktiver TAPVC im Neonatalalter besteht eine Notfallindikation, die perioperative Letalität beträgt dabei 5–10 %. Im Verlauf entwickeln 15 % eine pulmonalvenöse Obstruktion. Wegen Verlust der Sinusknotenfunktion benötigen 5–10 % längerfristig einen Schrittmacher

Totale Lungenvenenfehleinmündung
- Die TAPVC mit Links-rechts-Shunt auf venöser Ebene bietet klinisch ein breites Beschwerdespektrum
- Die infrakardiale TAPVC mit Lungenvenenobstruktion muss beim Neonaten vom ARDS unterschieden werden und bedarf einer Notfalloperation

12.1.2 Zyanotische Herzfehler

12.1.2.1 Fallot-Tetralogie und Pulmonalatresie mit Ventrikelseptumdefekt

Definition
- Kombination von
  1. rechtsventrikulärer Ausflusstraktobstruktion (RVOTO) mit subvalvulärer Pulmonalstenose, Hypoplasie der Pulmonalklappe sowie hypoplastischen Pulmonalarterien
  2. einem großen subaortalen malalignment VSD
  3. eine über dem VSD reitende Aorta
  4. einer rechtsventrikulären Muskelhypertrophie
- Pathogenetisch ist eine Verlagerung des Auslassseptums nach vorn und oben
- Extremfälle sind:
  - Pulmonalatresie mit VSD und Lungenperfusion über einen persistierneden Ductus oder große aortopulmonale Kollateralgefäße (MAPCA's)
  - Double Outlet Right Ventricle (DORV) mit komplettem Ursprung der Aorta aus dem rechten Ventrikel
- Häufig assoziierte Fehlbildungen (ASD II, Rechtsaortenbogen (30 %), Koronaranomalien, AV-Kanal)
- Chromosomale Aberrationen (ca 30 %): Mikrodeletion 22q11, Trisomie 21

Klinik
- Abhängig vom Ausmaß der rechtsventrikulären Ausflusstraktobstruktion. Diese ist wegen zunehmender Infundibulumhypertrophie progredient
- **Geringe Obstruktion**: Keine Zyanose (SO_2 >93 %); „pink fallot"; Links-rechts-Shunt über VSD, Herzinsuffizienz möglich
- **Mäßige Obstruktion**: Mäßige Zyanose (SO_2 80–92 %); überwiegend Rechts-linksShunt über VSD
- **Ausgeprägte Obstruktion**: Deutliche Zyanose (SO_2 <80 %); Rechts-links-Shunt über VSD, deutlich verminderte Lungenperfusion

Cave

- **Bei Stress (Schmerz, Hunger, Aufregung) kann adrenerge Kontraktilitätssteigerung zur lebensbedrohlichen „hypoxämischen Krise" mit Infundibulumabschnürung, tiefster Zyanose (SO_2 <50 %), zerebraler Hypoxie mit Bewusstlosigkeit und Krampfanfällen führen**

- **Höchstgradige Obstruktion** oder Pulmonalatresie mit VSD: Kein ausreichender antegrader Lungenblutfluss; überleben nur durch ductusabhängige Lungenperfusion

Diagnostik

- Echokardiographie (beweisend):
  - 2-D: Größe von Infundibulum, Pulmonalklappe, Pulmonalarterienstamm bis zur Bifurkation und beiden Ästen; Größe des VSD mit Lagebeziehung zur Aorta; Aortenbogenanomalien, Ductusgröße und -verlauf, MAPCA's; Koronararterienanomalien, assoziierte Anomalien
  - Farbdoppler: Klärung der Lungenperfusion
- Pulsoxymetrie: Zur Stratifizierung → wenn <80 % in Ruhe → Handlungsbedarf
- Auskultation: Austreibungssystolikum 2.–3. ICR links
- EKG: Ausgeprägte Rechtshypertrophiezeichen: Rechtstyp, Hohes R und positives T rechtspräkordial
- Genetische Abklärung einer Mikrodeletion 22q11.2
- Angiographie (via Herzkatheter oder Angio-CT): Im Einzelfall zur operativen Planung

Therapie

- Ab dem 3. Lebensmonat korrigierende Herz-Lungen-Maschinen-Operation mit akzeptabler Morbidität. Dabei VSD-Verschluss, Verbesserung der Lungenperfusion durch Erweiterung von RVOT, Pulmonalklappe und Pulmonalgefäßen
- Überbrückend:
  - Bei ductusabhängiger Lungenperfusion: Prostaglandin-Infusion (evtl. Ductusstenting)
  - Bei hochgradiger Infundibulumstenose: β-Blocker-Therapie
  - Bei SO_2 <80 % im Neugeborenenalter: Palliative Anlage eines aortopulmonalen Shunts
  - Bei hypoxämischer Krise: Aufnahme Intensivstation; Sedierung (Morphin, Midazolam, Ketamin i.v. oder s.c., Volumengabe, periphere Widerstandserhöhung (Knie an Brust drücken); nach Stabilisierung Shunt- oder Korrekturoperation

Prognose

- Unbehandelt: Teilweise Aufwachsen bis ins Erwachsenenalter möglich, dann Uhrglasnägel, Trommelschlegelfinger
- Komplikation wegen Rechts-links-Shunt: häufige Thrombembolien und Hirnabszesse
- Nach Korrektur-OP besteht ein variables, kombiniertes Pulmonalklappenvitium das lebenslänglicher Nachsorge Bedarf. Höhergradige Stenosen können dilatiert oder gestentet werden, höhergradige Insuffizienzen mit Rechtsherzvergrößerung oft begleitet von Rhythmusstörungen benötigen ein klappentragendes Pulmonalisconduit (Re-OP oder interventioneller Klappeneinbau)
- Klinisch meistens beschwerdefrei mit ordentlicher Alltagsbelastbarkeit

Fallot-Tetralogie

- Die Fallot-Tetralogie ist der häufigste zyanotische Herzfehler
- Er erfordert intensive Betreuung im jungen Säuglingsalter. Nach Korrektur-OP ab dem 3. Lebensmonat meist gutes Gedeihen. Lebenslange Nachsorge zur Erkennung und Behandlung von Rechtsherzproblemen erforderlich.

12.1.2.2 Pulmonalatresie mit intaktem Ventrikelseptum

Definition

- Vollständige Obstruktion des rechtsventrikulären Ausflusstrakts durch meist membranöse Atresie der Pulmonalklappe

Klinik

- Suprasystemdruck im stark hypertrophierten und hypoplastischem RV; Entleerung über variable Trikuspidalinsuffizienz und gelegentlich Koronarfisteln; Abstrom des systemvenösen Bluts über einen Vorhofseptumdefekt nach links; duktusabhängige Lungenperfusion
- Rasch progrediente Zyanose
- Bei höhergradiger Trikuspidalinsuffizienz → Hepatomegalie

Diagnostik

- Echokardiographie:
  - 2-D: Größe der Pulmonalklappe, Trikuspidalklappe (Z-Score) und der Rechtsherzstrukturen, Vorhoflücke, Ductusgröße und -verlauf
  - Farbdoppler: Nachweis der Atresie, Klärung der Lungenperfusion, Hinweis auf Koronarfisteln
  - Doppler: Abschätzung des RV-Drucks über Trikuspidalinsuffizienz
- Herzkatheter: Zur Klärung der Koronarperfusion ggf. mit gleichzeitig therapeutischer Intervention

Therapie

- Initial Offenhalten des Ductus mit Prostaglandin-Infusion; dann Entlastung des rechten Ventrikels und Etablierung einer dauerhaften Lungenperfusion je nach Befund:
  - Interventionell: Hochfrequenzperforation und -dilatation der Pulmonalklappe, Ductusstenting
  - Operativ: Pulmonalvalvulotomie, aortopulmonale Shuntanlage
- Re-Eingriffe sind erforderlich

Prognose

- Abhängig von der RV-Größe
  - Bei gut entwickeltem RV: biventrikuläre Korrektur und wenig Einschränkungen
  - Bei ausgeprägter Hypoplasie mit Koronarfisteln: ungünstig

> **Pulmonalatresie mit intaktem Ventrikelseptum**
>
> - Die Pulmonalatresie mit intaktem Ventrikelseptum ist ein seltener zyanotischer Herzfehler mit ungewisser Prognose

12.1.2.3 Dextro-Transposition der großen Arterien (d-TGA)

Definition

- Ursprung der Aorta (mitsamt der Koronarien) rechts vorn aus dem rechten Ventrikel sowie Ursprung der Pulmonalarterie aus dem linken Ventrikel

Klinik

- Durch Rezirkulation des venösen Bluts in den Systemkreislauf kommt es zu einer ausgeprägten Zyanose
- O_2-gesättigtes Blut gelangt nur durch das Foramen ovale in den Systemkreislauf
- In den ersten Lebensstunden häufig asymptomatisch. Auskultatorisch kein Herzgeräusch, betonter 2. Herzton
- Bei restriktivem Foramen ovale oder kleiner werdendem Ductus: Rasch zunehmende Zyanose, beginnende Tachykardie und Tachydyspnoe
- In 25 % der Fälle bestehen zusätzliche Fehlbildungen (Ventrikelseptumdefekt, Pulmonalstenose, Aortenisthmusstenose)
- Es besteht eine Jungenwendigkeit (m : w = 2,5: 1)

Diagnostik

- Pulsoxymetrie: Ausgeprägte Zyanose, oft <70 %, wenig reagibel auf inhalativen Sauerstoff

- Echokardiographie (beweisend):
  - 2-D: Ursprung und Stellung der großen Gefäße mit fehlender Überkreuzung; Größe der Vorhoflücke und des Ductus; Darstellung des Koronarabgangs
  - Farbdoppler: Shuntfluss auf Vorhof und Ductusebene
- EKG: Unspezifisch
- Röntgen-Thorax: Nach Echokardiografisch gesicherter Diagnose entbehrlich. Wenn initial bei V. a. peripartale Pneumonie durchgeführt: Eiförmiges Herz mit schmalem Gefäßband, diskrete Lungengefäßzeichnungsvermehrung

■■ Therapie

- Medikamentöses Wiedereröffnen/Offenhalten des Ductus mit Prostaglandin i.v.
- Bei höhergradiger Zyanose und Restriktion auf Vorhofebene: Interventioneller Herzkatheter mit Ballonatrioseptostomie unter Ultraschallkontrolle (Rashkind-Prozedur).
- Definitive Korrektur durch arterielle Switch-OP inkl. Koronartransfer innerhalb der ersten zwei Lebenswochen
- Operationsletalität <5 %

12

■■ Prognose

- Meist sehr gut, in Einzelfällen Neoaorteninsuffizienz, periphere Pulmonalstenosen, Stenosen im Bereich der Koronarostien

> **d-TGA**
> - Die d-TGA ist ein in der Neonatalphase rasch progredienter zyanotischer Herzfehler ohne typisches Herzgeräuch
> - Nach Stabilisierung mit Prostaglandin und ggf. Ballonatrioseptostomie ist er durch eine arterielle Switch-OP gut behandelbar

12.1.2.4 Truncus arteriosus communis

■■ Definition

- Schwere Herzfehlbildung bei der Aorta und Pulmonalarterie aus einem gemeinsamen Gefäßstamm (Truncus) entspringen, der mit nur einer Herzklappe (Truncusklappe) über einen großen Ventrikelseptumdefekt mit beiden Herzkammern verbunden ist
- Die Truncusklappe ist oft fehlgebildet und besteht aus 1–5 Taschen, wobei die gesamte Klappe stenotisch und/oder insuffizient sein kann
- Zusätzliche Aortenbogenfehlbildungen kommen vor (am häufigsten eine Aortenisthmusstenose oder ein unterbrochener Aortenbogen)

■■ Klinik

- Die Symptomatik ist abhängig von der Größe der Lungengefäße und dem Ausmaß der Lungendurchblutung: In der Regel milde Zyanose und zunehmende Herzinsuffizienz beim Neugeborenen bei Lungenüberflutung
- Systolisches Herzgeräusch bei Vorliegen eines Truncusklappenvitiums (Stenose oder Insuffizienz)
- Häufige Assoziation mit einer Mikrodeletion 22q11

■■ Diagnostik

- Echokardiographie: Zeigt das den Ventrikelseptumdefekt überreitende Gefäß (wie bei Fallot-Tetralogie), die Morphologie und Funktion der Truncusklappe und den Ursprung der Pulmonalarterien sowie den Aortenbogen
- Die Identifikation von rechter und linker Pulmonalarterie kann schwierig sein
- Ggf. Angiografie zur Klärung der Gefäßanatomie und Durchblutung notwendig

■■ Therapie

- Operative funktionelle Korrektur in den ersten Lebenswochen
- Verschluss des Ventrikelseptumdefekts und damit Zuordnung der Truncusklappe zum Aortenbogen (wie bei Fallot-Tetralogie, ► Abschn. 12.1.2.1)
- Anschluss der Pulmonalarterien an den rechten Ventrikel (verschiedene Operati-

onstechniken, mit und ohne Implantation einer biologischen Pulmonalklappe)
- Da die Pulmonalklappe fehlt, sind Folgeeingriffe zum Pulmonalklappenwechsel im Wachstum notwendig

Prognose
- Bei guter Truncusklappenfunktion und adäquat entwickelten Pulmonalarterien gut
- Sie wird nach erfolgreicher Korrektur-OP eingeschränkt durch pulmonalarterielle Hypoplasie, pulmonalarterielle Hypertonie oder ein Aortenklappenvitium (Truncusklappenvitium)

Truncus arteriosus communis
- Der Truncus arteriosus communis ist ein seltener und in seinem Ausprägungsgrad bzgl. der Truncusklappenfehlbildung, der Pulmonalarterienfehlbildung und einer möglichen Aortenbogenfehlbildung sehr variabel ausgeprägter Herzfehler
- Er ist oft mit einer Mikrodeletion 22q11 assoziiert, operativ korrigierbar und gehört in die Differenzialdiagnose neonataler zyanotischer Herzfehler

12.1.2.5 Trikuspidalatresie

Definition
- Schwere Herzfehlbildung mit angeborenem vollständigem Verschluss der Trikuspidalklappe
- Variabel ist die Gefäßstellung (normal oder in Transposition), das mögliche Vorhandensein eines kleinen oder einers großen Ventrikelseptumdefekts, die Ausprägung der Pulmonalklappe (normal, stenotisch, atretisch) und das mögliche Vorhandensein begleitender Aortenbogenfehlbildungen (meist bei Transpositionsstellung)
- Immer besteht ein Vorhofseptumdefekt mit Rechts-links-Shunt
- Die meisten Patienten haben einen kleinen VSD mit Pulmonalstenose (Typ 1b, etwa 50 % aller Fälle) oder einen großen VSD ohne Pulmonalstenose mit Transposition (Typ 2c, etwa 20 % aller Fälle)

Klinik
- Leitsymptom der Trikuspidalklappenatresie ist die Zyanose
- Patienten mit einer Typ-1b-Fehlbildung (häufigste Form, ~50 %) haben eine verminderte Lungendurchblutung und damit meist eine ausgeprägte Zyanose
- Bei Patienten mit einer Typ-2c-Fehlbildung ist die Lunge überflutet; die Zyanose bleibt manchmal anfänglich sogar klinisch unbemerkt und es entwickelt sich dann eine Herzinsuffizienzsymptomatik (wie bei einem großen VSD)

Diagnostik
- Die Echokardiographie klärt die Morphologie des Vitiums und die Hämodynamik

Therapie
- Die primäre Versorgung ist vom Ausmaß der Lungenperfusion bestimmt: Bei verminderter Lungenperfusion Offenhalten des PDA mit Prostaglandin-Infusion, dann elektive Anlage eines aortopulmonalen Shunts
- Bei pulmonaler Überflutung und Herzinsuffizienz: Vermeidung von O_2-Gabe, ggf. antikongestive Therapie mit Diuretika und ACE-Hemmern
- Ziel der operativen Versorgung ist eine palliative Kreislauftrennung nach dem Fontan-Prinzip- (Kreislauftrennung mit nur einer Herzkammer: venöses Blut fließt am Herzen vorbei durch die Lunge; das Herz wird mit gesättigtem Blut aus der Lunge gefüllt [und dem venösen Blut des Koronarvenensinus, der in das Herz mündet]; es pumpt in die Aorta). Dazu zweizeitiges Vorgehen:
  - Operative Anlage einer partiellen (oberen) kavo-pulmonalen Konnection (PCPC, synonym: Glenn-OP), meist im Alter von 4–6 Monaten
  - Operative Anlage einer totalen kavopulmonalen Konnection (TCPC)

durch Anschluss der unteren Hohlvene an die Pulmonalarterie; meist zwischen dem 2. und 5. Lebensjahr

Prognose

Nach der der TCPC sind oligosymptomatische Verläufe mit annähernd normaler Alltagsbelastbarkeit bis ins mittlere Erwachsenenalter möglich.

> **Trikuspidalatresie**
> - Die Trikuspidalatresie ist ein seltener Herzfehler, der in die Gruppe der univentrikulären Herzen gehört, die palliativ mit einer Kreislauftrennung nach dem Fontan-Prinzip behandelt werden
> - Die Erstversorgung richtet sich nach dem Ausmaß der Lungenperfusion, die bei den verschiedenen Typen der Trikuspidalatresie sehr unterschiedlich ausgeprägt sein kann sowie nach dem Ausmaß begleitender Fehlbildungen, insbesondere im Aortenbogen

12.1.2.6 Hypoplastisches Linksherzsyndrom (HLHS)

Definition

- Schwere Herzfehlbildung mit Hypoplasie des linken Ventrikels bei Atresie (oder kritischer Stenose) der Mitralklappe, Atresie (oder kritischer Stenose) der Aortenklappe und Hypoplasie der Aorta ascendens und des Aortenbogens

Pathogenese

- Die gesamte aortale Perfusion erfolgt über den PDA, auch die retrograde Perfusion der Aorta ascendens mit den Koronarien. Je enger der PDA, desto weniger Blut fließt durch Aorta und Koronarien und umso mehr Blut fließt durch die Pumonalarterien

Klinik

- Neugeborene bei der U1 oft noch ohne klinische Symptome
- Untersättigung am Fuß beim Pulsoxymetriescreening
- Der PDA-Verschluss führt zu akutem kardiorespiratorischem Schock im Neugeborenenalter. (Häufigste Manifestation, wenn der Herzfehler intrauterin oder beim Pulsoxymetriescreening nicht erkannt wurde!)

Diagnostik

- Röntgenbild bei akut verfallenen kritisch kranken Neugeborenen: Kardiomegalie, vermehrte Lungengefäßzeichnung, Lungenödem
- Die Echokardiographie klärt die Morphologie und Hämodynamik des Vitiums

Therapie

- Bei stabilem Kind: Offenhalten des Ductus arteriosus mit Prostaglandin-Infusion, Vermeidung von O_2-Gabe, Vermeidung von Stress
- Bei Manifestation des Vitiums im Kreislaufschock: Intensivmedizinische Therapie, Wiedereröffnen des PDA mit Prostaglandin-Infusion, Wiederherstellung der Körperperfusion
- Wie bei allen univentrikulären Herzen ist das Behandlungsziel die stabile palliative Kreislauftrennung nach dem Fontan-Prinzip. Bei hypoplastischen Linksherzsyndrom muss aber zunächst die Körperperfusion gesichert werden:
  - Norwood-I-Operation: Rekonstruktion eines Aortenbogen aus der Pulmonalklappe, dem Pulmonalarterienstamm und dem hypoplastischem Aortenbogen. Perfusion der abgesetzten Pulmonalarterien über einen aortopulmonalen Shunt

    Für die Norwood-Operation gibt es Modifikationen mit zum Teil interventionellen Komponenten (Ductus-Stent), um den großen Eingriff nicht im besonders vulnerablen Neonatalalter durchführen zu müssen
  - Später folgen Glenn- und TCPC-OP (► Abschn. 12.1.2.5)

Prognose

- Die Prognose der Patienten mit hypoplastischem Linksherzsyndrom ist belastet durch die operativen und perioperativen Risiken der neonatalen Norwood-I-Operation. Bis zur Gelnn-OP sind die Kinder vulnerabel und bedürfen eines engmaschigen Monitorings. Da nur ein rechter Ventrikel für die Fontan-Physiologie zur Verfügung steht kommt es im langfristigen Verlauf häufiger zur Herzinsuffizienz
- Die Sterblichkeit ist im Säuglingsalter und im Umfeld der folgenden operativen Schritte hoch, verbessert sich dann aber im Schulalter. Über 60 % der Patienten erreichen das Schulalter.

HLHS

- Bei hypoplastischem Linksherzsyndrom muss zunächst in einer neonatalen Norwood-I-Operation die Körperperfusion durch Rekonstruktion des Aortenbogens unter Zuhilfenahme der Pulmonalklappe und des Pulmonalarterienstammes gesichert werden
- Das Behandlungsziel einer stabilen palliativen Kreislauftrennung nach dem Fontan-Prinzip bis zum Schulalter kann bei über 60 % der Patienten erreicht werden

12.2 Erworbene Herzerkrankungen und Kardiomyopathien

12.2.1 Endokarditis

Definition

Meist bakterielle Entzündung des Endokards, der Herzklappen, des Endothels herznaher Arterien oder von prothetischem Fremdmaterial (Gefäßprothesen, Klappen, Schirme, etc).

Pathophpysiologie

- Erreger und Eintrittspforten
  - Oropharynx → Streptokokkus viridans (50 %)
  - Hautinfektionen → Staphylokokken (30 %)
- Turbulente Blutströmung → Endothelschäden mit thrombotischen Auflagerungen → gute Wachstumsbedingungen für Bakterienabsiedlungen → Vegetationen Dies gilt besonders für endothelialisierte Fremdmaterialien
- Im Verlauf kann es zu Mikroembolien der Haut (Janeway-Läsionen, Osler-Knötchen) bis zu Abszessen (Hirn, Lunge) und Klappendestruktionen kommen.

Klinik

Zwei Verlaufsformen je nach Destruktivität der Erreger:

1. Subakut (lenta): Geringere Pathogenität (*Streptococcus viridans*, koagulase negative Staphylokokken)
   Klinik: rezidivierende leichte Fieberschübe, unspezifische Allgemeinsymptome wie Abgeschlagenheit, Leistungsminderung, Appetitlosigkeit
2. Akut: Hohe Pathogenität (*Staphylococcus aureus*, Pneumokokken)
   Klinik: septischer Verlauf, hohes Fieber, rasch progrediente Herzinsuffizienz durch Klappendestruktion, neu auftretende Herzgeräusche

Diagnostik

- Mikrobiologie: Entscheidend ist der Erregernachweis in der Blutkultur!
- Dazu ≥3 Blutkulturen (1–3 ml beim Säugling, 3–5 ml Kleinkinder, 10 ml Schulkinder) im Abstand weniger Stunden abnehmen. Kein Warten auf Fieberanstieg da kontinuierliche Bakteriämie. ≥2 Kulturen sollten positiv sein
- Echokardiographie 2-D: Nachweis von Vegetationen, Klappendestruktionen, neu aufgetretene Prothesendysfunktion
- Diagnosestellung kann schwierig sein, Hilfestellung durch Duke-Kriterien, letztlich klinische Entscheidung! Bei dringendem Verdacht und negativen Kulturen (ca. 10 %) an seltene Erreger (HACEK, Mykoplasmen, Legionellen, Pilze) denken

Therapie

- Hochdosierte bakterizide Kombinationsantibiose gemäß Antibiogramm für 4–6 Wochen i.v.
- Beginn: Bei subakuter Form nach positivem Blutkulturbefund, bei akuter septischer Form direkt nach Abnahme der BK
- Wenn nötig symptomatische Herzinsuffizienztherapie
- Bei hochgradiger Klappendestruktion oder nicht Beherrschbarkeit der Infektion ist eine operative Sanierung erforderlich. Dann liegt die Letalität bei ca. 10 %.

> **Endokarditis**
> - Bei herzkranken Kindern mit unspezifischen Allgemeinsymptomen und rezidivierendem Fieber sollten vor jeder Antibiokagabe Blutkulturen entnommen werden, um Diagnose und effektive Behandlung einer Endokarditis nicht zu verschleppen.

12.2.1.1 Endokarditisprophylaxe

12

- Risikopopulation
  - Kinder mit angeborenem besonders zyanotischem Herzfehler, mit Fremdmaterial korrigiertem Vitium, mit Restbefunden nach OP, Immunsupprimierte (Monosomie q22.1, Herztransplantierte)
- Primärprophylaxe
  - Frühzeitige vollständige und fremdmaterialarme Korrektur der Herzfehler
  - Perioperativ: Konsequente Wundbehandlung, Rasches Entfernen von Leitungen (ZVK, Draiangen etc)
  - Mundhygiene: Zähneputzen ab dem 1. Zahn. Sanierung kariöser Zähne – auch Milchgebiss unter Analgosedierung!
  - Haut- und Nagelpflege, bei Akne: Hautärztliche Behandlung
- Sekundärprophylaxe
  - Bei Risikopatienten: Bei Eingriffen mit zu erwartender Bakteriämie, z. B. bestimmte zahnärztliche Eingriffe, Tonsillektomie, Adenotomie: Antibiotika Gabe 30–60 min vor dem Eingriff
  - Konsequente Behandlung bakterieller Infektionen
  - Eine Antibiose bei viralen Infekten ist nicht indiziert

12.2.2 Myokarditis und Kardiomyopathie

Definition

- Die **Myokarditis** ist eine entzündliche Erkrankung des Myokards (inflammatorische Kardiomyopathie). Im Kindesalter sind Virusmyokarditiden am Häufigsten; immunvermittelte oder toxische Formen selten.
- **Kardiomyopathien** beschreiben primäre Erkrankungen des Myokards.

Einteilung

- Kardiomyopathien sind einzuteilen in:
  - Primäre Kardiomyopathien (nur das Herz betreffend)
    - Angeborene Formen (genetisch bedingt)
    - Erworbene Formen (z. B. postmyokarditisch, ischämisch, toxisch [nach Chemotherapie], tachykardieinduziert)
  - Sekundäre Kardiomyopathien (kardiale Manifestation bei Systemerkrankung, z. B. Morbus Pompe, Duchenne-Muskeldystrophie)
- Morphologisch und funktionell können Kardiomyopathien eingeteilt werden in:
  - Dilatative Kardiomyopathie (häufigste Form im Kindesalter)
  - Hypertrophe Kardiomyopathie (zweithäufigste Form im Kindesalter)
  - Restriktive Kardiomypopathie (selten)
  - sonstige Formen, z. B.
    - Non-compaction Kardiomyopathie (selten)
    - Arrhythmogene rechtventrikuläre Kardiomyopathie (selten)

Klinik
- Kardiales Leitsymptom ist meistens die akute Herzinsuffizienz
- Bei Myokarditis oft auch Herzrhythmusstörungen. Ältere Patienten klagen oft über Thoraxschmerzen
- Da die Erstdiagnose einer Kardiomyopathie oft erst im Rahmen einer Dekompensation bei Infektion gestellt wird, kann klinisch das Bild einer Bronchitis/Pneuomie/Sepsis dominieren

Diagnostik
- Röntgen-Thorax: Kardiomegalie, pulmonalen Stauungszeichen, Lungenödem
- EKG: ST-Strecken-Veränderungen bei Myokarditis
- Diagnosestellend ist die Echokardiographie, die den Phänotyp und die Herzfunktion klärt
- Gelegentlich klärt erst der Verlauf, ob eine akute Myokarditis oder eine dekompensierte Kardiomyopathie vorliegt. Zur Basisdiagnostik gehören daher auch Herzinsuffizienzmarker (nt-proBNP, Troponin) und die Suche nach kardiotropen Viren im Blut und im Stuhl
- Ggf. Virus-Serologie, ggf. eine Kardio-MRT (zeigt akute Entzündung des Herzmuskels) und eine Endomyokardbiospie mit histologischer und molekularer (Virus-PCR) Untersuchung

Therapie
- Bei akuter Myokarditis: Bettruhe, antiinflammatorische Maßnahme, ggf. Herzinsuffizienztherapie, in selten Fällen bei entsprechender Ätiologie gezielte virustatische Therapie oder immunsuppressive Therapie
- Bei akuter Herzinsuffizienz: ggf. intensivmedizinische Behandlung, Intubation, Inotropika
- Medikamentöse antikongestive Therapie: ACE-Hemmer, β-Blocker, Aldosteronantagonisten, Diuretika
- Bei Arrhythmien ggf. medikamentöse antiarrhythmische Therapie
- Auch für Kinder stehen akut implantierbare mechanische Herzunterstützungssystem zur Verfügung

Prognose
- Myokarditiden heilen oft mit Narbenbildung (sichtbar im MRT) aber klinisch folgenlos und vollständig aus
- Kardiomyopathien zeigen ein breites Prognosespektrum, etwa 1/3 der Fälle verlaufen rasch progredient
- Im Kindesalter sind Kardiomyopathien häufigster Grund für eine Listung zur Herztransplantation

Myokarditis
- Leitsymptom der akuten Myokarditis sind Herzrhythmusstörungen und Thoraxschmerz sowie EKG-Veränderungen
- Alle akuten Formen der Herzinsuffizienz bei Myokarditis oder Kardiomyopathie sind im Kleinkindesalter klinisch schwer von der Pneumonie und der Sepsis zu unterscheiden

12.2.3 Kawasaki-Syndrom

Definition
- Im Säuglings- und Kleinkindesalter auftretende, ätiologisch ungeklärte Vaskulitits mittelgroßer und kleiner Arterien, insbesondere der Koronarien. Assoziation mit mukokutanem Lymphknotensyndrom

Klinik:
- Antibiotikaresistentes Fieber (>5 Tage)
- Bilaterale konjunktivale Injektion
- Erdbeerzunge, trockene, rissige Lacklippen
- Hand- und Fußödeme und -erytheme, später Schuppung
- Exanthem, meist am Stamm, polymorph
- Zervikale Lymphadenopathie, oft einseitig
- Systemische Entzündung, kann auch Leber, Niere, Magen/Darm und Meningen betreffen

- Insbesondere im Säuglingsalter „inkomplette", nicht alle Symptome aufweisende aber schwere Verlaufsformen

Diagnose

Schwierige Abgrenzung zu Scharlach oder Viruserkrankungen, da keine beweisenden Untersuchungen. Letztlich klinische Entscheidung!

- Labor (zur Risikostratifizierung): BSG, CRP, Blutbild mit Differenzialblutbild (initial Thrombopenie, später Thrombozytose), GOT,GPT, Na
- Echokardiographie zur Beurteilung der Koronarien initial und im Verlauf
- Bei Hinweisen auf Koronaraneurysmen: Koronarangiographie
- EKG: Ausgangsbefund, Ausschluss von Myokardischämien

Therapie

- Oberstes Ziel ist die rasche Unterdrückung der Vaskulitis und dadurch Verhinderung einer Entwicklung von Koronaraneurysmen (unbehandelt 20 %), die rupturieren oder thrombosieren und somit zu Myokardinfarkten führen können
- Dazu nach klinischer Diagnosestellung sofortige hochdosierte i.v.-Immunglobulingabe und hochdosierte ASS-Therapie

12

Prognose

- Bei frühzeitigem Therapiebeginn deutliche Senkung der Koronarbeteiligung und vollständige Erholung. Mit Koronaraneurysmen entsteht ein Myokardinfarktrisiko. Dann ist längerfristig antikoagulatorische Behandlung erforderlich

Kawasaki Syndrom

- Bei Kindern <5 Jahren muss bei >3 Tage anhaltendem Fieber immer das Kawasaki-Syndrom bedacht werden
- Nach klinischer Diagnosestellung direkt eine Immunglobulintherapie zur Verhinderung der Koronarbeteiligung einleiten

12.3 Herzrhythmusstörungen

12.3.1 Tachykarde Herzrhythmusstörungen

Definition

- Rhythmusstörung mit abnormer Erhöhung der Herzfrequenz
- Abzugrenzen sind sekundäre (Bedarfs)tachykardien bei: Anstrengung, Fieber, Anämie, Herzinsuffizienz, Hyperthyreose, Intoxikationen

Einteilung

- Vorhoftachykardie (SVT)
- Kammertachykardie (VT)

Klinik

- Wird bestimmt vom Herzzeitvolumen unter Tachykardie. Dies hängt ab vom:
  - Allgemeinzustand des Herzens, gesund oder vorgeschädigt
  - Frequenz der Tachykardie
  - Rhythmuseffizienz: Bei VT in der Regel schlecht, daher oft bedrohlich. Bei SVT mit Vorhof/Kammersynchronisation oft deutlich besser, und nicht akut bedrohlich
- Unter laufender Tachykardie unzureichende Versorgung des Herzmuskels daher im Verlauf Verschlechterung des HZV und bei permanenten Formen Entwicklung einer arrhythmogenen (dilatativen) Kardiomyopathie möglich

Diagnostik

- Von höchster Priorität: 12-Kanal-EKG: im Anfall, unter Kardioversion, im Grundrhythmus!!!
- Bei Reanimation mindestens Defi-Mitschrift dokumentieren
- Echokardiographie: Obligatorisch zum Ausschluss von Herzfehlern oder Tumoren und zur Beurteilung der Herzfunktion
- Labor: Elektrolyte, nt-proBNP; Troponin, ggf. Myokarditisdiagnostik
- Bei Symptomen aber fehlendem Tachykardienachweis im EKG: Event-Rekorder extern oder subkutan.

- Langzeit-EKG (bei paroxysmalen Tachykardien oft unergiebig)
- Belastungs-EKG zur Beurteilung der Induzierbarkeit

Therapieprinzip

1. Akut:
   - Bei allen **SVT**: Medikamentöse Kardioversion in Defi-Bereitschaft: Adenosin mit „push and flush" über herznahe Vene; führt zu sekundenanhaltendem komplettem AV-Block und beendet dadurch supraventrikuläre Reentry-Tachykardien und demaskiert Vorhofflattern und ektope atriale Tachykardien
   - Bei Vorhofflattern, Kammertachykardien inkl. Kammerflattern: Elektrische Kardioversion (EKG-synchronisiert) mit 0,5–2 J/kg unter Analgosedierung
   - Bei Kammerflimmern: Defibrillation (1–4 J/kg)
   - Bei Rezidiv: Amiodaron-Kurzinfusion (**Cave**: gegative Inotropie), ggf. Wiederholung
2. Dauer:
   - Antiarrhythmische Therapie mit Klasse-IC-Medikamenten (Flecainid, Propafenon), β-Blockern oder Klasse-III-Medikamenten (Amiodaron, Sotalol)
   - Kurativ:
     - EPU mit Ablation
     - Seltene Komplikation (1 %): permanenter AV-Block

12.3.1.1 Paroxysmale supraventrikuläre Tachykardien

Zwei Mechanismen:

- Akzessorische Leitungsbahn (WPW-Syndrom):
  - **Manifestation**: Ab dem Neonatalalter (gelegentlich schon intrauterin)
  - **EKG**: Im Anfall meist Schmalkomplextachykardien >200/min mit retrogradem P nach dem QRS; im Ruhe-EKG kann eine verkürzte PQ-Zeit mit Delta-Welle vorhanden sein
  - **Klinik**: Bei Säuglingen unspezifische Symptome mit fahlem Kolorit und Unleidigkeit. Ältere Kinder klagen über Unwohlsein und Herzklopfen oft in Hals oder Nacken. Sie bemerken das schlagartige Ende
  - **Verlauf**: Die Anfälle sistieren nach Minuten bis Stunden. Dauerhafte Schäden oder Todesfälle sind bei anderweitig herzgesunden im Kindesalter absolute Raritäten. Ab dem Jugendlichenalter kann es durch schnelles Überleiten von Vorhofflattern/-flimmern zu Todesfällen kommen
  - **Therapie**: Medikamentöse Kardioversion, anschließend gewichtsadaptierte medikamentöse Dauertherapie (meist 1C, seltener β-Blocker oder III) über 1 Jahr. Häufig Spontanremission. Bei Persistenz ist Ablation ab dem Schulalter möglich und sollte wegen der Gefahr schneller Überleitung von Vorhofflattern/-flimmern bis zum Abschluss der Pubertät erfolgt sein
- AV-nodale-Reentry-Tachykardie (AVNRT):
  - **Manifestation**: Ab dem Pubertätsalter, dann häufig rezidivierend
  - **EKG**: Im Anfall meist Schmalkomplextachykardien mit retrogradem P im Ende des QRS; Ruhe-EKG unauffällig
  - **Klinik**: WPW
  - **Verlauf**: WPW
  - **Therapie**: WPW. Da keine Gefahr von schneller Überleitung Indikation zur Ablation elektiv je nach Rezidivhäufigkeit.

12.3.1.2 Neonatales Vorhofflattern

- Fetal beginnend neonatal persistierend
- Vorhoffrequenz um 400/min, oft 2:1-Überleitung mit Kammerfrequenz um 200
- Krankes Neugeborenes
- Demaskierung mit Adenosin
- Beenden durch Kardioversion unter Analgosedierung. Meist dauerhafte Heilung. Keine Dauermedikation

12.3.1.3 Ventrikuläre Tachykardien

- Bei herzgesunden Kindern sehr selten
- Im Jugendalter zwei benigne, nicht lebendsbedrohlich gut zu behandelbare Formen
  - Ausflusstrakttachykardie mit inferiorer EKG-Achse
  - Verapamilsensitive Tachykardie mit superiorer EKG-Achse und Rechtsschenkelblock

12.3.1.4 Long-QT-Syndrom und andere Ionenkanalerkrankungen

- Genetisch bedingte Änderung von Membranproteinen führen zu Repolarisationsstörungen und teils lebensbedrohlichen Kammertachyarrhythmien als Erstmanifestation
- Am häufigsten das Long-QT-Syndrom mit Verlängerung der korrigierten QT-Zeit. Schwierig zu diagnostizieren, da symptomlos bis zur Synkope, EKG variabel und genetisch variable Penetranz. Behandlung mit β-Blocker und häufig interner Defibrillator. Wegen extremer familiärer Belastung keine vorschnelle Stellung einer Verdachtsdiagnose, sondern Überweisung an kinderkardiologisches Zentrum

12

12.3.1.5 Tachykardien bei Herzkranken

- Stets ernste Prognose
- Abklärung und Behandlung durch kinderkardiologisches Zentrum

> **Tachykardie**
> - Beide Formen der paroxysmalen supraventrikulären Tachykardie (► Abschn. 12.3.1.1) sind mit Adenosin akut und Ablation dauerhaft exzellent behandelbar
> - Herzkranke Kinder mit Rhythmusstörungen sind bedroht und brauchen kinderkardiologische Expertise

12.3.2 Bradykarde Herzrhythmusstörungen

Definition

- Rhythmusstörung mit temporär oder permanent abnorm niedriger Herzfrequenz
- Davon abzugrenzen häufigere sekundäre Bradykardien bei: Sportlern, Anorexie, Unterkühlung, Hirnaffektionen, Apnoen, Elektrolytentgleisungen, Intoxikationen, Hypothyreose!

Klinik

- Bei plötzlich auftretender Bradykardie können Synkopen und sehr selten ein plötzlicher Herztod auftreten.
- Bei permanenter geringgradiger Bradykardie oft asymptomatisch durch Herzvergrößerung und Erhöhung des Schlagvolumens. In höhergradigen Fällen Belastungseinschränkung bis zur manifesten Herzinsuffizienz.

Diagnostik

- Entscheidend für Art und Ausmaß der Rhythmusstörung sind EKG und Langzeit-EKG
- Echokardiographie: Obligatorisch zum Ausschluss von Herzfehlern und zur Beurteilung von Herzgröße und Funktion
- Belastungs-EKG zur Beurteilung der chronotropen Kompetenz und Belastbarkeit
- Labor: Elektrolyte, nt-proBNP; ggf. Myokarditisdiagnostik

Therapieprinzipien

- Keine dauerhafte medikamentöse Therapieoption
- Akute Bradykardie mit Schocksymptomatik: Reanimation, temporäres Pacing mit Defibrillator und Klebeelektroden. Falls vorhanden Pacing mit transvenösem Kabel und externem Schrittmacher (alternativ transösophageal).
- Permanente Bradykardie: Schrittmacherimplantation. Indikationsstellung abhängig von Belastungseinschränkung und Herz-

funktionsparametern. Bei Kindern abdominell mit epimyokardialen Elektroden, ab Pubertät subpektoral mit transvenösen endomyokardialen Sonden

Bradykardie

- Bei bradykardem Kind stets sekundäre Ursachen abklären
- Ein permanenter Schrittmacher bietet Kindern mit symptomatischer Bradykardie unter regelmäßiger Nachsorge eine gute Lebensperspektive

Typische Bradykardien beim Kind werden nachfolgend kurz erörtert.

12.3.2.1 Kongenitaler AV-Block

- Häufigkeit 1:20.000
- Oft subklinischer Lupus erythematodes der Mutter. Ihre SS-A/SS-B-Autoantikörper zerstören intrauterin die Reizleitungszellen des Feten (Prävalenz 2 %, Wiederholungsrisiko 15 %). Es kommt zum langsamen Kammerersatzrhythmus. Meist ist postnatal eine Schrittmacherversorgung nötig
- Komplexe Herzfehler (Isomerie-Fehlbildungen, L-TGA) können intrauterin bereits zum AV-Block führen. Dann meist sehr ungünstige Prognose.

12.3.2.2 Erworbener AV-Block

- Postoperativ durch Schädigung des Reizleitungssystems bei Chirurgie an der Kammerscheidewand
- Gelegentlich bei Myopathien mit Herzbeteiligung oder bei Myokarditis

12.3.2.3 Sinusbradykardie

- Oft sekundär z. B. bei der Frühgeborenen-Apnoe/-Bradykardie, bei Affektkrämpfen oder neuroinhibitorischen Synkopen
- Schädigung des Sinusknotens durch Herz-OP, insbesondere Fontan-Operation.

Literatur

Blum B, Meyer H, Beerbaum P (2016) Kompendium angeborener Herzfehler bei Kindern. Diagnose und Behandlung. Springer, Heidelberg

Haas NA, Kleideiter U (2018) Kinderkardiologie: Klinik und Praxis der Herzerkrankungen bei Kindern, Jugendlichen und jungen Erwachsenen, 2. Aufl. Thieme, Stuttgart

Klauwer D, Neuhäuser C, Thul J, Zimmermann R (2017) Pädiatrische Intensivmedizin – Kinderkardiologische Praxis, 2. Aufl. Deutscher Ärzte, Köln

Lindinger A, Paul T (2016) EKG im Kindes- und Jugendalter: EKG-Basisinformationen-Herzrhythmusstörungen-angeborene Herzfehler im Kindes-, Jugend- und Erwachsenenalter, 7. Aufl. Thieme, Stuttgart

Weil J (2015) Leitlinien zur Diagnstik und Therapie in der Pädiatrischen Kardiologie, 2. Aufl. Urban Fischer, Elsevier, München

Gastroenterologie – Hepatologie

Thomas Lang und Christoph Hünseler

C. Papan, L. T. Weber (Hrsg.), *Repetitorium Kinder- und Jugendmedizin*,
https://doi.org/10.1007/978-3-662-56790-6_13

13.1 Mundhöhle

13.1.1 Zähne

Zahlreiche genetisch determinierte Erkrankungen gehen mit einer Fehlbildung oder fehlerhaften Zusammensetzung der Zähne einher:

- Fehlerhafte Zusammensetzung der Zähne, deren Symptome Hypersensitivität, rauhe Schmelzoberfläche, dünner oder weicher Zahnschmelz sowie Verfärbungen sind
  - Dentindysplasie
    Autosomal dominante Erkrankung, die durch Ausbildung eines fehlerhaften Dentins zu einer Störung der Schmelzbildung führt
  - Dentinogenesis imperfecta
    Häufigste Störung der Zahnschmelzbildung mit unterschiedlicher klinischer Ausprägung. Die Erkrankung führt früh zur Ausbildung von Karies
  - Amelogenesis imperfecta
    Erblich bedingte Dysplasie des Zahnschmelzes
- Störungen der Zahngröße und Form
  - In diese Gruppe von Erkrankungen fallen Störungen, die durch eine einfache Inspektion der Zähne diagnostiziert werden können:
    - Hypodontie
    - Makrodontie
    - Zahnfusionen
    - Fehlerhafte Zahnformen
    - Hyperdontie

13.1.2 Erkrankungen der Gingiva

Im Kindesalter dominieren entzündliche Erkrankungen der Gingiva infolge von Zahnbelägen oder Verunreinigungen. Jedoch können zahlreiche genetisch bedingte Erkrankungen zu Veränderungen der Gingiva führen.

13.1.2.1 Gingivitis

Ätiologie

- Die akute Entzündung der Gingiva entsteht meist durch mangelnde Mundhygiene und der Entwicklung von Plaques und Nahrungsresten in den Zahnzwischenräumen.

Klinik

- Schmerzhafte Schwellung
- Rötung
- Erhöhte Vulnerabilität

Therapie

- Gründliche Reinigung der Zähne und der Zahnzwischenräume

13.1.2.2 Ulzerierende Gingivitis

Ätiologie

- Die schwere Verlaufsform der Gingivitis wird meist bei Erwachsenen beobachtet, kann aber auch bei unterernährten oder immundefizienten Kindern auftreten

Klinik

- Sie geht einher mit teils tiefen Ulzerationen der Gingiva in den Interdentalräumen mit nekrotischen Bezirken
- Neben Schmerzen fällt ein charakteristischer metallischer Geschmack auf
- In schweren Fällen können zervikale Lymphknoten schmerzhaft vergrößert sein

Therapie

- Die Therapie besteht in einer umfassenden Mundhygiene
- In schweren Fällen kann eine antibiotische Therapie erforderlich werden
- Nekrotische Gingiva muss großzügig abgetragen werden

13.1.2.3 Gingivafibromatose

Unter diesem Begriff wird eine Gruppe von Erkrankungen zusammengefasst, die durch eine partielle oder komplette Verdickung der Gingiva charakterisiert werden. Die Gingivafibromatose kommt als einzelne Erkrankung vor – aber auch in Kombination mit anderen Symptomen.

13.1.2.4 Orofaziale Granulomatose

Die orofaziale Granulomatose (OFG) galt lange Zeit als ein isoliertes Krankheitsbild. Zur Gruppe der OFG gehören das Melkersson-Rosenthal-Syndrom und die Cheilitis granulomatosa. Sie kann eine orale Manifestation einer systemischen Erkrankung darstellen, v. a. der Sarkoidose und des Morbus Crohn.

13.1.2.5 Medikamenteninduzierte Gingivahyperplasie

Phenytoin, Ciclosporin A und Kalziumkanalblocker können zu einer Hyperplasie der Gingiva führen. Auch in diesen Fällen scheint eine optimale Mundhygiene das Risiko zu minimieren.

13.1.3 Erkrankungen der Mundschleimhaut

13.1.3.1 Traumatische Ulzerationen der Mundschleimhaut

13

Ätiologie

- Meist verletzungsbedingte einzeln stehende Läsionen der Mundschleimhaut. Davon abzugrenzen sind multiple Ulzerationen durch Chemotherapie und Strahlentherapie.

Therapie

- Die Therapie besteht in einer konsequenten Mundhygiene und lokal wirksamen Analgetika.

13.1.3.2 Infektiöse Ulzerationen der Mundschleimhaut

Ätiologie

- Ursache von Infektionen im Bereich der Mundhöhle sind meist Viren (HSC, VZV, Coxackie, EBV, CMV, ECHO)
- Seltener führen bakterielle Infektionen zu Ulzerationen in der Mundhöhle (TBC, atypische Mykobakterien, Candida)

Therapie

- Die Therapie der viral bedingten Ulzerationen ist rein symptomatisch

13.1.3.3 Rezidivierende aphthöse Stomatitis

Ätiologie

- Diese Erkrankung ist charakterisiert durch immer wieder auftretende einzelne oder vielfach auftretende Ulzera der Mundschleimhaut
- Neben definierten Immundefekten und rheumatischen Erkrankungen bleiben viele dieser Fälle hinsichtlich ihrer Ätiologie ungeklärt

Therapie

- Die Therapie besteht in antimikrobieller Therapie mit Chlorhexidin
- Analgesie und in wenigen Fällen topischen oder systemischen Steroide

13.1.3.4 Morbus Behcet

Ätiologie

- Der Morbus Behcet wird dem Formenkreis der rheumatischen Vaskulitiden zugeordnet

Klinik

- Er tritt im Kindesalter selten auf, manifestiert sich aber bei Kindern vorwiegend durch aphthöse Ulzerationen in der Mundschleimhaut
- Neben Veränderungen in der Mundschleimhaut werden Genitalulzerationen, Uveitis, Arthritis, Epidydimitis beobachtet

Therapie

- Die Therapie besteht in einer lokalen oder systemischen immunsuppressiven Therapie

13.1.3.5 Mukokutane Candidiasis

Ätiologie
- Die mukokutane Candidiasis gehört zu den Immundefekten der T-Zell-Reihe

Klinik
- Die Hauptmanifestation besteht in immer wiederkehrenden Infektionen der Mundschleimhaut und der Haut mit Candida
- Einhergehend mit Ulzerationen in der Mundschleimhaut in Kombination mit Soorbelägen

Therapie
- Systemische antimykotische Therapie

13.1.3.6 Lichen planus

Ätiologie
- Der Lichen planus der Mundschleimhaut tritt vorwiegend bei erwachsenen Frauen auf, kann aber schon im Kindesalter manifest werden

Klinik
- An der Wangenschleimhaut bilden sich typische Papeln, an deren Oberfläche sich Ulzerationen ausbilden können. Die Veränderungen gehen mit einem erhöhten Entartungsrisiko einher

Therapie
- Die Therapie besteht in lokal wirksamen Steroiden

13.1.4 Erkrankungen der Speicheldrüsen

13.1.4.1 Mumps

Ätiologie
- Mumps wird hervorgerufen durch eine Infektion mit dem Mumps-Virus, einem Einzelstrang RNA-Virus
- Die Übertragung erfolgt über Tröpfcheninfektion, die Erkrankung kommt ubiquitär vor

Klinik
- Die Inkubationszeit beträgt 16–18 Tage
- Klinisch beginnt die Infektion mit allgemeinen Erkältungssymptomen, gefolgt von einer schmerzhaften Schwellung einer oder beider Parotiden
- Kompliziert wird die Erkrankung durch das Auftreten einer Enzephalitis, Orchitis oder Pankreatitis

Therapie
- Eine Therapie existiert nicht, durch eine 2-malige Immunisierung kann ein nahezu 100 %iger Impfschutz erreicht werden

13.1.4.2 Sialadenitis

Ätiologie
- Hier handelt es sich um eine meist bakterielle Entzündung der Parotis

Klinik
- Fieber
- Schmerzhafte Schwellung und einer eitrigen Sekretion aus dem Ausführungsgang der Drüse

Diagnose
- Die Diagnose wird klinisch, laborchemisch und sonographisch gestellt

Therapie
- Die Behandlung besteht in einer antibiotischen Therapie (Cephalosporin, Clindamycin)

13.1.4.3 Chronische rekurrierende Parotitis

- Diese seltene Erkrankung der Parotis betrifft vorwiegend Kinder im Vorschulalter

Klinik
- Sie tritt meist einseitig auf und kann bis zu 20-mal pro Jahr rezidivieren
- Im Zuge der Schübe kommt es zu einer schmerzhaften Schwellung der Parotis, sonographisch imponiert eine Erweiterung des Ausführungsgangs

Therapie
- Die Therapie richtet sich rein nach den Symptomen, eine antibiotische Therapie ist in den meisten Fällen nicht indiziert und nicht wirksam

13.1.4.4 Xerostomie

Ätiologie
- Eine Xerostomie entsteht durch eine verminderte Speichelsekretion und nimmt mit dem Alter zu

Klinik
- Im Kindesalter ist das Symptom selten. Bei Kindern muss eine Speicheldrüsenagenesie ausgeschlossen werden

Therapie
- Eine kausale Therapie ist nicht möglich, auf eine konsequente Mundhygiene ist zu achten

13.2 Ösophagus

13.2.1 Fehlbildungen des Ösophagus

13

13.2.1.1 Duplikaturen

Ätiologie
- Der Ösophagus entsteht embryologisch aus dem Vorderdarm
- Im Zuge der Kanalisierung des Vorderdarms kann es im gesamten Verlauf zu sog. Duplikaturen kommen
- Am häufigsten entstehen derartige Duplikaturen im Bereich des mittleren und unteren Ösophagus

Klinik
- In mehr als 40 % gehen Duplikaturen mit Wirbelkörperfehlbildungen einher
- Klinisch manifestieren sich diese seltenen Fehlbildungen durch Atemnot beim Neonaten, Dysphagie beim älteren Kind
- Kleine Duplikaturzsyten bleiben vielfach unentdeckt

Diagnostik
- Eine Kontrastdarstellung des Ösophagus ist die diagnostische Methode der Wahl

Therapie
- Die Therapie der Duplikaturen ist alleine die chirurgische Therapie

13.2.1.2 Stenosen des Ösophagus

Häufigkeit
- Angeborene Stenosen des Ösophagus kommen bei ca. 1:50.000 Geburten vor

Ätiologie
- Sie entstehen meist durch eine Störung der Wandstruktur und gehen in bis zu 30 % mit weiteren Fehlbildungen einher

Klinik
- Die klinische Manifestation hängt von der Lokalisation der Stenosen ab
- Proximal gelegene Stenosen gehen häufiger mit respiratorischen Symptomen und Komplikationen einher
- Tiefer gelegene Stenosen manifestieren sich häufig in Form von Dysphagie und Erbrechen

Therapie
- Die Therapie der Stenosen ist die Dilatation mittels Ballon oder chirurgisch

13.2.1.3 Ösophagusatresie

Ätiologie
- Ösophagus und Trachea entstehen beide aus dem Vorderdarm
- Im Zuge der Trennung der beiden Strukturen kann es zu Unvollständigkeit kommen, die zu Fisteln und Atresie führen kann

Häufigkeit
- 1:3000–1:4000

Klinik

- Die Ösophagusatresien werden nach Vogt in verschiedene Untertypen eingeteilt:
  - Vogt I: Komplettes Fehlen des Ösophagus
  - Vogt II: Ösophagusatresie ohne Fistel: Unterbrechung der Speiseröhre ohne Verbindung zur Trachea
  - Vogt IIIa: Ösophagusatresie mit oberer tracheoösophagealer Fistel: Der Ösophagus ist unterbrochen und der obere Blindsack ist mit der Trachea verbunden, während der untere Teil blind endet
  - Vogt IIIb: Ösophagusatresie mit unterer tracheoösophagealer Fistel: Der obere Teil des Ösophagus endet blind während der untere Teil und somit auch der Magen mit der Trachea verbunden ist
  - Vogt IIIc: Ösophagusatresie mit Doppelfistel: Der Ösophagus ist unterbrochen, aber sowohl der obere Teil, als auch der untere Teil sind mit der Trachea verbunden
  - Vogt IV (sog. H-Fistel): Der Ösophagus ist durchgängig, es besteht aber eine Verbindung zur Trachea
- Mehr als 50 % der Patienten mit Ösophagusatresie haben weitere Fehlbildungen
- Bestandteil einiger Syndrome: VACTERL-Assoziation, Fanconi-Syndrom, McKusick-Kaufmann-Syndrom, Trisomie 21, CHARGE-Assoziation
- Polyhdraminion
- Nur gering luftgefüllte Magenblase
- Postnatal fällt ein vermehrtes Speicheln der Neonaten auf
- Notwendigkeit vermehrten Absaugens
- Respiratorische Verschlechterung im Zuge von Fütterung
- Im Falle einer unteren Fistel kann ein massiv luftgefülltes Abdomen auffallen

Diagnostik

- Die Diagnose kann mittels fehlender Intubationsmöglichkeit des Magens mit einer Sonde und Röntgenkontrastdarstellung des oberen Blindsacks gestellt werden
- Bei Verdacht auf eine Fistel zur Trachea sollte präoperativ bronchoskopiert werden

Therapie

- Die Therapie ist immer chirurgisch mit End-zu-End-Anastomose bei einer Lücke der Enden von weniger als 2,5 cm
- In den anderen Fällen muss ein Kolon-Interponat oder ein Magenhochzug vorgenommen werden

Komplikationen

- Die Komplikationsrate liegt bei mehr als 30 %
- Hauptkomplikationen bestehen in Anastomoseninsuffizienzen, Reflux, Dumping-Syndrom, Tracheomalazie

13.2.2 Achalasie des Ösophagus

Ätiologie

- Bei der Achalasie des Ösophagus ist die Relaxation des unteren Ösophagussphinkters beim Schluckakt infolge einer Degeneration der Nervenganglien gestört und somit die Nahrungspassage behindert

Klinik

- Dsyphagie
- Regurgitation
- Retrosternale Schmerzen
- Gewichstverlust
- Symptome setzen meist im Schulalter schleichend ein

Diagnose

- Manometrie
- Ösophagusbreischluck (◘ Abb. 13.1)

Therapie

- Endoskopisch gesteuerte Ballondilatation, Botulinusinjektion, operative Therapie (Myotomie nach Heller)

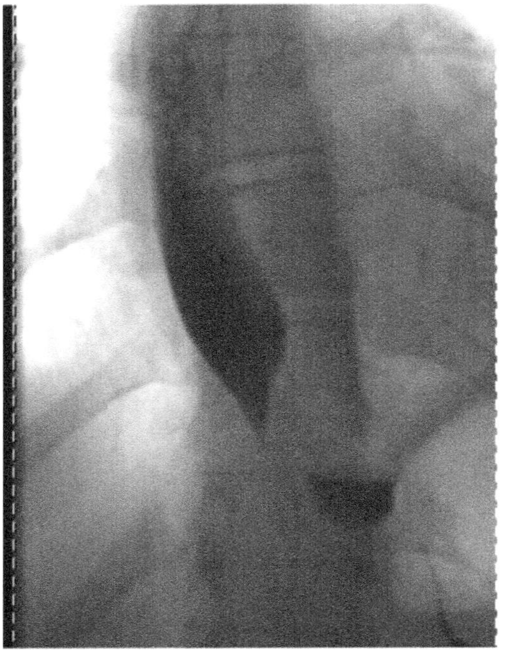

Abb. 13.1 Darstellung eines Ösophagusbreischluckes bei Achalasie eines 9-jährigen Jungen mit Dysphagie

13.2.3 Gastroösophagealer Reflux

Definition

- Der gastroösophageale Reflux (GÖR) ist definiert als das Rückfließen von Mageninhalt in die Speiseröhre
- Führt dies zu einer Schädigung der Schleimhaut spricht man von gastroösophagealer Refluxerkrankung

Ätiologie

- Der GÖR ist im Neugeborenenalter und auch beim Säugling ein physiologisches Ereignis, nimmt aber im Lauf der ersten 12 Monaten signifikant ab
- Durch eine abnorme Häufung oder lang anhaltende Refluxepisoden kann daraus aber bereits im frühen Kindesalter eine Refluxerkrankung entstehen
- Unreife des unteren Ösophagussphinkters
- Kuhmilchallergie beim Neugeborenen
- Hiatusgleithernie
- Hoher intraabdomineller Druck
- Obstruktive Lungenerkrankung

Klinik

- Neugeborenes, Säugling
  - Apnoen
  - Erbrechen
  - Aspirationen
  - Gedeihstörung
  - Überstrecken beim Füttern, „Kind schreit die Flasche an"
  - Sandifer-Syndrom: Dystone Bewegungen mit Kopfwendung und Überstreckung im Rahmen des Refluxes
- Älteres Kind
  - Erbrechen
  - Saures Aufstoßen
  - Retrosternale Schmerzen
  - Laryngitis
  - Rezidivierende Otitiden

Diagnostik

- Endoskopie mit Stufenbiopsien
- pH-Metrie zur Aufzeichnung saure Refluxepisoden
- Impedanzmessung zur Aufzeichnung sauren und nichtsaurer Refluxepisoden
- Röntgenkontrastuntersuchung zum Ausschluss eines Passagehindernisses oder einer Hiatusgleithernie

Therapie

- Beim Neugeborenen und Säugling Versuch einer kuhmilchfreien Ernährung
  - Streng kuhmilchfreie Diät der Mutter bei gestillten Säuglingen
  - AS-Nahrung bei formulaernährten Säuglingen
- Gabe von Protonenpumpeninhibitoren (vorher umfassende Diagnostik)
- Chirurgische Therapie in Form einer Fundoplikatio bei therapierefraktärer Refluxerkrankung

Eine Therapie mit einem Protonenpumpeninhibitor über einen längeren Zeitraum bedarf einer detaillierten Diagnostik.

Komplikationen
- Aspirationspneumonien
- Gedeihstörung
- Eisenrefraktäre Anämie
- Barrett-Ösophagus

13.2.4 Ösophagitis

Definition
- Die Ösophagitis ist eine Entzündung der Schleimhaut des Ösophagus, welche umschrieben aber auch die gesamte Speiseröhre betreffend auftreten kann

Ätiologie
- Infektion: Candida, CMV, HSV
- Reflux: Ösophagitis im Rahmen einer Refluxerkrankung
- Allergien: eosinophile Ösophagitis
- Chemisch: Medikamente, Ingestion ätzender Substanzen
- Traumatisch: Verletzung durch liegende Sonde, Strahlentherapie
- Im Rahmen von Systemerkrankungen, wie z. B. Morbus Crohn, systemischer Lupus erythematodes (SLE)

Klinik
- Bei Säuglingen
  - Exzessives Schreien bei der Nahrungsaufnahmen
  - Irritabilität
  - Gewichtsstillstand oder Abnahme
  - Regurgitieren
  - Vermehrtes Erbrechen
  - Obstruktive Bronchitis
- Bei älteren Kindern
  - Sodbrennen
  - Retrosternale Schmerzen
  - Brennen nach der Nahrungsaufnahme
  - Dysphagie
  - Odynophagie
  - Hämatemesis
  - Anämie

Diagnostik
- Goldstandard in der Diagnostik ist die Ösophagogastroduodenoskopie mit der Entnahme von Serienbiopsien
- **Dies ist insbesondere wichtig um eine Refluxösophagitis (Abb. 13.2) von einer eosinophilen Ösophagitis (Abb. 13.3) zu unterscheiden**
- pH-Metrie und
- Impedanzmessung ergänzend zur Diagnostik einer Refluxerkrankung

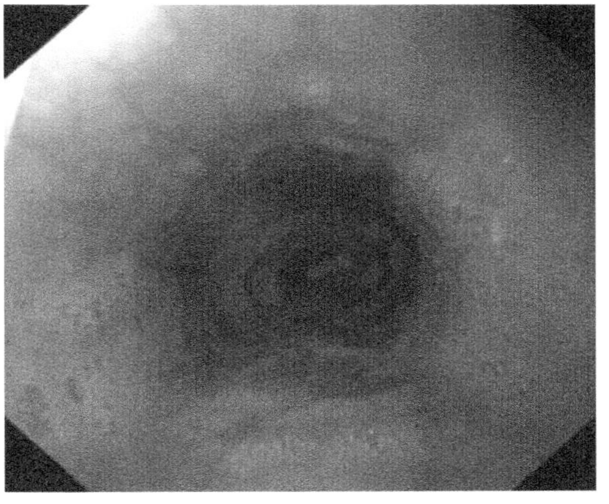

Abb. 13.2 Refluxösophagitis

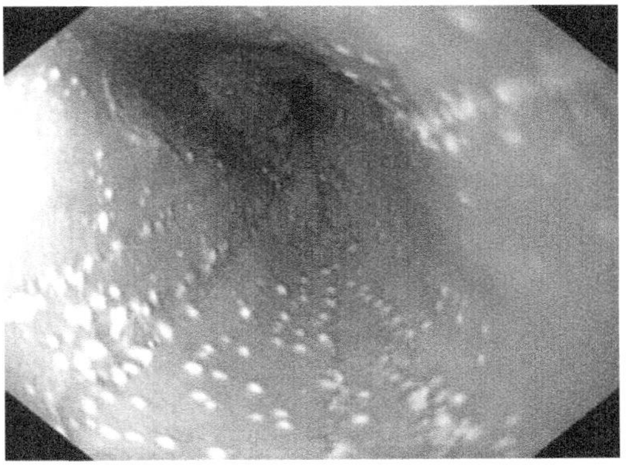

Abb. 13.3 Typisches makroskopisches Bild einer eosinophilen Ösophagitis im Frühstadium

Therapie

- Die Therapie der Ösophagitis hängt von ihrer Ätiologie ab:
  - Infektion: Therapie des auslösenden Agens
  - Refluxösophagitis: Therapie mit PPI, bei Neugeborenen und Säuglingen Versuch einer kuhmilchfreien Ernährung
  - Eosinophile Ösophagitis: Orale Therapie mit Budesonid, alternativ Eliminationsdiät, falls auslösende Allergene identifiziert

13.2.5 Verletzungen des Ösophagus

Verletzung des Ösophagus durch Ingestion solider Fremdkörper oder Ingestion von ätzenden Substanzen stellen in der Pädiatrie keine Seltenheit dar.

13.2.5.1 Fremdkörperingestion

Klinik

- Retrosternale Schmerzen
- Hypersalivation
- Dsyphagie
- Erbrechen
- Nahrungsverweigerung

13

Diagnostik

- Röntgenaufnahme Kiefer bis Becken

Therapie

- Bei Fremdköper im Ösophagus muss dieser zügig entfernt werden
- Es besteht ein nicht unerhebliches Risiko einer Aspiration oder Perforation
- Bei Fremdkörpern im Magen kann zugewartet werden, wenn es sich nicht um Knopfzellbatterien, mehrere Magnete oder gefährlich spitze Gegenstände handelt. Diese müssen auch aus dem Magen rasch geborgen werden

13.2.5.2 Verlegung des Ösophaguslumens durch Nahrungsbolus

Ätiologie

- Dies tritt vorwiegend bei voroperierten Kindern mit Ösophagusatresie oder Kindern nach Fundoplikatio auf, aber auch bei Bestehen einer eosinophilen Ösophagitis

Klinik

- Plötzlich einsetzende stechende Schmerzen nach Nahrungsaufnahme
- Anschließend Hypersalivation und Erbrechen

Therapie

- Endoskopische Entfernung des Bolus

13.2.5.3 Ösophagusverätzung

Ätiologie

- Eine Ingestion ätzender Substanzen tritt in der Regel bei Kindern unter 5 Jahren auf
- In den meisten Fällen handelt es sich um Ingestion von Substanzen, die nicht fachgerecht gelagert oder unsachgemäß umgefüllt wurden
- In der Regel handelt es sich um starke Säuren oder starke Laugen

Klinik

- Bandbreite der Symptome ist sehr groß
- Stärkste retrosternale Schmerzen bis zu keinen Symptomen
- Stridor bei Verätzung des Larynx
- Hypersalivation, Erbrechen

Diagnostik

- Ausführliche Anamnese
- Endoskopische Abklärung frühestens 12 h nach vermeintlicher Ingestion bis spätestens 36 h nach dem Ereignis

Therapie
- Kinder mit Verätzung der Speiseröhre sollten immer intensivmedizinisch therapiert und überwacht werden
- Eine frühe enterale Ernährung ist anzustreben, jedoch ist bei schweren Laugenverätzungen eine parenterale Ernährung bis zur Abheilung der Mukosa erforderlich
- Gabe eines PPI zur Vermeidung von saurem Reflux
- Gegebenenfalls antibiotische Therapie in Kombination mit Dexamethason zur Vermeidung von Strikturen
- Bei schweren Laugenverätzungen: Einlegen einer Platzhaltersonde zur Vermeidung von Brückenbildung des Granulationsgewebes für mindestens 3 Wochen

Komplikationen
- Strikturen
- Perforation in der Frühphase
- Reflux
- Maligne Entartung

13.2.5.4 Mallory-Weiss-Syndrom

Ätiologie
- Massives und häufiges Erbrechen zum Beispiel im Rahmen einer Gastroenteritis führt aufgrund des hohen Drucks zu kleinen Einrissen in der Ösophagusschleimhaut

Klinik
- Rezidivierendes Erbrechen, welches plötzlich blutig tingiert ist

Diagnostik
- Die Diagnose eines Mallory-Weiss-Syndroms kann letztendlich nur endoskopisch gestellt werden
- In der Frühphase sieht man längsgerichtete Läsionen der Schleimhaut ohne signifikante Entzündungsreaktion der Umgebung
- Im weiteren Verlauf erscheinen die Läsionen streifig weiß

Therapie
- In der Regel heilen die Einrisse spontan ab
- In sehr seltenen Fällen führt jedoch die unstillbare Blutung doch zu einem erheblichen Blutverlust und muss mittels medikamentöser (Vasopressin) oder mechanischer Therapie (Sklerosierung, Ligatur, Unterspritzung mit Adrenalin) zum Sistieren gebracht werden

13.3 Magen

13.3.1 Kongenitale Anomalien

13.3.1.1 Magenausgangsstenose
- In der Regel das Antrum und oder den Pylorus betreffend
- Lumenverlegung durch Membranen oder Obstruktion des Lumens durch z. B. Pancreas anulare

Häufigkeit
- 1:100.000

Klinik
- Abhängig vom Ausmaß der Obstruktion
- Nicht galliges Erbrechen innnerhalb weniger Stunden postpartal
- Distendierter Oberbauch

Diagnostik
- Abdomenübersichtröntgenaufnahme
- Kontrastmittelstudie
- Sonographie

Therapie
- Chirurgisch

13.3.1.2 Magenduplikatur
Duplikaturen betreffen vorwiegend den oberen Gastrointestinaltrakt. Davon liegen ca. 5 % im Magen.

Klinik
- Abhängig von der Größe der Duplikatur und den möglichen Verbindungen zum Magenlumen

- Erbrechen
- Gedeihstörung
- Distendiertes Abdomen
- Bauchschmerzen

Diagnostik

- Ergänzenden Untersuchungen durch Kontrastdarstellung des Magens und Sonographie
- MRT

Therapie

- Exzision der Zyste

13.3.1.3 Magenvolvulus

Ein Magenvolvulus kann nur durch eine Störung der Aufhängung des Magens entstehen und ist eine sehr seltene Fehlbildung.

Klinik

- Die Klinik hängt vom Ausmaß der Störung ab
- Oberbauchdistension
- Das Legen einer Magensonde ist nicht möglich
- Erbrechen

Diagnostik

- Kontrastdarstellung des Magens

Therapie

- Notfallmäßige operative Therapie mit Gastropexie

13.3.1.4 Mikrogastrie

Eine Mikrogastrie entsteht durch eine ausbleibende Distension der embryonalen Magenanlage und stellt eine extrem seltene Fehlbildung dar.

Klinik

- Postprandiales Erbrechen und gastroösophagealer Reflux
- Aspirationen durch nächtlichen Reflux

Diagnostik

- Kontrastdarstellung des Magens

Therapie

- Adäquate Ernährung
- Magenerweiternde operative Therapie

13.3.2 Gastritis, Magenulzera

Ätiologie

- Infektion mit Helicobacter pylori
- Autoimmungenese
- Gastritis bei Purpura Schönlein-Hennoch
- Stauungsgastritis bei Leberzirrhose
- Durch chemische Noxen (NSAID)
- Strahlengastritis
- Lymphozytär im Rahmen einer Zöliakie
- Granulomatös im Rahmen einer CED
- Allergische eosinophile Gastritis
- Gastrinom, Zollinger-Ellison-Syndrom

Klinik

- Schmerzen im Epigastrium
- Völlegefühl
- Immer wieder auftretende Übelkeit

Diagnostik

- Helicobacter-Nachweis durch 13C-Atemtest
- Falls Nachweis positiv und Verdacht eines Ulkus besteht → Endoskopie mit Resistenztestung
- Bei Verdacht auf Ulzera oder Gastritis → Gastroduodenoskopie mit Biopsien
- Bei Verdacht auf Gastrinom → Bestimmung von Nüchterngastrin

Therapie

- Helicobacter-induzierte Ulzera: Erradikationstherapie gem. Leitlinien und Antibiogramm mit einer Tripeltherapie bestehend aus 2 Antibiotika und einem Protonenpumpeninhibior
  - Eine alleinige Besiedelung des Magens mit Helicobacter wird nicht therapiert
  - Eine Therapie ohne Antibiogramm sollte vermieden werden
- Sonstige Gastritiden und Ulzera
  - Protonenpumpeninhibitoren

  - Vermeidung auslösender Noxen
  - Bei atropher Gastritis → Substitution von Vitamin B_{12} je nach Serumspiegel
- Akut blutendes Magenulkus
  - Stabilisierung des Patienten
  - Legen einer großlumigen Magensonde zur Entleerung
  - Gabe von Omeprazol i.v.
  - Frühzeitige Gastroduodenoskopie, ggf. Unterspritzung des Ulkus oder Okklusion des blutenden Gefäßes durch einen Metallclip
  - Diät bei eosinophiler Gastritis, ggf. Gabe von Budesonid p.o.

13.3.3 Störungen der Magenmotilität

13.3.3.1 Beschleunigte Magenentleerung (Dumping des Magens)

Ätiologie

- Postoperativ nach Fundoplicatio oder Teilgastrektomie, Magenhochzug, Vagotomie
- Angeborene Mikrogastrie

Klinik

- Frühdumping: Sturzartige Magenentleerung 30–60 min nach Nahrungsaufnahme
- Plötzliches Schwitzen, Übelkeit, Tachkardie, Blässe, Würgen
- Wässrige Durchfälle
- Spätdumping: 2–5 h nach Nahrungsaufnahme, Symptome wie bei Frühdumping

Diagnostik

- Anamnese
- Pathologischer Glukosetoleranztest mit Hypoglykämie

Therapie

- Vermeidung schnell resorbierbarer Kohlenhydrate und Ersetzen durch komplexe Kohlenhydrate
- Häufige kleine Mahlzeiten

13.3.3.2 Verzögerte Magenentleerung

Ätiologie

- Obstruktion des Magenausgangs
- Neurogene Erkrankungen
- Idiopathische Gastroparese
- Myopathien
- Eosinophile Gastritis
- Elektrolytstörungen
- Hypothyreose
- Anorexie, Bulimie
- Medikamente

Klinik

- Erbrechen
- Hypochlorämische Alkalose
- Gedeihstörung
- Refluxösophagitis

Diagnostik

- Kontraststudie des oberen GI-Trakts
- (Magenszintigraphie)

Therapie

- Therapie der Grundkrankheit
- Chirurgische Therapie bei Obstruktion
- Ernährung über Jejunalsonde
- Medikamentös: Domperidon, MCP, PPI

13.3.4 Neoplasien des Magens

- Neoplasien des Magens sind sehr selten und kommen z. B. im Rahmen eines Polyposis-Syndroms oder einer PTLD vor
- Adenokarzinome, Magenteratome etc. sind Raritäten.

13.4 Dünndarm

13.4.1 Fehlbildungen

13.4.1.1 Duodenalatresie

- In der Regel in Höhe der Papille gelegene Atresie oder Membran mit kompletten oder partiellen Verschluss des Lumens

- Assoziationen mit Trisomie 21
- Pancreas anulare

Häufigkeit
- 1:5000

Klinik
- Präpartal Polyhydramnion
- Postpartal galliges Erbrechen, seltener nichtgalliges Erbrechen bei Atresien proximal der Ampulle
- Partielle Obstruktion kann lange Zeit unentdeckt bleiben

Diagnostik
- Charakteristisches „Double-bubble"-Zeichen in der Abdomenübersicht und im Ultraschall

Therapie
- Dekompression des Magens
- Operative Korrektur mit eine Duodenoduodenostomie und Umgehung der Obstruktion

13.4.1.2 Malrotation
- Abnorme Lage des Dünndarms durch fehlende Rotation: das 3. Drittel des Duodenums liegt rechts der Wirbelsäule, das Zökum ist in den oberen rechten Quadranten verlagert
- Fehlende Fixierung des Mesenteriums des Duodenums an der Abdomenhinterwand und dadurch nicht unerheblichem Risiko eines Volvulus

Klinik
- Erbrechen
- Distension des Abdomens
- Schmerzen
- Zunehmend Abwehrspannung
- Im Rahmen einer Nekrose rasche klinische Verschlechterung mit Peritonitis und septischem Schock

Therapie
- Sofortige chirurgische Therapie mit Derotation gegen den Uhrzeigersinn
- Resektion nekrotischer Darmabschnitte

13.4.1.3 Dünndarmatresie

Ätiologie
- Meist durch Ischämie des Jejunums oder Ileums präpartal
- Einteilung in 4 verschiedene Typen

Klinik
- Galliges Erbrechen
- Distendiertes Abdomen
- Normaler Mekoniumabgang postpartal ist möglich

Diagnostik
- In der Abdomenübersicht Bild eines Dünndarmileus

Therapie
- Chirurgisch

13.4.1.4 Duplikaturen

Häufigkeit
- 1:20.000
- Am häufigsten im Bereich des terminalen Ileums

Klinik
- Abhängig von der Lokalisation und dem Ausmaß der Obstruktion
- Bauchschmerzen
- Erbrechen
- Perforation
- Volvolus
- Invagination

Diagnostik
- Sonographie
- MRT

13

Therapie
- Darmresektion oder Fensterung der Duplikatur je nach Ausmaß der Obstruktion

13.4.1.5 Meckel-Divertikel
- Rudiment des Ductus omphaloentericus

Häufigkeit
- 1–2 %

Klinik
- Meist Zufallsbefund z. B. bei Appendektomie
- Intestinale Blutung oder Obstruktion
- Rezidivierende Bauchschmerzen

Diagnostik
- Szintigraphie mit ^{99}m Technetiumoertechnetat
- Laparoskopie

Therapie
- Resektion

13.4.2 Zöliakie

Definition
- Systemische Multiorganerkrankung mit Hauptmanifestation am Dünndarm aufgrund einer Autoimmunreaktion durch Gluten

Häufigkeit
- 1:100–1:200

Klinik
- Klassische Zöliakie
  - Durchfall
  - Gewichtsabnahme
  - Erbrechen
  - Appetitlosigkeit
  - Bauchschmerzen
  - Gedeihstörung
  - Wachstums- und Pubertätsverzögerung
  - Müdigkeit, Misslaunigkeit
  - Eisenmangel, IgA-Mangel
- Nicht klassische Zöliakie
  - Extraintestinaler Organbefall
    - IgA-Nephropathie
    - Lungensiderose
    - Dermatitis herpetiformis Duhring
  - Obstipation
  - Bauchschmerzen
- Verdachtssymptome für das mögliche Vorliegen einer Zöliakie
  - Zahnschmelzdefekte
  - Erhöhte Transaminasen
  - Pankreasinsuffizienz
  - Neuropsychiatrische Erkrankungen
  - Kardiomyopathie
  - Osteoporose
  - M. Addison
  - Verzögerte Pupertät
  - Erhöhtes Frühgeburtlichkeitsrisiko
  - Infertilität
- Ein erhöhtes Risiko für Zöliakie findet sich bei
  - Hashimoto-Thyreoiditis
  - Diabetes Typ I
  - Trisomie 21
  - Ullrich-Turner-Syndrom
  - Williams-Beuren-Syndrom
  - Autoimmunhepatitis

Diagnostik
- Serologie
  - Transglutaminase-2-Antikörper vom IgA- und IgG-Typ
  - Deaminierte Gliadin-Antikörper IgG und IgA
  - Endomysium-Antikörper
  - Im Zuge der Bestimmung der Antikörper muss ein IgA-Mangel ausgeschlossen werden, im Falle eines IgA-Mangels müssen die Antikörper vom IgG-Typ bestimmt werden
  - Eine Bestimmung von Gliadin-Antikörpern im Stuhl oder im Speichel ist nicht aussagekräftig
- Genetik
  - HLA DQ2 oder DQ8
- Histologie
  - Gewinnung von mindestens 4 Biopsien in Höhe des Treitz-Band und 3

Biopsien im Bulbus duodeni (Abb. 13.4, Abb. 13.5 und Abb. 13.6)
- Einteilung der Biopsien nach der Marsh-Klassifikation, ab Marsh 2 gilt die Diagnose als gesichert
  - Marsh 0: Normalbefund
  - Marsh I: Infitration mit Lymphozyten
  - Marsh II: Infiltration mit Lymphozyten (>30/100 Epithelzellen), Hyperplasie der Krypten
  - Marsh III: Destruktion der Zotten
- Eine Biopsie kann dann vermieden werden, wenn es sich um einen Verwandten 1. Grades eines Zöliakiepatienten handelt und dieser erhöhte TTG-Antikörper und eine positive Genetik aufweist oder es sich um einen Patienten handelt, der klassische Symtome der Zöliakie zeigt, eine positive Genetik aufweist und signifikant erhöhte TTG- Antikörper und erhöhte Endomysium-Antikörper zeigt

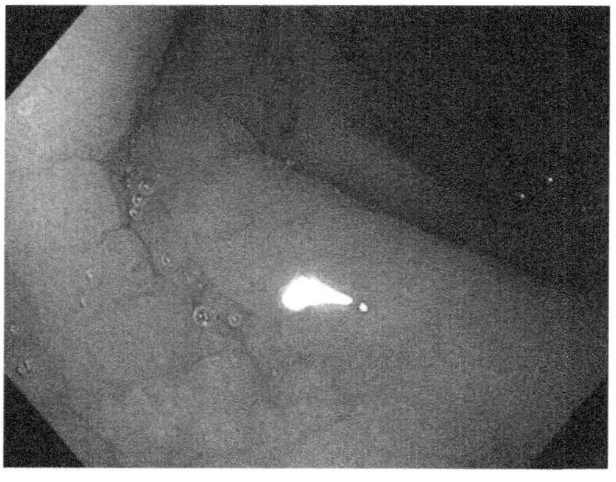

Abb. 13.4 Endoskopisches Bild einer Zottenabflachung im Bulbus duodeni

Therapie
- Glutenfreie Diät lebenslang

> **Die Durchführung einer glutenfreien Diät ohne vorherige Diagnostik ist obsolet.**

Prognose
- Bei konsequenter Diät exzellent

Komplikationen
- Diabetes-Typ-I
- Hashimoto-Thyreoiditis
- Osteoporose
- Infertilität
- Malignes Lymphom des Gastrointestinaltrakts

13.4.3 Akute Gastroenteritis

Die akute Gastroenteritis ist eine durch Viren, Bakterien oder Parasiten hervorgerufene Durchfallerkrankung des Dünn- oder Dickdarms, ein-

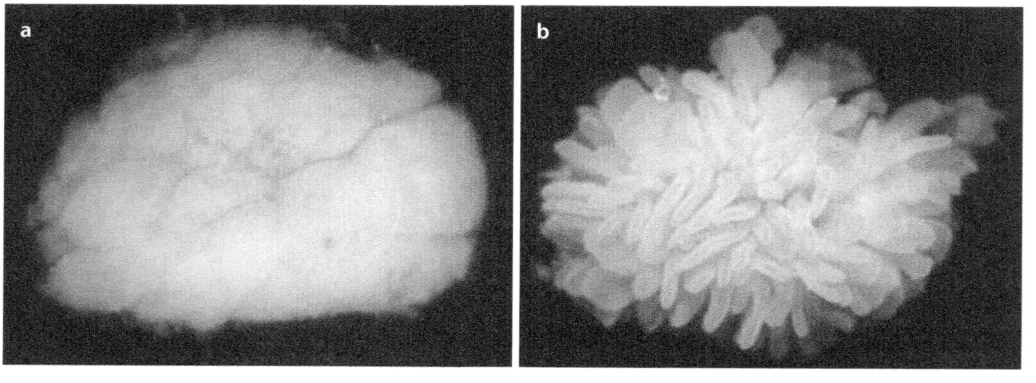

Abb. 13.5 Dünndarmschleimhaut. *Links*: abgeflachte Schleimhaut bei Zöliakie, *rechts* normale Dünndarmmukosa

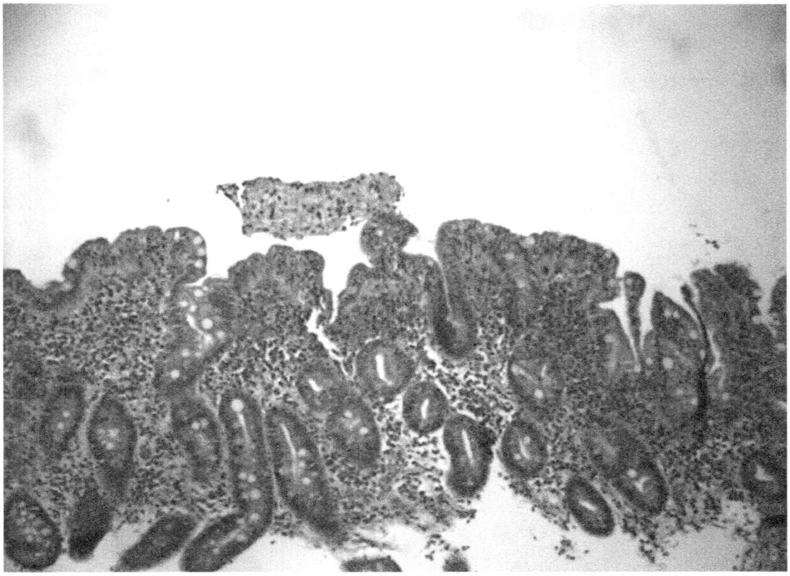

Abb. 13.6 HE-Färbung einer Dünndarmbiopsie bei Zöliakie

hergehend mit Durchfall, Erbrechen, Bauchschmerzen und Fieber.

Häufigkeit

- Häufigste Ursache für Durchfall weltweit
- Eine der häufigsten Todesursachen bei Kindern in den Entwicklungsländern

Ätiolgie

- Infektion mit Viren, allen voran Rotavirus, Adenovirus, Norovirus, Astovirus
- Infektion mit Bakterien: Salmonellen, Shigellen, Campylobacter, Yersinien
- Infektion mit Parasiten: Lamblien

Klinik

- Durchfall (blutig oder nicht blutig)
- Erbrechen (meist dem Durchfall vorausgehend)
- Fieber
- Flüssigkeitsverlust
- Dehydratation
  - Normonatriämisch
  - Hyponatriämisch
  - Hypernatriämisch

Diagnostik

- Ausführliche Anamnese, insbesondere nach Umgebungsfällen oder Auslandsaufenthalten fragen
- Ernährungsanamnese
- Stuhlanamnese
- Bestimmung des Dehydratationsgrads
- Bei mehr als 3 % Gewichtsverlust Bestimmung des Säure-Basen-Haushalts und der Elektrolyte
- Bei blutigen Stühlen Blutbild und Nierenretentionswerte
- Erregernachweis im Stuhl
- Sonographie zum Ausschluss Appendizitis, Darmwandverdickung im terminalen Ileum oder Kolon

Therapie

- Orale Rehydratation
- Rasche Realimentation
- Intravenöse Rehydratation nur bei Verweigerung der oralen Lösungen
- Bei gestillten Säuglingen keine Stillpause
- Keine Verwendung von Spezialnahrungen, keine verdünnte Milch

13.4.4 Postenteritissyndrom

Definition
- Malabsorptionsyndrom mit zeitlichem Zusammenhang zu einer vorangehenden Gastroenteritis mit Durchfall über einen Zeitraum von 4–8 Wochen

Ätiologie
- Schädigung der Dünndarmmukosa im Zuge der Gastroenteritis
- Malabsorption von Mono- und Disaccharide
- Mischbild aus osmotischer und fermentativer Diarrhö

Klinik
- Andauernde rezidivierende Durchfälle nach abgeklungener Gastroenteritis
- Wässrig-schleimige Stühle
- Gewichtsabnahme oder mangelnde Gewichtszunahme
- Blähungen
- Nicht selten „wunder Po"

Diagnostik
- Anamnestischer Hinweis auf vorangegangene Gastroenteritis
- Durchfälle nach Milchgenus, nach Einnahme von Kohlenhydraten
- Saurer Stuhl

13

Therapie
- Frühe Realimentation
- Bei Säuglingen → Stillen
- Gegebenenfalls passagere Ernährung mit Hydrolysat

13.4.5 Bakterielle Fehlbesiedelung Dünndarm

Definition
- Bakterielle Überwucherung des Dünndarms durch Aerobier und Anaerobier

Ätiologie
- Normalerweise ist die Anzahl der Bakterien im Dünndarm sehr begrenzt, sie nimmt vom Duodenum zum Ileum hin zu
- Eine vermehrte Besiedelung des Dünndarms führt zu einer Kombination aus Malabsorption und Fermentation
- Risikofaktoren:
  - Rezidivierende Gastroenteritiden
  - Langzeitgabe von Säureblockern
  - Voroperationen:
    - Resektion der Bauhin-Klappe
    - Blind-Loop-Syndrom
    - Kurzdarmsyndrom

Klinik
- Bauchschmerzen
- Blähungen
- Durchfall
- Steatorrhö
- Gewichtsverlust
- Gedeihstörung
- Vitamin-B_{12}-Mangel, Eisenmangel

Diagnostik
- Pathologischer H_2-Atemtest mit frühem Anstieg der H_2-Abatmung
- Nachweis eines Vitamin-B_{12}-Mangels, Eisenmangel
- Auffällige Histologie der Dünndarmmukosa
- Endoskopische Gewinnung von Dünndarmsekret und bakteriologische Aufarbeitung

Therapie
- Gezielte antibiotische Therapie bei erfolgtem Keimnachweis
- Empirische antibiotische Therapie mit Metronidazol, Amoxicillin, Rifaximin
- In Ausnahmefällen chirurgische Therapie
- Ernährungstherapie

13.4.6 Kurzdarmsyndrom

Ätiologie

- In den meisten Fällen iatrogen durch notwendige Resektion von mindestens 50 % des Dünndarms
  - Resektion nach nekrotisierender Enterkolitis
  - Resektion nach Atresien
  - Bauchwanddefekte (Omphalozelen) mit der Notwendigkeit einer Resektion
  - Volvulus
  - Langstreckige Aganglionosen
- Intestinale Pseudoobstruktion
- Mikrovillusatrophie

Klinik

- Die klinische Präsentation hängt zum Großteil ab von der Ausdehnung und der Lokalisation der Resektion (Tab. 13.1)
- Ileozoekalklappe und Kolon erhalten
  - Geringeres Risiko einer bakteriellen Fehlbesiedelung
  - Ausreichende Natrium und Wasserresorption
- Resektion des terminalen Ileums
  - Gallensäurenmangel
  - Vitamin-B_{12}-Mangel
- Osmotische Diarrhö durch Malabsorption von Kohlenhydraten
- Chronische Diarrhö
- Gedeihstörung

Therapie

- Frühe Phase
  - Parenterale Ernährung
  - Ausgleich der Verluste
  - Adaptationsphase
- Ausgleich der Verluste
  - Parenterale Ernährung
  - Kontinuierliche enterale Ernährung mit Muttermilch oder Aminosäureformula
- Erhaltungsphase
  - Reduktion der parenteralen Therapie und Steigerung der enteralen Ernährung
  - Ausgleich der Verluste
  - Therapie einer bakteriellen Überwucherung des Dünndarms
  - Therapie einer gallensäureninduzierten Diarrhö

Tab. 13.1 Klinische Präsentation des Kurzdarmsyndroms in Abhängigkeit von der Lokalisation

Resezierter Darm	Klinik/Mangel
Duodenum	Eisen Folsäure Kalzium, Phosphat
Jejunum	Eisen, Magnesium, Kalzium, Zink Malabsorption von Kohlenhydraten, Eiweiß und Fett
Ileum	Elektrolytverlust, Flüssigkeitsverlust Vitamin-B_{12}-Mangel Mangel an fettlöslichen Vitaminen durch Gallensäuremangel Erhöhtes Risiko für Kalziumoxalatsteine Gallensäureninduzierte Diarrhoe
Ileum und Kolon	Massive Flüssigkeitsverluste Bakterielle Überwucherung des Dünndarms durch Verlust der Ileozoekalklappe D-Laktat-Azidose

13.5 Dickdarm

13.5.1 Anorektale Fehlbildungen

Häufigkeit

- 1:2500

Ätiologie
- Fehlsteuerung von Zellwachstum und Zelluntergang in der Embryogenese des Darms

Klinik
- Analstenose oder Analmembran
- Rektourethrale Fistel
- Rektovesikale Fistel
- Analatresie ohne Fistel
- Analstenose
- In mehr als 60 % der Fälle weitere Fehlbildungen, z. B. VACTERL-Assoziation

Therapie
- Primär Entlastung des Dickdarms durch Anus-praeter-Anlage
- Rekonstruktion des Anus

13.5.2 Mekoniumileus

Ätiologie
- Obstruktion des Kolons mit eingedicktem Mekonium infolge einer Mindersekretion von Pankreasenzymen
- Am häufigsten als Frühzeichen einer Mukoviszidose

13

Klinik
- Leeres Kolon
- Eingedicktes Mekonium im terminalen Ileum mit vorgeschalteter Dilatation des Ileums und Jejunums
- Verzögerter Mekoniumabgang
- Klinisches Bild eines tiefen Dünndarmileus

Diagnostik
- Sonographie
  - Echoreiches terminales Ileum mit proximaler Dilatation
  - Kleinlumiger Kolonrahmen
- Röntgen-Abdomen-Übersicht
  - Bild eines tiefen Dünndarmileus mit typischen Dünndarmspiegeln und fehlender Darstellung des Kolons
- Röntgen-Kontrast-Darstellung
  - Direkte Darstellung des Mikrokolons

Der Mekoniumileus ist ein häufiges Erstsymptom einer Mukoviszidose. Ein Schweißtest sollte früh durchgeführt werden.

Therapie
- Der Mekoniumileus lässt sich in 50 % durch eine Gastrografindarstellung lösen
- Operative Therapie mit Resektion des erweiterten Ileumanteils, Entfernen des eingedickten Mekoniums und Reanastomosierung

13.5.3 Mekonium-Plug-Syndrom

Ätiologie
- Obstruktion eines Kolonabschnittes durch Mekonium und Epithelzellen

Klinik
- Verzögerter Mekoniumabgang je nach Lage der Obstruktion
- Bild eines Dickdarmileus

Therapie
- Versuch, Obstruktion durch Einläufe zu lösen
- Nur in seltenen Fällen wird eine operative Therapie notwendig

13.5.4 Kolonatresie

- Sehr seltene Fehlbildung

Klinik
- Distendiertes Abdomen
- Fehlender Mekoniumabgang
- Postpartales Erbrechen

Diagnostik
- In der Abdomenübersicht Bild eines Dickdarmileus

■■ **Therapie**
- Resektion des atretischen Segments

13.5.5 Kolonpolypen

13.5.5.1 Juveniler Kolonpolyp
- Gutartiger epithelialer gestielter Polyp
- In der Regel zwischen dem 1. und 7. Lebensjahr auftretend

■■ **Klinik**
- Schmerzloser rektaler Blutabgang
- Autoamputation des Polypen mit Polypabgang
- Etwa in 30 % werden mehrere Polypen gefunden

■■ **Diagnostik**
- Koloskopie (◘ Abb. 13.7)

■■ **Therapie**
- Polypektomie mit der Diathermieschlinge

13.5.5.2 Familiäre adenomatöse Polyposis (FAP)
- Autosomal dominant
- Frühes Auftreten von adenomatösen Polypen
- Hohes Entartungsrisiko im Erwachsenenalter

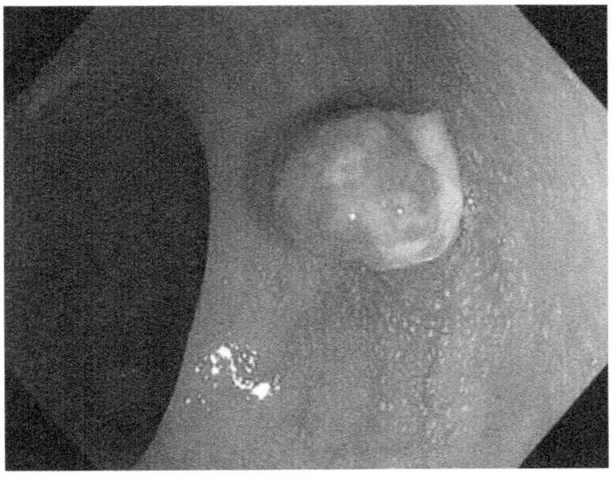

◘ **Abb. 13.7** Juveniler Kolonpolyp

■■ **Häufigkeit**
- 1:10.000

■■ **Ätiologie**
- Mutationen im *APC*-Gen auf Chromosom 5

■■ **Klinik**
- Entstehung zahlloser adenomatöser Polypen meist ab dem 10. Lebensjahr, selten vorher
- Glanduläre und polypöse Adenome im Magen und Duodenum
- Gardner-Syndrom: Zusätzlich Dermoidtumoren, Osteome, Epidermoidzysten
- Turcot-Syndrom: Zusätzlich Adenome im Magen und Duodenum, ZNS-Tumoren

■■ **Diagnostik**
- Endoskopie des unteren und oberen Gastrointestinaltrakts
- Histologie
- Genetik der *APC*-Mutation

■■ **Therapie**
- Kolektomie
- Proktokolektomie mit Pouch-Anlage
- Therapieversuche mit Sulindac oder Celecoxib führen zu einer Regression von Polypen, aber verhindern nicht die Neuentstehung von Polypen und damit die Entstehung von Karzinomen

13.5.5.3 Juveniles Polyposis-Syndrom
- Autosomal dominant vererbt
- Nachweis von mehr als 3 juvenilen Polypen im gesamten Gastrointestinaltrakt (◘ Abb. 13.8)

■■ **Klinik**
- Rektale Blutungen
- Analprolaps, Rektumprolaps
- Invaginationen
- Gedeihstörung
- Eiweißverlustenteropathie
- Deutlich erhöhtes Malignitätsrisiko

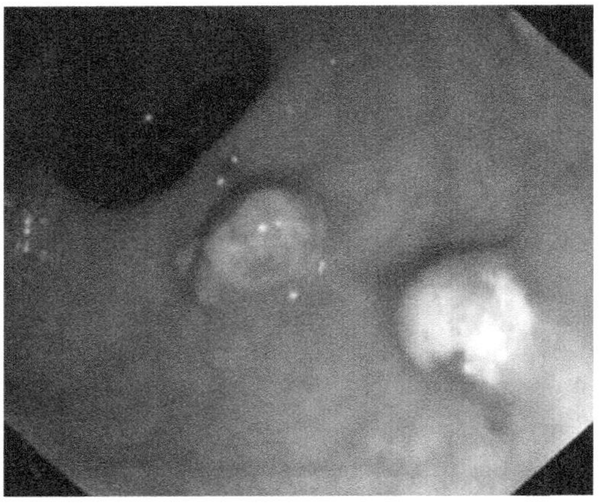

Abb. 13.8 Juvenile Polyposis

Diagnostik
- Endoskopie des oberen und unteren Gastrointestinaltrakts

Therapie
- Entfernung der Polypen mit der Diathermieschlinge

13.5.5.4 Peutz-Jeghers-Syndrom
- Harmatöse Polyposis mit mukokutanen Pigmentierungen perioral, bukkal und perianal
- Autosomal dominant

Häufigkeit
- 1:1200.000

Klinik
- Typische periorale und bukkale Hyperpigmentierungen
- Harmatöse Polypen im Magen, Dünndarm und Kolon
- Intermittierende Bauchschmerzen durch Invaginationen, intestinale Obstruktion, Infarzierungen
- Anorektale Blutungen mit Eisenverlust
- Entartungsrisiko erhöht

Diagnostik
- Endoskopie des oberen und unteren Gastrointestinaltrakts
- Darstellung des Dünndarms

Therapie
- Abtragung von Polypen

13.5.6 Chronisch entzündliche Darmerkrankungen

13.5.6.1 Morbus Crohn

Häufigkeit
- Deutliche Zunahme der Inzidenz in den Industrienationen, Tendenz steigend
- 8–15:100.000
- 30 % der Crohn-Patienten erkranken vor dem 18. Lebensjahr
- 9 % der im Kindesalter erkrankten Patienten erkranken vor dem 5. Lebensjahr
- Positive Familienanamnese in bis zu 30 %

Ätiologie
- Genetik
  - Erkrankungsrisiko bei erkrankten Verwandten 10- bis 30-fach höher
  - Identifizierung von Kandidatengenen
  - *NOD2*, *IBD1*, *CARD15*
- Umwelt
  - Nichtsteroidale Antirheumatika erhöhen das Risiko
  - Rauchen erhöht das Risiko
  - Frühe Appendektomie erhöht das Risiko
- Immunologie
  - Inadäquate Immunreaktion in der Darmmukosa, vermutlich beeinflusst von der Darmflora und der Ernährung
  - Zentrale Rolle des TNF-α-Pfads

Klinik
- Allgemein
  - Durchfälle
  - Gewichtsverlust
  - Wachstumsverzögerung
  - Anorexie
  - Appetitlosigkeit
  - Schmerzen
  - Selten blutige Stühle
  - Fieber

- Gastrointestinaltrakt
  - Beteiligung des gesamten Gastrointestinaltrakts
  - Bei sehr jungen Kindern nicht selten nur Perianalveränderungen
  - Aphthen
- Perianalveränderungen
  - Fissuren
  - Fisteln
  - Abszesse
  - Perianalekzem
- Extraintestinale Symptome
  - Bei mehr als 40 %
  - Wachstumsstörung
  - Osteoporose
  - Erythema nodosum
  - Pyoderma gangraenosum
  - Aphthöse Stomatitis
  - Chelitis granulomatosa
  - Uveitis, Retinitis
  - Primär sklerosierende Cholangitis (häufiger bei Colitis ulcerosa)
  - Pankreatitis
  - Cholezystolithiasis

Diagnostik ▣ Abb. 13.11

- Anamnese
  - Durchfall
  - Abdominelle Beschwerden
  - Gewichtsabnahme
  - Fieberschübe
  - Nächtliche Durchfälle
- Untersuchung
  - Aphthen
  - Cheilitis
  - Perianale Fisteln, Marisken, Fissuren
  - Extraintestinale Manifestationen
- Labor
  - Erhöhte Entzündungsparameter in mehr als 60 % (BKS mehr als CRP)
  - Anämie
  - Eiweißmangel
  - Positive Antisaccharomyces-cervisiae-Antikörper (ASCA) in mehr als 50 %
  - Mangel an Vitamin D, Vitamin B_{12}
- Sonographie
  - Darstellung verdickter Darmwände mit vermehrter Durchblutung (▣ Abb. 13.9)
- MRT: MR-Enteroklysma zur Darstellung von Darmwandverdickung im Dünndarm
- Fraktionierte Magen-Darmpassage nach Sellink
- Endoskopie:
  - Goldstandard
    - Diskontinuierliche Veränderungen der Schleimhaut

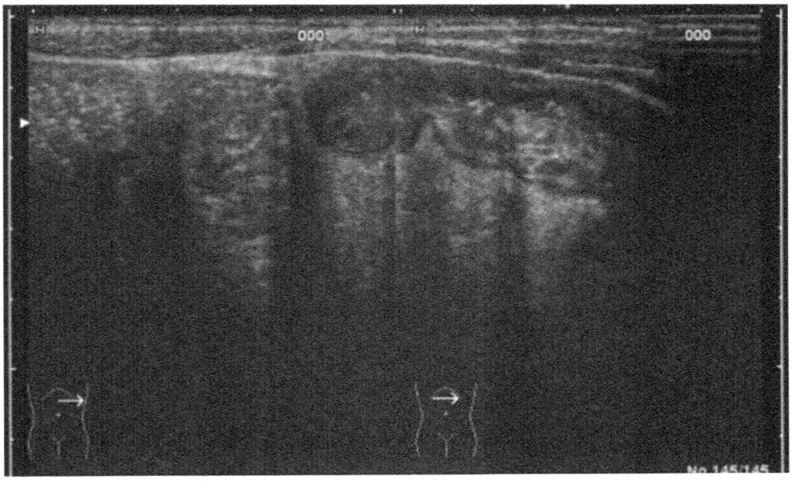

▣ **Abb. 13.9** Oberbauchquerschnitt mit Darstellung des Colon transversum und der linken Kolonflexur mit deutlicher Darmwandverdickung an der Flexur

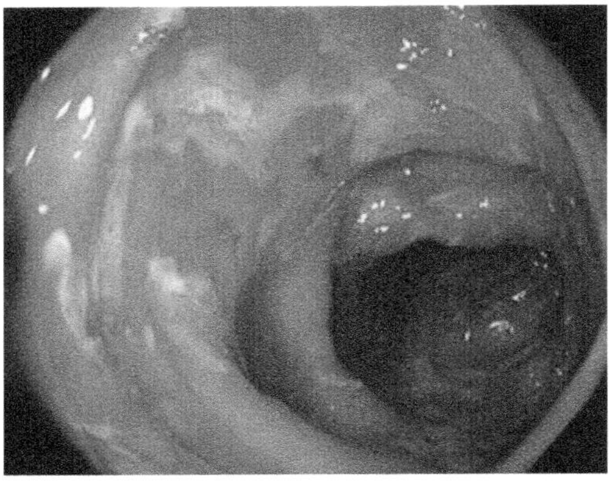

Abb. 13.10 Longitudinale und transversale Ulzerationen im Colon descendens bei einem 11-jährigen Patienten mit Morbus Crohn

    - Stärkste Ausprägung im terminalen Ileum, an den Flexuren und im Rektum
    - Schleimhautödem
    - Aphthoide Läsionen
    - Longitudinale und transversale Ulzerationen (Abb. 13.10)
    - Pflastersteinrelief
- Histologie: Epitheloidzellgranulome, diskontinuierliche Entzündung

Therapie

- Ernährungstherapie
  - Über 6–8 Wochen ausschließliche Ernährung mit Elementarkost
  - Danach langsames Wiedereinführung von Normalkost
  - Remissionsraten vergleichbar einer Therapie mit Steroiden
  - Vorteil:
    - Ausreichende Kalorienversorgung
    - Gewichtszunahme
    - Keine Steroidnebenwirkungen
  - Nachteil:
    - Schlechte Compliance
- Aminosalizylate
  - Lokal und systemisch einsetzbar
  - Kein signifikanter positiver Effekt bei Morbus Crohn
- Steroide
  - Remissionen bis 80 %
  - Hohe Nebenwirkungsrate
  - Als Langzeittherapie nicht geeignet
  - Induktion von Fisteln und Abszessen nicht auszuschließen
  - Negative Auswirkung auf das Längenwachstum
  - Budesonid als lokal wirksames Kortikoid führt zur Remission in 50–60 % bei Patienten mit Befall des terminalen Ileums
- Immunsuppressiva
  - Azathioprin und 6-Mercaptopurin am Geläufigsten
  - Remission in bis zu 75 %
  - Hohe Relapsrate nach zu frühem Absetzen (vor dem 2. Behandlungsjahr)
  - Azathioprin sollte erst nach Bestimmung der TPMT-Aktivität eingesetzt werden
  - Erhöhtes Risiko für Malignome unter Langzeittherapie mit Purinanaloga
- Methotrexat
  - Mögliche Alternative zu Steroiden bei Relaps unter Azathioprin
  - Hohe Nebenwirkungsrate
  - Remissionsrate von ca. 40 %
- Antibiotika
  - Vorwiegend Anwendung von Metronidazol oder Ciprofloxacin
  - Wirksamkeit bei Abszessen und Fisteln
  - Besserung bei Kolonbefall
- Biologika
  - Infliximab
    - TNF-a-Blocker
    - Klinisches Ansprechen in bis zu 90 %
    - Remission in 60 %
    - Signifikante Besserung von Fisteln
    - Risiko der Bildung von antichimären Antikörpern
    - Allergische Reaktion
    - Reaktivierung einer Tuberkulose und Hepatitis B
    - Erhöhtes Tumorrisiko
  - Adalimumab
    - Humaner monoklonaler Antikörper
    - Ansprechen in bis zu 70 %, Remission in ca. 50 %

  - Nabenwirkungsprofil ähnlich dem Infliximab, jedoch deutlich geringeres Allergierisiko
- Chirurgische Therapie
  - Nur der Therapie von Komplikationen vorbehalten
    - Fisteln
    - Abszesse
    - Konglomeratumoren
    - Strikturen und Stenosen
- Psychotherapie
  - Sinnvoll als Begleittherapie
  - Psychotherapie als alleinige Therapie führt zu keiner signifikanten Remission

13.5.6.2 Colitis ulcerosa

Häufigkeit

- Prävalenz 28:100.000
- 10 % der neu erkrankten Kinder unter 5 Jahren
- 30 % sind zum Zeitpunkt der Erkrankung unter 10 Jahren
- Eindeutige familiäre Häufung

Ätiologie

- Insgesamt noch unklar
- Vergleichbar dem M. Crohn mit genetischer Prädisposition (► Abschn. 13.5.6.1)
- Umweltfaktoren (Ernährung, Stress), Mikrobiom

Klinik

- Blutige oder nichtblutige Durchfälle
- Tenesmen
- Nächtliche Durchfälle
- Imperativer Stuhldrang
- Keine perianalen Veränderungen wie Fisteln oder Abszesse
- Keine Verzögerung im Längenwachstum oder der Pubertät
- Extraintestinale Manifestationen
  - Primär sklerosierende Cholangitis
  - Leberbeteiligung in bis zu 35 %
  - Pankreatitis
  - Arthritis
  - Erytheme nodosum
  - Pyoderma gangraenosum

Diagnostik ◘ Abb. 13.11

- Anamnese
  - Chronische Durchfälle auch nachts
  - Lokalisierte Bauchschmerzen
  - Rektaler Blutabgang

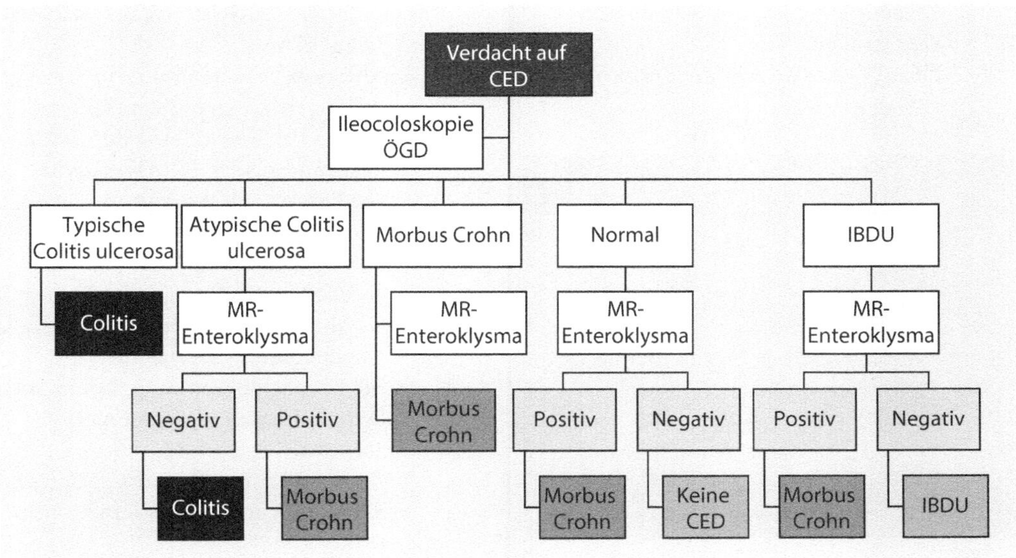

◘ **Abb. 13.11** Diagnostisches Vorgehen bei chronisch entzündlicher Darmerkrankung

  - Anämie
  - Extraintestinale Symptome
- Befund
  - Blässe
  - Lokalisierter Druckschmerz im linken Unterbauch
- Labor
  - Selten erhöhte Entzündungsparameter im Blut
  - Sehr hohes Calprotectin im Stuhl
  - Eher positive ANCA als ASCA
  - Blutbild und Ferritin zur Erfassung der Blutungsanämie
  - Transaminasen, Cholestaseparameter, Lipase zur Erfassung einer Leber- oder Pankreasbeteiligung
- Sonographie
  - Darstellung der verdickten Mukosa im Kolon möglich, aber nicht beweisend
- Endoskopie
  - Goldstandard zur Diagnosestellung und Erfassung der Ausdehnung
  - Ausdehnung immer von rektal nach oral
  - Typische Vulnerabilität der Schleimhaut mit Verlust der Gefäßzeichnung und Kryptenabszessen (◘ Abb. 13.12)
  - Im fortgeschrittenen Stadium flächige Ulzerationen, Pseudopolypen der Schleimhaut
  - Obere Endoskopie immer erforderlich

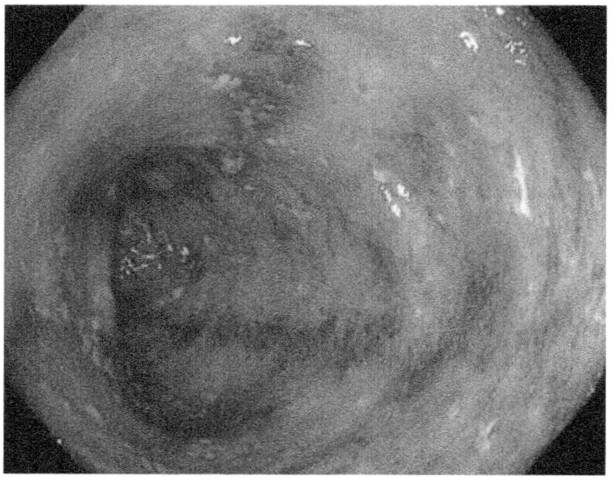

◘ **Abb. 13.12** Typisches feingranuläres Muster und Schleimhautödem bei Colitis ulcerosa

  - Bei jüngeren Kindern kommt eine Mitbeteiligung des Magens vor!
  - Bei isolierter Proctosigmoiditis oder linksseitiger Kolitis sog. Skip-Lesions im Zökum

Im Kindesalter kann die Kolitis nur das Rektum und das Zökum befallen. Auch eine Beteiligung des Magens ist möglich!

Therapie

- 5-Aminosalizylate
  - Mesalazin 50–60 mg/kg
  - Direkte Wirkung an der Mukosa
  - In verschiedenen Darreichungsformen der Ausdehnung der Colitis adaptierbar
    - Suppositorien, Schaum, Klysma bei Befall des Rektums, Sigmas
    - Granulat bei vorwiegend linksseitiger Colitis
    - Tabletten bei Pancolitis
- Steroide
  - Bei mittelschwerer und schwerer Kolitis als primäre Therapie zusammen mit Mesalazin
  - Dosierung 1–2 mg/kg mit einer Maximaldosis von 60 mg
  - Eine rasche Reduktion ist anzustreben
- Immunsuppression
  - Azathioprin, 5-Mercaptopurin
    - Beide haben einen festen Stellenwert in der Behandlung der Kolitis
    - Bestimmung der TPMT-Aktivität vor Einsatz von Azathioprin erforderlich
    - Beide sollten mindestens 2 Jahre gegeben werden
    - Gefahr der Pankreatitis, Haarausfall, Knochenmarksdepression
    - Bei Langzeitanwendung Gefahr von Lymphomen und Melanomen
  - Ciclosporin
    - Zur Primärtherapie nicht geeignet
    - Als Überbrückung, bis Azathioprin wirkt
    - In der Regel Anwendung bei therapierefraktärer Kolitis vor der

13

  - Entscheidung über eine möglicherweise notwendige Kolektomie
  - Alternativ: Tacrolimus
- Mykophenolat-Mofetil
  - Einzig als Reservemedikation
- Biologika
  - Infliximab
    - Bei schwerer oder therapierefraktärer Kolitis
    - Dosierung wie bei Morbus Crohn 5 mg/kg als Einzelinfusion
    - Allergierisiko ab der 2. Gabe
  - Adalimumab
    - Bislang bei Kindern und Jugendlichen nicht zugelassen bei Kolitis
    - Kommt dann zum Einsatz, wenn Infliximab durch chimäre Antiköper nicht mehr wirkt oder der Patient allergisch reagiert
  - Golimomab
    - Noch kein Stellenwert in der Pädiatrie
  - Ernährungstherapie
    - Kein gesicherter Effekt
  - E. coli Nissle
    - Bei Erwachsenen zur Remissionserhaltung
  - Antibiose
    - Bei Pouchitis
    - Bei therapierefraktärer Kolitis
- Chirurgie
  - Bei nicht therapierbarer Kolitis
  - Gefahr der Pouchitis
- Psychotherapie:
  - Sinnvoll als Begleittherapie
  - Psychotherapie als alleinige Therapie führt zu keiner signifikanten Remission
- Therapie der begleitenden Cholangitis
  - Ursodesoxycholsäure 20 mg/kg
  - Ggf. Vancomycin oral 50 mg/kg/Tag

13.6 Pankreas

Die Funktion des Pankreas unterteilt sich in die endokrine und exokrine Funktion. Das Augenmerk in diesem Kapitel ist auf die exokrine Funktion des Pankreas gelegt.

13.6.1 Fehlbildungen

Das Pankreas entsteht wie auch die Gallengänge aus dem Vorderdarm in der 4.–5. Gestationswoche. Fehlbildungen können zum einen durch eine fehlerhafte oder ganz fehlende Anlage des Organs oder durch Störungen in der Ausbildung der einzelnen Strukturen entstehen.

13.6.1.1 Pankreasagenesie, Pankreashypoplasie

- Ein völliges Fehlen des Pankreas ist mit dem Leben nicht vereinbar
- Eine Hypoplasie des Pankreas kann mit einer exokrinen Pankreasinsuffizienz einhergehen

13.6.1.2 Pancreas annulare

- Einengung des Duodenums in Höhe der Papilla Vateri durch ein schmales Band aus Pankreasgewebe
- Assoziation mit anderen genetischen Fehlbildungen in mehr als 75 %

▪▪ Häufigkeit

- 1:20.000

▪▪ Klinik

- Bei 30 % Beginn der Symptomatik im Neugeborenen- und Säuglingsalter
- Polyhydramnion
- Dünndarmobstruktion
- Erbrechen

▪▪ Diagnostik

- Sonographie
- In der Abdomenübersicht sog. „Double-bubble“-Zeichen (▣ Abb. 13.13)

▪▪ Therapie

- Chirurgisch: Umgehung der Stenose mit Dünndarminterponat

13.6.1.3 Ektopes Pankreas

Nachweis von Pankreasgewebe ohne Verbindung zum Pankreas, am häufigsten im Magen, Duodenum, Meckeldivertikel, seltener im Kolon

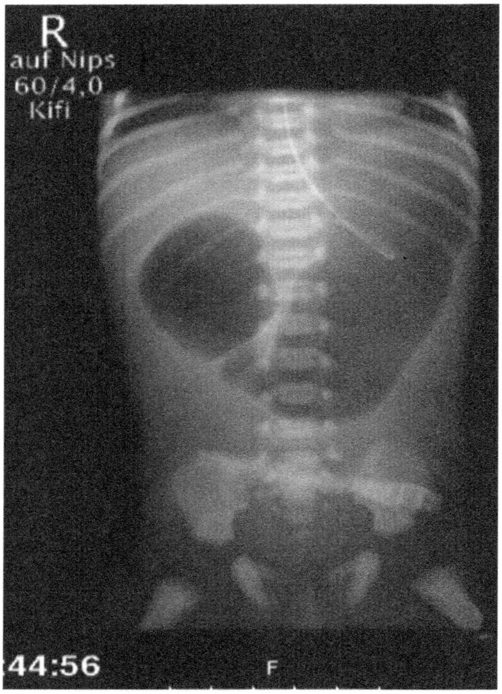

Abb. 13.13 „Double-bubble"-Zeichen bei Pancreas anulare

Klinik
- Meist Zufallsbefund ohne klinisches Korrelat
- Selten Mukosablutung bei ektopen Pankreasgewebe im Magen oder Meckel-divertikel

Therapie
- Nur bei symptomatischem ektopen Pankreas chirurgische Therapie

13.6.1.4 Pancreas divisum

Getrennte Drainage des dorsalen und ventralen Pankreasanteils ins Duodenum durch 2 Einmündungen.

Klinik
- Rezidivierende Pankreatitiden

Diagnostik
- Sonographie
- MRT mit MRCP
- ERCP

Therapie
- Symptomatische Therapie der Pankreatitis
- Kanalisation der Papilla minor

13.6.1.5 Common-Channel-Syndrom

Gemeinsame Mündung des Pankreasgangs und des Ductus choledochus mit einer unterschiedlich langen gemeinsamen präpapillären Gangstruktur infolge einer ausbleibenden Trennung der beiden Gangstrukturen.

Klinik:
- Entzündliche Stenosen im Bereich des Ductus choledochus mit dem Risiko einer Cholangitis und Steinbildung
- Rezidivierende Pankreatitiden
- Chronische Pankreatitis mit Stenosierungen des Ductus Wirsungianus
- Häufung von Common-Channel-Syndrom bei angeborenen Choledochuszysten (>70 %)

Diagnostik
- Sonographie: Nachweis einer Choledochuszyste
- MRCP
- ERCP
- Perkutane transhepatische Cholangiographie

Therapie
- Resektion einer Choledochuszyste mit biliodigestiver Anastomose
- Pancreaticojejunostomie oder endoskopische Sphinkteroplastie

13.6.1.6 Pankreaszysten

- Seltene isoliert oder multipel auftretende angeborene Zysten des Pankreas meist im Kopfbereich lokalisiert
- Nur selten Symptomatik durch Obstruktion des Pankreasgangs
- Assoziation mit anderen Fehlbildungen

13.6.2 Exokrine Pankreasinsuffizienz

Als Pankreasinsuffizienz wird eine Pankreassekretionsleistung von weniger als 10 % bezeichnet.

Ätiologie

- Angeboren
  - Angeborene Enzymdefekte
  - Mukosviszidose
  - Shwachman-Bodian-Diamond-Syndrom
  - Blizzard-Syndrom
  - Pearson-Syndrom
- Erworben
  - Iatrogen nach Resektion
  - Rezidivierende Pankreatitis
  - Neoplastische Erkrankungen

Klinik

- Maldigestion
  - Steatorrhö
  - Proteinmangel
  - Mangel an fettlöslichen Vitaminen
- Gedeihstörung
- Entwickungsstörung
- Shwachman-Syndrom
  - Exokrine Pankreasinsuffienz
  - Metaphysäre Dysplasie
  - Knochenmarksveränderungen (Neutropenie)
- Pearson-Syndrom
  - Mitrochondriale Zytopathie mit Pankreasinsuffizienz
  - Störungen des hämatopoetischen Systems
- Johanson-Blizzard-Syndrom
  - Exokrine Pankreasinsuffizienz
  - Angeborene Fehlbildungen
    - Wachstumsretardierung
    - Agenesie des Nasenknorpels (Nasenflügel)
    - Hautaplasien
    - Herzvitien
  - Hypothyreose
  - STH-Mangel
  - Psychomotorische Retardierung
  - Innenohrschwerhörigkeit

13.6.3 Pankreatitis

Entzündliche Erkrankung des Pankreas, die zu einer fortschreitenden oder permanenten Funktionseinschränkung des exokrinen und/oder endokrinen Pankreas führt. Davon abzugrenzen ist die hereditäre Pankreatitis.

Die chronische Pankreatitis ist eine häufige Ursache einer akuten Pankreatitis, eine akute Pankreatitis geht hingegen nur selten in eine chronische Verlaufsform über.

- **Primäre Pankreatitis**
  - Hereditär: Mutationen bei chronischer Pankreatitis
    - Kationisches Trypsinogen (PRSS1)
    - Serinproteaseinhibitor (SPINK1)
    - Chymotrypsinogen (CTRC)
    - Carboxypeptidase 1 (CPA1)
    - CFRT-Mutationen
- **Sekundäre Pankreatitis**
  - Systemerkrankungen
    - CED
    - Primär sklerosierende Cholangitis
    - Zöliakie
    - Systemischer Lupus
    - Rheumatoide Arthritis
    - Hypertriglyzeridämie
    - Glykogenosen
    - Porphyrie
    - Zystinurie
    - Hyperkalzämie
    - Morbus Behcet
    - HUS
  - Medikamentös
    - Asparaginase
    - Azathioprin
    - Erythromycin
    - Kalzium
    - 6-MP
    - Statine
    - Valproat
    - Vincristin
  - Mechanisch

  - Choledocholithiasis bei Common-Channel-Syndrom (▶ Abschn. 13.6.1.5)
  - Tumor
  - Posttraumatisch
- Infektiös
  - Viral: Mumps, Coxackie, HBV, HEV, Herpes, HIV, Masern, Röteln
  - Bakteriell: Mykoplasmen, Campylobacter, Yersinien, Salmonellen, E. coli, Legionellen
  - Parasitär: Ascariden, Cryptosporidien, Echinococcus, Toxoplasma gondii

Klinik
- Akut eintretende Oberbauchschmerzen mit oder ohne Ausstrahlung in den Rücken
- Erbrechen
- Übelkeit
- Allgemeinsymptome: Fieber, Abgeschlagenheit, Tachykardie, arterielle Hypotension
- Paralytischer Ileus
- Schock

Diagnostik
- Typische Klinik
- Erhöhung der Serumlipase und Amylase
- Die Höhe der Lipase korreliert nicht mit der Schwere der Erkrankung
- Ergänzende Laboranalysen:
  - Kalzium im Serum
  - HB, CrP, γGT, HN, Kreatitin
- Pankreasödem in der Sonographie
- Ergänzende Bildgebung durch MRT oder CT des Abdomens
- In seltenden Fällen MRCP, ERCP

Therapie
- Kreislaufstabilisierung
- Flüssigkeitsersatz
- Schmerzmedikation (Paracetamol, Metamizol, Pethidin)
- Aufrechterhaltung einer anabolen Stoffwechsellage durch parenterale und enterale Ernährung
  - Früher Beginn einer enteralen Ernährung nach maximal 24-h-Nahrungskarenz
  - Ggf. nasogastrale Sonde
  - Bei paralytischem Ileus → parenterale Ernährung
- Infektionsprophylaxe/Therapie
  - Patienten mit akuter Pankreatitis sind infektionsgefährdet
  - Bei ansteigenden Entzündungsparametern und Pankreasnekrosen frühzeitige antibiotische Therapie mit Imipenem oder Meropenem oder einer Kombination aus Cephalosporin und Metronidazol

Komplikationen
- Pankreaspseudozyste
- Nekrosen des Pankreas und den umliegenden Gewebes mit Verkalkungen
- Sepsis
- Pleuraergüsse
- Hypovolämie mit prärenalem Nierenversagen
- Paralytischer Ileus
- Hypokalzämie, Hyperglykämie, metabolische Azidose
- Hyperlipidämie

13.7 Leber und Gallenwege

13.7.1 Hepatitiden

13.7.1.1 Virushepatitiden

Hepatitis A

Meldepflicht bei Verdacht und nachgewiesener Infektion!

Ätiologie
- HA-Virus, RNA-Virus
- Übertragung fäkal-oral
- Vorkommen weltweit
- Durchgemachte Infektion bei <10 % der Kinder

Klinik
- Inkubationszeit 4–6 Wochen
- Beginn der Erkrankung mit Allgemeinsymptomen wie Übelkeit, Erbrechen, Bauchschmerzen und Durchfällen

13

- Nach 2 Wochen ikterische Phase mit konjugierter Hyperbilirubinämie und erhöhten Transaminasen
- Bei Kindern unter 3 Jahren meist asymptomatischer Verlauf, aber Ausscheidung des Virus über den Darm
- Bei 15–20 % rezdivierende Verläufe mit erneuter Cholestase Wochen nach vermeintlicher Ausheilung der Hepatitis
- Keine chronischen Verläufe
- Fulminantes Leberversagen in weniger als 1 %

▪▪ Diagnostik
- Anti-HAV-Antikörper im Serum
- Virus-PCR im Stuhl
- Erhöhung der Serumtransaminasen auf ein Vielfaches der Norm

▪▪ Therapie
- Rein symptomatisch

▪▪ Prophylaxe
- Aktive Immunisierung ab dem 2. Lebensjahr

Hepatitis B

▪▪ Ätiologie
- HB-Virus, DNA-Virus
- 250 Millionen Virusträger weltweit
- Übertragung parenteral, bei Kindern meist vertikal
- Übertragung durch Speichel und Muttermilch möglich

▪▪ Klinik
- Bei Kindern häufig asymptomatisch
- Beginn mit sog. Prodromalstadium: Übelkeit, Abgeschlagenheit, Müdigkeit, Druckgefühl über der Leber, Arthritiden, Glomerulonephritis, Panarteriitis, Urtikaria, Exanthem (Gianotti-Crosti-Syndrom)
- Ikterische Phase
- 90 % der vertikal infizierten Kindern chronifizieren
- 20 % der akut erkrankten Erwachsenen und Jugendlichen chronifizieren

▪▪ Diagnostik
- Eine Infektion liegt vor bei positivem Nachweis von HBs-Antigen, HBe-Antigen, Anti-HBc-IgM, Anti-HBc-IgG sowie dem Nachweis von HBV-RNA
- Immunität liegt vor bei Nachweis von Anti-HBs und anti-HBe

▪▪ Therapie
- Akute Hepatitis B
  - Eine akute Hepatitis B wird nicht therapiert, außer im Fall eines fulminanten oder subfulminanten Leberversagens (Lamivudin 3 mg/kg)
- Allgemeinmaßnahmen: körperliche Schonung
- Therapie der chronischen Hepatitis B
  - Alpha-Interferon, pegyliertes Interferon
  - Nukleosidanaloga: Lamivudin, Adefovir, Tenofovir, Entecavir, Telbivudin

▪▪ Komplikationen
- Leberzirrhose
- Hepatozelluläres Karzinom
- Infektion mit Delta-Virus

▪▪ Prophylaxe
- Aktivimmunisierung
- Bei Neugeborenen infizierter Mütter aktive und passive Immunisierung innerhalb der ersten 12 Lebensstunden. Bei unbekanntem HBs-Status der Mutter innerhalb von 12 h aktive Immunisierung und dann ggf. passive innerhalb der ersten 7 Tage nachholen bei HBs-positiver Mutter

Hepatitis C

▪▪ Ätiologie
- RNA-Virus
- Prävalenz weltweit zwischen 0,5 und 1,0 % der Gesamtbevölkerung (in Deutschland 0,5 %)
- Vertikale Infektion als der häufigste Infektionsweg
- Übertragung rein parenteral

Klinik

- Inkubationszeit von 2–26 Wochen
- In der Regel uncharakteristische Symptome
- Nur in 10–20 % ikterische Phase
- Extrahepatische Manifestationen
  - Glomerulonephritis
  - Arthritis
  - Urikaria
  - Erythema nodosum
- Schleichender Übergang in eine Zirrhose
- Chronifizierung einer akuten Hepatitis C in mehr als 60 %

Diagnostik

- Bestimmung von anti-HCV-IgG und IgM
- Bestimmung der Virus-RNA
- Genotypisierung

Therapie

- Die historische Standardtherapie aus pegyliertem INF-alpha und Ribaverin mit Ansprechraten von 25–50 % sollte aktuell nicht mehr durchgeführt werden
- Ab dem 12. Lebensjahr ist u. a. eine Kombination aus Ledipasvir und Sofosbuvir zugelassen, die zu einem dauerhaften virologischen Response von über 90 % führt

Komplikationen

- Zirrhose
- Hepatozelluläres Karzinom

Prophylaxe

- Keine

Hepatitis D

Ätiologie

- Hepatitis D kann nur in Kombination mit einer akuten oder chronischen Hepatitis B auftreten. Das RNA-Virus benötigt das Genom des Hepatitis-B-Virus zur Replikation
- Inkubation 2–8 Wochen

Klinik

- Selten mit Ikterus einhergehend
- In den meisten Fällen schleichender Verlauf mit einem hohen Risiko einer Zirrhose

Diagnostik

- HDV-RNA
- Bestimmung von anti-Hepatitis-D-IgG und -IgM

Therapie

- Keine

Prophylaxe

- Schutz von Hepatitis B

Hepatitis E

Ätiologie

- RNA-Virus
- Übertragung ähnlich der Hepatitis A fäkal-oral
- Ausscheidung über den Stuhl

Klinik

- Wie bei Hepatitis A
- Infizierte Schwangere erleiden in bis zu 20 % ein fulminantes Leberversagen

Therapie

- Keine

Prophylaxe

- Allgemeine Infektionsprophylaxe

13.7.1.2 Autoimmunhepatitiden

Autoimmunhepatitiden gehören mit einer Prävalenz von 1:1000.000 zu den seltenen Autoimmunerkrankungen. Es werden derzeit 2 Typen unterschieden, denen unterschiedliche Autoantikörper zugrunde liegen:

- Typ I: ANA-positiv (antinukleäre Antiköper), SLA (soluble liver antigen), SMA (glatte Muskulatur-AK)
- Typ II: LKM positive (liver-kidney microsomal antibodies), LC-1-Antikörper (liver cytosolic antibodies)

Autoimmunhepatitis Typ I und II

Ätiologie
- Autoimmungenese häufig ausgelöst durch Infektionskrankheiten
- Assoziation mit HLA DR3 und DR4
- Chronisch aktive Hepatitis mit sehr unterschiedlicher Ausprägung und rascher Progredienz

Klinik
- Beginn mit asymptomatischem Ikterus
- Abgeschlagenheit, Müdigkeit
- Bauchschmerzen
- Blässe
- Cholestastischer Juckreiz
- Begleitsymptome
  - Arthritis
  - Glomerulonephritis
  - Kolitis
  - Hämolytische Anämie
  - Thrombopenie
- Störungen der plasmatischen Gerinnung
- Bei Kindern unter 3 Jahren und Typ II-AIH hohes Risiko eines fuminanten Leberversagens

Diagnostik
- Massiv erhöhte Transaminasen
- Quick-Verminderung
- Hyperbilirubinämie (meist gemischt)
- Erhöhtes IgG gesamt
- Verminderung von C3 und C4
- Nachweis von Autoantikörpern:
  - Typ I: ANA, SMA, SLA; ANCA
  - Typ II: LKM-1, LC-1
- Leberbiopsie ist obligat: plasmazelluläre Infiltrate in den Portalfeldern (◘ Abb. 13.14)

Therapie
- Initiale Therapie mit Prednisolon 2 mg/kg
- Reduktion der Prednisolondosis bis auf eine Erhaltungsdosis von 2,5–5 mg/Tag nach signifikantem Abfall der Transaminasen
- Parallel zum Prenisolon → Beginn einer immunsupressiven Therapie mit Azathioprin (2–2,5 mg/kg) nach Bestimmung der TPMT-Aktivität
- Bei Nichtansprechen der Therapie → Versuch mit Ciclosporin oder Mycophenolat-Mofetil

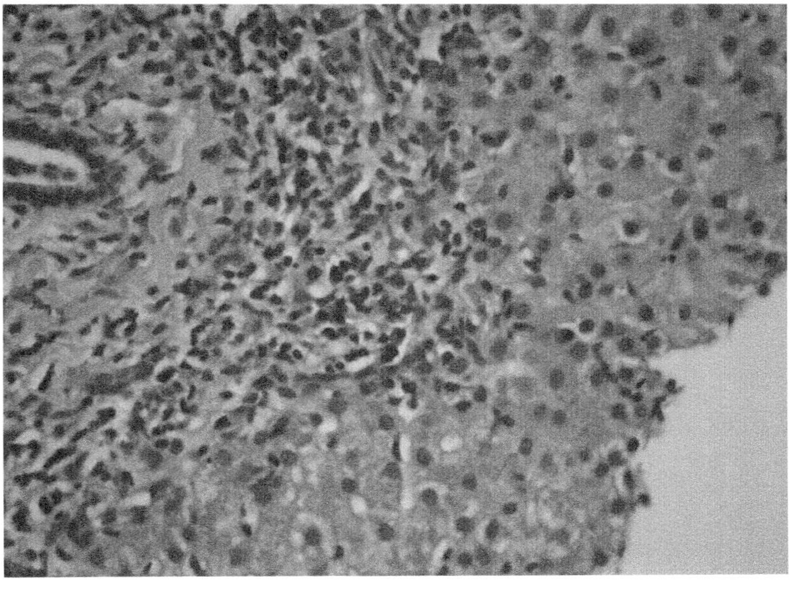

◘ Abb. 13.14 HE-Färbung eines Portalfelds bei Autoimmunhepatitis: lymphozelluläres Infitrat im Portalfeld

Prognose
- Durch späte Diagnose in mehr als 30 % Entwicklung einer Leberfibrose oder Zirrhose

Primär sklerosierende Cholangitis
Bei der primär sklerosierenden Cholangitis handelt es sich um eine Autoimmunerkrankung der Leber, die mit einer Fibrosierung und Stenosierung der Gallenwege einher geht. Die Erkrankung kommt im Kindes- und Jugendalter selten isoliert, vielmehr kombiniert mit einer Colitis ulcerosa vor.

Klinik
- Schleichende Erkrankung ähnlich einer Autoimmunhepatitis
- 90 % der Patienten berichten über ausgeprägte Abgeschlagenheit
- Cholestastischer Juckreiz in 30 %
- Ikterus in 20–30 %

Diagnostik
- Nachweis von erhöhten Cholestaseparametern (γGT führend) bei nur mäßig erhöhten Transaminasen
- Nachweis von ANCA und oder SLA und/oder SMA
- Sonographie: Echoreicher Randsaum entlang der Pfortaderäste, Verdickung der Gallenblasenwand
- MRCP: Stenosierungen im Bereich der großen Gallengänge
- ERCP

Therapie
- Bei gleichzeitiger Kolitis: Therapie der Kolitis und Gabe von zusätzlich Ursodeoxycholsäure (15–20 mg/kg)
- Bei sog. Overlap-Hepatitis, einem Mischbild aus Autoimmunhepatitis und PSC: immunsuppressive Therapie mit Azathioprin und Ursodeoxycholsäure

13

13.7.1.3 Sonstige entzündliche Erkrankungen der Leber

Leberabszess

Ätiologie
- Meist hämatogenen Ursprungs, seltener lymphogen oder biliär bei aszendierender Cholangitis
- Erreger: Staphylokokken, Salmonellen, seltener E. coli, Streptokokken, Fusobakterien, selten im Zuge eines Nabelvenenkatheters Pilzabszess

Klinik
- Fieber
- Deutliche Beeinträchtigung des Allgemeinbefindens
- Abgeschlagenheit
- Schmerzen im rechten Oberbauch

Diagnostik
- Deutlich erhöhte Entzündungsparameter (CRP, BKS)
- Nicht immer Erhöhung der Transaminasen
- Sonographie: Diagnostik der Wahl
- Ggf. CT

Therapie
- Antibiotische Therapie
- Chirurgische Sanierung

Pilzinfektionen
- In der Regel nur bei schwer immunsupprimierten Kindern
- Häufigster Erreger: Candida sp.
- Therapie mit Fluconazol

Infektion mit Protozoen

Ätiologie
- Infektion mit Amöben, Leishmanien oder Kryptosporidien

Klinik
- **Amöbenabszess**: Schmerzen, Fieber, Entzündungszeichen
- **Kala Azar** durch Leishmania donovani: Hepatomegalie, Splenomegalie, Panzytopenie, Hypergammaglobulinämie
- **Kryptosporidiose**: Diarrhöen, schwere Verläufe bei immunsupprimierten Kindern, Besiedelung des Gallengangssystems

Diagnostik
- Sonographie: Ausschluss Amöbenabzess
- Spezifische Antikörper zum Nachweis einer Leishmaniose
- Nachweis von Kryptosporidien im Stuhl

Therapie
- **Amöben**: Metronidazol 30 mg/kg
- **Kala Azar**: liposomales Amphotericin B 3 mg/kg
- **Kryptosporidiose**: Therapie schwierig → Nitazoxanid, ggf. Paromomycin

Toxoplasmose

Ätiologie
- Kongenitale Toxoplasmeninfektion kann zu Veränderungen in der Leber führen

Klinik
- Leberbefall mit Hepatomegalie und hepatischen Infiltraten

Diagnostik
- Serologie

Therapie
- Pyrimethamin (Initialdosis 2 mg/kg p.o./Tag für 2 Tage, danach 1 mg/kg p.o./Tag, maximal 25 mg), Sulfadiazin (42,5–50 mg/kg p.o. 2-mal täglich, maximal 4 g), Folsäure (10 mg 3-mal wöchentlich)

Echinokokkose

Ätiologie
- Nach Ingestion gelangen Eier des Hunde- oder Fuchsbandwurms über den Portalkreislauf in die Leber
  - Echinococcus zysticus oder granulosus: Solitäre teils gekammerte Zyste in der Leber
  - Echinococcus multilocularis: Exophytisches Wachstum der Zyste, die von ihrem Wachstumsverhalten an einen infitrierenden Tumor erinnert

Klinik
- Selten sichtbare Vorwölbung im rechten Oberbauch
- Druckgefühl

Therapie
- Albendazol 15 mg/kg über 3 Monate
- Bei solitärer Zyste: Interventionelle Therapie mit hochprozentiger NaCl-Lösung und anschließender Zystenentfernung
- Bei Echinococcus multilocularis: Versuch der radikalen Resektion des betroffenen Lebergewebes und Albendazolterapie

13.7.2 Stoffwechselerkrankungen der Leber

13.7.2.1 α1-Antitrypsinmangel

Der α1-Antitrypsinmangel gilt als eine der häufigsten Stoffwechselerkrankungen des Menschen. Die homozygote Form betrifft ungefähr jeden 1500. Menschen. α1-Antitrypsin dient der Hemmung von Serinproteasen und der Elastase in der Lunge. Das Protein wird in der Leber synthetisiert und im Fall des α1-Antitrypsinmangels falsch gefaltet, sodass das Protein zum Großteil im Hepatozyten liegen bleibt und nicht ausgeschleust werden kann.

Ätiologie
- Genetisch determinierte Erkrankung durch Mutationen des α1-Antitrypsingens auf Chromosom 14
- Die Fehlfaltung des Proteins führt zu einer Kumulation im endoplasmatischen Reticulum des Hepatozyten, zu oxidativem Stress und schließlich zum Untergang der Zelle

Klinik
Abhängig vom Alter des Patienten und von der Ausprägung des Mangels!
- Neonatale Cholestase, neonatale Hepatitis
- Symptomlose Erhöhung der Transaminasen in den ersten beiden Lebensjahren
- Progrediente Lebererkrankung bis zur Leberzirrhose in 10–15 %, aber nur bei homozygoten Trägern
- Symptomlose milde Erhöhung der Transaminasen bei heterozygoten Trägern, mit Normalisierung der Leberwerte in den ersten Lebensjahren
- Progrediente obstruktive Lungenerkrankung bis zur Ausbildung von Emphysem und Lungenversagen bei homozygoten Trägern

Diagnostik
- Bestimmung des Gesamt-α1-Antitrypsins
- Nachweis des Z-Allels
- Histologie der Leber mit charakteristischen PAS-positiven Einschlüssen

13

Therapie
- Ausreichende Substitution der fettlöslichen Vitamine
- Gabe von Ursodeoxycholsäure
- Bei fortgeschrittener Leberzirrhose → Lebertransplantation

13.7.2.2 Morbus Wilson

Ätiologie
- Autosomal rezessive Stoffwechselerkrankung, die mit einer abnormen Speicherung von Kupfer in den Lysosomen der Leber, später in den Augen, dem ZNS und den Nieren einhergeht
- Mutation des *ATB7B*-Gens auf Chromosom 13
- Kupfer gelangt über die Nahrung und die Pfortader in die Leber
- Verminderte Sekretion von Kupfer in die Galle durch eine verminderte Aktivität der kupfertransportierenden ATPase
- Akkumulation von Kupfer in den Hepatozyten, Verfettung und letztendlich Untergang der Hepatozyten

Häufigkeit
- 1:35.000–1:100.000

Klinik
- Schleichende meist asymptomatische Hepatopathie mit einer Erhöhung der Transaminasen infolge einer Verfettung der Leber bis hin zu Entwicklung einer Zirrhose
- Diskrete Hämolyse
- Im späten Jugendlichenalter und jungen Erwachsenenalter Entwicklung neurologischer Symptome:
- Koordinationsstörung, Ruhetremor, Hypersalivation, Dysphagie, Dysarthrie, zerebelläre Bewegungsstörung
- Augensymptome: Kaiser-Fleischer-Ring
- Psychiatrische Symptome

Diagnostik
- Asymptomatische Erhöhung der Transaminasen GOT und GPT, Erhöhung der GLDH
- Niedriges Coeruloplasmin im Serum
- Erhöhtes freies Kupfer im Serum
- Erhöhte Kupferausscheidung nach D-Penicillaminbelastung
- Gemischttropfige Verfettung der Leber (◘ Abb. 13.15)
- Erhöhter Kupfergehalt in der Leber

Therapie
- Entkupferung mit Chelatbildner Metalcaptase oder Trientine (20–30 mg/kg)

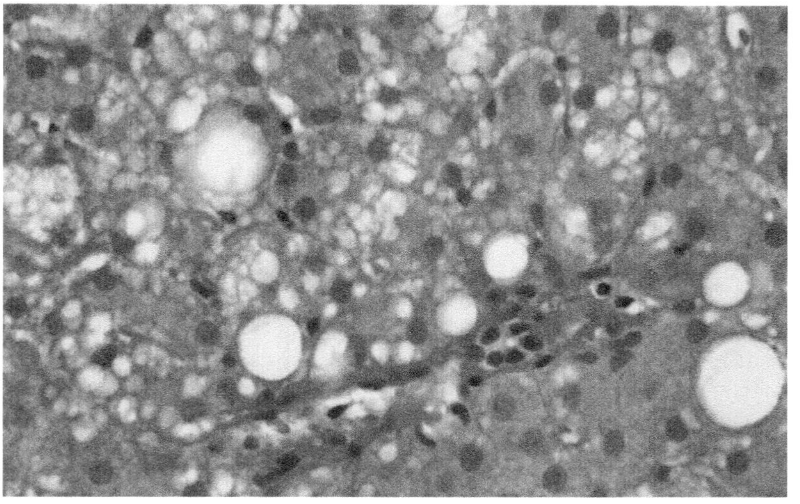

Abb. 13.15 Typische gemischttropfige Verfettung der Leber bei einer 6-jährigen Patientin mit Morbus Wilson

- Bei Gabe von Metalcaptase muss Vitamin B_6 substituiert werden
- Evtl. Erhaltungstherapie mit Zinkacetat

13.7.2.3 Exogene Kupferintoxikation

Ätiologie
- Hepatopathie bei jungen flaschengefütterten Säuglingen durch aus Wasserrohren gelöstes freies Kupfer

Therapie
- Chelatbildner

13.7.2.4 Galaktosämie

Ätiologie
- Störung im Abbau der Galaktose durch einen Mangel an Galaktose-1-Phosphat-Uridyltransferase
- Akkumulation von Galaktose-1-Phosphat in den Hepatozyten
- Entwicklung einer akut lebensbedrohlichen Lebererkrankung mit schwerer Synthesestörung und Aszites
- Autosomal rezessiv, *GALT* 1:40.000
- Neben der schweren Form existieren auch mildere Verlaufsformen (sog. Duarte-Variante)

Klinik
- Symptome entwickeln sich in den ersten beiden Lebenswochen mit Einführung von Laktose
- Lethargie
- Irritabilität
- Muskuläre Hypotonie
- Nahrungsverweigerung, Durchfall, Erbrechen, Gedeihstörung
- Schwerste Hepatopathie mit schwerer Gerinnungsstörung und Synthesestörung

Diagnostik
- Nachweis reduzierender Substanzen im Urin
- Erhöhung von Galaktose-1-Phosphat in Erythrozyten
- Verminderung der Galaktose-1-Phosphat-Uridyltransferase in den Erythrozyten
- Screening auf Galaktosämie

Therapie
- Therapie des Leberversagens

- Sofortige Elimination von Galaktose aus der Nahrung
- Lebenslange Laktoserestriktion

13.7.2.5 Glykogenosen – Glykogenspeichererkrankungen

Abnorme Ablagerung von Glykogen oder abnormem Glykogen in verschiedenen Organen. Je nach Form und Verteilung der Einlagerung lassen sich bestimmte Krankheitsbilder voneinander abgrenzen. Hier werden nur die hepatischen Formen besprochen:

- **Glykogenose Typ I**, Glukose-6-Phosphatase-Mangel
- Massive Hepatosplenomegalie im Säuglingsalter mit schweren Hypoglykämien, Laktatazidose, Hypertriglyzeridämie und Hyperurikämie
- **Glykogenose Typ III**; Glykogen-Debranching-Enzym-Mangel
- Wie Glykogenose Typ I, nur etwas milder ausgeprägt
- **Glykogenose Typ VI** und **IX**, Leberphosphorylase und Phosphorylase-Kinase-Mangel
- Bereits im Säuglingsalter ausgeprägte Hepatomegalie, die sich im Lauf der Jahre zurückbildet
- Geringe Hypoglykämien
- Minderwuchs
- **Glykogenose Typ XI**, Glut-2-Mangel
- **Glykogenose Typ II**, Mangel an saurer α-Glukosidase
- Hepatomegalie, Kardiomyopathie, Beteiligung der Skelettmuskulatur
- **Glykogenose Typ IV**, Mangel an Branching-Enzym
- Rasch progrediente Entwicklung einer Leberzirrhose

13.7.2.6 Hereditäre Fruktoseintoleranz

Ätiologie

- Mangel an Aldolase B, hierdurch Akkumulation von Fruktose-1-Phosphat in den Hepatozyten
- Genetik: 60 verschiedene Mutation im Aldolase-B-Gen

Häufigkeit

- 1:25.000

Klinik

- Beginn der Symptome bei erster Einführung von Fruktose
- Übelkeit, Erbrechen
- Unruhe, Blässe, Schwitzen, Lethargie
- Gedeihstörung mit Hepatosplenomegalie
- Progredientes Leberversagen
- Nierenversagen

Diagnostik

- Anamnese
- Molekulargenetik
- Bestimmung der Aldolase B in Lebergewebe

Therapie

- Elimination von Fruktose aus der Nahrung

13.7.2.7 Congenital Disorders of Glycolysation (CDG-Syndrome)

In dieser sehr heterogenen Gruppe von Erkrankungen zeigen v. a. 2 Untertypen eine Leberbeteiligung.

Klinik

- **Phosphomannosemutase-2-Mangel**
  - Hepatomegalie mit Störung der Synthese und Leberfibrose
  - Perikard- und Pleuraergüsse
  - Aszites
- **Phosphomannose-Isomerase-Mangel**
  - Eiweißverlustenteropathie
  - Koagulopathie
  - Hyperinsulinämische Hypoglykämien

Diagnostik

- Isoelektrische Fokussierung von Transferrin

Therapie
- Für den Phosphomannosemutase-2-Mangel gibt es keine Therapie
- Beim Phosphomannose-Isomerase-Mangel führt die Gabe von Mannose zur klinischen und laborchemischen Normalisierung

13.7.2.8 Gestational Alloimmune Liver Disease (GALD) und neonatale Hämochromatose
Häufigste Ursache für ein fulminantes Leberversagen im Neugeborenenalter!

Ätiologie
- Alloimmunerkrankung des Feten
- In vielen Fällen besteht bereits das Vollbild einer Leberzirrhose bei Geburt
- Bild einer Siderose der Leber
- Erhöhtes Wiederholungsrisiko bei Müttern mit einem Kind mit neonataler Hämochromatose

Klinik
- Oligohydramnion
- Intrauterine Wachstumsverzögerung
- Zeichen des fulminanten Leberversagens unmittelbar bei Geburt
- Frühgeburtlichkeit
- Nierenbeteiligung

Diagnostik
- Laborchemische Veränderung wie bei Leberversagen:
  - Gerinnungsstörung
  - Hyperammonämie
  - Hypoalbuminämie
- Transaminasen meist nur gering erhöht
- Pathologische Eisenspeicherung in Geweben
- Massiv erhöhtes Ferritin
- Ausgeprägter Ikterus
- Deutliche Erhöhung von alpha-Fetoprotein

Therapie
- Therapie des Leberversagens
- Immunglobuline mit Austauschtransfusion
- Lebertransplantation

13.7.2.9 Hereditäre Hämochromatose

Ätiologie
- Stark erhöhte Eisenaufnahme aus dem Intestinum und Eisenüberladung der Gewebe
- Autosomal rezessiv vererbte Erkrankung mit Mutationen im Bereich des *HFE*-Gens auf Chromosom 6

Klinik
- Leberzirrhose
- Pathologische Glukosetoleranz
- Kardiomyopathie
- Hodenatrophie
- Störungen der Regulationsvorgänge Hypothalamus und Hypophyse

Diagnostik
- Ferritinkonzentration >300 µg/l
- Transferrinsättiung >45 %
- Serumeisen >30 mmol/l
- Bestimmung des Eisengehalts der Leber mittels Leberbiopsie
- Bestimmung des Lebereisens mittels MRT

Therapie
- Regelmäßige Aderlässe ab einem Ferritin von 200 µg/l mit einem Zielferritin von <50 µg/l

13.7.2.10 Hepatische Porphyrien

Akute hepatische Porphyrie
Ätiologie
- Dysregulation mit Induktion der hepatischen Porphyrinbiosynthese

Klinik
- Akute intermittierende starke kolikartige Schmerzen

- Rückenschmerzen
- Erbrechen
- Obstipation
- Tachykardie
- Neurologische Symptome
- Psychische Symptome

Diagnostik
- Deutliche erhöhte Ausscheidung von Aminolaevulinsäure und Prophobilinogen

Therapie
- Allgemein:
  - Glukose und proteinreiche Ernährung
  - Intravenöse Glukosegabe
- Medikamentös
  - Hämarginat bei Erwachsenen zur Akuttherapie und Erhaltungstherapie

Chronisch hepatische Porphyrie (Porphyria cutanea tarda, Hepatoerythropoetische Porphyrie)

Ätiologie
- Defekt Uroprophyrinogendecarboxylase III

Klinik
- Fotosensibiliserung der Haut mit Blasenbildung nach Lichtexposition
- Chronische Hepatitis

Diagnostik
- Erhöhte Porphyrinausscheidung über den Stuhl und den Urin

Therapie
- Vermeidung auslösender Noxen (Alkohol, hormonelle Kontrazeptiva)

13.7.2.11 Tyrosinämie I

Ätiologie
- Die Tyrosinämie ist eine schwere, meist in der Neonatalzeit manifeste Erkrankung des Tyrosinstoffwechsels durch einen Defekt der Fumarylacetoacetathydrolase
- Durch den Enzymdefekt akkumulieren Succinylactoacetat und Succinylaceton in der Leber, den Nieren und den peripheren Nerven

Klinik
- Akute Lebererkrankung bis hin zum akuten Leberversagen
- Erbrechen
- Durchfall
- Aszites
- Ödeme infolge eines Albuminmangels
- Hepatomegalie
- Hypoglykämien
- Nierenbeteiligung
- Neurologische Krise

Diagnostik
- Nachweis von Succinylacton im Urin (Bestimmung der organischen Säuren im Urin)
- Pränataler Nachweis von Succinylaceton in der Amnionflüssigkeit
- Bestimmung der Plasmaaminosäuren
- Bestimmung der δ-Aminolaevulinsäure
- Von der Tyrosinämie Typ I ist die transiente Tyrosinämie des Neugeborenen abzugrenzen

Therapie
- Diät:
  - Phenylalanin- und tyrosinfreie Diät für 2–3 Tage, anschließend eingeschränkte Zufuhr von Tyrosin
- Medikamentös:
  - NTBC (4-Hydroxyphenylpyruvatdioxi genase)
  - Auch unter NTBC muss eine tyrosinreduzierte Diät durchgeführt werden, um eine okkulokutane Tyrosinämie zu vermeiden.

13.7.3 Speichererkrankungen

13.7.3.1 Morbus Niemann-Pick Typ A, B, C, D

- **Typ A und B**: Sphingolipidosen
  Defekt der Sphingomyelinase → Sphingomyelin wird nicht abgebaut, lagert sich in verschiedenen Organen (z. B. Milz und Leber) an (Chromosom 11)

- **Typ C und D**: Lysosomale Lipidspeicherkrankung
  Beeinträchtigung des Cholesterolstoffwechsels durch Defekt auf Chromosom 18, mit Anreicherung von Cholesterin und anderer Produkte

Klinik

- **Typ A**:
  - Hepatosplenomegalie, psychomotorischer Abbau
  - Entwicklungsstagnation
  - Verlust erlernter Fähigkeiten
- **Typ B**:
  - Ohne zerebrale Symptome
- **Typ C, D**:
  - Neugeborenenikterus (Cholestase)
  - Später neurologische Symptome mit Atrophie des Großhirns, des Kleinhirns, Tremor und Krampfanfällen

Diagnostik

- Vakuolisierte Leukozyten im Knochenmark
- In 50 % kirschroter Fleck im Augenhintergrund
- In Leukozyten- und Fibroblastenkulturen: Fehlende Aktivität der Sphingomyelinase
- **Typ C und D**:
  - Veränderung in den Genen *NPC1* oder *NPC2*

Therapie

- **Typ C**: Miglustat

13.7.3.2 Morbus Gaucher

- Häufigste lysosomale Speicherkrankheit, Sphingolipidose
- Störung im Abbau des Glukozerebrosids durch Mangel an Glukozerebrosidase

Klinik

- Nichtneuronopathische Verlaufsform (**Typ 1**)
  - Splenomegalie und Hypersplenismus, zusätzlich Anämie, Leuko- und Thrombopenie
  - Skelettbeteiligung
- Akut neuronopathische Verlaufsform (**Typ 2**)
  - Manifestation im Säuglinsalter (2.–3. Lebensmonat)
    - Fütterungsschwierigkeiten, Gedeihstörungen
    - Gehäufte Atemwegsinfekte
    - Hepatosplenomegalie
  - Ab dem 6. Lebensmonat:
    - Neurologische Symptomatik
    - Dysphagie, Stridor, Augenmuskellähmungen, selten Krampfanfälle
    - Fortschreitender zerebraler Abbauprozess
- Chronisch neuronopathische Verlaufsform (**Typ 3**)
  - Beginn meistens im 2.–3. Lebensjahr
  - Unklares Fieber
  - Vermehrte Blutungsneigung
  - Hepatosplenomegalie
  - Panzytopenie
  - Störung der Augenmotilität
  - Leichte mentale Retardierung, Verhaltensauffälligkeiten, Choreathethosen, Krampfanfälle
  - Myoklonie

Diagnostik

- Bestimmung der Chitotriosidase (meist erhöht)
- Messung der β-Glukozerebrosidase in Leukozyten oder Fibroblasten
- Nachweis des Gendefekts

Therapie

- Enzymersatztherapie (ERT) Imiglucerase
- Ggf. Miglustat

13.7.4 Hyperbilirubinämien

13.7.4.1 Unkonjugierte Hyperbilirubinämien

Morbus Gilbert-Meulengracht

Häufigkeit

- Bis zu 10 % der Europäer

Ätiologie
- Verminderung der Uridindiphosphoglukuronat-Glukuronyltransferase

Klinik
- Skleren und seltener Hautikterus verstärkt bei Infekten und nach Fastenperioden
- Allenfalls unspezifische Bauchschmerzen
- Fehlen von Leberbeteiligung und Hämolyse
- Familiäre Häufung

Diagnostik
- Unkonjugierte milde Hyperbilirubinämie
- Normale Lebersekretions und -syntheseparameter
- Positive Genetik für Gilbert-Meulengracht-Syndrom (*UGT-1*-Gen)

Therapie
- Keine

Crigler-Najjar-Syndrom

▪▪ Ätiologie
- Schwere unkonjugierte Hyperbilirubinämie durch einen deutlichen Mangel der UGT-Aktivität
- **Crigler-Najjar Typ I**: Kaum biliäre Ausscheidung von Bilirubin, keine Enzyminduktion durch Phenobarbital
- **Crigler-Najjar Typ II**: Biliäre Ausscheidung von Bilirubinkonjugaten wird durch eine Enzyminduktion durch Phenobarbital erhöht

▪▪ Klinik
- Icterus gravis und prolongatus
- Schwerste unkonjugierte Hyperbilirubinämie mit der Gefahr eines Kernikterus

▪▪ Therapie
- Typ I:
  - Intensivierte Phototherapie ist die einzige Option zur Senkung des Bilirubinspiegels: 14–18 h/Tag
  - Lebertransplantation korrigiert den Enzymdefekt
- Typ II:
  - Phenobarbital zur Enzyminduktion

13.7.4.2 Konjugierte Hyperbilirubinämien

Dubin-Johnson-Syndrom

▪▪ Ätiologie
- Störung der kanalikulären Exkretion von konjugiertem Bilirubin in die Galle

▪▪ Klinik
- Asymptomatischer Ikterus mit Erhöhung des konjugierten Bilirubins, induzierbar durch Stress
- Keine Erhöhung der Leberwerte
- Gelegentlich Hepatomegalie
- Gelegentlich Cholezystolithiasis

▪▪ Diagnostik
- Symptomarme konjugierte Hyperbilirubinämie

▪▪ Therapie
- Versuch der Enzyminduktion mit Phenobarbital

Rotor-Syndrom

▪▪ Ätiologie
- Mutationen im cMOAT-Transporter
- Verminderte hepatische Speicherung und kanalikuläre Exkretion von Bilirubin

▪▪ Klinik
- Konjugierte oder gemischte Hyperbilirubinämie
- Nur geringfügige Erhöhung der Transaminasen

▪▪ Therapie
- Keine

13.7.5 Neonatale Cholestase

Für die neonatale Cholestase werden verschiedene Definitionen herangezogen:

- Konjugierte Hyperbilirubinämie >1,0 mg/dl oder mehr als 20 % am Gesamtbilirubin bei einer Hyperbilirubinämie
- Eine Erhöhung der Serumgallensäuren
- Galleplugs in den Gallekanalikuli

13.7.5.1 Gallengangsatresie

Definition
- Verschluss der extrahepatischen Gallengänge mit daraus resultierender Cholestase und Fiborsierung der Leber
- Unterscheidung periparatale Form und embryonale Form

Häufigkeit
- 1:15.000–18.000

Ätiologie
- Eine genetische Prädisposition besteht nicht
- Exogene Faktoren scheinen eine Rolle zu spielen
  - Hepatotrope Viren
  - Immunologische Lücke: Eine exogene Noxe wird zum Auslöser einer immunologischen Kaskade

Klinik
- Ikterus (Biliverdinikterus, bzw. konjugierte Hyperbilirubinämie)
- Acholische Stühle (das verlässlichste Symptom in Kombination mit einer erhöhten γGT)
- Dunkler Urin
- Anfangs normales Gedeihen, später Gedeihstörung
- Unbehandelt rasche Entwicklung einer Zirrhose (bei Diagnosestellung nach der 7. Lebenswoche > 50 %)
- Beim sog. embryonalen Typ besteht eine Fibrose bzw. Zirrhose schon bei Geburt
- Syndromatischer Typ: Neben der Gallengangsatresie bestehen weitere Fehlbildungen: Herzvitium, Polysplenie

Diagnostik
- Labor: Konjugierte Hyperbilirubinämie, erhöhte Serum-γGT, im weiteren Verlauf Erhöhung der Serumtransaminase und verminderte Lebersyntheseleistung (Quick)
- Nachweis des entfärbten Stuhls mittels Stuhlfarben-Karte (durch die Eltern)
- Sonographie
  - „Triangular Cord Zeichen": Echoreiche Struktur an der Pfortadergabelung
  - Eine vorhandene Gallenblase schließt eine Atresie nicht aus
  - Es werden keine erweiterten intrahepatischen Gallengänge gesehen
- Lebersekretionsszintigraphie:
  - Zeigt nur, was achole Stühle schon verdeutlichen → fehlende Galleausscheidung
- Leberbiopsie: In Kombination mit der Klinik die verlässlichste Methode (◘ Abb. 13.16)
  - Gallengangsproliferationen
  - Kanalikuläre Cholestase
- Intrahepatische Cholangiographie: Invasiv, aber eindeutig
- ERCP: Nur wenigen Zentren vorbehalten, bei schwerer Hypoplasie nicht oder nur bedingt aussagekräftig
- MRCP: zu geringe Auflösung

Therapie
- Portoenterostomie nach Kasai vor der 7. Lebenswoche
  - Bei frühzeitiger Kasai-OP und postoperativ ausreichender Gallesekretion liegt die 10-Jahres-Überlebensrate bei 50 %
  - Entscheidend für die Prognose ist eine ausreichende Kalorienzufuhr und die Substitution der fettlöslichen Vitamine
  - Die Wirksamkeit einer Therapie mit Steroiden nach Kasai-OP ist nicht belegt
  - Ursodeoxycholsäure sollte erst dann eingesetzt werden, wenn es postoperativ zu einer ausreichenden Gallesekretion kommt
- Lebertransplantation

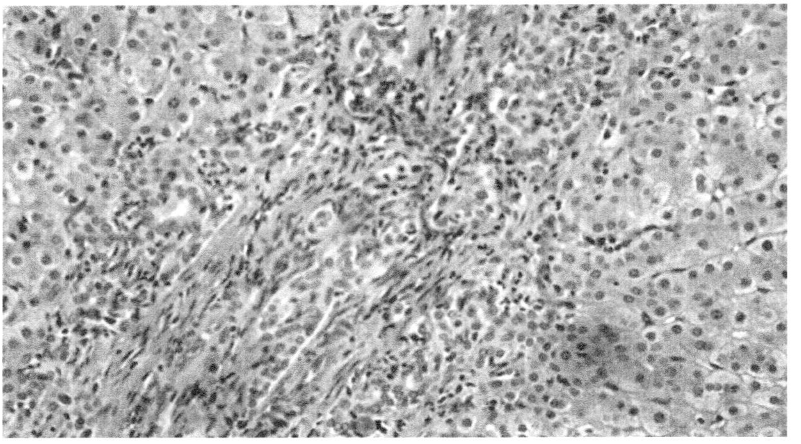

Abb. 13.16 Darstellung eines Portalfelds bei einem 6 Monate alten Jungen mit Gallengangsatresie

13.7.5.2 Idiopathische neonatale Hepatitis

Die idiopathische neonatale Hepatitis ist letztendlich ein Überbegriff für ungeklärte Erkrankungen, denen eine konjugierte Hyperbilirubinämie, Erhöhung der Cholestaseparameter und Transaminasen und das Manifestationsalter in der Neugeborenenperiode gemein ist. Histologisch findet sich eine Hepatitis mit oder ohne Riesenzellformationen.

Häufigkeit

- Ca. 20 % aller neonatalen Cholestasen
- Tendenz abnehmend, da zunehmend neue Erkrankungen – gerade im Bereich der Gallensäuretransporter und Gallensäurenmetabolismus – identifiziert werden

13

Klinik

- Neonatale Cholestase
- Dunkler Urin
- Gering gefärbter oder acholischer Stuhl

Diagnostik

- Laborchemische Zeichen einer neonatalen Cholestase
- In der Regel eher nur geringgradig erhöhte γGT
- Kein „Triangular Cord Sign" in der Sonographie, gelegentlich verdickte Gallenblasenwand
- MRCP und ERCP spielen eher eine untergeordnete Rolle
- Goldstandard in der Diagnostik ist und bleibt die Leberbiopsie:
  - Riesenzellen
  - Hepatitisches Bild
  - Periportale Fibrose
  - Keine Gallengangsproliferationen

Therapie

- Keine kausale Therapie möglich
- Ausreichende Alimentation mit Substitution der fettlöslichen Vitamine bei Bedarf

13.7.5.3 Progressive familiäre intrahepatische Cholestasen

- Unter diesem Begriff wird eine Gruppe von Erkrankungen zusammengefasst, denen eine Störung im Transport der intrahepatischen Galle in die Gallekanalikuli gemein ist
- Gut definiert und unterschieden werden die Typen PFIC I–III

Progressive familiäre intrahepatische Cholestase Typ I

Ätiologie

- *ATP8B1*-Mangel

Klinik
- Diarrhö
- Kleinwuchs
- Cholestatischer Juckreiz
- Pankreatitis

Diagnostik
- Cholestase ohne γGT-Erhöhung
- Histologisch kanalikuläre Gallendepositionen

Therapie
- Symptomatisch
- Biliäre Diversions-OP
- Lebertransplantation

Progressive familiäre intrahepatische Cholestase Typ II (Byler-Syndrom)

Ätiologie
- BSEP-Mangel

Klinik
- Kleinwuchs
- Extremer cholestatischer Juckreiz
- Entwicklung einer Leberzirrhose

Diagnostik
- Cholestase ohne γGT
- Histologisch Riesenzellhepatitis
- Molekulargenetik

Therapie
- Symptomatisch
- Biliäre Diversions-OP
- Lebertransplantation

Progressive familiäre intrahepatische Cholestase Typ III

Ätiologie
- *ABCB4*-Mangel

Klinik
- Klinische und laborchemische Zeichen einer Cholestase mit deutlicher Erhöhung der γGT
- Histologisch Gallengangproliferationen bei durchgängigen extrahepatischen Gallengängen
- Progrediente Lebererkrankung mit sekundär biliärer Zirrhose
- Gallensteine

Diagnostik
- Cholestase mit γGT und „normalem extrahepatischen Gallengangssystem"
- Progrediente Zirrhose mit portaler Hypertension

Therapie
- Symptomatisch
- Biliäre Diversions-OP
- Lebertransplantation

Gallensäuresynthesedefekte

Ätiologie
- Enzymdefekte im Syntheseweg der Gallensäuren

Klinik
- Progrediente Cholestase
- Cholestatischer Juckreiz
- In der Regel normale γGT

Diagnostik
- Bestimmung der Gallensäuren

Therapie
- Cholsäure, Desoxycholsäure, Glykocholsäure

13.7.5.4 Benigne rekurrierende intrahepatische Cholestase

Ätiologie
- Störung der BSEP-Produktion

Klinik
- Rekurrierende Cholestase ohne der Entwicklung einer progredienten Lebererkrankung
- Passagerer aber schwerer cholestatischer Juckreiz

Therapie
- Symptomatisch
- Biliäre Diversions-OP
- Selten: Lebertransplantation

13.7.5.5 Nichtsyndromatische Gallengangshypoplasien

Die Gruppe der nichtsyndromatischen Gallengangshypoplasien umfasst eine Gruppe von Erkrankungen, bei denen eine intrahepatische Hypoplasie ohne weitere Fehlbildungen zu einer passageren Cholestase führen.

Ätiologie
- Meist hervorgerufen durch eine Unreife des Gallengangsystems bei Früh- und Neugeborenen

Klinik
- Passagere Erhöhung der Cholestaseparameter (γGT führend) mit oder ohne Hyperbilirubinämie
- Gelegentlich Mangel an fettlöslichen Vitaminen

Therapie
- Meist Spontanheilung
- Bei Persistenz der Cholestaseparameter → Versuch mit Ursodeoxycholsäure
- Substitution der fettlöslichen Vitamine

13.7.5.6 Syndromatische Gallengangshypoplasie

Definition
Bei der Gruppe der syndromatischen Gallengangshypoplasien ist diese ein Teil dieser Syndrome:
- Alagille-Syndrom
- Trisomie 21
- Ullrich-Turner-Syndrom
- Williams-Beuren-Syndrom

Alagille-Syndrom

Häufigkeit
- 1:100.000

Ätiologie
- Autosomal dominante Erkrankung mit Mutationen auf dem *JAG1*-Gen oder seltener auf dem *NOTCH2*-Gen

Klinik
- Neonatale Cholestase
- Typisches Alagille-Gesicht:
  - Breite hohe Stirn
  - Schmales Lippenrot bei nach unten gezogenen Mundwinkeln
  - Tiefliegende Auge mit antimongoloider Lidachsenstellung
- Embryotoxon
- Schmale Endphalangen der Finger
- Butterfly-Wirbel in der BWS (◘ Abb. 13.17)
- Periphere Pulmonalarterienstenosen
- Xanthome und Xanthelasmen

Therapie
- Therapie der Cholestase
- Choleretische Therapie:
  - Ursodeoxycholsäure
  - Cholestyramin

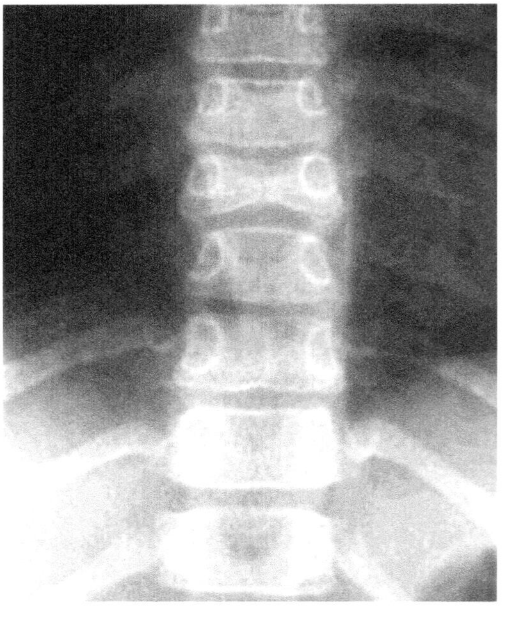

◘ **Abb. 13.17** Typischer Butterfly-Wirbel bei Alagille-Syndrom

- Therapie des cholestatischen Juckreizes
  - Ursodeoxycholsäure
  - Cholestyramin
  - Rifampicin
  - Guarkernmehl
  - Opiatantagonisten (Naloxon)
- Ernährungstherapie:
  - Spezialnahrung → reich an MCT-Fetten
- Chirurgische Therapie:
  - Partielle externe biliäre Drainage
  - Lebertransplantation

13.7.6 Leberzirrhose

Ätiologie

- Akute und chronische Lebererkrankungen können zu einer Leberzirrhose führen
- Gallenwegserkrankungen
  - Atresie
  - Choledochuszysten
  - Caroli-Syndrom
  - Gallengangshypoplasie
- Infektiöse Hepatitiden
  - Hepatitis B, Hepatitis D, Hepatitis C
  - Rezidivierende Cholangitiden
- Autoimmunerkrankungen
  - Autoimmunhepatitis
  - Primär sklerosierende Cholangitis
- Stoffwechselerkankungen
  - α1-Antitrypsinmangel
  - Hämochromatose
  - Tyrosinämie
  - Morbus Wilson
  - CF (zystische Fibrose)
  - Glykogenosen
  - Gaucher
  - Morbus Niemann Pick
  - Progrediente familiäre intrahepatischen Cholestasen
- Toxische Leberzellschädigungen
  - Pilze
  - Parenterale Ernährung
  - Paracetamol
  - Valproat

Klinik ◘ Abb. 13.18

- Abgeschlagenheit
- Gewichtsverlust oder Gewichtsstillstand
- Wachstumsstillstand
- Übelkeit, Erbrechen
- Ikterus
- Bauchschmerzen
- Hepatosplenomegalie
- Aszites
  - Hypalbuminämie
  - Spontan bakterielle Peritonitis

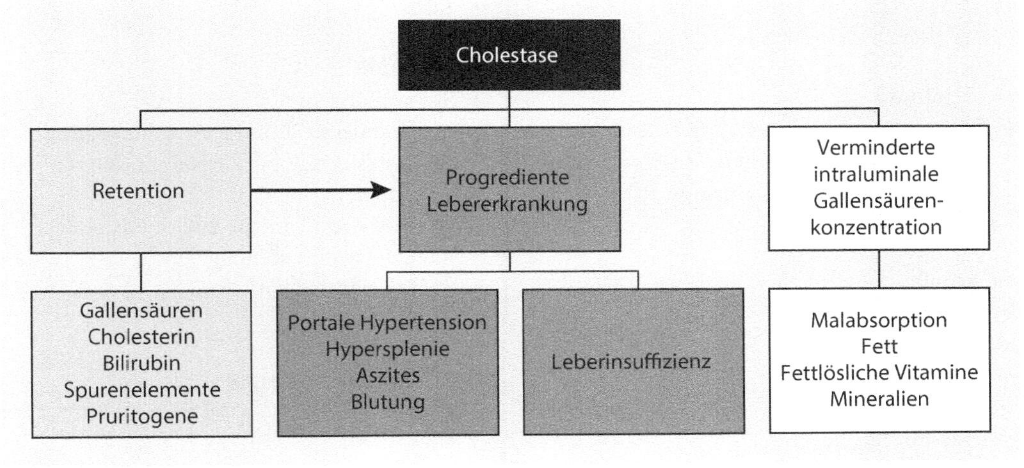

◘ **Abb. 13.18** Auswirkungen einer chronischen Cholestase und Leberzirrhose

- Portale Hypertension
  - Splenomegalie
  - Ösophagusvarizen
  - Hämorrhoiden
  - Caput medusae
  - Stauungsgastritis
- Hepatische Enzephalopathie
- Palmar- und Plantarerythem, Lacklippen
- Synthesestörung
- Hepatorenales Syndrom
- Hepatopulmonales Syndrom
- Koagulopathie

13.8 Erkrankungen der Gallenwege

13.8.1 Choledochuszyten

Einteilung nach Todani:

- Typ I: zytische Erweiterung des Ductus hepaticus communis oder Choledochus
- Typ II: Divertikel des Ductus hepaticus und der Gallenblase
- Typ III: Choledochozele
- Typ IV: Multiple Zysten der abführenden Gallenwege
- Typ V: Caroli-Syndrom

Häufigkeit
- 1:18.000–1:100.000
- Starke regionale Unterschiede mit höchster Prävalenz in Japan

Ätiologie
- Unklar, vermutlich lokale Wandschwäche der Gallengangswand, die durch übersteigerte Reparaturmechanismen zu einer Stenosierung führt

Klinik
- Ikterus
- Erbrechen
- Bauchschmerzen
- Acholische Stühle
- Hepatomegalie
- Pankreatitis
- Gallensteine

Diagnostik
- Erhöhte Cholestaseparameter (γGT)
- Sonographie
- MRCP
- ERCP

Therapie
- Operative Entfernung mit einer biliodigestiven Anastomose

13.8.1.1 Caroli-Syndrom

Multiple Stenosierungen im extra und intrahepatischen Gallengangsystem mit zystischen prästenotischen Erweiterungen, oft kombiniert mit kongenitaler Leberfibose und zystischer Nierenerkrankung (ARPKD).

Klinik
- Rezidivierende Bauchschmerzen
- Ikterus
- Cholestatischer Juckreiz
- Gallensteine
- Cholangitiden
- Portaler Hypertonus

Diagnostik
- Sonographie: Erweiterung der intra- und extrehaptischen Gallenwege
- MRCP
- ERCP

Therapie
- Symtomatisch:
  - Ursodeoxycholsäure zur Galledilution
  - Antibiotisch bei Cholangitiden
- Operativ:
  - ERCP mit Einlage von Stents oder Dilatation von Stenosen
  - Lebertransplantation

13.8.2 Gallensteine

Häufigkeit
- 0,15–0,2 %

Ätiologie

- Pigmentsteine
  - Hämolytische Erkrankungen
  - Hyperkalzämie
  - Hyperphosphatämie
  - Parenterale Ernährung
  - Ceftriaxon-Therapie
  - Cholestatische Lebererkrankungen
- Cholesterinsteine
  - Cholesterinübersättigung
  - Familiäre Prädisposition
  - Schwangerschaft
  - Orale Kontrazeptiva
  - Hypothyreose
  - Chronisch entzündliche Darmerkrankungen
  - *ABCB4*-Mutationen
- Gemischte Steine
  - Rezidivierende bakterielle Infektionen
  - Stase

Klinik

- Je jünger das Kind, desto unspezifischer
  - Unruhe
  - Erbrechen
  - Diarrhö
- Kolikartige Oberbauchschmerzen mit Ausstrahlung in den Rücken
- Bei Choledocholithiasis → Ikterus

Diagnostik

- Methode der Wahl ist der Ultraschall: Nachweis von Konkrementen mit dorsaler Schallauslöschung
- ERCP: Bei Verdacht auf Steine im Gallengangssystem
- MRCP: Bei Gallengangerweiterung
- Labor:
  - Cholestaseparameter bei Choledochussteinen
  - Basislabor mit GOT, GPT, Bilirubin, γGT, AP, Cholesterin, Triglyzeride, Parathormon

Therapie

- Choleszystektomie
- Bei Kindern unter 5 Jahren und solitären Steinen kann eine medikamentöse Therapie mit Ursodeoxycholsäure versucht werden
- Eine Stoßwellenlithotrypsie ist keine therapeutische Option für Kinder

13.8.3 Cholezystitis, Cholangitis

Eine bakterielle Infektion der Gallenblase und der Gallenwege entsteht meist im Zuge einer Cholezystolithiasis oder einer Abflussstörung im Gallengangssystem sowie nach Lebertransplantation.

Ätiologie

- In der Regel aszendierende Infektion mit Keimen der Darmflora
- Selten hämatogene Infektion
- Erregerspektrum reicht von E coli bis zu den Enterokokken

Klinik

- Kolikartige Bauchschmerzen im rechten Oberbauch mit Ausstrahlung in den Rücken
- Fieber
- Abgeschlagenheit
- Schwere klinische Beeinträchtigung

Labor

- Deutlich erhöhte Entzündungsparameter
  - Leukozytose mit Linksverschiebung
  - CRP-Erhöhung
  - BKS-Erhöhung
- Im Falle einer Cholangitis erhöhte Cholestaseparameter

Therapie

- Antibiotische Therapie mit Ampicillin-Sulbactam oder Mezlocillin
- Alternativ Meropenem
- Nach Stabilisierung und Rückgang des Fiebers: ERCP oder Choleszystektomie

Literatur

Abu-El-Haija M, Lin TK, Nathan JD (2017) Management of acute pancreatitis in children. Curr Opin Pediatr 29:592–597

Duggan CP, Jaksic T (2017) Pediatric intestinal failure. N Engl J Med 377:666–675

Husby S, for the European Society for Pediatric Gastroenterology, Hepatology, and Nutrition et al (2017) Guidelines for the diagnosis of coeliac disease. J Pediatr Gastroenterol Nutr 54:136–160

Islam NM (2011) Common oral manifestations of systemic disease. Otorhinolaryngol ClinNorthAm 44:161–182

Kalach N, Bontems P, Raymond J (2017) Helicobacter pylori infection in children. Helicobacter 22(Suppl 1)

Karnsakul W, Schwarz KB (2017) Hepatitis B and C. Pediatr Clin N Am 64:641–658

Kay M, Eng K, Wyllie R (2015) Colonic polyps and polyposis syndromes in pediatric patients. Curr Opin Pediatr 27:634–641

Kurowski JA, Kay M (2017) Caustic ingestions and foreign bodies ingestions in pediatric patients. Pediatr Clin N Am 64:507–524

Levine A et al (2014) ESPGHAN revised porto criteria for the diagnosis of inflammatory bowel disease in children and adolescents. J Pediatr Gastroenterol Nutr 58:795–806

Lucendo AJ (2018) Eosinophilic esophagitis: current evidence-based diagnosis and treatment in children and adults. Minerva Gastroenterol Dietol 64:62–74

Patel DA, Lappas BM, Vaezi MF (2017) An overview of achalasia and its subtypes. Gastroenterol Hepatol 13:411–421

Paul SP, Sandhu BK, Spray CH, Basude D, Ramani P (2018) Evidence supporting serology based pathway for diagnosing coeliac disease in asymptomatic children from high-risk groups. J Pediatr Gastroenterol Nutr 66:641–644. https://doi.org/10.1097/MPG.0000000000001757

Rostom A et al (2002) Prevention of NSAID induced gastroduodenal ulcers. Cochrane Database Syst Rev (4):CD002296

Ruemmele FM, Turner D (2014) Differences in the management of pediatric and adult onset ulcerative colitis – lessons from the joint ECCO and ESPGHAN consensus guidelines for the management of pediatric ulcerative colitis. J Crohns Colitis 8:1–4

Sanchez-Valle A et al (2017) Biliary atresia: epidemiology, genetics, clinical update, and public health perspective. Adv Pediatr Infect Dis 64:285–305

Serdaroglu F et al (2016) Gallstones in childhood: etiology, clinical features, and prognosis. Eur J Gastroenterol Hepatol 28:1468–1472

Shukla-Udawatta M, Madani S, Kamat D (2017) An update on pediatric pancreatitis. Pediatr Ann 46:e207–e211

Singendonk MMJ, Tabbers MM, Benninga MA, Langendam MW (2018) Pediatric gastroesophageal reflux disease: systematic review on prognosis and prognostic factors. J Pediatr Gastroenterol Nutr 66:239–243

Soares KC et al (2017) Pediatric choledochal cysts: diagnosis and current management. Pediatr Surg Int 33:637–650

Uc A, Fishman DS (2017) Pancreatic disorders. Pediatr Clin N Am 64:685–706

Wiernicka A et al (2017) Early onset of Wilson disease – diagnostic challenges. J Pediatr Gastroenterol Nutr 65:555–560

Wolfe JL, Aceves SS (2011) Gastrointestinal manifestations of food allergies. Pediatr Clin N Am 58:389–405

Hämatologie und Onkologie

Claudia Rössig

C. Papan, L. T. Weber (Hrsg.), *Repetitorium Kinder- und Jugendmedizin*,
https://doi.org/10.1007/978-3-662-56790-6_14

Vorbemerkungen

- Alle Kinder und Jugendlichen mit einer onkologischen Erkrankung werden in Deutschland im Rahmen klinischer Studien oder überbrückender Register behandelt, die den aktuellen Stand der Wissenschaft repräsentieren. Die **Diagnostik und Therapie ist kinderonkologischen Zentren vorbehalten.** Diese arbeiten mit erkrankungsspezifischen nationalen und internationalen Studiengruppen und Referenzeinrichtungen eng zusammen
- Das optimale Management pädiatrisch-onkologischer Erkrankungen erfordert die **enge Kooperation zahlreicher Disziplinen**, wie verschiedenen operativen und diagnostischen Fächern, Strahlentherapie und Kinderintensivmedizin
- Eine Krebserkrankung im Kindes- und Jugendalter bedeutet eine existenzielle Bedrohung und Belastung für die Patienten und ihre Familien. Die **psychosoziale Versorgung** ist daher unverzichtbarer Bestandteil der Betreuung
- Kinder und Jugendliche nach Krebserkrankung bedürfen einer **lebenslangen Nachsorge**. Ziele sind die frühzeitige Diagnose eines Rezidivs und die Erkennung und Behandlung von Spätfolgen der Therapie
- Chemotherapien können die Fertilität einschränken oder zerstören. **Bei männlichen Jugendlichen muss daher vor Beginn einer Chemotherapie die Kryokonservierung von Spermien besprochen und veranlasst werden.** Auch Möglichkeiten fertilitätserhaltender Maßnahmen bei Mädchen und jüngeren Jungen sollten erwogen werden
- Die meisten Krebserkrankungen im Kindesalter entstehen sporadisch, ohne dass exogene ätiologische Faktoren identifiziert werden können. Ursächlich sind am ehesten zufällige genetische Mutationsereignisse, die in definierten Vorläuferzellen zu einem Wachstums- und Überlebensvorteil führen. Genetische Prädispositionen scheinen eine größere Rolle zu spielen als lange angenommen. Eine **umfassende Familienanamnese und sorgfältige körperliche Untersuchung** geben hier oft erste Hinweise
- Leitlinien der deutschen Fachgesellschaft zur Diagnostik und Therapie in der pädiatrischen Onkologie und Hämatologie finden sich auf ► http://kinderkrebsinfo.de

14.1 Leukämien

Akute Leukämien sind die häufigsten Krebserkrankungen im Kindesalter. 80 % sind akute lymphoblastische Leukämien (ALL), 20 % akute myeloische Leukämien (AML).

14.1.1 Akute lymphoblastische Leukämie (ALL)

Definition und Epidemiologie

- Genetische Veränderungen in einer unreifen Zelle der B- oder T-Zellreihe des lymphatischen Systems führen zu Ausreifungsstörung, klonaler Proliferation und Anhäufung pathologischer lymphatischer Vorläuferzellen im Knochenmark
- Die Leukämiezellen bezeichnet man als Blasten
- Je nach Ursprungszelle unterscheidet man **B-Vorläufer-ALL** (85 %) und **T-ALL** (15 %). Leukämien reifer B-Zellen gehören zu den Burkitt-Lymphomen (► Abschn. 14.2.1)
- Inzidenz der ALL <18 Jahre in Deutschland: 39 Fälle pro Million, entsprechend etwa 400–450 Fällen pro Jahr (Kinderkrebsregister Mainz)
- Der Altersgipfel liegt im Vorschulalter zwischen dem 2. und 5. Lebensjahr

Klinische Präsentation

- Krankheitssymptome bei akuten Leukämien sind Folgen der Verdrängung der normalen Blutbildung: Fieberhafte Infekte durch Mangel an funktionsfähigen

Granulozyten; Anämiesymptome wie Müdigkeit, Abgeschlagenheit, Kopfschmerzen und Schwindel; Blutungsneigung mit Hämatomen und Petechien sowie Schleimhautblutungen, z. B. Nasenbluten, durch Thrombozytopenie
- Typisches Symptom sind diffuse Knochenschmerzen mit Bewegungsunlust und Weigerung zu Laufen (**Cave**: Differenzialdiagnose einer rheumatischen Erkrankung)
- Häufig Schwellungen der Lymphknoten und/oder Hepatosplenomegalie
- Beteiligung des zentralen Nervensystems kann zu Kopfschmerzen, Sehstörungen und Krampfanfällen führen
- Selten Infiltration der Hoden mit nicht schmerzhafter Schwellung

- **Bei allen Jungen müssen vor Therapie die Hoden untersucht werden, da eine Hodeninfiltration therapeutische Konsequenz hat**

- Krankheitserscheinungen entwickeln sich i. d. R. kurzfristig innerhalb weniger Wochen

Diagnostik
- **Blutbild**: Meist Thrombozytopenie und Anämie. Die Leukozyten können leukämische Zellen (Blasten) enthalten und in ihrer Zahl erhöht, normal oder erniedrigt sein. Nicht alle ALL schwemmen Blasten aus dem Knochenmark ins Blut aus
- Liegt die Leukozytenzahl bei >100.000/µl, spricht man von einer Hyperleukozytose
- **Differenzialblutbild**: Bei Ausschwemmung ins Blut kann die Blastenpopulation zytomorphologisch von gesunden Lymphozyten oder Granulozyten abgegrenzt werden und damit bereits zur Diagnose führen
- **Beweisend für die Diagnose**: Zytomorphologischer Nachweis einer leukämischen Zellpopulation im Knochenmark. Bei begründetem Verdacht Punktion des vorderen oder hinteren Beckenkamms in Allgemeinnarkose oder Analgosedierung und Entnahme einer Knochenmarkprobe. Gegenüber dem Nachweis der verschiedenen Blutbildungsreihen in gesundem Knochenmark wird bei ALL das Bild von der pathologischen Zellpopulation dominiert (▣ Abb. 14.1)

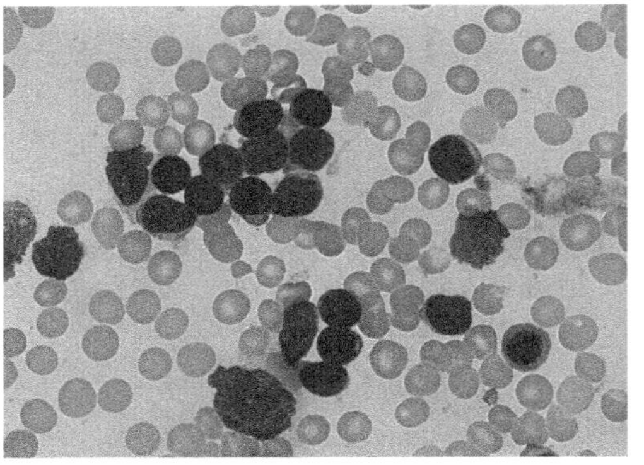

▣ **Abb. 14.1** Erstdiagnose einer ALL. Verdrängung der normalen Blutbildung durch lymphatische Blasten im Knochenmark. (Quelle: UK Münster).

- Zytochemische Färbungen der Knochenmarkausstriche vereinfachen die Abgrenzung von ALL und AML
- Immunphänotypisierung mit monoklonalen Antikörpern, die Oberflächen- und zytoplasmatische Merkmale erkennen (Durchflusszytometrie/FACS-Analyse) erlaubt die Zuordnung verschiedener Ausreifungsstufen der B- oder T-Zell-Reihe. Die häufigste Leukämie des Kindesalters, die sog. „Common-ALL" ist durch Expression der B-Zellmarker CD10 und CD19 gekennzeichnet
- **Zyto- und molekulargenetische Diagnostik**: Genetische Merkmale sind für die Biologie und Prognose der Erkrankung von maßgeblicher Bedeutung
  - Häufigste genetische Translokation ist t(12;21) mit *ETV6/RUNX-1*-Gen-Rearrangement. Sie kommt bei 20–25 % der B-Vorläufer-ALL des Kindesalters vor und ist mit einer günstigen Prognose assoziiert
  - *MLL*-Gen-Rearrangements auf Chromosom 11, z. B. in Form einer t(4;11) Translokation, kommen

14

  - überwiegend bei Säuglingen mit B-Vorläufer-ALL vor und gehen mit ungünstiger Prognose einher
  - B-Vorläufer-ALL mit Philadelphia-Chromosom durch Translokation t(9;22) mit Fusion der *bcr*- und *abl*-Gene tritt überwiegend bei Jugendlichen auf und bedarf einer Therapieergänzung durch Tyrosinkinase-Inhibitoren
  - Hypodiploidie mit <45 Chromosomen ist mit einer ungünstigen Prognose assoziiert
- **MRD (minimale Resterkrankung)**: Bei Diagnosestellung werden molekulare Marker des Blastenklons erhoben, die patientenindividuell den Nachweis einzelner leukämischer Zellen (bis <1 in 100.000) in Knochenmark und Blut ermöglichen. MRD-Diagnostik im Krankheitsverlauf hat einen hohen Stellenwert bei der Beurteilung des Therapieansprechens und der Steuerung der Therapie
- **Liquor**: Eine ZNS-Beteiligung ist häufig asymptomatisch. Bei allen Patienten wird vor Behandlungsbeginn durch eine Lumbalpunktion (LP) Liquor entnommen und zytomorphologisch untersucht

> **Die Diagnostik initial und im Verlauf bestimmt die Steuerung der Therapie. Daher muss vor Therapiebeginn ausreichend Material gewonnen und an die ausgewiesenen Speziallaboratorien der Studiengruppen versendet werden.**

Therapie

- Die Therapie besteht aus einer Chemotherapie, die zahlreiche verschiedene Zytostatika kombiniert. Sie erfolgt individuell risikoadaptiert innerhalb von Therapieoptimierungsstudien der Studiengruppen ALL-BFM oder COALL. Die intensive Therapiephase dauert 6–12 Monate
  - **Induktion**: Durch intensive Kombinationschemotherapie über 4 Wochen wird die leukämische Zelllast reduziert. Ziel ist die vollständige Remission, definiert durch <5 % Blasten in einem regenerierten Knochenmark. Die Induktionstherapie beginnt mit einer 7-tägigen Steroidvorphase. Insbesondere bei hoher Leukämielast sind die Kinder durch den raschen Blastenzerfall durch ein Tumor-Lyse-Syndrom bedroht (▶ Abschn. 14.7.1)
  - **Konsolidierung und Reintensivierung**: Ziel ist die Eliminierung der Restpopulation leukämischer Blasten, quantifiziert durch MRD-Diagnostik
  - **ZNS-Therapie**: Liquor ist systemischer Chemotherapie nicht ausreichend zugänglich. In wiederholten Lumbalpunktionen erfolgen daher wiederholte intrathekale Gaben von Methotrexat, in seltenen Hochrisikosituationen ergänzt durch eine Schädelbestrahlung **Cave**: Ausschließlich die folgenden Zytostatika dürfen intrathekal gegeben werden: Prednison, Cytarabin, Methotrexat. Die versehentliche intrathekale Applikation von Vincristin führt zu einer irreversiblen Schädigung des zentralen Nervensystems und ist tödlich
  - **Erhaltungstherapie**: Ziel ist die Erhaltung der Remission durch Vernichtung restlicher Leukämiezellen. Die Kinder erhalten eine orale Chemotherapie. Die Dosis wird über wöchentliche Blutbildkontrollen gesteuert. Behandelt wird bis zu einer Gesamttherapiedauer von 2 Jahren
- Eine Therapieintensivierung durch eine **allogene hämatopoetische Stammzelltransplantation** (alloHSZT) ist speziellen Hochrisikosituationen vorbehalten
- Aufgrund der hohen Intensität der Therapie ist die sorgfältige Überwachung und optimale Supportivtherapie der Patienten von hoher Bedeutung, um Therapietodesfälle zu vermeiden. Die Patienten sind erheblich abwehrgeschwächt. Besonders wichtig ist daher das unverzügliche und professionelle **Management von Infektionen** (▶ Abschn. 14.7.2)

- **Spätfolgen**: Die Mehrzahl der Patienten mit ALL überlebt ohne relevante klinische Beeinträchtigung. Doch mögliche Therapiefolgen sind
  - Zweitleukämien und -tumoren
  - Einschränkung der Fertilität (nach alloHSZT)
  - Aseptische Knochennekrosen, insbesondere nach Therapie am Pubertätsbeginn
  - Selten kardiale Schädigungen durch kardiotoxischen Wirkungen der Anthrazykline
  - Milde neuropsychologische Beeinträchtigungen durch ZNS-Therapie
  - Endokrinologische Defizite (nach alloHSZT)
- **Neue Therapieoptionen**:
  - Vielversprechende zielgerichtete Therapieansätze gegen B-Zellmarker wie CD19 (bispezifischer Antikörper Blinatumomab, sog. CAR-T-Zellen) und CD22 (Immuntoxin Inotuzumab) sind in klinischer Entwicklung
  - Molekulare Therapieansätze greifen gezielt in gestörte Signalwege des Blastenklons ein. Einzige bereits etablierte molekulare Therapie ist die Verwendung von Tyrosinkinase-Inhibitoren (Imatinib) bei der Philadelphia-Chromosom-positiven ALL

14

▪▪ Prognose

- Nach Ersttherapie überleben 80 % der Patienten rezidivfrei
- Rezidive sind bei >50 % der Patienten heilbar. Dazu wird eine erneute Chemotherapie verabreicht, in Hochrisikofällen gefolgt von einer alloHSZT

14.1.2 Akute myeloische Leukämie (AML)

▪▪ Definition und Epidemiologie

- Genetische Veränderungen in einer myeloischen Stamm- oder Vorläuferzelle im Knochenmark führen zu Ausreifungsstörung und klonaler Proliferation pathologischer myeloischer Blasten im Knochenmark
- Inzidenz der AML <18 Jahre in Deutschland: 7 Fälle pro Million (Kinderkrebsregister Mainz)
- AML können in jedem Lebensalter auftreten. Das mediane Erkrankungsalter im Kindes- und Jugendalter liegt bei etwa 8 Jahren
- AML bei Down-Syndrom: Die konstitutionelle Trisomie 21 führt bei etwa 5–10 % der Kinder zu einem vorübergehenden, leukämieähnlichen Krankheitsbild, aus dem sich später mit einem Risiko von etwa 20–30 % eine AML entwickeln kann

▪▪ Klinische Präsentation

- Das klinische Erscheinungsbild einer AML wird wie bei der ALL von der Verdrängung der normalen Hämatopoese und der leukämischen Organinfiltration bestimmt (► Abschn. 14.1.1)
- Einige Subtypen der AML neigen zu einer Infiltration der Haut und anderer extramedullärer Organe
- **Hyperleukozytose**: AML-Patienten mit hoher Blastenausschwemmung (>50.000–100.000/µl), insbesondere bei der Promyelozytenleukämie und der akuten Monozytenleukämie, sind durch lebensbedrohliche Blutungskomplikationen (Hirnblutungen) akut gefährdet. Ursächlich sind kombinierte Gerinnungsentgleisungen und Verschlüsse kleiner Gefäße mit venöser Abflussbehinderung → **unverzüglicher Transfer an ein kinderonkologisches Zentrum**

▪▪ Diagnostik

- Die Diagnose erfolgt analog der ALL (► Abschn. 14.1.1) über die zytomorphologische und zytochemische Beurteilung von peripheren Blut- und Knochenmarkausstrichen
- Eine Lumbalpunktion dient dem Nachweis eines ZNS-Befalls (ca. 5 %). **Cave:** Sie darf

erst nach Ausschluss einer schwerwiegenden plasmatischen Gerinnungsstörung erfolgen und sollte bei Hyperleukozytose verschoben werden
- Die Unterscheidung der Subtypen erfolgt zytomorphologisch (FAB-Klassifikation, Subtypen M0 bis M7), ergänzt durch den Nachweis charakteristischer genetischer Veränderungen
- Die Immunphänotypisierung über Oberflächenmarker unterstützt die Diagnostik und erlaubt die sichere Abgrenzung von der ALL
- Die Relevanz von MRD bei der AML ist Gegenstand aktueller Untersuchungen, hat jedoch bisher noch keine klinische Bedeutung erlangt
- Sonderform **Promyelozytenleukämie** (FAB-M3): Atypische Promyelozyten mit charakteristischen Auerbüscheln im Zytoplasma. Zytogenetisch charakterisiert über Translokation t(15;18) mit Fusionsgen PML/RARα. **Cave:** Die zytomorphologische Identifizierung dieses Subtyps ist entscheidend, da zur Vermeidung fataler Blutungsereignisse unverzüglich mit der Therapie mit All-Trans-Retinsäure (ATRA) begonnen werden muss

▪▪ Therapie
- Die AML-Behandlung besteht aus einer blockweisen Kombinationschemotherapie. Sie erfolgt individuell risikoadaptiert innerhalb einheitlicher Therapieoptimierungsstudien, in Deutschland der AML-BFM Studiengruppe
- Auf eine intensive Induktionstherapie folgen 3–4 intensive Postremissionskurse, begleitet von einer ZNS-Therapie sowie eine Erhaltungstherapie über 12 Monate
- Die wichtigsten Zytostatika bei der AML sind Cytarabin und Anthrazykline
- In Hochrisikosituationen wird in erster Remission eine allogene HSCT empfohlen
- Aufgrund der sehr ausgeprägten Abwehrschwäche während der gesamten Therapie sind Prävention und Management lebensbedrohlicher Infektionen entscheidend (► Abschn. 14.7.2)
- Sonderform AML bei **Down-Syndrom**: Die Patienten erhalten eine dosisadaptierte Chemotherapie
- Sonderform **Promyelozytenleukämie**: Die Patienten erhalten anstelle einer Chemotherapie eine Kombination aus Arsentrioxid und All-Trans-Retinsäure (ATRA), was eine Ausdifferenzierung der Blasten induziert.

▪▪ Prognose
- Die AML ist im Kindes- und Jugendalter heute in ca. 70 % der Fälle heilbar. Zwischen den molekularen Subtypen bestehen erhebliche Unterschiede in der Prognose

14.2 Lymphome

Lymphome des Kindes- und Jugendalters sind aggressive bösartige Erkrankungen des lymphatischen Systems. 17 % aller pädiatrischen Krebserkrankungen sind Lymphome (7 % Non-Hodgkin-Lymphome (NHL), 10 % Hodgkin-Lymphome).

14.2.1 Burkitt-Lymphom

▪▪ Definition und Epidemiologie
- Das Burkitt-Lymphom (BL) ist das häufigste NHL des Kindes- und Jugendalters
- Gegenüber dem endemischen Auftreten in Malariagebieten v. a. Zentralafrikas spricht man in Deutschland von sporadischen BL
- BL entstehen durch maligne Entartung einer reifen B-Zelle im Keimzentrum eines peripheren lymphatischen Organs
- BL sind durch eine charakteristische genetische Translokation charakterisiert, meist t(8;14). Diese führt zu einer Verlagerung des *MYC*-Gens in den Immunglobulinlokus

- Typisches Erkrankungsalter: 5–15 Jahre. Jungen erkranken 4- bis 5-mal häufiger

Klinische Präsentation

- BL manifestieren sich häufig in abdominellen Lymphknoten
- Symptome sind Bauchschmerzen, Obstipation und/oder Durchfall und sichtbare Vorwölbungen der Bauchdecke
- Weitere typische Symptome: Schmerzlos vergrößerte Lymphknoten anderer Lymphknotenstationen, der Tonsillen oder von Leber und/oder Milz
- Wichtige Differenzialdiagnosen einer schmerzlosen Lymphknotenvergrößerung sind bakterielle oder virale Infektionen. Insbesondere eine Infektion mit Epstein-Barr-Virus (infektiöse Mononukleose) kann durch ausgedehnte Lymphknotenvergrößerungen, Leber- und Milzvergrößerung und reaktive Blutbildveränderungen an ein Lymphom erinnern
- Bei einigen Kindern besteht durch Infiltration der Nieren und/oder Verlegung der ableitenden Harnwege eine akute Niereninsuffizienz
- B-ALL mit Knochenmarkbefall können sich wie eine Leukämie (► Abschn. 14.1) manifestieren. Bei einem Blastenanteil im Knochenmark von >25 % spricht man von einer akuten Leukämie (B-AL)
- Alle Patienten mit Lymphomen können Allgemeinsymptome wie Leistungsabfall, Müdigkeit, Gewichtsverlust und erhöhte Temperaturen haben („B-Symptome", ► Abschn. 14.2.3)
- Durch das hochaggressive Wachstum von Burkitt-Lymphomen ist die Anamnese kurz
- **Cave**: Bei großer Ausdehnung, Dissemination oder Nähe zu vitalen Organen sind BL aufgrund ihrer sehr raschen Progredienz unmittelbar lebensbedrohlich

Diagnostik

- Patienten mit Verdacht auf BL müssen sofort an ein kinderonkologisches Zentrum überwiesen werden
- Bei Nachweis von Lymphomzellen im Knochenmark oder Aszites → Diagnose zytologisch und molekulargenetisch ohne Biopsie
- In allen anderen Fällen → Diagnose durch eine chirurgische Gewebeentnahme aus einem befallenen Lymphknoten
- Die histologische und/oder zytologische, immunhistochemische und molekularpathologische Beurteilung von Biopsie- und/oder Flüssigmaterial erfolgt in ausgewiesenen Speziallaboren
- **Staging**:
  - Knochenmarkpunktion und Liquoruntersuchung vor Therapiebeginn
  - Radiologisches Staging: Sonographie des Abdomens, der Lymphknotenstationen und bei Jungen der Hoden, Thoraxröntgenbild in zwei Ebenen und bei ZNS-Symptomen Magnetresonanztomographie (MRT) des Schädels Symptomabhängig ev. weitere Bildgebung
- **Risikostratifizierung**: Relevant sind neben dem Stadium die LDH im Serum vor Therapiebeginn, ZNS-Status und Resektionsausmaß

Therapie

- Burkitt-Lymphome werden in Therapieoptimierungsstudien der NHL-BFM-Studiengruppe mit einer sehr intensiven, blockweisen Chemotherapie behandelt, stadienabhängig ergänzt durch den CD20-Antikörper Rituximab
- Die i.v.-Chemotherapie muss durch eine Behandlung des ZNS durch regelmäßige intrathekale Chemotherapiegaben ergänzt werden
- Gesamttherapiedauer: 2–5 Monate
- Durch die Intensität der Behandlung höherer Stadien treten regelmäßig schwere Mundschleimhautschäden und häufig bedrohliche bakterielle Infektionen auf. Die Kinder bedürfen einer umfassenden Supportivtherapie (► Abschn. 14.7)
- **Cave**: Patienten mit Burkitt-Lymphomen sind bei Beginn der Therapie durch den

raschen Zellzerfall bedroht (Tumor-Lyse-Syndrom, ► Abschn. 14.7.1)

Prognose

- Mehr als 90 % der BL im Kindes- und Jugendalter sind heilbar
- Rückfälle treten weit überwiegend in den ersten beiden Jahren nach Erstdiagnose auf. Bei Rückfällen ist die Prognose ungünstig

14.2.2 T-lymphoblastisches Lymphom (T-LBL)

Definition und Epidemiologie

- T-LBL entstehen durch maligne Entartung einer unreifen T-Zelle, i. d. R. im Thymus
- Etwa 20 % der NHL im Kindes- und Jugendalter sind T-LBL
- Der Altersgipfel liegt bei 9 Jahren. Jungen erkranken häufiger

Klinische Präsentation

- T-LBL manifestieren sich häufig als Mediastinaltumoren (◘ Abb. 14.2) und fallen durch Reizhusten und Atemnot auf

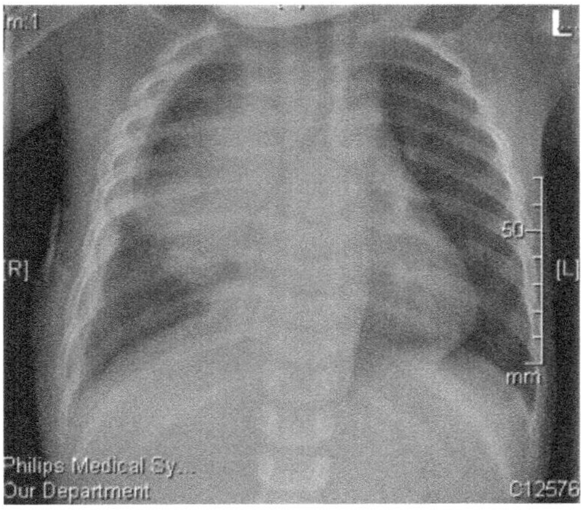

◘ **Abb. 14.2** 2 Jahre alter Junge mit Atemnot, trockenem Husten und inspiratorischem Stridor. Unter Steroidvorphase Größenregredienz des Mediastinaltumors und klinische Stabilisierung. Die anschließende Biopsie bestätigte die Verdachtsdiagnose T-LBL. (Quelle: UK Münster)

- **Durch ausgedehnte zervikale und mediastinale Lymphknotenvergrößerung besteht bei Erstmanifestation nicht selten eine Einflussstauung und durch Kompression der Atemwege eine lebensbedrohliche Notfallsituation**
- Häufig sind schmerzlose zervikale Lymphknotenschwellungen tastbar
- Einige Patienten haben Allgemeinsymptome wie Leistungsabfall, Müdigkeit, Gewichtsverlust und erhöhte Temperaturen („B-Symptome", ► Abschn. 14.2.3)

Diagnostik

- Bei Nachweis von Tumorzellen in Knochenmark oder Pleuraergussflüssigkeit: Diagnose zytologisch ohne Biopsie
- In allen anderen Fällen: Diagnose durch operative Entnahme eines betroffenen Lymphknotens oder von Gewebe aus dem Mediastinaltumor
- **Cave**: Eine Narkose oder tiefe Sedierung kann über einen Kollaps der komprimierten Atemwege fatal verlaufen. Schon die horizontale Lagerung kann die Atmung kritisch bedrohen. In Fällen mit ausgedehnten Mediastinaltumoren muss daher eine Anbehandlung mit Steroiden erfolgen und die Diagnosesicherung verschoben werden
- Die Zuordnung als T-LL erfolgt über die histologische und/oder zytologische, immunhistochemische und molekularpathologische Beurteilung in ausgewiesenen Speziallaboren
- **Staging**:
  - Initial Thoraxröntgenbild in 2 Ebenen
  - Bei Mediastinaltumor → Computertomographie (CT) Thorax mit Kontrastmittel
  - Knochenmarkpunktion und Liquoruntersuchung

  Insbesondere die diagnostische Lumbalpunktion sollte vor einer ersten Steroidgabe erfolgen
  - Die Ausdehnung der Erkrankung in weiteren Lymphknoten und Organen

wird sonographisch und ggf. MR-tomographisch dargestellt

Therapie

- Die Behandlung besteht in einer insgesamt 2-jährigen Chemotherapie ähnlich der Therapie der ALL. Sie folgt in Deutschland Empfehlungen der NHL-BFM-Studiengruppe

Prognose

- Etwa 80 % der T-LL sind heilbar. Bei Rückfällen ist die Prognose ungünstig

14.2.3 Hodgkin-Lymphom

Definition und Epidemiologie

- Hodgkin-Lymphome (HL) entstehen durch maligne Entartung von Keimzentrums-B-Zellen in den Lymphknoten
- Das HL ist Erkrankung des Jugendlichen und jungen Erwachsenenalters. Altersmedian bei Diagnosestellung in der Pädiatrie: 15 Jahre

Klinische Präsentation

- Typisch ist eine schmerzlose, derbe Schwellung der zervikalen Lymphknoten
- Die Anamnese ist im Vergleich zu NHL und akuten Leukämien länger
- Die Mehrzahl der Patienten (60–70 %) hat eine mediastinale Beteiligung. Diese kann zu inspiratorischem Stridor, Dyspnoe und oberer Einflussstauung führen
- B-Symptome finden sich bei 20–30 % der Patienten:
  - Unerklärter Gewichtsverlust >10 % des Körpergewichts in 6 Monaten und/oder
  - unerklärtes, rekurrierendes Fieber und/oder
  - starker Nachtschweiß
- **B-Symptome sind relevant für die Risikoeinstufung und Therapieintensität und müssen daher gezielt nachgefragt werden**

Diagnostik

- Die Diagnose wird histologisch anhand einer Lymphknotenbiopsie gestellt. Da der Anteil Lymphomzellen gegenüber nichtmalignen Zellen oft <5 % beträgt, muss immer durch eine chirurgische Biopsie ausreichend Gewebe entnommen werden
- Eine erhöhte Blutsenkungsgeschwindigkeit (BSG) ist relevant für die Risikoeinstufung und gehört zu den Standarduntersuchungen vor Therapie
- **Blutbild**: Bei fortgeschrittenen Stadien Anämie, Leukozytose mit Lymphozytopenie
- **Staging**: Initial wird ein Thoraxröntgenbild in 2 Ebenen durchgeführt. Standard des Ganzkörperstagings ist die FDG-PET/CT oder PET/MRT, kombiniert mit Sonographie von Milz und Leber und (bei PET/CT) MRT betroffener Regionen bzw. (bei PET/MRT) CT Thorax
- Knochenmark- und Liquoruntersuchungen sind bei HL nicht erforderlich

Therapie

- Das klassische HL wird durch intensive blockweise Chemotherapie mit oder ohne Strahlentherapie behandelt. Die Therapie erfolgt in Deutschland in Studien der EuroNet-PHL-Studiengruppe
- Die Intensität und Dauer der Behandlung ist in individuellen Therapiegruppen an die Stadien angepasst
- Die Indikation für eine Strahlentherapie ergibt sich im Therapieverlauf aus der Beurteilung des Therapieansprechens
- Therapiedauer: 2–8 Monat
- Sonderform **Noduläres lymphozytenprädominantes Hodgkin-Lymphom**: Vollständig chirurgisch entfernte Lymphome niedriger Stadien werden nicht

systemisch behandelt (Watch-and-Wait Strategie)
- Neue Therapieoptionen: CD30-Immuntoxin Brentuximab-vedotin, Immuntherapie mit PD-1-Checkpoint-Inhibitoren. Sie sind zur Zeit noch Rezidivpatienten in klinischen Studien vorbehalten

Prognose
- Die Prognose ist sehr gut, >95 % Patienten überleben rückfallfrei
- Langzeitfolgen/Zweitmalignome und deren Vermeidung, insbesondere durch Einschränkung der Indikationen für Radiotherapie, haben einen sehr hohen Stellenwert

14.3 Embryonale Tumoren

14.3.1 Neuroblastom

Definition und Epidemiologie
- Das Neuroblastom ist ein bösartiger embryonaler Tumor des sympathischen Nervensystems
- Lokalisationen: Nebennieren, zervikale, thorakale oder abdominellen Grenzstrangganglien oder Paraganglien. Ca. 50 % sind Bauchtumoren
- Häufigster solider Tumor außerhalb des ZNS im Kindesalter
- Neuroblastome konzentrieren sich auf das frühe Kindesalter: Etwa 1/3 der Erkrankungen treten im ersten Lebensjahr auf, 90 % der Patienten sind bei Diagnose jünger als 6 Jahre
- Etwa 50 % sind bei Diagnose hämatogen metastasiert (Stadium 4). Lokalisation der Fernmetastasen: Knochenmark, Knochen, Leber, Haut, seltener ZNS
- Sonderform **Stadium 4S**: Lokalisierter Primärtumor bei Kindern <18 Monate mit Dissemination in Haut, Leber und/oder minimalem Knochenmarkbefall. In der Mehrzahl zeigen diese Tumoren eine spontane Regression

Klinische Präsentation
- Abhängig von der Lokalisation des Primärtumors bzw. der Metastasen:
  - Zervikal: Tastbare Tumoren, Horner-Syndrom
  - Intrathorakal: Luftnot, Einflussstauung, Horner-Syndrom
  - Abdomen und Becken: Harnabfluss-, Stuhlentleerungsstörungen, Schmerzen, sicht- bzw. tastbare Raumforderungen
  - Tumoren des Grenzstrangs können in die Foramina intervertebralia nach intraspinal vorwachsen und neurologische Symptome bis hin zum Querschnitt auslösen
- Symptome bei metastasiertem Neuroblastom sind vielfältig: Schmerzen, reduzierter Allgemeinzustand, Fieber, Blässe oder bläulich-rötliche Läsionen in Haut bzw. Unterhaut. Retrobulbäre Infiltrationen können typische periorbitale Ekchymosen (Brillenhämatome) verursachen
- Selten sind paraneoplastische Symptome, wie das Opsomyoklonussyndrom oder Durchfall durch vasoaktive intestinale Peptide

Diagnostik
- Neuroblastomspezifische Tumormarker: Katecholaminmetabolite Homovanillinsäure und Vanillinmandelsäure. Im typischen Fall ist die Konzentration im Spontanurin erhöht
  Cave: Ca. 90 % der Neuroblastome sezernieren Katecholaminmetabolite. Fehlender Nachweis schließt ein Neuroblastom nicht sicher aus
- **Bildgebung**: Primärtumor und regionäre Lymphknoten werden mittels Sonographie und MRT dargestellt
- **Staging**: Primärtumor und Fernmetastasen werden mit radioaktivem Metajodbenzylguanidin (MIBG) spezifisch markiert (MIBG-Szintigraphie)

Cave: Ca. 90 % der Neuroblastome speichern MIBG. Ein negatives Szintigramm schließt ein Neuroblastom nicht sicher aus

Cave: Vor MIBG-Szintigraphie muss durch Gabe von Perchlorattropfen die Schilddrüse geschützt werden (Schilddrüsenblockade)

- **Invasives Staging**: Zum Ausschluss/Nachweis einer Metastasierung in das Knochenmark ist eine Knochenmarkpunktion an 4 Punktionstellen (vorderer und hinterer Beckenkamm) notwendig
- Die Gewinnung von Tumormaterial durch Biopsie oder Resektionsbiopsie ist unverzichtbar: Neben dem histopathologischen Grading sind molekular-genetische Untersuchungen (Amplifikation des *MYCN*-Onkogens; Deletionen im kurzen Arm von Chromosom 1) bedeutsam für die Therapieintensität

Therapie

- Die Behandlung erfolgt risikoadaptiert im Rahmen klinischer Studienprotokolle
- Begrenzte Stadien: Die alleinige operative Entfernung des Tumors kann ausreichend sein
- Höhere Stadien: Zusätzlich ist intensive Chemotherapie notwendig
- Bei Nachweis molekularer Risikofaktoren und/oder Fernmetastasen wird eine intensive multimodale Therapie mit Chemotherapie, Operation und evtl. Nachbestrahlung, Hochdosistherapie und konsolidierende Antikörpertherapie gegen das Neuroblastomantigen GD2 eingesetzt
- Stadium 4S: Trotz Metastasierung ist in vielen Fällen keine Behandlung erforderlich. Bei bedrohlicher Raumforderung kann eine Chemotherapie erforderlich werden

Prognose

- Die Prognose ist abhängig von Tumorstadium, Lebensalter und molekularer Signatur
- Wahrscheinlichkeit des rückfallfreien Überlebens: 90 % in lokalisierten Stadien bis <50 % bei höheren Stadien und ungünstigen molekularen Risikofaktoren
- Durch die hohe Intensität der Chemotherapie ist die Behandlung im Stadium 4 mit relevanten Spätfolgen verbunden, wie Einschränkungen der Fertilität, Schwerhörigkeit, Nierenfunktionsstörungen, Hypothyreose und Zweitmalignomen

14.3.2 Nephroblastom (Wilms-Tumor)

Definition und Epidemiologie

- Das Nephroblastom ist der häufigste Nierentumor bei Kindern und Jugendlichen. Es geht von embryonalem Nierengewebe aus
- Häufigkeitsgipfel: 1.–5. Lebensjahr
- Einige familiär und sporadisch auftretende Syndrome gehen mit einem erhöhten Risiko für Nierentumoren im Kindesalter einher, z. B. Aniridie, Hemihypertrophie, Beckwith-Wiedemann, WAGR, Denys-Drash
- **Patienten mit einem prädisponierenden Syndrom sollten alle 3 Monate vorsorglich klinisch und sonographisch untersucht werden**
- Typische Metastasierungsorte sind regionale Lymphknoten, Lungen, Leber, Knochen und Gehirn
- Bilaterale Nephroblastome: 5 % aller Fälle. Sie sind häufiger mit kongenitalen Anomalien und familiärer Häufung assoziiert als die unilateralen Nephroblastome

Klinische Präsentation

- Hauptsymptom: Schmerzlose Tumorschwellung
- Weitere Kinder fallen mit Bauchschmerzen oder Hämaturie auf

- **Eine Hämaturie bei Kleinkindern muss an ein Nephroblastom denken lassen**
- Bei vielen Kindern wird die Diagnose über den Tastbefund oder sonographisch im Rahmen von Vorsorgen oder als Zufallsbefund gestellt

Diagnostik

- Nierentumoren werden bei Diagnose in lokalisierte (Stadium I–III), metastasierte (Stadium IV) und bilaterale (Stadium V) Tumoren eingeteilt
- **Bildgebung** und **Staging**:
  - Primärtumor, regionäre Lymphknoten und Leber werden mittels abdomineller Sonographie und MRT dargestellt
  - Nachweis oder Ausschluss von Lungenmetastasen erfolgt durch eine Niedrigdosis-CT der Lungen
- Spezifische Tumormarker sind nicht bekannt, jedoch kann die Untersuchung der Katecholaminmetabolite im Spontanurin zur Abgrenzung vom Neuroblastom sinnvoll sein
- Eine primäre Biopsie/Resektionsbiopsie ist bei eindeutiger bildgebender Diagnose und Alter >6 Monate und <16 Jahren in Europa nicht indiziert. Die definitive histopathologische Diagnose wird erst nach einer präoperativen Chemotherapie gestellt
- Die referenzradiologische Befundung der Bildgebung und die Referenzhistologie sind unerlässlich und Teil des Behandlungsprotokolls

Therapie

- Behandlungskonzept der SIOP/GPOH-Studiengruppe: 4- bis 6-wöchige präoperative Kombinationschemotherapie. Die präoperative Chemotherapie verringert die Rate intraoperativer Tumorrupturen
- Die operative Therapie ist i. d. R. eine Tumornephrektomie → nur wenige Nephroblastome können nierenerhaltend operiert werden
- Die Operation muss durch ein speziell erfahrenes Team erfolgen, um Tumorrupturen, inkorrektes lokales Staging und nicht ausreichende Resektionen zu vermeiden
- Intensität und Dauer der sich an die Tumorresektion anschließenden postoperativen Therapie sind abhängig von postoperativem Tumorstadium, histologischer Zuordnung zu 3 Subtypen unterschiedlicher Malignität und Tumorvolumen:
  - Nephroblastom niedriger Malignität im Stadium I: Keine postoperative Chemotherapie und keine Bestrahlung
  - Alle anderen Patienten: Kombinationschemotherapie mit oder ohne Bestrahlung
  - Die maximale postoperative Therapie für Patienten mit hochmalignem Subtyp und/oder Metastasen dauert bis zu 40 Wochen und ist ab Stadium II mit einer postoperativen Bestrahlung verbunden

Prognose

- Die Prognose ist abhängig von Stadium und histologischem Subtyp. Insgesamt werden 90 % der Patienten geheilt
- Die Wahrscheinlichkeit des ereignisfreien Überlebens ist bei lokalisierten Tumoren und günstiger Histologie signifikant besser als bei metastasierten oder bilateralen Nephroblastomen oder hoher Malignität

14.4 Sarkome

14.4.1 Osteosarkom

Definition und Epidemiologie

- Häufigster primärer maligner Knochentumor des Kindes- und Jugendalters. Mittleres Erkrankungsalter in der pädiatrischen Altersgruppe: 15 Jahre
- Das männliche Geschlecht ist etwas häufiger betroffen (1,3:1)

Klinische Präsentation

- Häufiges Erstsymptom: Schmerzen, oft belastungsabhängig, gelegentlich verbunden mit tastbarer Schwellung
- **Länger als 4 Wochen anhaltende lokalisierte Knochenschmerzen bei Kindern und Jugendlichen bedürfen einer Abklärung**
- Details → interaktiver Leitfaden Muskel-Knochenschmerzen der Gesellschaft für Pädiatrische Onkologie und Hämatologie (GPOH): ► http://www.awmf.org/leitlinien/detail/ll/025-032.html
- Osteosarkome können in jedem Knochen auftreten, vorwiegend in den Metaphysen der langen Röhrenknochen
- Häufigste Lokalisationen: Distaler Femur (◘ Abb. 14.3), proximale Tibia, proximaler Humerus
- Fernmetastasen: 20–25 % der Patienten, meist Lungen, seltener Knochen

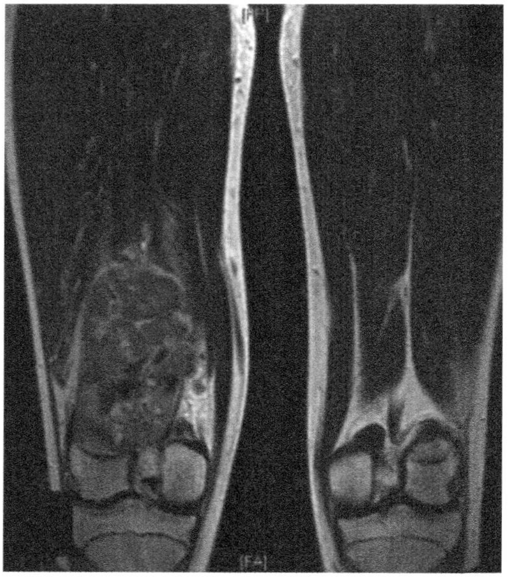

◘ **Abb. 14.3** 15 Jahre alter Junge mit Schmerzen im distalen Femur rechts. Histologische Diagnose nach offener Biopsie: Osteosarkom. (Quelle: UK Münster)

Diagnostik

- **Bei Verdacht**: Röntgenaufnahme des betroffenen Knochens und der benachbarten Gelenke in 2 Ebenen
- **Radiologische Malignitätszeichen**: Periostabhebungen (Codman-Dreieck, Spiculae), Mottenfraßnekrosen
- **MRT**: Tumor und benachbarte Knochen- und Weichteilstrukturen werden dargestellt
- **Der betroffene Knochen muss immer in seiner Gesamtheit, einschließlich der angrenzenden Gelenke, abgebildet sein**
- **Eine präoperative Schnittbildgebung ist bei Knochen- und Weichteiltumoren unverzichtbar**
- **Biopsie**: Offene Probeentnahme durch in der Sarkomtherapie erfahrenes chirurgisches Team. Der bioptische Zugangsweg gilt als kontaminiert und muss bei der nachfolgenden Tumoroperation berücksichtigt werden
- **Staging**: CT des Thorax, Skelettszintigraphie

Therapie

- Standardbehandlung in Deutschland in klinischen Studien und Registern der COSS-Studiengruppe. Sie gliedert sich in folgende Abschnitte:
  - Primäre Chemotherapie (neoadjuvant) nach bioptischer Sicherung der Diagnose
  - Operative Lokaltherapie
  - Postoperativ erneute (adjuvante) Chemotherapie
- Die Chemotherapie ist eine Kombination von Anthrazyklinen, hochdosiertem Methotrexat und Platinderivaten
- **Die hochdosierte Methotrexat-Gabe ist sehr toxisch und erfordert zwingend Begleitmaßnahmen wie eine stationäre Hydrierung, Urinalkalisierung und ein Folinsäure-Rescue**

- Die Operation soll als vollständige Tumorresektion weit im Gesunden (R0-Resektion), wenn möglich Extremitäten erhaltend, in spezialisierten Zentren durchgeführt werden. Osteosarkome gelten als weitgehend strahlenresistent
- Die Gesamttherapiedauer beträgt etwa 1 Jahr

Prognose

- Entscheidend ist das Ansprechen auf die neoadjuvante Chemotherapie. Es wird durch histologische Bewertung des Restanteils vitaler Tumorzellen im Tumorresektat ermittelt (Verfahren nach Salzer-Kuntschik)
- Patienten mit günstigem Tumoransprechen (<10 % Restvitaltät im Tumorresektat nach initialer Chemotherapie) haben eine Wahrscheinlichkeit von etwa 85 %, mit ungünstigem Ansprechen nur etwa 40–50 %, ohne Rezidiv zu überleben
- Nach Operation und Abschluss der medikamentösen Tumortherapie sind gezielte rehabilitative Maßnahmen erforderlich

14.4.2 Ewing-Sarkom

Definition und Epidemiologie

- Zweithäufigster primärer maligner knochenassoziierter Tumor des Kindes- und Jugendalters
- Genetisches Charakteristikum: Balancierte Translokationen mit Beteiligung des *EWS*-Gens auf Chromosom 22, meist t(11;22). Über die Expression des Fusionsproteins (meist EWS/FLI-1) sind diese pathogenetisch bedeutsam
- Mittleres Erkrankungsalter in der pädiatrischen Altersgruppe: 13 Jahre
- Jungen sind etwas häufiger betroffen (1,2:1)

Klinische Präsentation

- Häufiges Erstsymptom: Schmerzen, oft belastungsabhängig, gelegentlich verbunden mit tastbarer Schwellung (► Abschn. 14.4.1)
- Ewing-Sarkome können in jedem Knochen auftreten
- Häufigste Lokalisationen: Becken, Diaphysen der stammnahen langen Röhrenknochen (Femur, Humerus), Rippen und Wirbelsäule
- Im Unterschied zu Osteosarkomen können Ewing-Sarkome auch außerhalb der Knochen in Weichgeweben auftreten
- Fernmetastasen: 20–25 % der Patienten; meist Lungen, seltener andere Knochen und/oder Knochenmark

Diagnostik

- **Bei Verdacht**: Röntgenaufnahme des betroffenen Knochens und der benachbarten Gelenke in 2 Ebenen
- **MRT**: Tumor und benachbarte Knochen- und Weichteilstrukturen werden dargestellt
- **Der betroffene Knochen muss immer in seiner Gesamtheit, einschließlich der angrenzenden Gelenke, abgebildet sein**
- **Eine präoperative Schnittbildgebung ist bei Knochen- und Weichteiltumoren unverzichtbar**
- **Biopsie**: Offene Probeentnahme durch in der Sarkomtherapie erfahrenes chirurgisches Team. Der bioptische Zugangsweg gilt als kontaminiert und muss bei der nachfolgenden Tumoroperation berücksichtigt werden
- **Staging**: CT des Thorax, Skelettszintigraphie oder FDG-PET, Knochenmarkpunktion mit Biopsie und zwei Aspiraten

Therapie

- Die Standardbehandlung im Rahmen klinischer Studien der Ewing-Sarkom-Studiengruppe ist eine multimodale, risikoadaptierte Therapie mit neoadjuvanter und adjuvanter Chemotherapie, operativer Lokaltherapie und/oder lokaler Bestrahlung
- **Chemotherapie**: Kombination aus Anthrazyklinen, Alkylanzien, Vincristin, Etoposid und Actinomycin-D

- **Operation**: Vollständige Tumorresektion weit im Gesunden (R0-Resektion) in spezialisierten Zentren
- Im Unterschied zum Osteosarkom ist das Ewing-Sarkom strahlensensibel. Wichtige Indikationen für die lokale Nachbestrahlung sind eine initiale große Weichteilkomponente, Beckentumoren und ungünstiges Chemotherapieansprechen
- Die Gesamttherapiedauer beträgt etwa 1 Jahr

■■ Prognose

- Wichtigste prognostische Faktoren: Metastasen, Größe und Lokalisation des Tumors, histologisches Ansprechen auf die neodjuvante Chemotherapie (Verfahren nach Salzer-Kuntschik)
- Lokalisierte Ewing-Sarkome: Wahrscheinlichkeit von etwa 70 %, rückfallfrei zu überleben. Ungünstiger bei Lungenmetastasen. Bei Knochen- und/oder Knochenmarkmetastasierung liegt die Wahrscheinlichkeit nur bei etwa 20 %
- Operation, Strahlentherapie und medikamentöse Tumortherapie führen zu relevanten Beeinträchtigungen und erfordern gezielte rehabilitative Maßnahmen

14.4.3 Rhabdomyosarkom

■■ Definition und Epidemiologie

- Rhabdomyosarkome sind die häufigsten der pädiatrischen Weichteilsarkome
- Histopathologisch werden embryonale und alveoläre Rhabdomyosarkome unterschieden. Letztere sind durch eine tumorspezifische Translokation, t(1;13) oder t(2;13), charakterisiert
- Das embryonale Rhabdomyosarkom ist eine Erkrankung des jüngeren Kindesalters, während das alveoläre Rhabdomyosarkom eher bei älteren Kindern und Jugendlichen vorkommt

■■ Klinische Präsentation

- Es gibt kein typisches Leitsymptom → Symptome hängen von der Lage des Tumors ab
- Rhabdomyosarkome können an den unterschiedlichsten Körperregionen auftreten und Symptome verursachen (Orbita, Blase, Urogenitaltrakt, Extremitäten)

■■ Diagnostik

- Erster diagnostischer Schritt: Tumornachweis und -ausdehnung durch Sonographie sowie lokalisationsabhängig CT oder MRT
- Anschließend Probeentnahme aus dem Weichteiltumor und histo- und molekularpathologische Beurteilung
- **Eine vollständige Tumorresektion bei Diagnosestellung (Resektionsbiopsie) darf nur erwogen werden, wenn sie bei umschriebenen Primärtumoren, in der Regel kleiner als 5 cm, ohne aggressives, verstümmelndes chirurgisches Vorgehen möglich ist**

■■ Therapie

- Kombinierte Chemotherapie und Lokaltherapie durch weite Tumorresektion und/oder Bestrahlung

■■ Prognose

- Die Prognose ist sehr heterogen
- Prognostisch relevant sind Tumorgröße und Lokalisation, Alter, Vorliegen von Lymphknoten- oder Fernmetastasen und histologischer Tumortyp (embryonal oder alveolär)

14.5 ZNS-Tumoren

■■ Definition und Epidemiologie

- ZNS-Tumoren sind nach den akuten Leukämien die zweithäufigsten Krebserkrankungen des Kindes- und Jugendalters

- Inzidenz bei Kindern und Jugendlichen in Deutschland: 39 Fälle pro Million, entsprechend etwa 400–450 Fällen pro Jahr (Kinderkrebsregister Mainz)
- ZNS-Tumoren sind eine heterogene Erkrankungsgruppe aus biologisch sehr unterschiedlichen Entitäten
- Häufigste ZNS-Tumoren im Kindesalter (30–35 %): Gliome, auch als Astrozytome bezeichnet. Sie haben ihren Ursprung in glialen Vorläuferzellen des ZNS und sind überwiegend niedriggradig (WHO-Grad-I). Auch diffuse, lokal infiltrativ wachsende (Grad II) und bösartige anaplastische Astrozytome (Grad III) und Glioblastome (Grad IV) gehören zu dieser Gruppe
- Weitere häufige Tumoren des ZNS im Kindesalter sind Medulloblastome (15–20 %), gefolgt von den Ependymomen (10–15 %)
- Seltener sind Kraniopharyngeome (Fehlbildungstumoren, WHO-Grad-I), Keimzelltumoren, atypische teratoide Rhabdoidtumoren (AT/RT) und seltene Entitäten undifferenzierter neuroepithelialer Tumoren
- Mehr als 50 % aller ZNS-Tumoren des Kindesalters sind infratentoriell lokalisiert

- **Patienten mit einer Phakomatose haben ein erhöhtes Hirntumorrisiko. Bei Patienten mit Neurofibromatose Typ 1 (NF1) treten v. a. Sehbahngliome und andere niedriggradige Gliome auf**

Klinische Präsentation

- Frühzeitige Diagnostik ist entscheidend für Operabilität und Therapieintensität, Langzeitfolgen und Prognose
- Der Tumor kann durch seine Größe und/oder Aufstau des Liquors (Hydrocephalus occlusus) zu einer intrakraniellen Druckerhöhung führen

- **Typische Hirndrucksymptome sind Kopfschmerzen, Übelkeit und Nüchternerbrechen**

- Säuglinge und Kleinkinder mit noch offener Fontanelle: Erstsymptom kann ein abnormes Kopfwachstum sein („Perzentilenschneiden")
- Neugeborene und junge Säuglinge können durch Übererregbarkeit wie schrilles Schreien auffallen
- Fokal-neurologische Symptome weisen entsprechend der Neurotopie auf die betroffene Struktur im ZNS hin, z. B.
  - Kleinhirn: Ataxie, Nystagmus, Intentionstremor
  - Kortex: Motorische Paresen, Sensibilitätsausfälle, fokale Krampfanfälle
  - Sehbahntumoren: Sehstörungen, Nystagmus
  - Sellaregion: Endokrine Ausfälle
  - Diencephalon: Gedeihstörung
  - Infratentoriell/4. Ventrikel: Hirnnervenausfälle; bei Bezug zum Foramen magnum Kopfschiefhaltung
- Hirndruck oder lokale Kompression können zu Krampfanfällen unterschiedlichen Charakters führen

- **Kopfschmerzen, Nüchternerbrechen, Gedeihstörungen, Verhaltensveränderungen, Sehstörungen und fokale neurologische Störungen sollten immer an einen ZNS-Tumor denken lassen**

Diagnostik

- Bildgebung:
  - MRT ist die Methode der Wahl. Sie erfolgt entsprechend Vorgaben der Studiengruppe mit zentraler Referenzbeurteilung
  - CT hat einen Stellenwert in der Notfalldiagnostik
  - Bei Säuglingen: Schädelsonographie durch die Fontanelle gibt erste Hinweise (Hydrozephalus, Raumforderung)
- Staging:
  - Liquordiagnostik: Die Untersuchung des lumbalen Liquors dient dem Nachweis liquorgener Metastasen bei höhergradigen Tumoren

- **Vor Lumbalpunktion immer MRT → Gefahr der Einklemmung bei LP bei erhöhtem intrazerebralen Druck**
  - Spinales MRT zum Ausschluss spinaler Metastasen. Zur Vermeidung von Artefakten ebenfalls immer vor Lumbalpunktion
- Weitere Diagnostik:
  - Neuropädiatrische Untersuchung: Hinweise auf Phakomatosen
  - Augenärztliche Untersuchung (Visus, Gesichtsfeld) mit Fundoskopie: Stauungspapille
  - Längen- und Gewichtskurven, Tanner-Stadien, endokrinologische Blutuntersuchung
  - Neuropsychologische Testung initial und im langfristigen Verlauf
- Bei V. a. Keimzelltumor oder Prolaktinom: Liquor- und ev. Blutuntersuchungen auf Tumormarker (α-Fetoprotein [AFP], β-HCG bzw. Prolaktin) können diagnostisch sein
- Nach MRT wird die neurochirurgische Tumorresektion oder Biopsie erwogen
- Exakte Diagnostik mit histopathologischen und molekularbiologischen Methoden ist wichtig für eine optimale Behandlung, doch in der individuellen Risikoabwägung und bei eindeutiger bildmorphologischer Darstellung ist eine Biopsie nicht immer indiziert

14

Therapie

- Die Behandlung von ZNS-Tumoren des Kindes- und Jugendalters erfolgt in deutschlandweiten Therapieoptimierungsstudien. Ein erfahrenes multidisziplinäres Team ist unerlässlich
- Bei Hydrocephalus occlusus ist die erste Maßnahme häufig die Anlage einer externen Liquordrainage zur Entlastung
- **Neurochirugie**:
  - Die Planung einer neurochirurgischen Biopsie oder Resektion folgt einer individuellen Nutzen-Risiko-Abwägung. Funktionsverluste durch ZNS-Schäden müssen nach Möglichkeit vermieden werden
  - Bei Patienten mit Tumoren in der hinteren Schädelgrube kann postoperativ ein zerebellärer Mutismus auftreten
- **Strahlentherapie**:
  - Die Strahlentherapie, oft im Anschluss an die neurochirurgische (Teil) resektion, hat einen hohen Stellenwert. Art der Bestrahlung, Dosis und Bestrahlungsfeld werden anhand individueller Faktoren festgelegt (Histopathologie, Staging, maximal tolerierte Dosis involvierter Strukturen)
  - Insbesondere bei Säuglingen und Kleinkindern führt eine Bestrahlung des ZNS zu Schädigungen des sich entwickelnden Gehirns mit neurokognitiven Beeinträchtigungen. Daher wird in aktuellen Protokollen nach Möglichkeit der Bestrahlungszeitpunkt auf ein höheres Alter verschoben
  - Patienten mit NF1 sind besonders gefährdet für Sekundärtumoren nach Strahlentherapie, sodass die Indikation besonders kritisch gestellt wird
- **Chemotherapie**:
  - Die Wirksamkeit einer (neo)adjuvanten Chemotherapie ist für viele ZNS-Tumoren des Kindesalters gut belegt. Chemotherapie ermöglicht den Einsatz schonender Operationsverfahren und eine Reduktion oder sogar Vermeidung von Strahlentherapie insbesondere bei Säuglingen und Kleinkindern und trägt so zur Reduktion von Langzeitfolgen bei
  - Hochmaligne ZNS-Tumoren werden mit intensiven Chemotherapien behandelt, während bei niedriggradigen Gliomen eine mildere, länger andauernde Therapie erfolgt
  - In einigen Fällen wird zusätzlich zur systemischen eine intraventrikuläre Chemotherapie angewandt, die in neurochirurgisch angelegte Liquor-Reservoire verabreicht wird

  - Gegenstand früher klinischer Prüfung ist der Einsatz molekular zielgerichteter Substanzen bei definierten molekularen Subgruppen. Der Stellenwert dieser neuen Medikamente für die Therapie ist noch unklar

Prognose

- Durch den Einsatz multimodaler Therapiekonzepte liegt die 10-Jahres-Überlebensrate der Gesamtgruppe heute bei etwa 75 %
- Eine ungünstige Prognose haben Patienten mit intrinsischen Ponsgliomen, höhergradigen Gliomen, disseminierten Medulloblastomen und AT/RT
- Patienten mit niedriggradigen Gliomen haben gute Überlebenschancen, jedoch kann die Erkrankung einen chronischen, lebensbegleitenden Verlauf nehmen
- Mehr als 2/3 der Langzeitüberlebenden haben Spätfolgen wie
  - Endokrinopathien mit Minderwuchs, Hypothyreose, Störungen der Pubertätsentwicklung etc.
  - Zweittumoren insbesondere im Strahlenfeld
  - Neurokognitive Spätfolgen mit Beeinträchtigung des Konzentrationsvermögens, des Kurzzeitgedächtnis, des Lernvermögens (insbesondere nach Bestrahlung des Großhirns)
  - Kosmetische Beeinträchtigungen wie eine Alopezie im Bestrahlungsfeld
- Überlebende eines ZNS-Tumors bedürfen einer lebenslangen strukturierten, individuell angepassten Nachsorge

14.6 Keimzelltumoren

Definition und Epidemiologie

- Keimzelltumoren sind eine seltene und sehr vielgestaltige Gruppe von Tumoren. Sie entstehen aus den totipotenten, primordialen Keimzellen
- Jugendliche: >90 % der extrakraniellen Keimzelltumoren entstehen in den Gonaden (Hoden oder Eierstock)
- Jüngeres Kindesalter: Viele Keimzelltumoren sind extragonadal lokalisiert, z. B. in Steißbein oder Mediastinum
- Histologisch kommen gutartige reife oder unreife Teratome und verschiedene bösartige Tumortypen vor, die sich in reiner Form oder als gemischte Tumoren manifestieren können
- Maligne Keimzelltumoren können in die Lunge, seltener in Leber, Knochen und Knochenmark metastasieren

Klinische Präsentation

- **Ovarialtumoren**: Oft durch die Bauchdecke tastbar. Evtl. Schmerzen durch Torsionen oder Rupturen. Bei jugendlichen Patientinnen können hormonelle Symptome wie z. B. eine Virilisierung oder Menstruationsstörungen auftreten
- **Hodentumoren**: Schmerzlose Schwellung des Skrotums. Diagnose bei Jugendlichen oft verzögert durch Schamgefühle
- **Steißbeinteratome**: Oft bereits präpartal in Routineultraschalluntersuchungen diagnostiziert
- **Mediastinale Keimzelltumoren**: Können durch Stridor, Dyspnoe oder obere Einflussstauung auffallen

Diagnostik

- Wesentlich für die Initialdiagnostik, auch im Hinblick auf Verlaufsdiagnostik und Nachsorge: Bestimmung der **Tumormarker** AFP und β-HCG im Serum
- Die Erhöhung eines oder beider Marker über die altersbezogene Norm beweist bei typischer Lokalisation das Vorliegen eines malignen Keimzelltumors, negative Marker schließen einen Keimzelltumor jedoch nicht aus
- **Bildgebung**: Je nach Lokalisation werden Primärtumor und regionäre Lymphknoten mittels abdomineller Sonographie und MRT dargestellt

- **Staging**: Nachweis oder Ausschluss von Lungenmetastasen durch Niedrigdosis-CT der Lungen

▪▪ Therapie

- Therapie der Wahl bei lokalisierten Tumoren: Primäre Resektion
- Je nach Histologie und lokalem Ausbreitungsstadium und bei metastasierten Tumoren: Zusätzlich blockweise Chemotherapie mit Cis-/Carboplatin in Kombination mit Etoposid und Ifosfamid
- Extrakranielle Keimzelltumoren sind nicht strahlensensibel

▪▪ Prognose

- Die lokale Tumorkontrolle ist der wichtigste prognostische Faktor
- Insgesamt können etwa 80 % der Patienten geheilt werden. Bei disseminierten Keimzelltumoren kann die Prognose deutlich ungünstiger sein

14.7 Komplikationen und Supportivtherapie onkologischer Erkrankungen

14.7.1 Tumor-Lyse-Syndrom bei akuten Leukämien und Lymphomen

- Durch den hohen Zellumsatz im Rahmen des Blastenzerfalls kommt es zu einem Anstieg von Harnsäure im Serum, Hyperkaliämie und Hyperphosphatämie. Hauptrisiko ist ein akutes Nierenversagen durch Harnsäurekonkremente
- Zur Vermeidung eines zu raschen Zellzerfalls erfolgt die zytoreduktive Behandlung daher einschleichend
- Durch forcierte Diurese und medikamentöse Harnsäuredepletion muss Entgleisungen des Elektrolythaushalts und Nierenfunktionsstörungen vorgebeugt werden
- In einigen Fällen einer Hyperleukozytose, v. a. bei der AML, ist parallel zum Beginn einer zytoreduktiven Chemotherapie eine initiale Blastenreduktion mittels Leukapherese oder Austauschtransfusion indiziert
- Bei der AML kann es zu Gerinnungsentgleisungen mit lebensbedrohlichen Blutungen kommen. Entscheidend ist neben der Reduktion der Blastenlast die Substitution von Gerinnungsfaktoren und, bei der Sonderform der Promyelozytenleukämie (► Abschn. 14.1.2), der sofortige Einsatz von All-Trans-Retinsäure

14.7.2 Prävention und Therapie von Infektionen

- Die in der pädiatrischen Onkologie eingesetzte intensive Kombinationschemotherapie führt zu einer erheblichen Abwehrschwäche mit Bedrohung durch schwere bakterielle, mykotische und virale Infektionen. Besonders gefährdet sind Patienten im Zelltief (Neutropenie) nach einem intensiven Chemotherapieblock
- Die Mehrzahl bakterieller Systeminfektionen in Neutropenie ist auf die endogene Besiedlung des Patienten mit Keimen der Darm- und Hautflora zurückzuführen. Durch abschirmende Verhaltensmaßnahmen kann das Infektionsrisiko allenfalls reduziert werden
- Standardisiert erfolgt eine Primärprophylaxe von Pneumonien durch Pneumocystis jirovecii, in der Regel mit Trimethoprim/Sulfamethoxazol
- Patienten mit lange anhaltender Neutropenie sind durch invasive mykotische Infektionen bedroht und bedürfen einer systemischen antimykotischen Prophylaxe
- **❯ Fieber (Temperatur von 38,0 C über >30 Minuten oder einmalig ≥38,3 C) in Neutropenie ist häufig Ausdruck einer bakteriellen Blutstrominfektion und daher immer ein Notfall**
- Entscheidend ist die sorgfältige und umfassende Aufklärung der Eltern und älterer Kinder über die Notwendigkeit

einer sofortigen Vorstellung in der Klinik bei Auftreten von Fieber und bei reduziertem Allgemeinzustand
- Vorgehen bei Fieber in Neutropenie:
  - Nach Abnahme von Blutkulturen ist unverzüglich eine empirische antibakterielle Therapie einzuleiten. Sie wird nach Keimnachweis resistogrammgerecht angepasst oder bei persistierendem Fieber erweitert
  - Bei Kreislaufinstabilität und anhaltendem Fieber muss rechtzeitig die Explantation eines zentralvenösen (Verweil)katheters als möglichem Keimreservoir erwogen werden
  - Der Nachweis bestimmter Erreger in den Blutkulturen erzwingt die notfallmäßige Katheterexplantation (z. B. Pseudomonas aeruginosa, Staphylococcus aureus, Candida albicans)
  - Bei Persistenz des Fiebers: Verdacht auf invasive Pilzinfektion → CT der Lunge und empirische antimykotische Therapie i.v. Bei CT-Nachweis schimmelpilzverdächtiger Herde muss eine invasive Erregerdiagnostik (Bronchoskopie, broncho-lveoläre Lavage) erwogen werden
- Bei Auftreten typischer Hauteffloreszenzen für eine Infektion mit Herpes-simplex- bzw. Varicella-Zoster-Virus wird eine systemische Therapie mit Aciclovir eingeleitet. Bei Kontakt mit Windpocken oder Herpes Zoster muss eine Postexpositionsprophylaxe erfolgen
- Der Einsatz hämatopoetischer Wachstumsfaktoren (G-CSF) kann die Zeit der Neutropenie um einige Tage abkürzen. G-CSF wird nicht generell empfohlen
- Bei AML sollten G-CSF-Gaben lebensbedrohlichen Situationen lang anhaltender Neutropenie vorbehalten sein

14.7.3 Antiemetische Therapie

- Für die Chemotherapie eingesetzte Medikamente verursachen unterschiedlich stark ausgeprägte Übelkeit mit Erbrechen. Intensive antiemetische Begleitmedikation ist i. d. R. erforderlich
- Präemptiv und begleitend: 5-HT_3-Antagonist (Ondansetron)
- Ergänzend Steroide und/oder Neurokinin-1-Rezeptor-Antagonisten (Aprepitant)
- Im Bedarfsfall zusätzlich Dimenyhdrinat
- Metoclopramid sollte aufgrund des erhöhten Risikos von Dyskinesien bei Kindern eine Ausnahmemedikation bleiben

14.7.4 Transfusionen von Blutprodukten

- **Erythrozytenkonzentrate**: Zur Vermeidung von Anämiesymptomen und Kreislaufinstabilität bei Anämie; Transfusionsgrenze i. d. R. Hb-Wert <6–7 g/dl bzw. Hämatokrit <20 %
- **Thrombozytenkonzentrate**: Zur Vermeidung von Blutungskomplikationen durch Thrombozytopenie; Transfusionsgrenze in der Regel $15–20 \times 10^9$/l
- Blutprodukte enthalten Lymphozyten, die bei immunsupprimierten Patienten eine Graft-versus-Host-Erkrankung auslösen können. Daher werden alle Blutprodukte mit 20–30 Gy bestrahlt
- Zur Vermeidung von Sensibilisierungen im HLA-System und der Übertragung des Zytomegalie-(CMV-)Virus sind ausschließlich leukozytendepletierte (gefilterte) Konzentrate zu transfundieren

14.8 Nichtmaligne Bluterkrankungen: Anämien

- Entstehung entweder durch Störungen der Produktion von Erythrozyten im Knochenmark oder den Verlust reifer Erythrozyten durch Blutung oder Hämolyse
- **Störungen der Produktion**: Bei Mangelzuständen (Eisen-, Vitamin-B_{12}-, Folsäuremangel), Hb-Globinkettendefekten

(Thalassämie), Verdrängung der Blutbildung durch akute Leukämien (▶ Abschn. 14.1) oder angeborenen (Diamond-Blackfan-Anämie) oder erworbenen (transitorische Erythroblastopenie des Kleinkinds) Bildungsstörungen
- **Hämolytische Anämien**: Durch Autoantikörper vermittelt oder durch vererbte Membran- oder Enzymdefekte der Erythrozyten bedingt
- Eine Anämie durch mechanisch-toxische Hämolyse entsteht im Rahmen des hämolytisch-urämischen Syndroms (HUS, ▶ Abschn. 16.6)
- Allgemeine Anämiezeichen sind Blässe, Abgeschlagenheit, Leistungsminderung und Müdigkeit

14.8.1 Eisenmangelanämie

▪▪ Definition und Epidemiologie
- Eisenmangel entsteht bei unzureichenden Depots (Frühgeborene), einseitige Ernährung, zyanotische Vitien, chronische Infekte, Malabsorption oder chronische Blutungen

▪▪ Klinische Präsentation
- Anämiezeichen, Gedeihstörung
- Trophische Störungen mit Windeldermatitis, Stomatitis und Mundwinkelrhagaden

14

▪▪ Diagnostik
- Blutbild: Isolierte mikrozytäre hypochrome Anämie, Retikulozyten erniedrigt
- Der Mangel an Speichereisen zeigt sich in einem erniedrigten Serumferritin
- Zum Ausschluss einer ursächlichen Blutung sollten Urin und Stuhl auf okkultes Blut untersucht werden

▪▪ Therapie
- **Orale Eisensubstitution** für 3–5 Monate
- Nebenwirkungen der Eisensubstitution: Appetitlosigkeit und Obstipation
- Der Therapieerfolg ist nach 8–12 Tagen an einer Verdoppelung der Retikulozyten und nach etwa 3 Wochen an einem Hb-Anstieg erkennbar
- Bei Therapieversagen muss neben Resorptionsstörung und weiterbestehender Grunderkrankung mangelnde Compliance erwogen werden
- Eine parenterale Therapie ist nur bei sehr schwerer Eisenmangelanämie oder Resorptionsstörung zu erwägen
- **Eisenprophylaxe bei Frühgeborenen**: Der Mangelanämie durch unzureichende Eisenspeicher und häufige Blutentnahmen wird mit einer Eisensubstitution ab der 4.–5. Lebenswoche vorgebeugt. Ab Nachweis eines stabilen altersentsprechenden Hb-Werts und mit beginnender Fleischnahrung kann die Prophylaxe beendet werden

14.8.2 Vitamin-B_{12}-Mangel

▪▪ Definition und Epidemiologie
- Häufigste Ursache ist die mangelnde Zufuhr von Vitamin B_{12} mit der Nahrung, z. B. bei vollgestillten Säuglingen und gleichzeitigem Vitamin-B_{12}-Mangel der Mutter oder bei streng veganer Ernährung
- Seltene Ursachen: Genetisch bedingte Störungen der Resorption, des Transports (Intrinsic Factor) und des Stoffwechsels von Cobalamin sowie erworbene Resorptionsstörungen nach Resektion des terminalen Ileums
- Der bei Erwachsenen bekannte Intrinsic-Factor-Mangel durch Autoimmungastritis ist im Kindesalter selten

▪▪ Klinische Präsentation
- Neben Anämiezeichen häufig Gedeih- und Entwicklungsstörungen
- Bei schwerem Mangel → Verminderung auch der anderen Blutreihen (Leukozyten, Thrombozyten) → dadurch Infektneigung und Blutungszeichen

- Typische Symptome: Sensibilitätsstörungen insbesondere der unteren Extremitäten und Ataxie als Hinweis auf periphere Neuropathie

Diagnostik

- Blutbild: Makrozytäre Anämie (hohes MCV), häufig auch Leukozytopenie, Thrombozytopenie
- Im peripheren Blutausstrich: Ausschwemmung unreifer Vorstufen der Blutbildung (**Cave**: Nicht selten wird die Verdachtsdiagnose einer Leukämie gestellt). Als Ausdruck der ineffektiven Hämatopoese sind im Serum Bilirubin und LDH erhöht
- Der Nachweis des Vitamin-B_{12}-Mangels erfolgt durch einen erniedrigten Serumspiegel

Therapie

- Bei alimentärem Vitamin-B_{12}-Mangel kann eine orale Substitution und Umstellung der Ernährung genügen
- Bei anderen Ursachen und sehr ausgeprägter Symptomatik erfolgt eine parenterale Substitution mit Hydroxycobalamin

14.8.3 Folsäuremangel

- Die Anämie durch Folsäuremangel ist überwiegend Folge von Malabsorptionssyndromen. Sie manifestiert sich klinisch und in den Blutausstrichen wie die Vitamin-B_{12}-Mangelanämie, jedoch ohne neurologische Symptome
- Der Mangel von Folsäure wird serumchemisch nachgewiesen und durch orale Substitution behandelt

14.8.4 Thalassämien

Definition und Epidemiologie

- Thalassämien sind klinisch und genetisch sehr heterogene, meist autosomal-rezessiv vererbte Erkrankungen. Durch verminderte Expression einer Hämoglobinkette kommt es zu einer mikrozytären Anämie und bei der Thalassaemia major zu ineffektiver Erythropoese mit intra- und extramedullärer Hämolyse
- Die β-Thalassämie kommt gehäuft im Mittelmeerraum, Afrika und dem Nahen und Mittleren Osten vor und nimmt aufgrund der Einwanderung aus diesen Gebieten auch in Deutschland zu

Klinische Präsentation

- **α-Thalassämie**: Abhängig von der Zahl der deletierten α-Globingene führen schwere Formen der α-Thalassämie zum Hydrops fetalis, während milde asymptomatisch sind
- **Heterozygote β-Thalassämie, Thalassaemia minor**: Die Patienten haben mikrozytäre Erythrozyten, einige eine leichtgradige Anämie ohne klinische Symptome
- **Homozygote β-Thalassämie, Thalassaemia major**: Ab dem 3. Lebensmonat schwere Anämiesymptome, Gedeihstörung, Ikterus und zunehmende Hepatosplenomegalie. Unbehandelt entwickeln sich durch die gesteigerte, ineffektive Erythropoese Skelettdeformitäten (verbreiterter Gesichtsschädel) und eine lebensbegrenzende Hämosiderose mit Leber-, Herzinsuffizienz und endokrinen Störungen (Diabetes mellitus, Kleinwuchs, Pubertas tarda)

Diagnostik

- **Blutbild**: Mikrozytäre hypochrome Anämie mit Zeichen der ineffektiven Erythropoese (Anisozytose, Poikilozytose, Targetzellen)
- Das Serum-Ferritin ist in der Regel normal/erhöht. **Cave**: Aufgrund der Mikrozytose wird bei Patienten mit heterozygoter Thalassämie häufig eine Eisenmangelanämie fehldiagnostiziert
- **Diagnose durch Hb-Analyse**: HbA_1 vermindert; HbF (20–90 %) und HbA_2 (1–4 %) kompensatorisch erhöht

- Die molekulargenetische Analyse kann für die humangenetische Beratung der Familien und pränatale Diagnostik hilfreich sein

■■ Therapie

- **Thalassaemia minor**: Meist keine Therapie notwendig
- **Eine Eisensubstitution ist nur bei nachgewiesenem Eisenmangel mit erniedrigtem Serumferritin indiziert.**
- **Thalassaemia major**: Einzige kurative Therapie ist die alloHSCT. Bei Verfügbarkeit eines HLA-identen Geschwisterspenders wird die Transplantation vor Schuleintritt empfohlen. Die Indikationsstellung folgt immer einer sorgfältigen individuellen Risikoabwägung
- **Ziele** der konventionellen Therapie bei der Thalassaemia major: Korrektur der Anämie, Verhinderung extramedullärer Erythropoese und Vermeidung von Eisenüberladung und Organsiderosen. Dies erfordert ein regelmäßiges Transfusionsregime mit Erythrozytenkonzentraten alle 3 Wochen (Ziel-Hb >9,5–10 g/dl vor Transfusion), kombiniert mit einer konsequenten Therapie mit Chelatbildnern
- **Cave**: Da es häufig zu einer Funktionsstörung der Milz kommt, sollten die Patienten zusätzlich zu den Standardimpfungen immer frühzeitig gegen Pneumokokken und Meningokokken geimpft werden

14

14.8.5 Transitorische Erythroblastopenie des Kleinkinds

■■ Definition und Epidemiologie

- Im Rahmen eines postentzündlichen, am ehesten viralen Autoimmunprozesses kommt es typischerweise bei Kleinkindern um das 2. Lebensjahr zu einer transienten Störung der Bildung von Erythrozyten im Knochenmark
- Eine Sonderform ist die durch Parvovirus B19 (Ringelröteln) ausgelöste hypoplastische Anämie
- Der Hb-Wert fällt über einige Wochen langsam ab und kann sehr niedrige Werte (<4–5 g/dl) erreichen

■■ Klinische Präsentation

- Die Kinder fallen durch Blässe auf und sind i. d. R. beschwerdefrei

■■ Diagnostik

- Isolierte Anämie mit Verminderung der Retikulozyten bei sonst unauffälligem Differenzialblutbild

■■ Therapie

- Selbstlimitierende Erkrankung mit Spontanerholung, die man frühzeitig am Anstieg der Retikulozyten erkennen kann
- Selten ist aufgrund einer schweren und symptomatischen Anämie eine Transfusion indiziert. Hb-Werte $\geq$5 g/dl können bedenkenlos toleriert werden
- Die Differenzialdiagnose einer akuten Leukämie muss erwogen werden, auf Knochenmarkdiagnostik kann bei typischer Präsentation jedoch i. d. R. verzichtet werden

14.8.6 Autoimmunhämolytische Anämie (AIHA) durch Wärmeagglutinine

■■ Definition und Epidemiologie

- Autoantikörper binden bei Körpertemperatur an Erythrozyten und führen zur Hämolyse
- Häufig findet sich keine Ursache, jedoch müssen systemische Autoimmunerkrankungen und insbesondere im Jugendalter maligne Erkrankungen (Lymphome) aus Auslöser ausgeschlossen werden.

■■ Klinische Präsentation

- Die Patienten fallen durch Blässe, Ikterus und braunen Urin sowie akute Anämiesymptome (Tachykardie, Dyspnoe) und oft Rückenschmerzen auf

Diagnostik

- Laborchemisch Anämie mit erhöhten Retikulozytenzahlen und Hämolysezeichen (Anstieg von indirektem Bilirubin und LDH, Verminderung von Haptoglobin)
- **Der entscheidende Parameter zur Unterscheidung zwischen einer AIHA und einer nichtimmunvermittelte Hämolyse ist der direkte Coombs-Test. Bei der AIHA ist der Test durch die Antikörperbeladung der Erythrozyten positiv**

Therapie

- Die AIHA wird immunsuppressiv mit Glukokortikoiden behandelt. Bei stabilem Ansprechen werden sie langsam ausgeschlichen. Bei unzureichendem Ansprechen (Steroidrefraktärität oder -abhängigkeit) muss die Gabe von Rituximab oder anderer immunsuppressiver Medikamente erwogen werden
- Eine infektassoziierte AIHA insbesondere bei Kleinkindern spricht nicht selten auch auf die Gabe i.v.-Immunglobuline an
- Transfusionen sind nur bei bedrohlichem Abfall des Hb-Werts indiziert und müssen unter sorgfältiger Überwachung erfolgen, da die Antikörper akute Hämolyse auslösen können

14.8.7 Hereditäre Sphärozytose (Kugelzellanämie)

Definition und Epidemiologie

- Häufigste erbliche hämolytische Anämie in Mitteleuropa. 1 % der Bevölkerung sind Anlageträger. Sie wird meist autosomal-dominant vererbt
- Durch Defekt eines Erythrozytenmembranproteins ist die osmotische Resistenz der Erythrozyten vermindert. Sie nehmen Kugelform an und werden in der Milz zerstört

Klinische Präsentation

- Die Sphärozytose fällt häufig im Neugeborenenalter durch einen Ikterus prolongatus auf
- Intermittierende Episoden akuter Hämolyse mit wechselndem Ikterus
- Zunehmende Splenomegalie
- Häufige Komplikation sind Bilirubin-Gallensteine
- Infektassoziiert treten hämolytische Krisen auf, bei Infektion mit Parvovirus B19 (Ringelröteln) auch aplastische Krisen

Diagnostik

- Laborchemisch Anämie mit erhöhten Retikulozytenzahlen und Hämolysezeichen (Anstieg von indirektem Bilirubin und LDH, Verminderung von Haptoglobin)
- Der Nachweis von Sphärozyten im Blutbild (>10 %) ist hinweisend auf die Diagnose, aber weder spezifisch noch sensitiv
- Der direkte Coombstest ist negativ
- Die Diagnose wird durch Spezialtests der Membranstabilität von Erythrozyten gestellt

Therapie

- Die Sphärozytose wird symptomatisch behandelt
- Bei aplastischen oder ausgeprägten hämolytischen Krisen werden Erythrozyten transfundiert, bei sehr schweren Verlaufsformen auch regelmäßig und in Kombination mit Folsäure-Substitution
- Da die Milz Hauptabbauort für die Sphärozyten ist, kann die Erkrankung durch Splenektomie dauerhaft kontrolliert werden. Jedoch besteht anschließend ein lebenslanges Risiko für infektiöse Komplikationen. Daher wird die Splenektomie nur nach sorgfältiger Risikoabwägung möglichst erst jenseits des 5. Lebensjahrs und nach vollständiger Immunisierung gegen bekapselte Erreger (Hämophilus influenza B, Pneumokokken, Meningokokken) empfohlen

- Nicht selten wird aufgrund rezidivierender Gallensteine eine Cholezystektomie erforderlich

14.8.8 Glukose-6-Phosphat-Dehydrogenase-Mangel

Definition und Epidemiologie

- Der Defekt des Erythrozytenenzyms wird X-chromosomal rezessiv vererbt und führt zu erhöhter Anfälligkeit der Erythrozyten gegen oxidativen Stress mit sekundärer Membranschädigung

Klinische Präsentation

- Im Intervall sind die Patienten symptomfrei
- Die Erkrankung manifestiert sich mit akuten hämolytische Krisen mit Ikterus, braunem Urin, Rückenschmerzen und Anämie
- Auslösung hämolytischer Krisen kann der Verzehr von dicken Bohnen (auch als Saubohnen oder Favabohnen bezeichnet) sein, sowie Infektionen und verschiedene Medikamente (Liste unter ► www.g6pd.org)
- Heterozygote Frauen sind meist asymptomatisch

Diagnostik

- Laborchemisch Coombs-negative Anämie mit erhöhten Retikulozytenzahlen und Hämolysezeichen (Anstieg von indirektem Bilirubin und LDH, Verminderung von Haptoglobin)
- Die klinische Verdachtsdiagnose kann durch Messung der Enzymaktivität in Erythrozyten bestätigt werden

Therapie

- Wichtigste Maßnahme ist die Vermeidung der Auslöser
- Erythrozytentransfusionen sind nur selten bei schweren hämolytischen Krisen erforderlich

14.8.9 Sichelzellerkrankung

Definition und Epidemiologie

- Die Sichelzellerkrankung ist die häufigste Hämoglobinopathie
- Sie tritt in Deutschland weit überwiegend bei Immigranten aus dem Mittelmeerraum, Zentralafrika und dem Nahen Osten auf
- Ursache ist eine in der Regel autosomal-rezessiv vererbte homozygote Punktmutation im β-Globinlokus des Chromosom 11, die zur Bildung pathologischen HbS führt
- Die Polymerisation von HbS bei Abnahme des pO_2 führt zur Sichelform der Erythrozyten mit Verlegung der Endstrombahn
- Die Sichelzellerkrankung ist eine chronische Erkrankung. Die Patienten sind durch Akutkomplikationen und schwerwiegende Langzeitfolgen bedroht. Lebensqualität und -erwartung sind eingeschränkt
- Das optimale Management erfordert eine Anbindung an ein kinderhämatologisches Zentrum und im Verlauf eine Transition in adäquate internistische Betreuung

Klinische Präsentation

- Die Sichelzellerkrankung ist eine Multiorganerkrankung
- Die Anämie steht gegenüber den Gefäßkomplikationen im Hintergrund. Es besteht eine chronische, meist gut kompensierte hämolytische Anämie und es kann zu Episoden akuter Coombs-negativer Hämolyse und zu aplastischen Krisen (Parvovirus B19) kommen
- Die Krankheit manifestiert sich erst nach den ersten Lebensmonaten, da HbF die Löslichkeit des HbS verbessert
- Krankheitssymptome sind Folge der Gefäßverschlüsse, die alle Organe betreffen können:
  - **Skelettsystem**: Sehr schmerzhafte vasookklusive Krisen durch Mikroinfarkte in den Knochen, bei Kleinkindern als Hand-Fuß-Syndrom, bei

größeren Kindern überwiegend in langen Röhrenknochen und Stammskelett
- **Lunge**: Akutes Thoraxsyndrom, mit thorakalen Schmerzen, Fieber, Husten, Tachypnoe
- **Milz**: Splenomegalie, im Verlauf rezidivierende Infarkte mit funktioneller Asplenie (Autosplenektomie)
- **Milzsequestrationskrise**: Rasch einsetzende Milzvergrößerung durch Versacken großer Blutvolumina. **Cave**: Akuter Notfall mit sofortigem Transfusionsbedarf!
- **Gastrointestinaltrakt**: Abdominelle Koliken durch Infarkte der Mesenterialgefäße
- **ZNS**: Ischämische Infarkte durch Verschlüsse großer Arterien
- **Nieren**: Papillennekrosen mit Episoden akuter Makrohämaturie und chronischer Niereninsuffizienz
- **Genitalsystem**: Priapismus
- **Augen**: Proliferative Retinopathie (ab Jugendalter)

- Nur Patienten mit homozygotem Gendefekt sind krank. Heterozygotie (Überträgerstatus) hat keinen Krankheitswert

Diagnostik
- Laborchemisch findet sich eine Coombs-negative Anämie mit erhöhten Retikulozytenzahlen und Hämolysezeichen (Anstieg von indirektem Bilirubin und LDH, Verminderung von Haptoglobin)
- **Differenzialblutbild**: Nachweis von Erythrozyten typischer Sichelzellmorphologie (Abb. 14.4)
- **Hb-Analyse**: Nachweis von HbS und HbF ohne Nachweis von HbA
- Nachweis des Gendefekts durch Mutationsanalye

Therapie
- Engmaschige zerebrale arterielle Dopplersonographien ab dem Alter von 12–18 Monaten dienen der Früherkennung eines erhöhten ZNS-Infarktrisikos. Bei pathologischen Dopplerflüssen ist eine der folgenden Maßnahmen indiziert:
  - Prophylaktische Gabe von Hydroxycarbamid (wirkt über die Induktion der HbF-Synthese)
  - Chronisches Transfusionsprogramm
- Schmerzkrisen bedürfen einer schnellen und adäquaten Analgesie, i. d. R. mit Opiaten, und hoher i.v.-Flüssigkeitszufuhr
- Zum Schutz bei funktionellem Verlust der Milz: Penicillinprophylaxe und Immunisierung gegen Hämophilus influenza B, Pneumokokken und Meningokokken
- Splenektomie ist nur nach Milzsequestration indiziert
- Eine Eisenüberladung im Verlauf sollte konsequent mit Chelatbildnern behandelt werden
- Indikationen zur Transfusion: Sehr schwere oder lebensbedrohliche vasookklusive Ereignisse, Milzsequestration, akutes Thorax-Syndrom oder ZNS-Infarkt
- Einzige kurative Therapie ist die allogene Knochenmark- oder Blutstammzelltransplantation. Sie wird bei Verfügbarkeit eines HLA-identen Geschwisterspenders und bei schweren Komplikationen (insbesondere nach ZNS-Infarkt) empfohlen. In jedem Fall müssen Risiko und Nutzen einer Transplantation sorgfältig gegen die konservative Therapie mit Hydroxycarbamid und Transfusionen abgewogen werden

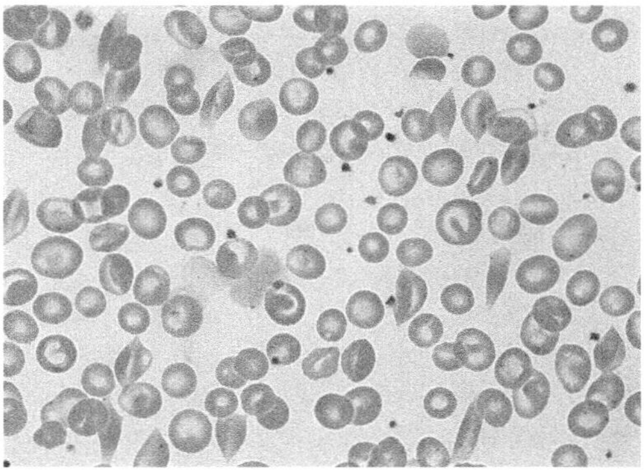

Abb. 14.4 Blutbild bei Sichelzellanämie. (Quelle: UK Münster)

14.9 Erkrankungen mit Blutungsneigung

14.9.1 Immunthrombozytopenie (ITP)

Definition und Epidemiologie

- Die ITP ist definiert als isolierte Thrombozytopenie <100.000/µl mit normalem (Differenzial)blutbild
- Durch Autoimmunprozesse werden Thrombozyten vorzeitig abgebaut
- Die ITP tritt am häufigsten im Alter zwischen 1 und 6 Jahren auf

Klinische Präsentation

- Leitsymptome sind Hautblutungen wie Petechien und Hämatome
- 20–35 % haben zusätzlich Schleimhautblutungen (Nase, Gingiva)
- Seltener treten Hämaturie, Menorrhagien und Darmblutungen auf
- Größte Gefahr sind Hirnblutungen (Inzidenz 0,2–0,8 %)

Diagnostik

- Die ITP ist eine Ausschlussdiagnose
- Kern der Diagnostik ist ein Blutbild mit Differenzierung der Leukozyten. Bei einer ITP besteht eine isolierte Thrombozytopenie
- Wichtigste Differenzialdiagnose ist eine akute Leukämie. Eine Knochenmarkspunktion ist jedoch nur bei klinischem Verdacht und/oder weiteren Blutbildauffälligkeiten indiziert

Therapie

- Bei fehlenden Schleimhautblutungen und älteren, nicht sturzgefährdeten Kindern kann unter engmaschigen Kontrollen die Spontanerholung abgewartet werden („Watch-and-Wait")
- Therapieoptionen sind die Gabe intravenöser Immunglobuline und Steroidstoßtherapie
- Vor Gabe von Steroiden sollte eine Knochenmarkpunktion erwogen werden, da eine akute Leukämie auf Steroide zunächst sehr gut ansprechen und auf diese Weise übersehen werden kann
- Thrombozytentransfusionen sind nur bei bedrohlichen akuten Blutungsereignissen indiziert
- Bei chronischen Verläufen bestehen folgende Optionen:
  - Wiederholter Einsatz intravenöser Immunglobuline und/oder Steroide
  - Bei Refraktärität kann eine Therapie mit Rituximab erwogen werden, die über B-Zell-Depletion die antithrombozytären Antikörper reduziert
  - Auch für das Kindesalter ist ein oraler Thrombopoietinrezeptor-Agonist zugelassen, der die Thrombozytenzahl in den schützenden Bereich anheben, eine chronische ITP jedoch nicht heilen kann. Hier muss der Nutzen gegen die Risiken einer Langzeitanwendung eines noch wenig bekannten Medikaments abgewogen werden
  - Splenektomie: Sollte nach Möglichkeit vermieden und allenfalls bei älteren Kindern und Jugendlichen und dann immer nach Impfung erwogen werden

14.9.2 Hämophilie

► Kap. 15

Hämostaseologie

Holger Hauch

C. Papan, L. T. Weber (Hrsg.), *Repetitorium Kinder- und Jugendmedizin*,
https://doi.org/10.1007/978-3-662-56790-6_15

Einleitung

- Hämostaseologie ist von der Zusammenarbeit verschiedener Schwerpunkten geprägt → Gute Kooperation mit dem Labor, der Intensivmedizin, Neonatologie, Kardiologie, Neuropädiatrie, Onkologie und anderen ist für einen erfolgreichen Therapieverlauf von großer Bedeutung
- Häufige ambulante Fragestellungen sind Abklärung des Blutungsrisikos präoperativ, Betreuung von Kindern mit bekannten oder bisher unerkannten Gerinnungsstörungen (Hämophilie A, B, von-Willebrand-Erkrankung (vWD), Thrombozytopathien, u. a.), Beratung bei Wunsch nach oraler Antikonzeption sowie Behandlung und Diagnostik von Thrombosen
- Im stationären Umfeld erfolgen die Therapien von komplexen Störungen, z. B. die Induktion einer Immuntoleranz bei Patienten mit Hämopilie A/B, bei Nachweis von Hemmkörpern sowie eine konsiliarische Mitbeurteilung

15.1 Blutungsneigung

Anamnese

Die Blutungsneigung kann angeboren (z. B. Hämophilie, von-Willebrand-Erkrankung) oder erworben (z. B. Medikamente, Sepsis, ITP) sein. Von besonderer Bedeutung ist eine standardisierte Anamnese, die neben dem Alter und Geschlecht, Blutungssymptome, Familienanamnese und die individuelle Vorgeschichte mit einschließt.

15

- **Alter**
  - Eine **angeborene schwere Blutungsneigung** manifestiert sich meist im ersten Lebensjahr durch z. B. Stumpfblutung nach Abfall der Nabelschnur (z. B. FXIII-Mangel, selten), intrakranielle, neonatale Blutungen (v. a. bei reifen Neugeborenen, NG), ungewöhnliche mukokutane Blutungen (Epistaxis, Mundhöhle, Petechien, Hämatome)
  - Eine **erworbene Blutungsneigung** kann prinzipiell auch im frühen Alter auftreten (z. B. die sehr selten gewordene Vitamin-K-Mangelblutung, ITP). Blutungen können immer ein Zeichen von Misshandlungen sein
- **Geschlecht**
  - Einige angeborene Krankheiten mit Blutungsneigung werden X-chromosomal vererbt (Hämophilie A und B, Wiskott-Aldrich-Syndrom, X-chromosomale Thrombozytopenie mit oder ohne Dyserythropoese). Eine positive Familienanamnese, die sich ausschließlich auf männliche Individuen beschränkt, ist dann hinweisend
  - Andere angeborene Störungen (z. B. von-Willebrand-Erkrankung, FVII-, FXI-Mangel) betreffen beide Geschlechter. Bei allen angeborenen Erkrankungen sind Neumutationen möglich
- **Blutungssymptome**
  - Die Symptome können wegweisend für die Diagnose sein. Bei Blutungen an Schleimhäuten Nasenbluten, Blutungen nach Adenotomie, Tonsillektomie, Zahnextraktion, GI-Blutung und starke Menstruations- oder postpartale Blutungen) und der Haut (Petechien) ist zunächst an von-Willebrand-Erkrankung (vWD), Thrombozytopenien oder -pathien zu denken sowie in seltenen Fällen an einen M. Osler oder ein Kasabach-Merritt-Syndrom
  - Hämatome, zweizeitige oder verzögerte Blutungen, Blutungen nach Operationen oder Traumata, Weichteil- und Gelenkblutungen weisen eher auf einen Faktormangel hin
  - Eine plötzliche Blutungsneigung ohne Trauma oder Operation spricht für erworbene Ursachen wie Intoxikationen → z. B. akzidentelle oder nicht akzidentelle Einnahme von Phenprocoumon (Marcumar) oder Rattengift, ITP
  - Blutungen im Säuglingsalter sollten immer abgeklärt werden. Schwerwiegende

Ursachen lassen sich i. d. R. schnell klären. Problematischer sind milde oder moderate Symptome, die auch bei Gesunden vorkommen können. Zur Differenzierung, ob ein Symptom signifikant ist, bieten sich verschiedene Fragebögen an (◘ Tab. 15.1, ◘ Abb. 15.1)
  - Ein international anerkannter Fragebogen ist der „ISTH-BAT-Score" (◘ Tab. 15.1). Dieses diagnostische Hilfsmittel ist für Erwachsene und Kinder mit angeborener Blutungsneigung geeignet
- Es wurden von der ISTH minimale Kriterien definiert, um ein Symptom als signifikant zu verifizieren. Für ein signifikantes Symptom werden 1–4 Punkte vergeben. Generell gilt eine Blutung als signifikant, wenn eine medizinische Beratung (mit Überweisung an einen Spezialisten) oder eine Behandlung (Gabe von Tranexamsäure oder HNO-ärztliche Koagulation) in Anspruch genommen werden muss
- ISTH-BAT-Score von ≥3 gilt als auffällig → spezielle Diagnostik indiziert. Zukünftige Studien der Reliabilität und Validität werden dieses Tool weiter evaluieren
- **Nasenbluten** ist ein häufiges Symptom auch bei gesunden Kindern. Dieses Symptom wird in dem o. g. Fragebogen als signifikant gewertet, wenn es länger als 10 Minuten dauere, ≥5-mal/Jahr auftrete, es nicht saisonal auftrete und auch nicht mit Infektionen oder äußeren Einflüssen (trockene Luft, Manipulationen) in Zusammenhang stünde
- Hautblutungen gelten als signifikant, wenn ≥5 Hämatome >1 cm Durchmesser in einem exponierten Areal (z. B. Unterschenkel) vorlägen
- Blutungen oder Nachblutungen bei **Bagatelltraumen** werden mit mindestens einem Punkt klassifiziert, wenn eine Blutung ≥10 Minuten anhalte und ≥5 Ereignisse/Jahr aufträten
- **Blutungen in der Mundhöhle** gelten als auffällig, wenn z. B. durch Zahnausfall oder -durchbruch, Biss auf die Lippe oder Zunge blutiges Sputum für ≥10 Minuten bemerkt wird
- Jede **GI-Blutung** oder eine Makrohämaturie gelten, sollte nicht eine klare Ursache (z. B. CED, akute Infektion) definierbar sein, als signifikant
- Nachblutungen nach Operationen – auch nach Zahnextraktionen – werden als auffällig bewertet, wenn der Operateur das Blutungsverhalten als ungewöhnlich definiert, eine außerplanmäßige Therapie (z. B. Revision oder hämostatische Therapie) oder eine verzögerte Entlassung bzw. neuer Behandlungsfall erforderlich wird
- Gerade bei angeborener Blutungsneigung sollte man bezüglich der Menstruation genauer nachfragen. Angeborene Störungen bestehen lebenslang und treten in Episoden auf. Gerade bei einer positiven Familienanamnese geben Frauen verstärkte Menstruationsblutungen gar nicht bei objektiv auffälliger Familienanamnese als subjektiv auffällig an. Die anderen Familienangehörigen (z. B. Mutter und Großmutter) hatten evtl. identische/ähnliche Symptome, denen auch nicht besondere Bedeutung beigemessen wurde
- Eine **Menorrhagie** läge dann vor, wenn eine Binde mindestens alle 2 Stunden gewechselt werden müsse, die Menstruation ≥7 Tage dauere, Koagel ≥1 cm oder ein „Überlaufen" vorhanden sei. Ein Punktwert von >100 beim „Pictoral Blood Loss Assessment Chart" (◘ Abb. 15.1) gilt ebenfalls als signifikant. Dieser Dokumentationsbogen mit einer Anleitung kann kostenfrei aus dem Internet bezogen werden. Jede einzelne Binde/bzw. Tampon wird je nach Blutgehalt mit 1 Punkt bzw. max. 20 Punkten, Koagel werden je nach Größe mit 1 bzw. 5 Punkten bewertet. Ein kultursensibler Umgang ist, gerade dem männlichen Arzt, anzuraten
- Eine **postpartale Blutung** gilt dann als signifikant, wenn z. B. der Wochenfluss >6 Wochen anhalte, der Geburtshelfer die Blutung als untypisch klassifiziere, eine

Tab. 15.1 ISTH-BAT-Score (Mod. nach Rodeghiero F et al. on behalf oft he ISTH/SSC Joint VWF and Perinatal/Pediatric Hemostasis Subcommittees Working Group)

Symptom	0[a]	1[a]	2	3	4
Nasenbluten	Kein, unbedeutend	>5-mal/Jahr, Dauer >10 min	Vorstellung beim Arzt[b]	Tamponade, Verödung, Tranexamsäure	EK, FFP, rFVIIa, Desmopressin
Hämatome	Keine, unbedeutend	≥5 größer als 1 cm Durchmesser	Vorstellung beim Arzt[b]	Ausgeprägte Hämatome	EK, FFP
Blutungen aus Wunden	Keine, unbedeutend	>5-mal/Jahr, Dauer >10 min	Vorstellung beim Arzt[b]	Chirurgische Blutstillung	EK, FFP, Desmopressin
Blutungen in Mundhöhle	Keine, unbedeutend	Überhaupt vorhanden	Vorstellung beim Arzt[b]	Chirurgische Blutstillung, Tranexamsäure	EK, FFP, Desmopressin
GI-Blutungen	Keine, unbedeutend	Kein hämostaseologische Ursache	Vorstellung beim Arzt[b]	Chirurgische Blutstillung, Tranexamsäure	EK, FFP, Desmopressin
Hämaturie	Keine, unbedeutend	Makroskopische Hämatuire	Vorstellung beim Arzt[b]	Chirurgische Blutstillung, Eisenbehandlung	EK, FFP, Desmopressin
Blutungen nach Zahnextraktion	Keine, unbedeutend, keine Behandlung	Blutung ≤25 % aller Eingriffe, keine Intervention erforderlich[c]	Blutung > 25 % aller Eingriffe, keine Intervention erforderlich[c]	Anlage Tamponade oder Nahtanlage	EK, FFP, Desmopressin
Nachblutungen nach Operationen	Keine, unbedeutend, keine Behandlung	Blutung ≤25 % aller Eingriffe, keine Intervention erforderlich[c]	Blutung >25 % aller Eingriffe, keine Intervention erforderlich[c]	Chirurgische Blutstillung, Tranexamsäure	EK, FFP, Desmopressin

Menorrhargie (Abb. 15.1)	Keine, unbedeutend	Vorstellung beim Arzt[b] **oder** Bindenwechsel ≤2 h **oder** Koagel, Überlaufen **oder** PBAC-Score >100 Punkte[d]	Abbruch täglicher Routine >2/Jahr **oder** Tranexamsäure **oder** Hormontherapie wegen Blutung **oder** Eisentherapie	Kombinierte Therapie mit Tranexamsäure und Hormontherapie **oder** Dauer der Menorrhargie >12 Monate/seit Menarche	Stationäre Aufnahme/Notfallbehandlung **oder** EK, FFP, Desmopressin **oder** Kürettage, Ablation, Hysterektomie
Postpartale Blutung	Keine, unbedeutend	Vorstellung beim Arzt[b] **oder** Bindenwechsel ≤2 h **oder** Therapie mit Oxytocin **oder** Lochien >6 Wochen	Tranexamsäure **oder** Eisentherapie	EK, FFP, Desmopressin **oder** invasive Diagnostik in Anästhesie und/oder Tamponade, Ballonanlage	Jede akute chirurgische Intervention (z. B. Hysterektomie, Ligation von Gefäße, Embolisation, Naht)
Muskelhämatome	Keine	Traumatisch/keine Therapie	Spontan entstanden/keine Therapie	Traumatisch oder spontan mit Desmopressin-Gabe	Traumatisch oder spontan mit EK, FFP
Hämarthros	Keine	Traumatisch/keine Therapie	Spontan entstanden/keine Therapie	Traumatisch oder spontan mit Desmopressin-Gabe	Traumatisch oder spontan mit EK, FFP
ZNS Blutung	Keine	-	-	Subdural	Intrazerebral
Andere Blutungen[e]	Keine/unbedeutend	Vorhanden	Vorstellung beim Arzt[b]	Chirurgische Blutstillung, Tranexamsäure	EK, FFP, Desmopressin

[a]Unterschied zwischen 0 und 1 ist sehr bedeutsam, 1 bedeutet, dass das Symptom im Gespräch mit dem Arzt nachvollziehbar und schlüssig ist, 2 oder mehr Punkte aber nicht gerechtfertigt erscheinen
[b]Der Patient suchte medizinische Hilfe und er wurde an einen Spezialisten oder geschickt oder es wurde eine Labordiagnostik veranlasst
[c]1 Prozedur führte zu 1 Blutung = 100 % = 2 Punkte, bei 2 Prozeduren gab es 1 Blutung = 50 % = 2 Punkte, bei 4 Prozeduren gab es 1 Blutung = 25 % = 1 Punkt
[d]Falls verfügbar bei Vorstellung
[e]Andere sind: Blutungen Nabelstumpf, Kephalhämatom, Kieferhämatom durch Saugen an der Brust/Flasche, Blutung nach Zirkumzision oder i.v.-Punktion. Blutungen im Säuglingsalter sollten immer eine Evaluation nach sich ziehen
EK Erythrozytenkonzentrat, *FFP* „fresh frozen plasma"

Füllmenge der Hygieneprodukte:

Tag

Tampons	1	2	3	4	5	6	7	8	9	10	Faktor	Summe
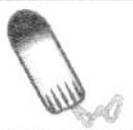											× 1	
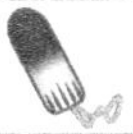											× 5	
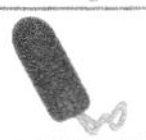											× 10	
Gerinnsel/ durchnässt												
											Summe:	

Tag

Binden	1	2	3	4	5	6	7	8	9	10	Faktor	Summe
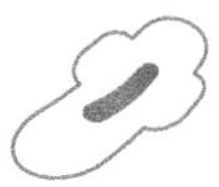											× 1	
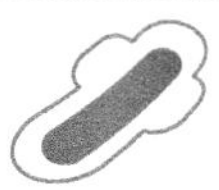											× 5	
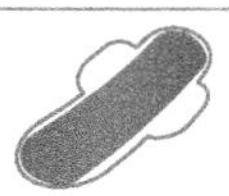											× 20	
Gerinnsel/ durchnässt												
											Summe:	

Ergänzungen:____________________

So geht´s:

Dokumentieren Sie bitte täglich den Verbrauch Ihrer Hygieneprodukte anhand der Tabellen. Tragen Sie dazu die tägliche Anzahl Binden oder Tampons passend zu den Füllungen ein.
Es empfiehlt sich, innerhalb der Tabelle eine Strichliste zu führen, zu der Sie jeweils einen Strich hinzufügen, wenn Sie eine Hygieneprodukt benutzt haben.

Berechnung Score:

1) Multiplizieren Sie die Anzahl der Striche mit dem jeweiligen Faktor.
2) Tampon oder Binde vollstänig durchnässt wird jedes Mal zusätzlich mit 5 Punkten gewertet »Gerinnsel« ab ca. 2,5 cm mit 5 Punkten; kleiner mit 1 Punkt
3) Addieren Sie beide Summen, um den Score zu erhalten. Bei einem Score über 100 ist eine Abklärung zu empfehlen.

Abb. 15.1 „Pictoral Blood Loss Assessment Chart": Score zur Quantifizierung der Menstruation. Jede Binde bzw. Tampon wird anhand der Färbung in der Abbildung dokumentiert und gezählt von 1–20 Punkte. Koagel werden je nach Größe (klein/groß) ebenfalls mit 1 bzw. 5 Punkten berechnet. Ein Punktwert >100 gilt als signifikant. [Aus: Weissenrieder N (2018) Jugendgynäkologie. In: Stier B, Weissenrieder N, Schwab KO (Hrsg.) Jugendmedizin. 2. Aufl. Springer, Berlin Heidelberg]

schwere Anämie auftrete, die stationäre Behandlung sich verlängere oder eine Therapie (Transfusion, operative Verfahren, hämostatische Therapie) notwendig werde
- Sollten spontane Muskel-, Gelenkblutungen oder subdurale/intrazerebrale Blutungen auftreten, werden diese als signifikant eingestuft
- Symptome wie Blutungen aus dem Nabelstumpf, Kephalhämatom, Blutungen nach Zirkumzision, Blutungen bei venöser Punktion, Blutungen am Kiefer beim Saugen an der Brust oder Flasche, Blutungen bei Ovulation werden ebenfalls erfragt

▪▪ Körperliche Untersuchung
- Da sich Symptome einer Blutungsneigung am gesamten Körper manifestieren können, sollte eine komplette Untersuchung am entkleideten Patienten erfolgen
- Mukokutane Blutungen deuten auf ein Problem der primären Hämostase (Thrombozytopenie, -pathie, vWD) hin
- Der Rumpel-Leede-Test kann auf eine Thrombozytopenie oder -pathie oder eine Gefäßfragilität hindeuten. Positiver Test ist nicht spezifisch für Blutungsneigung → eignet sich nicht zur Diagnosestellung
- Ungewöhnliche Hämatome und/oder Gelenkblutungen können bei männlichen Patienten auf eine Hämophilie hinweisen. Regelmäßig werden Gerinnungsambulanzen von Jugendämtern oder Kinderschutzgruppen bei V. a. Kindesmisshandlung kontaktiert. Vor Äußerung des Verdachts einer nicht akzidentellen Schädigung, sollte eine sorgfältige hämostaseologische Evaluation – auch unter medikolegalen Aspekten – erfolgen
- In seltenen Fällen kann eine Blutungsneigung auch auf ein Problem im Kollagenstoffwechsel hindeuten. Hier ist an ein klassisches Ehlers-Danlos-Syndrom zu denken. Erste klinische Hinweise können sich in einer Hypermobilität der Gelenke zeigen, die mittels Beighton-Score erfasst werden kann (◘ Abb. 15.2)

▪▪ Laboruntersuchungen
Altersspezifische Normalwerte des Labors sind zu beachten. Zudem ist es sinnvoll, die verfügbaren Laboruntersuchungen medizinisch und wirtschaftlich sinnvoll einzusetzen → Stufendiagnostik:
- **Basisuntersuchungen**:
  - **Blutbild**: Thrombozytopenie, Blutungsanämie
  - **Blutausstrich**: Erste Einschätzung von Form und Struktur der Thrombozyten, Ausschluss EDTA-induzierte Thrombozytopenie (Nachweis von Aggregaten im Ausstrich), Leukozyten: Blasten oder Döhle-Einschlusskörperchen? Erythrozyten: Vorhandensein von Fragmentozyten
  - **Quick-Wert** (Prothrombinzeit, PT): Screeningtest für die Gerinnungsfaktoren des extrinsischen Systems (FVII, FII, FX, FV) und Fibrinogen. Ergebnis in % zur Normalpopulation, die INR (International Normalized Ratio) dient der laborunabhängigen Vergleichbarkeit der PT/Quick in der Dosisanpassung von Vitamin-K-Antagonisten und wird aus der PT/Quick mit einem messtechnischen Faktor (nach ISI) berechnet
  - **Aktivierte partielle Thromboplastinzeit** (aPTT): Screeningtest für das intrinsische System (FVIII, FIX, FXI und FXII) sowie in der Endstrecke für FII, FV und FX sowie Präkallikrein/HMWK, wird in Sekunden gemessen. Eine Verlängerung der aPTT ist bei Kindern, v. a. bei Kleinkindern häufig. Störeinflüsse sind z. B. nicht korrektes Probevolumen, Heparin in der Probe oder parainfektiöse Lupus-Antikoagulanzien, die Blutungsneigung anzeigen. Auch eine schwere von-Willebrand-Erkrankung kann aufgrund der konsekutiven Verminderung des FVIII durch eine verlängerte aPTT auffallen
  - **Fibrinogen** (funktionell gemessen mit der Methode nach Clauss): Gehört zur basalen Diagnostik, ist zur Interpreta-

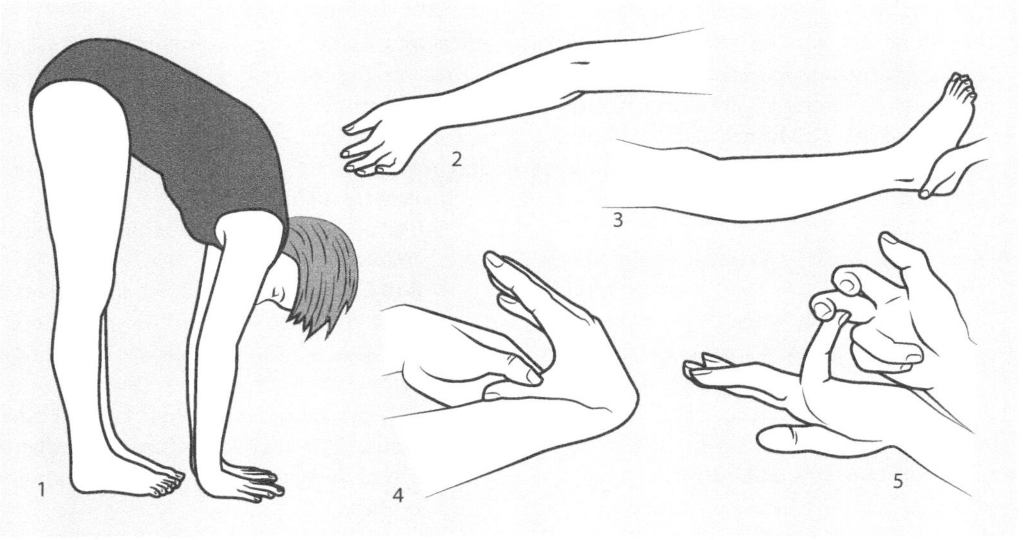

Abb. 15.2 Beighton-Score. Handflächen können bei gestreckten Knien auf den Boden aufgelegt werden: 1 Punkt; Überstreckbarkeit der Ellbogen um ≥10°, jeweils rechts und links: je Seite 1 Punkt; Daumen berührt den Unterarm: je Seite 1 Punkt; Überstreckung des Grundgelenkes des kleinen Fingers auf 90°: je Seite 1 Punkt; Überstreckbarkeit der Kniegelenke um ≥10°: je Seite 1 Punkt. (Mod. nach: ► http://hypermobility.org/help-advice/hypermobility-syndromes/beighton-score/; mit freundl. Genehmigung von Donna Wick)

tion des Quick-Werts, Erkennen von angeborenen oder erworbenen Mangelzuständen und zur Erfassung einer DIC von Bedeutung
- **Faktor-XIII-Bestimmung**: Mangel fällt in den Screeningtests (Quick, aPTT) nicht auf und sollte bei unklarer Blutungsneigung einzeln gemessen werden
- **In-vivo-Blutungszeit**, BZ (z. B. nach Ivy/Duke): Sehr unterschiedlich verfügbar und vom Durchführenden sowie der Kooperationsfähigkeit der Kinder abhängig. Einschränkung bei Kleinkindern, Bindegewebs- und Hauterkrankungen wegen nicht ausschließbarer Narbenbildung. Verlängerte Werte bei vWD, Thrombozytopenie, -pathien, schwerem Fibrinogenmangel
- **In-vitro-Blutungszeit** (PFA-100 bzw. PFA-200): Technisch-standardisierte Variante der In-vivo-BZ. Es werden Verschlusszeiten in beschichteten Kapillaren unter Scherkräften und Aktivierung des Vollbluts gemessen. Verlängerte Werte bei vWD, Thrombozytopenie, -pathien, schwerem Fibrinogenmangel. Normalwerte schließen Thrombozytopathien nicht sicher aus
- **Spezialuntersuchungen**:
  - **Verdacht auf vWD**: Spezifische Tests indiziert. Einschränkend erwähnt werden, dass in der akuten Blutung häufig Normalwerte für den von-Willebrand-Faktor (vWF) bei milden Störungen gemessen werden. Der vWF reagiert bei Akute-Phase-Reaktionen mit einem Anstieg. Zu den vWD-spezifischen Test gehören die **Messung des Antigens** (vWF:Ag), der **Funktion** (vWF:RC) und die **Multimerenanalyse**. Weitere Tests (Kollagenbindung, Molekulargenetik, thrombozytärer vWF, FVIII-Bindungsassay) werden in spezialisierten Zentren gemessen

- **Thrombelastographie/Rotationsthrombelastometrie**: Die Verfügbarkeit beschränkt sich meist auf Zentren mit Trauma- oder Herzchirurgieschwerpunkten. Es wird Vollblut als „Point Of Care"-Verfahren untersucht. Das Probenvolumen ist gering, die Ergebnisse sind rasch sichtbar. Die bisherigen publizierten Daten sind meist auf Kinder mit kardiochirurgischen Eingriffen begrenzt, sodass die Verfahren bisher keine breite Anwendung gefunden haben
- **Einzelfaktormessungen**: Bei auffälligen Screeningtests oder deutlichen klinischen Angaben werden in einer Praxis oder Ambulanz bzw. Klinik mit Erfahrung in der Diagnostik von Gerinnungsstörung die entsprechenden Faktoren einzeln bestimmt
- **Erweiterte Spezialdiagnostik**: Spezielle Untersuchungen z. B. der Thrombozyten (Aggregometrie, Durchflusszytometrie oder Lumineszenz-Aggregometrie) sowie Diagnose einer Fibrinolyse (α_2-Antiplasmin) sind speziellen Laboren vorbehalten. Hier wird auf die weiterführende Literatur verwiesen.

15.2 Krankheitsbilder

15.2.1 Von-Willebrand-Erkrankung (vWD)

- VWD ist die häufigste angeborene Ursache für eine Blutungsneigung, ca. 1/100 der Menschen haben einen reduzierten von-Willebrand-Faktor (vWF), aber nur 1/100 dieser Betroffenen haben eine klinische Symptomatik (= 1/10.000)
- Quantitative und/oder qualitative Störungen des vWF
- Physiologisch führt der vWF zur Adhäsion und Aggregation von Thrombozyten (primäre Hämostase) und stabilisiert den Faktor 8 (FVIII) und schützt diesen vor Proteolyse (sekundäre Hämostase)

▪▪ Klinik

- **Typ 1**: Rein quantitativer Defekt, meist milde, ca. 75 % der Fälle, autosomal dominant mit inkompletter Penetranz und variabler Expressivität, meistens milde Symptome wie Schleimhautblutungen (Nasenbluten, Hypermenorrhö, Nachblutung nach Zahnextraktion)
- **Typ 2**: Qualitativer Defekt ca. 25 % der Fälle, autosomal-dominant oder -rezessiv je nach Subtyp (2A, 2B, 2M, 2N), meist Schleimhautblutungen, tendenziell mehr Blutungen, bei Typ 2N auch (Muskel)hämatome und Gelenkblutungen (ähnlich einer Hämophilie), intrakranielle Blutungen möglich (sehr selten)
- **Typ 3**: Kein/kaum vWF vorhanden (<1 % der Fälle, autosomal-rezessiv, schwere Blutungsneigung, auch Gelenkblutungen, intrakranielle Blutungen möglich
- **Erworbene vWD**: Im Kindesalter sehr selten (systemischer Lupus erythematodes, Vitium cordis, Nephroblastom, Hypothyreose)

▪▪ Diagnostik

- Anamnese mit Familienanamnese, Erfassung der Blutungsneigung, z. B. IST-BAT (◘ Tab. 15.1)
- Bei klinischer Untersuchung achten auf: Haut, Gelenke, Schleimhäute
- Blutungszeit und In-vitro-Blutungszeit (► Kap. 46): Verlängert
- Blutgruppenbestimmung: Bei Blutgruppe 0 hat der vWF andere Normwerte, ca. ¼ geringer
- VWF-spezifische Tests in hämostaseologischen Laboren:
  - VWF:Ag (Antigenmenge durch ELISA gemessen): Reduziert bei Typ 1, 2 und 3
  - VWF:RC (funktioneller Test): Normal bis reduziert bei Typ 1, reduziert bei Typ 2 und 3
  - Multimere (elektrophoretische Aufspaltung und Differenzierung verschiedener Subtypen): Normal bei Typ 1, auffällig bei Typ 2 und 3
- Weitere Tests sind Spezialzentren vorbehalten (Genetik, Bindungsassays usw.)

- Bei schweren Formen kommt es durch einen reduzierten FVIII zu einer verlängerten aPTT (selten), sonst ist die aPTT normwertig

Therapie

- Fibrinolyseinhibitoren (z. B. Tranexamsäure): Hemmen die Aktivierung von Plasminogen zu Plasmin, meist gut wirksam bei Schleimhautblutungen. **Cave** bei Blutungen aus dem Harntrakt, Niereninsuffizienz (renale Elimination) bei frischer Thrombose oder DIC, hier kontraindiziert
  - Dosis i.v.: 10 mg/kgKG KI (Kurzinfusion) 15 min (max. 1 g ED) 3- bis 4-mal/Tag
  - **Tipp**: I.v.-Lösung kann man auch topisch mit Tupfern z. B. bei Schleimhautblutungen verwenden
  - Dosis p.o.: 25 mg/kgKG 3-mal/Tag (max. 1,5 g ED)
- **DDAVP**: Synthetische Form des antidiuretischen Hormons (ADH), führt zur Freisetzung von gespeichertem vWF und FVIII, meist über ca. 3–4 Stunden, Wirksamkeit sollte gerade vor Operationen getestet werden – nicht alle Patienten sprechen auf DDAVP an. Keine häufige Anwendung möglich wegen Erschöpfung der Speicher, dann vermehrt UAW, sollte auf 1–2 Tage Therapiedauer beschränkt werden (Tachyphylaxie)
- Wirksamkeit vWD-Typ 1 > vWD-Typ 2, keine Wirksamkeit bei vWD-Typ 3, da kein vWF vorhanden. **Cave** bei Typ 2B kontraindiziert wegen verstärkter Plättchenaggregation
- Bei Kindern <4 Jahre vermehrt Wasserretention, Hyponatriämie, Krampfanfälle bei Epilepsie möglich
- UAW: Flush meist milde, Kopfschmerzen meist milde, auf Flüssigkeitszufuhr und Ausscheidung achten
  - Dosis i.v. (z. B. Minirin): 0,3 µg/kgKG über 30 Minuten, s.c. auch möglich, max. Dosis 20 µg ED absolut
  - Dosis intranasal (z. B. Octostim), Sprühstoß 150 µg, >50 kgKG 2 Stöße, <50 kgKG 1 Stoß
- vWF-haltige FVIII-Konzentrate:
  - Bei schwerem vWD und insuffizientem Response auf DDAVP indiziert
  - Führt zu schneller und effektiver Blutungskontrolle (z. B. GI- oder ZNS-Blutung, geplante größere operative Eingriffe, z. B. kardiochirurgischer Eingriff)
  - Alle verfügbaren Präparate sind effektiv und sicher
  - **Cave**: Kein rekombinantes (= gentechnisch hergestelltes) FVIII-Präparat verwenden, da in diesem Präparaten kein vWF vorhanden ist. 2015 wurde das erste Präparat mit rekombinanten vWF von der FDA in den USA zur Behandlung von Blutungen bei Erwachsenen mit vWD zugelassen
  - **Dosis bei größeren Blutungen bzw. OP**: 40–60 IU/kgKG i.v. als Initialdosis, Erhaltung mit 20–40 IU/kgKG i.v. alle 8–24 Stunden, Monitoring nach FVIII:C und vWF:RC, Ziel: vWF:RC, FVIII >50 % bzw. >70 %, Dauer: Bis Wundheilung erreicht ist bzw. Blutung sicher kontrolliert ist. Zu hohe Zielspiegel von vWF:RC bzw. FVIII (z. B. >200–300 %) sollten wegen Thrombosegefahr vermieden werden
  - **Dosis bei kleineren Blutungen bzw. OP**: 30–60 IU/kgKG i.v. als Initialdosis, Erhaltung mit 20–40 IU/kgKG i.v. alle 12–48 Stunden, Monitoring nach FVIII:C und vWF:RC, Ziel: vWF:RC, FVIII >50 %, Dauer: für ca. 3–5 Tage. Zu hohe Aktivitäten von vWF:RC bzw. FVIII (z. B. >200–300 %) sollten wegen Thrombosegefahr vermieden werden

- **Der vWF wird bei Infektionen, Stress, OP vermehrt freigesetzt (Akute-Phase-Reaktion). Eine Diagnose kann dann nicht gesichert werden**
- **Bei der Trias „Schleimhautblutung", „positiver Familienanamnese" und „normwertigen Tests" (Quick und aPTT) sollte man an vWD denken**

Tab. 15.2 Klassifikation der Hämophilie A/B

Einteilung	FVIII-/FIX-Aktivität	Symptome
Schwer	<1 %	Spontane, auch zweizeitige Blutungen in Muskeln und Gelenken, Weichteilen, auch intrakranielle oder Organblutungen möglich, postoperative Blutungen können bei unbehandelten Patienten lebensbedrohlich sein
Moderat	>1 bis <4 %	Spontane Blutungen selten, insgesamt geringer ausgeprägte Symptome
Milde	5 bis ≤15 %	Klinisch meist stumm, postoperativ oder Blutungen nach schweren Traumata können ausgeprägt sein
Subhämophilie	15–50 %	Klinisch i. d. R. stumm, postoperativ oder Blutungen nach schweren Traumata können ausgeprägt sein

- **Gentechnisch hergestellte FVIII-Präparate (zur Behandlung der Hämophilie A) enthalten keinen vWF und eignen sich nicht zur Behandlung einer vWD**

15.2.2 Hämophilie A und B

Definition

- X-chromosomal vererbte Blutungserkrankung, Mangel an Gerinnungsfaktor VIII (Hämophilie A) bzw. Gerinnungsfaktor IX (Hämophilie B), spontane Mutationen kommen in bis zu 50 % der Fälle vor
- Erworbene Mangelzustände (durch Hemmkörper) sind bei Kindern sehr selten
- In der klinischen Ausprägung sind sich die beiden Erkrankungen im Wesentlichen ähnlich
- Hämophilie A und B geschätzte Inzidenz von 1:5000/1:30.000 der männlichen Neugeborenen
- Weibliche Genträgerinnen (sog. Konduktorinnen) eher asymptomatisch, aber in Studien gehäuft Blutungen v. a. nach medizinischen Interventionen beschrieben
- Weibliche Hämophiliepatientinnen sind sehr selten (z. B. durch ungleiche X-Inaktivierung, Turner-Syndrom oder homozygote Formen)

Klinik

Klassifikation Tab. 15.2

- In Deutschland und den entwickelten Ländern werden Kinder, Jugendliche und teilweise auch Erwachsene prophylaktisch mit Faktorpräparaten behandelt, sodass die Klinik oftmals deutlich gemildert ist. Durch die Flüchtlings- und Migrationsströme werden auch aktuell teilweise unbehandelte Patienten gesehen, die chronische Gelenkprobleme (Hämophile-Arthropathie) haben, die bis zur Abhängigkeit vom Rollstuhl führen können
- Problematisch ist die Bildung von Autoantikörpern gegen FVIII/FIX (Hemmkörper), die zu einer starken Wirkungseinschränkung der applizierten Präparate führt. Dies hat eine starke Blutungsneigung zur Folge und wird intensiv in Form einer Immuntoleranztherapie (ITT) behandelt
- Bei Hämophilen finden sich verzögerte, zweizeitige Blutungen. Bei schwerer Hämophilie sieht man Spontanblutungen, z. B. Muskel- oder Gelenkhämatome, auch Organblutungen. Gefürchtet ist die Blutung in den M. psoas, die wie eine Appendizitis imponieren und deswegen übersehen werden kann

Diagnostik

- Anamnese mit Familienanamnese mit Erfassung der Blutungsneigung, z. B. IST-BAT (Tab. 15.1)
- Bei klinischer Untersuchung achten auf: Gesamte Haut, Gelenke, Schleimhäute
- aPTT ist je nach Höhe der Restaktivität verlängert, bei schweren Formen i. d. R. nicht messbar
- Einzelfaktorbestimmung im Labor → FVIII- und FIX-Aktivitäten messen
- Bei FVIII-Aktivitäten von <3 % kann auch eine vWD vorliegen (z. B. bei schwerem vWD oder vWD-Typ 2N → Bindungsdefekt des FVIII mit dem vWF, dadurch verstärkte Proteolyse/Inaktivierung)
- Zur definitiven Diagnose, genetischen Beratung und Risikoabschätzung einer Hemmkörperbildung sollte eine molekulargenetische Untersuchung durchgeführt werden

Therapie

- Die Entwicklung von Plasmapräparaten in den 1960er/1970er-Jahren hat die Therapie der Hämophilie dramatisch verändert. Leider führte die Kontamination mit Hepatitis und HI-Viren zu einer erheblichen Morbidität und Mortalität von Patienten. Seit >30 Jahren werden virusinaktivierte und gentechnisch hergestellte Präparate bei Kindern eingesetzt
- **Bei milder (Sub)hämophilie A**: DDAVP ist die synthetische Form von ADH, führt zur Freisetzung von gespeichertem vWF und FVIII, meist über ca. 3–4 Stunden, Wirksamkeit sollte gerade vor Operationen getestet werden (nicht alle Patienten sprechen auf DDAVP an). Keine häufige Anwendung möglich wegen Erschöpfung der Speicher, dann vermehrt UAW, sollte auf 1–2 Tage Therapiedauer beschränkt werden (Tachyphylaxie). Wirksamkeit scheint bei älteren Kindern etwas besser zu sein
  - Dosis i.v. (z. B. Minirin): 0,3 µg/kgKG/ED KI über 30 Minuten, s.c. auch möglich, max. Dosis 20 µg absolut
  - Dosis intranasal (z. B. Octostim), Sprühstoß 150 µg, >50 kgKG 2 Stöße, <50 kgKG 1 Stoß
- **FVIII-/FIX-haltige Konzentrate**: Diese Therapie kann prophylaktisch bei Patienten mit schwerer Blutungsneigung bzw. im Blutungsfalle („on demand") verabreicht werden. Die Prophylaxe führt zu einer deutlichen Reduktion von Gelenk- und Muskelblutungen und wirkt protektiv auf die Gelenkfunktion. Entsprechende Präparate können aus Plasma (Plasma-derived) oder gentechnisch (rekombinant) hergestellt werden, die alle sicher und effektiv sind. Die Gabe von 1 E/kgKG führt zum Anstieg des jeweiligen Faktors im Plasma um 1–2 %. Die Behandlung von Patienten sollte in einem Hämophiliezentrum oder in Kooperation mit einem solchen erfolgen (Tab. 15.3). Wichtig ist eine i.v.-Gabe, möglichst patientennah, d. h. nicht durch ein langes Schlauchsystem geben, bis die Symptomatik sicher abklingt
- **Additive Therapie** z. B. bei Eingriffen im HNO-Gebiet: Fibrinolyseinhibitoren (z. B. Tranexamsäure) hemmen die Akti-

Tab. 15.3 Dosierung von Faktorpräparaten im Kindes- und Jugendalter

Indikation	Mittlere Initialdosis E/kgKG
Prophylaxe	20–30 mindestens 3-mal in der Woche (Hämophilie A) bzw. 2-mal in der Woche (Hämophilie B)
Bei Bedarf („on demand")	
Lebensbedrohliche Blutung	80–100
Größere Operationen (kleine Wundflächen)	80–100
Kleinere Operationen (große Wundflächen)	50–100
Gelenk- und Muskelblutungen	30–40

15

vierung von Plasminogen zu Plasmin, meist gut wirksam bei Schleimhautblutungen.
- **Cave** bei Blutungen aus dem Harntrakt (Gefahr des Harnverhalts durch Koagelbildung), bei Niereninsuffizienz (renale Elimination) bei frischer Thrombose oder DIC, hier kontraindiziert
  - Dosis i.v.: 10 mg/kgKG KI über 15 min (max. 1 g ED) 3- bis 4-mal/Tag
  - **Tipp**: i.v.-Lösung kann auch topisch mit Tupfern z. B . bei Schleimhautblutungen verwendet werden
  - Dosis p.o.: 25/kgKG 3-mal/Tag (max. 1,5 g ED)

- **Typisch für Kinder mit Hämophilie A/B sind zweizeitige oder verzögerte Blutungen**
- **Bei Blutentnahmen oder i.v.-Gabe von Medikamenten ausreichend lange Kompression**
- **Klassische Faktorpräparate müssen i.v. gegeben werden**
- **Bei Bagatelltraumen → Rücksprache mit dem behandelnden Zentrum suchen**
- **Bei starken Unterbauchschmerzen an die Psoasblutung denken**

15.2.3 Andere Faktorenmangel

- Kommen (sehr) selten vor
- Höhe der Restaktivität des Faktors korreliert nicht automatisch mit klinischer Blutungsneigung
- Klare Leitlinien sind aufgrund der Seltenheit nicht vorhanden. Bei unklaren Diagnosen oder Blutungen siehe ► Kap. 25. Bei seltenen oder nicht eindeutigen Diagnosen bzw. nicht klaren therapeutischen Optionen sollte man den telefonischen Kontakt mit einem hämostaseologischen Zentrum suchen (► https://www.euhass.org/aspxpages/certcentres.aspx), die üblicherweise einen entsprechenden Rufdienst vorhalten

15.2.3.1 FVII-Mangel

- Von den seltenen Erkrankungen ist der FVII-Mangel der Häufigste
- Autosomal rezessiv vererbt
- Klinisch signifikante FVII-Mangel treten bei etwa 1:500.000 Einwohnern auf
- Meist sind die Patienten aber symptomarm. Blutungen scheinen eher bei einer Aktivität von <10 % aufzutreten
- Meist fallen die Patienten zufällig wegen eines verminderten Quick-Werts auf. Die Diagnose wird durch eine verminderte Einzelfaktormessung und durch eine Analyse des FVII-Gens gestellt
- Die Therapie ist individuell und kann mit rekombinanten und Plasmapräparaten erfolgen

15.2.3.2 FXI-Mangel

- Autosomal rezessiv vererbt
- Geschätzte Prävalenz von 1:1000.000
- Klinisch sieht man eher moderate Blutungssymptome, meist nach Trauma oder chirurgischen Eingriffen. Zur Diagnose führen die Verlängerung der aPTT und der verminderte FXI-Spiegel
- Eine molekulargenetische Absicherung der Diagnose sollte in einem Zentrum besprochen werden
- Die Behandlung ist individuell. Es können FFP und auch FXI-Präparate angewendet werden

15.2.3.3 Fibrinogenmangel

- Fibrinogen wird hepatisch synthetisiert und in der Akute-Phase-Reaktion verstärkt ins Plasma abgegeben
- Angeborene Störungen betreffen die Menge (sog. A- bzw. Hypofibrinogenämien), die Funktion (Dysfibrinogenämien) oder eine Kombination
- Die Prävalenz der **Afibrinogenämie** liegt geschätzt bei <1:1000.000, wird autosomal rezessiv vererbt und hat eine variable Penetranz. Ein erstes klinisches Zeichen kann die Blutung aus dem Nabelstumpf in der Neonatalperiode sein

- Die **Hypofibrinogenämie** führt zu geringen Blutungssymptomen, meist nach Operationen oder schweren Verletzungen. Menorrhargien, Muskelhämatome und GI-Blutungen wurden beschrieben
- Die **Dysfibrinogenämie** kann zu einer Blutungs- aber auch zu einer Thromboseneigung führen. Auch kann diese Erkrankung frei von Symptomen sein.
- Globalteste (aPTT und Quick) können verlängerte Werte zeigen. Funktionelle Tests des Fibrinogens (z. B. nach der Clauss-Methode) zeigen verminderte Werte
- ELISA (Menge des Antigens) zeigen verminderte bis normale Werte
- Die Therapie ist individuell und richtet sich nach der Schwere der Klinik, den Laborwerten und der ggf. geplanten Intervention bzw. OP. Therapeutisch stehen neben Fibrinogenkonzentraten je nach Verfügbarkeit auch Fibrinolysehemmer und FFP zur Verfügung

15.2.3.4 FXIII-Mangel

- FXIII-Mangel führt zu einem instabilen Thrombus
- Autosomal rezessiv vererbt
- Angeborene Form ist sehr selten (<1:2000.000)
- Klinisch fällt ein schwerer Mangel z. B. durch eine Blutung am Nabelstumpf oder im Rahmen einer neonatalen intrakraniellen Blutung auf. Mildere Mangelzustände können lange klinisch stumm bleiben oder fallen durch Wundheilungsstörungen auf
- Quick und aPTT sind bei FXIII-Mangel normal (FXIIIa vernetzt Fibrin)
- Eine Abklärung sollte in einem Zentrum erfolgen. Zur Therapie stehen plasmatische und aktuell ein rekombinantes Präparat zur Verfügung

15

15.2.3.5 FV-Mangel

- Geschätzte Prävalenz ca. 1:1000.000
- Autosomal rezessiv vererbt
- Variabler Blutungstyp, heterozygote Kinder bluten wenig
- Bei milden Formen mukokutane Blutungen, bei schwerem Mangel → Phänotyp wie Hämophilie A/B, auch intrakranielle Blutung möglich
- Behandlung individuell mit FFP

15.2.3.6 FX-Mangel

- Geschätzte Prävalenz ca. 1:1000.000
- Autosomal-rezessiv vererbt
- Schwere Formen haben deutliche Blutungssymptome und fallen dann auch neonatal (Nabelstumpfblutung, intrakranielle Blutung) auf
- Behandlung mit FFP und je nach Verfügbarkeit mit einem FX-Konzentrat.

15.2.4 Störungen der Thrombozyten

Thrombozyten sind gerinnungsaktive Zellen, die Fähigkeiten wie Adhäsion und Aggregation aufweisen und durch ihre Oberflächeneigenschaften zur Lokalisierung auch der plasmatischen Gerinnung beitragen. Zur raschen und korrekten Diagnose ist zunächst zu klären, ob eine Bildungsstörung oder ein vermehrter Verbrauch vorliegt. Die typischen hämatologischen Krankheitsbilder werden ► Kap. 14 beschrieben

Differenzierung: Angeborene und erworbene Störungen

- **Erworbene Störungen** durch: Medikamente (ASS, NSAID, Valproat, SSRI oder Chemotherapeutika), DIC, HIT (im Kindesalter selten) sowie Hypersplenismus, schwere Herz-, Nieren- und Lebererkrankungen
- **Angeborene Störungen** durch: Rezeptordefizienzen (RD), Granulationsdefekte (GD). Letztere sind wahrscheinlich fast ebenso häufig wie die vWD. Beispiele für angeborene Störungen sind das Bernard-Soulier-Syndrom, Thrombasthenie Glanzmann und die Storage-Pool-Defekte.

15.2.4.1 Bernard-Soulier-Syndrom

- Angeborene Störung des thrombozytären Rezeptor-Komplexes (GpIb-IX-V)
- Autosomal rezessiv, heterozygote Träger mit milder Klinik
- vWFBindung defizient → Adhäsion der Thrombozyten gestört
- Daran denken bei Kindern mit Blutungsneigung und Makrothrombozytopenie
- Diagnose durch u. a. Aggregometrie (keine Aggregation nach Ristocetin-Gabe)
- Therapie bei OP und bedrohlichen Blutungen mit Thrombozytenkonzentraten (**Cave**: Ak-Bildung)
- Additiv Versuch mit DDAVP und Tranexamsäure möglich – ist aber keine spezifische Therapie

15.2.4.2 Thrombasthenie Glanzmann

- Angeborene Störung des thrombozytären Rezeptorkomplexes (GpIIb/IIIa)
- Autosomal rezessiv, heterozygote Träger sind klinisch eher unauffällig
- vWF- und Fibrinogenbindung defizient → Aggregation der Thrombozyten gestört
- Meist erste Symptome vor dem 5. LJ mit Petechien, Zahnfleischbluten, Epistaxis und Blutungen nach OP und Traumata
- **Diagnose**: Normale Thrombozytenzahl und Morphologie, deutlich verlängerte Blutungszeit, Aggregometrie mit fast allen Agonisten auffällig bis nicht vorhanden, Durchflusszytometrie mit Nachweis der fehlenden Rezeptoren
- **Therapie** bei OP und bedrohlichen Blutungen mit Thrombozytenkonzentraten (**Cave**: Ak-Bildung)
- Bei Ak-Bildung und/oder Refraktärität gegen TK rFVIIa (Novo Seven) 90 µg/kgKG i.v. alle 2–3 Stunden mind. 3 Gaben gemäß Fachinformation des Herstellers
- Additiv Versuch DDAVP und Tranexamsäure möglich (ist aber keine spezifische Therapie)

15.2.4.3 Speichergranuladefekte (Storage-Pool-Defekte)

- Unterschieden werden α-, δ- und kombinierte Defekte
- δ-Storage-Pool-Defekte: Werden isoliert oder in Kombination mit komplexen Krankheitsbildern (z. B. Hermansky-Pudlak-Syndrom, Chédiak-Higashi-Syndrom) festgestellt, unterschiedlich ausgeprägte Blutungsneigung
- α-Storage-Pool-Defekte: z. B. Grey-Platelet-Syndrom, Quebec-Platelet-Disorder u. a.
- **Therapie**: Individualisiert (unterschiedliches Ansprechen) mit DDAVP, Tranexamsäure, TK-Transfusion sowie rFVIIa (Off-Lable-Use)

15.2.5 Venöse Thrombosen (VT) und Lungenembolie (LE)

- VT sind im Vergleich zu Erwachsenen seltener, bei relativer Häufung in der Neonatalperiode und bei Jugendlichen
- Lungenembolien treten vorwiegend bei Jugendlichen auf, beide Geschlechter gleich betroffen
- In den meisten Fällen ist die Genese einer VT bzw. LE multifaktoriell:
  - Genetische Faktoren (Thrombophilie, Gefäßanomalien)
  - Allgemeinerkrankungen (z. B. Vitium cordis, Krebs, Sepsis, CED)
  - Spezielle Umstände (Übergewicht, Medikationen)
  - Triggerfaktoren (Immobilisation, Trauma, ZVK Anlage)

Klinik

- An die Möglichkeit einer VT bzw. LE denken!
- Abhängig von der Lokalisation der VT:
  - Bei Schwellung, Schmerzen, Verfärbung, sichtbaren Kollateralen, Überwärmung, Funktionseinschränkung an Armen und Beinen → tiefe Venenthrombose

- Bei Zeichen der oberen oder unteren Einflussstauung → V.-cava-Thrombose
- Bei unklaren Arrhythmien, neuem Herzgeräusch, Herzinsuffizienz → Thrombus im rechten Vorhof
- Bei unklaren lokalen oder diffusen Bauchschmerzen und/oder Hepatosplenomegalie und/oder zunehmenden Bauchumfang → Thrombose der Pfortader, Lebervenen oder des Darmtrakts
- Bei Flankenschmerzen, Hämaturie, Oligurie und Thrombozytopenie → Nierenvenenthrombose (v. a. bei NG)
- Bei Petechien/Purpura an die schwere VT des NG (Purpura fulminans) denken!
- Thrombosen kommen auch ohne Symptome vor (z. B. bei einliegenden ZVK)

- Bei unklarer plötzlicher oder schleichend zunehmender Luftnot, Hypoxämie, Thoraxschmerzen, Husten, selten Hämoptysen an LE denken

▪▪ Diagnostik

- Exakte Anamnese sollte die meist komplexe Situation (→ Risikofaktoren) erfassen
- Familienanamnese: Positive FA = bekannte thrombophile Faktoren, VT unter 40 Jahren bei den Eltern ist ein unabhängiger RF für VT
- Körperliche Untersuchung:
  - An klinischen Zeichen orientieren
  - Kompletter körperlicher Status am entkleideten Patienten
- Akutlabor
  - BB mit Differenzialblutbild, Retentionswerte und TSH und fT4 bei möglichem Kontrastmittelbedarf
  - **D-Dimere**: Wenig spezifisch, dennoch bei Erwachsenen ein bedeutender Screeningtest, v. a. bei nicht eindeutig klinischer Wahrscheinlichkeit, im Kindesalter schließt ein negativer Test eine VT/LE nicht sicher aus
  - **Basistests** (aPTT, Quick-Test und Fibrinogen nach Clauss, Antithrombin): Verlängerte aPTT könnte auf Lupus-Antikoagulanzien oder Faktormangel hindeuten, Veränderung aller Parameter könnte auf eine disseminierte intravasale Gerinnung (DIC) hindeuten
  - Bei Purpura fulminans: Messung von **Protein C** und/oder **Protein S**: Ein schwerer Mangel ist lebensgefährlich und muss schnellstmöglich behandelt werden
  - Bei V. a. LE: Kapilläre BGA
- Bildgebung:
  - Je nach Lokalisation primär **Duplexsonographie**: Flusseinschränkung, fehlende Komprimierbarkeit
  - Bei V. a. LE oder kardialem Thrombus → transthorakale oder transösophageale **Echokardiographie**: Hinweise für Rechtsherzbelastung, sichtbarer Thrombus z. B. an der Katheterspitze (ZVK)
  - **Thoraxröntgenbild**: Ausschluss möglicher Differenzialdiagnosen, z. B. Pneumothorax bei Thoraxschmerzen etc.
  - Die konventionelle **Venographie** ist hochsensitiv, aber nicht überall verfügbar, erfordert eine Kooperation des Kindes bzw. anästhesiologische Unterstützung, stellt eine Strahlenbelastung dar
  - **Computertomographie**: Rasche und zuverlässige Diagnostik bei V. a. LE, **Cave**: Kontraindikationen (Niereninsuffizienz, latente Hyperthyreose) bedenken
  - **Magnetresonanztomographie** (MRT): Bei Beckenvenen- oder V.-cava sowie intrakraniellen Thrombosen gängiges Verfahren
  - **Ventilations-Perfusions-Lungenszintigraphie**: Diese Untersuchung kann beim hämodynamisch stabilen Kind als Alternative erwogen werden
- Labor nach der Akutsituation:
  - Viele thrombophile Marker wurden auch bei Kindern und Jugendlichen identifiziert
  - Eine komplette Abklärung der Marker kann helfen, das Risiko einer Rezidiv Thrombose abzuschätzen oder bisher nicht klinisch auffälliger Familienange-

Tab. 15.4 Prävalenz und Bedeutung von Thrombophiliemarkern im Labor

Thrombophilermarker	Prävalenz	Odds ratio für erste VT (95 % CI)
Faktor-V-Leiden, heterozygot (G1691A)	Ca. 1/20	3,8 (3,0–4,8)
Prothrombinpolymorphismus, heterozygot (G20210A)	Ca. 1/50	2,6 (1,6–4,4)
Protein-C-Mangel, heterozygot	Ca. 1/500	7,7 (4,4–13,4)
Protein-S-Mangel, heterozygot	Ca. 1/5000	5,8 (3,0–11,0)
Antithrombin-Mangel, heterozygot	Ca. 1/50.000	9,4 (3,3–26,7)
Lipoprotein(a)-Erhöhung	Nicht bekannt	4,5 (3,3–6,2)
Lupus-Antikoagulanzien	Sehr variabel	4,9 (2,2–10,9)

Odds Ratio bezeichnet das relative Risiko eines Merkmalsträgers gegenüber einem Nichtträger eine erste VT zu erleiden

höriger zu identifizieren. Einen Überblick gibt Tab. 15.4. Das Spektrum der Thrombophilieabklärung wird in Ermangelung an validen Daten individuell festgelegt.

Therapie

Ziel der Therapie ist die Verhinderung von Komplikationen (LE, postthrombotisches Syndrom, Rezidivthrombose, ggf. Revaskularisation in individuellen Situationen)

- Die Art und Dosis der verwendeten Antikoagulanzien werden häufig in Ermangelung von pädiatrischen Studien an die Daten von Erwachsenen angelehnt. Üblicherweise erfolgt initial so schnell wie möglich eine therapeutische Antikoagulation und nach ca. 5–14 Tagen eine Erhaltungstherapie
- Die unten genannten Therapievorschläge beziehen sich auf die „gewöhnliche" TBBVT bzw. LE. Die komplexen und verschiedenen Situationen im Kindes- und Jugendalter erfordern eine sorgfältige Abwägung und Einbeziehung von pädiatrischen Hämostaseologen
- Initiale Therapie:
  - Häufig in der Pädiatrie (im Gegensatz zu EW) wird mit **unfraktioniertem Heparin** (UFH) begonnen
  - Dosis: Bolus 75 IE/kgKG über 10 min. keine höhere Dosis wegen Blutungsgefahr, dann Erhaltung mittels Infusion <1 Jahr 28 IE/kgKG/h, >1 Jahr 20 IE/kgKG/h, Ziel-aPTT: 60–85 s
  - Antidot bei Überdosierung: Protamin
  - **Niedermolekulare Heparine** (NMH) werden immer häufiger verwendet, weniger Monitoring nötig, Risiko einer HIT geringer als bei UFH – aber wenig Studiendaten
  - Dosis, z. B. für Enoxaparin: <2 Monate therapeutisch 1,5 mg/kgKG s.c. alle 12 Stunden, >2 Monate therapeutisch 1,0 mg/kgKG s.c. alle 12 Stunden, Ziel-Anti-Xa-Spiegel: 0,5–1,0 U/ml (gemessen 4–6 h nach Gabe)
  - Eine i.v.-Gabe sollte nicht erfolgen → Gefahr der Überdosierung, Blutung, kein sicheres Antidot, keine Zulassung. Cave: Niereninsuffizienz wegen renaler Elimination (z. B. bei Enoxaparin)
  - Zu den neuen oralen Antikoagulanzien (**NOAK**) liegen bisher nur wenige Daten aus Einzelfall- oder Kohortenstudien vor
  - **Thrombolyse**: Diese kann in besonderen Situationen, z. B. bei lebensbedrohlicher LE, Gefahr eines Organverlusts

Tab. 15.5 Initial-, Aufsättigungs- und Erhaltungsdosierung von Warfarin

Initiale Dosierung: Warfarin 0,2 mg/kgKG p.o.		
INR-Wert	**Aufsättigungsphase Tag 2–4**	**Erhaltungsphase**
1,1–1,3	Initiale Dosis wiederholen	Dosiserhöhung um 20 %
1,4–1,9	50 % der initialen Dosis	Dosiserhöhung um 10 %
2,0–3,0	50 % der initialen Dosis	Dosis nicht ändern
3,1–3,5	25 % der initialen Dosis	Dosisreduktion um 10 %
>3,5	Warten bis INR <3,5 dann wieder beginnen mit Dosisreduktion um 50 %	Warten bis INR <3,5 dann wieder beginnen mit Dosisreduktion um 20 %

erwogen werden. Mit erfahrenem Behandler Rücksprache halten

  - **V. cava-Filter**: Zur Anwendung gibt es aktuell keine Leitlinien. Diese können interventionell sowohl in die V. cava inferior, teilweise auch in die V. jugularis eingebracht werden. Ziel: Vermeidung der schweren LE bzw. des Rechtsherzversagens. Die Entscheidung ist von den lokalen Strukturen und der persönlichen Expertise des Teams abhängig.
- Arterielle Thrombose: ASS: 3–5 mg/kg/Tag p.o. oder bei Resistenz z. B. Dipyridamol: 2–5 mg/kg/Tag p.o. bzw. Clopidogrel: 1 mg/kg/Tag (abgeleitet von Erwachsenendosis 75 mg/Tag) erwägen
- **Erhaltungstherapie**: Diese Therapie ist sehr individualisiert und wird mit verschiedenen Medikamenten durchgeführt:
  - **Vitamin-K-Antagonisten** (VKA): Wichtig ist bei VKA-Therapie-Beginn die zeitgleiche Antikoagulation mit z. B. Heparinen zur Vermeidung einer VKA-induzierten Nekrose (VKA induzieren initial durch Abfall von Protein C bzw. S einen thrombophilen Status)
  - Neben Phenprocoumon (Marcumar) hat Warfarin (Coumadin) den Vorteil der kürzeren Halbwertzeit (HWZ) von 24 h. Dosis: Warfarin üblicherweise initial (Tag 1) mit 0,2 mg/kgKG oral, dann Aufsättigung (Tag 2–4) nach INR und orale Erhaltungsdosis mit Ziel-INR 2–3 (Tab. 15.5)
  - **Niedermolekulare Heparine** (NMH) werden auch in der Erhaltungsphase verwendet, dann häufig kein Routinemonitoring nötig. Dosis, z. B. für Enoxaparin: <2 Monate 1×1,5 mg/kgKG s.c. alle 24 Stunden, >2 Monate 1×1,0 mg/kgKG s.c. alle 24 Stunden, Ziel-Anti-Xa-Spiegel: 0,4–0,6 U/ml (gemessen 4–6 h nach Gabe)
  - Eine i.v.-Gabe sollte nicht erfolgen → Gefahr der Überdosierung, Blutung, kein sicheres Antidot, keine Zulassung. **Cave**: Niereninsuffizienz wegen renaler Elimination
  - Zu den **NOAK** liegen auch für die Erhaltungsphase bisher nur wenige Daten aus Einzelfall- oder Kohortenstudien vor

15

- **VT/LE bei Kindern sind insgesamt selten, aber relativ häufig bei NG oder Jugendlichen, kommen in allen Altersklassen vor**
- **Meistens findet sich eine Verkettung aus Thrombophilie und/oder positiver Familienanamnese bzw. schwerer Allgemeinerkrankung und/oder intermittierenden Faktoren**
- **Ein normaler Wert für D-Dimere schließt eine VT/LE bei Kindern nicht aus**

- **Die Akuttherapie wird im Wesentlichen mit UFH/NMH durchgeführt**
- **Die Prognose hinsichtlich Morbidität und Mortalität ist je nach Schwere der Begleiterkrankungen gut**

Literatur

AWMF (2015) Diagnostik und Therapie der Venenthrombose und Lungenembolie AWMF Leitlinien-Register Nr. 065/002. http://www.awmf.org/leitlinien/detail/ll/065-002.html. Zugegriffen am 22.11.2018

BÄK (2014) Querschnitts-Leitlinien (BÄK) zur Therapie mit Blutkomponenten und Plasmaderivaten, 4. Aufl. http://www.bundesaerztekammer.de/fileadmin/user_upload/downloads/QLL_Haemotherapie_2014.pdf. Zugegriffen am 22.11.2018

Blanchette V et al (2017) Sick kids handbook of pediatric thrombosis and hemostasis, 2. Aufl. Karger, Basel/Freiburg/Paris

Gill JC, Castaman G, Windyga J et al (2015) Hemostatic efficacy, safety, and pharmacokinetics of a recombinant von Willebrand factor in severe von Willebrand disease. Blood 126:2038–2046

Hauch H, Schelling J, Melter M et al (2009) Postoperative Blutung trotz „normaler" Gerinnungsdiagnostik? Monatsschr Kinderheilkd 157:155–159

Higham JM, O'Brien PM, Shaw RW (1990) Assessment of menstrual blood loss using a pictorial chart. Br J Obstet Gynaecol 97:734–739

Monagle P, Chan AKC, Goldenberg NA et al (2012) Antithrombotic therapy in neonates and children: Antithrombotic Therapy and Prevention of Thrombosis, 9th ed: American College of Chest Physicians Evidence-Based Clinical Practice Guidelines. Chest 141:e737–e801

Plug I, Mauser-Bunschsoten EP, Bröcker-Vriends AHJT et al (2006) Bleeding in carriers of hemophilia. Blood 108:52–56

Rodeghiero F, Tosetto A, Abshire T et al (2010) ISTH/SSC bleeding assessment tool: a standardized questionnaire and a proposal for a new bleeding score for inherited bleeding disordersJ. Thromb Haemost 8:2063–2065

Schneppenheim R, Budde U (2010) von Willebrand-Syndrom und von Willebrand-Faktor – Aktuelle Aspekte der Diagnostik und Therapie, 3. Aufl. UniMed, Bremen

Streif W, Knöfler R et al (2018) Diagnose von Thrombozytenfunktionsstörungen – Thrombozytopathien. https://www.awmf.org/uploads/tx_szleitlinien/086-003l_S2k_Diagnostik_Thrombozytenfunktionsstoerungen_Thrombozytopathien_2018-09.pdf. Zugegriffen am 22.11.2018

Nephrologie

Max C. Liebau, Sandra Habbig und Lutz T. Weber

C. Papan, L. T. Weber (Hrsg.), *Repetitorium Kinder- und Jugendmedizin*,
https://doi.org/10.1007/978-3-662-56790-6_16

16.1 Allgemeines und Basisdiagnostik

Allgemeine Anamnese

- Schwere Nierenerkrankungen, insbesondere die chronische Nierenerkrankung („chronic kidney disease", CKD) mit Nierenfunktionsverlust, können lange Zeit symptomlos bleiben
- Gezielte Anamnese orientiert sich am Hauptsymptom des Kindes, z. B. Hämaturie, Proteinurie, Hypertonie, Harnwegsinfektionen (HWI) etc.
- Wichtig sind: Trinkmenge, Familienanamnese und Miktionsverhalten, physische und/oder psychomotorische Entwicklungsverzögerung

Schwangerschafts- und Geburtsanamnese

- Fruchtwassermenge (Spiegel der fetalen Urinproduktion), sonographische Vorsorgeuntersuchungen, mütterlicher Diabetes mellitus, Medikamentenanamnese, Z. n. Asphyxie, Apgar, Geburtsmaße, Anzahl der Umbilikalgefäße (die einzelne Umbilikalarterie ist in 30 % mit Fehlbildungen der Nieren oder ableitenden Harnwege assoziiert)
- Umbilikalkatheter: Risiko von Nierenarterien- oder Nierenvenenthrombose

Familienanamnese

- Konsanguinität, Erkrankungen der Nieren und ableitenden Harnwege, arterielle Hypertonie

16

Körperliche Untersuchung

- **Gewicht und Körpergröße** (Perzentilenverlauf!)
- Ggf. Sitzhöhe, Beinlänge
- **Arterieller Blutdruck**
- Ödeme („renale" Ödeme sind typischerweise Lidödeme)
- Angeborene Fehlbildungen, die mit einer Nierenerkrankung assoziiert sein können: Ohrdeformitäten, Ohrporus, Gesichtsfehlbildungen, Augenerkrankungen (Aniridie, Kolobome, Uveitis, Veränderungen des Augenhintergrunds), Aplasie der Bauchmuskulatur (Prune-Belly-Syndrom), Sakralporus, Kryptorchismus, Genitalfehlbildungen u. a.
- Bei vergrößerten, palpablen Nieren differenzialdiagnostisch an zystische Nierenerkrankungen, extreme Nierenbeckendilatationen, Nierenvenenthrombosen oder Nierentumoren denken
- Zeichen einer Rachitis: Kraniotabes, Genua valga oder vara, Trichter- oder Kielbrust, rachitischer Rosenkranz u. a. m.

Labordiagnostik

- Blut
  - Kreatinin, Harnstoff, Harnsäure, Cystatin C, Natrium, Kalium, Chlorid, Kalzium (auch ionisiert), Phosphat, Magnesium, Gesamteiweiß, Albumin, intaktes PTH, Ferritin, Transferrin, alkalische Phophatase
  - Blutgasanalyse
  - Blutbild mit Retikulozyten
  - Ergänzende Untersuchungen wie z. B. immunologische oder virologische Untersuchungen hängen von differenzialdiagnostischen Überlegungen ab
- Urin
  - Eiweiß, Albumin, tubuläre Proteine, Elektrolyte (vorzugsweise quantitativ im Sammelurin; alternativ semiquantitativ als Quotient mit Kreatinin im Spontanurin)
  - Zelluläre Bestandteile (Erythrozyten, Leukozyten)

Uringewinnung

- **Spontanurin**
  - 1. Morgenurin ist am konzentriertesten
  - 2. Morgenurin ist für die Ambulanz am praktikabelsten
  - Achtung: Immer den gleichen Urin verwenden wegen Vergleichbarkeit
  - Der Spontanurin sollte frisch sein (max. 1–2 h bei Raumtemperatur, max. 4 h im Kühlschrank), denn durch stehen lassen lösen sich Zellen auf, die Bakterienzahl nimmt zu, der pH steigt an

- **Gewinnung**
  - Vor Uringewinnung: Genitale mit steriler physiologischer Kochsalzlösung (NaCl 0,9 %) reinigen
  - Wenn willkürliche Blasenentleerung möglich → **Mittelstrahlurin**
  - Bei Säuglingen und Kleinkindern ohne willkürliche Blasenentleerung → **Beutelurin**
  - Bei Säuglingen und Kleinkindern ohne willkürliche Blasenentleerung primär oder zur Bestätigungsdiagnostik eines auffälligen Beutelurins → **Clean-Catch-Urin** (entspricht einem sauber aufgefangenen Mittelstrahlurin), **suprapubische Blasenpunktion**, **Katheterurin** (**Cave**: Infektionsgefahr)
- **Sammelurin**
  - Gewöhnlich wird über 12 oder 24 Stunden gesammelt
  - Elektrolyte sind temperaturbeständig, Proteine aber zersetzen sich bei Raumluft, deshalb ist der Sammelurin im **Kühlschrank** aufzubewahren
  - Der Urin sollte in einem sauberen Gefäß gesammelt werden
  - Bei Bestimmung von bestimmten Substanzen im Urin (z. B. Katecholamine, Oxalat) muss dem Sammelurin Salzsäure zugesetzt werden (**angesäuerter Sammelurin**, 10 ml 6 N HCL/l Urin), zum Oxalatnachweis auch Fixierung mit Thymol (z. B. 10 ml Thymol 5 %/l Urin) möglich
  - Bei verlorengegangener Portion → Abbruch der Sammlung (deshalb ist das Notieren der Uhrzeit der jeweiligen Portion sinnvoll).
  - **Nicht die längste Sammlung ist die beste, sondern die am korrektesten durchgeführte!**

▪ Glomeruläre Filtrationsrate (GFR)

Die Nierenfunktion, bzw. die Reinigungsleistung der Niere, wird anhand der glomerulären Filtrationsrate bemessen.

Messung im 24-Stunden-Sammelurin als Kreatininclearance:

$$GFR = \frac{\mathit{Kreatinin}_{\mathrm{Urin}} \times \mathrm{Volumen}(\mathrm{ml}) \times 1{,}73}{\mathrm{Kreatinin}_{\mathrm{Serum}} \times \mathrm{Sammelzeit}(\mathrm{min}) \times \mathrm{KOF}(\mathrm{m}^2)}$$

In der Pädiatrie wird häufig die geschätzte GFR (eGFR) nach Schwartz zu Hilfe genommen, die auf Serumkreatinin und Körpergröße basiert

$$GFR = \frac{\mathrm{Korrekturfaktor\,k} \times \mathrm{Körperlänge}\,(\mathrm{cm})}{\mathrm{Kreatinin}_{\mathrm{Serum}}\left(\frac{\mathrm{mg}}{\mathrm{dl}}\right)}$$

Altersgruppe	Korrekturfaktor k (Schwartz et al. 2009)
>1 Jahr bis 13 Jahre	k = 0,41
>13 Jahre weiblich	k = 0,57
>13 Jahre männlich	k = 0,7

Einschränkungen von Kreatinin bei der Bestimmung der GFR

Kreatinin wird aus Kreatin gebildet, die Produktion ist daher direkt von der Muskelmasse abhängig. Säuglinge und Kleinkinder haben daher niedrigere Serumkreatininnormwerte als Jugendliche. Geringe Muskelmasse im Vergleich zur Körperlänge (z. B. bei Dystrophie) führt zu Überschätzung der eGFR. Hinzu kommt der sog. kreatininblinde Bereich, in dem das Kreatinin noch im Normalbereich liegt, die GFR jedoch schon abgesunken ist (Abb. 16.1).

▪▪ Cystatin C

Eine Alternative zur Nierenfunktionsbestimmung bietet Cystatin C. Der Proteaseninhibitor wird von jeder kernhaltigen Zelle produziert, frei filtriert und tubulär komplett rückresorbiert. Es ist nahezu altersunabhängig.

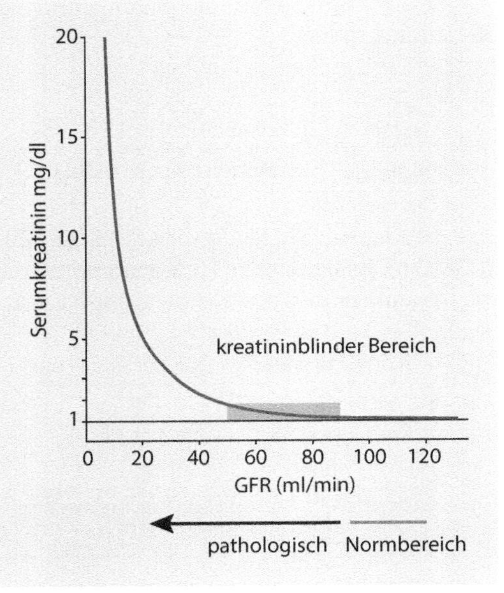

Abb. 16.1 Kreatininblinder Bereich. Die Abbildung stellt die Werte ab der Adoleszenz dar

Serum-Cystatin C kann auch zur Abschätzung der GFR verwendet werden (nach Le Bricon für die allgemeine pädiatrische Bevölkerung):

$$GFR = \frac{78}{Cystatin\,C\left(\frac{mg}{dl}\right)+4}$$

Cave bei:
- Schilddrüsen- und Lebererkrankungen
- Autoimmunerkrankungen
- Glukokortikoidtherapie (Cystatin C ↑)
- Cyclosporin A (Cystatin C ↓)
- Starken Rauchern

16

Da das Nephron eine Funktionseinheit darstellt, zieht jede Einschränkung der GFR auch eine Veränderung der tubulären Funktion nach sich. Tubuläre Störungen können isoliert von Einschränkungen der GFR auftreten. Dagegen lassen sich tubuläre Störungen bei reduzierter GFR nur eingeschränkt beurteilen.

Tab. 16.1 Altersabhängige Normwerte der GFR

Alter		GFR [ml/min × 1,73m²] MW ± SD
Frühgeborene (29–34 SSW)	Bis 1. Woche	15,3 ± 5,6
	2.–8. Woche	28,7 ± 13,8
	>8. Woche	51,4
Reifgeborene	Bis 1. Woche	41 ± 15
	2.–8. Woche	66 ± 25
	>8. Woche	96 ± 22
2–12 Jahre		133 ± 27
13–21 Jahre (weiblich)		140 ± 30
13–21 Jahre (männlich)		126 ± 22

Die GFR steigt postnatal deutlich an; es bestehen altersabhängige Normalwerte (Tab. 16.1).

Üblicherweise wird das Ausmaß einer Nierenfunktionseinschränkung in die Stadien I–V der chronischen Nierenerkrankung (chronic kidney disease, CKD) eingeteilt (Tab. 16.2).

- **Kinder und Jugendliche mit einer chronischen Nierenerkrankung sollten frühzeitig eine kindernephrologische (Mit)betreuung erfahren.**

Da die Albuminausscheidung im Urin wie auch die Nierenfunktionseinschränkung selbst einen unabhängigen Risikofaktor für die renale und kardiovaskuläre Prognose darstellt, sollte auch der Albumin-Kreatinin-Quotient im Urin (ACR) in der Stadieneinteilung der CKD Erwähnung finden (KDIGO-Guidelines 2012; ► www.kdigo.de; Tab. 16.3).

- **Urinstreifentest**
  - Eintauchen in Urin oder Urin darüber tropfen
  - Einwirkzeit von 1–2 min abwarten, dann ablesen
  - **Die Konzentration eines oder mehrerer Stoffe im Urin kann mittels Urinstreifentest einfach und orientierend untersucht werden**

Tab. 16.2 Stadien der CKD

Stadium	Charakteristika	
I	GFR >90 ml/min/1,73 m²	Nierenerkrankung vorhanden, normale GFR
II	GFR 60–89 ml/min/1,73 m²	Meist noch keine Symptome
III	GFR 30–59 ml/min/1,73 m²	Sekundäre laborbiochemische Auffälligkeiten und klinische Symptome
IV	GFR 15–29 ml/min/1,73 m²	Ausgeprägte sekundäre laborbiochemische Auffälligkeiten und klinische Symptome
V	GFR <15 ml/min/1,73 m²	Indikation zur Nierenersatztherapie

Tab. 16.3 Albumin-Kreatinin-Quotient (ACR) im Urin

Stadium	Risikoerhöhung	ACR
A1	Normal bis gering ↑	<30 mg/g
A2	Moderat ↑	30–300 mg/g
A3	Stark ↑	>300 mg/g

- **Erlaubt eine regelmäßige Urinuntersuchung durch den Patient selbst oder durch seine Eltern → so können z. B. Rezidive eines nephrotischen Syndroms zeitnah selbst erkannt werden**
- **Der Anwender muss die Grenzen des Urinteststreifens kennen**
- Grenzen des Urinteststreifens
  - Nachweis der Granulozytenesterase (Leukozyten): Bei Glukosurie, Proteinurie, Ausscheidung von Oxalsäure falsch negativ bzw. bei genitalen Verunreinigungen falsch positiv
  - Nitritnachweis: Uropathogene Keime reduzieren Nitrat zu Nitrit; ausreichende Blasenverweilzeit erforderlich (>4 h), hohe Keimzahl; Sensitivität bei Säuglingen gering (wegen häufiger Blasenentleerungen nur bei 30–50 %); bei kleinen Jungen, wo sich Nitrit unter der Vorhaut sammeln kann, kann der Nachweis falsch positiv ausfallen
  - Erythrozytentestfeld: Es erfolgt eine Reaktion mit der Häm-Gruppe. Der Streifentest differenziert **nicht** zwischen Hämoglobin, Myoglobin und Erythrozyten → Mikroskopie notwendig!
  - Proteintestfeld: Dieses weist **ausschließlich** Albumin nach. Tubuläre Proteine wie α1-Mikroglobulin oder β2-Mikroglobulin werden **ebenso wenig** nachgewiesen wie großmolekulare Antikkörper (z. B. IgG)
  - Tab. 16.4 (Abb. 16.2)

Bildgebende Diagnostik

- **Sonographie**: Basis der bildgebenden Diagnostik. Altersabhängige Normogramme für Länge und Volumen der Nieren zur Überprüfung des Nierenwachstums
- **Miktionszysturethrographie** (MCU): Füllung der Blase mit Kontrastmittel über einen transurethralen Katheter oder nach suprapubischer Blasenpunktion. Untersuchung auf vesikoureteralen Reflux und Urethralklappen. Je nach Kontrastmittel radiologische, (zunehmend) sonographische (MUS) oder nuklearmediznische Durchführung. Das radiologische MCU stellt den Standard für die Beurteilung der subvesikalen Harnwege bei Jungen dar
- **Intravenöse Pyelographie**: Weitgehend aus der Routinediagnostik verschwunden. Kontrastmittelgabe und anschließende Darstellung der Kontrastmittelausschei-

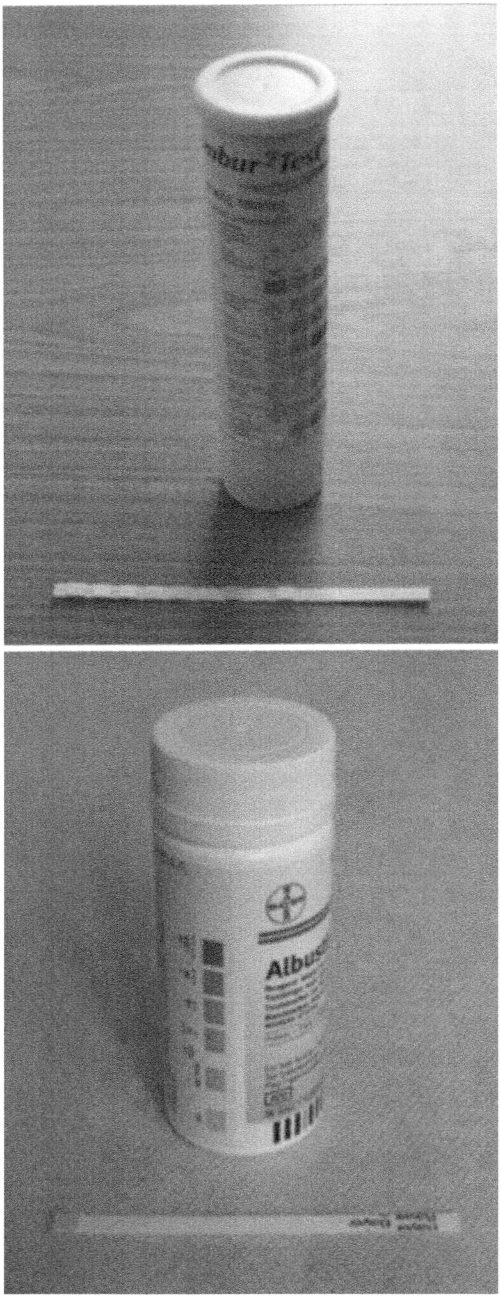

Abb. 16.2 Urinteststreifen

dung hat ihren Stellenwert allenfalls in der Lokalisation von Steinen und Obstruktionen, die anders nicht zu eruieren sind

Tab. 16.4 Grenzen des Urinteststreifens (Albumin)

Albumin falsch-positiv	Albumin falsch-negativ
Konzentrierter Urin	Verdünnter Urin
Alkalischer Urin (pH >8)	Saurer Urin (pH <5)
Makrohämaturie, Pyurie, Bakteriurie	Nicht albuminäre Proteinurie
Verzögertes Ablesen des Teststreifens	Zu schnelles Ablesen des Teststreifens
Teststreifen zu lange im Urin belassen	
Kontamination mit Antiseptika	

- **Nuklearmedizinische Techniken** haben einen hohen Stellenwert in der pädiatrisch nephro-uroradiologischen Diagnostik:
  - ^{99m}**Tc-Mercaptoaceyltriglycin** (MAG-3) wird zu 95 % tubulär sezerniert und ist das Kontrastmittel der Wahl zur Überprüfung der Ausscheidungsfunktion der Nieren z. B. mit der Frage nach fixierten und ggf. operationsbedürftigen Abflusshindernissen, „dynamische Nierenszintigraphie".
- **Cave**: Beim Neugeborenen und jungen Säugling führen die verzögerte Diureseantwort bzw. die tubuläre Unreife zu Auswertungsproblemen der dynamischen Nierenszintigraphie. Durchführung daher erst ab der 7. Lebenswoche
  - Für die exaktere Bestimmung der Partialfunktionen der linken und rechten Niere dient ^{99m}**Tc-Dimercaptosuccininsäure** (DMSA). Es bindet an das Cystein des proximalen Tubulus und erlaubt die Darstellung des renalen Kortex und möglicher Funktionsausfälle (Narben), „statische Nierenszintigraphie"
- **Magnetresonanztomographie** (MRT) bei speziellen Fragestellungen indiziert. Vorteile: hohe Auflösung anatomischer

16

Strukturen, ggf. in Kombination mit Darstellung der Ausscheidungsfunktion (MR-Urographie).

16.2 Angeborene und hereditäre Fehlbildungen der Nieren und ableitenden Harnwege

Fehlbildungen der Nieren und ableitenden Harnwege gehören zu den häufigsten Fehlbildungen überhaupt (CAKUT, „congenital anomalies oft he kidney and urinary tract")

Definitionen

- **Beckenniere** (kaudal-dystope Niere): Lage der Niere im kleinen Becken, meist neben der A. iliaca communis, durch Ausbleiben der Nierenwanderung (1: 800 Geburten)
- **Gekreuzte Dystopie**: Die Nieren sind auf einer Seite untereinander angeordnet und miteinander verschmolzen. Der Ureter der dystopen Niere zieht über die Mittellinie und mündet auf der gegenüberliegenden Seite in die Blase (1: 8000)
- **Hufeisenniere**: Sehr häufige Form der Fusionsanomalie (1: 500). Die Nieren sind über die Mittellinie hinweg – meist am unteren Pol – miteinander verschmolzen. Die Nierenbecken zeigen nach ventral (gehäuft beim Ullrich-Turner-Syndrom)
- **Kuchenniere**: Komplette Fusion der Nieren im Bereich der Mittellinie, liegt meist im kleinen Becken
- **Doppelniere**: Meist keine echte Verdoppelung der Nierenanlage, sondern Trennung des Nierenbeckens durch eine Parenchymbrücke in ein oberes und ein unteres Nierenbecken (ca. 1 % der Bevölkerung). Die Trennung der ableitenden Harnwege kann bei Doppelnieren unterschiedlich stark ausgeprägt sein: von der Beschränkung auf das Nierenbecken mit einem gemeinsamen Ureter (dichotomes Nierenbecken) über einen Ureter fissus (getrennte Ureteren, die sich vor Einmündung in die Blase wieder vereinigen) bis zum Ureter duplex (separate Einmündung der Ureteren in die Blase, wobei ein Ostium dabei immer ektop liegt). Nach der Meyer-Weigert-Regel kreuzen beim Ureter duplex die Harnleiter im Verlauf, der laterokranial in die Blase mündende Ureter gehört zum unteren, der mediokaudal mündende zum oberen Pol der Niere.
- **Beim Vorliegen einer Doppelniere je nach klinischer Situation Unterscheidung in unkomplizierte und komplizierte Doppelniere**
  - Unkomplizierte Doppelniere: Zufallsbefund ohne klinische Symptome und ohne unmittelbare therapeutische Konsequenz
  - Komplizierte Doppelniere: Doppelniere mit Harnwegsinfektionen und/oder arterieller Hypertonie. Meist finden sich weitere Fehlbildungen (vesikoureteraler Reflux (VUR), terminale Ureterstenose, Ureterozele)
- **Unilaterale Nierenagenesie**: Eine einseitige Nierenagenesie (1: 500–3200) bleibt meist symptomlos. Sonographisch zeigt sich eine kompensatorische Hypertrophie der kontralateralen Niere
  - **Cave**: In ca. 20–30 % sind Fehlbildungen des kontralateralen Harntrakts zu beobachten. Im Langzeitverlauf bleibt durch die kompensatorische Funktionsübernahme der kontralateralen Seite die übergeordnete Nierenfunktion i. d. R. erhalten.
- **Potenziell negative Einflussfaktoren auf die Nierenfunktion wie rezidivierende Harnwegsinfektionen (z. B. VUR-assoziiert) oder arterielle Hypertonie sollten insbesondere im Langzeitverlauf vermieden bzw. konsequent therapiert werden.**
- **Bilaterale Nierenagenesie**: Die bilaterale Nierenagenesie (1: 10.000, männlich > weiblich) ist nur mit einer Nierenersatztherapie mit dem extrauterinen Leben vereinbar. Intrauterin besteht eine Oligo-

bzw. Anhydramnie, die zu einer Lungenhypoplasie des Fetus führt. Aus der intrauterinen Oligo-/Anhydramnie entwickelt sich die Potter-Sequenz mit typischen Stigmata:
- Lungenhypoplasie → postnatal Atemnotsyndrom
- Weiter Augenabstand
- Vogel- bzw. Hakennase
- Tief sitzende gelappte Ohrmuscheln
- Abflachung und Verbreiterung der Nase
- Schmale Hände
- Klumpfüße und Arthrogryposis
- Schmaler, hypoplastischer Thorax
- **Die Potter-Sequenz ist nicht pathognomonisch für die beidseitige Nierenagenesie, sondern bei allen schweren Fehlbildungen der Nieren und ableitenden Harnwege, die mit einer verminderten intrauterinen Urinproduktion (= Oligo-/Anhydramnion) einhergehen, zu beobachten. Bei pränataler Diagnose einer Potter-Sequenz muss individuell zusammen mit der Familie bzw. den werdenden Eltern und interdisziplinär (Neonatologie, pädiatrische Nephrologie, Gynäkologie, Psychologie) über das weitere Vorgehen entschieden werden**
- **Nierenhypoplasie**: Verminderte Nierenmasse bei normalem mikroskopisch anatomischem Aufbau der Niere
  - Unilaterale Formen führen zur kompensatorischen Hypertrophie der kontralateralen Niere
  - Die einfache bilaterale Nierenhypoplasie – meist ohne gravierende Nierenfunktionseinschränkung – ist selten und von der Nierenhypoplasie mit gleichzeitig vorliegender Nierendysplasie und der Oligomeganephronie abzugrenzen, die beide meist zu einer progredienten Niereninsuffizienz führen.
  - Zu differenzieren sind sekundäre Formen der Hypoplasie:
    - Als Folge eines VUR
    - Bei Atrophie nach rezidivierenden Pyelonephritiden
    - Nach vaskulärer Ischämie
    - Nach Nierenvenenthrombose
    - Bei hypo-/dysplastischer Nierenanlage
  - Die Oligomeganephronie ist durch ein stark erniedrigtes Nierengewicht und eine ausgeprägte Verminderung der Nephronzahl (ca. 20 % der Norm) bei gleichzeitiger Hypertrophie derselben definiert. Sekundär kommt es durch Hyperfiltration der verbliebenen Nephrone zur tubulointerstitiellen Fibrose mit weiterer Nierenfunktionseinschränkung bis zur terminalen Niereninsuffizienz.
  - Weitere Sonderform: segmentale Nierenhypoplasie (Ask-Upmark-Niere), die möglicherweise jedoch nicht angeboren, sondern Folge eines (intrauterinen) VUR ist
- **Nierendysplasie**: Eine Nierendysplasie ist meist mit anderen Anomalien des Urogenitaltrakts aber auch mit Fehlbildungssyndromen assoziiert
  - Die angeborene kombinierte Fehlbildung von Harntrakt und Nieren wird als CAKUT („congenital anomaly of the kidney and the urinary tract“) bezeichnet.
  - Eine Nierendysplasie ohne Zysten liegt häufig bei jeglicher Form von Harntransportstörungen, insbesondere bei obstruktiven Uropathien, vor, ist aber von sekundären Veränderungen (z. B. durch rezidivierende febrile Harnwegsinfektionen) schwierig zu unterscheiden

Klinik
- Reine Lage- und Formanomalien der Nieren sind i. d. R. symptomlos
- Auf Harnwegsinfektionen oder die Entwicklung einer arteriellen Hypertonie ist jedoch zu achten

- Eine weiterführende Diagnostik bezüglich weiterer Fehlbildungen der Nieren und des Harntrakts sowie eine spezifische Therapie sind evtl. notwendig. Besondere Beachtung müssen jedoch beidseitige Nierenhypoplasien, Nierendysplasien sowie Nierenhypodysplasien finden, die nicht nur das Risiko eines progredienten Nierenfunktionsverlusts bergen sondern auch als
  - primäre Formen syndromal bedingt sein können oder als
  - sekundäre Formen mit anderen Fehlbildungen der Nieren und ableitenden Harnwege assoziiert sein können

Diagnose
- In erster Linie sonographisch
- Bei symptomatischen Lage- oder Fusionsanomalien sowie Nierenhypo/-dysplasien sind ggf. weitere bildgebende Verfahren zum Nachweis einer begleitenden Fehlbildung notwendig (z. B. MCU, dynamische und/oder statische Nierenszintigraphie, MRT).

Therapie
- Bei symptomlosen Lage- oder Fusionsanomalien ist i. d. R. keine Therapie erforderlich
- Bei symptomatischen (komplizierten) Doppelnieren ist im Verlauf ggf. die Indikation zur antibakteriellen Prophylaxe oder chirurgischen Korrektur prüfen
- Bei beidseitigen Nierenhypo/-dysplasien sind ggf. die Komplikationen einer progredienten Nierenerkrankung zu therapieren (► Abschn. 16.9.4)

Bei bekannter Entwicklungsstörung der Nieren sollte die Blutdruckmessung bei den Vorsorgeuntersuchungen nicht fehlen.

16.3 Harntransportstörungen

Im gesamten ableitenden Harntrakt kann es durch unterschiedlichste Fehlbildungen zum Harnstau kommen, der zur Dilatation proximal des Hindernisses gelegener Strukturen und schließlich zur Druckschädigung des Nierenparenchyms führen kann (▫ Tab. 16.5 und ▫ Abb. 16.3). Der VUR ist in seiner primären Form keine obstruktive Harntransportstörung, kann aber sekundär aus einer subvesikal gelegenen Obstruktion oder einer neurogenen Blasenentleerungsstörung entstehen.

16.3.1 Ureterabgangsstenose (ureteropelvine Stenose)

Definition
- Häufigste Ursache einer Dilatation des Nierenbeckenkelchsystems im Kindesalter

▫ Tab. 16.5 Sonographische Klassifikation der Nierenbeckenkelchdilatationen nach DEGUM

Stadium	Befund
	Normalbefund: **Normal breites Parenchym; Pyelon nicht dilatiert, zarte Kelche**
I	Parenchym normal breit; Pyelon aufgeweitet, Transversaldurchmesser des Nierenbeckens >95. Perzentile, Kelche nicht dilatiert
II	Parenchym normal weit, Pyelon deutlich erweitert, Kelchhälse leicht erweitert, Kelche aufgeweitet, erhaltene Papillenspitzen, Fornixwinkel spitz
III	Parenchym verschmälert; deutliche Nierenbeckenkelchsystemerweiterung, Kelche verplumpt, d. h. Papillen abgeflacht und Fornixwinkel stumpf
IV	Erhebliche Parnchymverschmälerung; extreme Nierenbeckenkelcherweiterung, Kelche breit ausgewalzt, Grenzen zwischen Pyelon und Kelchsystem teilweise bis vollständig aufgehoben

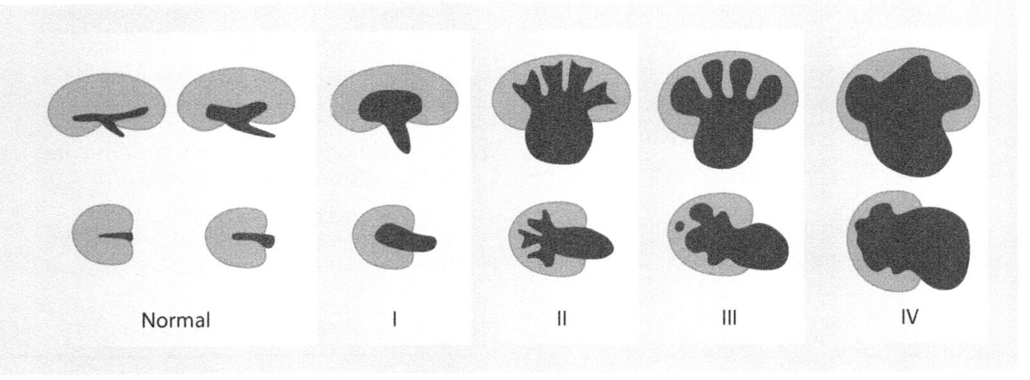

Abb. 16.3 Sonographische Gradeinteilung der Nierenbeckenkelchdilatation. [Mod. nach Beetz et al. (2002) Diagnostik bei konnatalen Dilatationen der Harnwege. Monatssch Kinderheilkd 150:76–84]

(Inzidenz 1: 1500, männlich/weiblich 2: 1, links/rechts: 60 %: 40 %). In ca. 10–40 % der Fälle sind beide Nieren betroffen.

▪▪ Ätiologie

- Ätiologisch Unterscheidung zwischen intrinsischer (Folge einer inkompletten Rekanalisierung des Harnleiters in der frühen embryonalen Entwicklungsphase) und extrinsischer Stenose (Folge einer Lumeneinengung von außen, z. B. durch aberrierende Polgefäße). Folge in beiden Fällen ist die sekundäre Dilatation des Nierenbeckenkelchsystems

▪▪ Klinik

- Meist prä- oder postnataler sonographischer „Zufallsbefund“
- Häufig keine oder uncharakteristische Symptome wie Bauchschmerzen durch ausgeprägte Dilatation des Nierenbeckenkelchsystems oder Flankenschmerzen nach hoher Flüssigkeitszufuhr bei älteren Kindern
- Der gestörte Harntransport kann zu fieberhaften Harnwegsinfektionen prädisponieren

▪▪ Diagnose

- Sonographie
- Ggf. dynamische Nierenszintigraphie mittels ^{99m}Tc-MAG3 zur seitengetrennten Funktionsbestimmung und Bestimmung der Abflussverhältnisse. Goldstandard zur Differenzierung nichtobstruktiver und obstruktiver, potenziell interventionsbedürftiger Abflussverhältnisse.
- **Beim Auftreten fieberhafter Harnwegsinfektionen ist eine MCU zum Ausschluss eines ipsilateralen VUR indiziert, der in 7–10 % der Fälle assoziiert ist (kombiniert obstruktiv-refluxiver Ureter)**

▪▪ Therapie

- Bei ausgeglichener seitengetrennter Funktion und nichtobstruktivem (funktionellem) Ausscheidungsmuster → Beobachtung des Befunds mit sonographischen Verlaufskontrollen. Nuklearmedizinische Untersuchung je nach Ausgangsbefund im Verlauf wiederholen
- Bei sonographisch schmalem Parenchym, szintigraphisch obstruktivem Ausscheidungsmuster und/oder Abnahme der seitengetrennten Partialfunktion der Niere Operation der Stenose erwägen
- Im Einzelfall, insbesondere bei assoziiertem VUR, Notwendigkeit einer antibakteriellen Dauerprophylaxe erwägen

▪▪ Prognose

- Abhängig von der Ausprägung ist eine Rückbildung in den ersten Lebensjahren möglich.

16.3.2 Terminale Ureterstenose (primärer, konnataler Megaureter)

Definition

- Unterbrechung der Ureterperistaltik im prävesikalen Uretersegment durch Rarefizierung der spiralförmig angeordneten glatten Uretermuskulatur
- Zweithäufigste Ursache einer Dilatation des Nierenbeckenkelchsystems im Kindesalter. Männlich/weiblich 5: 1

Klinik

- Meist asymptomatisch; Zufallsbefund im prä- oder postnatalen Ultraschall
- Ggf. Bauchschmerzen durch ausgeprägte Dilatation und (bei älteren Kindern) Flankenschmerzen nach hoher Flüssigkeitszufuhr
- Die potenzielle Prädisposition zu fieberhaften Harnwegsinfektionen ist zu beachten

Diagnose

- ► Abschn. 16.3.1

Therapie

- Bei sonographisch schmalem Parenchym und szintigraphisch obstruktivem Ausscheidungsmuster ist die Indikation zur passageren Harnableitung oder primären Ureterneueinpflanzung gegeben

Prognose

- Hohe Spontanheilungsrate. Eine operative Korrektur ist selten erforderlich, da der erweiterte Ureter als Druckabnehmer für das Nierenbeckenkelchsystem fungiert

Ätiologisch vom primären Megaureter abzugrenzen ist die sekundäre Erweiterung des Harnleiters. Entsprechend ihrer Ursache ist diese funktionell obstruktiv oder refluxiv obstruktiv. Sie kann Folge einer anatomischen oder funktionellen infravesikalen Obstruktion oder einer neuropathischen Blasenentleerungsstörung sein.

16.3.3 Vesikoureteraler Reflux (VUR)

Definition

- Retrograder Rückfluss von Urin in den Harnleiter bzw. bei ausgeprägteren Formen bis in das Nierenbecken (vesikoureterorenaler Reflux). Häufigkeit: 1–2: 1 000, weiblich/männlich 4: 1
- Ein intrarenaler Reflux reicht bis ins Nierenparenchym

Ätiologie

- Ätiologisch Unterscheidung in primären und sekundären VUR
  - Primärer VUR: Fehlanlage des Harnleiterostiums
  - Sekundärer VUR: Folge einer Obstruktion distal der Blase (Urethralklappen?) oder einer neurogenen Blase

Klinik

- Ein VUR stellt ein Risiko für die Entwicklung fieberhafter Harnwegsinfektionen dar
- Häufig Entdeckung im Rahmen der Abklärung anderer nephro-/urologischer Fehlbildungen
- Ein symptomatischer VUR verursacht (rezidivierende) Harnwegsinfektionen mit der Gefahr der Nierennarbenbildung sowie konsekutiver Nierenfunktionseinschränkung und Entwicklung einer arteriellen Hypertonie
- Heutzutage geht man davon aus, dass ein VUR per se nicht zu einer Nierenschädigung führt. Evtl. assoziierte konnatale dys- oder hypoplastische Nierenareale sind ebenso wie der VUR selbst Folge der Fehlentwicklung der Nieren und ableitenden Harnwege (CAKUT) und müssen von sekundären. (infektionsbedingten) Nierenschäden (Narben) differenziert werden

Diagnose

- Refluxuntersuchung: MCU (Miktionszysturethrographie; ◘ Abb. 16.4 und ◘ Tab. 16.6) oder MUS (Miktionsuro-

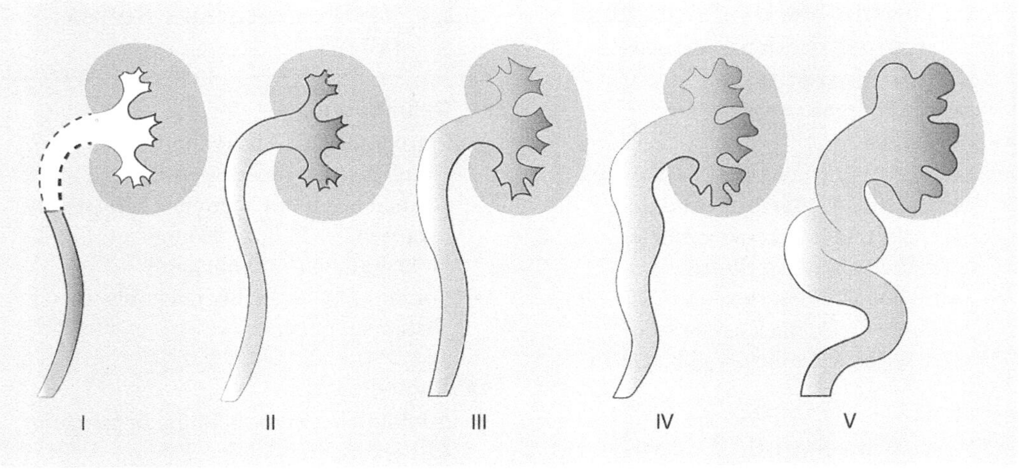

Abb. 16.4 Internationale Klassifikation des vesikorenalen Refluxes in Anlehnung an die Klassifikation der International Reflux Study Group (Lebowitz et al. 1985)

Tab. 16.6 Internationale Refluxklassifikation auf dem Boden der radiologischen Miktionszysturethrographie

Grad	Beschreibung
I	Reflux nur bis in den Ureter
II	Reflux bis in Nierenbecken und -kelche. Keine Dilatation. Fornices normal
III	Leichte oder mäßige Dilatation und/oder Schlängelung des Ureters. Leichte oder mäßige Dilatation des Nierenbeckens, aber keine oder nur geringe Blähung der Fornices
IV	Mäßige Dilatation und/oder Schlängelung des Ureters. Mäßige Dilatation von Nierenbecken und -kelchen. Scharfe Fornixwinkel komplett aufgehoben, aber Bestehenbleiben der Papillenimpressionen in der Mehrzahl der Kelche
V	Starke Dilatation und Schlängelung des Ureters. Starke Dilatation von Nierenbecken und -kelchen. Papillenimpressionen in der Mehrzahl der Kelche nicht mehr sichtbar

16

sonographie, die subvesikalen Harnwege müssen beim Jungen dargestellt werden)

- **Eine MCU sollte wegen der iatrogenen Infektionsgefahr unter antibakteriellem Schutz durchgeführt werden.**
- Sonographie: Eine unauffällige Sonographie schließt einen VUR nicht aus
- Evtl. szintigraphische Untersuchungen
- **Die statische Nierenszintigraphie weist infektionsbedingte Perfusionsausfälle des Nierengewebes nach. Zur Diagnostik einer akuten Pyelonephritis gehört sie in Deutschland dennoch nicht. Zur Differenzierung zwischen akuten und chronischen Veränderungen (pyelonephritische Narben) sollte sie zum Nachweis chronischer Veränderungen erst 6 Monate nach der akuten Harnwegsinfektion durchgeführt werden.**
- Wegen des Zusammenhangs von Blasenentleerungsstörungen und VUR kommt funktionellen (urodynamischen) Untersuchungsmethoden (Blasentagebuch, Uroflowmetrie, Zystomanometrie) eine

Bedeutung bei der diagnostischen Abklärung eines VUR zu

Therapie

- Abhängig von Refluxgrad, Alter und Anzahl von Harnwegsinfektionen entweder:
  - Keine Therapie
  - Antibakterielle Langzeitprophylaxe
  - Endoskopische Depotinjektion
  - Ureterneuimplantation (z. B. modifiziert nach Politano-Leadbetter)

Prognose

- Stark abhängig vom Grad des VUR und von der Anzahl fieberhafter Harnwegsinfektionen
- Je niedriger der Grad des VUR, desto größer die Wahrscheinlichkeit einer spontanen Rückbildung in den ersten Lebensjahren

16.3.4 Urethralklappen

Definition

- Obstruktion der proximalen Harnröhre durch Klappen als Folge einer embryonalen Entwicklungsstörung. Schwerste Form der Harnwegsobstruktion. Häufigkeit: ca. 1: 5000–8000 bei männlichen Neugeborenen
- Die Obstruktion der distalen Harnröhre durch Klappen ist wesentlich seltener (1: 40.000)
- Urethralklappen können mit Nierenhypodysplasien assoziiert sein und gehören zum Formenkreis der CAKUT

Klinik

- Bereits pränatal stark vergrößerte und konstant gefüllte Blase. Zeitpunkt von Auftreten und Ausprägung eines Oligohydramnions bestimmen die pränatale Prognose. Prognostisch ungünstig ist eine begleitende Nierendysplasie
- Eine ausgeprägte infravesikale Obstruktion führt i. d. R. zu einem sekundären VUR, einer Blasenwandverdickung sowie zu Pseudodivertikeln
- Postnatale Nierenfunktion abhängig von der Schwere der Nierendysplasie und damit von Zeitpunkt und Ausmaß der intrauterinen renalen Schädigung. Eine chronische Nierenfunktionseinschränkung entwickelt sich bei 40–70 % der Kinder, die in den ersten Lebensmonaten auffallen. Begünstigt durch die Harntransportstörung bilden rezidivierende, fieberhafte Harnwegsinfektionen eine zusätzliche Gefahr für die Nierenfunktion
- Im weiteren Verlauf ist auf Miktionsstörungen und Harninkontinenz zu achten, die die einzigen Symptome sein können, wenn die Kinder erst später auffällig werden

- **Bei Jungen mit beidseits retrovesikal dilatiertem Ureter an Urethralklappen denken.**

Diagnose

- Sonographie der Nieren und ableitenden Harnwege prä- und postnatal: große Blase, Blasenwandverdickung, Pseudodivertikel, ggf. Megaureter und Dilatation des Nierenbeckenkelchsystems. Nierendysplasie?
- MCU (MUS): Massive (prästenotische) Dilatation der proximalen Urethra, stark trabekulierte Blasenwand, Pseudodivertikel, in 30–50 % der Fälle sekundärer VUR
- Im Verlauf urodynamische Untersuchung zur Überprüfung der Blasenfunktion
- Postnatal Beurteilung der Nierenfunktion und ggf. stadiengerechte Therapie bei chronischer Nierenerkrankung

Therapie

- Die akute Therapie, insbesondere in der Neugeborenenperiode, besteht zur Druckentlastung aus der Anlage einer suprapubischen Harnableitung. Später erfolgt die transurethrale Klappenresektion durch Zystourethroskopie. Insbesondere bei begleitendem VUR antibakterielle Langzeitprophylaxe zum Schutz vor

Harnwegsinfektionen. Bleibt nach der Beseitigung der Obstruktion eine hochgradige Erweiterung des oberen Harntrakts bestehen und verschlechtert sich die Nierenfunktion → passagere supravesikale Harnableitung erwägen (z. B. Pyelokutaneostomie). Der fortbestehende symptomatische VUR stellt ggf. eine Indikation zur Ureterreimplantation dar
- Die pränatale Ableitung des Harns von der Blase in die Amnionhöhle ist umstritten, mit Komplikationen assoziiert und scheint bei Feten <28 SSW keinen Vorteil hinsichtlich der Nierenfunktion zu erbringen

▪▪ Prognose
- Im Langzeitverlauf bei 10–30 % der betroffenen Jungen Entwicklung einer chronischen Nierenfunktionseinschränkung
- Ein weiteres Hauptproblem in der Langzeitbetreuung sind Blasenfunktionsstörungen. Kontinenzprobleme nach Klappenresektion treten bei 13–38 % der Jungen auf

16.3.5 Prune-Belly-Syndrom

- Synonym: Bauchdeckenaplasie-Syndrom
- Häufigkeit: 1: 35.000–50 .000 aller Neugeborenen (95–97 % Jungen)

▪▪ Klinik
- Klassische Symptomentrias
  - Partielle bis totale Bauchdeckenaplasie oder -hypoplasie
  - Fehlbildungen der Nieren und ableitenden Harnwege
  - Bilateraler Kryptorchismus
- Das Spektrum der Harnwegsfehlbildungen ist weit und bestimmt die Prognose. Der Erweiterung der Urethra liegen keine Harnröhrenklappen zu Grunde. Pyelonephritiden sind häufig

▪▪ Therapie
- Entsprechend dem komplexen Krankheitsbild interdisziplinär mit operativen und konservativen Maßnahmen (z. B. antibakterielle Dauerprophylaxe, perkutane Zystostomie, Orchidopexie, Bauchdeckenplastik)

16.4 Harnwegsinfektionen (HWI)

▪▪ Definition
- Durch Mikroorganismen bedingte Infektion von Niereninterstitium, Nierenbecken, Harnleiter, Blase oder Harnröhre, gekennzeichnet durch eine Leukozyturie sowie Nachweis des Erregers im Urin
- 7 % aller Mädchen und 2 % aller Jungen erkranken in den ersten 6 Lebensjahren an einer HWI. In der Regel handelt es sich um aszendierende Infektionen
- Häufigste Erreger: E. coli (80 %). Bei Patienten mit vorbekannten Nierenerkrankungen finden sich auch häufig Enterokokken, Pseudomonaden, Klebsiellen oder Proteus

▪▪ Klassifikation
- Nach der Lokalisation:
  - Zystitis: Infektion von Blase und Harnröhre
  - Pyelonephritis: Zusätzlich Infektion von Harnleiter, Nierenbecken oder Niereninterstitium
- Nach der Symptomatik:
  - Asymptomatische Bakteriurie: Isolierte signifikante Bakteriurie ohne Symptome (definitionsgemäß keine Infektion und in aller Regel keine Therapie)
  - Asymptomatische HWI: Signifikante Bakteriurie und Leukozyturie, aber ohne körperliche Symptome
  - Symptomatische HWI: Signifikante Bakteriurie und Leukozyturie mit körperlichen Symptomen (afebril oder febril)
- Nach Komplikationsmöglichkeiten:
  - Unkomplizierte HWI: Normaler Harntrakt, normale Blasenfunktion, normale Nierenfunktion, normale Immunkompetenz

- Komplizierte HWI: Bei Nieren- und Harntraktfehlbildung, Harnabflussbehinderung, VUR, Urolithiasis, neurogener Blasenentleerungsstörung, Immundefizienz, Fremdkörper, Diabetes mellitus, Niereninsuffizienz, Z. n. Nierentransplantation, bei Neugeborenen und kleinen Säuglingen

Klinik

- Neugeborene und Säuglinge zeigen nicht selten eine unspezifische Klinik mit Erbrechen, Gewichtsverlust, Fieber, graublassem Hautkolorit, schrillem Schreien, Schreckhaftigkeit
- Der Übergang in eine Urosepsis ist in diesem Alter fließend, sodass Sepsiszeichen wie Zentralisierung und Berührungsempfindlichkeit vorhanden sein können
- **Bei jedem Säugling mit Fieber an eine Harnwegsinfektion denken und adäquat gesammelten Urin gewinnen**
- Ältere Kinder:
  - Zystitis: Dysurie, Schmerzen beim Wasserlassen, Pollakisurie, Harninkontinenz oder Enuresis nach bereits erreichter Kontinenz
  - Pyelonephritis: Fieber, diffuse Bauchschmerzen, evtl. charakteristischer einseitiger Flankenschmerz

Komplikationen

- Eine akute, seltene Komplikation ist die Abszessbildung
- Rezidivierende HWI können zur Narbenbildung bis hin zur Schrumpfniere und Entwicklung einer renoparenchymatösen arteriellen Hypertonie sowie einer Nierenfunktionseinschränkung führen

Diagnose

- **Anamnese**: Evtl. Blasenfunktionsstörungen erfragen: Harninkontinenz? Imperativer Harndrang? Pollakisurie? Miktionsaufschub? Auffällige Haltemanöver? Miktionsauffälligkeiten im Sinne von Stottern oder Pressen? Obstipation? Enkopresis?
- Pathologische **Urinbefunde**:
  - Leukozyten >20/µl (Spontanurin)
  - Bakteriurie >100.000 Keime/µl (Mittelstrahlurin)
  - 10.000 Keime/µl (Katheterurin)
  - Jeglicher Keimnachweis (suprapubische Blasenpunktion)
- Bei entsprechender Klinik können auch niedrigere Keimzahlen in Monokultur eine HWI bestätigen
- **Während ein negativer Befund aus einem Urinbeutel eine HWI weitestgehend ausschließt, sollte bei einem positiven Befund aufgrund der hohen Zahl falsch positiver Befunde eine Bestätigung mittels suprapubischer Blasenpunktion, transurethralen Einmalkatheterismus oder auch Clean-Catch-Urin erfolgen. Bei Jungen sollte der transurethrale Katheterismus zugunsten der suprapubischen Blasenpunktion vermieden werden**
- Der Nitritnachweis im Streifentest hat eine hohe Vorhersagekraft bei Mädchen jenseits des Kleinkindalters. Bei kurzen Blasenverweilzeiten des Urins (z. B. bei Säuglingen) und bei Bakterien, die kein Nitrit bilden können (Enterokokken, Pseudomonaden) bleibt der Nitritnachweis negativ
- **Ein negativer Nitrittest schließt eine HWI nicht aus**
- Fieber, Leukozytose und CRP >20 mg/l bzw. Procalcitonin >0,5 ng/l sind hinweisend auf Pyelonephritis und sprechen gegen eine Zystitis. Bei Verdacht auf eine Bakteriämie/Urosepsis ist die Anlage einer Blutkultur indiziert
- **Technische Untersuchungen**:
  - Akut:
    - Sonographie der Nieren und ableitenden Harnwege zum Ausschluss einer Harntransportstörung innerhalb der ersten 2 Tage nach Diagnosestellung
  - Im Verlauf:

- MCU/MUS: Die Empfehlungen zur Durchführung einer Refluxprüfung nach stattgehabter HWI sind nicht einheitlich. In der Regel wird eine Refluxprüfung nach der ersten fieberhaften HWI im Säuglingsalter, bei rekurrierenden HWI, bei sonographisch auffälligem Harntrakt oder atypischen klinischen Verlauf bzw. nicht E. coli als Erreger empfohlen. Die Refluxprüfung kann bereits am Ende der antibakteriellen Therapie durchgeführt werden
- In Abhängigkeit der erhobenen Befunde ist evtl. eine spezielle weiterführende Diagnostik mittels DMSA-, MAG-3-Szintigraphie, MR-Urographie oder Zystomanometrie notwendig

Therapie

- **Vor Beginn der Therapie ist die Abnahme von Urin und ggf. Blut zur mikrobiologischen Erregerkultur und Antibiogramm erforderlich! Nach Beginn der antibakteriellen Therapie ist diese Diagnostik nicht mehr verwertbar!**
- Therapieziele sind die Beseitigung der akuten Infektion und damit der klinischen Symptome sowie die Vermeidung von Nierenparenchymschäden
- Der Therapiebeginn erfolgt unmittelbar nach Diagnosestellung, noch bevor das Ergebnis der Urinkultur inklusive Resistenztestung vorliegt, im Sinne einer kalkulierten antibakteriellen Therapie, die ggf. nach Erhalt des Antibiogramms modifiziert wird (Tab. 16.7)
- Die Applikationsart des Antibiotikums (oral, parenteral) ist v. a. abhängig vom Lebensalter und vom klinischen Zustand des Kindes: bei Säuglingen, bei V. a. auf Urosepsis, deutlich reduziertem Allgemeinzustand, Trinkverweigerung, Erbrechen oder Durchfall sowie komplizierter HWI sollte das Antibiotikum zunächst parenteral verabreicht werden
- **Wegen zum Teil erheblicher Zunahmen von Erregerresistenzen sollten die regionalen Resistenzraten für die Auswahl der kalkulierten Therapie bekannt sein.**

Dauerprophylaxe

- Obwohl wissenschaftlich noch nicht alle Fragen zum Wert einer antibakteriellen Dauerprophylaxe bzgl. Rekurrenz und Narbenbildung beantwortet sind, hat sich bei Vorliegen eines dilatierenden vesikoureterorenalen Refluxes ≥Grad III die Durchführung einer antibakteriellen Dauerprophylaxe insbesondere im 1. Lebensjahr bewährt (Tab. 16.8)
- Weitere präventive Maßnahmen sind regelmäßige Stuhlentleerungen, Ansäuerung des Urins, schnelles Wechseln von nasser Wäsche sowie insbesondere die Therapie von Blasenentleerungsstörungen

16.5 Glomerulopathien

Nierenerkrankungen, die sich am Nierenkörperchen abspielen, werden als Glomerulopathien bezeichnet. Es handelt sich um einen Oberbegriff für eine große Gruppe von Nierenerkrankungen mit unterschiedlicher Pathogenese. Häufig trifft man bei der Bezeichnung einzelner Erkrankungen auf den Begriff Glomerulonephritis, der synonym verwendet wird, obwohl nicht immer eine Entzündung zugrunde liegt. Das Risiko, im Verlauf einer Glomerulopathie eine akute oder chronische Nierenerkrankung zu erleiden, ist groß, aber bei den verschiedenen Erkrankungen der Gruppe unterschiedlich. Die klinische Manifestation unterteilt sich wesentlich in die nephritische und die nephrotische Verlaufsform, nicht selten mit Überschneidungen.

Für die Fachärztin/den Facharzt für Kinder- und Jugendmedizin relevant sind das Erkennen der nachfolgend beschriebenen Syndrome sowie die Kenntnis der Glomerulopathien. Die Differenzialdiagnose und Therapie der unterschiedlichen Glomerulopathien ist Aufgabe der Kindernephrologin/des Kindernephrologen.

Tab. 16.7 Empfehlungen zur kalkulierten antibakteriellen Therapie einer Pyelonephritis in Abhängigkeit von Alter und Schweregrad. (Nach: DGPI-Handbuch, 7. Aufl., 2018)

Erkrankung	Therapievorschlag	Applikation	Gesamte Therapiedauer
Pyelonephritis in den ersten 3 Lebensmonaten	Aminoglykosid + Ampicillin oder Ceftazidim + Ampicillin	Parenteral bis mindestens 2 Tage nach Entfieberung, dann orale Therapie nach Antibiogramm	10(– 14) Tage
Unkomplizierte Pyelonephritis jenseits des frühen Säuglingsalters (>3 Lebensmonate)	Cephalosporin Gruppe 3	Oral, ggf. initial parenteral	7 –10 Tage
	Amoxycillin/Clavulansäure	Oral, ggf. Initial parenteral	
	Ampicillin +Aminoglykosid	Parenteral, anschließend orale Therapie nach Antibiogramm	
Komplizierte Pyelonephritis[a]	Aminoglykosid + Ampicillin	Parenteral bis mindestens 2 Tage nach Entfieberung, dann orale Therapie nach Antibiogramm	10(– 14) Tage
	Piperacillin/Tazobactam[b]		
	Ceftazidim + Ampicillin[c]		

[a]Pyelonephroitis bei bekannter Nierenerkrankung, z. B. CAKUT, insbesondere bei der komplizierten Pyelonephritis sind bei der Festlegung der kalkulierten Therapie mikrobiologische Vorbefunde und Risikofaktoren zu berücksichtigen, welche die Wahrscheinlichkeit einer Infektion mit multiresistenten Erregern (ESBL/MRGN) erhöhen. Sie werden u. U. durch die genannten Kombinationen nicht erfasst. Risikofaktoren sind z. B. vorangegangene antibakterielle Therapien und nosokomiale Infektionen
[b]Zugelassen ab 2 Jahren
[c]Wahl der einen oder anderen Kombinationsbehandlung ist u. a. von der lokalen Resistenzlage abhängig zu machen

▪ Definition

Nephrotisches Syndrom

- Obligate Symptome sind eine große Proteinurie >1000 mg/m² Körperoberfläche (KOF)/Tag (oder >40 mg/m² KOF/h im Sammelurin respektive eine Urineiweiß-Urinkreatinin-Ratio von >2000 mg/g im Spontanurin) und eine Hypalbuminämie ≤25 g/l
- Zusätzliche fakultative Symptome sind Ödeme und eine Hyperlipidämie

Nephritisches Syndrom

- Das nephritische Syndrom ist ein auf einer inflammatorischen Erkrankung des Glomerulus beruhender Symptomenkomplex, der im Gegensatz zum nephrotischen Syndrom nicht einheitlich definiert ist
- Das nephritische Syndrom kann folgende Symptome umfassen: Arterielle Hypertonie, glomeruläre Hämaturie (Leitsymptom), Ödeme (Volhard-Trias) sowie (kleine) Proteinurie, Zylindrurie, Oligurie und Einschränkung der glomerulären Filtration (GFR) bis hin zum akuten Nierenversagen
- **Eine Überlappung zwischen nephritischem und nephrotischem Syndrom ist möglich.**

▪▪ Einteilung

- Eine Einteilung kann aufgrund der Ursache (primäre oder sekundäre Glomerulonephritis, Tab. 16.9) oder des klinischen Verlaufs erfolgen, der sich akut,

Tab. 16.8 Antiinfektiva zur antibakteriellen Infektionsprophylaxe. (Nach: DGPI-Handbuch, 7. Aufl., 2018)

Antiinfektivum	Einmalige Tagesdosis (mg/kgKG)	Nicht zugelassen für folgende Altersgruppen (Anwendungsbeschränkung):	Bemerkungen
Nitrofurantoin	1	<3. Lebensmonat	Beschränkung auf 6 Monate (Vorgabe des BfarM; ► www.bfarm.de)
Trimethoprim	1(–2)	< 6 Lebenswochen	In vielen Regionen Resistenzrate von E. coli >20 %
Nitroxolin	3–7	<3 Jahren	
Oralcephalosporine in reduzierter Dosis (ca. $\frac{1}{5}$ der therapeutischen Dosis), z B.			
- Cefaclor	10	Keine	Risiko der Selektion von ESBL-produzierenden Bakterien („extended spectrum beta lactamase"-Bildner)
- Cefixim	2	Früh- und Neugeborene[a]	
- Ceftibuten	2	< 3 Lebensmonaten[a]	
- Cefuroximaxetil	5	< 3 Lebensmonaten[a]	

[a]Keine ausreichenden Erfahrungen

Tab. 16.9 Glomerulonephritiden im Kindesalter

Primäre Glomerulonephritis	Sekundäre Glomerulonephritis
Minimal-Change-Glomerulopathie bzw. fokal-segmentale Glomerulosklerose beim idiopatischen nephrotischen Syndrom	Postinfektiöse Glomerulonephritis
IgA-Nephropathie	Purpura-Schönlein-Henoch-Nephritis
Membranoproliferative Glomerulonephritis [Formen: immunkomplexvermittelt bzw. komplementvermittelt (C3-Glomerulonephritis)] (Sekundäre Formen, z. B. nach Infektionen müssen abgegrenzt werden)	Glomerulonephritis bei systemischem Lupus erythematodes
Anti-Basalmembran-Glomerulonephritis (mit pulmonaler Hämorraghie: Goodpasture-Syndrom)	Glomerulonephritis bei Granulomatose mit Polyangiitis/mikroskopischer Polyangiitis/eosinophiler Granulomatose mit Polyangiitis
Membranöse Glomerulonephritis (Ursache bei ca. 70 % sind Antikörper gegen den Phosholipase-A2-Rezeptor) (Sekundäre Formen, z. B. nach Infektionen müssen abgegrenzt werden)	Shuntnephritis

rapid-progressiv, rezidivierend oder im Sinne einer chronischen Glomerulonephritis manifestieren kann. Allerdings sind die Übergänge hier fließend
- Grundsätzlich können alle Glomerulonephritiden einen rapid-progessiven Verlauf nehmen. Die Bezeichnung rapid-progressive Glomerulonephritis bezeichnet daher den Verlauf, nicht eine spezifische Ursache

16.5.1 Idiopathisches nephrotisches Syndrom

Das idiopathische nephrotische Syndrom wird als typisches und relativ häufiges klinisches Erscheinungsbild einer Glomerulopathie ausführlich dargestellt.

- Beim nephrotischen Syndrom besteht der klinische Symptomkomplex aus großer Proteinurie, Hypalbuminämie und fakultativ Ödemen und Hyperlipidämie
- Jährliche Inzidenz: 3–7: 100.000
- Verteilung Jungen/Mädchen beim steroidsensiblen nephrotischen Syndrom 2: 1, beim steroidresistenten nephrotischen Syndrom 1: 1
- Nach Erstmanifestation treten bei etwa 80 % der Patienten Rezidive auf und machen das idiopathische nephrotische Syndrom zu einem chronisch-rezidivierenden Krankheitsbild
- Typisches Manifestationsalter: zwischen >1 und <10 Jahren
- Histologisch liegt der Erkrankung meist eine Minimal-Change-Glomerulopathie zugrunde
- Bei typischer Manifestation im typischen Alter ist eine Nierenbiopsie unnötig
- Bei Auftreten <1 Jahr unterscheidet man das kongenitale nephrotische Syndrom (<3 Monate) vom infantilen nephrotischen Syndrom (>3 Monate bis <12 Monate). In beiden Fällen ist eine molekulargenetische Untersuchung indiziert. Die Therapie ist symptomatisch
- Bei Auftreten eines nephrotischen Syndroms >10 Jahren sollten sekundäre Verlaufsformen sowie eine Nierenbiopsie zur Diagnose erwogen werden
- **Als Rezidiv bezeichnet man das Auftreten einer Albuminkonzentration von ≥2 im ersten oder zweiten Morgenurin an drei aufeinander folgenden Tagen oder Eiweiß-Kreatinin-Verhältnis im Urin ≥2 g/g oder Eiweißgehalt im Urin ≥40 mg/m² Körperoberfläche/Stunde (mindestens 12 Stunden Sammelzeit)**
- Prognostisch bedeutsam ist die Unterteilung in folgende Verlaufsformen:
  - **Steroidsensibles nephrotisches Syndrom**: Erzielen einer Remission (Normalisierung der Urin- und Serumwerte für Albumin und Rückbildung der Ödeme) unter standardisierter Therapie mit Prednison
  - **Steroidresistentes nephrotisches Syndrom**: Keine Remission nach Therapie über 4 Wochen mit Prednison. In diesem Fall sind eine Nierenbiopsie und/oder eine genetische Untersuchung indiziert
  - **Nephrotisches Syndrom mit häufigen Rezidiven** (frequent relapser): ≥4 Rezidive/12 Monate oder ≥2 Rezidive innerhalb von 6 Monaten nach Erstmanifestation (evtl. immunsuppressive steroidsparende Alternativtherapie erwägen)
  - **Steroidabhängiges nephrotisches Syndrom**: Auftreten eines Rezidivs entweder in der alternierenden Therapie mit Prednison oder innerhalb von 14 Tagen nach Absetzen von Prednison (immunsuppressive steroidsparende Alternativtherapie erwägen)

Symptome

- Mögliche Auslöser sind Infektionen, allergische Reaktionen, Impfungen. Häufig ist ein Auslöser jedoch nicht zu eruieren. Innerhalb von Tagen bis Wochen treten Ödeme auf, die sich typischerweise als morgendliche Lidödeme manifestieren,

außerdem als prätibiale Ödeme, Skrotalödeme, Anasarka, Aszites und Pleuraergüsse zeigen können. Dies geht einher mit einer (z. T. deutlichen) Gewichtszunahme
- Eine intravasale Hypovolämie kann zu einer funktionellen Oligurie führen. Diese kann fließend in ein prärenales Nierenversagen übergehen
- Der Blutdruck ist meist niedrignormal
- Häufige Begleitsymptome sind Inappetenz, Übelkeit, Erbrechen, Diarrhö, bisweilen eine glomeruläre Hämaturie (≈20 %)

- **Bei Lidödemen immer auch an die Urinuntersuchung denken!**

- Mögliche Komplikationen umfassen Thrombembolien (z. B. Sinus-, Bein-, Nierenvenenthrombose), die durch Hypovolämie, Hyperkoagulabilität, erhöhte Viskosität und Immobilisierung bedingt sind
- Infektionen – bedingt durch einen sekundären Antikörpermangel – sind selten, gefährlich ist die bakterielle Peritonitis (Streptococcus pneumoniae)
- Bei einer nephrotischen Krise kommt es zum Schock und zum akuten Nierenversagen
- Bei stark ausgeprägten Ödemen ist eine Dyspnoe durch Lungenödem möglich

- **Bei einem Kind mit nephrotischem Syndrom und Kopfschmerzen muss eine Sinusvenenthrombose mittels zentraler Schnittbildgebung ausgeschlossen werden**

16

Diagnose
- Klinische Symptome bei großer Proteinurie und Hypalbuminämie. Erniedrigtes Gesamtkalzium bei in der Regel normalem ionisiertem Kalzium. Ggf. niedriges Serumnatrium infolge einer Verschiebung des Natriums ins Interstitium. Hyperlipidämie und Hypothyreose sind passager und in aller Regel nicht behandlungsbedürftig
- Nierenbiopsie: Bei typischem Verlauf zunächst nicht indiziert. Mögliche Indikationen sind atypisches Alter, Makrohämaturie, ausgeprägte arterielle Hypertonie, C3-Erniedrigung, Hinweis auf Systemerkrankung, schleichender Beginn über Monate, Steroidresistenz sowie häufig rezidivierender bzw. steroidabhängiger Verlauf
- Bei 77 % aller Patienten mit idiopathischem NS finden sich histopathologisch minimale Glomerulusveränderungen (Minimal-Change-Glomerulopathie), in 8 % der Fälle eine fokal-segmentale Glomerulosklerose (FSGS)
- Die primäre Steroidresistenz betrifft ca. 10 % der Patienten mit idiopathischem nephrotischen Syndrom. Histologisch findet sich in diesen Fällen meist eine FSGS

Therapie
- Die symptomatische Therapie besteht aus natriumarmer Kost, ggf. Flüssigkeitsrestriktion und Diuretika bei ausgeprägten Ödemen

Wegen der Gefahr von Thrombembolien und eines Nierenversagens → Ödeme vorsichtig ausschwemmen!

- Nur bei ausgeprägten Ödemen ist möglicherweise die Infusion von Albumin mit anschließender Furosemidgabe indiziert
- Eine Verminderung des Thrombembolierisikos gelingt durch frühe Mobilisation und prophylaktische Gabe von niedermolekularem Heparin. Bisweilen ist eine antihypertensive Therapie notwendig
- Bei lang andauerndem nephrotischem Syndrom kann eine Substitution von Immunglobulinen s.c. oder Thyroxin (Hypothyreose infolge Mangels an thyreoxinbindendem Globulin) notwendig werden
- Die primäre Therapie besteht aus der Gabe von Prednison. Das Ansprechen darauf ist relevant für die Prognose
- Die Initialtherapie wird mit **Prednison** durchgeführt:

  - 60 mg/m² KOF/Tag für 6 Wochen p.o. (in 3 Einzeldosen/Tag, maximal 80 mg/Tag)
  - Anschließend 40 mg/m² KOF alle 2 Tage für 6 Wochen p.o. (maximal 60 mg/Tag)
- >90 % der Pat. mit Minimal-Change-Glomerulopathie sind steroidsensibel, d. h., sie kommen mit diesem Therapieschema in Remission, bei den Patienten mit FSGS sind es 30 %
- Die Therapie eines **Rezidivs** erfolgt folgendermaßen:
  - Prednison 60 mg/m² KOF/Tag, bis der Urin über 3 aufeinanderfolgende Tage eiweißfrei ist (gemessen mit Albuminteststreifen)
  - Anschließend 40 mg/m² KOF alle 2 Tage für 4 Wochen
- Eine evtl. weitere Therapie ist abhängig vom weiteren Verlauf und kann als Therapieintensivierung oder steroidsparende Alternativtherapie durchgeführt werden. Mögliche Medikamente sind Ciclosporin A, Tacrolimus, Mycophenolat-Mofetil, Levamisol oder Rituximab. Cyclophosphamid wird wegen der potenziellen Nebenwirkungen zunehmend weniger eingesetzt
- Prognostisch zeigen beim steroidsensiblen nephrotischen Syndrom etwa 40 % der Patienten seltene Rezidive, etwa 35 % häufige Rezidive und etwa 15 % sind steroidabhängig. Etwa 10 % der Patienten sind steroidresistent

- **Zur frühen Rezidiverkennung ist eine tägliche Untersuchung des Morgenurins mittels Albuminteststreifen für mindestens 1 Jahr nach dem letzten Rezidiv erforderlich.**

16.5.2 Akute postinfektiöse Glomerulonephritis

Als Beispiel einer häufigen Ursache eines nephritischen Syndroms wird die akute postinfektiöse Glomerulonephritis ausführlich dargestellt.

Definition

- Häufigste Ursache eines akuten nephritischen Syndroms im Kindesalter. Es handelt sich um eine akute, exsudativ-proliferative Immunkomplexglomerulonephritis, die 1–4 Wochen nach einer akuten Infektion auftritt und sich klinisch meist als nephritisches, selten als nephrotisches Syndrom manifestiert. Häufig tritt sie zwischen dem 3. und 12. Lebensjahr auf
- Viele Erreger (Bakterien, Viren, Parasiten, Pilze) können eine akute postinfektiöse Glomerulonephritis auslösen. Häufige Erreger sind β-hämolysierende Streptokokken der Gruppe A (Poststreptokokkenglomerulonephritis, PSGN). Durch konsequente antibiotische Therapie der primären Infektion wird die Poststreptokokkenglomerulonephritis zunehmend seltener

Die PSGN ist vom rheumatischen Fieber, einer weiteren Poststreptokokkenerkrankung, zu differenzieren

- Die PSGN ist der Prototyp einer Immunkomplexnephritis. Eine direkte Entzündung des Glomerulus wird nur bei einigen Viren beobachtet (z. B. HIV, Hepatitisviren). Der wesentliche pathogenetische Mechanismus scheint eine Ablagerung nephritogener Streptokokkenantigene in der glomerulären Basalmembran mit konsekutiver Antikörperbindung *in situ* zu sein. Daneben werden die glomeruläre Ablagerung zirkulierender Immunkomplexe, Kreuzreaktionen von Antikörpern gegen Streptokokkenantigene mit glomerulärer Strukturen sowie eine Autoimmunität durch veränderte renale Antigene diskutiert.

- **Histologisch sind subepitheliale Immunkomplexablagerungen, sog. „humps", charakteristisch für die PSGN.**

Klinik

- Typischerweise tritt im Vollbild ein nephritisches Syndrom 1–4 Wochen nach einer Infektion auf

- Außerdem besteht ein ausgeprägtes Krankheitsgefühl, Kopfschmerzen, Blässe, Appetitlosigkeit, Erbrechen
- Eine arterielle Hypertonie findet sich bei 50–90 % der Patienten und kann in seltenen Fällen (0,5–10 %) zu einem enzephalopathisches Bild mit Kopfschmerzen, Somnolenz, Amaurosis, Aphasie, Vigilanzstörungen und Krampfanfällen führen. Dauer der klinischen Symptome ca. 1–2 Wochen, Proteinurie und insbesondere die Hämaturie können über viele Monate persistieren
- Häufiger zeigen sich oligosymptomatische Verläufe. Eine Mikrohämaturie sowie eine evtl. zusätzliche Proteinurie werden nicht selten zufällig bei einer Vorsorgeuntersuchung entdeckt
- **Das klinische Erscheinungsbild einer postinfektiösen Glomerulonephritis ist variabel und oft oligosymptomatisch**

Diagnose

- Eine glomeruläre Mikrohämaturie ist obligat, eine Makrohämaturie häufig. Im Urinsediment finden sich daher dysmorphe Erys (Akanthozyten) und Erythrozytenzylinder. Die meist begleitende Proteinurie liegt nur in 5 % der Fälle >1000 mg/m^2 KOF/Tag
- Zur Abschätzung der eGFR sollten Serumkreatinin und Cystatin C bestimmt werden. Weitere Retentionsparameter wie z. B. Harnstoff, aber auch die Serumelektrolyte sind hilfreich. Komplement C3 ist bei 60–90 % zu Erkrankungsbeginn erniedrigt (Normalisierung innerhalb weniger Wochen)
- Bei V. a. PSGN sollte ein Rachenabstrich zur Sicherung der Diagnose sowie die Bestimmung von Antistreptolysin-Titer (ASL), Antihyaluronidase und Antidesoxyribonuklease B erfolgen
- **Der ASL-Titer kann auch durch nichtnephritogene Streptokokken erhöht sein, bleibt andererseits bei Impetigo häufig negativ und ist häufig lediglich ein persistierender Durchseuchungstiter. Bei fehlender Infektionsanamnese und insbesondere bei persistierender C3-Erniedrigung sollte differenzialdiagnostisch an eine C3-Glomerulonephritis gedacht werden**
- Eine Indikation zur Nierenbiopsie besteht allenfalls bei differenzialdiagnostischen Zweifeln im Rahmen eines akuten Nierenversagens bzw. eines atypischen Verlaufs

Therapie

- Behandlung der zugrunde liegenden Infektion (bei Streptokokkeninfektion Penicillin V über 10 d)
- Die weitere Therapie ist symptomatisch mit besonderem Augenmerk auf die antihypertensive Therapie und das Flüssigkeitsmanagement. Ggf. kann eine passagere Nierenersatztherapie notwendig werden
- Eine Restitutio ad integrum wird innerhalb von 3–4 Wochen erreicht. Eine geringfügige Proteinurie besteht bei 15 % nach 3 Jahren und bei 2 % nach 7–10 Jahren fort. Auch wird klinisch nicht selten eine isolierte Mikrohämaturie noch Monate nach der Erstmanifestation beobachtet

16.5.3 Purpura-Schoenlein-Henoch-Nephritis

Diese systemische Vaskulitis im Kindesalter wird wegen ihrer Häufigkeit sowie ihrem renalen Erscheinungsbild als nephritisches oder nephrotisches Syndrom an dieser Stelle besprochen. Pathogenetisch liegen der Nierenläsion Ablagerungen IgA-haltiger Immunkomplexe zugrunde. Durch lokale Komplementaktivierung kommt es zu Leukozyteninfiltration und proteolytischer Endothelschädigung.

Klinik

- Die leukozytoklastische Vaskulitis befällt kleine Gefäße von Haut, Gelenken, Gastrointestinaltrakt und Nieren mit den

Leitsymptomen nichtthrombozytopenische Purpura an abhängigen Körperpartien, Arthritis, abdominelle Schmerzen und nephritisches oder nephrotisches Syndrom
- Eine Purpura cerebralis mit Kopfschmerzen und Krampfanfällen kann auftreten
- Betroffen sind hauptsächlich jüngere Kinder (Jungen > Mädchen)

▪▪ Therapie

- Zunächst rein symptomatisch:
  - Bei Arthritis → ggf. nichtsteroidale Antiphlogistika
  - Bei schweren abdominellen Symptomen verkürzt eine Therapie mit Prednison (1–2 mg/kg/Tag) die Schmerzdauer
  - Bei Invagination → konservative oder chirurgische Lösung
  - Bei Hodentorsion → chirurgische Sanierung
- Bettruhe bessert zwar die Purpura, jedoch nicht die Prognose der Erkrankung und ist daher nicht generell zu empfehlen
- Eine generelle Steroidtherapie bei allen Kindern mit Purpura-Schoenlein-Henoch mit und ohne Nierenbeteiligung ist nicht gerechtfertigt. Bei schwerer Nierenbeteiligung ist jedoch eine Behandlung indiziert, die sich nach klinischem Verlauf und Biopsieergebnis richtet
- Neben einer antiproteinurischen und nephroprotektiven Therapie mit ACE-Inhibitoren ist eine immunsuppressive Therapie bis hin zur Plasmapherese zu erwägen

▪▪ Prognose

- Die Prognose ist in den meisten Fällen gut
- Die Hautveränderungen bilden sich binnen weniger Tage spontan zurück. Allerdings ist ein Wiederauftreten der Hautveränderungen in Schüben innerhalb von 6–8 Monaten nicht selten, v. a. bei körperlicher Belastung
- Bei Kindern und Jugendlichen, die initial ein nephrotisches oder ein nephritisches Syndrom hatten, finden sich bei ca. 20 % im Langzeitverlauf chronische Nierenerkrankungen, zu der persistierende renale Symptome, eine Nierenfunktionseinschränkung und eine arterielle Hypertonie gezählt werden. Manifestiert sich die Nierenbeteiligung initial im Sinne eines rapid-progressiven Verlaufs ist die Prognose bzgl. der Nierenfunktion schlecht

> **Kinder mit einer Purpura-Schoenlein-Henoch-Nephritis gehören in eine kindernephrologische Betreuung.**

16.6 Hämolytisch urämisches Syndrom (HUS)

▪▪ Definition

- Akute Erkrankung der Endothelzellen mit typischer Symptomtrias:
  - Hämolytische Anämie mit Nachweis von Fragmentozyten
  - Thrombozytopenie
  - Akutes Nierenversagen
- Pathoanatomisch findet man eine thrombotische Mikroangiopathie. Eine neurologische Beteiligung (Vigilanzstörungen, Krampfanfälle) beim HUS ist bei 20 % der Patienten zu beobachten und prognostisch ungünstig
- Aufgrund wachsender Erkenntnisse in der Pathophysiologie des unterschiedlichen Formen eines HUS ist heutzutage eine Klassifikation nach der Ätiologie vorzuziehen:
  - **STEC-HUS** (früher: Diarrhö+ HUS oder typisches HUS):
    - Gastrointestinale Prodromalerkrankung (in 90 % basierend auf einer Infektion mit shigatoxinbildenden Keimen [shigatoxin bildende E. coli (STEC) bzw. enterohämorrhagische E. coli (EHEC)], die z. B. beim Verzehr von rohem Fleisch oder unpasteurisierter Milch übertragen werden)
    - Das Prodromalstadium geht dem akuten HUS in der Regel um 3–10 Tage voraus (Bauchschmerzen, [blutige] Durchfälle, Erbrechen, Fieber)

  - Häufigste Ursache des akuten Nierenversagens im Kindesalter dar und betrifft v. a. Kinder < 5 Jahren
- **Komplementvermitteltes HUS** (früher: D-HUS, atypisches HUS):
  - Keine Prodromalerkrankung, jedoch häufig Infekt in Anamnese
  - Ursächlich ist ein Komplementdefekt
  - Deutlich seltener als STEC-HUS. Variabel, vom Säugingsalter bis Erwachsenenalter
  - Bei Hinweisen auf Komplementverbrauch (Parameter: CH50, APH50, C3, C4, C3d) weitergehende Analyse des Komplementsystems (Faktor H, Faktor I, Membran Cofactor Protein [MCP]), inklusiver einer molekulargenetischen Suche nach evtl. Mutationen (Faktor H, Faktor I, MCP bzw. CD46, Faktor B, C3) sowie Komplementantikörpern
  - Häufig entwickelt sich ein rezidivierender Verlauf. Ursache: Mutationen im Komplementregulatoren (Faktor H, Faktor I, MCP, C3, Faktor B) oder erworbene Defekte des Komplementsystems (Faktor-H-Antikörper) mit der Folge einer verminderten Kontrolle der Komplementaktivierung
- Andere HUS-Formen:
  - Pneumokokken-assoziiertes HUS (Ursache: Neuraminidase produzierende Pneumokokken)
  - DGKE-Mutationen (meist Säuglinge betroffen)
  - Cobalamin-C-Mangel (Ursache: Cobalamin-C-Mutation)
  - Sekundäres HUS bei anderen Grunderkrankungen (z. B. systemischer Lupus erythematodes, Tumore etc.) oder Medikamenten (Ciclosporin A, orale Kontrazeptiva etc.)

- **Eine wichtige Differenzaldiagnose des HUS ist die thrombotisch-thrombozytopenische Purpura (TTP), deren Ursache eine eingeschränkte Aktivität der vWF-Protease (ADAMTS-13) ist, entweder durch Mutationen (Defizienz) oder Antikörper.**

Therapie

- **STEC-HUS**
  - Keine kausale Therapie verfügbar
  - Die symptomatische Therapie umfasst Flüssigkeits- und Elektroytbilanz, antihypertensive Therapie und ggf. eine Nierenersatztherapie
  - Bei neurologischen Komplikationen wurde die frühzeitige Gabe von Eculizumab als potenziell effektiv beschrieben
- **Komplementvermitteltes HUS**
  - Gabe des Anti-C5-Antikörper Eculizumab (Prophylaxe gegen Meningokokkeninfektion beachten!)
  - Sollte Eculizumab nicht verfügbar sein: Gabe von Frischplasma oder (insbesondere bei oligurischem Nierenversagen) Plasmapherese
  - Symptomatische Therapie wie bei STEC-HUS

Prognose

- Die Prognose beim STEC-HUS ist insgesamt gut. Ca. 72 % erholen sich vollständig, die restlichen zeigen leichte bis schwere renale Restsymptome (Hämaturie/Proteinurie, Hypertonie, eingeschränkte Nierenfunktion bis hin zum terminalen Nierenversagen). In jedem Falle sollten die Patienten wegen möglicher spät auftretender renaler Komplikationen mindestens 10 Jahre kindernephrologisch nachbetreut werden
- Die Prognose des komplementvermittelten HUS ist durch die Therapieoption mit Eculizumab günstiger geworden. Dieses muss in aller Regel unter kindernephrologischer Kontrolle dauerhaft verabreicht werden

16.7 Arterielle Hypertonie

Klassifikation ◘ Tab. 16.10 und 16.11

Ausführliche Tabellen mit Blutdruckperzentilen für Mädchen und Jungen korrigiert für Alter und Körpergröße finden sich bei Flynn et al. (2017) Clinical practice guideline for screening and

Tab. 16.10 Blutdruckklassifikation bei bis 15-jährigen Kindern (Nach: Lurbe et al. 2016)

Einteilung	Perzentile des systolischen und/oder disatolischen Blutdrucks
Normal	<90. Pzt
Hochnormal	≥90. bis <95. Pzt
Hypertonie	≥95. Pzt
- Hypertonie Stadium 1	95.–99. Pzt plus 5 mmHg
- Hypertonie Stadium 2	>99. Pzt plus 5 mmHg
- Isolierte systolische Hypertonie	SBD ≥95. Pzt und DBD <90. Pzt

Pzt Perzentile, *SBD* systolischer Blutdruck, *DBD* diastolischer Blutdruck

management of high blood pressure in children and adolescents. Pediatrics, 140(3):e20171904 (► http://pediatrics.aappublications.org/content/pediatrics/140/3/e20171904.full.pdf).

Cave
Bei oszillometrischen Messungen gelten andere Normwerte – vergleiche KIGGS-Studie, Robert Koch-Institut, Berlin, 2013

Blutdruckwerte schwanken im Tagesverlauf und in der Nacht zum Teil erheblich und sind bei Säuglingen und Kleinkindern oft schwierig zu erheben. Zur Bestätigung des Diagnoseverdachts und um eine evtl. Praxishypertonie auszuschließen, sollten Messungen wiederholt werden bzw. eine kontinuierliche Blutdruckmessung über 24 h durchgeführt werden. Generell wird die auskultatorische Blutdruckmessung empfohlen (auch zur Bestätigung evtl. erhöhter oszillometrischer Messwerte).

Ursachen

Die akute transiente arterielle Hypertonie (Tab. 16.12) unterscheidet sich hinsichtlich der Ursachen von der chronischen arteriellen Hypertonie (Tab. 16.13):

Tab. 16.11 Blutdruckwerte bei Kindern und Jugendlichen, die eine weitere Abklärung erfordern. (Nach Flynn et al. 2017)

Alter in Jahren	Jungen		Mädchen	
	SBD in mmHg	DBD in mmHg	SBD in mmHg	DBD in mmHg
1	98	52	98	54
2	100	55	101	58
3	101	58	102	60
4	102	60	103	62
5	103	63	104	64
6	105	66	105	67
7	106	68	106	68
8	107	69	107	69
9	107	70	108	71
10	108	72	109	72
11	110	74	111	74
12	113	75	114	75
≥13	120	80	120	80

SBD systolischer Blutdruck, *DBD* diastolischer Blutdruck

- Für die chronische arterielle Hypertonie gilt: Je jünger das Kind, umso wahrscheinlicher ist eine sekundäre arterielle Hypertonie und umso intensiver muss nach ihrer Ursache gefahndet werden. Renovaskuläre und v. a. renoparenchymatöse Erkrankungen sind die häufigsten Gründe für eine arterielle Hypertonie im Kindesalter
- Die primäre essenzielle Hypertonie ist im Kindesalter seltener als bei Erwachsenen, tritt aber bei Jugendlichen aufgrund zunehmender Adipositas in dieser Altersgruppe immer häufiger auf.

Klinik

- Die arterielle Hypertonie ist meist asymptomatisch

Tab. 16.12 Mögliche Ursachen einer transienten akuten Hypertonie

Ursachen	Erkrankungen/Substanzen
Renal	Akute Glomerulonephritis HUS Akutes Nierenversagen OP im Bereich der Niere oder ableitenden Harnwege Pyelonephritis Nierentraumata Tumorinfiltrate in der Niere
Toxisch-medikamentös	Kortikosteroide Ciclosporin A Symphatomimetika Kokain, Amphetamine Schwermetalle (Quecksilber)
Zentralnervöse oder vegetative Ursachen	Erhöhter intrazerebraler Druck Verbrennungen Guillain-Barré-Syndrom Enzephalitis Poliomyelitis Schmerzen

- Erst bei schwerem Hypertonus können je nach Alter folgende Symptome auftreten:
  - Schreiattacken, Irritabilität
  - Dystrophie
  - Kopfschmerzen, Schwindel
  - Übelkeit, Erbrechen
  - Hypertensive Enzephalopathie (Krampfanfälle, Somnolenz, Paresen, Seh-/Hörstörungen)

Diagnose

16

Die Verdachtsdiagnose ergibt sich aus wiederholt erhöht gemessenen Gelegenheitsblutdruckwerten. Initial sollten insbesondere bei jüngeren Patienten Blutdruckmessungen an allen Extremitäten durchgeführt werden (Aortenisthmusstenose?). Etwa ab dem Schulalter ist eine 24-stündige ambulante Blutdruckaufzeichnung zur Diagnosesicherung durchzuführen.

> **Die Blutdruckmanschette sollte dem Oberarm angepasst sein. Der aufblasbare Teil der Manschette sollte eine Breite von 40 % und eine Länge von 80–100 % des in der Mitte zwischen Olekranon und Akromion gemessenen Armumfangs haben. Zu kleine Manschetten führen zu falsch hohen Messungen!**

Folgende Untersuchungen komplettieren die Diagnostik, dienen der Ursachenfindung oder der Feststellung von Sekundärfolgen:
- Körperliche Untersuchung: Auskultation der Nierenarterien, Blutdruckmessung an allen Extremitäten, Körpergewicht, -größe
- Labor:
  - Serum: Kreatinin, Harnstoff, Elektrolyte, Schilddrüsenhormone, Kortisol, Plasmareninaktivität, Aldosteron, Lipoproteine
  - Urin: Status, Sediment; Sammelurin: Proteinausscheidung, Kreatininclearance, Elektrolyt-, Kortisol-, Katecholaminausscheidung
- Sonographie/Dopplersonographie der Nieren und ableitenden Harnwege: Nierengröße, Echogenität, Parenchymstruktur, Weite des Nierenbeckenkelchsystems, Flüsse in den Aa. renales u. Aa. interlobares
- Duale Subtraktionsangiographie oder Angio-MRT: Bei V. a. Nierenarterienstenose
- EKG, Echokardiographie: Erregungsleitungsstörung, Lagetyp, Vitium, muskuläre Hypertrophie, Ventrikelfunktion
- Augenhintergrund: Fundus hypertonicus?

Therapie

Wenn möglich, kausale Therapie (z. B. Intervention bei einer Nierenarterienstenose, Phäochromozytom). Wesentlich häufiger ist jedoch die Notwendigkeit einer symptomatischen Therapie:
- Bei nur leichter Blutdruckerhöhung und Verdacht auf essenzielle Hypertonie zunächst konservativ: Na^+-Restriktion, regelmäßige Bewegung, Gewichtsreduktion, evtl. verhaltenstherapeutische Maßnahmen (Stressreduktion)
- Sind diese Maßnahmen nicht ausreichend oder liegt eine sekundäre arterielle

Tab. 16.13 Mögliche Ursachen einer chronischen arteriellen Hypertonie

Ursachen	Erkrankungen
Renoparenchymatös	Chronische Glomerulonephritis Narben nach rekurrierenden Pyelonephritiden Harntraktfehlbildungen Nierendysplasie Zystennieren Nierentumoren (Wilms-Tumor, Reninom) Nierentraumata Transplantatabstoßung
Renovaskulär	Nierenarterienstenose (fibromuskuläre Dysplasie, Thrombosen, Aneurysmen, Neurofibromatose, Vaskulitis) Thrombose nach Nabelarterienkatheterisierung Nierenvenenthrombose
Kardiovaskulär	Aortenisthmusstenose Koarktation der abdominellen Aorta („mid-aortic syndrome") Marfan-Syndrom
Endokrin	Hyperkortisolismus Hyperthyreose Hyperparathyreoidismus Kongenitale Nebennierenhyperplasie Hyperaldosteronismus Hyporeninämische Formen der Hypertonie wie Liddle-Syndrom, Gordon-Syndrom
ZNS	Intrazerebrale Raumforderung Hirnblutung Z. n. Hirnverletzung Tetraplegie
Primär idiopathisch	Essenzielle Hypertonie

Hypertonie vor, deren Ursache nicht behoben werden kann, erfolgt eine medikamentöse Therapie. Diese folgt in Abhängigkeit von der Schwere der arteriellen Hypertonie einem **Stufenschema**. Die Wahl des Antihypertensivums richtet sich nach der Grunderkrankung und potenziell vorliegenden Kontraindikationen

- Zunächst ist eine Monotherapie mit einem der folgenden Antihypertensiva zu empfehlen: ACE-Hemmer/AT1-Rezeptorantagonist, Kalziumantagonist, Betablocker, Diuretikum
- Erst bei ausbleibender Blutdrucknormalisierung wird eine Kombinationstherapie notwendig (Abb. 16.5)
- **ACE-Hemmer sind bei renoparenchymatös bedingtem Hypertonus im Kindesalter meist Mittel der 1. Wahl, da so die nephroprotektiven und antiproteinurischen Wirkungen des ACE-Hemmers ausgenutzt werden können**
- Bei ausgeprägten Gastroenteritiden oder anderen Situationen mit schwerem Flüssigkeitsverlust ist die Therapie mit einem ACE-Hemmer oder AT1-Rezeptorantagonisten evtl. zu pausieren, um ein prärenales Nierenversagen zu vermeiden
- Eine gute Blutdruckeinstellung ist für alle Erkrankungen und zur Vermeidung von Folgeerkrankungen essenziell!

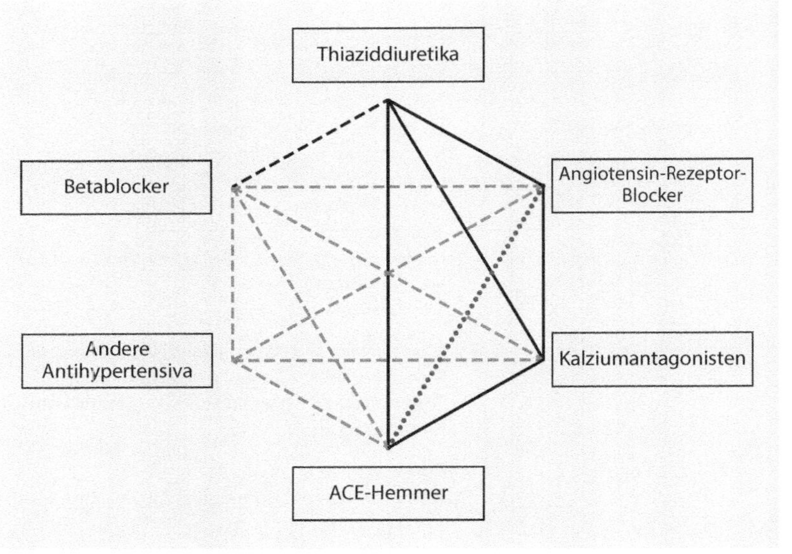

Abb. 16.5 Antihypertensive Kombinationstherapie. (Mod. nach: Lurbe et al. 2016) *schwarz durchgehend*: bevorzugte Kombination; *schwarz gestrichelt*: sinnvolle Kombination; *grau gestrichelt*: mögliche Kombination; *grau gepunktet*: Sonderfälle, nur in kindernephrologischer Betreuung

- Ziel einer antihypertensiven Therapie bei chronischer Nierenerkrankung: Blutdruck <75. Perzentile ohne Proteinurie bzw. <50. Perzentile mit Proteinurie. Grundsätzlich sollte der Blutdruck unter der 90. Perzentile liegen.

- **Lang wirksame Präparate haben oft ein besseres Wirkprofil und erhöhen durch die geringere Einnahmefrequenz die Adhärenz der Patienten.**

16.8 Harninkontinenz

Definition

Bis zur Vollendung des 5. Lebensjahrs spricht man von physiologischen Harninkontinenz, da in diesem Zeitraum der hochkomplexe Prozess einer willentlichen Blasenentleerung in einer großen interindividuellen Bandbreite erlernt wird.

16

Klassifikation

Harninkontinenz jenseits dieses Alters wird unterteilt in:

- Organische Harninkontinenz: Durch strukturelle Anomalien von Niere und Harntrakt oder des zentralen Nervensystems bedingt
- Funktionelle Harninkontinenz: Tritt wesentlich häufiger auf und beschreibt das Einnässen in Abwesenheit struktureller Anomalien
  - Monosymptomatische Enuresis nocturna: Funktionelle Harninkontinenz, die isoliert nachts auftritt. Normale Füllung und Entleerung der Harnblase, jedoch zur falschen Zeit (nachts, im Schlaf) und am falschen Ort (im Bett)
  - Nichtmonosymptomatische Enuresis: Harninkontinenz mit Tagessymptomatik (tagsüber auftretende zusätzliche Symptome wie auffällige Miktionsfrequenz, Harninkontinenz tagsüber, imperativer Harndrang, verzögertes Starten der Miktion, portionsweise Blasenentleerung etc.) als Ausdruck einer Blasendysfunktion
  - Die isolierte Harninkontinenz tagsüber mit Blasendysfunktion fasst unterschiedliche Störungen der Blasenfunktion zusammen (Dranginkontinenz, Miktionsaufschub, dyskoordinierte Miktion, etc.)

> **Das Trockenwerden in der Nacht ist ein physiologischer Reifungsprozess. Ungefähr 30 % der Kinder im Alter von 4 Jahren und ca. 10 % der Kinder im Alter von 7 Jahren nässen nachts noch regelmäßig ein. Deshalb darf die Diagnose Enuresis erst gestellt werden, wenn das Kind mindestens 5 Jahre alt ist und die Häufigkeit des Einnässens mindestens 2-mal/Monat beträgt.**

- **Primäre Enuresis**: Das Kind war noch nie länger als 6 Monate am Stück trocken
- Die Ursache der primären Enuresis ist multifaktoriell (Vasopressinmangel? Arousal-Dysfunktion), entscheidend ist auch die genetische Disposition mit familiärer Häufung und dominantem Erbgang (Familienanamnese)
- **Sekundäre Enuresis**: Wiederauftreten von Einnässen nach einer trockenen Periode von mindestens 6 Monaten

Diagnose

- Die Basisdiagnostik dient v. a. dem Ausschluss organischer Ursachen sowie dem Aufdecken einer möglichen Tagessymptomatik. Bewährt haben sich standardisierte Fragebögen und Blasentagebücher (normal: 5–7 Miktionen/Tag und Blasenkapazität von [Lebensalter +1] × 30 ml)
- Orientierend sind eine Urindiagnostik (inkl. Urinosmolalität) sowie eine Sonographie der Nieren und ableitenden Harnwege (inkl. Restharnprüfung) zu empfehlen
- Bei Vorliegen einer Tagessymptomatik oder Hinweis auf organische Erkrankung ist weitere Diagnostik notwendig, z. B. eine Zystomanometrie
- > **Bei der körperlichen Untersuchung ist ein besonderes Augenmerk auf die Lumbosakralregion zu richten (Porus? Nävus? Analreflex? etc.)**

Therapie

- Im Vordergrund steht ggf. die Therapie von neurogenen, nephrologischen, urologischen oder anderen Ursachen der Harninkontinenz (z. B. Obstipation, Stuhlinkontinenz) sowie die einer bestehenden Tagessymptomatik
- Die Therapie der **isolierten Harninkontinenz tagsüber** mit Blasendysfunktion ist differenziert und umfasst u. a. Uro- und Pharmakotherapie
- **Monosymptomatische Enuresis**:
  - Zuallererst nichtmedikamentöse Therapie (ausführliches Gespräch mit Kind und Eltern und Führen eines „Sonne-Wolken-Kalender“ für trockene bzw. feuchte Nächte [Entlastung, Motivationsaufbau, pos. Verstärkung], Verteilen der Trinkmenge gleichmäßig über den Tag, dann evtl. apparative Verhaltenstherapie: Klingelhose oder -matte [Evidenzgrad I])
  - Erst dann evtl. medikamentöse Therapie (Analoga des ADH [DDAVP] oral abends). Indikationen für DDAVP sind v. a. Situationen, die ein kurzfristiges Trockenwerden erfordern (z. B. Klassenfahrt). Nach Absetzen der Therapie mit DDAVP kommt allerdings häufiger zu Rückfällen als bei der Verhaltenstherapie
- > **Bei zu hoher Flüssigkeitszufuhr nach der Einnahme von DDAVP kann es zu Hyponatriämie und Wasserintoxikation kommen! In der Regel nicht mehr als 200 ml nach Applikation überschreiten**

16.9 Nützliche Informationen und Merksätze zu weiteren Erkrankungen der Nieren und ableitenden Harnwege

16.9.1 Tubulopathien

- Angeborene oder erworbene Defekte einzelner oder mehrerer tubulärer Transportfunktionen bei primär normaler Glomerulusfiltration. Im Kindesalter überwiegen angebeborene Störungen und betreffen meist einzelne (isolierte) Transporter

- Sekundäre Tubulopathien sind Folge von Stoffwechselerkrankungen, z. B. Oxalose, Zystinose, Galaktosämie, hereditäre Fruktoseintoleranz) oder von exogenen Intoxikationen (z. B. Schwermetalle, Medikamente (besonders Cytostatika)
- **Beim Diabetes insipidus renalis übersteigt die Urinosmolalität niemals die Serumosmolalität!**
- Zur Differenzierung eines zentralen von einem nephrogenen Diabetes insipidus wird der ADH-Test eingesetzt: Nach ADH-Gabe kein Anstieg der Urinosmolalität bzw. kein Abfall der Serumosmolalität beim Diabetes insipidus renalis
- Das **Fanconi-Syndrom** ist eine häufig sekundär auftretende Tubulopathie und beschreibt eine tubuläre Transportstörung des proximalen Tubulus, die sich durch eine kombinierte Resorptionsstörung von Aminosäuren, Phosphat, Glukose und Bicarbonat auszeichnet. Die einzige Auffälligkeit im Urinstreifentest ist die Glukosurie. Also bei Glukosurie bei Normoglykämie daran denken!
- **Bei Gedeihstörungen, Erbrechen und Polyurie an Salzverlusttubulopathien oder renale tubuläre Azidosen denken!**

16.9.2 Ziliopathien

Folgende zystische Nierenerkrankungen werden dem Formenkreis der Ziliopathien zugeordnet.

16

16.9.2.1 Autosomal-rezessive polyzystische Nierenerkrankung (ARPKD)

- Autosomal rezessiv (Gen: v. a. *PKHD1* auf Chromosom 6 p21.1-p12) vererbt, betrifft ca. 1/20.000 Neugeborene
- Makroskopisch stark vergrößerte Nieren mit mikroskopischer zystischer Erweiterung der Sammelrohre
- Zusätzlich findet sich obligat eine hepatische Duktalplattenerkrankung, die sich als portale Fibrose und Ektasie der intrahepatischen, später auch der extrahepatischen Gallengänge manifestiert. Im Verlauf der Erkrankung können Hepatofibrose und portale Hypertonie auftreten
- Viele Neugeborenen mit ARPKD haben eine eingeschränkte Nierenfunktion, die sich bei einigen Patienten mit zunehmender Reifung des Nierengewebes im Verlauf jedoch verbessern kann
- Ein Hauptsymptom ist eine arterielle Hypertonie, deren Regulation große therapeutische Bedeutung zukommt. Ca. 70 % der Patienten sind noch mit 15 Jahren nicht terminal niereninsuffizient

16.9.2.2 Autosomal-dominante polyzystische Nierenerkrankung (ADPKD)

- Autosomal-dominant vererbte, polyzystische Nierenerkrankung, bei der von allen Nephronabschnitten Zysten gebildet werden können. Häufigste autosomal vererbte Nephropathie (Prävalenz: 1: 1000)
- Mutationen v. a. in *PKD1*-Gen (85 %) oder im *PKD2*-Gen → Funktionsverlust der Genprodukte Polyzystin-1 oder Polyzystin-2. Bei der ADPKD1 beginnt das terminale Nierenversagen meist in der 5.–6. Lebensdekade, bei der ADPKD2 etwa 15–20 Jahre später
- **Das Spektrum der ADPKD im Kindesalter reicht vom noch asymptomatischen Anlageträger bis hin zu neonatalen Manifestationsformen**
- **Bei typischen Hautveränderungen (z. B. „white spots") und polyzystischen Nieren daran denken, dass die Gene für ADPKD1 und die tuberöse Sklerose Typ 2 (TSC2) auf dem Chromosom 16 p13.3 in unmittelbarer Nachbarschaft liegen. Bei großen Deletionen können beide Erkrankun-**

gen (schon im Kindesalter) gemeinsam auftreten (contiguous gene syndrome).

16.9.2.3 Nephronophthise

- Häufigste genetische Ursache des terminalen Nierenversagens im Kindes- und Jugendalter
- Progrediente tubulointerstitielle Nierenerkrankung mit autosomal rezessivem Vererbungsmuster. Am häufigsten findet man eine Mutation im *NPHP1*-Gen. Inzwischen wurden >20 verschiedene Nephronophthise-Gene kartiert, die sich hinsichtlich der Erstmanifestation und des Erreichens der terminalen Niereninsuffizienz unterscheiden
- In jedem Fall ist nach extrarenalen Störungen zu suchen:
  - Nystagmus mit tapetoretinaler Degeneration (Senior-Løken-Syndrom)
  - Zentralnervöse Störungen mit Kleinhirnsymptomen (z. B. Joubert-Syndrom mit Kleinhirnwurmhypoplasie), Zapfenepiphysen, Leberfibrose
  - Asphyxierende Thoraxdysplasie (Jeune-Syndrom): Erkrankung des Nephronophthise-Komplex mit Skelettfehlbildungen und Leberbeteiligung
  - Ellis-van-Creveld-Syndrom: Erkrankung des Nephronophthise-Komplexes mit Skelettfehlbildungen und Leberbeteiligung und zusätzlich auch Herzfehlern
- **Bei sekundärer Enuresis nocturna und/oder kindlicher Harninkontinenz immer auch an einen Konzentrierungsdefekt der Nieren im Rahmen einer Nephronophthise denken (Nierenfunktion?)!**

16.9.3 Multizystische Nierendysplasie

- Angeborene, sporadische, meist einseitig auftretende Nierenerkrankung, bei der in der betroffenen Niere die normale Nierenstruktur durch undifferenziertes, zystisch verändertes Gewebe ohne Funktion ersetzt ist. Die unterschiedlich großen flüssigkeitsgefüllten Zysten kommunizieren nicht miteinander und haben keine Verbindung zum Harnsystem, der Ureter ist atretisch
- In den ersten Lebensjahren kommt es zu einer Involution der betroffenen Niere und kompensatorischen Hypertrophie der kontralateralen Niere
- **Bei 30 % der Patienten bestehen auf der kontralateralen Seite Fehlbildungen der Niere und ableitenden Harnwege**

16.9.4 Akutes Nierenversagen und chronische Nierenerkrankung

16.9.4.1 Akutes Nierenversagen

- Innerhalb von Stunden bis Tagen eintretende Abnahme der Nierenfunktion um mindestens 50 %, die sich als Anstieg des Serumkreatinins und des Serumcystatin C bzw. Serumharnstoffs manifestiert.
- **Die produzierte Urinmenge sagt nichts über die Nierenfunktion aus**
- Ein akutes Nierenversagen kann oligo-/anurisch, normurisch oder polyurisch sein:
  - **Oligurie**: Urinausscheidung <300 ml/m^2/Tag, bei Neugeborenen <1 ml/kg/Stunde
  - **Anurie**: Komplettes Sistieren der Urinausscheidung (bzw. <1 ml/kg/Tag)
  - **Polyurie**: Urinausscheidung >2 ml/kg/Tag

16.9.4.2 Chronische Nierenerkrankung

Irreversibler Verlust der Nierenfunktion unter die altersabhängige Norm (■ Tab. 16.1 und 16.2).

Die sekundären Folgen des chronischen Nierenfunktionsverlusts sind umso ausgeprägter, je niedriger die GFR ist.

- **Sekundärer Hyperparathyreoidismus**: Durch Phosphatretention verminderte Hydroxylierung von 1,25-Dihydroxycholecalciferol in der Niere → Kalziumresorption im Darm ↓ → Hypokalziämie → Parathormon ↑ → Freisetzung von Kalzium aus dem Knochen → renale Osteopenie
- **Renale Anämie**: Verminderte Synthese von Erythropoetin in der Niere → verminderte Stimulation des Knochenmarks
- **Arterielle Hypertonie**: Infolge der Aktivierung des Renin-Angiotensin-Aldosteron-Systems und des Sympathikus sowie durch Hypervolämie
- **Metabolische Azidose**: Durch gestörte Säureausscheidung und Bikarbonatverluste (häufig die erste Komplikation, die einer medikamentösen Substitution bedarf)
- **Renaler Kleinwuchs**: Infolge verminderter Wirkung von IGF-I (Endorganresistenz), metabolischer Azidose, Anämie, Malnutrition
- **Malnutrition**: Durch Inappetenz und Übelkeit
- Evtl. **Polyurie**: Infolge Isosthenurie (Unfähigkeit der Urinkonzentrierung)

16.9.5 Urolithiasis

- Ablagerung von Steinen in den ableitenden Harnwegen
- In Europa und den USA sind Steinbildungen in Niere und ableitenden Harnwegen im Kindesalter relativ selten (1–5: 10.000), in Afrika und Asien, bedingt durch ein Mehr an Infektsteinen, wesentlich häufiger
- Bei Kindern mit Urolithiasis ist eine exakte Anamnese essenziell (Ernährungsgewohnheiten, Flüssigkeitszufuhr, Medikamente, Nahrungsergänzungsmittel, Grunderkrankungen wie chronisch endzündliche Darmerkrankung, Mukoviszidose, Kurzdarmsyndrom, neurologische Erkrankungen sowie angeborene Fehlbildungen der Nieren und ableitenden Harnwege)
- Ein Infektstein ist nur zu diagnostizieren, wenn eine Infektion mit einem Ureasebildner plus Struvitkonkrement nachgewiesen wurde und das metabolische Screening unauffällig blieb
- Noch vorliegende Konkremente in den Harnwegen können zu falsch niedriger Konzentration prolithogener Substanzen im Urin führen

Literatur

Flynn JT, Kaelber DC, Baker-Smith CM, Blowey D, Carroll AE, Daniels SR, de Ferranti SD, Dionne JM, Falkner B, Flinn SK, Gidding SS, Goodwin C, Leu MG, Powers ME, Rea C, Samuels J, Simasek M, Thaker VV, Urbina EM, Subcommittee on Screening and Management of High Blood Pressure in Children (2017) Clinical practice guideline for screening and management of high blood pressure in children and adolescents. Pediatrics 140(3). pii: e20171904. https://doi.org/10.1542/peds.2017-1904. Epub 2017 Aug 21

Lebowitz RL, Olbing H, Parkkulainen KV, Smellie JM, Tamminen-Möbius TE (1985) International system of radiographic grading of vesicoureteric reflux. International Reflux Study in Children. Pediatr Radiol 15(2):105–109

Lurbe E, Agabiti-Rosei E, Cruickshank JK, Dominiczak A, Erdine S, Hirth A, Invitti C, Litwin M, Mancia G, Pall D, Rascher W, Redon J, Schaefer F, Seeman T, Sinha M, Stabouli S, Webb NJ, Wühl E, Zanchetti A (2016) 2016 European Society of Hypertension guidelines for the management of high blood pressure in children and adolescents. J Hypertens 34(10):1887–1920. https://doi.org/10.1097/HJH.0000000000001039

Schwartz GJ, Muñoz A, Schneider MF, Mak RH, Kaskel F, Warady BA, Furth SL (2009) New equations to estimate GFR in children with CKD. J Am Soc Nephrol 20(3):629–637. https://doi.org/10.1681/ASN.2008030287. Epub 2009 Jan 21

Orthopädie

Richard Placzek und Jan Schmolders

C. Papan, L. T. Weber (Hrsg.), *Repetitorium Kinder- und Jugendmedizin*,
https://doi.org/10.1007/978-3-662-56790-6_17

17.1 Wirbelsäule

17.1.1 Angeborener muskulärer Schiefhals

Definition

Angeborene, strukturelle einseitige Verkürzung des M. sternocleidomastoideus mit resultierender Fehlhaltung des Kopfs mit Neigung zur betroffen Seite und Rotation zur Gegenseite.

Klinik

- Bei Unterpolsterung der Schultern im Liegen und reklinierter HWS gut palpabler, sich straff anspannender M. sternocleidomastoideus
- Bewegungseinschränkung der Seitneigung zur nicht betroffenen Seite und der Rotation zur betroffenen Seite
- Plagiocephalus
- Gesichtsasymmetrie

Diagnostik

- Wesentlich ist die klinische Untersuchung
- Differenzialdiagnostisch: Ausschluss anderer Genese wie
  - Neurologisch, z. B. Dystonien
  - Okulär (Augenfehlbildung)
  - Knöchern, z. B. Klippel-Feil-Syndrom, ossäre Fehlbildungen der HWS
  - Entzündlich, z. B. Grisel-Syndrom

Therapie

- Konservativ beim Säugling: Initial Lagerung und Physiotherapie
- Operativ bei Persistenz mit Vollendung des 2. Lebensjahres durch Kinderorthopädie: Tenotomie des M. sternocleidomastoideus und intensive Nachbehandlung durch Mahnorthese und Physiotherapie

17.1.2 KISS-Syndrom (Kopfgelenk induzierte Symmetriestörung)

Definition

Vom deutschen Manualtherapeuten H. Biedermann in den 1990iger-Jahren formulierte Haltungsasymmetrie, beruhend auf einer Fehlstellung der oberen Halswirbelsäule, welche unbehandelt zu einem KIDD-Syndrom (Kopfgelenk induzierte Dyspraxie bzw. Dysgnosie) führen kann.

Klinik

- Schiefhals
- C-Skoliose
- Opisthotone Haltung
- Fixe unveränderliche Schlafposition
- Asymmetrie der Motorik von Armen und Beinen
- Unruhiger Schlaf, schreit nachts auf
- Berührungsempfindlicher Nacken (Waschen, Anziehen)
- Asymmetrie von Gesicht und/oder Hinterkopf
- Unklare Fieberschübe
- Essstörungen, Appetitlosigkeit

Diagnostik

- Zur klinischen Evaluation einer Wirbelblockade im manualtherapeutischen Sinn ist eine sog. Drei-Schritt-Diagnostik gefordert. Diese bedingt ein Mindestmaß an Kooperations- und Kommunikationsfähigkeit des Patienten, womit bei Säuglingen nur eine sehr geringe Interraterreliabilität gegeben ist:
  - Prüfung der segmentalen Beweglichkeit, aktiv und passiv
  - Aufsuchen des segmentalen Irritationspunkts durch Tiefenpalpation auf Nozizeptoren
  - Funktionelle segmentale Irritationspunktediagnostik

Therapie

- Für kausale Therapie gibt es in der internationalen Studienlage keine Evidenz
- Bei jeder Therapieabwägung bedenken „primum nihil nocere“
- Je nach osteopathischem Verfahren werden schwere Nebenwirkungen bis hin zu Asphyxie und Notwendigkeit zur Reanimation berichtet
- Liegt der Fokus auf dem KISS-Syndrom, können wichtige Diagnosen übersehen werden

> **Aus Sicht der Deutschen Gesellschaft für Neuropädiatrie ist die Existenz des „KISS-Syndroms" im Sinne eines definierten Krankheitsbilds bisher unbewiesen. Dennoch werden zahlreiche Eltern durch ihr soziales Umfeld stark verunsichert und drängen auf Verordnung von KISS-Therapie. Hier gilt es, die Eltern umfassend aufzuklären und die wenigen tatsächlich auffälligen Säuglinge zu selektieren und differenzialdiagnostisch abzuklären.**

17.1.3 Grisel-Syndrom

Definition
- Schmerzhafte Bewegungseinschränkung der oberen HWS infolge entzündungsbedingter atlantoaxialer Subluxation

Klinik
- Schmerzhafte Kopffehlhaltung
- Teilweise palpable zervikale Lymphknoten
- Anamnestisch häufig infektassoziiert

Diagnostik
- Nativröntgen: HWS in 2 Ebenen
- MRT (mit KM): Gute Darstellung der entzündlichen Veränderungen im Kopfgelenkbereich
- CT: Sehr gute Darstellung der knöchernen Wirbelstrukturen und verlässliche Aussage über Subluxationsfehlstellung der Kopfgelenke möglich

Therapie
- Immobilisation im Schanz-Watteverband und Antibiose oft erfolgreich
- Bei Persistenz → Distraktionsreposition im Halofixateur möglich

17.1.4 Klippel-Feil-Syndrom

Definition
- Kongenitale Fusion von zwei oder mehreren Halswirbeln

Klinik
- Kurze Nackenregion
- Tiefliegender Haaransatz Hinterkopf/Nacken
- Eingeschränkte HWS-Beweglichkeit
- Tortikollis
- Bei Mitbeteiligung der BWS → Hyperkyphose/Skoliose
- Gelegentliche Assoziation mit Sprengel-Deformität

Diagnostik
- Nativröntgen: HWS in 2 Ebenen
- Schnittbildgebung, auch der BWS, zur weiteren Abklärung

Therapie
- Bei reinen Wirbelfusionen In der Regel keine akute Therapie notwendig
- Im Verlauf Therapie der Anschlussinstabilitäten (Dekompressionsspondylodese)

> **Bei Vorliegen eines Klippel-Feil-Syndroms immer auch Beeinträchtigungen der Ohren und der Augen, kongenitale Herz- und Lungenfehlbildungen und Fehlbildungen des Urogenitaltrakts abklären.**

17.1.5 M. Scheuermann (Adoleszentenkyphose)

Definition
- Wachstumsstörung der knöchernen Ringapophysen der Wirbelkörpergrund- und -deckplatten mit resultierender Entwicklung von Keilwirbeln und Ausbildung einer vermehrten Kyphose (Hyperkyphose)

Klinik
- Der M. Scheuerman kann thorakal, thorakolumbal oder lumbal lokalisiert sein
- Bei der thorakalen und thorakolumbalen Form resultieren eine Hohlrundrücken bzw. ein kompletter Rundrücken
- Bei der lumbalen Form resultiert ein Flachrücken
- Auftreten im Wachstum i. d. R. zwischen dem 11. und dem 16. LJ

Diagnostik
- Nativröntgen des betroffenen Wirbelsäulenabschnitts in zwei Ebenen und Analyse:
  - Des Gesamtkyphosewinkels durch Anlegen zweier Tangenten an jeweils die Deck- und Grundplatte der am stärksten gegeneinander verkippten Wirbelkörper
  - Der Keilwirbel (keilförmige Deformierung von mehr als 5°)
  - Als typisch gilt das Vorhandensein von Schmorl-Knorpelknötchen (Austritt von bandscheibenmaterial in die knorpelige Apophyse)
- MRT bringt zur Diagnostik des M. Scheuermann keine Vorteile, ggf. zur OP-Planung

Therapie
- Konservativ:
  - Bei leichten Formen entkyphosierende Physiotherapie
  - Bei thorakaler Kyphose von mehr als 50° und noch vorhandenem Wachstumspotenzial aufrichtendes, extendierendes Korsett
- Operativ bei therapieresistenten Rückenschmerzen und/oder neurologischen Ausfällen i.S. einer Myelopathie

Nur ca. 30 % der Betroffenen beklagen Beschwerden. Die lumbale Form (Flachrücken) gilt als schmerzhafter und mit einer schlechteren Prognose behaftet.

17.1.6 Skoliose

Definition
- Dreidimensionale Deformität – betroffen ist die Frontal-, Sagittal- und Transversalebene – der Wirbelsäule mit strukturellen Veränderungen. Es lassen sich idiopathische von neuromuskulären (Spastik, Muskeldystrophien etc.) und kongenitalen Skoliosen (angeborene Segmentationsstörungen wie Keilwirbel etc.) unterscheiden
  - Die idiopathischen Skoliosen (ca. 80–90 % aller Skoliosen) lassen sich nach dem Alter unterteilen in:
    - infantile Skoliose: 0–3. LJ
    - juvenile Skoliose: 4.–10. LJ
    - adoleszente Skoliose: ab dem 11. LJ

Klinik
- Bei Diagnosestellung, auch bei ausgeprägten Skoliosen, i. d. R. keinerlei Beschwerden
- Die Wahrscheinlichkeit in höherem Lebensalter an Rückenschmerzen zu erkranken ist jedoch statistisch erhöht
- Bei sehr schwerer Ausprägung können sich konkavseitige Atelektasen und ein konvexseitiges Emphysem entwickeln

Diagnostik
- Klinische Untersuchung **immer** im Stehen **und** im Sitzen:
  - Analyse der Taillendreiecke
  - Vorneigetest (Rippenbuckel, Lendenwulst)
- Nativröntgen: Wirbelsäulenganzaufnahme a.p. → Bestimmung der Hauptkrümmung (stärkere Krümmung) und Nebenkrümmung (schwächere Krümmung) sowie des Skoliosewinkels nach Cobb (■ Abb. 17.1b) und des Rotationsgrades nach Nash und Moe (■ Abb. 17.1a)
- Nativröntgen: BWS und LWS seitlich
  - Ggf. Nachweis von Wirbelkörperfehlbildungen
  - Analyse des Kyphose- und Lordoseausmaßes
- MRT: zur Abklärung intraspinaler Anomalien, Tumore oder Fehlbildungen. Keine Routine zur Diagnostik oder Verlaufskontrolle

Therapie
- Konservativ:
  - Physiotherapie: bei Skoliosewinkeln unter 20° lumbale und 25° thorakal (Prinzip der Dehnung der konkavseitigen und Kräftigung der konvexseitigen Muskulatur)
  - Korsettbehandlung: bei Skoliosewinkeln über 20° lumbal und 25° thorakal oder einer Progredienz von mehr als 6° über 6 Monate

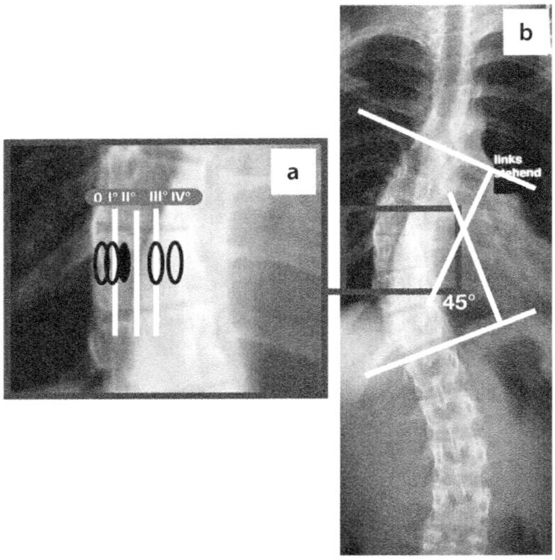

Abb. 17.1 Nativröntgen. **a** Bestimmung des Rotationsgrads nach Nash und Moe im Scheitelwirbel durch Einzeichnen der Pedikelstruktur („Pedikelauge", im vorliegenden Bild schwarz) und Relation zur Wirbelkörpermitte (mittige weiße Linie, durch den Dornfortsatz verlaufend, weiße Hilfslinien jeweils rechts und links). **b** Bestimmung des Skoliosewinkels nach Cobb durch Anlegen zweier Tangenten jeweils an der Deckplatte des kranialen Neutralwirbels und der Grundplatte des kaudalen Neutralwirbels. Aus Gründen der Praktikabilität (geringerer Platzbedarf) wird der Cobb-Winkel an den Senkrechten zu diesen Tangenten gemessen

  - Voraussetzung: Wachstumserwartung von mindestens einem Jahr und Compliance, die ein Tragen des Korsetts von 23 h/Tag ermöglicht
- Operativ:
  - Frühzeitige Korrektur angeborener (Fehlbildungs)skoliosen wegen starker Progredienz
  - Korrektur idiopathischer Skoliosen ideal kurz vor Wachstumsabschluss, bei Progredienz und Skoliosewinkel über 50°
    - Dorsale distrahierende Spondylodese: Eröffnung und Entknorpelung der kleinen Wirbelgelenke und dorsale Spondylodese durch Pedikelschrauben (oder Hakensystemen) und Verbindungsstäbe
    - Ventrale Derotationsspondylodese: Ausräumung der Bandscheiben im Bereich der Krümmung von ventral. Spondylolisthese über seitlich in die Wirbelkörper eingebrachte Schrauben und ein Verbindungsstabsystem
    - Kombination aus dorsalem und ventralem Zugang bei sehr ausgeprägte und rigiden Skoliosen → ermöglicht ventrales Release im thorakalen und lumbalen Bereich mit dorsaler Instrumentierung

Wichtig

Skoliosetypische Befunde, welche sich nur im Stehen, nicht aber im Sitzen erheben lassen, beruhen i. d. R. auf einer Beinlängendifferenz.

Bei der Säulingsskoliose handelt es sich um eine Sonderform mit langstreckiger, C-förmiger oft linkskonvexer Seitausbiegung ohne wesentliche Rotationskomponente. Es handelt sich daher eher um eine skoliotische Fehlhaltung als um eine echte Skoliose, die sich i. d. R. spontan zurückbildet.

17.1.7 Spondylolyse bzw. Spondylolisthese (Wirbelspalte bzw. Wirbelgleiten)

Definition

- Bei der Spondylolyse liegt eine Spaltbildung der Pars interartikularis des Wirbelbogens vor. Bei der Spondylolisthese besteht eine Verschiebung und Verkippung nach ventral des kranialen Wirbels gegenüber dem kaudalen Wirbel
- Die Spondyloptose beschreibt eine derartig weite Verschiebung nach ventral, dass der kraniale Wirbelkörper vor dem kaudalen lokalisiert ist (Abb. 17.2e)

Klinik

- Spondylolyse wie auch Spondylolisthese können völlig asymptomatisch sein

17

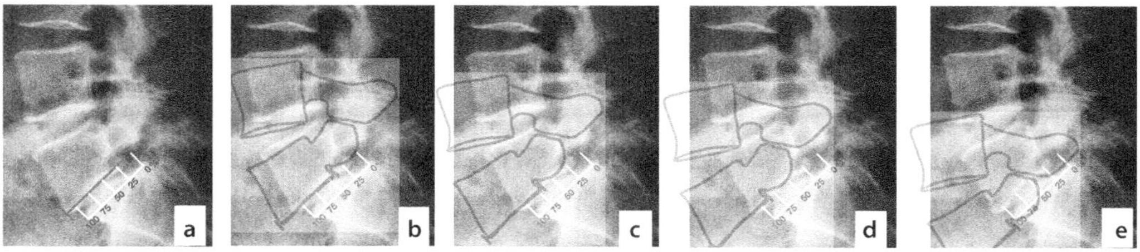

Abb. 17.2 Klassifikation des Wirbelgleitens nach Meyerding. **a** Versatz der Wirbelkörper bis 25 % (Grad I); **b** Versatz der Wirbelkörper bis 50 % (Grad II); **c** Versatz der Wirbelkörper bis 75 % (Grad III); **d** Versatz der Wirbelkörper mehr als 75 % (Grad IV); **e** Spondyloptose: Versatz der Wirbelkörper mehr als 100 % Grad

- Beschwerden treten typischerweise nach mechanischer Belastung auf (besonders bei Überkopfsportarten)
- Meist lokale Rückenschmerzen (Lumbago)
- Radikuläre Beschwerden (Ischialgie) treten nur bei hochgradigen Befunden auf

■■ Diagnostik

- Nativröntgen: LWS in zwei Ebenen:
  - In der Seitaufname zeigt sich das Ausmaß des Wirbelgleitens, es wird nach Meyerding klassifiziert (Abb. 17.2a–c):
    - Versatz der Wirbelkörper bis 25 % Grad I (Abb. 17.2a)
    - Versatz der Wirbelkörper bis 50 % Grad II (Abb. 17.2b)
    - Versatz der Wirbelkörper bis 75 % Grad III (Abb. 17.2c
    - Versatz der Wirbelkörper mehr als 75 % Grad IV (Abb. 17.2d)
    - Versatz der Wirbelkörper mehr als 100 % Grad V (Spondyloptose, Abb. 17.2e; beschreibt Meyerding in seiner Originalarbeit nicht)
  - In der Schrägaufnahme stellen sich der Querfortsatz und der Wirbelbogen mit den Facettengelenken als Hundfigur dar. Die Lyse der Pars interartikularis imponiert als „Hundehalsband"
- MRT: Zur weiteren Abklärung und OP-Planung

■■ Therapie

- Konservativ:
  - Meiden hyperlordosierender Sportarten
  - Physiotherapie
  - Ggf. Mieder oder Korsett
- Operativ:
  - Bei geringer Ausprägung Spondylodese und Fixation in situ
  - Bei höhergradiger Ausprägung dorsale Repositionsspondylodese und interkorporelle Fusion

Hyperlordosierende Sportarten begünstigen die Entstehung einer Spondylolyse im Sinne einer Ermüdungsfraktur – bei entsprechender Anamnese und Klinik ist immer eine Bildgebung indiziert.

17.2 Obere Extremität

17.2.1 Sprengel-Deformität

Synonym: Sprengel-Schulter

■■ Definition

- Kongenitale Skapuladeformität (Dysostose der Skapula) infolge eines inkompletten Deszensus von der Halswirbel- in die Brustwirbelsäulenregion

■■ Klinik

- Einseitiger Skapulahochstand
- Kleine und meist außenrotierte Skapula
- Verkürzte und atrophierte periskapuläre Muskulatur
- Teilweise bindegewebiger Strang zwischen Skapula und HWS

- Bewegungseinschränkung im Schultergelenk, besonders der Abduktion
- Os omovertrebrale (25 %)

Diagnostik
- Nativröntgen: Knöcherner Thorax und axiale Skapula
- CT: Zur OP-Vorbereitung

Therapie
- Vorstellung Kinderorthopädie: dort je nach Stadium:
  - Konservative Therapie, Physiotherapie
  - Operative Kaudalisierung der Skapula (Woodward-Prozedere), ggf. mit Osteotomie der Klavikula zur Verringerung der Kompression des Plexus brachiales ggf. mit Exzision des Os omovertebrale
  - Favorisiert wird die frühe OP zwischen dem 3. und 7. LJ

Mädchen sind häufiger betroffen als Jungen und in ¾ der Fälle liegen weitere Fehlbildungen wie etwa ein Klippel-Feil-Syndrom vor.

17.2.2 Kindliche Schultergelenkluxation (glenohumerale Dislokation)

Definition
- Dislokation des Caput humeri aus dem Glenoid nach ventral, dorsal oder kaudal

Pathogenese
- Kongenital: In utero vorliegende Luxation nach ventral infolge Gelenkkapselagenesie (selten)
- Geburtstraumatisch: typisch für Geburten aus Steißlage, Luxation in der Regel nach dorsal und häufig mit Plexusparese assoziiert
- Neurogen: Aufgrund muskulärer Dysbalance, bei Spastik, Epilepsie oder schlaffer Lähmung infolge Läsion des N. axillaris
- Habituell/willkürlich: Willkürliche (Sub) luxation nach ventral oder dorsal, i. d. R. mit willkürlicher Reposition
- Posttraumatisch: Infolge Läsionen des vorderen Glenoids, Bankard-Läsion, Hill-Sachs-Läsion
- Traumatisch

Klinik
- Verlust der aktiven Schulterbeweglichkeit
- Schmerzen und passive Bewegungseinschränkung
- Verstrichene Schulterkontur (→ Vergleich Gegenseite)

Diagnostik
- Nativröntgen: Schulter a.p. und sog. Y-Aufnahme
- CT: Zeigt die Kopf-Pfannen-Relation und deckt Rotationsfehler auf
- MRT als direkte oder indirekte MRT-Arthrographie: Zeigt Labrumläsion und Weichteilläsionen

Therapie
- Bei Luxationsstellung immer zeitnahe Reposition anstreben
- Bei Kindern konservative Therapie im Vordergrund: Physiotherapie zur Muskelkräftigung und Stabilisierung, Verhaltenstherapie zur Unterlassung willkürlicher Luxationen, Reduktion der spastischen Muskelüberaktivität durch Botulinumtoxin
- OP-Indikation durch Kinderorthopädie unter äußerster Zurückhaltung und nur bei sicher nachvollziehbarer posttraumatischer Pathogenese

Bei rezidivierenden Schultergelenkluxationen immer an Bindegewebssyndrome wie Ehlers-Danlos-, Marfan- oder Larsen-Syndrom denken. Bei der kongenitalen Form

besonders an Arthrogryposis multiplex congenita denken.

17.2.3 M. Panner bzw. M. Hegemann (Osteochondrose des Capitulum humeri bzw. Osteochondrose der Trochlea humeri)

Definition
- Aseptische Knochennekrose am Capitulum humeri (M. Panner)
- Aseptische Knochennekrose der Trochlea humeri (M. Hegemann)

Klinik
- Chronische Belastungsschmerzen
- Oft nur geringe Bewegungseinschränkung
- Lokale, gut reproduzierbare Druckschmerzhaftigkeit

Diagnostik
- Nativröntgen: Ellbogen in 2 Ebenen
- MRT: Zur Verlaufskontrolle bzw. OP-Planung

Therapie
- Meist konservativ: Physiotherapie, Vermeidung Schmerz verursachender Tätigkeiten (Sportarten)
- Operativ nur bei erheblichem Leidensdruck (z. B. Dissekateinklemmung)

Für eine stadienorientierte operative Therapie besteht, auch bei eindrucksvollem MRT-Befund, keine Evidenz.

17.2.4 Angeborene Radiuskopfluxation

Definition
- Einseitige oder beidseitige angeborene Luxation des Radiuskopfs nach anterior oder posterior

Klinik
- Mit dem Alter zunehmende Bewegungseinschränkung im Ellbogengelenk
- Flexionsdefizit (gehäuft bei Luxation nach anterior)
- Extensionsdefizit (gehäuft bei Luxation nach posterior)
- Eingeschränkte Beweglichkeit im Handgelenk (Luxation nach anterior und posterior)
- Schmerzen in der Regel erst im Erwachsenenalter

Diagnostik
- Nativröntgen: Ellbogengelenk in 2 Ebenen

Therapie
- Bei klinisch problematischer Überlänge des Radius und Fehlstellung im Handgelenk Versuch der Kallusdistraktion der Ulna zum Längenausgleich
- Bei Schmerzen nach Wachstumsabschluss Resektion des Radiusköpfchens etabliert

Die angeborene Radiuskopfluxation kann als isolierte Fehlbildungen oder mit multiplen Syndromen assoziiert auftreten.

17.2.5 Angeborene radioulnare Synostose (congenital radio ulnar synostosis, CRUS)

Definition
- Kongenitale Synostose vornehmlich des proximalen Unterarmdrittels (in ca. 60 % beidseitiges Auftreten)

Klinik
- Schmerzfreie Aufhebung der Umwendebewegung des Unterarms (Pronation/Supination)
- Resultierende Einschränkungen im täglichen Leben

Diagnostik
- Standardnativröntgen: Unterarm in 2 Ebenen

- Schnittbildgebung (MRT/CT): Zur OP-Vorbereitung

Therapie

- Beratung der Eltern
- Indikation zur Umstellungsosteotomie anhand der klinischen Beeinträchtigung

> **Eine Verbesserung der Beweglichkeit durch „Wiederherstellung des Radioulnargelenks" ist nicht möglich. Verändert werden kann lediglich die Handstellung in Supination/Pronation.**

17.2.6 Madelung-Deformität

Definition

- Autosomal-dominant erbliche, meist doppelseitige Wachstumsstörung der distalen Radiusepiphyse

Klinik

- Schmerzen im Handgelenk (oftmals richtungsweisend)
- Verhältnis Mädchen: Jungen ca. 4: 1
- Kontur durch deutlich hervorspringendes Ulnaköpfchen geprägt
- Bei starker Ausprägung Klumphandstellung
- Eingeschränkte Beweglichkeit und Kraft durch Fehlstellung im Handgelenk

Diagnostik

- Nativröntgen: Handgelenk a.p. und seitlich
- Schnittbildgebung (CT, MRT): Zur OP-Vorbereitung

Therapie

- Konservativ durch Handgelenkorthese
- Indikation zur OP erst nach Wachstumsabschluss und abhängig von Schmerzhaftigkeit, Funktion und Stabilität

> **Erstdiagnose häufig erst ab dem 10. Lebensjahr, weil klinisch vorher kein oder nur wenig imponierender Befund. Bei gleichzeitig vorliegendem dysproportioniertem Minderwuchs an Léri-Weill-Syndrom denken.**

17

17.3 Untere Extremität

17.3.1 Angeborene Hüftgelenkdysplasie, Hüftgelenkluxation

Definition

- Unzureichende Überdachung des noch knorpelig angelegten Femurkopfs durch das knorpelig präformierte Azetabulum

Klinik (bei Typ III und IV in der Klassifikation nach Graf)

- Positives Galeazzi-Zeichen: Beurteilung der Kniegelenkhöhe in 90°-Hüftbeugung → eine Beinverkürzung spricht für das Vorliegen dezentrierten Hüfte
- Abduktionseinschränkung in 90° Hüftflexion: Am besten im Seitenvergleich erkennbar → das dezentrierte Gelenk ist schlechter abduzierbar
- Positives Ludloff-Zeichen: Bei maximal flektierten Hüftgelenken erfolgt die passive Streckung des Kniegelenks. Bei luxiertem Hüftgelenk ist das Kniegelenk in dieser Stellung streckbar

Diagnostik

- In Deutschland generelles Hüftscreening in der Technik nach Graf seit 1996 gesetzlich verankert
  - Verpflichtend zur U2 bei Risikofaktoren wie:
    - Geburt aus Beckenendlage
    - Positive Familienanamnese mit Hüftgelenkluxation/-dysplasie in der Herkunftsfamilie
    - Stellungsanomalien/Fehlbildungen des Bewegungsapparats, insbesondere der Füße
  - Verpflichtend zur U3 wenn keine Risikofaktoren vorliegen
- **Sonographie** (▶ Kap. 48):
  - Standardmäßige Anfertigung von 2 Bildern pro Seite, beginnend mit der rechten Seite (Möglichkeit späteren Zuordnung anhand der Zeiterfassung, wenn Seitenangabe vergessen wurde)

- Papierausdrucken im Mindestmaßstab von 1:1,7
- Darstellen aller Punkte der „Checkliste" zur Brauchbarkeitsprüfung in der Reihenfolge A bis H (Abb. 17.3):
  A. Knorpel-Knochen-Grenze
  B. Hüftkopf
  C. Umschlagfalte
  D. Gelenkkapsel
  E. Labrum acetabulare
  F. Knorpel
  G. Os Ilium
  H. Pfannenunterrand
- Immer, wenn sich eine Hüfte sonographisch nicht in gewohnter Art und Weise abbilden lässt, hilft die klinische Untersuchung weiter, nicht selten liegt die Ursache in einer Luxation
- Das scheinbare Vorhandensein von zwei Hüftköpfen spricht für Vorliegen einer Coxa vara (Trochanter major in Höhe des Hüftkopfs) und geht klinisch mit einer verringerten Innenrotation und vermehrten Außenrotation einher: Als Grunderkrankungen sind Osteogenesis imperfecta, Achondroplasie und epiphysäre Dysplasien abzuklären
- Ein Lehrfilm zur Repetition der klinischen und sonographischen Untersuchung findet sich auf der Homepage der Klinik für Orthopädie und Unfallchirurgie des Universitätsklinikums Bonn oder auf Youtube:
  - ► http://www.ortho-unfall-bonn.de/e1050/e1059/e2736/e8458/index_ger.html#e8461
  - ► https://www.youtube.com/watch?v=U4FsZaf2618

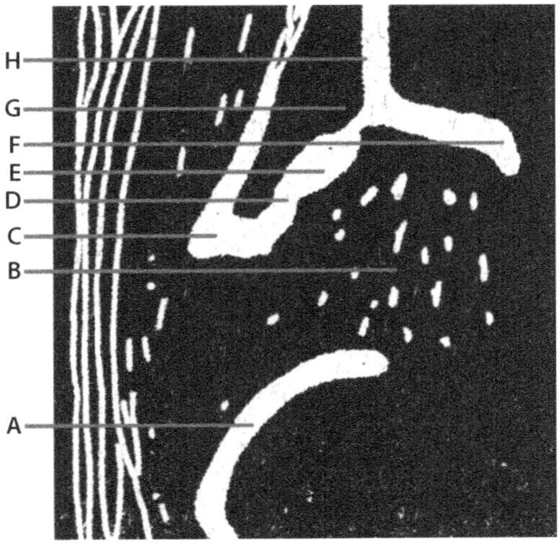

Abb. 17.3 Schematische Darstellen aller Punkte der „Checkliste" zur Brauchbarkeitsprüfung: *A* Knorpel-Knochen-Grenze, *B* Hüftkopf, *C* Umschlagfalte, *D* Gelenkkapsel, *E* Labrum acetabulare, *F* Knorpel, *G* Os Ilium, *H* Pfannenunterrand

Therapie

- Stadienabhängig entsprechend der Graf-Klassifikation: Tab. 17.1

> **Wichtig**
>
> **Die Hüftdysplasie besitzt keine pathognomonische Symptomatik. Ihre Diagnostik kann nur durch die Ultraschalluntersuchung erfolgen.**
>
> **Dezentrierte/luxierte Hüften (Typen III und IV nach Graf) weisen typische klinische Luxationszeichen aus. Die klassischen Zeichen nach Ortolani oder Barlow werden heutzutage hinsichtlich ihres Potenzials zur Schädigung der knorpeligen Strukturen uneinheitlich beurteilt.**

17.3.2 Coxitis fugax (Hüftschnupfen)

Definition

- Passagere Coxitis, typischerweise im Vor- und Grundschulalter, mit folgenloser Ausheilung nach 3–4 Wochen

Klinik

- Spontaner Beginn mit Schmerzen und Gehunwilligkeit, sonst gesundes Kind
- Eingeschränkte Beweglichkeit im Vergleich zur gesunden Gegenseite (besonders der Innenrotation)
- Oft zurückliegende Infektanamnese
- Keine Entzündungsparameter im Labor

Tab. 17.1 Stadienabhängig Therapie entsprechend der Graf-Klassifikation

Hüfttyp	Bemerkung	α-Winkel	β-Winkel	Beschreibung der Morphologie			Therapie
				Knöcherne Formgebung	Knöcherner Erker	Knorpeliger Erker	
I	Ausgereifte Hüfte, d. h. nicht behandlungsbedürftig (jedes Lebensalter)	>60°	<55°	Gut	Eckig	Übergreifend	Keine Therapie/keine Kontrolle
IIa	Bis zum 3. Lebensmonat	50–60°	65–55°	IIa (+)[a] ausreichend IIa (-)[a] magelhaft	Rund	Übergreifend	Nachreifungsbehandlung (Beugeschiene, Spreizhose) bei unzureichender Entwicklung II (-)
IIb	Ab dem 3. Lebensmonat			Mangelhaft	Rund	Übergreifend	Immer und sofort Nachreifungsbehandlung
IIc	Gefährdet bzw. kritisch (jedes Lebensalter)	43–49°	77–64°	Mangelhaft	Rund bis flach	Noch übergreifen	Immer und sofort Nachreifungsbehandlung (bei Instabilität im Becken-Bein-Gips)
D	„Am dezentrieren" (jedes Lebensalter)	43–49°	>77°	Hochgradig mangelhaft	Rund bis flach	Verdrängt	Immer und sofort Nachreifungsbehandlung (bei Instabilität im Becken-Bein-Gips)
III	Dezentriert	<43°		Schlecht	Flach	Nach kranial verdrängt	Reposition, Retention (Becken-Bein-Gips) Nachreifungsbehandlung
IV	Oft keine Standardebene einstellbar	< 43°		Schlecht	Flach	Nach kaudal verdrängt	Reposition, Retention (Becken-Bein-Gips), Nachreifungsbehandlung

[a] Die physiologische Entwicklung der Hüfte Typ II beschreibt die Zunahme des α-Winkels von 50° oder mehr bis hin zu mehr als 60° mit Abschluss des 3 Lebensmonats. Mit Woche 6 sollte ein α-Winkel von 55°, mit Woche 9 von 57° vorliegen. IIa (+) beschreibt eine bessere, IIa (-) eine schlechtere Entwicklung, d. h eine bessere oder schlechtere Zunahme des α-Winkels

Diagnostik
- Nativröntgen: Beckenübersicht und Lauenstein-Aufnahme der betroffenen Seite (DD: M. Perthes, Osteomyelitis etc.)
- Sonographie beider Hüften: Erguss im Vergleich zur Gegenseite?
- MRT: Bei positivem Entzündungslabor bzw. persistierender Klinik

Therapie
- Symptomatisch mit Schonung und NSAR

> **Die Coxitis fugax ist eine Ausschlussdiagnose. Bei Zweifeln an der Diagnose Coxitis fugax – Fieber, Abgeschlagenheit, positive Entzündungsparameter – frühzeitige diagnostische Hüftpunktion zum Ausschluss einer eitrigen Coxitis durchführen.**

17.3.3 Eitrige Coxarthritis bzw. Gonarthritis (Septische Koxitis bzw. Gonarthritis)

Definition
- Bakterielle Infektion des Hüft-/Kniegelenke

Klinik
- Abgeschlagenheit
- Trinkschwäche
- Fieber
- Schmerzen
- Bewegungseinschränkung, beim Säugling bis hin zur Pseudoparalyse (konsequente Schonung der betroffenen Extremität)

Diagnostik
- Nativröntgen: Hüfte in 2 Ebenen
- Sonographie
- Punktion und mikrobiologische Untersuchung vor Gabe von Antibiotika
- MRT mit KM: Insbesondere zur Abklärung einer assoziierten Osteomyelitis
- Labor

Therapie
- Bei septischer Arthritis → Arthrotomie oder Arthroskopie und Gelenklavage
- Großzügige Drainagenanlage und Belassen der Drainage bis die eitrige Sekretion endet
- Bei septischer Arthritis und eitriger Osteomyelitis → Ausräumung des knöchernen Infektherds
- Antibiotikagabe immer erst nach diagnostischer Punktion
- Antibiotikagabe zunächst i.v. für 10 Tage, dann p.o. für mindesten 6 Wochen empfohlen, zunächst Breitband-AB, dann nach Antibiogramm (Angaben zur Dauer der Antibiotikatherapie in der internationalen Literatur extrem unterschiedlich)

> **Die bakterielle Arthritis des Säuglings ist ein Notfall und bedarf der sofortigen (notfallmäßigen) Abklärung und Therapie. Auch bei ausgeprägter septischer Arthritis bis hin zur Präsepsis können die Entzündungsparameter (Leukozyten, CRP) beim Säugling normal oder nur diskret verändert sein.**

17.3.4 M. Perthes

Synonym: Osteochondrosis deformans coxae juveniles, Legg-Calvé-Perthes-disease (LCPD)

Definition
- Avaskuläre und aseptische Nekrose des kindlichen Femurkopfs aufgrund einer Durchblutungsstörung der Femurkopfepiphyse unbekannter Ursache

Klinik
- Häufig Projektion von Belastungs- und Bewegungsschmerzen in Kniegelenk und/oder Oberschenkel, gelegentlich auch Leistenschmerzen
- Schon- bzw. Entlastungshinken
- Trendelenburg-Zeichen bzw. Unmöglichkeit des Einbeinstands
- Bewegungseinschränkung der passiven Hüftgelenkbeweglichkeit (besonders der Innenrotation und der Abduktion)
- Hypertonus, im Verlauf auch strukturelle Verkürzung der Adduktorengruppe

Diagnostik

- Nativröntgen: Beckenübersicht und Lauenstein-Aufnahme der betroffenen Seite nach wie vor Standarddiagnostik zu Erstdiagnose und Verlaufskontrolle
- Klassifizierung anhand des Nativröntgen:
  - Verlaufsstadium nach Waldenström
    - Initial
    - Kondensation
    - Fragmentation
    - Reparation
    - Endstadium
  - Nekroseausmaß nach Catterall
    - Grad 1: Nekroseausmaß bis zu 25 % der Femurkopfepiphyse
    - Grad 2: Nekroseausmaß nicht mehr als 50 % der Femurkopfepiphyse
    - Grad 3: Nekroseausmaß nicht mehr als 75 % der Femurkopfepiphyse
    - Grad 4: Nekroseausmaß mehr als 75 % bzw. die gesamte Femurkopfepiphyse
  - Beurteilung des Contaiments anhand (▪ Abb. 17.4):
    - Shenton-Menard-Gocht-Linie (▪ Abb. 17.4a)
    - Abstand Femurkopf und Köhler-Tränenfigur (▪ Abb. 17.4b)
    - Übereinstimmung von Femurkopfumfang (▪ Abb. 17.4c) und Azetabulumimfang (▪ Abb. 17.4d) bzw. Femurkopfzentrum (▪ Abb. 17.4e) und Azetabulumzentrum (▪ Abb. 17.4f)
- MRT: Ermöglicht die sehr frühe Diagnose. Im Spätstadium mittels „delayed Gadolinium enhanced magnetic Resonance Imagin of Cartilage" Verfahren (dGEMRIC) exakte Beurteilung des Gelenkknorpels möglich
- Arthrographie: Containmentbeurteilung anhand von Funktionsröntgenaufnahmen

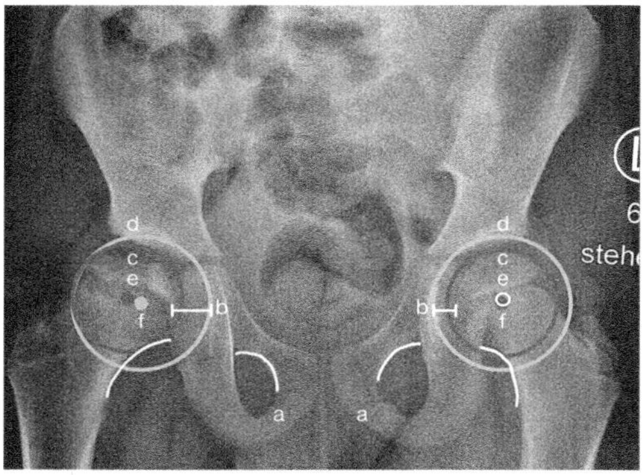

▪ **Abb. 17.4** Containmetparameter in der nativröntgen Beckenübersicht. *a* Shenton-Menard-Gocht-Linie, *b* Abstand Femurkopf zu Köhler-Tränenfigur, Übereinstimmung von *c* Femurkopfumfang und *d* Azetabulumimfang bzw. *e* Femurkopfzentrum und *f* Azetabulumzentrum

Therapie

Gemeinsames Prinzip aller Therapiestrategien: Erhalt von Containment und Gelenkbeweglichkeit.

- Konservativ bei erhaltenem Containment:
  - Physiotherapie: Hoher Stellenwert zur Erhaltung der Gelenkbeweglichkeit und zur Kontrakturprophylaxe der schmerzhaft verspannten Muskulatur, nachhaltig auch durch angelernte Eltern
  - Nichtsteroidale Antirheumatika
  - Vermeidung von Belastungsspitzen bei Stoß- und Stauchbelastungen
  - Abduktionslagerungsorthesen zur Kontrakturprophylaxe
  - Für den Nutzen von Entlastungsorthesen wie etwa den Thomas-Splint gibt es keinerlei Evidenz. Sie gelten als obsolet
- Operativ zum Erhalt oder zur Wiederherstellung des Containments:
  - Beckenseitig:
    - Beckenosteotomien nach Salter, PemberSal oder Dega
    - Dreifachbeckenosteotomie (Indikation selten)
  - Femurseitig:
    - Intertrochantäre Varisationsosteotomie
- Operativ zur Verbesserung des Outcomes:
  - Intertrochantäre Valgisationsosteotomie zur Beseitigung der Adduktionskontraktur
  - Trochanterapophyseodese zur Prophylaxe eines Trochanterhochstands (Glutealinsuffizienz/Duchenne-Hinken)
  - Trochanterdistalisierung zur Therapie eines Trochanterhochstands

- Schenkelhalsverlängerungsosteotomie zur Wiederherstellung der Gelenkmorphologie

Wichtig

Bei einem beidseitigen Befall bei Vorliegen eines M. Perthes ist mit unterschiedlichen Stadien zu rechnen. Liegen beidseits identische Stadien vor, muss eine epiphysäre Dysplasie (Typ Meyer) bedacht werden.

Der frühe M. Perthes zeigt sich nicht im Röntgenbild. Veränderungen im Nativröntgenbild zeigen sich frühesten 6 Wochen nach Krankheitsbeginn. Für eine frühere Diagnostik (Konsequenz?) ist das MRT erste Wahl, indiziert aber in der Regel eine Vollnarkose.

17.3.5 Epiphyseolysis capitis femoris (Hüftkopfepiphysenabrutsch, Hüftkopfkappenlösung)

Definition

- Atraumatische Lösung der Epiphysenfuge des proximalen Femurs mit Dislokation der Femurkopfepiphyse mit Abgleiten nach kaudal und dorsal in Relation zum Schenkelhals

Klinik

- Typisch Schmerzangabe für ventralen Oberschenkel und Kniegelenk
- Schonhinken bis komplette Gehunfähigkeit
- Eingeschränkte und/oder schmerzhafte Innenrotation (im Seitenvergleich)
- Pathognomonisch: Drehmann-Zeichen → der Untersucher führt das Bein passiv in Hüftflexion, diese bedingt aufgrund der geänderten biomechanischen Verhältnisse bei abgeglittener Femurkopfepiphyse eine zunehmende Außenrotationshaltung und Abduktion
- Praxisbezogene Einteilung anhand der Gehfähigkeit des Patienten:
  - Stabil (Patient gehfähig)
  - Instabil (Patient nicht gehfähig)

Diagnostik

- Nativröntgen: Beckenübersicht und Lauenstein-Projektion der betroffenen Seite sind „erste Wahl": Nur die Beckenübersicht erlaubt den Vergleich der Schenkelhalstangente und des Capener-Dreiecks mit der Gegenseite
  - Immer Bestimmung der Schenkelhalstangente (Klein-Line) und des Capener-Dreiecks in der Beckenübersicht
  - Immer Bestimmung des Epiphysenabrutschwinkels nach Southwick (Abb. 17.5)
- Sonographie: Ermöglicht als Zusatzdiagnostik die Darstellung der akuten Form ab Abrutschwinkel von 15° und mehr
- Bei Auftreten einer ECF im untypischen Alter – vor dem 10. LJ, nach dem 16. LJ umfassende endokrinologische Untersuchung zum Ausschluss prädisponierender Grunderkrankungen wie Hypothyreose, Wachstumshormonmangel, Hyperparathyreoidismus oder Hypogonadismus

Therapie

- Reposition der Epiphyse: Immer äußerst vorsichtig und nur bei der instabilen Form (akute Form, akut auf chronisch). Es ist nur die Reposition der akut aufgetretenen Luxation möglich
- Repositionsversuche der stabilen Form (Lenta-Form) können in hohem Maße Hüftkopfnekrosen verursachen und sind kontraindiziert
- Bis 30°-Abrutschwinkel erfolgt die Fixation mittels Kirschner-Drähten oder einer kanülierten Gleitschraube
- Zwischen 30°- und 50°-Abrutschwinkel: Empfehlung zur gleichzeitigen valgisierenden und flektierenden intertrochantären Korrekturosteotomie nach Imhäuser
- Über 50°-Abrutschwinkel: Empfehlung zur Korrekturosteotomie mittels subkapitaler Schenkelhalsosteotomie nach Dunn.

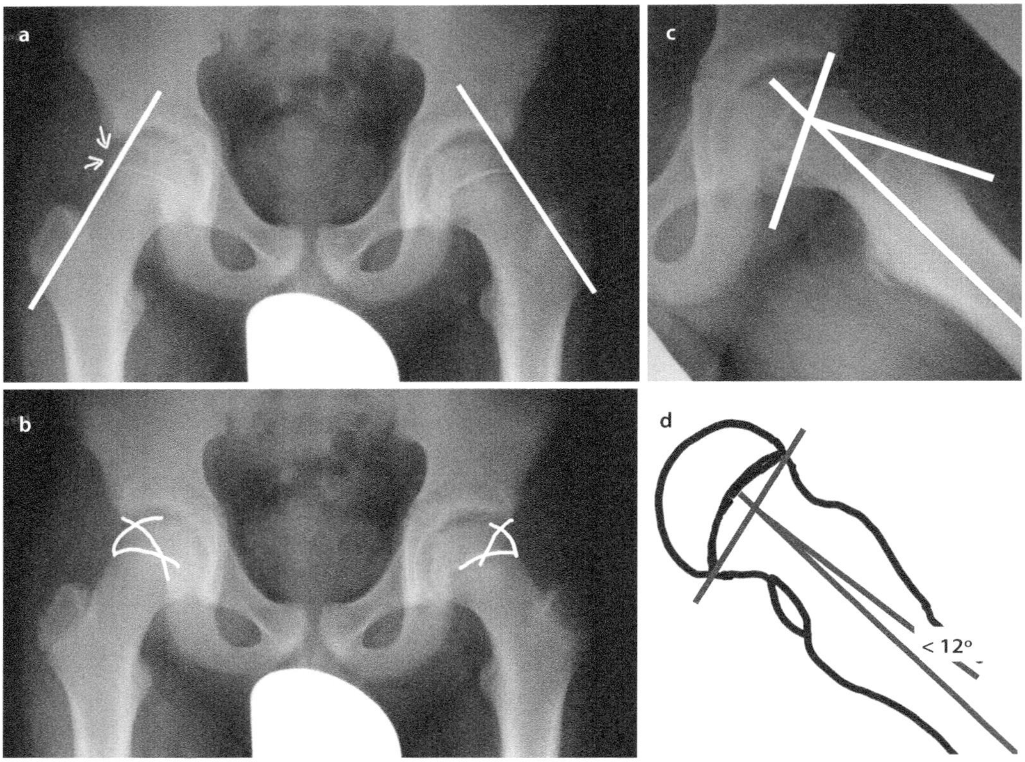

Abb. 17.5 Analyse der wesentlichen Röntgenparameter bei der Epiphyseolysis capitis femoris. **a** Bestimmung der Schenkelhalstangente (Klein-Line) in der Beckenübersicht. Bei physiologischem Befund schneidet die Tangente die laterale Epiphyse (*zwei weiße Pfeile*). Rutscht die Epiphyse nach dorsokaudal, ist dies nicht der Fall (*linke Hüfte*). **b** Bestimmung des sog. Capener-Dreiecks in der Beckenübersicht. Das Dreieck ist durch den Pfannenhinterrand, die Epiphysenfuge und die laterale Begrenzung der Epiphyse definiert (*weiße Linien*). Verrutscht die Epiphyse nach dorsokaudal, so verkleinert sich dieses Dreieck, da der Pfannenhinterrand konstant bleibt. **c**, **d**: Bestimmung des Epiphysenabrutschwinkels nach Southwick in der Lauenstein-Projektion. Hierzu wird eine Tangente an die Epiphysenbasis angelegt und eine weitere Linie als Schaft- und Schenkelhalshalbierende eingezeichnet. Eine Senkrechte zur Epiphysenbasislinie zeigt den Abrutschwinkel zur Schaft- und Schenkelhalshalbierenden. Liegt dieser unter 12° **d** handelt es sich um einen physiologischen Befund

Alternativ auch chirurgische Luxation mit Korrekturosteotomie der Femurkopfepiphyse nach Berner Art möglich

17

Wichtig

Jede ECF ist ein Notfall – die instabile Form, weil sie sich unter Belastung verschlimmert, die stabile Form, weil aus ihr jederzeit eine instabile Form entstehen kann („acute on chronic"). Immer sofortige Entlastung mittels Rollstuhl und Bettruhe und Vorstellung beim Kinderorthopäden.

Das MRT hat in der ECF-Diagnostik keinen Stellenwert und kann das Nativröntgen keinesfalls ersetzen.

17.3.6 Kongenitale Kniegelenkluxation (Genu recurvatum congenitum)

Definition

- Angeborene Tibiadislokation nach ventral gegenüber dem Femur mit Hyperextension des Kniegelenks und Verkürzung des

M. quadrizeps, teilweise mit Valgusfehlstellung und Rotationsfehler. Teilweise mit korrespondierender Kreuzbandaplasie

Klinik

- Blickdiagnose nach der Geburt
- Ggf. schon in der pränatalen Sonographie erkennbar
- Hyperextension des Kniegelenks
- Erhebliche Einschränkung der Flexion
- Querverlaufende ventrale Hautfalten am Kniegelenk

Diagnostik

- Nativröntgen: Kniegelenk in zwei Ebenen, in der a.p.-Aufnahme auf Valgusfehlstellung und Tibiasubluxation nach lateral achten
- MRT: Im Verlauf (erfordert Vollnarkose) bei besonderen Fragestellungen

Therapie

- Therapieziel ist immer das Erreichen einer Reposition und Flexionsfähigkeit durch Verlängerung des M. quadrizeps femoris
- Konservativ: „Je eher, desto besser". Redressionsgips mit wöchentlichem Wechsel und zunehmender Flexion bis 90°-Flexion erreicht sind
- Operativ:
  - Weichteilig: Tenotomie des M. quadrizeps
  - Knöchern: Erreichen der Flexion (90°) durch Femurverkürzungsosteotomie

Nicht selten bestehen korrespondierend Syndrome wie Larsen-, Ehlers-Danlos-, Down-Syndrom, Arthrogryposis multiplex congenita oder spondyloepiphysäre Dysplasien

17.3.7 Vorderer Knieschmerz (Patellofemorales Schmerzsyndrom)

Definition

- Belastungsabhängige peripatellare Schmerzsymptomatik ohne knöchernes oder weichteiliges Korrelat und spontaner Ausheilung nach Wachstumsende

Klinik

- Belastungsabhängige Schmerzen im Patellabereich
- Verstärkung der Schmerzen bei Zunahme der patellafemoralen Kompression
  - Schmerzen beim Treppen auf- und abgehen
  - Schmerzen bei knienden Tätigkeiten
  - Schmerzen bei und nach langem Sitzen

Diagnostik

- Nativröntgen: Kniegelenk a.p. und seitlich sowie Patella tangential zum Ausschluss begleitender knöcherner Erkrankungen
- Nativröntgen: Ganzbeinstandaufnahme a.p. zur Beurteilung der Beinachse bei klinischen Auffälligkeiten.

Therapie

- Physiotherapie zur Dehnung der lateralen Anteile und zur Kräftigung der medialen Anteile des M. qudrizeps
- Orthesen oder Tapes zur Verbesserung des patellofemoralen Alignments
- NSAR zur Coupierung der schmerzhaften Episoden

Der vordere Knieschmerz ist eine Ausschlussdiagnose. Er zählt bei Adoleszenten zu den häufigsten Gründen für eine Arztvorstellung. Mädchen sind etwa doppelt so häufige betroffen wie Jungen. Auch unter konservativer Therapie Ausbildung eines chronischen Geschehens in bis zu $\frac{2}{3}$ der Fälle. Auch in diesen Fällen gilt äußerste Zurückhaltung bezüglich operativer Therapie.

17.3.8 Plica mediopatellaris (Plica-Syndrom)

Definition

- Bewegungsabhängiger medialer Knieschmerz auf dem Boden einer Irritation der medialen Plica durch eine Einklemmungssymptomatik durch den Femurkondylus in Knieflexion

Klinik
- Belastungsabhängige und häufig flexionsassoziierte Schmerzen im Bereich des medialen Kniegelenks
- Gelegentliche Schnappphänomene oder Blockierungsgefühl

Diagnostik
- Nativröntgen: Knie a.p. und seitlich sowie Patella tangential zum Ausschluss von Begleiterkrankungen
- MRT: Zur Diagnostik des Plica-Syndroms

Therapie
- Konservativ in Fällen sporadischer Problematik
- Reproduzierbare und beeinträchtigende Schmerzen über Wochen indizieren die arthroskopische Evaluation und Resektion der Plica

Nur die symptomatische Plica bedarf der (chirurgischen) Therapie, sie muss von Zufallsbefunden unterschieden werden.

17.3.9 Scheibenmeniskus

Definition
- Angeborene Fehlbildungen meistens des lateralen, selten des medialen Meniskus mit scheibenförmiger Anlage

Klinik
- Einseitige Gelenkgeräusche (Knacken) oder Schnappen bei Extension oder Flexion des Kniegelenks, selten vor dem 4. Lebensjahr
- Blockierung und Streckdefizit infolge peripherer Instabilität oder Rissbildung ohne korrespondierendes Trauma

Diagnostik
- Nativröntgen: Knie in 2 Ebenen
- MRT: Die Darstellung eines Scheibenmeniskus ist nicht immer zuverlässig, bei klinisch darauf hindeutendem Befund ist ein definitiver Ausschluss nicht möglich. Kleinere Kinder benötigen zur Durchführung eines MRT eine Vollnarkose
- Arthroskopie: Ermöglicht sichere Diagnose und zeitgleiche Therapie

Therapie
- Ohne oder mit nur geringer Symptomatik besteht keine Therapienotwendigkeit
- Bei Symptomatik und Leidensdruck → Arthroskopie nach MRT

Für den Scheibenmeniskus bestehen keine geschlechtsspezifische Häufung und keine Assoziation mit anderen Fehlbildungssyndromen. Das MRT ist zur Diagnose nur eingeschränkt zuverlässig, bei eindeutiger Klinik kann auch bei unklarem MRT die Arthroskopie indiziert sein.

17.3.10 Osteochondrosis dissecans des Kniegelenks

Definition
- Umschriebene subchondrale d. h. unter dem Gelenkknorpel liegende herdförmige nekrotische Knochenläsion

Klinik
- Unspezifischen Symptomatik: Zu Beginn der Erkrankung beklagen die meisten Patienten nicht klar zu lokalisierende Kniebeschwerden und gelegentliche Schwellungszustände. Bei Fortschreiten kann es zu Schnappphänomenen, Blockierungserscheinungen kommen. Bei gelöstem Dissekat kann dieses von außen passager palpabel sein

Therapie
- Konservativ im Falle stabiler Läsionen mit intaktem Knorpel
  - Vermeiden von schmerzauslösenden Noxen

  - Vermeiden von Belastungsspitzen (Sportkarenz)
  - Entlastung (Unterarmgehstützen)
- Operativ im Falle instabiler Läsionen mit Knorpeldefekt oder im Falle unzureichender Beherrschbarkeit der Problematik unter konservativer Therapie
  - Retrograde Anbohrung zur Druckentlastung (core decompression) in Abhängigkeit zu Art und Dauer der Beschwerdesymptomatik
  - Bei Knorpeldefekt und instabiler Läsion → offene oder arthroskopische Anfrischung und Refixation der „Maus" im „Mausbett"
  - Bei Sequestrierung → Sequestrektomie und ggf. Defektauffüllung

Ein pathognomonisches klinisches Zeichen für die Osteochondrosis dissecans gibt es nicht. Zur Diagnostik ist in jedem Fall eine Bildgebung erforderlich.

17.3.11 M. Osgood-Schlatter

Synonym: Apophysitis tuberositas tibiae

Definition

- Klassisch: Aseptische Knochennekrose im Bereich der Tubersitas tibiae mit Inflammation der Patellarsehneninsertion
- Neueren Arbeiten zufolge: Chronische Abrissfraktur bzw. Traktionstendinitis der wachsenden Tuberositas tibiae infolge chronischer Traktionstraumata

Klinik

- Oft wenig richtungsweisende Anamnese
- Schmerzverstärkung bei und nach Sprung- und Laufsportarten
- Oft im Seitvergleich (Handauflegen) lokale Überwärmung im Tuberositasbereich
- Teigige lokale Schwellung über der Tuberositas und reproduzierbare Druckschmerzhaftigkeit
- Schmerzhafte Kniegelenkextension gegen Widerstand

Diagnostik

- Die Diagnose erfolgt im Wesentlichen klinisch
- Nativröntgen: Knie a.p. und seitlich auch zum Ausschluss anderer Genese (Tumor, frische Apophysenfragtur etc.): Vielfach unspezifischer Röntgenbefund
- MRT: Keine Standarddiagnostik, wertvoll für wissenschaftliche Fragestellungen

Therapie

- Meist konservativ:
  - **Gute Beratung von Eltern und Patienten hinsichtlich des 1–3 Jahre dauernden Heilverlaufs!**
  - Vermeiden von Noxen wie Anpralltraumata (Kontaktsport) und Belastungsspitzen (Sprung- und Laufsport)
  - Lokale Kühlung
  - Lokale NSAR (Okklusivverband zur Nacht oder Iontophorese)
  - Bandage, in sehr hartnäckigen Fällen Ruhigstellung mittels Zinkleimverband oder Gipstutor
- Operativ: Immer erst nach Wachstumsabschluss:
  - Resektion des Ossikel
  - Volumenminderung durch partielle Resektion der prominenten Tuberositas tibiae

Wichtig

Konservative Therapie in über 90 % der Fälle suffizient.

Bei ca. 5–10 % der Patienten Beschwerden nach Wachstumsabschluss infolge prominenter Tuberositas tibiae (Arbeiten im Knien, Fliesenleger, Bergarbeiter) oder eines instabilen d. h. nicht integrierten Ossikel.

17.3.12 M. Sinding-Larsen-Johannson

Definition

- Klassisch (analog zum M. Osgood-Schlatter): Aseptische Knochennekrose

des distalen Patellpols, d. h. der proximalen Patellarsehneninsertion
- Anderen Autoren zufolge: Folge chronischer Abrissfraktur bzw. Traktionstendinitis des distalen Patellpols

Klinik
- Anamnestisch häufig Schmerzen bei und nach sportlicher Anstrengung, insbesondere nach Sprung- und Laufsportarten
- Lokaler und reproduzierbarer Druckschmerz am distalen Patellapol
- Gelegentlich teigige Verquellung der Weichteile im o. g. Bereich, kaum lokale Überwärmung
- Schmerzen bei aktiver Knieextension gegen Wiederstand am distalen Patellapol

Diagnostik
- Nativröntgen: zur Erstdiagnostik Knie a.p. und seitlich, zur Verlaufskontrolle reicht meist die seitliche Ebene. Anders als beim M. Osgood-Schlatter gute Darstellung der Pathologie des Patellpols im Nativröntgen
- MRT (ggf. mit KM): Zur Differenzialdiagnostik

Therapie
- Immer konservativ!
- **Gute Beratung von Eltern und Patienten!**
- Vermeiden von Noxen wie Anpralltraumata (Kontaktsport) und Belastungsspitzen (Sprung- und Laufsport)
- Lokale Kühlung
- Lokale NSAR (Okklusivverband zur Nacht oder Iontophorese)
- Bandage

17.3.13 M. Blount

Synonym: Osteochondrosis deformans tibiae

Definition
- Wachstumsstörung der proximalen medialen Tibiametaphyse, die zu einer schweren, progressiven Varusdeformität führt und immer mit einer Innentorsionskomponente einhergeht
- Unterschieden werden eine infantile (Manifestation 2.–4. LJ), eine juvenile (Manifestation 6.–10. LJ) und eine adoleszente Form (Manifestation nach dem 10. LJ)

Klinik
- Blickdiagnose bei fortgeschrittenem Verlauf
- Positives Siffert-Katz-Zeichen: Uneingeschränkte Kniestabilität in Extension, aber in 10- bis 20°-Flexion posteromediale Subluxation

Diagnostik
- Nativröntgen: Knie in zwei Ebenen zum Lokalbefund
- Nativröntgen: Ganzbeinstandaufnahme a.p. und Achsanalyse
- Labor: Ohne pathognomonischen Parameter, dient aber dem Ausschluss der Differenzialdiagnose Rachitis

Therapie
- Stadienabhängig
  - Konservativ im frühen Stadium: Orthese mit medialer Abstützung
  - Operativ (i. d. R. indiziert): Korrekturosteotomie focal dome und Osteosynthese mittels gekreuzter K-Drähte und Gipstutor oder winkelstabiler Implantate

Auch bei radiologischen Zeichen sollte die Diagnose M. Blount, mit der möglichen Konsequenz einer operativen Therapie, nicht vor dem 30. Lebensmonat (2½ LJ) gestellt werden, da es vorher häufig zur spontanen Ausheilung kommt

17.3.14 Kongenitaler Klumpfuß

Synonym: Pes equinovarus excavatus et adductus congenitus

Definition
- Angeborene komplexe dreidimensionale Fußdeformität mit den Komponenten
  - Spitzfuß (equinus)
  - Invertierte Ferse (varus)
  - Angehobener medialer Fußrand (supinatus)
  - Vorfußadduktion (adductus)
  - Hohlfuß (excavatus)
  - Wadenhypotrophie

Klinik
- Blickdiagnose, aber Klassifikation des Schweregrads nach Pirani oder Dimeglio erfordert genaue klinische Untersuchung (→ Vorstellung Kinderorthopädie)
- Bei der Geburt typische Fußfehlstellung:
  - Spitzfuß mit hochstehendem Kalkaneus (palpatorisch „leere Ferse“)
  - Hohlfuß
  - Varischem Rückfuß
  - Vorfußadduktion
  - Supination

Diagnostik
- Wie bei allen angeborenen Fußdeformitäten zunächst klinische und sonographische Untersuchung der Hüftgelenke
- Klinische Untersuchung der Redressierbarkeit und Klassifikation durch Kinderorthopädie
- Nativröntgen: Beim Säugling nur bei erkennbaren zusätzlichen Fehlbildungen (z. B. Strahlaplasie)

Therapie
- Internationaler Goldstandard ist die Therapie nach Ponseti:
  - Spezielle Manipulationstechnik gemäß der Pathoanatomie mit Anhebung des 1. Strahls in der ersten Sitzung und Abduktion unter Fixierung des Talus bei den folgenden Sitzungen und nachfolgender Gipsredression im Oberschenkelgipsschiene für jeweils eine Woche in 90° Knieflexion bis eine Abduktion von 70° erreicht sind
  - Epikutane Achillotenotomie bei 70° Abduktion und eingeschränkter Dorsalextension in der Neutralebene unter 15° (90 % aller Fälle)
  - Spezielle Abduktionsschienenbehandlung mittels Schienenprinzip nach Dennis Brown für 3 Monate 24 h/Tag, danach über mindestens 12 h/Tag (zur Nacht) bis zum 4. Geburtstag
  - Spezielles Therapiekonzept zur Behandlung von Rezidiven: Erneute Redressionsgipse, perkutanen Re-Achillotenotomie, M.-tibialis-anterior-Transfer

Das Behandlungsschema nach Ponseti ist exakt definiert, in internationalen Studien gut untersucht und weltweit die erste Wahl zur Behandlung des kongenitalen Klumpfußes. Individuelle, gut gemeinte Abweichungen von diesem Konzept können leicht zu mangelndem Therapieerfolg oder frühzeitigen Rezidiven führen.

17.3.15 Kongenitaler Hackenfuß

Synonym: kongenitaler pes calcaneus

Definition
- Durch intrauterine Fehllage verursachte Fußfehlstellung in teils extreme Dorsalextension und Pronation

Diagnostik
- Wie bei jeder kongenitalen Fußdeformität umgehende klinische und sonographische Untersuchung der Hüftgelenke
- Eine Bildgebung der Füße ist in der Regel nicht indiziert

Therapie
- Beratung der Eltern
- Abwarten, ggf. Physiotherapie mit Anleitung der Eltern
- Redressiontherapie nicht indiziert

Der angeborene Hackenfuß ist die gutmütigste aller angeborenen Fußdeformitäten. Er heilt in der Regel spontan aus. Es gilt Übertherapie zu vermeiden.

17.3.16 Kongenitaler Sichelfuß

Definition

- Angeborene Adduktionsstellung des Fußes
  - Milde Ausprägung → gut passiv redressierbar
  - Stärkere Ausprägung → schlecht oder nur teilweise redressierbare Adduktion sämtlicher Metatarsalia
- Immer ohne Spitzfußkomponente (Unterscheidung zum Klumpfuß)

Klinik

- Bananenartige Deformität des Fußes
- Passive Redression gut möglich: Milde Form, günstiger Spontanverlauf
- Steifer Fuß ohne komplette passive Redression: Ausgeprägte Form

Diagnostik

- Nur bei klinische ausgeprägtem Befund → Nativröntgen Fuß a.p. und seitlich

Therapie

- Bei klarer Rigidität → frühe Redressionsbehandlung im Oberschenkelgips
- Zunächst Versuch der physiotherapeutischen Behandlung wenigstens bis zur Vollendung des 3. Lebensmonate
- Unterstützend ab dem 2. LJ Antivarusschuhe

17.3.17 Serpentienenfuß (Z-Fuß)

Definition

- Sehr seltene, fixierte Deformität mit zweifacher Abwinkelung des Fußes

17

Klinik

- Ausgeprägter Metatarsus-adductus-Varus mit abduziertem Os cuneiforme
- Schwere Knick-Senkfuß-Deviation im Rückfußbereich mit resultierender Fehlstellung des Kalkaneus in Valgusstellung und des Talus nach medial und plantar

Diagnostik

- Nativröntgen: Fuß a.p. und seitlich

Therapie

- Konservative Therapie: Physiotherapie und Einlagen sehr begrenzt
- Operative Therapie noch im Wachstumsalter
  - Korrektur der Adduktion in der Mittelfußreihe (aufklappende Osteotomie)
  - Verlängerung der lateralen Fußsäule (Kalkaneusverlängerung nach Evans

17.3.18 Pronationsdeformitäten des Fußes

Der Begriff fasst teils nicht scharf abgrenzbare Fußdeformitäten zusammenzufassen, denen gemeinsam eine die Deformität in Pronation ist. Wesentliche Pronationsdeformitäten sind der kongenitale Talus verticalis, der Talus obliquus und der Knick-Senk-Fuß.

17.3.18.1 Kongenitaler Plattfuß, Talus verticalis (rigider Plattfuß)

Definition

- Angeborene Fußfehlbildung mit talokalkanealer und talonavikularer Luxation des Talus nach dorsal und lateral

Klinik

- Bereits bei der Geburt konvexes Fußlängsgewölbe
- Prominenter und gut palpabler Talus
- Abduzierter und dorsalextendierter Vorfuß
- „Leere" Ferse d. h. Fettpolster und kranialisiert palpabler Kalkaneus
- Rigider Fuß ohne passive Repositionsmöglichkeit

Diagnostik

- Nativröntgen: Fuß a.p. und seitlich im Stand
- Nativröntgen: Fuß seitlich in Neutralposition und maximaler Plantarflexion zur radiologische Differenzierung zum Talus obliquus

Therapie
- Langwierig und mit hoher Rezidivgefahr verbunden
- Aktuell gebräuchlich: Therapieschema nach Dobbs (inverse Ponseti-Methode)

17.3.18.2 Talus obliquus

Definition
- Angeborene Fußfehlbildung mit talokalkanealer Subuxation des Talus nach dorsal und lateral

Klinik
- Bei der Geburt prominenter und gut palpabler Talus in Dorsalextension
- Abduzierter und dorsalextendierter Vorfuß in Dorsalextension
- Anders als beim Talus verticalis ist der Fuß nicht rigide, eine passive Reposition (ggf. Teilreposition) ist möglich

Diagnostik
- Nativröntgen: Fuß a.p. und seitlich im Stand
- Nativröntgen: Fuß seitlich in maximaler Plantarflexion

Therapie
- Procedere nach Dobbs erreichen
- Orthesen (insbesondere der Ringorthese nach Baise)

17.3.18.3 Knick-Senk-Fuß (Pes planovalgus)

Definition
- Aufgehobenes Längsgewölbe, valgischer Rückfuß und prominenter Taluskopf am medialen Fußrand im plantigraden Stand bei (in)kompletter Aufrichtung des Längsgewölbes im Zehenstand

Klinik
- Aufgehobenes Längsgewölbe im Stand
- Valgischer Rückfuß
- Prominenter Taluskopf am medialen Fußrand

Diagnostik
- Nativröntgen: Fuß a.p. und seitlich im Stand
- Nativröntgen: Fuß schräg bei Verdacht auf Koalitio

Therapie
- Konservativ
  - Physiologischer Knick-Senk-Fuß: Abwarten, gründliche Beratung der besorgten Eltern, barfuß laufen
  - Physiotherapie zur Muskelkräftigung und Dehnung → Verbesserung der Dorsalextension im oberen Sprunggelenk (OSG)
  - Einlagen (Aufstützung des Fußlängsgewölbes)
  - Orthesen
- Operativ
  - Arthroriseverfahren: Extraartikulärer Eingriff zur Begrenzung einer abnormen Gelenkbeweglichkeit
  - Kalkaneusosteotomien (varisierend zuklappend oder lateral aufklappend)

Wichtig

Bei einem fixierten Knick-Senk-Fuß ist immer eine knöcherne Genese auszuschließen (z. B. Talus verticalis, tarsale Koalitiones), bei auffälliger Bandlaxizität muss eine syndromale Genese ausgeschlossen werden (z. B. Marfan-, Larsen-, Ehlers-Danlos-Syndrom)

Bei Kindern bis zum ca. 6. Lebensjahr ist der Knick-Senk-Fuß physiologisch. Die Ursache liegt zum einen am sog. Spitzy-Fettpolster welches das Fußlängsgewölbe ausfüllt und zum anderen an der vermehrten Antetorsion welche zu einem innenrotierten Gangbild führt. Zu Kompensation dieses Gangbildes erfolgt eine Abduktion des Fußes, welche physiologisch mit einer Pronation und somit einer Aufhebung des Längsgewölbes einhergeht.

Als Ursache eines Knick-Senk-Fußes über das 6. Lebensjahr hinaus gilt häufig eine allgemeine Bandlaxizität, häufig in Kombination mit einer Überlastung (Adipositas).

17.3.19 Tarsale Koalitiones

Definition
- Bindegewebige, knorpelige oder knöcherne Brücke zwischen zwei oder mehr Knochen des Mittel- und Rückfußes

Klinik
- Häufig über die Zeit zunehmende Belastungsscherzen bei älteren Kindern/Jugendlichen
- Bei einseitiger Koalition diskrete Bewegungseinschränkung (Supination/Pronation) im Vergleich zur Gegenseite

Diagnostik
- Nativröntgen: Fuß in 3 Ebenen (a.p., seitlich und schräg)
- CT: Fuß → eine knöchernen Koalitio stellt im CT am besten dar
- MRT: Zur Diagnostik einer knöchernen Synostose dem CT unterlegen. Weichteilige Koalitiones kommen gut zur Darstellung

Therapie
- Konservativ: Vermeiden der auslösenden Belastung (Sportart). Stabilisierende Bandagen. Kausale Therapie ist konservativ nicht möglich
- Operativ: Resektion der Koalitio

> **Bei tarsaler Koalition von mehr als 2 Knochen immer zugrunde liegende Syndrome bedenken (Dysmelien, fibulare Hemimelie, longitudinale Reduktionsdefekte)**

17

17.3.20 Osteochondrosis dissecans tali

Definition
- Meistens im Bereich der medialen Talusrolle lokalisierte aseptische Knochennekrose, welche sich teilweise oder vollständig aus dem spongiösen Verbund lösen kann (Sequestrierung)

Klinik
- Belastungsschmerzen
- Schwellungsgefühl
- Bei Sequestrierung Gelenkblockade durch Einklemmung möglich

Diagnostik
- Nativröntgen: OSG in 2 Ebenen
- MRT: Zur Gelenkknorpelbeurteilung und MRT-Klassifikation
- CT: Erlaubt eine bessere Darstellung der Lokalisation und Ausdehnung der Läsion als das MRT, bedeutet jedoch Strahlenbelastung

Therapie
- Therapieempfehlungen, auch stadienorientiert, in der Literatur uneinheitlich. Operative Verfahren derzeit ohne ausreichende Evidenz
- Unterscheidung zwischen stabilen Läsionen mit intaktem Knorpel und instabilen Läsionen mit Knorpeldefekt hilfreich
- Konservativ:
  - Vermeiden von schmerzauslösenden Noxen (Sportkarenz), Entlastung (Unterarmgehstützen)
- Operativ:
  - Retrograde Anbohrung zur Druckentlastung („core decompression") in Abhängigkeit zu Art und Dauer der Beschwerdesymptomatik
  - Bei Knorpeldefekt → Arthrotomie, Anfrischung und Refixation der „Maus" im „Mausbett"
  - Bei Sequestrierung → Sequestrektomie und ggf. Defektauffüllung

> **Analog der Osteochondrosis dissecans des Femurs gibt es kein pathognomonisches klinisches Zeichen für die Osteochondrosis dissecans des Talus. Die Diagnostik erfolgt durch Bildgebung.**

17.3.21 M. Köhler I bzw. M. Köhler II

Synonym: Osteochondrose des Os naviculare bzw. Osteochondrose der Metatarsaleköpfchen

■ ■ Definition

- Aseptische Knochennekrose/Osteochondrose des Os naviculare: M. Köhler I
- Aseptische Knochennekrose eines Metatarsalköpfchens (meist Metatarsale II): M. Köhler II

■ ■ Klinik

- M. Köhler I: Belastungsabhängige Schmerzen im Bereich des Os naviculare, gelegentlich Schwellungsgefühl/ödematöse Verquellung im Os-naviculare-Bereich, Schonhinken
- M. Köhler II: Belastungsabhängige Schmerzen im Bereich des betroffenen Metatarsaleköpfchens, Schwellungsgefühl/ödematöse Verquellung, Schonhinken

■ ■ Diagnostik

- Nativröntgen: Fuß a.p., seitlich und schräg – der Röntgenbefund hinkt der Klinik hinterher
- MRT: Ausschluss von Differenzialdiagnosen

■ ■ Therapie

- Funktionelle Therapie mit Schonung, bei starken Schmerzen Gipsruhigstellung im Unterschenkelgehgips
- Einlagen mit Längsgewölbeunterstützung bei M. Köhler I, Einlagen mit retrakapitaler Abstützungspelotte (Unterstützung des Quergewölbes) bei M. Köhler II

In den meisten Fällen stellt sich eine restitutio ad integrum ein. Operative Maßnahmen bei Arthrose erst im Erwachsenenalter

17.3.22 Beinlängendifferenz, Achsdeformitäten, Torsionsfehler

17.3.22.1 Beinlängendifferenz

■ ■ Definition

- Ein klinisch relevanter Beinlängenunterschied liegt bei mehr als ca. 1 cm im Vergleich zur Gegenseite vor

■ ■ Klinik

- Achsasymetrie: Beckenschiefstand und kompensatorische Wirbelsäulenseitausbiegung im Stand
- Beinlängenunterschied in Rückenlage
- Schmerzen treten im Wachstumsalter kaum auf

■ ■ Diagnostik

- Nativröntgen: Ganzbeinstandaufnahme bds. a.p. mit Messmaßstab
- MRT bzw. CT: Bei besondere Fragestellung: Zum Beispiel. bei V. a. auf traumatischen bzw. entzündlich bedingten Fugenschluss etc.
- Skelettalterbestimmung
  - Nach Greulich und Pyle anhand einer a.p.-Röntgenaufnahme der linken Hand (RUS: radius, ulna and short bones)
  - Alternativen sind:
    - BoneAge → Sonographie der Radius- und Ulnaepiphysen
    - Open compact MR imager: Score-Methode des MRT anhand von RUS
    - Computer-assisted skeletal age score (CASAS): Computer assistierte Scoremethode anhand des Röntgen der RUS
    - Computer-aided skeletal maturity system (CASMAS): Automatisierte computergestützte Berechnung anhand Röntgen des 3. Phalangen

- BoneXpert: Automatisierte computergestützte Berechnung anhand Röntgen der RUS

- Faustregel: Formel zur groben Abschätzung der Körperendgröße:

$$Endgr\ddot{o}\beta e\ des\ \text{Patienten} = \frac{Gr\ddot{o}\beta e\ \text{Vater} + Gr\ddot{o}\beta e\ \text{Mutter in}\ cm}{2} + 6{,}5\ cm\ \text{für Jungen}\ bzw. - 6{,}5\ cm\ \text{für} M\text{ädchen}$$

Therapie ◘ Tab. 17.2

Bei jeder Beinlängendifferenz welche auf die Hemihypertrophie einer Körperhälfte hindeutet ist eine interdisziplinäre Abklärung indiziert, insbesondere auf:

- McCune-Albright-Syndrom (fibröse Dysplasie mit endokrinologischer Beteiligung)
- Perlmann-Syndrom (renale Hamartome, Nephroblastom und fetaler Gigantismus)
- Wilms-Tumor (Nephroblastom)
- Neurofibromatose
- Tripple-Tranaunay-Syndrom und Proteus-Syndrom

17.3.22.2 Achsdeformitäten in Frontal- und Sagittalebene

Definition

- Achsabweichung in varum/valgus oder recurvatum liegt bei Werten jenseits der in ◘ Tab. 17.3 dargestellten physiologischen Mittelwerte vor.

Klinik

- Erkennbare Achsa bweichung in der Frontal- und/oder Sagittalebene

Diagnostik

- Bildgebung bei Achsdeformitäten in der **Frontalebene**

◘ **Tab. 17.2** Therapie einer Beinlängendifferenz

Beinlängendifferenz	Im Wachstum	Nach Wachstumsabschluss
<2 cm	Bis 1 cm → Einlegesohle Bis 2 cm → Schuhsohlenerhöhung (**Cave**: alleinige Absatzerhöhung führt zu Spitzfußbildung)	
<4 cm	Epiphyseodese der Gegenseite: - Temporär mittels Fugen überbrückender Implatat - Definitiv durch Fugenzerstörung	Verkürzungsosteotomie der Gegenseite und Osteosynthese mit winkelstabiler Platte/Marknagel
>4 cm	Kallusdistraktion der betroffenen Seite mittels:	
	Fixateur externe: - Monolateral zur alleinigen Verlängerung - Ringfixateur zur gleichzeitigen mehrdimensionalen Korrektur	
	Distraktionsmarknagel - Zur alleinigen Verlängerung unter Schonung der noch offenen Wachstumsfugen oder nach Wachstumsabschluss	

Tab. 17.3 Achsdeformitäten

	Frontalebene	Sagittalebene
Säuglingsalter	Varisch ca. 15° Femorotibialwinkel	Neugeborenes: ca. 20°-Hüft- und Kniebeugekontraktur (nicht bei Beckenendlage) Säugling: Hyperextension bis ca. 15°
3.–4. Lebensjahr	Valgisch ca. 10°	
8.–10. Lebensjahr	Valgisch ca. 5–7°	
Wachstumsabschluss	Valgisch ca. 5–7° (physiologische Beinachse)	Hyperextension bis ca. 10° Tibialer Slope, d. h. nach dorsal abfallen tibiale Gelenklinie: 5–7° mit hoher Varianz

Tab. 17.4 Achsdeformitäten

Femur	Pathologie ab	Tibia	Pathologie ab
Antetorsion (Norm 12–17°)	>50°	Mediale Torsion	>15°
Retrotorsion	Immer	Laterale Torsion	>30°
Außenrotation	<10°		
Innenrotation	>85°		

  - Nativröntgen: Ganzbeinstandaufnahme beidseits a.p. und Bestimmung von
    - Mikulicz-Linie
    - Femorotibialwinkel
    - Lateralem distalem Femurwinkel
    - Medialem proximalem Tibiawinkel
    - Lateralem distalem Tibiawinkel
- Bildgebung bei Achsdeformitäten in der **Sagittalebene**
  - Nativröntgen Femur/Tibia seitlich und Bestimmung von
    - Femoraler/tibialer Schaftachse
    - Tibialem Slope

Therapie

- Eine konservative kausale Therapie gibt es nicht
- Im Wachstum operativ mittels Hemiepiphyseodese im Wachstum
  - Temporär mittels Fugen überbrückender Implantate
  - Definitiv mittels Fugenzerstörung
- Nach Wachstumsabschluss operativ als Ad-hoc-Korrekturosteotomie
  - Zuklappend
  - Aufklappend
  - „focal dome"

17.3.22.3 Achsdeformitäten in Transversalebene (Torsionsfehler)

Definition

- Achsabweichung in Außenrotation/Innerotation varum/valgus liegt jenseits der in Tab. 17.4 dargestellten physiologischen Mittelwerte vor

Klinik

- Innenrotiertes bzw. außenrotiertes Gangbild

Diagnostik

- Nativröntgen: Aufnahmetechnik nach Rippstein und Dunn wird heute wegen der hohen Strahlenbelastung als obsolet angesehen

- CT: Ermöglicht eine exakte Messung sowohl für den Oberschenkel als auch für den Unterschenkel
- MRT: Hinsichtlich der Strahlenbelastung des Mess-CT bietet die MRT eine strahlenfreie Alternative. Messung analog zum CT

> **Sämtliche Torsionsfehler sind nicht durch Wachstumslenkung sondern lediglich durch eine Korrekturosteotomie behandelbar. Außer bei der Coxa retrotorta gilt es daher i. d. R. vor Operationsempfehlung die physiologischen Derotationsschübe zwischen dem 6.–8. und 12.–14. Lebensjahr abzuwarten.**

17.3.23 Longitudinale Defekte der unteren Extremität

17.3.23.1 Proximaler fokaler Femurdefekt (PFFD)

Definition

- Breites Spektrum von Femurfehlbildungen: leichte Hypoplasie bis komplette Aplasie des Femurs mit Fehlentwicklung des Beckens möglich, aber immer proximaler Femuranteil mitbetroffen

Klinik

- Bei Geburt exakte Einteilung und Klassifikation in den meisten Fällen nicht möglich
- Richtungsweisende Symptome sind:
  - Verkürzung und vermehrte Außenrotation des Oberschenkels im Vergleich zur gesunden Seite
  - Umfangsvermehrung des betroffenen Oberschenkels
  - Fußfehlstellung (Hackenfuß, Klumpfuß)
  - Zehen-/Strahlaplasie
  - Zeichen der Fibulahypoplasie/-aplasie (Palpation)

Diagnostik

- Sonographie: Abklärung Gelenkstatus
- Nativröntgen: Ganzbeinaufnahme und axiales Femur
  - Klassifikation mittels Nativröntgen des Femur in 2 Ebenen nach Abschluss des 2. Lebensjahrs – im weiteren Verlauf wiederholen und ggf. Umklassifikation
- MRT: Darstellung nichtossärer Strukturen

Therapie

- Im Vordergrund: Vertikalisierungsmöglichkeit
- Konservativ (je nach Ausprägungsgrad/stabiler Defekt)
  - Schuherhöhung
  - Orthetische Versorgung
  - Prothetische Versorgung: Sie richtet sich nach Art und Ausprägung des Defekts
- Operativ je nach Ausprägungsgrad zur Verlängerung (Kallusdistraktion) oder Herbeiführung einer Orthesen-/Prothesenfähigkeit

> **Bei klinisch auffälliger Beinverkürzung und unauffälliger Hüftsonographie an PFFD und Abklärung mittels Nativröntgen denken.**

17.3.23.2 Kongenitale Tibiadysplasie/-aplasie

Synonym: tibiale Hemimelie

Definition

- Dysplasie oder Aplasie der Tibia, oft in Kombination mit weitere Fehlbildungen wie Strahlaplasie und Femurhypoplasie

Klinik

- Diagnosestellung i. d. R. unmittelbar nach der Geburt
- Sichtbare Verkürzung des Unterschenkels
- Varusstellung des Unterschenkels
- Prominenter malleolus lateralis und invertierter und adduzierter Fuß (bei tibiofibularer Diastase)
- Fehlstellung des Fußes in Inversion und Adduktion bis hin zum ausgeprägten Klumpfuß

17

Diagnostik
- Nativröntgen: Bein in zwei Ebenen
- Sono und MRT: Zur Darstellung kartilaginärer Anlagen (Prognose)

Therapie
- Prinzipiell abhängig von der Kniegelenkfunktion (Kniestreckapparat, Femurfehlbildungen)
- Ziel: Ermöglichung der Vertikalisierung unter Ausschöpfung des Wachstumspotenzials
- Konservativ
  - Orthesen-/Prothesenversorgung
- Operativ je nach Ausprägung
  - Kniegelenkexartikulation und Prothesenversorgung
  - Fibulaunterstellung, Fibula pro Tibia, Arthrodese im Kniegelenk und Prothesenversorgung
  - Unterstellung der Fibula unter die Tibia und des Talus unter die Fibula und Orthesenversorgung

In ca. 2/3 der Fälle liegt eine Assoziation mit weiteren Fehlbildungen, auch innerer Organe (z. B. Herzfehler) vor, die einer interdisziplinären Abklärung bedürfen.

17.3.23.3 Kongenitale Tibiapseudarthrose
Synonym: Crus varum congenitum

Definition
- Kongenitale Knochenbildungsstörung die distale Hälfte der Tibia betreffend

Klinik
- Diagnosestellung i. d. R. nach der Geburt
- Auch bei noch nicht vorliegender Fraktur/Pseudarthrose imponiert die Antekurvation und Varusfehlstellung des Unterschenkels, oft mit Verkürzung im Seitenvergleich

Diagnostik
- Nativröntgen: Bein in zwei Ebenen zur Erstdiagnose und Verlaufsbeurteilung (Unterschenkel in zwei Ebenen)
- MRT: Zur Operationsplanung

Therapie
- Prinzipiell so lange wie möglich konservativ
- Frakturprophylaxe durch Schutzorthesen (mit Kondylenfassung)
- Operative Maßnahmen, wenn möglich nicht vor Vollendung des 5. Lebensjahres
  - Resektion des pseudarthrotischen Knochens und des umgebenden fibrös veränderten Weichteilmantels → Defektbehandlung mittels Fixateur-externe-Anlage zum Segmenttransport oder Interponat mit der Fibula der gesunden Gegenseite

Die Komplexität des Problems wird oftmals unterschätzt. Eine chirurgische Frakturbehandlung wie Gipsruhigstellung, Plattenosteosynthese, Marknagelosteosynthese usw. führt i. d. R. zu keiner Heilung.

17.3.23.4 Kongenitale Fibuladysplasie/-aplasie
Synonym: fibuläre Hemimelie

Definition
- Selten isoliert, meist in Assoziation mit weiteren Fehlbildungen (PFFD, Strahlaplasie, tarsale Koalitiones, Handdefekte der ipsilateralen Hand, kongenitale Radiuskopfluxation etc.) auftretende angeborene Dysplasie/Apalsie der Fibula

Klinik
- Meist bereits nach der Geburt erkennbar
- Unterschenkelverkürzung im Vergleich zur Gegenseite
- Antekurvation und Varusfehlstellung der Tibia

- Supinierter Spitzfuß, häufig mit rigidem Rückfuß – in ca. 50 % tarsale Koalitiones
- Lateraler Malleolus nicht palpabel (Fibulaaplasie) oder deutlich zu hoch (dysplastische Malleolengabel)

▪▪ Diagnostik

- Nativröntgen: Erstdiagnostik gesamtes Bein in 2 Ebenen
- MRT: Zur Therapieplanung

▪▪ Therapie

- Therapie ist komplex und richtet sich nach dem Ausmaß der Deformität sowie weiterer assoziierter Deformitäten
- Motorische Entwicklung und Vertikalisierung im Vordergrund
- Meist orthetische Versorgung in den ersten Lebensjahren ausreichend
- In höherem Wachstumsalter operatives Therapiespektrum von der (Syme-)Amputation bis zur einfachen Unterschenkelverlängerung durch Fixateuranlage und Kallusdistraktion

> **Selten isoliertes Auftreten, daher immer assoziierte Fehlbildungen abklären.**

17.3.23.5 Strahlaplasie

Synonym: Fibularer bzw. tibialer Längsdefekt des Fußes oder longitudinaler fibularer bzw. tibialer Fußdefekt

▪▪ Definition:

- Aplasie der Zehen und der Metatarsale, immer in Kombination mit einer Dysplasie/Aplasie der Fibula oder der Tibia
  - Fibulare Strahlaplasie: Betroffen laterale Fußstrahlen D III, IV, V in Kombination mit einer Fibuladysplasie/-aplasie
  - Tibiale Strahlaplasie: Betroffen mediale Fußstrahlen D I, II in Kombination mit einer Tibiadysplasie/-aplasie

▪▪ Klinik:

- Fehlende Zehen und verschmälerter Mittelfuß
- Bei der fibularen Form häufig Spitzfußstellung in valgus
- Bei der tibialen Form häufig Spitzfustellung in varus
- Oftmals rigider Rückfuß infolge assoziierter tarsaler Koalitiones

▪▪ Diagnostik:

- Nativröntgen: Zur Erstdiagnostik und im Verlauf zur Abbildung der zunehmend verknöchernden Fußstrukturen

▪▪ Therapie:

- Prinzipiell Berücksichtigung von Art und Ausprägung der assoziierten Deformitäten
- Konservativ: Versuch der platigraden Fußeinstellung und orthetische Versorgung
- Operativ: Syme-Amputation und prophetische Versorgung

> **Das augenfällige Fehlen einer Zehe wird oftmals unterschätzt. Bei jeglicher Zehenaplasie muss dem Verdacht einer Strahlaplasie nachgegangen und die entsprechende Diagnostik initiiert werden.**

17.4 Knochen- und Weichteiltumore

▪▪ Knochentumore

Insgesamt sind maligne Knochentumoren sehr seltene Tumorentitäten mit einer Inzidenz von ca. 1 % aller malignen Läsionen. Daher werden diese häufig übersehen bzw. fehldiagnostiziert. Wesentlich häufiger sind benigne Knochentumoren, welche meist als Zufallsbefund erhoben werden. Entscheidend für die Prognose ist jedoch die rechtzeitige Diagnosestellung.

> **Entscheidend ist es, die „Red Flags" zu kennen, um die entsprechende Diagnostik und Therapie in einem spezialisierten Zentrum einleiten zu können!**

Wegweisend ist hier oft die Anamnese mit der Angabe von Schmerzen in der Nacht. Jeder unklare Knochen- oder Gelenkschmerz, der nicht mit sog. Wachstumsschmerzen erklärbar ist, sollte dementsprechend abgeklärt werden. Während Wachstumsschmerzen eher wechselseitig auftreten, ist dies ist bei einer Tumorerkrankung oft nicht der Fall.

Häufig muss eine entzündliche Komponente (Arthritis/Osteomyelitis) differenzialdiagnostisch ausgeschlossen werden.

▪▪ Weichgewebetumore

Tumoren des Weichgewebes sind ebenfalls eine sehr heterogene Gruppe von benignen und malignen Raumforderungen. Insgesamt sind sie ebenfalls selten (ca. 4 % aller adulten Tumorerkrankungen, 7–10 % aller kindlichen Neoplasien). Über 90 % der weichteiligen Tumoren sind benigne. Die Seltenheit und Heterogenität führt häufig bezüglich der Diagnosestellung zu Verzögerungen und Problemen.

> **Jede unklare weichteilige Raumforderung bei Kindern sollte zu einer Abklärung bei einem Spezialisten für muskuloskelettale Tumorerkrankungen führen!**

Oft kann die Diagnose durch die entsprechende klinische Diagnostik in Kombination mit einer Ultraschalluntersuchung gestellt werden. Im Zweifelsfall ist die kontrastmittelgestützte MRT-Untersuchung der Goldstandard der weiteren Abklärung.

> **Red Flags**
> - Einseitig auftretende Nachtschmerzen
> - Schmerzen in der Wirbelsäule
> - Rötung
> - Schwellung
> - Überwärmung
> - Druckdolenz
> - Schonhinken

▪▪ Diagnostik

Es existieren aktuell keine validen Tumormarker für die Sicherung der Diagnose einer primären muskuloskelettalen Tumorerkrankung. Parameter, wie z. B. die alkalische Phosphatase oder neuronenspezifische Enolase sind nur als Verlaufsparameter sinnvoll einzusetzen

> **Bei Verdachtsdiagnose eines Knochentumors → Nativröntgen in 2 Ebenen.**

- Die Lokalisation des Tumors innerhalb des tumortragenden Kompartiments und die Reaktion der Kortikalis des Knochens geben Hinweise auf den Grad der Aggressivität der Läsion (Graduierung nach Lodwick):
  - Langsam wachsender benigner Prozess → eher osteoplastischer Charakter, z. B. solide Periostreaktion
  - Maligner Prozesse → meistens osteolytische Läsion und durch ihr Wachstum bedingt Induktion unterschiedliche Reaktionen am Periost und an der Kortikalis, z. B. Codman-Dreieck oder Bildung sog. Spiculae
  - Des Weiteren Hinweise auf die Matrixbildung des Tumors
- Erhärtet sich hierbei der Verdacht auf einen malignen Knochentumor → additive Verfahren wie die MRT (**Cave**: ganzes Kompartment mit Kontrastmittel), Szintigraphie und PET-CT, Staging-CT und ggf. eine Angiographie hinzu
- Kann eine Läsion nicht eindeutig zugeordnet werden → Biopsie
  - Bei dieser ist die Planung der Biopsie durch einen spezialisierten Operateur entscheidend
  - Der Biopsiekanal gilt immer als „kontaminiert" und muss bei der evtl. dann folgenden definitiven Operation mit entfernt werden
  - Biopsie muss genügend Material für die Pathologie bereitstellen, ggf. muss auch eine Referenzpathologie in Betracht gezogen werden
  - > **Eine fehlerhaft durchgeführte Biopsie kann für den Patienten unter Umständen den Verlust einer Extremität bedeuten!**
  - Die letztendliche Diagnose kann, auch von einem in der Knochenpathologie

sehr erfahrenen Pathologen, nur in Kenntnis des Bildmaterials und der Klinik gestellt werden! Eine zusätzliche Entnahme einer mikrobiologischen Probe ist obligat.

Staging

Zur Gesamtbeurteilung wird im Folgenden dann ein Staging der Tumorerkrankung durchgeführt, auf der die Therapie beruht. Das Staging berücksichtigt die „drei Dimensionen" der Tumorerkrankung:
- Histopathologischer Differenzierungsgrad (Grading)
- Lagebeziehung des Tumors zu dem tragenden Kompartiment (T)
- Metastasen (M)

Weichteiltumoren werden analog nach dem UICC klassifiziert, wobei zusätzlich noch der Lymphknotenstatus (N) mit erhoben wird.

> **Abschließend ist noch einmal anzumerken, dass die interdisziplinäre Versorgung der Patienten durch ein spezialisiertes Team mit entsprechender Erfahrung durchgeführt werden sollte.**

17.4.1 Benigne Knochentumoren

17.4.1.1 Osteoidosteom

- Osteoid bildender, kleiner (<1c m), meist solitärer Knochentumor
- Häufig meta-/diaphysär gelegen
- Typisch Nachtschmerz mit Ansprechen auf Analgetika (ASS)
- Nidus mit reaktiver Zone und oftmals Verdickung der Kortikalis
- **DD**: Stressfraktur, Osteomyelitis
- **Therapie**: Radiofrequenzablation oder Kürettage

17.4.1.2 Osteoblastom

- „Großer Bruder" (>1 cm) des Osteoidosteoms
- Häufige Lokalisation ist die Wirbelsäule, prinzipiell jeder Knochen
- **DD**: Riesenzelltumor und aneurysmatische Knochenzyste
- **Therapie**: Kürettage mit histopathologischer Sicherung, im Einzelfall ist eine Radiofrequenzablation zu erwägen

17.4.1.3 Osteochondrom

- Synonym: „kartilaginäre Exostose"
- Häufiger Befund im Bereich der Metaphyse der langen Röhrenknochen
- Schmerzen entstehen durch eine mechanische Irritation angrenzender Strukturen
- Röntgenologische Diagnose; MRT zur Bestimmung der Dicke der aufsitzenden Knorpelkappe (Entartungsrisiko)
- **DD**: Chondrosarkom und parosseales Osteosarkom
- **Operative Therapie**: Wenn mechanische Irritation, Größenprogredienz nach Abschluss des Wachstums, Knorpelkappe breiter >2 cm

17.4.1.4 Enchondrom

- Gut differenzierter Tumor aus Knorpelgewebe
- Relativ häufig, an den kleinen Röhrenknochen (Hand/Fuß)
- Oft schmerzloser Zufallsbefund, pathologische Fraktur möglich
- Typische „stippchenförmige Verkalkungen" im Röntgenbild
- Bei Schmerzen und oder Arrosion der Kortikalis an ein Chondrosarkom denken!
- Bei unklarer Klinik → MRT mit KM zum Ausschluss eines Chondrosarkoms (► Abschn. 17.4.4.2)
- Histologisch schwierig vom atypisch kartilaginären Tumor abzugrenzen
- Periostale Variante „außerhalb des Knochens" liegend beschrieben
- **Therapie**: Keine
  - Bei großen Befunden → Kürettage, Anfräsen der Tumorhöhle und Augmentation z. B. mit autologer Spongiosa, „Palacosblombage" denkbar
  - Ansonsten „Leave me alone"-Läsion

17

17.4.1.5 Chondroblastom

- Seltener Tumor aus knorpeliger Matrix, vorwiegend in der zweiten Lebensdekade auftretend
- Am Häufigsten ist dieser rein epiphysär lokalisiert
- Metastasierung in der Literatur in Fallstudien beschrieben
- **DD**: Riesenzelltumor, Chondrosarkom, M. Perthes (Femurkopfnerose)
- **Therapie**: En-bloc-Resektion durch die direkte Lage zur Wachstumsfuge meist nicht möglich ist → Kürettage mit Diamantfräse

17.4.1.6 Chondromyxoidfibrom

- Seltene Tumorentität im Bereich der Metaphyse (vorwiegend proximale Tibia)
- Oft Zufallsbefund und wenig Klinik
- Knorpelig-bindegewebige Matrix oft von Septen durchzogen
- Metastasierung in Fallstudien beschrieben
- **DD**: Riesenzelltumor und Chondrosarkom
- **Therapie**: En-bloc-Resektion

17.4.1.7 Benignes fibröses Histiozytom

- Sehr seltener Tumor aus fibrohistiozytärer Matrix im Bereich der Epi- und Diaphyse der langen Röhrenknochen
- **DD**: Nicht ossifizierendes Fibrom
- **Therapie**: Sorgfältige Kürettage

17.4.1.8 Desmoplastisches Fibrom

- Intramedullär lokal aggressiv wachsender Tumor
- Oft wenig Klinik durch sein relativ langsames Wachstum, pathologische Fraktur möglich
- **DD**: Fibrosarkom, benignes fibröses Histiozytom
- **Therapie**: Wenn möglich weite Resektion anstreben

17.4.1.9 Hämangiom

- Hämangiome treten selten im Bereich der langen Röhrenknochen auf
- Bevorzugte Lokalisation ist die Wirbelsäule
- Klinisch sind Hämangiome meistens „stumm“
- **DD**: Andere osteolytische Prozesse und Metastasen
- **Therapie**:
  - Bei asymptomatischen Zufallsbefunden ist keine Therapie notwendig
  - Bei stabilitätsgefährdenden Prozessen Exzisionsbiopsie und ggf. präoperatives Coiling/Embolisation erwägen

17.4.2 Riesenzelltumor

- Lokal aggressiv wachsender „intermediate grade“ Tumor
- Oft im Bereich der Epiphyse bzw. epimetaphysär gelegen
- Tumormatrix aus mononukleären Riesenzellen und Makrophagen
- Schmerzen, Schwellung und Bewegungseinschränkung
- Röntgenologisch ostelytische Prozesse epi(meta)physär
- **DD**: Chondroblastom, Osteosarkom, aneurysmatische Knochenzyste
- **Therapie**: En-bloc Resektion, ggf. sorgfältige Kürettage und Augmentation mit Knochenzement bzw. Spongiosa

17.4.3 „Tumor like lesions“

17.4.3.1 Einfache, solitäre (juvenile) Knochenzyste

- Am Häufigsten zentral, metaphysär in den langen Röhrenknochen gelegen
- Prädilektionsstelle ist der proximale Humerus (50 %) und das proximale Femur (25 %)
- Häufig klinisch inapparent, aber pathologische Frakturen sind möglich
- **DD**: Aneurysmatische Knochenzyste, fibröse Dysplasie, nichtossifizierendes Fibrom
- **Therapie**: Punktion und Instillation von Kortison, ggf. operative Stabilisierung bei pathologischer, instabiler Fraktur je nach Lokalisation

17.4.3.2 Aneurysmatische Knochenzyste (AKZ)

- Vorkommen im Bereich der Metaphyse der langen Röhrenknochen, selten auch im Bereich der Wirbelsäule
- Expansion (auch Durchbrechen der Epiphysenfuge möglich) verursacht Schmerzen
- Röntgenologisch Osteolyse mit teilweise erkennbarer Septierung, der Knochen wirkt oft „balloniert“
- Nachweis von Flüssigkeitsspiegeln im MRT
- **DD**: Teleangiektatisches Osteosarkom, Riesenzelltumor, solitäre Knochenzyste
- **Therapie**: Marginale, besser weite Resektion, Verwendung von Adjuvans

17.4.3.3 Nichtossifizierendes Fibrom (NOF)

- Häufig vorkommender Zufallsbefund, vorwiegend im Bereich der Metaphyse (Kniegelenk)
- Meistens Regression nach Abschluss des Wachstums
- Meistens asymptomatisch
- Charakteristischer Befund im Röntgenbild (scharf begrenzt, Sklerosesaum)
- **DD**: Chondromyxoidfibrom
- **Therapie**: Gefahr der Übertherapie gegeben, i. d. R. keine Therapie notwendig, bei sehr großen Läsionen kann eine Kürettage mit Spongiosaaugmentation in Erwägung gezogen werden

17.4.3.4 Fibröse Dysplasie

- Man unterscheidet die monostotische fibröse Dysplasie von einer polyostotischen Form
- Oft asymptomatisch
- Pathognomisch ist die sog. „Hirtenstabdeformität“
- **Sekundäre Entartung (Sarkom) möglich!**
- **DD**: Juvenile Knochenzyste, osteofibröse Dysplasie
- **Therapie**: Meist keine operative Therapie notwendig, bei Deformierungen ist eine frühzeitige operative Korrektur mit Transplantation von Spongiosa zu erwägen

17.4.3.5 Osteofibröse Dysplasie

- Selten, und wenn auftretend, nur die Tibia betreffend (Fibula möglich)
- Typische Antekurvation der Tibia im Röntgenbild (pathologische Fraktur möglich)
- Biopsie bei Verdacht auf ein Adamantinom
- **DD**: Adamantinom
- **Therapie**: Meist keine operative Therapie, Frakturen sollten möglichst konservativ behandelt werden

17.4.3.6 Langerhans-Zellhistiozytose

- Synonym: Histiozytosis X, eosinophiles Granulom
- Potenziell ist das Auftreten in allen Knochen möglich, häufig im Bereich des Unterkiefers und des Schädels
- Monostotische und polyostotische Form
- M. Hand-Schüller-Christian: LZH + Diabetes insipidus und Exophtalmus
- M. Abt-Letterer-Siwe: Maligne Form der LZH
- **Therapie**: Intraläsionale Kürettage, ggf. Stabilisation, ggf. Chemotherapie bei Auftreten von viszeralen Herden, Bisphosphonate

17.4.4 Maligne Knochentumoren

17.4.4.1 Osteosarkom

- Häufigster, primär maligner Knochentumor
- Meist ist die Metaphyse der langen Röhrenknochen befallen, grundsätzlich kann jeder Knochen befallen werden
- Kann auch extraskelettal/parossär auftreten
- Gehäuft bei Syndromen (Li-Fraumeni Syndrom etc.)
- Klinisch häufig Schmerzen, v. a. Nachtschmerzen, sonst im Anfangsstadium eher unspezifisch, „red flags“ (► Abschn. 17.4.4)

- **Diagnostik**:
  - Nativröntgen: In 2 Ebenen! → Unscharf begrenzte Osteolysen mit maligner Periostreaktion und wolkiger Mineralisation der Matrix
  - MRT: Zur Bestimmung der Ausdehnung des Tumors im Markraum und der Weichteilkomponente durchführen (**Cave**: Untersuchung stets mit KM und sog. Kompartment-MRT durchführen – ganzen Knochen inklusive der angrenzenden Gelenke – zum Ausschluss „skip lesions" und zur Planung der Operation essenziell!)
  - Nuklearmedizinische Verfahren: Zum Ausschluss weiterer Läsionen bzw. Metastasen sinnvoll
  - Zur Sicherung der Diagnose sollte zügig eine offene Biopsie durchgeführt werden, **Cave**: Zugangsweg der Inzisionsbiopsie muss später mit entfernt werden. Möglichst Biopsie (Material für Pathologie, Referenzpathologie und Mikrobiologie) in der gleichen Klinik durchführen, in der die definitive Operation stattfinden wird
  - Pathognomonisch ist der Nachweis von Osteoid durch Tumorzellen
- **DD**: Lymphome, Ewing-Sarkom, Chondrosarkom
- **Therapie**:
  - Versorgung der Patienten in einem interdisziplinären Team notwendig
  - Behandlung im Rahmen etablierter Protokolle „COSS/EURAMOS-Protokoll"
  - In der Regel erfolgt eine neoadjuvante Chemotherapie, gefolgt von der Operation (Tumorprothese) und anschließend adjuvanter Chemotherapie
- **Prognose** richtet sich v. a. nach dem Ansprechen auf die Chemotherapie (Nekroserate des Tumors im Resektat) und der adäquaten chirurgischen Resektion (R0-Resektion)

Sonderformen

- **Niedrigmalignes, zentrales Osteosarkom**
  - Sehr seltene Sonderform des Osteosarkom, langsam wachsend und dementsprechend schwierige Diagnosestellung
  - Relativ gute Prognose, therapeutisch ist die primäre chirurgische Resektion die Therapie der Wahl
- **Kleinzelliges Osteosarkom**
  - Sehr selten, Diagnostik, Therapie und Prognose analog zum Osteosarkom
- **Periostales Osteosarkom**
  - Sehr selten und weniger maligne als das Osteosarkom, nach Grading erfolgt die Entscheidung, ob der Tumor primär chirurgisch saniert oder neoadjuvant chemotherapiert wird
- **Parossales Osteosarkom**
  - Diese Tumorentität ist als niedrig maligne einzustufen, kann aber zu einer hochmalignen Variante transformieren
  - Insgesamt sehr selten und betrifft häufig die dorsale Femurmetaphyse
  - **DD**: Periostales Osteosarkom, Chondrosarkom, Osteochondrom
  - **Therapie**: Frühzeitige weite Resektion

17.4.4.2 Chondrosarkom

- Chondrosarkome sind meist intermediär maligne Tumoren bei denen die Tumorzellen Knorpel bilden
- Chondrosarkome kommen gehäuft nach der fünften Lebensdekade vor, können aber auch in seltenen Fällen bei Kindern und Jugendlichen auftreten
- Prädilektionsstellen sind die Metaphysen der langen Röhrenknochen, prinzipiell ist ein Auftreten aber in jedem Knochen möglich
- **Diagnose**:
  - Häufig zeigt sich eine späte Diagnosestellung, da das Chondrosarkom relativ langsam wächst und dementsprechend wenig Schmerzen verursacht
  - Röntgenologisch zeigt sich eine Osteolyse, oft mit typischen „stippchenförmigen" Verkalkungen als Ausdruck der Tumormatrix
  - Die endgültige Diagnose kann nur in Zusammenschau von Bildgebung und Histologie gestellt werden!

- **DD**: Enchondrom, Osteosarkom
- **Therapie**:
  - Chondrosarkome sind wenig strahlen- und chemotherapiesensibel
  - Im Vordergrund steht die chirurgische Therapie, häufig bereitet die Differenzialdiagnose, ob ein ein Chondrosarkom „Grad I" (atypisch kartilaginärer Tumor) oder ein Enchondrom vorliegt, Schwierigkeiten
  - Beim atypisch kartilaginären Tumor ist eine intraläsionale Kürettage mit Palacosblombage denkbar, ansonsten eine weite Resektion mit Erhalt der Extremität
  - Schwerionentherapie/Protonenbestrahlung bei inoperablen Fällen erwägen

▪▪ Sonderformen:

- Ein Osteochondrom (► Abschn. 17.4.1.3) kann sich in seltenen Fällen in ein epiexostotisches Chondrosarkom transformieren
- Wenn also ein bekanntes Osteochondrom nach Abschluss des Wachstums eine Größenprogredienz zeigt, sollte eine Exzisionsbiospie erwogen werden
- **Cave**: Intramedulläre Tumorkomponente mit einbeziehen

17.4.4.3 Ewing-Sarkom

- Es handelt sich um einen hochmalignen Tumor, der aus dem Markraum des Knochens hervorgeht
- Seltenes Auftreten nach der 2. Lebensdekade
- Grundsätzlich ist ein Befall von jedem Knochen möglich, der Tumor tritt bevorzugt in der Metaphyse der langen Röhrenknochen und dem Becken auf
- Genetische Faktoren spielen bei der Pathogenese eine wesentliche Rolle (Translokationen)
- **Klinik**:
  - Rasch größenprogredienter Tumor, der Schmerzen (Nachtschmerzen) verursacht, teilweise palpable Schwellungen
  - Häufig Auftreten von Fieber und laborchemischer Erhöhung der Entzündungsparameter (Leukozytose)
- **Diagnostik**:
  - Röntgenologisch: Teilweise heterogener Befund (Osteolyse, maligne Periostreaktion)
  - MRT: Häufig ein großer Weichteilanteil (→ Kompartment-MRT mit KM!)
  - Verdacht auf ein Ewing-Sarkom → **zügig** Staging einleiten und offene Biopsie anstreben
- **DD**:
  - Osteomyelitis, PNET (primitiver neuroektodermaler Tumor), Osteosarkom
  - Osteomyeltis ist die häufigste Differenzialdiagnose → immer bei der Biopsie eine mikrobiologische Probe entnehmen!
- **Therapie**: Standardisiert nach Protokoll (EUROEWING) mit neoadjuvanter Chemotherapie, weiter Tumorresektion und Rekonstruktion (biologisch/Tumorprothese) und anschließend Weiterführung der Chemotherapie sowie ggf. lokale Radiatio

Dermatologie

Regina Fölster-Holst

C. Papan, L. T. Weber (Hrsg.), *Repetitorium Kinder- und Jugendmedizin*,
https://doi.org/10.1007/978-3-662-56790-6_18

18.1 Infektionen und Infestationen

18.1.1 Staphylococcal scalded skin syndrome (SSSS)

Definition und Epidemiologie

- Selten auftretende Systemerkrankung, hauptsächlich Neugeborene und Säuglinge betreffend, da in diesem Lebensabschnitt aufgrund einer noch nicht ausreichenden Clearance die Elimination der Toxine erschwert ist
- *S.-aureus*-Toxine (Exfoliatine A, B) führen zur subkornealen Spaltbildung. Der Phagentyp II, Stämme 71, 55, 3A, 3B, 3C ist mit der Bildung von exfoliativen Exotoxinen verbunden. Infektionsquelle: Infektionen des Nasopharynx, der Konjunktiven, des Nabels und kutane Wunden

Klinik

- Beginn: Hohes Fieber, außergewöhnlich schmerzhafte Haut, großflächiges Erythem bis Erythrodermie, konjunktivale Injektion
- Subkorneale Spaltbildung verbunden mit Bildung schlaffer Blasen, unmittelbarer Übergang in Erosionen, im weiteren Verlauf exfoliative Desquamation
- Prädilektionsstellen: Stamm- und Extremitätenbeugen, Perinasal-, Perioral- und Periokulärregion. Schleimhaut nicht betroffen

Differenzialdiagnosen

- Toxische epidermale Nekrolyse (TEN): Spaltbildung subepidermal, Schleimhaut mitbetroffen, meist medikamenteninduziert

Diagnostik

- Histologie: Spaltbildung im S. granulosum (im Vergleich zur subepidermalen Spaltbildung der TEN)
- Nachweis des Exfoliatins im Blut mittels ELISA, Westernblot oder PCR
- Bakteriologische Abstriche in Bereichen möglicher Infektionsquellen (s. o.)

Therapie

- Intensivmedizinische Betreuung (Beachtung von Flüssigkeitsbilanz, Elektrolythaushalt, Wärmeregulation) und S.-aureus-wirksame Antibiotika (z. B. Flucloxacillin, Cephalosporine der ersten Generation, z. B. Cefalexin, Cefadroxil, Cefaclor)
- Kontraindiziert: Systemische und lokale Glukokortikosteroide

Das SSSS ist ein lebensbedrohliches Krankheitsbild, das klinisch durch Erosionen, Rötungen bis zur Erythrodermie, extrem empfindliche Haut sowie Fieber gekennzeichnet ist und damit einer intensivmedizinischen Betreuung in der Kinderklinik bedarf. Glukokortikoide sind kontraindiziert!

18.1.2 Impetigo contagiosa

Definition und Epidemiologie

- Häufigste bakterielle Hauterkrankung im Kindesalter, saisonale Häufung in den Sommermonaten
- Häufigster Auslöser: S. aureus, seltener ββ-hämolysierende Streptokokken der Gruppe A

Klinik

- Oberflächliche Blasen und Pusteln, die zügig in krustöse („honiggelbe") Erosionen übergehen, am gesamten Integument möglich
- Prädilektionsstellen: Gesicht, Intertrigines
- Komplikationen: Sepsis (sehr selten), Phlegmone, bei Infektion mit β-hämolysierenden Streptokokken der Gruppe A: akute Gromerulonephritis, Erysipel

Differenzialdiagnosen

- Tinea corporis: Randbetonte Schuppung

- Herpes simplex: Schmerzen, herpetiforme Bläschen
- Pemphigus foliaceus: In seborrhoischen Arealen, brennende oberflächliche Blasen, die zügig in krustöse Erosionen übergehen, häufiger bei Erwachsenen

Diagnostik
- Typisches klinisches Bild, typische Anamnese (andere Kinder, mit denen Kontakt bestand, sind auch betroffen)
- Kutaner Abstrich für Bakteriologie, Urinstatus (auch 4–6 Wochen nach Infektion)

Therapie
- **Ausgedehnter Befall**: Beginn mit Cephalosporinen der 1. Generation (z. B. Cefaclor), ggf. Umstellung nach Antibiogramm
- **Lokalisierter Befall**: Topische Antiseptika wie z. B. Octenisept (als feuchter Umschlag) oder Methylrosalinin 0,1–0,25 %, alternativ kurzfristiger Einsatz von topischen Antibiotika (Mupirocin, Fusidinsäure)
- Bei **rezidivierendem Auftreten**: Sanierung der Quelle (meist Naseneingänge) mit Mupirocin über 10–14 Tage

> **Die Impetigo contagiosa gehört zwar zu den blasenbildenden Dermatosen, jedoch sind aufgrund der oberflächlichen Spaltbildung lediglich krustenbedeckte Erosionen zu erkennen.**

18.1.3 Mollusca contagiosa

Definition und Epidemiologie
- Häufige kutane Infektion
- Risikofaktoren: Sexuell aktive Menschen, Immunsuppression (z. B. AIDS-Patienten), atopisches Ekzem (v. a. Kinder), Besuch in Gemeinschaftseinrichtungen und Schwimmbädern
- Das auslösende Virus, *Molluscum contagiosum* (Viren aus der Pocken-Gruppe: Poxvirus mollusci), weist einen hohen Epidermotropismus auf und wird von Mensch zu Mensch über die Hautveränderungen (Schmierinfektionen) übertragen
- Es besteht hohe Kontagiosität, die einen Schwimmbadbesuch bei Vorliegen von Mollusca contagiosa verbietet

Klinik
- Weißlich bis blassrosafarbene, 2–10 mm große, breitbasig aufsitzende, zentral gedellte Papeln (Dellwarzen), die einzeln oder disseminiert auftreten
- Eine striäre Anordnung der Effloreszenzen tritt auf, wenn die Viren durch Kratzen auf andere Regionen übertragen werden

Differenzialdiagnosen
- Condylomata acuminata: Dellwarzen können auch die Genitoanalregion betreffen
- Verrucae vulgares, Fibrome, follikuläre Keratosen, Langerhans-Zell-Histiozytose, Milien

Diagnostik
- Typisches klinisches Bild
- Bei Unklarheiten wird kürettiertes Material histologisch untersucht: Epitheliale Hyperplasie, im Zentrum große basophile virusinfizierte Keratinozyten, „Molluscum-Körperchen"

Therapie
- Aufgrund der Spontanheilung ist zunächst eine abwartende Haltung indiziert; in dieser Zeit können z. B. Gerbstoffe (als Lotion) appliziert werden, die desinfizierend wirken
- Bei deutlicher **Progredienz**: Therapie indiziert, am besten Kürettagebehandlung mittels Ringkürette oder scharfen Löffels nach vorheriger Applikation von Lidocain-Prilocain-Creme (EMLA; **Cave**: Risiko einer Methämoglobinämie). Höchstmengen:
  - Säuglinge bis 2 Monaten: Pro Sitzung maximal 1 g/10 cm^2

  - Kleinkinder von 1–5 J: Maximal 10 g/100 cm^2
  - Kinder von 6–11 J: Maximal 20 g/200 cm^2
- Alternativ: Topisches Kaliumhydroxid, das bei Ausbildung von Entzündungszeichen zu beenden ist. Imiquimod, wird jedoch von den meisten Atopikern nicht toleriert.

Mollusca contagiosa sind selbstlimitierend und bedürfen normalerweise keiner Therapie.

18.1.4 Verrucae vulgares und Verrucae plantares

Definition und Epidemiologie
- Häufigste Manifestationen einer HPV-Infektion, weltweites Vorkommen mit einem Manifestationsgipfel im Kindes- und Jugendalter
- Die Übertragung erfolgt im Wesentlichen über virusbeladene Hautschuppen (Böden von Schwimm- oder Turnhallen und Gemeinschaftsduschen)
- Risikogruppen: Immuninkompetente Patienten (z. B. HIV- und Patienten unter Immunsuppression)
- Ursache: Verrucae vulgares (HPV-2, HPV-4, HPV-7, HPV-57) und Verrucae plantares (HPV-1, HPV-2, HPV-4, HPV-60, HPV-63)

Klinik
- **Verrucae vulgares**: v. a. an Handrücken und Dorsalseiten der Finger hautfarbene-weißliche hyperkeratotische Knoten und Plaques mit papillomatöser, rauer Oberfläche. Nageldystrophien bei periungualem und subungualem Befall möglich
- **Verrucae plantares**: Schmerzhafte, meist solitäre stark verhornte, tiefe Läsionen („Dornwarzen") oder oberflächliche, zu Beeten aggregierte Mosaikwarze
- **Beiden klinischen Formen** sind winzige Einblutungen gemeinsam (Thrombosierung der Kapillarschlingen)

Differenzialdiagnosen
- Lichen verrucosus, Knuckle-Pads und Clavi

Diagnostik
- Typisches klinisches Bild

Therapie
- Aufgrund der Spontanheilung zunächst Abwarten
- Progredienz, Schmerzen, kosmetische Beeinträchtigung und maligne Transformation (z. B. beim genetischen Immundefekt der seltenen Epidermodysplasia verruciformis) sind Indikationen für eine Behandlung
- **Am besten bewährt** hat sich die Kürettagebehandlung nach vorheriger Lokaltherapie mit Keratolytika.
- Weitere Möglichkeiten: Ätz- bzw. keratolytische Externa (z. B. Milch- und Salpetersäure), Immunmodulatoren wie z. B. Imiquimod, Kryo- oder Lasertherapie

Verrucae vulgares sind selbstlimitierend und bedürfen lediglich bei Progredienz, Schmerzen oder kosmetischer Beeinträchtigung einer Intervention.

18.1.5 Tiefe Trichophytie

Definition und Epidemiologie
- Häufige Dermatose im Vorschul- und Schulalter
- Dermatophyten, v. a. Microsporum canis, Trichophyton spp (T. mentagrophytes und T. verrucosum).
- Typische Anamnese: Tierkontakt

Klinik
- Schmerzhafte(r), exsudative(r) Plaque/Tumor, hochrot mit multiplen Pusteln, v. a. an Capillitium und Gesicht, begleitet von Fieber und regionaler Lymphknotenschwellung, häufig impetiginisiert mit S. aureus
- Narbige Abheilung

Differenzialdiagnosen
- Pyodermie, pustulöse Psoriasis, impetiginisiertes Ekzem

Diagnostik
- Typische Klinik und Anamnese, mykologische Untersuchung von abgebrochenen Haaren (nativ, Kultur)

Therapie
- Kombination von topischer (z. B. Ciclopiroxolamin, Terbinafin, Tolnaftat, Tolciclat) und systemischer Therapie (nur Griseofulvin ist im Kindesalter zugelassen, die neueren systemischen Antimykotika wie Itraconazol, Terbinafin und Fluconazol sind ebenso effektiv in der Behandlung, jedoch für Kinder nicht zugelassen)
- Bei **Impetiginisierung**: Zusätzlich systemische Antibiotika (penicillinasefeste Penicilline)
- Behandlung der befallenen Tiere.

> **Bei Auftreten von abszessähnlichen Knoten am Capillitium oder rötlichen Plaques mit multiplen Pusteln und Krusten an anderer Lokalisation des Integuments sollte immer auch an die Möglichkeit einer tiefen Trichophytie gedacht werden, die unbehandelt in eine Narbe übergeht.**

18.1.6 Kutane Lyme-Borreliose

Definition und Epidemiologie
- Zahlen für Deutschland: Je nach Endemiegebiet sind 5–35 % aller Ixodes ricinus mit Borrelia burgdorferi infiziert. Etwa 5–25 % der Bevölkerung weist Antikörper gegen Borrelien auf
- 0,3–1,4 % aller Zeckenstiche führen zu einer klinischen Manifestation einer Lyme-Borreliose
- Inzidenz: 100–150/100.000
- Bei Erstmanifestation zeigen 89 % ein Erythema migrans, 5 % eine Arthritis, 3 % eine Neuroborreliose, 2 % ein Lymphozytom (Lymphadenosis cutis benigna) und in jeweils weniger als 1 % eine Karditis oder eine Acrodermatitis chronica atrophicans
- Die Borrelien werden aus dem Darm der Zecke beim Saugakt in die menschliche Haut übertragen. Mit der Dauer des Saugakts steigt das Risiko der Übertragung
- Unbehandelt kommt es zu einem stadienhaften Verlauf, auch extrakutane Organe können befallen sein, bevorzugt ZNS, Gelenke und Herz. Dabei muss nicht jedes Stadium symptomatisch sein

Klinik
- **Stadium I** (Auftreten innerhalb von Tagen bis Wochen nach Stich)
  - **Erythema migrans**: Rundovales, scharf begrenztes Erythem, das sich langsam zentrifigal ausbreitet. Mehrere Läsionen (Erythemata migrantia) sind bei Kindern nicht selten und zeigen die hämatogene Ausbreitung an
  - Prädilektionsstellen bei Kindern: Kopf, Hals, Nacken
  - Da jedoch alle anderen Lokalisationen auch betroffen sein können, ist immer eine Ganzkörperuntersuchung indiziert
  - Assoziiert kommen grippeähnliche Symptome vor
- **Stadium II** (Auftreten Wochen bis 6 Monate nach Stich):
  - Fazialisparese, meist mit Liquorpleozytose, lymphozytäre Meningitis
  - Lymphozytom: Rötlich-livider, weicher Tumor, meist an Ohrläppchen, seltener an Skrotum, Nase oder Armen lokalisiert
- **Stadium III** (Auftreten >6 Monate nach Stich, bei Kindern selten):
  - Acrodermatitis chronica atrophicans (an den Extremitäten): Dem anfänglichen Ödem folgt die atrophe Haut mit deutlicher Venenzeichnung, Pigmentverschiebungen und Begleitsymptomatik (Juckreiz, Schmerzen, Hyperästhesien, Parästhesien)

Differenzialdiagnosen

Differenzialdiagnosen in Abhängigkeit vom Stadium:

- Erythema migrans: Insektenstichreaktion, Erysipel, Hämatom, Erythema anulare centrifugum, Erythema anulare rheumaticum
- Lymphozytom: Insektenstichreaktion
- Acrodermatitis chronica atrophicans: Alters- oder Steroidatrophie, chronisch venöse Insuffizienz

Diagnostik

- Klinische Diagnose. Ist die Diagnose klar, wird mit der Behandlung begonnen
- Blutabnahme für die Serologie frühestens 4 Wochen nach Stich. Die Seromarker sind kein geeigneter Verlaufsparameter, die Klinik ist entscheidend
- Zur Sicherung der Diagnose in den späteren Stadien sollte eine Hautbiopsie erfolgen
- Der direkte Nachweis von Borrelien in den Zecken ist diagnostisch nicht von Bedeutung

Therapie

- **Erythema migrans** und **Lymphozytom**:
  - Bei Kindern über 9 Jahre ist Doxycyclin 2 × 100 mg p.o. über 3 Wochen Mittel der ersten Wahl
  - Für jüngere Kinder Amoxicillin 3 × 500 mg p.o. oder alternativ Cefuroximaxetil 2 × 500 mg p.o. ebenfalls über 3 Wochen
- **Prävention**: Lange Kleidung, geeignetes Schuhwerk, sorgfältiges Absuchen des Körpers nach Aufenthalt in der Natur
- Bei Nachweis einer Zecke: Entfernung mittels Pinzette oder Zeckenzange direkt an der Haut ohne die Zecke zu quetschen. Bei verbleibendem Stechapparat in der Haut ist kein operativer Eingriff erforderlich, da er keine oder nicht für eine Erkrankung ausreichende Borrelienmengen enthält.

> **Das Erythema migrans tritt im Kindesalter häufig an unterschiedlichen Lokalisationen, fernab vom Einstich der Zecke, auf („Erythemata migrantia"). Im Gesicht wird es häufig mit Ringelröteln verwechselt.**

18.1.7 Skabies

Definition und Epidemiologie

- Sehr häufig vorkommende Parasitose, altersunabhängig
- Parasit: Sarcoptes scabiei variatio

Klinik

- Nächtlicher starker Juckreiz, intakte und zerkratzte Gänge, Ekzemläsionen mit Rötungen, Papulovesikeln, Exkoriationen und Schuppung (Immunantwort auf Milben, Eier, Kot)
- Prädilektionsstellen: Fingerzwischenräume und -seitenkanten, Hand- und Fußränder, Axillar- und Inguinalregion, der Bereich um den Nabel, Mamillen, männliches Genitale
- Bei Neugeborenen und Säuglingen: Mitbefall von Palmoplantarregion, Capillitium, Gesicht

Differenzialdiagnosen

- Andere ekzematöse Dermatosen wie atopisches Ekzem, nummuläres Ekzem, Kontaktekzem
- Immundefektsyndrome, Langerhans-Zell-Histiozytose, Lymphome

Diagnostik

- Mikroskopische Untersuchung der Hautschuppen, Auflichtmikroskopie

> **Ein fehlender Nachweis von Milben schließt die Diagnose nicht aus**

Therapie

- **5 %ige Permethrin-Creme** ist Mittel der Wahl: Abends am gesamten Körper (!) auftragen und über Nacht (mindestens 8

Stunden) einwirken lassen. Gleichzeitige Sanierung des Wohnraums (kompletter Bettwäsche- und Kleidungswechsel), stets müssen alle Familienmitglieder bzw. engen Kontaktpersonen simultan mitbehandelt werden, auch wenn diese noch keine Hautveränderungen aufweisen (Sensibilisierungsphase 2–4 Wochen)
- Zur Sicherheit wird die Behandlung nach 8–10 Tagen wiederholt
- Bei Nichtansprechen sind **Alternativpräparate** wie Benzylbenzoat oder Crotamitex eine Therapieoption
- In **hartnäckigen Fällen** wird zusätzlich systemisch mit Ivermectin behandelt, das jedoch nur bei Kindern >15 kg verordnet werden sollte

Skabies ist eine sehr häufige Dermatose, die mit Ekzemreaktionen einhergeht und somit häufig mit anderen ekzematösen Dermatosen verwechselt wird. Die wichtigste Maßnahme ist die simultane Behandlung von Kontaktpersonen.

18.1.8 Pediculosis capitis

Definition und Epidemiologie
- Weltweit häufige Parasitose, hauptsächlich im Vorschul- und Schulkinder, v. a. Mädchen sind betroffen
- Ursache: Infestation mit Pediculus humanus capitis

Klinik
- Juckreiz, meist ohne Hautveränderungen, retroaurikulär bei einigen Patienten urtikarielle Papeln als Ausdruck einer immunologischen Reaktion auf Läusespeichel
- Bei Infektionen mit **Staphylococcus aureus** oder Streptokokken: Verkrustung und Verklebung der Haare, okzipitale und zervikale Lymphknotenschwellungen
- Häufig: Nissen (Eihüllen), die im Gegensatz zu Schuppen nicht vom Haar abstreifbar sind

Differenzialdiagnosen
- Psoriasis der Kopfhaut, Kopfhautekzeme, Trichorrhexis nodosa
- Bei Impetiginisierung → Impetigo contagiosa, Tinea capitis

Diagnostik
- Nachweis mindestens einer lebenden Laus, am besten durch Auskämmen mit einem feinzinkigen Kamm

Therapie
- Pharmaka: Permethrin-Lösung, Pyrethrum-Extrakt
- Physikalische Maßnahme: Dimeticonpräparate
- Alle Pedikulozide sollten 2-mal im Abstand von 8–10 Tagen zur Anwendung kommen, ein Schul-/Kindergartenbesuch ist bereits nach der 1. erfolgreichen[1] Anwendung wieder gestattet

Aufgrund von Differenzialdiagnosen ist der Nachweis einer lebenden Laus zur Diagnosesicherung erforderlich.

18.1.9 Trombidiose

Syn: Erntemilbenkrätze

Definition und Epidemiologie
- Sehr häufige stark juckende Parasitose durch Larven der Trombiculidenart *Neotrombicula autumnalis* (Ernte- oder Herbstmilbe), die in Gärten, Wiesen und an Waldrändern leben

Klinik
- Einige Stunden nach der Exposition kommt es bevorzugt im Bereich der Intertrigines und der Anliegeflächen enger Kleidung

1 Bedeutung von erfolgreich ist uneinheitlich geregelt: ► https://www.rki.de/DE/Content/Infekt/EpidBull/Merkblaetter/Ratgeber_Kopflausbefall.html#doc2374556bodyText10 (Zugegriffen: 20.09.2018).

(Unterwäsche, Strümpfe, Gürtel, BH) gruppiert oder striär zu stark juckenden Erythemen und Quaddeln, denen im weiteren Verlauf Papeln, Seropapeln oder seltener auch Blasen folgen (Reaktion des Immunsystems)

Differenzialdiagnosen
- Insektenstichreaktionen, Urtikaria, Zerkariendermatitis und Prurigo simplex subacuta

Diagnostik
- Anhand der typischen aktuellen Anamnese, Jahreszeit und Klinik wird die Diagnose gestellt

Therapie
- Symptomatische Lokaltherapie (glukokortikosteroid-, polidocanol-, menthol- und gerbstoffhaltige Externa)
- Bei Bedarf orale Antihistaminika
- Prophylaktisch Tragen von langen Hosen und festen Schuhen

Die Anamnese mit einem Aufenthalt in der Natur (Wiese, Garten) ist diagnoseweisend.

18.2 Exanthemerkrankungen

18.2.1 Erythema toxicum neonatorum (ETN)

Definition und Epidemiologie
- Tritt bei >50 % der Neugeborenen auf
- Ätiologie: Anpassungsschwierigkeit an die neue Umgebung

Klinik
- Innerhalb der ersten Lebensstunden (nicht bei Geburt, meist 12 und 24 h postpartal) verwaschene Erytheme mit stecknadelkopf- bis kleinlinsengroßen Pusteln oder Papeln, spontanes Abheilen nach Stunden bis wenigen Tagen
- Auffällig: Aussparung der Palmoplantarregion (keine Follikel!) und guter Allgemeinzustand

Differenzialdiagnosen
- AZ nicht beeinträchtigt: Transiente neonatale pustulöse Melanose (extrem selten, bereits bei Geburt vorhanden, Palmoplantarregion mitbetroffen → nicht follikulär gebundene Dermatose
- AZ beeinträchtigt: Infektionen (Impetigo neonatorum, Herpes-simplex-Infektionen, Varizellen, Candidiasis)

Diagnostik
- Klinische Diagnose; kann zytologisch erhärtet (v. a. eosinophile Granulozyten) werden

Therapie
- Nicht erforderlich

Das ETN ist sehr häufig und erfordert aufgrund der harmlosen Natur keine invasiven diagnostischen Maßnahmen. Um andere pustulöse schwerwiegende Erkrankungen wie Infektionen auszuschließen, sollte ein Abstrich aus einer Pustel entnommen werden, der mikroskopisch typischerweise eosinophile Granulozyten und in geringerem Maße auch neutrophile Granulozyten zeigt.

18.2.2 Exanthema subitum

Syn: Dreitagefieber

Definition und Epidemiologie
- Häufiges Exanthem im Säuglings- und Kleinkindesalter
- Übertragung durch infektiösen Speichel mit dem Humanen Herpesvirus 6 (HHV6), seltener dem Humanen Herpesvirus 7 (HHV7)
- Durchseuchung im 3. Lebensjahr fast 100 %

Klinik

- Nach Inkubationszeit von 5–15 Tagen abrupt hohes Fieber für 3–5 Tage
- Bei Entfieberung makulöses oder makulopapulöses Exanthem mit Bevorzugung des Stamms. Schnupfen, Husten, Ohrenschmerzen, Bauchschmerzen, Lymphadenopathie können begleitend auftreten
- Fieberkrämpfe bei 10 %, seltene Komplikationen: Enzephalopathie, Enzephalitis, Guillain-Barré-Syndrom, Hepatitis

Differenzialdiagnosen

- Andere klassische Virusinfektionen, weitere unspezifische Virusinfektionen (z. B. Adeno- oder Enterovirus-Infektionen) und Arzneimittelexantheme

Diagnostik

- Klinische Diagnose
- In unklaren Fällen serologisch durch den Nachweis spezifischer Antikörper (IgM, 4-facher IgG-Anstieg)

Therapie

- Symptomatisch

> **Das Exanthem subitum ist meist harmlos und die Diagnosestellung bereitet aufgrund der typischen Anamnese nur selten Schwierigkeiten, Fieberkrämpfe sind zu bedenken.**

18.2.3 Gianotti-Crosti-Syndrom (GCS)

Definition und Epidemiologie

- Parainfektiöses Exanthem mit unbekannter Prävalenz. Häufige Dermatose, die sich hauptsächlich im Kleinkindesalter manifestiert
- Häufigster Auslöser: Epstein-Barr-Virus; seltener HHV6, Parvovirus B19, Coxsackie-, Respiratory-Syncytial-, Parainfluenza- und Hepatitis-B-Viren
- Auch als Ausdruck einer Impfreaktion möglich

Klinik

- An den Prädilektionsstellen von Wangen, Extremitätenstreckseiten und Glutealregion entwickeln die Kleinkinder ein monomorphes papulöses (häufig lichenoid, die Papeln können teilweise sehr hart sein und bei gelblichem Aspekt an Xanthome erinnern) oder papulovesikulöses Exanthem
- Allgemeinbefinden nicht beeinträchtigt, selten weitere Symptome wie Juckreiz, Hepatitis oder Lymphadenopathie

Differenzialdiagnosen

- Lichen ruber, bei Auftreten lichenoider Papeln
- Atopisches Ekzem
- Iktusreaktionen
- Arzneimittelexantheme
- Xanthogranulome, bei einzelstehenden harten rotgelblichen Papeln
- Granuloma anulare, bei rotbräunlichen Plaques oder Makulae, die im Randbereich Papeln aufweisen, häufig am Hand- und Fußrücken

Diagnostik

- Hepatitisserologie, falls keine Hepatitis-B-Impfung erfolgte

Therapie

- Nicht notwendig, bei Juckreiz können Antihistaminika eingesetzt werden
- Aufklärung der Eltern über die Krankheitsdauer: teilweise mehrere Monate

> **Wegweisend für das GCS ist die Verteilung: Extremitäten, Wangen, gluteal.**

18.2.4 Hand-Fuß-Mund-Erkrankung

Definition und Epidemiologie

- Saisonales Auftreten (in den Sommer- und Herbstmonaten) bei Kleinkindern, häufig sind Geschwister und Eltern auch betroffen
- Inkubationszeit: 3–6 Tage

- Normalerweise harmlose Erkrankung; **Ausnahme**: Bei Enterovirus-71-mediierten Infektionen können lebensbedrohliche zentralnervöse und pulmonale Komplikationen auftreten (Berichte einer Epidemie in Taiwan)
- Auslöser der klassischen Form ist v. a. Coxsackie-A16-Virus, Coxsackie-A6-Virus ist für die atypische Form verantwortlich, die in den letzten zehn Jahren eine deutliche Zunahme der Prävalenz erfahren hat

Klinik
- Prodromalstadium (2–4 Tage) ist gekennzeichnet durch subfebrile Temperaturen, Appetitlosigkeit, Hals- und Bauchschmerzen
- Morphologisch sind 2–8 mm große ovaläre gräuliche Bläschen im Bereich der Hände und Füße sowie schmerzhafte aphthöse Erosionen der Mundschleimhaut für die **klassische Form** typisch, während die **atypische Form** sich ausgedehnter zeigt mit Läsionen perioral, die an ein impetiginisiertes Ekzem erinnern, und bei Kindern mit atopischen Ekzemen läsional eine Betonung der Virusinfektion aufweisen: „Eczema coxsackium"
- Weiterhin ist das Allgemeinbefinden der atypischen Form deutlich häufiger beeinträchtigt als das der klassischen Form

Differenzialdiagnosen
- Für die klassische Form: Varizellen, andere unspezifische Enterovirus-Infektionen und Gingivostomatitis herpetica
- Für die atypische Form: Gianotti-Crosti-Syndrom, Varizellen, Impetigo

Diagnostik
- Klinische Diagnose
- In unklaren Fällen PCR-Untersuchung der Abstriche aus Bläschen

Therapie
- Symptomatisch
- Falls erforderlich schmerzstillende lokalanästhetikahaltige Lösungen oder Lutschtabletten zur Mundspülung, zum Gurgeln oder zur Bepinselung der Mundschleimhaut: z. B. 1 Ampulle 2 %iges Scandicain auf 50 ml Bepanthen-Lösung.

Während die klassische Form der Hand-Fuß-Mund-Erkrankung meist auf die Hände, Füße und die orale Schleimhaut begrenzt bleibt mit dem Auftreten von länglichen Bläschen auf gerötetem Grund, zeigt die atypische Form polymorphe Hautveränderungen, die wesentlich mehr Bereiche des Integuments betreffen einschließlich der Prädilektionsstelle perioral.

18.2.5 Akutes hämorrhagisches Ödem

Syn: Morbus Seidlmayer, Kokardenpurpura

Definition und Epidemiologie
- Seltene, akut auftretende Vaskulitis des Säuglings und Kleinkindes
- Saisonale Häufung in den Wintermonaten, Assoziation mit Infektionen des Respirationstrakts, seltener in Verbindung mit Impfungen oder Medikamenteneinnahme.
- Es ist den parainfektiösen Exanthemen zuzuordnen, u. a. wurden Assoziationen mit Viren (z. B. Adenoviren) und Mykoplasmen beschrieben

Klinik
- Plötzlich auftretende, kleinhandtellergroße rotlivide hämorrhagische Makulae oder flache Plaques, typischerweise an den Streckseiten der Extremitäten und Gesicht (Betonung von Wangen und Ohren)
- Allgemeinbefinden nicht oder nur leicht beeinträchtigt (erhöhte Temperatur)
- Auffällig ist die Diskrepanz zwischen ausgedehnten Hautveränderungen und gutem Allgemeinbefinden

Differenzialdiagnosen
- Purpura Schönlein-Henoch: untere Extremität, IgA-Ablagerungen in der direkten Immunfluoreszenz
- Kawasaki-Syndrom: Ödem der Akren und der Lippen als Frühsymptom
- Erkrankungen, die mit Gerinnungsstörungen einhergehen
- Meningokokkensepsis

Diagnostik
- Klinische Diagnose: Diskrepanz zwischen dem hochakuten klinischen Bild und dem kaum beeinträchtigten Allgemeinzustand
- Bei fraglicher Diagnose: Histologie und direkte Immunfluoreszenz (IgM-Ablagerungen an den Gefäßwänden)

Therapie
- Nicht notwendig, Spontanheilung nach 1–3 Wochen

> **Schwere Hautveränderungen, die per se an lebensbedrohliche Erkrankungen denken lassen, und ein nicht beeinträchtigtes Allgemeinbefinden sind typisch für die Erkrankung.**

18.2.6 Kawasaki-Syndrom

siehe ► Kap. 12

18.2.7 Unilaterales laterothorakales Exanthem

Syn: Asymmetrisches periflexurales Exanthem

Definition und Epidemiologie
- Häufig auftretendes harmloses parainfektiöses Exanthem mit Manifestationsgipfel im Kleinkindesalter
- Saisonale Häufung im Frühjahr
- Lymphknotenschwellung und selbstlimitierender Verlauf sprechen für eine virale Genese; unterschiedliche Auslöser wie u. a. Parvovirus B19 und Epstein-Barr-Virus wurden beschrieben

Klinik
- Primärlokalisation Axilla, seltener Leiste. Ausbreitung nach kaudal (Thoraxwand bzw. Bein)
- Morphologisch kleinlinsengroße, rote, nicht juckende Papeln, im Verlauf ekzematöses Bild
- Unter Betonung der primären Lokalisation Ausbreitung auf die kontralaterale Körperhälfte in der zweiten Krankheitswoche möglich
- Regionale Lymphadenopathie bei ca. der Hälfte der Patienten
- Abheilung nach 3–6 Wochen

Differenzialdiagnosen
- Kontaktdermatitis, Miliaria, Pityriasis rosea und Gianotti-Crosti-Syndrom

Diagnostik
- Klinische Diagnose

Therapie
- Nicht notwendig

> **Bei ansonsten gesunden Kleinkindern mit scharlachähnlichen roten Papeln im Bereich einer Körperhälfte, die ihren Ausgang in der Axilla (sehr selten in der Leiste) genommen haben und die Thoraxwand bzw. das Bein der entsprechenden Seite überziehen, sollte an das unilaterale laterothorakale Exanthem gedacht werden.**

18.2.8 Masern

Definition und Epidemiologie
- Häufigste Todesursache bei Kindern in der Dritten Welt, in den Industrienationen kommt es aufgrund der Impflücken (besonders die 2. Impfung betreffend) immer wieder zu regionalen Häufungen von Masernerkrankungen.
- Verschiebung des Manifestationsalters nach hinten, hauptsächlich sind Vorschul- und Schulkinder betroffen

18

- **§6 Infektionsschutzgesetz**: Krankheitsverdacht, Erkrankung und Tod erfordern namentliche Meldung
- **Ansteckungsphase**: 3–5 Tage vor bis 4 Tage nach Exanthemausbruch
- Paramyxoviren (humanpathogene RNA-Viren), die durch Direktkontakt über Tröpfchen übertragen werden
- **Eintrittspforten**: Schleimhäute der Nase, des Oropharynx und der Konjunktiven

Klinik

- Zweiphasiger Verlauf
  1. **Prodromalstadium (8–10 Tage nach Infektion)**: Fieber, Konjunktivitis (typische Lichtscheu), Schnupfen, Halsschmerzen, trockener, v. a. nächtlicher Husten, Koplik-Flecken
  2. **Exanthemstadium (4 Tage nach Beginn des Prodromalstadiums)**: Erneuter Fieberanstieg, von kranial nach kaudal sich ausbreitendes konfluierendes makulopapulöses Exanthem, Abklingen nach 4–7 Tagen
- **Komplikationen**: Otitis media, Pneumonie, Diarrhö, Krupp, Laryngotracheobronchitis
- **Sehr selten**: Akute postinfektiöse Enzephalitis (1:1000 Erkrankungen, am Ende der 1. Exanthemwoche), subakute sklerosierende Panenzephalitis (SSPE, nach einer Latenz von 5–10 Jahren, 7–11 Fälle pro 100.000 Masernerkrankte)

Differenzialdiagnosen

- Andere Virusinfektionen (Entero-, Echo-, HHV6 und HHV7-Viren)
- Medikamentenunverträglichkeit (Amoxicillin-/Ampicillin-Exanthem in Verbindung mit Epstein-Barr-Virusinfektionen)
- „DRESS“ (drug rash with eosinophilia and systemic symptoms; v. a. Antikonvulsiva-Hypersensibilitätssyndrom)
- „Kieler Masern“ (Stadium II der Lues)

Diagnostik

- Serologie (ELISA), ggf. PCR aus Wangenschleimhaut-/Rachenabstrich

Therapie

- Symptomatisch

Prophylaxe

- **Effektive Prophylaxe**: Masernschutzimpfung, in Kombination mit Röteln und Mumps (MMR) oder mit Röteln, Mumps und Varizellen (MMRV)
- Empfehlung der Ständigen Impfkommission (**STIKO**): 1. Impfung zwischen 11. und 14. Lebensmonat, 2. Impfung zwischen dem 15. und 23. Lebensmonat

18.2.9 Ringelröteln

Syn: Erythema infectiosum

Definition und Epidemiologie

- Infektion durch Parvovirus B19; Direktkontakt über Tröpfchen, seltener über kontaminierte Hände oder infizierte Blutprodukte übertragen
- Weltweites Vorkommen, Seroprävalenz bei Erwachsenen liegt bei 70–80 %
- Saisonale Häufung in den Spätwinter- und Frühsommermonaten
- Typisches Exanthem nur bei 15–20 % der Parvovirus-B19-Infizierten
- Infektiosität nur vor dem Exanthemstadium.

Klinik

- Nach einer Inkubationszeit von 1–2 Wochen entwickeln die Patienten das **Exanthem**: homogene kräftige Rötung der Wangen („slapped cheek“), girlandenförmig oder retikulär angeordnetes makulourtikarielles Exanthem an den proximalen Extremitätenabschnitten, seltener am Stamm oder den distalen Extremitäten. Ständiges Abblassen und Wiederaufblühen des Exanthems, wobei Irritanzien, hohe Umgebungstemperaturen, Stress als Triggerfaktoren bekannt sind
- **Fakultative Symptome** beinhalten Gelenkbeschwerden, Lymphknotenschwellungen, leichte grippeähnliche Symptome.

Selten kommt es zu Hepatitis, Myokarditis, aseptische Meningitis und Enzephalitis
- Aplastische Krisen bei Patienten mit chronischen Anämien oder Immundefekten, Hydrops fetalis sind als **Komplikationen** zu bedenken

Differenzialdiagnosen
- Erythema migrantia: Kann bei Kindern auch symmetrisch im Gesicht auftreten
- Andere makulöse Exanthemerkrankungen wie die klassischen Kinderkrankheiten und Infektionen durch Enteroviren und Arzneimittelexantheme (v. a. Antibiotika)

Diagnostik
- Klinische Diagnose
- Bei Risikogruppen (Immunsupprimierte, Patienten mit Anämie, Schwangere): Serologie, Virusdirektnachweis mittels PCR. Wöchentliche Ultraschallkontrollen (Dopplersonographie) in der Schwangerschaft.

Therapie
- Normalerweise keine Therapie erforderlich
- Bei immunsuffizienten Patienten mit chronischer Anämie und Parvovirus-B19-Persistenz Gabe von Immunglobulinen
- Bei nachgewiesener Parvovirus-B19-Infektion des Feten: Gabe von Erythrozytentransfusionen über die Nabelschnurvene

> **Ringelröteln kommen häufig vor und sind bei Ausbruch des Exanthems nicht mehr ansteckend. Da Parvovirus B19 den Erythroblasten als Zielzelle befällt, sind besonders Schwangere bzw. Feten und Patienten mit Anämien Risikogruppen, bei denen Erythrozytentransfusionen indiziert sind.**

18.2.10 Varizellen

Definition und Epidemiologie
- Hauptsächlich bei Klein- und Schulkindern; in der Adoleszenz beträgt die Seroprävalenz ca. 95 %
- Auslöser sind Varicella-Zoster-Viren
- Übertragung durch direkten Kontakt mit infektiösen Effloreszenzen oder aerogen. Varizellen sind hochkontagiös
- Die **Infektiosität** besteht 1–2 Tage vor Ausbruch des Exanthems bis zum Krustenstadium (ca. 5. Tag nach Exanthemausbruch)

Klinik
- Inkubationszeit: 10–28 Tage
- Nach mildem **Prodromalstadium** mit leicht erhöhten Temperaturen und Abgeschlagenheit Beginn des vesikulösen Exanthems im Stirnbereich/Haaransatz, Ausbreitung nach kaudal
- Typisch zur **Abgrenzung anderer Exanthemerkrankungen**: Starker Juckreiz, Mitbefall von Kopfhaut und Mundschleimhaut, polymorphes Exanthem (schubweises Aufschießen neuer Effloreszenzen). Juckreiz (Kratzen), Sekundärinfektionen (Streptococcus pyogenes, Staphylococcus aureus) und hämorrhagische Umwandlung erhöhen das Risiko der Narbenbildung
- Seltene **Komplikationen**: Sepsis, Arthritis, Osteomyelitis, Otitis media, Pneumonie, Meningitis, Zerebellitis, Enzephalitis, Enzephalomyelitis, zerebrale Insulte, Myelitis transversa und Guillain-Barré-Syndrom, thrombozytopenische Purpura, Purpura fulminans, Reye-Syndrom (bei Einnahme von Acetylsalicylsäure)
- **Embryofetopathie**: Seltener im Vergleich zur Rötelnembryopathie (2 % bei mütterlicher Infektion innerhalb der ersten 6 Schwangerschaftsmonate)
- **Neonatale Varizellen**: Lebensbedrohliches Krankheitsbild bei mütterlicher Infektion 5 Tage vor bis 2 Tage nach der Geburt, da die kindliche Infektion diaplazentar erfolgt und dem Kind somit noch keine schützenden Antikörper von der Mutter zur Verfügung stehen. Manifestation am 5.–12. Lebenstag als hämorrhagisches Exanthem mit Befall anderer Organsysteme, Letalität von bis zu 35 %.

Differenzialdiagnosen

- Andere vesikulöse Exanthemerkrankungen wie Herpesvirus- und Enterovirusinfektionen (Hand-Fuß-Mund-Erkrankung)
- Pityriasis lichenoides et varioliformis acuta
- Arzneimittelexantheme

Diagnostik

- Diagnosestellung anhand der typischen Klinik und Anamnese (Varizellen-Ausbruch in Schulen, Kindergärten)
- **In unklaren Fällen, in der Schwangerschaft und bei immunsupprimierten Patienten** → Erregernachweis mittels PCR, DNA-Hybridisierung, Kultivierung, direkte Immunfluoreszenz oder durch serologische Tests (ELISA, indirekter Immunfluoreszenztest)

Therapie

- Symptomatische Therapie
- Impfung nach **STIKO-Empfehlung**: Prophylaktisch aktive Immunisierung (VZV-Lebendimpfstoff): 1. Impfung: 11.–14. Lebensmonat, 2. Impfung: 15.–23. Lebensmonat) als Monoimpfung oder in Kombination mit Masern, Mumps und Röteln (MMRV)

> **Varizellen gehören zu den vesikulären Exanthemen, die auch die orale Schleimhaut involvieren. Komplikationen kommen zwar selten vor, sollten jedoch bedacht werden. Das gilt besonders in der Schwangerschaft und bei Risikopatienten, ebenso sollten Gaben von Acetylsalicylsäure vermieden werden (Reye-Syndrom).**

18.2.11 Röteln

Definition und Epidemiologie

- Weltweite, nur beim Menschen vorkommende systemische Infektion durch RNA-Viren (Familie der Togaviridae), die durch nasopharyngeale Sekrete übertragen wird
- Häufung im Winter und Frühling
- Die Viren vermehren sich zunächst in den Zellen der Mukosa, bevor es zur Infektion der zervikalen und okzipitalen Lymphknoten kommt
- Virämisch werden dann v. a. Haut und Gelenke betroffen
- In der Schwangerschaft wird das Kind diaplazentar infiziert
- Exanthem spiegelt die Antwort des Immunsystems auf die Infektion wider

Klinik

- Bei der Hälfte der infizierten Patienten manifestiert sich die Erkrankung nach einer 2- bis 3-wöchigen Inkubationszeit
- Nach Prodromi mit Kopfschmerzen und mäßiger Temperaturerhöhung zeigen die Patienten ein kleinfleckiges makulöses oder makulopapulöses Exanthem, das nach kraniokaudaler Ausbreitung bereits nach 1–3 Tagen rückläufig ist
- Diagnoseleitend ist die symmetrische Lymphadenopathie okzipital und retroaurikulär
- Patienten sind ab der Prodromalphase bis zu einer Woche nach Rückgang des Exanthems ansteckend
- Eine **intrauterine Infektion** manifestiert sich in Abhängigkeit vom Zeitpunkt der Ansteckung unterschiedlich: z. B. Abort, Frühgeburtlichkeit, Totgeburt und Fehlbildungen (Gregg-Syndrom mit der Trias von Herzfehler, Katarakt und Innenohrschwerhörigkeit, das bei Infektionen in der vierten Schwangerschaftswoche auftritt)
- **Komplikationen**: Persistenz der Arthritiden über mehrere Monate

Differenzialdiagnosen

- Exantheme im Rahmen anderer viraler oder bakterieller Infektionen
- Exantheme bei Arzneimittelunverträglichkeiten

Diagnostik

- Die Diagnose einer akuten Rötelnvirusinfektion erfolgt serologisch durch den Nachweis virusspezifischer IgM-Ak

- Bei Verdacht konnataler Röteln erfolgt die PCR-Untersuchung n Sekreten (Nasen-Rachen-Raum) oder Körperflüssigkeiten (z. B. Urin, Liquor)
- Eine intrauterine Diagnostik ist durch Chorionzottenbiopsie oder Fruchtwasseruntersuchung möglich. Nach der 22. Schwangerschaftswoche kann auch eine Nabelschnurblutuntersuchung erfolgen

Therapie

- Eine Therapie bei Rötelninfektion ist nicht erforderlich
- Kinder mit konnatalen Röteln bedürfen einer interdisziplinären Betreuung
- Nichtimmune Schwangere: Rötelnimmunglobuline können i.m. injiziert werden, solange die Exposition nicht länger als 5 Tage zurückliegt. Jedoch sollte dieses eine Ausnahme bleiben und nur in Betracht gezogen werden, wenn die Schwangere einen Schwangerschaftsabbruch ablehnt

Prophylaxe

- Sichere Prophylaxe ist die Schutzimpfung zusammen mit der Masern-Mumps-Impfung (MMR-Impfung) oder der Vierfachimpfung (zusätzlich mit der Varizellenimpfung) im 11.–14. Lebensmonat und erneut im Alter von 15.–23. Lebensmonat

Röteln gehen mit einem kleinfleckigen makulösem oder makulopapulösem Exanthem und einer symmetrischen okzipitalen und retroaurikulären Lymphadenopathie einher. Infektionen in der Schwangerschaft manifestieren sich abhängig vom Ansteckungszeitpunkt unterschiedlich (Fehlbildungen, Abort).

18

18.2.12 Handschuh-Socken-Syndrom

Syn: Papular purpuric gloves and socks syndrome

Definition und Epidemiologie

- Adoleszente und junge Erwachsene, meist Mädchen/Frauen, sind am häufugsten betroffen
- Im Vergleich zu den Ringelröteln ist das Handschuh-Socken-Syndrom (HSS) in der Exanthemphase noch ansteckend
- Ursächlich sind Parvovirus B19, seltener Coxsackie-, Zytomegalie-, Masern-, Epstein-Barr- oder Hepatitis B-Viren

Klinik

- Die Inkubationszeit beträgt 5–10 Tage.
- **Exanthem/Enanthem**: Lividrote Papeln, eingestreute Petechien, Ödeme an Händen und Füßen (scharfe Begrenzung im Bereich der Handgelenke bzw. Fußknöchel), starker Juckreiz, Brennen. **Orale Schleimhaut:** Vesikeln, Erosionen und Aphthen
- **Zusätzlich möglich**: Mäßig hohes Fieber, Lymphadenopathie und Arthralgien
- **Komplikationen**: ► Abschn. 18.2.9

Differenzialdiagnosen

- Erythema exsudativum multiforme (Frühstadium)
- Urticaria profunda
- Kawasaki-Syndrom (Frühstadium)
- Rekurrierende idiopathische palmoplantare Hidradenitis (Anamnese: feuchte Kälte)

Diagnostik

- Klinische Diagnose
- Bei Risikogruppen: ► Abschn. 18.2.9.

Therapie

- Symptomatische Therapie
- Bei Risikogruppen: ► Abschn. 18.2.9.

Das Handschuh-Socken-Syndrom ist ein stark juckendes/brennendes Exanthem an Händen und Füßen, häufig begleitet von aphthösen oralen Läsionen. Wie bei den Ringelröteln sind die Komplikationen in der Schwangerschaft und bei Anämiepatienten zu beachten.

18.2.13 Pityriasis rosea

Definition und Epidemiologie
- Häufig, v. a. in der Adoleszenz und im jungen Erwachsenenalter, genaue Prävalenz nicht bekannt
- Variabler Verlauf mit Abheilung nach 3 Wochen bis 6 Monaten
- Assoziation zu humanen Herpesviren (HHV6 und HHV7)

Klinik
- Beginn mit „Primärmedaillon" (ovaläre rote Plaque), dem kleinere morphologisch identische Läsionen innerhalb von 1–2 Wochen folgen. Diese Tochterherde zeigen sich in exanthematischer Aussaat, betont an Stamm und proximalen Extremitätenabschnitten
- Alle Läsionen weisen eine nach innen gerichtete Schuppenkrause (Kollerette-Schuppung) auf und das Exanthem ist im Verlauf der Hautspaltlinien angeordnet. Die Haut ist extrem irritabel (z. B. häufiges Waschen, Kontakt zu Irritanzien wie Seife), was sich als Ekzematisierung und Juckreiz zeigt
- Die Prognose ist insgesamt gut, jedoch wurden in Einzelfällen in der Schwangerschaft Fehl- und Todgeburten beschrieben, sodass bei Pityriasis rosea in der **Schwangerschaft** eine interdisziplinäre Betreuung erfolgen sollte

Differenzialdiagnosen
- Tinea corporis (randständige Schuppung)
- Psoriasis guttata (nach Infekt, keine Kollerette-Schuppung)
- Parapsoriasis en plaques (v. a. Innenseite der Extremitäten)
- Pityriasis lichenoides chronica Juliusberg (Oblatenschuppung)
- Arzneimittelexantheme (Medikamentenanamnese)
- Sekundäre Lues (Betonung palmoplantar)
- Pityriasis versicolor (bei vermehrtem Schwitzen, hyper- oder depigmentierte Maculae mit mehlstaubähnlicher Schuppung nach Bestreichen mit einem Holzspatel)
- Nummuläres Ekzem

Diagnostik
- Klinische Diagnose

Therapie
- Meiden von Irritantien (s. o.), Pflegemaßnahmen
- In schweren Fällen Kombination von topischen Glukokortikosteroiden, ggf. auch in Kombination mit UVB-311 nm-Bestrahlung (erst bei Kindern ab dem 12. Lebensjahr)
- Alternativ: Erythromycin systemisch (antiinflammatorischer Effekt)

Die Pityriasis rosea ist ein distinktes Exanthem, das am häufigsten in der Adoleszenz und im jungen Erwachsenenalter auftritt. Die wichtigste Maßnahme ist das Meiden von Irritanzien.

18.2.14 Erythema exsudativum multiforme (EEM)

Definition und Epidemiologie
- Relativ häufige selbstlimitierende Erkrankung, die bei Kindern meist parainfektiös auftritt. Saisonale Häufung im Frühling und Herbst
- Häufige Auslöser: Herpes-simplex-Viren, Mykoplasmen, Streptokokken. Seltener sind Medikamente verantwortlich (v. a. Antibiotika, nichtsteroidale Antiphlogistika, Antiepileptika)
- Pathogenetisch wird eine zytotoxische T-Zellreaktion angenommen, die zur Apoptose der Keratinozyten führt

Klinik
- Mit Betonung von Händen und Füßen sowie Streckseiten der Extremitäten zunächst Auftreten von rotlividen Papeln, die sich ausweiten zu schießscheibenarti-

gen (Kokarden) Läsionen mit mehreren, konzentrischen Ringen, zentral nicht selten Ausbildung von Blasen
- Mehrere Schübe über 2–3 Wochen
- Schleimhäute sind normalerweise nicht oder nur minimal betroffen

Differenzialdiagnosen
- Fuchs-Syndrom: Schleimhautbefall Augen, Mund, genital
- Stevens-Johnson-Syndrom/toxische epidermale Nekrolyse: Schweres Krankheitsbild mit Beteiligung von Haut und Schleimhaut, Medikamente sind häufig Auslöser
- Akutes hämorrhagisches Ödem
- Vasculitis allergica: Palpable Purpura, keine Kokarden

Diagnostik
- Typisches klinisches Bild
- Anamnese: Zuvor Herpesinfektion?
- Labor: Mykoplasmen-KBR, Antistreptolysin-Titer

Therapie
- Behandlung der Grundkrankheit
- Beim rezidivierenden postherpetischen EEM: Versuch mit niedrig dosierter Aciclovir-Therapie über 6 Monate
- Symptomatische Lokaltherapie

Das EEM ist meist infektionsbedingt und tritt am häufigsten assoziiert mit Herpes- oder Mykoplasmeninfektionen auf.

18.3 Ekzemerkrankungen, Psoriasis und andere entzündliche Dermatosen

18

18.3.1 Seborrhoisches Ekzem

Definition und Epidemiologie
- Häufige Dermatose im Säuglings- und Erwachsenenalter
- Eine Beteiligung von *Malassezia furfur* (früher Pityrosporum ovale) wird diskutiert

Klinik
- Manifestation bereits ab der 2.–3. Lebenswoche, meist vor der 6. Lebenswoche
- Scharf begrenzte dicke gelbliche Schuppung (Krusten) im Bereich von Stirn, Wangen, Capillitium (v. a. parietal) sowie den intertriginösen Bereichen einschließlich der Windelregion

Differenzialdiagnosen
- Atopisches Ekzem: Typischer Beginn nach dem 3. LM, Aussparung der Windelregion
- Ekzem bei Immundefekterkrankungen

Diagnostik
- Klinische Diagnose:
  - Andere Prädilektionsstellen (Windelregion, große Beugen betroffen)
  - Tritt bereits in der Neugeborenenperiode auf
  - Ist normalerweise bereits nach wenigen Wochen abgeheilt
  - Keine Assoziation zu anderen atopischen Erkrankungen
- Ggf. Nachweis von *Malassezia furfur.*

Therapie
- Hydrophile Cremes oder Lotionen, z. B. Unguentum emulsificans aquosum. Ausschleichend kurzfristig Klasse 1–2 topische Glukokotikosteroide. Zum Ablösen des Milchschorfs Öl (z. B. Olivenöl), das für 1 Wo abends aufgetragen und morgens mit Shampoo ausgewaschen wird.

Das infantile seborrhoische Ekzem ist die wichtigste Differenzialdiagnose des atopischen Ekzems, lässt sich jedoch durch die o. g. Kriterien von diesem abgrenzen.

18.3.2 Atopisches Ekzem

Syn: Neurodermitis, atopische Dermatitis, endogenes Ekzem

Definition und Epidemiologie

- Häufigste chronische Hauterkrankung im Kindesalter, bis zum Schulalter sind 13 % der Kinder betroffen
- Assoziationen zu allergischer Rhinitis, allergischem Asthma bronchiale und Nahrungsmittelallergie
- Die Dermatose wird auf eine komplexe Interaktion von genetischen (u. a. Mutationen im Filaggrin-Gen) sowie endogenen und exogenen Provokationsfaktoren zurückgeführt. Dabei sind sowohl der Barrieredefekt als auch die immunologische Dysbalance (Th2-Prädominanz, erhöhter Serum-IgE-Spiegel) pathogenetisch von Bedeutung
- Zu den Provokationsfaktoren zählen Irritanzien (u. a. Wolle, Synthetik, Tabakrauch, Schweiß, Seifen, feuchtes Milieu), emotionale Belastungssituationen, Stress, *Staphylococcus aureus*, ungünstige Klimafaktoren (extreme Kälte, Trockenheit, schwüle Luft), Nahrungsmittel (Allergene, Pseudoallergene), Aeroallergene

Klinik

- Die Klinik weist altersabhängig Unterschiede auf, die auch differenzialdiagnostisch zu berücksichtigen sind
- **Säuglingsalter**
  - Sehr exsudatives Bild mit Vesikeln, Papulovesikeln und krustösen Erosionen, v. a. Gesicht, Kopfhaut, Hände
  - Netherton-Syndrom: Meist gleich bei der Geburt Erythrodermie, ► Abschn. 18.5.2)
  - Omenn-Syndrom: Erythrodermie, ekzematöse Hautveränderungen, Lymphadenopatie, Alopezie, Hepatosplenomegalie, schwere Infektionen aufgrund des schweren kombinierten Immundefekts
- **Kleinkind- und Vorschulalter**
  - Subakut/chronische Hautveränderungen
  - Typische Beugenekzeme der Extremitäten, weitere Prädilektionsstellen: Gesicht, Hals, Dekolleté, Schultergürtel, Hand- und Fußrücken
- **Schul- und Adoleszentenalter**
  - Keine wesentliche Änderung, Lichenifikationen noch deutlicher, häufiger Sonderformen wie das dyshidrosiforme Hand- und Fußekzem, Prurigoform
- Als **Komplikationen sind altersunabhängig Infektionen zu bedenken**: Eczema herpeticatum, stark ausgeprägte Impetiginisierung mit der Gefahr einer Sepsis (*S. aureus*, weniger häufig β-hämolysierende Streptokokken)

Differenzialdiagnosen

- **Säuglingsalter**
  - Seborrhoisches Ekzem: Prädilektionsstelle auch Intertrigines und Windelbereich, gelbliche, sich fettig anfühlende Schuppung, früheres Manifestationsalter, ► Abschn. 18.3.1
  - Skabies: Polymorphes Bild, Prädilektionsstellen auch palmoplantar, Capillitium, Gesicht, ► Abschn. 18.1.7
- **Kleinkind- und Vorschulalter**
  - Kontaktekzeme: Anamnese ist diagnoseweisend
  - Tinea corporis: Randständige Schuppung
  - Pityriasis rosea: Primärmedaillon, Koleretteschuppung, lokalisiert in den Spaltlinien
  - Gianotti-Crosti-Syndrom: Monomorph mit Papeln/Papulovesikeln an Extremitäten, Wangen und Glutealregion
  - Ichthyosis vulgaris: Aussparung der Beugen
  - Lymphomerkrankungen: Andere Prädilektionsstellen, häufig Hyper- und/oder Hypopigmentierungen, selten im Kindesalter
- **Schul- und Adoleszentenalter**
  - Bullöses Pemphigoid als DD zum dyshidrosiformen Ekzem: Meist höheres Lebensalter, im Verlauf Blasenbildung
  - Hyper-IgE-Syndrom bei extrem hohen IgE-Spiegeln: Vermehrt Infektionen, v. a. Pneumonien und Abszesse, Skelettanomalien, *STAT3*-Mutation

Diagnostik

- Klinik und anamnestische Angaben weisen auf die Diagnose
- **Labor:** Gesamt-IgE-Serumspiegel, bei entsprechender Anamnese spezifische Antikörper gegen nutritive und inhalative Allergene. Bei Verdacht auf kutane Infektionen Abstriche für bakteriologische und virale Untersuchungen

Therapie

- Meiden individueller Provokationsfaktoren (s. o.), regelmäßige stadiengerechte Pflegemaßnahmen und Aufklärung über das Krankheitsbild – am besten im Rahmen von Neurodermitisschulungen
- Bei **Exazerbation**: Kurzfristiger Einsatz topischer Glukokortikosteroide (GKS) Klasse 1–2, selten ist Klasse 3 erforderlich. Übergang auf lokale Calcineurininhibitoren (CI; Pimecrolismus, Tacrolimus): kortikosteroidsparend, aufgrund fehlender Atrophie in Hautarealen wie Gesicht, Genitalien und Intertrigines auch als Initialtherapie. Sowohl die GKS als auch die CI haben sich als proaktive Intervalltherapie bewährt (Fortsetzung der topischen Behandlung an den zuvor bestehenden Ekzemläsionen an zwei Tagen der Woche mit einem Intervall von 3–4 Tagen)
- Bei **nässendem impetiginisiertem Ekzem** antiseptisch wirksame Externa (z. B. Triclosan-1–2 %) oder Lavasept/Octenisept-Umschläge (auch als „wet wrap dressing“)
- In **schweren Fällen** systemische Pharmaka: Cephalosporine der ersten oder zweiten Generation bei starker und/oder ausgedehnter Impetiginisierung
- Bei **starker Inflammation**
  - Ciclosporin A: Systemisch wirksamer Calcineurin-Inhibitor, hat sich in der Therapie bewährt, bis zum 17. Lebensjahr Off-label-use
  - Bei Nichtansprechen können alternativ Azathioprin, Methotrexat, Mycofenolatmofetil (altersunabhängig Off-label-use) eingesetzt werden
  - Selektiv wirksame Immunsuppressiva hemmen die Produktion von proinflammatorischen Zytokinen oder blockieren deren Rezeptoren. Zu diesen neueren Medikamenten, die bereits in Studien ihre Wirksamkeit gezeigt haben, gehören u. a. Dupilumab (seit Ende 2017 zugelassen für erwachsene Patienten mit AD), Tofacitinib (JAK-Inhibitor) und Crisaborol (Phosphodiesterase-Inhibitor)

> **Das atopische Ekzem kommt sehr häufig vor und bietet altersabhängig typische Hautveränderungen und Prädilektionsstellen. Aufgrund der möglichen Komplikationen und des hohen Leidensdrucks sollte die Diagnose frühzeitig gestellt werden, damit ein entsprechendes interdisziplinäres Behandlungskonzept erstellt werden kann.**

18.3.3 Allergisches Kontaktekzem

Definition und Epidemiologie

- Prävalenz bei Kindern zunehmend
- Wie bei Erwachsenen sind Nickel und Duftstoffe die häufigsten Auslöser, es folgen Kobalt, Kaliumdichromat, Farbstoffe (Paraphenylendiamin), Gummibestandteile (v. a. Thiurame und Mercaptobenzothiazol) und Lokaltherapeutika wie Antibiotika und Lokalanästhetika
- Mädchen häufiger betroffen als Jungen
- Klassische zelluläre Typ-IV–Reaktion, bei der der Sensibilisierungsphase (Allergene werden den T-Lymphozyten präsentiert) die Auslösephase nach einigen Tagen folgt. Ekzemreaktion spiegelt eine Freisetzung proinflammatorischer Zytokine und der Rekrutierung von Entzündungszellen wieder
- Genetische Prädisposition

Klinik

- **Akut**: Rötung, Schwellung, Ausbildung von Bläschen, welche zu Blasen konfluie-

ren, platzen und nässende Erosionen hinterlassen, im Verlauf Krustenbildung
- **Chronisch**: Schuppen mit Fissuren und Rhagaden
- **Komplikation**, v. a. im akuten Stadium: Impetiginisiertes Kontaktekzem durch Infektionen mit *Staphylococcus aureus*

Differenzialdiagnosen
- Andere Ekzemerkrankungen einschließlich des atopischen Ekzems und des irritativ toxischen Ekzems
- Psoriasis, Tinea und Skabies

Diagnostik
- Detaillierte Anamneseerhebung (Pflege/Kosmetika, Hobbies, Anwendung topischer Medikamente, Kleidung), Epikutantest.

Therapie
- Meiden der Allergene
- Kurzfristiger Einsatz topischer Glukokortikosteroide (GKS) Klasse 1–2, selten ist Klasse 3 erforderlich
- Bei nässendem impetiginisiertem Ekzem antiseptisch wirksame Externa oder Lavasept-/Octenisept-Umschläge (auch als „wet wrap dressing")

Das Kontaktekzem kommt auch im Kindesalter häufig vor. Die Lokalisation in Verbindung mit der Anamnese ist diagnostisch.

18.3.4 Psoriasis

Definition und Epidemiologie
- Polygen vererbt, bei früher Erstmanifestation häufig HLA-CW6-Assoziationen und positive Familienanamnese
- 14 % aller Patienten mit Erstmanifestation vor dem 10. Lebensjahr
- Bekannte Triggerfaktoren: v. a. Infektionen der oberen Luftwege (β-hämolysierende Streptokokken bzw. deren Toxine), Medikamente (β-Blocker, Lithium, Chloroquin)

Klinik
- Erythematosquamöse Plaques betont an den Prädilektionsstellen von Ellenbogen, Knien, behaarter Kopf, Gesicht, sakral, periumbilikal, genitoanal (besonders der Analfalte)
- Typische Psoriasis-Zeichen:
  - Auspitz-Phänomen: Nach Entfernen von grober Schuppung (Kerzenfleckphänomen) und eines letzten Häutchens kommt es zu einer tautropfenartiger, punktförmiger Blutung
  - Köbner-Phänomen: Isomorphe Reizeffekte (z. B. Kratzen oder enge Kleidung) induzieren das Auftreten neuer Psoriasis-Herde
- Bei **Erstmanifestation** (häufig infektgetriggert, s. o.): Meist exanthematisches Bild (Psoriasis guttata), andere Formen wie die erythrodermische oder pustulöse Form der Psoriasis sind seltener
- **Assoziationen**: Nagelveränderungen in Form von kleinen Grübchen (pits) und Ölflecken bei 15 % der Kinder mit Psoriasis, Psoriasisarthropathie (ca. 1 % der Kinder mit Psoriasis)

Differenzialdiagnosen
- Psoriasiformes Ekzem (Juckreiz stärker als bei der Psoriasis), nummuläres Ekzem (häufig bei Atopikern), Tinea corporis (Anamnese: Tierkontakt)
- Pityriasis rubra pilaris (lachsartige Hyperkeratosen palmoplantar, nappes claires), Pityriasis rosea (Primärläsion, Kollerette-Schuppung), Pityriasis lichenoides chronica, Lichen ruber (zusätzlich Mundschleimhautbefall)
- Perianale Streptokokken-/Staphylokokkendermatitis (bei Psoriasis in der Analfalte)

Diagnostik
- Klinische Diagnose: Inspektion von Haut und Nägeln
- Anamnestisch wichtig: Familienanamnese, Gelenkbeschwerden

Therapie

- **Topisch**: Salicylsäure und Vitamin-D_3-Analoga nicht im frühen Kindesalter, keine großflächige Anwendung bei älteren Kindern aufgrund erhöhter Resorption (Salicylsäureintoxikation bzw. Hyperkalzämie), Cignolin zur Hemmung der Proliferation kann als Kurz- oder Langzeittherapie zur Anwendung kommen (NW: Irritationen, Braunverfärbung von Haut und Wäsche)
- **Systemisch**: Antibiotika bei Infektionen, bei schweren Formen (einschließlich pustulöser Form) orale Retinoide, alternativ (bis auf Etanercept Off-label-use): Ciclosporin A, Methotrexat, Mycophenolatmofetil, Biologika (zugelassen für Kinder ab 6 Jahre nur Etanercept)
- **UV-Licht**: UV-Licht sollte bei Kindern vor dem 12. Lebensjahr nur in Ausnahmefällen zum Einsatz kommen; am besten geeignet: UVB 311 nm

> **Die Psoriasis gehört zu den häufig auftretenden entzündlichen Dermatosen und weist neben der Arthritis weitere Komorbiditäten auf wie kardiovaskuläre, metabolische und psychische Erkrankungen, die bereits im Kindesalter zu bedenken sind.**

18.3.5 Pityriasis rubra pilaris (PRP)

Definition und Epidemiologie

- Seltene, chronisch verlaufende erythematosquamöse Dermatose unklarer Genese. Nach Griffith werden 3 Typen im Kindesalter unterschieden:
  - Klassischer juveniler Typ: Manifestation innerhalb der ersten 10 Lebensjahre
  - Lokalisierter oder zirkumskripter Typ: 60 % aller Fälle im Kindesalter, v. a. bei Vorschulkindern
  - Atypischer juveniler Typ: Auftreten innerhalb der ersten 2 Lebensjahre, ungünstige Prognose

Klinik

- Beginn häufig im Bereich von Kopfhaut, Gesicht und Nacken mit scharf begrenzten rotgelben Makulae oder Plaques mit kleieartiger Schuppung, hyperkeratotische Papeln an Ellenbogen, Knien und Streckseiten der proximalen Phalagnen
- Typisch: lachsfarbene Hyperkeratosen palmoplantar und nappes claires (Inseln gesunder Haut), die eine komplette Erythrodermie verhindern
- Außer beim atypischen juvenilen Typ sind Remissionen nach Jahren möglich

Differenzialdiagnosen

- Psoriasis vulgaris: Keine follikulär gebundenen Hyperkeratosen, positives Auspitz-Phänomen, positive Familienanamnese für Psoriasis
- Keratosis pilaris: Proximale Extremitätenabschnitte, keine Ausbildung zu Plaques

Diagnostik

- Die Abgrenzung zur Psoriasis kann schwierig sein und erfordert dann eine Hautbiopsie
- Histologie der PRP:
  - Gelbrote Plaques: Irreguläre Akanthose, Hyper- und Parakeratose im Wechsel (Schachbrettmuster)
  - Follikuläre Hyperkeratosen: Follikulärer Keratinpfropf, Parakeratose in der Umgebung

Therapie

- Die PRP verhält sich häufig therapieresistent
- Topisch werden neben Pflegeprodukten Retinoide und Vitamin-D_3-Analoga eingesetzt
- Bei **Nichtansprechen**: Systemische Therapie mit Retinoiden (**Cave** Teratogenität, weitere NW: Alopezie, Anstieg der Blutfette und Transaminasen)
- Über effektive Therapie mit Biologika wurde berichtet, v. a. Etanercept

> **Die PRP ist der Psoriasis sehr ähnlich, jedoch weisen typische Veränderungen**

wie lachsartige palmoplantare Hyperkeratosen, follikuläre Hyperkeratosen an Knien und Ellenbogen sowie nappes claires auf die richtige Diagnose.

18.3.6 Lichen ruber planus

Definition und Epidemiologie

- Häufiger im Erwachsenenalter, 2–3 % der Fälle sind Kinder
- Ursache nicht bekannt, Assoziationen zu anderen Immunerkrankungen sowie Infektionen, v. a. Hepatitis-C-Virus

Klinik

- Violettfarbene, polygonale sehr stark juckende Papeln und Plaques, die eine weißliche netzförmige Streifung (Wickham-Streifung) aufweisen
- **Typisch**: Koebner-Phänome
- **Prädilektionsstellen**: Beugeseite der Unterarme, seltener sakral, prätibial
- Klinische **Varianten** (Lokalisation, Morphe)
  - Mundschleimhautbefall: weißliche streifige oder netzartige Zeichnung an Wangen-, Lippen- oder Zungenschleimhaut, bei Kindern seltener als bei Erwachsenen
  - Nagelbefall: Trachyonychie oder „20-nail-dystrophy"
  - Befall des Capillitiums: follikulärer Typ → vernarbende Alopezie (Graham-Little-Syndrom)
  - Linearer, hypertrophischer, anulärer, erosiver, bullöser, aktinischer oder exanthematischer Lichen ruber

Differenzialdiagnosen

- Lichenoide Arzneimittelreaktion (Stamm häufiger betroffen, Anamnese)
- Lichen nitidus (multiple stecknadelkopfgroße hyperkeratotische Papeln)
- Lichen simplex chronicus (einseitig, v. a. untere Extremität)
- Psoriasis vulgaris/guttata (Streckseiten der Extremitäten/Stamm, Auspitz-Phänomen)

Diagnostik

- Klinische Diagnose
- Serologie: Hepatitis C
- **In unklaren Fällen zur Abgrenzung von Differenzialdiagnosen** → Hautbiopsie
- Histologie des **Lichen ruber**: Hyperkeratose, Hypergranulose, vakuolige Degeneration der Basalmembran, lichenoides lymphozytäres Infiltrat

Therapie

- Gute Prognose, Abheilung meist innerhalb von 2 Jahren
- **Therapie der Wahl**: Topische Glukokortikosteroide (bei hartnäckigen und/oder hypertrophischen Läsionen unter Folie).
- In **refraktären Fällen** (**Off-label-use**): Systemisch Ciclosporin 2,5–3,5 mg/kg für zunächst 3 Wochen, bei Ansprechen für weitere 2–3 Monaten je nach Befund (Blutdruck- und Laborkontrolle vor Beginn und alle 1–2 Wochen)

Der Lichen ruber ist mit anderen Autoimmunerkrankungen assoziiert. Aufgrund des extremen Juckreizes sollte eine antiinflammatorische (topisch, in schweren Fällen systemisch) Therapie erfolgen, die auch gegen den Juckreiz wirksam ist. Aufgrund des Köbner-Phänomens sollten mechanische Belastungen vermieden werden.

18.3.7 Windeldermatitis

Definition und Epidemiologie

- Häufigstes Kontaktekzem (irritativ toxisch), häufigste Dermatose im frühen Kindesalter, meist nach dem Abstillen auftretend
- Okklusive Bedingungen mit einem feucht-warmen Klima, der Hautkontakt mit Stuhl und Urin sowie mechanische Reizung durch die Windel → geeignete Bedingungen für Infektionen mit *Candida albicans* und *Staphylococcus aureus*

Klinik
- Rötungen, Papeln und Mazerationen im Windelbereich sind typisch, hauptsächlich sind konvexe Oberflächen betroffen
- Satellitenpusteln weisen auf die Infektion mit Candida albicans
- In schweren Fällen können Erosionen und Ulzerationen resultieren, die häufig mit Diarrhöen assoziiert sind

Differenzialdiagnosen
- Viele Dermatosen manifestieren sich im Windelbereich und sind auszuschließen: Seborrhoisches Ekzem, Psoriasis vulgaris, allergisches Kontaktekzem, perianale Streptokokken-/Staphylokokkendermatitis, Zinkmangelerkrankung (Acrodermatitis enteropathica oder erworben), Langerhans-Zell-Histiozytose, Granuloma gluteale infantum

Diagnostik
- Diagnosestellung anhand der Klinik und Anamnese
- Bei Verdacht auf Infektion entsprechende Abstriche, bei weiteren periorifiziellen Läsionen Zink und zinkabhängige Enzyme im Serum bestimmen
- Bei anamnestischen Hinweisen auf allergisches Kontaktekzem auf Inhaltsstoffe der Windel oder Pflegeexterna → Epikutantestung

Therapie
- Zinkhaltige Externa
- Bei stärkerer Entzündung: Kurzfristig (bis zu 1 Woche) topische Glukokortikosteroide der Klasse 1 oder 2
- Bei Candidainfektion: Miconazol-, clotrimazol-, ciclopirox- oder nystatinhaltige Externa
- Praktische Empfehlungen (Boiko 1999, **ABCDE-Regel**):
  A. **Air**: „Belüftung" des Windelbereichs durch kurzfristiges Weglassen der Windel und häufiges Wechseln der Windel
  B. **Barrier**: Zur Verbesserung der epidermalen Barriere Externa unter Zusatz von z. B. Dexpanthenol oder Zink
  C. **Cleansing**: Zum Reinigen Wasser, milde Seifen und Detergenzien. Öle und ölhaltige Einmaltücher können zur Reinigung von Stuhlverschmutzung verwendet werden, v. a. für unterwegs geeignet
  D. **Diapers**: Einmalwindeln, häufiger Windelwechsel
  E. **Education**: Aufklärung der Eltern

Ekzeme im Windelbereich sind zumeist toxisch irritativer Ursache durch den Hautkontakt mit Urin und Kot. Jedoch sollten Differenzialdiagnosen ausgeschlossen werden.

18.3.8 Granuloma anulare

Definition und Epidemiologie
- Häufige Dermatose im Kindesalter mit einem Manifestationsgipfel im Vorschul-/Schulalter
- Die Ursache ist unbekannt
- Triggerfaktoren bzw. Assoziationen: Mechanische Reize (eng sitzendes Schuhwerk, Gürtel usw.), Diabetes mellitus

Klinik
- Typisch sind asymptomatische rotbraune kleinlinsengroße, ringförmig angeordnete Papeln, die sich zentrifugal ausbreiten. Bei längerem Bestehen lässt sich häufig lediglich eine braun-violette Makula feststellen
- **Prädilektionsstellen**: Hand-, Fuß- und Fingerrücken
- **Sonderform**: Generalisiertes Granuloma anulare (häufiger bei Erwachsenen), subkutanes Granuloma anulare (betroffen v. a. untere Extremität, häufiger bei Kindern)

Differenzialdiagnosen
- Tinea corporis: Randbetonte Schuppung
- Andere granulomatöse Erkrankungen
- Sarkoidose: v. a. Gesicht, bei Diaskopie apfelgeleefarben
- Rheumaknoten: Gelenknahe Lokalisation, keine zentrifugale Ausbreitung

Diagnostik

- Klinische Diagnose
- In unklaren Fällen → Histologie: Palisadengranulome mit zentraler Nekrobiose

Therapie

- Aufgrund der Spontanregression ist keine Therapie erforderlich
- Bei kosmetisch störenden Läsionen kommen Kryotherapie oder lokale Behandlung mit Glukokortikosteroiden unter Folie zur Anwendung
- Auch ist ein einfaches Abpflastern zu versuchen (anekdotische Fallberichte)

Das Granuloma anulare ist benigne und selbstlimitierend. Anamnestisch sollte die Assoziation zum Diabetes mellitus bedacht werden.

18.3.9 Polymorphe Lichtdermatose

Definition und Epidemiologie

- Häufige Lichtdermatose mit einem Manifestationsalter im Schulalter und in der Adoleszenz
- Auslöser ist UVA, dabei kommt es zu einer fehlerhaften kutanen Immunreaktion, die genaue Ursache ist nicht bekannt

Klinik

- Einige Stunden bis 3 Tage nach UV-Exposition im Bereich der lichtexponierten Areale (Gesicht, Streckseiten Unterarme) monomorphe exanthematische Hautveränderungen: Papeln oder Plaques oder Papulovesikel, starker Juckreiz
- Die Polymorphie ist lediglich interindividuell

Differenzialdiagnosen

- Andere durch UV-Licht getriggerte Dermatosen wie Lichturtikaria (früheres Auftreten nach UV-Exposition), Lupus erythematodes (Latenz zwischen UV-Exposition und Auftreten der Läsionen mehrere Tage bis Wochen, weniger exanthematisch), phototoxische und photoallergische Dermatitis (Anamnese: Medikamenteneinnahme, Kontaktstoffe?)

Diagnostik

- Klinik und Anamnese sind diagnostisch
- In unklaren Fällen sollte zum Ausschluss von Differenzialdiagnosen wie Lupus erythematodes eine Serologie bzw. Histologie/Immunfluoreszenz veranlasst werden, ebenfalls ist eine Photoprovokation (Lichttreppe) zu erwägen

Therapie

- Symptomatisch, konsequenter Lichtschutz
- In schweren Fällen: Light Hardening (Lichtabhärtung; UVA, UVB 311 nm) bei Kindern >12 Jahre

Die polymorphe Lichtdermatose ist häufig und jeweils im Frühling manifest. Differenzialdiagnosen sind zu beachten.

18.3.10 Rekurrierende palmoplantare Hidradenitis

Definition und Epidemiologie

- Häufige Dermatose, die hauptsächlich bei Vorschul- und Schulkindern in der feucht-kalten Jahreszeit nach Kälte- und Feuchtexposition auftritt

Klinik

- Plötzliches Auftreten von druckdolenten kutanen/subkutanen Knoten plantar (seltener palmar), gutes Allgemeinbefinden

Differenzialdiagnosen

- Erythema nodosum (Unterschenkel), neutrophile ekkrine Hidradenitis (unter Chemotherapie), Perniones (mehr akral)

- Hot-Foot-Syndrom: Pseudomonas-aeruginosa-assoziiert, häufig nach Schwimmbadbesuch, v. a. Schulkinder betroffen, meist Beeinträchtigung des Allgemeinbefindens mit Fieber und Schüttelfrost

▪▪ Diagnostik

- Diagnosestellung anhand der Anamnese und der Klinik
- Nur in unklaren Fällen Biopsie.
- **Histologie**: Neutrophile Granulozyten, z. T. Mikroabszesse um ekkrine Schweißdrüsen

▪▪ Therapie

- Spontanregression nach 1–2 Wochen, jedoch Rezidive bei 50 % der Patienten → Prophylaxe hinsichtlich der feucht-kalten Umgebung

> **Die rekurrierende palmoplantare Hidradenitis ist ätiopathogenetisch nicht vollständig geklärt. Feuchte Kälte ist der Auslöser.**

18.3.11 Akne vulgaris

▪▪ Definition und Epidemiologie

- Häufigste Dermatose, „physiologisch" in der Adoleszenz (80–90 % Betroffene). 15–30 % benötigen medizinische Hilfe, bis 7 % sind schwer betroffen, bei 5 % Persistenz bis zum mittleren Erwachsenenalter
- Genetische Prädisposition
- Zusammenwirken von Seborrhoe (gesteuert von Androgenen), Verhornungsstörungen des Talgdrüseninfundibulumfollikels (gesteuert von Androgenen) und bakterieller Besiedlung (Propionibacterium acnes) führt zur Entzündung mit Infiltraten von Entzündungszellen

▪▪ Klinik

- Komedonen (geschlossene, offene), Papeln und Pusteln kennzeichnen die Hauptform der Akne, die Acne vulgaris, die sich zentrofazial, seltener am Dekolleté und oberen Rücken zeigt. Der Leidensdruck ist aufgrund der Stigmatisierung hoch, die zudem in eine Zeit fällt, die durch Orientierung (Partnersuche, Beruf, Selbstfindung) und Stress mit Schule und Eltern geprägt ist
- Klinische Varianten (in Abhängigkeit vom Alter oder der Klinik):
  - **Acne neonatorum**: Unmittelbar nach der Geburt, geschlossene Komedonen, Papeln, Pusteln, meist keine Therapie erforderlich (transient, für wenige Wochen bestehend)
  - **Acne infantum**: Beginn im 3. Lebensmonat, klinisch Komedonen, Papeln, Pusteln und Knoten. Dauer: 6–24 Monate
  - **Acne conglobata**: Schwerste Form der Acne vulgaris, die durch zusätzliche Knoten- und Fistelbildung gekennzeichnet ist
  - **Acne fulminans**: Akutes, schweres Krankheitsbild, betroffen sind Jungen im Alter von 13–16 J, extrem entzündliche Acne conglobata mit Fieber und Gelenkbeschwerden (iliosakral, Hüfte, Knie, Ellenbogen); stark erhöhte BSG, Leukozytose, Proteinurie
  - **Weitere Formen**: Acne venenata/cosmetica (extern induzierte Akne durch Anwendung ungeeigneter Cremes und Salben), Öl-Akne (v. a. als „Berufsakne" bekannt), Acne medicamentosa (v. a. Kortikosteroide, Neuroleptika, Vitamin-B-Präparate, Anabolika), Acne excoriee des jeunes filles (durch Manipulation), Acne inversa (furunkuloide Knoten in den Intertrigines, v. a. bei Männern, durch Rauchen begünstigt)

▪▪ Differenzialdiagnosen

- Endokrinologische Erkrankung wie z. B. das adrenogenitale Syndrom (autosomal rezessiver Enzymdefekt der 21- oder 11-Hydroxylase, der mit erniedrigtem Cortisol- und erhöhtem Androgenspiegel verbunden ist)

- Rosacea: v. a. bei Erwachsenen, zusätzlich Teleangiektasien, keine Komedonen
- Periorale Dermatitis: Häufig nach Anwendung glukokortikosteroidhaltiger Externa, kleine rote Papeln perioral und/oder periorbiculär
- Neonatale cephale Pustulose (DD zu Acne neonatorum): Erst ab der 2. Lebenswoche, kleinste Pusteln Gesicht, Hals, Kopfhaut, keine Komedonen! Auslöser: Malassezia furfur

▪▪ Diagnostik

- Klinische Diagnose

▪▪ Therapie

- Eine **leichte bis mittelschwere Akne** wird topisch behandelt. Am besten haben sich Kombinationen von Retinoiden und Benzoylperoxid oder Antibiotika wie Tetrazykline, Erythromycin und Clindamycin mit Retinoiden oder Benzoylperoxid mit Antibiotika bewährt
- Bei **schwerer Akne** werden zusätzlich Antibiotika systemisch eingesetzt (Tetrazyklin bzw. Minozyklin oder Doxycyclin, bei Kindern <10 Jahren Erythromycin)
- **Acne conglobata**: Falls systemische Antibiotika in Kombination mit externen Aknepräparaten nicht zum Erfolg geführt haben (ist erst nach 3 Monaten zu beurteilen), systemisch Isotretinoin 0,2–1 mg/kg/d (möglichst nicht bei Mädchen/Frauen im gebärfähigen Alter, NW: Teratogenität (regelmäßig SS-Tests!), Xerosis, Alopezie, Erhöhung von Blutfetten und Leberenzymen), regelmäßige Kontrollen von BB, Blutfetten, Transaminasen
- **Acne fulminans**: Systemische Kombinationstherapie von Glukokortikosteroiden und Isotretinoin. **Cave**: Keine Kombination von Tetrazyklinen und Isotretinoin → Hirndrucksymptomatik (Pseudotumor cerebri)
- **Adrenogenitales Syndrom**: Systemisch Hydrokortison
- **Acne inversa**: Operative Sanierung

> **Die Akne ist eine häufige Erkrankung, die selten sehr schwer verlaufen kann (Acne fulminans). Immer ist auch an eine endokrinologische Grunderkrankung und die dann entsprechenden diagnostische Maßnahmen zu denken.**

18.3.12 Periorale Dermatitis (PD)

▪▪ Definition und Epidemiologie

- Häufige Dermatose im jungen Erwachsenenalter, ca. 7 % der Patienten sind Kinder
- Als Triggerfaktoren kommen topische Glukokortikosteroide, übertriebene Anwendung von Hautpflegepräparaten (meist sind diese zu fetthaltig) in Betracht

▪▪ Klinik

- Leicht brennende, 1–2 mm große Papeln, seltener Papulovesikeln oder Papulopusteln auf erythematösem Grund v. a. perioral, wobei die Haut direkt am Lippenrot frei von Läsionen bleibt. Im Verlauf häufig ekzematisiert
- Weitere Prädilektionsstellen: periokulär, perinasal

▪▪ Differenzialdiagnosen

- Allergisches Kontaktekzem: Juckreiz, Anamnese
- Atopisches Ekzem: Juckreiz, Anamnese, andere Prädilektionsstellen
- Acne vulgaris: Andere Prädilektionsstellen, Komedonen
- Tinea faciei: Juckreiz, Tierkontakt

▪▪ Diagnostik

- Klinische Diagnose

▪▪ Therapie

- Zunächst Absetzen aller Externa (v. a. der Glukokortikosteroide)
- Anwendung von Cremes oder Gelen, ggf. mit Zusatz von 1–2 %igem Metronidazol

Die wichtigste Maßnahme bei perioraler Dermatitis ist das Weglassen von kortisonhaltigen und zu fetthaltigen Externa.

18.3.13 Urtikaria mit oder ohne Angioödeme

Definition und Epidemiologie

- 5 % der Patienten mit Urtikaria sind Kinder
- Am häufigsten ist die **akute** Urtikaria im Rahmen unspezifischer Infektionen
- Die **chronische** Urtikaria ist im Kindesalter selten
- **Ätiologie**: Infektionen, Nahrungsmittelintoleranzen, Insektenstich-, Nahrungsmittel- und Medikamentenallergien, physikalische Ursachen (Kälte, Wärme, Druck)

Klinik

- Meist juckende Urticae (leicht über dem Hautniveau erhabene weißliche oder rote Plaques), die nicht länger als 24 h an gleicher Lokalisation bestehen
- Auftreten mit oder ohne Angioödem

Differenzialdiagnosen

- Mastozytosen, juvenile rheumatoide Arthritis
- Urticaria vasculitis (>24 h bestehend), Kollagenosen (LE, Dermatomyositis), hereditäres Angioödem (keine Urticae!), autoinflammatorische Syndrome

Diagnostik

- Durchführung **bei jeder Form der Urtikaria**:
  - Untersuchung des gesamten Integuments einschließlich der Schleimhäute, Auslösung des Dermographismus
  - Dokumentation von Form, Farbe, Größe und Verteilung der Quaddeln
- Die nachfolgenden diagnostischen Maßnahmen sind lediglich bei der **chronischen Urtikaria** (>6 Wo) erforderlich:
  - **Physikalische Testungen**: Testung von Kälte, Wärme, Druck; Testung der cholinergischen Urtikaria (Folienschwitzversuch)
  - **Hauttestungen**: Autologer Serumtest (hat sich jedoch in der Routine nicht durchgesetzt), Pricktest mit nutritiven Allergenen (gezielt nach Anamnese)
  - **Blutuntersuchungen**:
    - Blutbild, BSG, CRP, ASL, Rheumafaktor, ANA
    - Serologie: Borrelien, Yersinien, EBV, CMV, Hepatitis
    - Gesamt-IgE, spezifische IgE-Antikörper (bei entsprechender Anamnese, z. B. Penicilline, Nahrungsmittel)
    - C1-Esterase-Inhibitor, Komplementfaktoren
    - Schilddrüsenantikörper, T4, TSH
  - **Stuhluntersuchungen**: Stuhlproben auf Salmonellen, Shigellen, Yersinien, Wurmeier, Parasiten, Candida, Helicobacter-pylori-Stuhl-Antigentest
  - **Fokussuche bei entsprechender Anamnese**
    - Thoraxröntgenaufnahme
    - Abdomensonographie
    - HNO, ZMK, Gynäkologie, Urologie
  - **Provokationstestungen** (unter stationären Bedingungen)
    - Nahrungsmittel gezielt nach Anamnese
    - Nahrungsmittelzusatzstoffe (Farb- und Konservierungsstoffe)
    - Bisulfite, ASS

Therapie

- Prinzipiell beinhaltet die Behandlung die Karenz des Auslösers sowie eine Standardtherapie mit nichtsedierenden H_1-Antihistaminika
- **Off-label-use:** Bei Nichtansprechen 3- bis 4-fache Standarddosierung der H_1-Antihistaminika
- Alternativen bei ausbleibendem Erfolg: Leukotrienantagonisten, Ciclosporin A, Omalizumab

> **Im Kindesalter ist die Urtikaria am häufigsten infektionsbedingt. Sie kann jedoch auch im Rahmen von Systemerkrankungen auftreten, die auszuschließen sind.**

18.4 Autoimmun- und autoinflammatorische Erkrankungen

18.4.1 CINCA-/NOMID-Syndrom

Definition und Epidemiologie

- CINCA (**c**hronic **i**nfantile **n**eurological **c**utaneous **a**rthropathy syndrome) oder NOMID (**n**eonatal **o**nset **m**ultisystemic **i**nflammatory **d**isease) ist ein sehr selten auftretendes Syndrom, das den hereditären autoinflammatorischen Syndromen zuzuordnen ist und autosomal dominant vererbt wird
- Ursächlich ist eine Mutation des Cryopyrin-Gens *NLRP3* (**n**ucleotide-binding oligomerization domain, **l**eucine rich **r**epeat and **p**yrin domain containing 3), früher als *CIAS1*-Gen (**C**old-**I**nduced **A**uto-inflammatory **S**yndrome) bezeichnet (Chromosom 1q44).

Klinik

- Klinisch durch ein kongenitales makulourtikarielles lachsartiges Exanthem und rezidivierende Fieberschübe gekennzeichnet
- Weiteren Verlauf: Arthropathie, mentale Retardierung und zerebrale Anfälle
- Weitere Symptome: Augendefekte (u. a. Uveitis, Konjunktivitis), Lymphadenopathie, Hepatosplenomegalie, großer Kopf mit Sattelnase und prominenter Stirn sowie erhöhte Entzündungsparameter
- Die Amyloidose ist eine Komplikation, der durch frühzeitige Therapie vorgebeugt werden kann

Differenzialdiagnosen

- Andere autoiflammatorische Syndrome
- Still-Syndrom
- Urtikarielle Exantheme im Rahmen von Infektionen oder Allergien

Diagnostik

- Klinisch diagnostiziert und molekulargenetisch verifiziert

Therapie

- Therapie der Wahl sind IL-1-Rezeptor-Antagonisten (z. B. Anakinra, Canakinumab, …)
- Zur Therapie der Arthritis werden nichtsteroidale Antiphlogistika und krankengymnastische Maßnahmen eingesetzt

> **Ein urtikarielles Exanthem bei Geburt, das sich lachsartig zeigt und typischerweise seine Intensität und Lokalisation zügig wechselt, sollte an CINCA denken lassen. Aufgrund assoziierter extrakutaner Symptome sind die Diagnosesicherung molekulargenetisch und eine interdisziplinäre Betreuung notwendig.**

18.4.2 Neonataler Lupus erythematodes

Definition und Epidemiologie

- Seltene Autoimmunerkrankung bei Neugeborenen, die sich meist nach der ersten UV-Exposition manifestieren und auf die Übertragung mütterlicher Auto-Ak (anti-SSA, anti-SSB) zurückzuführen sind
- Bei der Mutter ist eine Kollagenose (systemischer Lupus erythematodes, Sjögren Syndrom, Overlap-Syndrom) bekannt oder wird erst durch den neonatalen Lupus diagnostiziert

Klinik

- Einige Tage nach UV-Exposition anuläre oder zirzinäre, randbetonte rote Plaques mit feiner Schuppung, betont in den lichtexponierten Arealen, weniger ausgeprägt an lichtgeschützter Haut. Diese führen periokulär zum typischen Aspekt der „Eulen- oder Waschbäraugen“
- Die Erkrankung ist selbstlimitierend und meist im 2. Lebensjahr abgeheilt

Differenzialdiagnosen

- Erythema multiforme, Tinea corporis, Urtikaria und anuläre Erytheme

Diagnostik

- Die Diagnosestellung sollte aufgrund der Komplikationen von kongenitalem AV-Block, Hepatitis und Panzytopenie frühzeitig erfolgen
- Diagnostisch ist die Bestimmung von Auto-Ak-Titer im Blut der Mutter und des Kindes erforderlich Auto-Ak (anti-SSA, anti-SSB)
- Beim Kind sollten Echokardiographie und EKG durchgeführt werden

Therapie

- Kinderkardiologische Diagnostik und Betreuung ist aufgrund der Komplikation des AV-Blocks, der meist eine Schrittmacherimplantation erfordert, unerlässlich
- Konsequenter Lichtschutz erforderlich

Periokuläre rötliche Plaques sollten differenzialdiagnostisch immer einen neonatalen Lupus erwägen, auch wenn bei der Mutter bisher keine Autoimmunerkrankungen bekannt sind.

18.4.3 Lineare IgA-Dermatose

Syn: Chronisch-bullöse Dermatose der Kindheit

Definition und Epidemiologie

- Häufigste bullöse Autoimmundermatose im Kindesalter mit einem Manifestationsgipfel im Kleinkindes- und Vorschulalter
- Assoziationen zu Infektionen, seltener zu Medikamenteneinnahme (Vancomycin, Lithium, NSAID) und chronisch entzündlichen Darmerkrankungen, keine Assoziationen zur glutensensitiven Enteropathie
- Lineare Ablagerung von IgA-Ak (gegen ein 120-kDa (LAD-1)- bzw. 97-kDa- Protein (LAD-97) gerichtet) → subepidermale Blasenbildung

Klinik

- Straffe, pralle Blasen und Bläschen bilden am Rand von asymmetrischen polyzyklischen Erythemen, Erosionen oder urtikariellen Plaques einen perlschnurartigen Saum, mäßig starker Juckreiz, Prädilektionsstellen sind Gesicht (perioral), Unterbauch, Mons pubis, Genitoanalregion und Gesäß
- Eine Beteiligung der Schleimhäute (v. a. oral) ist im Vergleich zu Erwachsenen häufig

Differenzialdiagnosen

- Bullöse Impetigo: Krustenschorfbedeckte Erosionen
- Epidermolysis bullosa acquisita: Mechanisch belastete Regionen, atrophe Narben, Milien
- Dermatitis herpetiformis: Brennender Juckreiz, herpetiforme Bläschen, erodierte Papeln, morphologisch einem pruriginösen Ekzem ähnlich, Assoziation zur glutensensitiven Enteropathie
- Bullöses Pemphigoid: Hämorrhagische Blasen, häufig auch palmoplantar

Diagnostik

- **Direkte Immunfluoreszenz**: Entnahme periläsionaler Haut, Nachweis von IgA entlang der Junktionszone
- **Indirekte Immunfluoreszenz**: Nachweis von Auto-Ak vom Typ IgA im Serum bei 75 % der Patienten
- Vor Beginn der Therapie: Bestimmung der Glucose-6-phosphat-Dehydrogenase

Therapie

- Bei ausgeprägtem Befall ist Dapson das Mittel der ersten Wahl
  Dapson 0,5–1,0 mg/kg/d für 3–4 Woche, Dosis kann bis auf 2 mg/kg/d gesteigert werden
  Monitoring unter Dapson: BB, Met-Hb, Leberenzyme alle 2–3 Wochen
- Alternativ: Sulfapyridin oder Sulfasalazin; Kortikosteroide, Immunglobuline
- In leichten Fällen symptomatische Lokaltherapie mit Kortikosteroiden

Perlschnurartige Blasen und Bläschen im Randbereich von Erythemen und Erosionen, die die Patienten hauptsächlich im Gesicht und Genital-/Glutealbereich entwickeln. Meist gehen den Hautveränderungen Infektionen voraus

18.4.4 Anogenitaler Lichen sclerosus et atrophicus (LSA)

► Abschn. 4.13

18.4.5 Alopecia areata

Definition und Epidemiologie

- Häufigste Form des Haarausfalls im Kindesalter
- T-Zell-vermittelte Autoimmunerkrankung unbekannter Genese, genetische Prädisposition, Assoziation zu atopischen Erkrankungen und anderen Autoimmunerkrankungen

Klinik

- Plötzlicher Beginn mit dem Auftreten eines asymptomatischen umschriebenen haarlosen Herdes am Capillitium, der erhaltene Follikelöffnungen aufweist. Charakteristisch sind Ausrufezeichen-Haare am Rand vom Herd (kurze, leicht epilierbare Telogenhaare, bei denen sich der Haarschaft unmittelbar vor dem Übergang in den Haarfollikel verjüngt)
- Progredienz bis zur Alopecia areata totalis (völlige Kahlheit der Kopfhaut), bis zum Fehlen aller Körperhaare (Alopecia areata universalis)

Differenzialdiagnose

- Oberflächliche Tinea capitis: Schuppen, randbetont
- Trichotillomanie: Blut im Bereich der Follikelöffnungen
- Diffuses Effluvium: Anamnese hinsichtlich Infektionen und Medikamenteneinnahme, kein Beginn mit kreisrundem Haarausfall

Diagnostik

- Klinische Diagnose
- In **unklaren Fällen** Histologie: Peribulbäre lymphozytäre Entzündungsreaktion, Verlagerung des Haarbulbus von der Subkutis zur Grenze Subkutis/Dermis

Therapie

- **Lokaltherapie**: Glukokortikosteroide, Dithranol; topische Sensibilisatoren wie z. B. Diphenylcyclopropenon gehören zu den experimentellen Therapiemöglichkeiten
- **Systemische Therapie**: Bei Nichtansprechen und deutlicher Progression: Orale Glukokortikoide, zunächst über 3 Wochen 0,5–1 mg/kg/Tag Prednisolon) hinsichtlich möglicher Nebenwirkungen ist eine interdisziplinäre Zusammenarbeit notwendig

Die Alopecia areata ist mit anderen Autoimmunerkrankungen assoziiert. Therapeutisch gelten topische Kortikosteroide als Therapie der Wahl.

18.5 Genodermatosen

18.5.1 Incontinentia pigmenti

Syn: Bloch-Sulzberger-Syndrom

Definition und Epidemiologie

Seltene Genodermatose, die aufgrund der X-chromosomal dominanten Vererbung zu 95 % bei Mädchen auftritt. Die Mutation betrifft das *NEMO*- (NF-KappaB essential modulator)-Gen auf dem X-Chromosom (Xq28).

Klinik

- Manifestiert sich in den Blaschko-Linien und weist typische Stadien auf, die auch gemeinsam auftreten können:
  - Stadium 1 (wenige Wochen): Auf verwaschenen Erythemen Vesikel, die zügig in Pusteln übergehen

- Stadium 2 (ca. bis zum 6. Monat): Verruköse Plaques
- Stadium 3 (bis Pubertät): Hyperpigmentierung
- Stadium 4 (ab Schulalter): Depigmentierung
- Assoziiert mit Zahndefekten (60 %), Alopezie (38 %), Augendefekten (35 %), ZNS-Störungen (30 %) und Skelettveränderungen (20 %).

Differenzialdiagnosen

- Stadium 1: Infektionen (u. a. Herpes, Varizellen), Erythema toxicum neonatorum, transiente neonatale pustulöse Melanose, Langerhans-Zell-Histiozytose, hereditäre Epidermolysen
- Stadium 2: Verruköse epidermale Nävi, Lichen striatus
- Stadium 3: Fokale dermale Hypoplasie
- Stadium 4 :Incontinentia pigmenti achromians (Hypomelanosis Ito)

Diagnostik

- Klinische Diagnose. Im Stadium 1 ist eine Blut- und Hauteosinophilie auffällig
- Molekulargenetische Bestätigungen in unklaren Fällen und für wissenschaftliche Fragestellungen sinnvoll

Therapie

- Interdisziplinäre Zusammenarbeit mit Humangenetikern (genetische Beratung), Pädiatern mit den unterschiedlichen Schwerpunkten, Augenärzten, Dermatologen, Neurologen und Orthopäden

Die Incontinentia pigmenti ist meist bereits bei Geburt vorhanden und verläuft typischerweise in den Blaschko-Linien, wobei 4 Stadien zu unterscheiden sind. Diagnostisch hinweisend ist die Eosinophilie im 1. Stadium, die sich sowohl in den Blasenabstrichen als auch im Blut nachweisen lässt.

18.5.2 Kongenitale Ichthyosen (kutan)

Durch epidermale Differenzierungsstörungen gekennzeichnete, monogenetische Erkrankungen; bei der Geburt (kongenital) oder im frühen Kindesalter manifest; lebenslange Persistenz. Zur Einordnung sind folgende Fragen zu klären:

- Besteht die Ichthyosis **seit der Geburt**?
- Gab es **Geburtskomplikationen**?
- Bestehen **assoziierte Symptome**?
- Ist eine deutliche **Erythrodermie** vorhanden?
- Geht die Ichthyosis mit **Blasenbildung** einher?

Zu unterscheiden sind rein kutane Ichthyosen und syndromale Formen mit Beteiligung anderer Organsysteme.

18.5.2.1 Autosomal rezessive kongenitale Ichthyose (ARCI)

Syn: Lamelläre Ichthyose

Definition und Epidemiologie

Seltene Erkrankung, die klinisch und genetisch heterogen ist, beschrieben wurden mehrere Genloci.

Klinik

- Häufig bei Geburt Kollodiummembran („Pergamentmembran“, nicht spezifisch, kommt auch bei anderen Ichthyoseformen vor), ist mit Ektropium, Eklabium und Rhagaden assoziiert. Nach Abstoßen der Membran ist meist eine Erythrodermie mit lamellenartiger Schuppung auffällig, die von fein-, über mittel- bis groblamellär ausgebildet und unterschiedlicher Braunfärbung sein kann
- Zusätzlich können Nagelveränderungen und Alopezie auftreten
- Infektionen, Flüssigkeits-, Elektrolyt- und Proteinverlust, Hitzestau (Fieber) sind Komplikationen bzw. Risiken

Differenzialdiagnosen
- Alle anderen kongenitalen Ichthyosisformen (isolierte oder syndromale)

Diagnostik
- Diagnosesicherung durch Hautbiopsie mit Histologie, Immunhistochemie sowie Elektronenmikroskopie
- Mutationsanalysen bei unklaren Fällen bzw. für wissenschaftliche Fragestellungen

Therapie
- In den ersten Lebenswochen Versorgung im Inkubator
- Pflegende Externa (mit Zusatz von Glyzerin und Dexpanthenol, jeweils 5 %)
- Erst ab dem 5. Lebensjahr keratolytische Externa wie z. B. Harnstoff und Salicylsäure
- Regelmäßige tägliche Bäder, die hydratisieren und Schuppen sowie Salbenreste entfernen, auch mit Polidocanol-, Öl-, Salz- oder Backpulverzusatz möglich
- Polihexanid- oder octenidinhaltige Antiseptika bei „offenen Stellen" wie z. B. Fissuren
- Systemische Retinoide
  - In schweren Fällen Therapie der Wahl
  - Nach den ersten 6 Lebenswochen 0,5 bis max. 1 mg/kg/d
  - NW: Xerosis (obligat), Skelettdefekte, Teratogenität
- Humangenetische Beratung ist obligat

> **Patienten mit autosomal rezessiver kongenitaler Ichthyose (ARCI; lamelläre Ichthyose) sind intensivmedizinisch zu betreuen. Durch den massiven Barrieredefekt ist der Wasser-, Elektrolyt- und Proteinverlust zu bedenken, ebenso die erhöhte Penetration von topischen Medikamenten und Pflegepräparaten. Die Betreuung sollte interdisziplinär von Dermatologen und Kinderärzten erfolgen.**

18.5.2.2 Harlekin-Ichthyose

Definition und Epidemiologie
Seltene Form der kongenitalen Ichthyose, die auf *ABCA12*-Mutationen zurückzuführen ist.

Klinik
- Charakteristisch sind plattenartige Hornpanzer, die mit massiven Beugekontrakturen verbunden sind
- Weiterhin sind Rhagaden, Eklabium und Ektropium extrem stark ausgeprägt
- Die Mortalität, meist schon intrauterin oder in der frühen Säuglingszeit, ist hoch

Differenzialdiagnosen
- Differenzialdiagnostisch sind andere Ichthyoseformen zu erwägen

Diagnostik
► Abschn. 18.5.2.1

Therapie
- ► Abschn. 18.5.2.1
- Humangenetische Beratung ist notwendig

> **Patienten mit Harlekin-Ichthyose sind entsprechend anderer Ichthyosen intensivmedizinisch zu betreuen. Besonders ist auf die hohe Infektionsgefahr zu achten.**

18.5.2.3 Netherton-Syndrom

Definition und Epidemiologie
Seltene Form der lamellären Ichthyosen, die autosomal rezessiv vererbt wird und auf eine Mutation des *SPINK5*-Gens (5q31-33) zurückzuführen ist (kodiert für den Serinprotease-Inhibitor LEKTI).

Klinik
- Kongenitale Erythrodermie
- Im weiteren Verlauf wechselt die Morphologie zu typischen striären Erythemen mit einer charakteristischen gedoppelten Schuppenleiste („Ichthyosis linearis circumflexa")

- In der Neugeborenenperiode sind die Komplikationen von hypernatriämischer Dehydratationen und rezidivierender Infekte zu beachten. Das Syndrom zeigt zudem eine Assoziation zum atopischen Ekzem sowie zu den atopischen Respirationserkrankungen und Nahrungsmittelallergien
- Sehr selten sind im Jugend- oder Erwachsenenalter spinozelluläre Karzinome, die die Patienten auf dem Boden von Verrucae vulgares oder papillomatösen Läsionen im Bereich der Intertrigines mit Nachweis von onkogenen Viren entwickeln

▪▪ Differenzialdiagnosen
- Differenzialdiagnostisch sind andere Ichthyosen, Immundefektsyndrome (z. B. Omenn-Syndrom) und das atopische Ekzem zu erwägen

▪▪ Diagnostik
- Der Haarschaftdefekt der Trichorrhexis invaginata ist diagnostisch. Da einige Kinder diesen erst im späteren Säuglingsalter ausbilden, ist bei bestehendem Verdacht eine molekulargenetische Diagnostik und/oder die Durchführung der Immunhistochemie (Fehlen des Proteasehemmers LEKTI im Stratum granulosum) anzustreben (über NIRK, ► www.netzwerk-ichthyose.de)

▪▪ Therapie
- Intensivmedizinische Versorgung postnatal bis zur Stabilisierung der Hautbarrierefunktion und des Flüssigkeitshaushalts
- Symptomatische Pflegemaßnahmen, bei Impetiginisierung Zusatz von Antiseptika wie z. B. NRF 11.116 hydrophile Chlorhexidingluconatcreme 0,5 % oder 1 %
- Bei starker Ausprägung: systemische Retinoide (falls diese vertragen werden), bei starker Ekzematisierung kurzfristig topische Glukokortikosteroide der Klasse 2

Intensivmedizinische Versorgung ist v. a. in den ersten Lebensmonaten extrem wichtig. Das betrifft die Stabilisierung der Hautbarrierefunktion und des Flüssigkeitshaushalts sowie die erhöhte Infektionsneigung.

18.5.3 Erythropoetische Protoporphyrie (EPP)

▪▪ Definition und Epidemiologie
- Selten (1:130.000), häufigste Porphyrie im Kindesalter
- Autosomal-dominant, selten autosomal rezessiv vererbte Mutation im Ferrochelatase-Gen (18q21.3) → Akkumulation von Porphyrinen und Vorstufen in der Haut

▪▪ Klinik
- **Frühling, Sommer**: Einige Minuten bis Stunden nach UV-Exposition brennende, stechende Erytheme und rote Plaques
- **Chronische Veränderungen**: Lichenoid/hyalinoseartige Verdickungen und varioliforme Narben (Nase, Fingerrücken, Wangen), Hypertrichose im Schläfenbereich
- Mögliche **extrakutane Symptome**: Leichte Anämie, Leberzirrhose, Cholezystolithiasis

▪▪ Differenzialdiagnosen
- Hydroa vacciniformia: Nase, Wangen, Ohren, Abheilung unter ausgeprägter Narbenbildung
- Xeroderma pigmentosum: Bei 1. UV-Exposition Dermatitis solaris, im Verlauf Epheliden und Ausbildung epithelialer Hauttumoren
- Solare Urtikaria: Meist erst im späteren Lebensalter

▪▪ Diagnostik
- Rotfluoreszenz der Erythrozyten, Protoporphyrinakkumulation in Erythrozyten und Stuhl

- Abdomensonographie, Transaminasenbestimmung

Therapie
- Konsequenter Lichtschutz
- β-Karotin 60–180 mg/Tag (Serumspiegel sollte bei 600 mg/dl liegen) von Februar bis Oktober
- Afamelanotid
  - Abkömmling des melanozytenstimulierenden Hormons α-MSH und fördert so die Melaninbildung (seit 2014 in der EU für erwachsene Patienten zugelassen)
  - In Studien mit besserer Wirkung
  - Als subkutanes Implantat verabreicht, aufgrund des Wirkverlusts alle 2–3 Monate erneuern
  - Nebenwirkungen: Übelkeit, Kopfschmerzen, Irritationen an der Implantatstelle

Die EPP ist eine angeborene Photodermatose, bei der sich das Protoporhorin in unterschiedlichen Organsystemen anreichert und auch für die extrem hohe Lichtempfindlichkeit (erstes Symptom der Erkrankung) verantwortlich ist.

18.6 Tumoren und proliferative Erkrankungen

18.6.1 Infantile digitale Fibromatose

Definition und Epidemiologie
- Benigne knotige Hautveränderungen, die kongenital oder in den ersten Lebenswochen auftreten und die Endphalangen der Finger und Zehen betreffen (auffällig: Daumen und Großzehen nicht betroffen)
- Die Ursache ist nicht bekannt

Klinik
- Kuppelförmige, hautfarben bis rote, sehr harte Knoten im Bereich der Endphalangen der Finger und Zehen

Differenzialdiagnose
- Fibrosarkom

Diagnostik
- Die Diagnose wird histologisch gesichert: typische zytoplasmatische Einschlüsse, die sich paranukleär als hellrote, runde erythrozytenähnliche Veränderungen zeigen und kondensierten Aktinfilamenten entsprechen

Therapie
- Aufgrund der bekannten postoperativen Rezidive und der Spontanheilung (kann jedoch bis zu mehrere Jahren dauern) ist eine Exzision nicht zu empfehlen
- Lediglich bei erheblicher Tumorprogression mit Verdrängungserscheinungen und Bewegungseinschränkung ist ein operatives Vorgehen ratsam
- Der Tumor, der häufig bereits bei Geburt vorhanden ist, kann ein extrem aggressives Wachstum zeigen
- Eine Kooperation von Pädiatern, Orthopäden und Dermatologen ist sinnvoll.

Der benigne relativ harte Tumor ist bereits bei Geburt oder zumindest in den ersten Lebenswochen an den Endphalangen der Finger und Zehen (Ausnahme: Daumen und Großzehen) manifest. Trotz der bekannten Selbstlimitierung im Verlauf sollte bei erheblicher Tumorprogression aufgrund von möglichen Verdrängungserscheinungen und Bewegungseinschränkungen eine Exzision erfolgen.

18.6.2 Infantile Hämangiome

Definition und Epidemiologie
- Etwa 10 % aller Säuglinge, bevorzugt Frühgeborene (22 % bei <1 kg)
- F : M = 3–5 : 1
- Die Ursache ist nicht endgültig geklärt
- Perinatale Hypoxie als angiogenetischer Stimulus für vulnerables Gewebe wird diskutiert

Klinik

- Typischerweise wenige Tage bis Wochen nach Geburt, oft livide bis weißliche Makula als Vorläuferläsion, rasches Wachstum in der **Proliferationsphase** (bis 6.–9. LM), dann **Wachstumsstillstand** und **Rückbildungphase** bis zum 9. LJ. Unterschiedliche Formen:
  - **Planes Hämangiom**: Scharf begrenzte, hochrote Makula, manchmal auch Plaque
  - **Segmentales Hämangiom**: Gruppiert angeordnete hochrote Makulae und Papeln auch mit eingestreuten Teleangiektasien möglich
  - **Tuberöses Hämangiom**: Tumorös in die Höhe wachsender Nodus, oberflächlich hochrot
  - **Nodöses Hämangiom**: Oberflächlich wie planes Hämangiom, aber mit deutlich tastbarem subkutanen Anteil
  - **Subkutanes Hämangiom**: Oberflächlich intakte Haut, tastbarer warmer prall-elastischer bis (später) weicher subkutaner Knoten. Einige Hämangiome zeigen grün-bläulich durchschimmernde Gefäße

Differenzialdiagnosen

- Das postnatale Auftreten und der dynamische Verlauf sind klinische Hauptunterscheidungsmerkmale zu den wichtigsten Differenzialdiagnosen wie vaskuläre Malformationen, Hämangioendotheliomen und Nävi flammei

Diagnostik

- Die Klinik und die Dynamik im Verlauf sind entscheidend
- Doppler-Sonographie zur Abgrenzung von AV-Shunts
- Falls Abgrenzung zu DD schwierig: Untersuchung von GLUT1 (Transportprotein), das bei infantilen Hämangiomen positiv und bei Hämangioendotheliomen extrakranialen Malformationen negativ ist
- Bei >10 kutanen Hämangiomen an systemische Hämangiomatose mit Befall von inneren Organen (Gehirn und Leber) denken und sonographische Abklärung (Gehirn und Oberbauch), ggf. MRT-Untersuchung veranlassen

18

Therapie

- **Wait and see**: Klinische Kontrollen im 1. Lj: Alter des Patienten in Mo = Anzahl der Wochen bis zur nächsten Kontrolle. Bei Rückbildungszeichen (livid bis graue Färbung, Erschlaffung der elevierten Anteile): keine weiteren Kontrollen erforderlich
- **Therapieindikation**: Blutungen, Ulzerationen, schnell wachsende Hämangiomen; Hämangiome in ungünstigen Lokalisationen (Nase, periokulär, Genitoanalbereich, Ohren, über den Gelenken)
- **Systemische Propranololgabe**: Voruntersuchungen: kinderkardiologische Untersuchung, EKG, Herz-Echo
  Stationär Einleitung: 1 mg/kg, 2–3 ED nach den Mahlzeiten, Kontrolle von RR, EKG, BZ, Puls. Aufdosierung bis 3 mg/kg im Verlauf
- **Topische Betablocker** (ebenfalls Off-label-use): z. B. 1 % Propanololhydrochlorid mit 5 % Hydroxyethylcellulose in Aqua purificata, alternativ Timolol-Augentropfen, über 1 Monat 3-mal tgl läsional auftragen. Dann Kontrolle und individuelle Entscheidung zur Therapiefortsetzung oder bei ungenügendem Erfolg zum Therapiewechsel. Maximale Therapiedauer 6 Monate
- **Lasertherapie:** Gepulster Fabstofflaser (FPDL), Nd:YAG-Laser oder „intense pulsed light" (IPL) sind nach topischer Anästhesie (z. B. EMLA) geeignete Verfahren, Zulassung für plane bis minimal elevierte oberflächliche Hämangiome, insbesondere im Bereich des Gesichts, von Hautfalten und Windelbereich. Wiederholung der Therapie je nach Befund 3- bis 5-mal
- **Kryotherapie**: -30 (elektrisch gekühlt) oder -196 °C (Stickstoff) für ca. 10 s, eignet sich für oberflächliche Hämangiome bis

4 mm Dicke, insbesondere am Stamm und den Extremitäten
- Sowohl Lasertherapie als auch Kryotherapie können zu Narben, Brandblasen, Pigmentverschiebungen und Wundinfektionen führen. Am Tag der Behandlung sollte ein Vollbad vermieden werden. Bei sachgemäßer Anwendung sind Komplikationen selten, dann symptomatische Therapie (Antiseptika, kurzfristig topische Glukokortikosteroide Klasse 2, 1- bis 2-mal tgl)

Infantile Hämangiome sind normalerweise nicht bei Geburt manifest, sondern erst innerhalb der ersten Lebenswochen, was zur Abgrenzung von Differenzialdiagnosen wichtig ist. In den meisten Fällen ist eine Intervention nicht erforderlich. Lediglich Blutungen, Ulzerationen, schnell wachsende Hämangiome und Hämangiome in ungünstigen Lokalisationen (Nase, periokulär, Genitoanalbereich, Ohren, über den Gelenken) erfordern eine Therapie, wobei die systemische Propranolbehandlung als Therapie der Wahl gilt.

18.6.3 Granuloma pyogenicum

Definition und Epidemiologie
- Sporadisch auftretender, benigner häufig blutender Tumor
- Anamnese: Entstehung auf dem Boden einer chronischen Entzündung der Haut oder einer vaskulären Läsion, in einigen Fällen geht ein Trauma voraus

Klinik
- Rasch wachsender, schmerzhafter, benigner, gut durchbluteter Gefäßtumor (meist 3–8 mm, max. 2 cm groß), Blutungen bei geringsten Traumen
- Häufig Rezidive

Differenzialdiagnosen
- Hämangiom und epitheloides Hämangioendotheliom

Diagnostik
- Klinische Diagnose
- In unklaren Fällen Histologie: Exophytischer, multilobulär gegliederter, reifzelliger (CD31+) kapillärer Tumor in der oberen Dermis. Zahlreiche kleine oder größere Gefäßräume. In den oberen Anteilen häufig entzündliche Begleitreaktion mit neutrophilen Granulozyten und Lymphozyten bei ödematösem bindegewebigem Stroma. Zahlreiche Mitosen (MIB deutlich positiv) und moderate Endothelatypien sind typisch. In Spätstadien verbreiterte Septen bei rückgebildetem Gefäßparenchym.

Therapie
- Ligation an der Basis bei gestielten Tumoren
- Ansonsten chirurgische Exzision
- Alternativ: Kürettagebehandlung mit folgender elektrokaustischer Verödung des zuführenden Gefäßes

Das Granuloma pyogenicum ist ein meist gestielter Tumor im Kindesalter, der häufig blutet und im Anschluss an ein Trauma oder chronische Entzündung auftritt.

18.6.4 Juveniles Xanthogranulom

Definition und Epidemiologie
- Benigne Nicht-Langerhans-Zell-Histiozytose, typisches Auftreten im Säuglingsalter (bei ca. 10 % der Fälle bei Geburt), spontane Rückbildung
- Die Ursache ist nicht bekannt

Klinik
- Solitäre oder multiple Papeln oder Knoten von auffallend gelb-brauner Farbe
- Capillitium, Gesicht und Hals sind Prädilektionsstellen.
- Selten sind auch andere Organe wie z. B. Augen (Glaukom, Uveitis, Einblutungen, Irisverfärbungen) Lungen, Knochen und Leber betroffen
- Das gemeinsame Auftreten von Xanthogranulomen und Neurofibromatose (mehr

als 5 Café-au-lait-Flecke) ist mit einem erhöhten Risiko für eine juvenile monozytäre myeloische Leukämie assoziiert

Differenzialdiagnosen

- Spindelzell-Nävi (rotbraune Farbe)
- Mastozytome (positives Darier-Zeichen)

Diagnostik

- Klinische Diagnose
- Bei unklarem klinischen Befund sollte die Histologie veranlasst werden, die entsprechend der Klinik unterschiedliche Phasen aufweist:
  - **1. Phase**: Monomorphes histiozytäres Infiltrat
  - **2. Phase**: Infiltrat mit den typischen Schaumzellen (fettbeladene Histiozyten) und Touton-Riesenzellen
  - **3. Phase**: Spindelförmige Histiozyten

Therapie

- Aufgrund der Spontanregression (innerhalb von wenigen Monaten bis 5 Jahren) und der Benignität des Tumors ist keine Therapie erforderlich
- Bei extrakutaner Beteiligung ist eine interdisziplinäre Betreuung notwendig

Das juvenile Xanthogranulom, das solitär und seltener multifokal auftreten kann, ist als gelblichbräunliche Papel/Knoten manifest und zeigt eine Spontanheilung. In unklaren Fällen ist die Diagnose durch die Histologie zu sichern. Extrakutane Manifestationen sind zu beachten.

18.6.5 Pilomatrikom

Sy: Epithelioma calcificans Malherbe

Definition und Epidemiologie

- Benigner Tumor der Haarmatrixzellen, der in jedem Alter auftreten kann. 60 % aller Fälle sind vor dem 20. Lebensjahr manifest mit einem Häufigkeitsgipfel im Kleinkindesalter
- Multiple Pilomatrikome können auf Syndrome weisen (u. a. Gardner-Syndrom, Curschmann-Steinert-Syndrom, myotone Muskeldystrophie, Rubinstein-Taybi Syndrom und Ullrich-Turner Syndrom)
- Mutation des *CTNNB1*-Gens (3p22-3p21.3), kodiert für β-Catenin, das für das Wachstum und die Proliferation von Zellen bedeutsam ist. Die Erkrankung wird nicht vererbt

Klinik

- Mit der Haut verbackener, roter oder bläulicher (durch Einblutung), kutan-subkutaner, harter (steinharter bei Verkalkung im Zentrum) Knoten
- Kopf, Hals, obere Extremität sind Prädilektionsstellen
- Als Sonderform gilt das anetodermische Pilomatrikom, das sich durch einen extrem weichen oberen und einen pilomatrikomtypischen tiefen Anteil auszeichnet

Differenzialdiagnosen

- Klassisches Pilomatrikom: Epidermale Zysten, Dermatofibrome, Fremdkörpergranulome und thrombosierte sowie kalzifizierte Hämangiome
- Anetodermisches Pilomatrikom: Neurofibrome

Diagnostik

- Die Klinik ist diagnoseweisend und wird durch die Histologie verifiziert. Dabei lassen sich in der Peripherie deutlich basophile Haarmatrixzellen nachweisen, die in Richtung der zentralen Verkalkungszone nekrotisch werden und keinen Zellkern mehr aufweisen (sog. Schattenzellen)

Therapie

- Eine Exzision ist erforderlich.

Rote oder bläuliche Papeln/Knoten, meist im Gesicht-und Kopfbereich auftretend, die sich extrem hart tasten (bei der anetodermischen Form lediglich im tieferen Anteil), sind typisch für Pilomatrikome. Da sie sich nicht zurückbilden, ist die Exzision notwendig.

18.6.6 Mastozytosen

Definition und Epidemiologie

- Vermehrungen von Mastzellen (Mastozytosen) sind selten und können isoliert (am häufigsten in der Haut und im Knochen) oder systemisch in mehreren Organen (u. a. lymphatische Organe, Knochenmark, Darm) auftreten
- Im Kindesalter sind die kutanen Mastozytosen vorherrschend
- Mutationen des c-Kit-Gens (besonders bei Erwachsenen und den systemischen Formen), das für die transmembranöse Kit-Rezeptor-Kinase kodiert, sind ursächlich mit der Folge einer verstärkten Proliferation von Mastzellen, die einerseits mit einer verstärkten Mediatorfreisetzung und andererseits mit Verdrängung der ortsständigen Organzellen verbunden ist

Klinik

- Folgende klinische Varianten sind im Kindesalter zu unterscheiden:
  - **Mastozytome**: Isoliert auftretende gelbbräunliche flache Plaques, die bei Geburt oder innerhalb der ersten Lebensmonate manifest werden. Ausbildung von Urticae bis hin zu Blasen bei mechanischem oder thermischem Reiz (heiße oder kalte Bäder), auch fieberhafte Infektionen können mit der Freisetzung von Mastzellmediatoren verbunden sein
  - **Urticaria pigmentosa**: In disseminierter Verteilung kommt es meist bereits im Säuglingsalter zum Auftreten von multiplen gelbbräunlichen oder rötlichen Papeln, Makeln oder Plaques. Triggerfaktoren wie bei Mastozytomen, zusätzlich histaminfreisetzende Arzneimittel (u. a. ASS, Morphin, nichtsteroidale Antiphlogistika, Vancomycin) und Insektentoxine (z. B. Biene, Wespe); selten: systemische Beteiligung (erhöhtes Risiko bei später Manifestation)
  - Weitere Formen der kutanen Mastozytose (diffuse kutane, Teleangiectasia macularis eruptiva perstanz) und extrakutane Formen sind im Kindesalter selten

Differenzialdiagnosen

- **Mastozytome**: Nävi, Epheliden, juvenile Xanthogranulome; bei bullösen Mastozytomen Insektenstichreaktionen, bullöse Impetigo contagiosa
- **Urticaria pigmentosa**: Epheliden, Nävi, Lentigines, ältere hyperpigmentierte Iktusreaktionen, multiple juvenile Xanthogranulome

Diagnostik

- Klinische Diagnose
- Positives Darier-Zeichen: Mechanische Reize (z. B. Reiben mittels Holzspatel) führen zur abrupten Ausbildung von Urtikae, im frühen Kindesalter bis zur Blasenbildung (**Cave**: Die Diagnostik kann systemische Histaminwirkungen nach sich ziehen mit Flush bis zum anaphylaktischen Schock)
- Serum: Routinelabor, Mastzelltryptase
- In unklaren Fällen Histologie (dermale Mastzellinfiltrate)
- Bei entsprechender Symptomatik (u. a. Diarrhö, Hypotonie) sind weitere diagnostische Maßnahmen erforderlich: Abdomensonographie, Gastroskopie, Koloskopie, Knochenmarkpunktion

Therapie

- Aufgrund der hohen Spontanregression ist eine Therapie meist nicht erforderlich
- Meiden der Triggerfaktoren (s. o.)
- Bei entsprechender Symptomatik Antihistaminika

Bräunliche Makulae oder Plaques, die durch mechanischen Reiz ad hoc in Quaddeln, manchmal auch Blasen, übergehen sind typisch für Mastozytosen der Haut (Mastozytome, Urticaria pigmentosa, selten andere Formen). Bei der Auslösung des positiven Darier-Zeichens ist das Risiko eines Flush bis hin zum anaphylaktischen Schocks zu bedenken.

18.6.7 Kongenitale melanozytäre Nävi (KMN)

Definition und Epidemiologie

- Es handelt sich um Hamartome, bestehend aus einer umschriebenen Ansammlung nävomelanozytärer, von der Neuralleiste stammender Zellen
- Die Prävalenz ist abhängig von der Größe der Nävi:
  - Kleine KMN (<1 cm): ~1 % der Bevölkerung
  - Mittelgroße KMN (>3,9–9,9 cm): 15:100.000
  - Große KMN (>9,9–20 cm): 5:100.000
  - Kongenitale Riesennävi (>20 cm): 1:500.000

Klinik

- Hellbraun bis tiefschwarzes Pigmentmal mit („Tierfellnävus") oder ohne Hypertrichose. Glatte oder papillomatöse, verruköse Oberfläche
- Wächst üblicherweise mit dem Kind proportional mit (7–12 cm Durchmesser im Säuglingsalter entsprechen etwa 20 cm im Erwachsenenalter
- **Neuromelanose**: Vorliegen eines großen oder mehrerer (≥3) kleinerer KMN mit einer leptomeningealen Melanozytose oder einem leptomeningealen Melanom

Differenzialdiagnosen

- Erworbene Nävuszellnävi
- Malignes Melanom (selten im Kindesalter)

Diagnostik

- Die Anamnese und Klinik sind diagnoseweisend
- Wegen der Möglichkeit einer neurokutanen Melanose sollte bei Lokalisation von KMN an der Kopfhaut und in der hinteren Medianlinie sowie bei Vorliegen zahlreicher Satellitennävi eine regelmäßige neuropädiatrische, bei Lokalisation am Kopf eine ophthalmologische Untersuchung erfolgen
- Ein MRT ist zum Ausschluss einer meningialen Beteiligung indiziert

Therapie

- Das Entartungsrisiko kongenitaler Riesennävi zu Melanomen, aber auch anderen Tumoren liegt bei 5–15 %. Bei Entartung manifestiert sich diese meist bis zum 5. Lebensjahr. Regelmäßige Kontrollen (halbjährlich – jährlich) einschließlich der Auflichtmikroskopie sind obligat
- Bei Progredienz oder Farbveränderungen ist die Biopsie indiziert
- Den Eltern ist eine Anbindung an die Patientenorganisation (► www.naevus-netzwerk.de) und bei kongenitalen Riesennävi eine frühe Vorstellung in einem spezialisierten Zentrum zur Beratung möglicher Therapieoptionen anzuraten
- Große KMN können im Verlauf (z. B. im Schulalter) exzidiert werden. Das Entartungsrisiko für kleine bis mittelgroße Nävi ist minimal erhöht.

Das weitere Procedere entscheidend von der Größe und der Lokalisation der Nävi abhängig. In Zweifelsfällen Konsultation von Spezialisten sinnvoll.

18.6.8 Langerhans-Zell-Histiozytose

Definition und Epidemiologie

- Sehr seltene Erkrankung unklarer Genese, die in jedem Alter auftreten kann, auch kongenital
- Es kommt zu einer monoklonalen Proliferation von Langerhans-Zellen, am häufigsten sind Haut und Knochen betroffen

Klinik

- Sehr exsudatives Bild mit Vesikulopusteln, nässenden oder schuppenkrustenbedeckten Papeln in den Intertrigines (an Impetigo contagiosa erinnernd)

- Bei der kongenitalen Form exanthematisches Bild, wobei die Läsionen häufig eine hämorrhagische Note aufweisen, im Schläfenbereich gelbliche Krusten und Papeln, ähnlich der seborrhoischen Dermatitis
- Als extrakutane Manifestationen sind Hepatomegalie, Knochenmarkbefall, Lymphadenopathie, Lungeninfiltrate, Orbitamanifestationen (Exophthalmus) zu nennen. In diesen Fällen kommt es zu weiteren Symptomen wie u. a. Schmerzen, Fieber, neurologischen Symptomen, stark reduziertem Allgemeinzustand mit Appetitlosigkeit, Durchfall, Gewichtsverlust sowie Dyspnoe und Wachstumsretardierung

▪▪ Differenzialdiagnosen

- Seborrhoisches Ekzem (Capillitium), Impetigo contagiosa (Intertrigines), Angiome (Stamm), irritierte Mollusca contagiosa (Stamm), Condylomata acuminata (perianal)
- Infektionen (Herpes simplex, Varizellen, Toxoplasmose, Röteln, Zytomegalie) bei disseminiertem Befall

▪▪ Diagnostik

- Bestätigung der Verdachtsdiagnose durch die Immunhistochemie mit Nachweis CD1a- und Langerin (CD207)- positiver Langerhans-Zellen
- Ausschluss der Beteiligung anderer Organsysteme durch entsprechende Diagnostik

▪▪ Therapie

- Das frühe Auftreten (<2 Jahre), die disseminierte Form und die Beteiligung anderer Organsysteme (besonders Milz, Leber und hämatopoetisches System) sind mit einer ungünstigen Prognose behaftet
- Nach dem Protokoll der internationalen LZH Studie der „Histiocyte Society" erfolgt eine Polychemotherapie (Prednison, Vinblastin, Mercaptopurin), alternativ wird die Knochenmarktransplantation empfohlen
- Bei einem reinen Hautbefall kommen auch topische Medikamente in Frage wie Caryolysine (Nitrogensenf-Mischungen), weiterhin sind regelmäßige klinische Kontrollen zu empfehlen

> **Die Langerhans-Zell-Histiozytose bietet typische Hautveränderungen in den Prädilektionsstellen von Kopf (Schläfenbereich), den großen Beugen sowie der Genitoanalregion. Nicht selten ist auch der Stamm generalisiert betroffen. Bereits bei Verdacht ist eine histologische Untersuchung zu veranlassen, die bei Bestätigung ein entsprechendes Staging in interdisziplinärer Kooperation nach sich ziehen sollte.**

18.6.9 N. flammeus und assoziierte Syndrome

▪▪ Definition und Epidemiologie

- N. flammeus („Feuermal") isoliert: medial gelegen 50 %, lateral segmental gelegen: 0,3 % aller Kinder
- Sturge-Weber-Syndrom und Klippel-Trenaunay-Syndrom sehr selten
- Oberflächliche Dilatation der Blutgefäße, sporadisches Auftreten, gelegentlich mit *RASA1*-Mutationen assoziiert

▪▪ Klinik

- **Mediale N. flammei**: Blassrosa-lachsfarbenes Erythem im Bereich von Stirn, nuchal oder sakral, Abblassung innerhalb der ersten Lebensmonate, verschwindet vollständig meist ohne Therapie. Nur sakral mit Fehlbildungen (Spina bifida) assoziiert, gelegentliche Ekzematisierung nuchal
- **Laterale, segmentale N. flammei**: Hochrote, scharf begrenzte Makulae, vereinzelt sichtbare Gefäßzeichnung. Leichte Abblassung und Lividverfärbung in den ersten Lebensjahren, im Laufe des Lebens weitere Dunkelfärbung und Entwicklung von Gefäßknötchen. Keine spontane Involution

- **Klippel-Trenaunay-Syndrom**: Segmentaler N. flammeus, Hypertrophie (selten Hypotrophie) des ipsilateralen Weichteilgewebe oder Knochen, ipsilaterale Venektasie oder Varikosis, gelegentlich zusätzlich auch ateriovenöse Fisteln (Parkes-Weber-Syndrom)
- **Sturge-Weber-Syndrom**: Trias aus lateralem segmentalen N. flammeus im Gesicht (besonders periokulär, bzw. im Bereich des Trigeminusast 1, Glaukom in den ersten Lebensjahren, leptomeningiale Gefäßmalformationen

■■ Differenzialdiagnosen

- Cutis mamorata
- Proteussyndrom: Fokale Hypertrophie, Harmatome

■■ Diagnostik

- Klinische Diagnosestellung
- Bei periokulärer Beteiligung oder segmentalem Befall des Kopfs ophthalmologische und neurologische Abklärung, bei Weichteil- und Knochenhypertrophien (Angio-)MRT
- Spina bifida bei lumbosakral medial gelegenem N. flammeus ausschließen durch Ultraschall bzw. MRT

■■ Therapie

- Therapie der Wahl ist der Farbstofflaser (595 nm) in Anästhesie
- Kinder unter 5 J werden sediert, danach kann mit anästhesierenden Cremes (z. B. mit EMLA) gearbeitet werden
- Patienten mit N.-flammeus-assoziierten Syndromen sind multidisziplinär zu betreuen (Ophthalmologen, Neuropädiater, Orthopäden, Radiologen, Gefäßchirurgen, Kinderchirurgen)

18

18.6.10 Neurofibromatose (NF1)

■■ Definition und Epidemiologie

- Häufigkeit ca. 1 : 2500–3300 Geburten
- 50 % Neumutation; inaktivierende Mutationen im Tumorsuppressorgen NF1 (Chromosom 17, Genlocus q11.2), das für Neurofibromin kodiert
- Konsequenz: Dysregulation des Ras-Signalwegs, verbunden mit Entwicklung von Tumoren

■■ Klinik

- NF1 wird bereits im frühen Kindesalter anhand der Cafe-au-lait Flecken (>6) gestellt
- Weitere Diagnosekriterien (liegen mindestens 2 der Kriterien vor, ist die Diagnose einer NF1 sehr wahrscheinlich):
  - axilläre oder inguinale frecklings (bräunliche Pigmentierung)
  - >2 Neurofibrome oder 1 plexiformes Neurofibrom
  - >2 Lisch-Knötchen
  - Knochenbeteiligung (v. a. Kyphoskoliosen)
  - Verwandter 1. Grades auch NF1
- Komplikationen: Risiko für JMML um den Faktor 300 erhöht, Beteiligung von ZNS (u. a. Astrozytome, Akustikus- und Trigeminusneurinome, Epilepsien), Augen (v. a. Optikusgliome), Schilddrüse (medulläre Karzinome), Gastrointestinaltrakt (Stromatumoren „GIST“)

■■ Differenzialdiagnosen

- Neurofibromatose Typ 2: Bilaterale Akustikusneurinome, kutane Neurofibrome, weniger Cafe-au-lait Flecken, Mutation des *NF2*-Gens auf dem Chromosom 22q12.2, kodiert für Merlin
- Erkrankungen, bei denen vermehrt Cafe-au-lait Flecken auftreten, u. a. Vitamin-B_{12}-Mangel, McCune-Albright-Syndrom, Noonan-Syndrom, tuberöse Sklerose

■■ Diagnostik

- Klinisches Bild mit >6Cafe-au-lait Flecken ist diagnoseweisend
- Molekulargenetische Sicherung der Diagnose

- **Staging**: Regelmäßige Kontrollen durch Kinderärzte, ophthalmologische Untersuchungen, MRT (v. a. bei Vorliegen plexiformer Neurofibrome)

Therapie

- Behandlung der Komplikationen durch entsprechende Fachdisziplinen: Exzision maligner plexiformer Neurofibrome, orthopädische Versorgung der Skoliose, Chemotherapie der Optikusgliome

Die Neurofibromatose erfordert regelmäßige klinische Kontrolluntersuchungen, bei der besonders auf kutane (juvenile Xanthogranulome, ▶ Abschn. 18.6.4), neurologische, ophthalmologische und hämatoonkologische Untersuchungen zu achten ist.

18.6.11 Tuberöse Hirnsklerose

Syn: M. Bourneville Pringle, tuberöse Sklerose-Komplex

Definition und Epidemiologie

- Sehr seltene Multisystemerkrankung mit einer Prävalenz von 1:6000–1:10.000.
- Manifestation der kutanen Symptome kongenital oder im weiteren Verlauf (Vorschulalter)
- Ursächlich ist eine autosomal-dominant vererbte Mutation des *TSC1*- (Protein: Hamartin) oder *TSC2*-Gens (Protein: Tuberin). Die Gene sind für intrazelluläre Signalübertragung, zelluläre Differenzierung und Tumorsuppression bedeutsam. Ausfall der Gene → Aktivierung des Proteins mTOR („mammalian target of rapamycin") → ungehemmtes Zellwachstum

Klinik

- Typische Hautveränderungen:
  - Adenoma sebaceum: Hautfarbene Angiofibrome perinasal
  - Koenen-Tumoren: Periunguale Fibrome, v. a. Großzehen
  - Bindegewebsnävi: Kopfsteinpflasterartige gelbliche Plaques, v. a. lumbosakral
  - Eschenblattartige Hypopigmentierungen („white spots", im Wood-Licht gut zu erkennen)
- Extrakutane Symptome: Epilepsie bei etwa 60 %, Hamartome, subependymale Riesenzellastrozytome, polyzystische Nieren, renale Angiomyolipome, kardiale Rhabdomyome mit schweren Rhythmusstörungen

Differenzialdiagnosen

- Periorale Dermatitis als DD zum Adenoma sebaceum
- Unguis incarnatus als DD zu den Koenen-Tumoren, isolierte Bindegewebsnävi

Diagnostik

- Hautveränderungen weisen auf die Diagnose hin und gehen den neurologischen Veränderungen voraus. Bei Verdacht sollten eine Hautbiopsie der Angiofibrome und die molekulargenetische Untersuchung angestrebt werden

Therapie

- Erfordert interdisziplinäre Zusammenarbeit
- Im Vordergrund steht die Behandlung der Krampfanfälle. Störende Hautveränderungen können exzidiert oder mittels CO_2-Laser entfernt werden
- Sirolimus (z. T. auch Everolimus) hat sich in Studien als effektiv erwiesen

Die tuberöse Hirnsklerose ist durch typische Hautveränderungen charakterisiert, die dann zu weiteren diagnostischen Schritten in interdisziplinärer Kooperation führen sollte.

Literatur

Boiko S (1999). Treatment of diaper dermatitis. Dermatologic Clinics, 17(1), 235–240.

Kinder- und Jugendgynäkologie

Johanna Harris, Marianne von Harbou und Nikolaus Weissenrieder

C. Papan, L. T. Weber (Hrsg.), *Repetitorium Kinder- und Jugendmedizin*,
https://doi.org/10.1007/978-3-662-56790-6_19

19.1 Normalbefunde und Untersuchungstechniken

19.1.1 Grundlagen der präpartalen Entwicklung

- Bei Befruchtung ist das chromosomale Geschlecht festgelegt (XX/XY), das gonadale Geschlecht bis zur 7. Woche indifferent
- „Sex Determining Region“ (*SRY*-Gen) auf dem Y-Chromosom steuert die Ausdifferenzierung der bipotenten Keimstränge in Hoden
- Beim weiblichen Feten ohne SRY-Gen bilden sich Ovarien aus
- Genitale des Embryos in der 7. Woche besteht aus: Ductus mesonephricus (Wolff-Gang), Ductus paramesonephricus (Müller-Gang) und der Mesonephros (Urniere)
- Jungen: Anti-Müller-Hormon (AMH) aus Sertoli-Zellen führen zu Rückbildung der Müller-Gänge, zudem führt Dihydrotestosteron zur Bildung der äußeren Genitalien
- Mädchen: Uterus und Tuben entwickeln sich aus Müller-Gängen; Östrogene von Mutter, Plazenta oder fetalen Ovarien bewirken Rückbildung der Wolff-Gänge und Ausprägung der weiblichen äußeren Genitalien
- Die embryonale Entwicklung der Brustanlage ist bei beiden Geschlechtern gleich, erst ab der Pubertät kommt es hier zur Differenzierung

19.1.2 Physiologische Entwicklung ab Geburt

- Das Genitale des weiblichen Neugeborenen ist östrogenisiert: die Labia majora dominieren, der Hymenalbereich ist gut durchblutet, dick, wulstig, dehnbar und kaum verletzlich, vaginale Sekretion kommt häufig vor
- Zudem oftmals Mammaschwellung, hier teils erst nach Monaten Rückbildung
- Anschließend Minipubertät: Individuell lange Zeit mit fluktuierenden Gonadotropinen und wechselndem Östrogeneinfluss
- Anschließend hormonelle Ruhephase: Große Labien werden von den kleinen überragt, wenig Fettpolster, Hymen dünn, durchscheinend und glattrandig mit teils sichtbaren kleinsten Gefäßen, leicht verletzlich
- Präpubertärer Östrogenanstieg → Hymen wieder dicker, wulstiger und matter, nicht mehr verletzlich, Form des Hymens vielfältig
- Beginn der Pubertät meist mit Beginn des Brustdrüsenwachstums (Thelarche), aber auch mit Pubarche möglich (Schambehaarung)
- Thelarche im Durchschnitt ab einem Knochenalter von 10,6 Jahren, die Menarche ungefähr 1,5–3 Jahre später

19.1.3 Untersuchungstechniken

- Grundsätzlich müssen alle Untersuchungen mit Ruhe und genügend Zeit durchgeführt werden. Dem Kind sollte bereits ab dem Kleinkindalter kurz erklärt werden, was der Pädiater untersuchen wird. Dabei, wenn möglich, die familiären Begriffe für den Genitalbereich verwenden bzw. von den Kindern erfragen
- Ziel der verschiedenen Untersuchungstechniken ist es, den Introitus vaginae, das Hymen inkl. Hymenalrand sowie den distalen Abschnitt der Vagina durch das geöffnete Hymen einsehen zu können (◘ Abb. 19.1)
- **Separation**: Kind liegt auf dem Rücken mit gespreizten Beinen, der Untersucher spreizt die Labia majora vorsichtig mit den Fingern zur Seite bzw. nach seitlich unten (◘ Abb. 19.2)
- **Traktion**: Kind liegt auf dem Rücken mit gespreizten Beinen, der Untersucher nimmt die Labia majora zwischen die Fingerspitzen und zieht diese vorsichtig nach vorne unten
- Knie-Brust-Ellbogen-Lage (erst bei kooperativem Kleinkind anwendbar): Kind kniet mit leicht gespreizten Beinen mit den Ell-

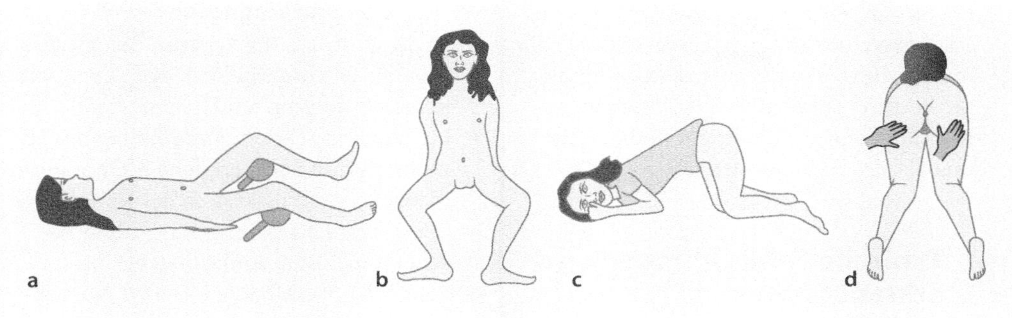

Abb. 19.1 Die 3 Lagen: **a** Kind liegt auf dem Rücken mit angehobenen und abduzierten Beinen (Steinschnittlage): **b** Kind liegt auf dem Rücken mit Füßen in Froschlage; **c**, **d** Kind in der Knie-Ellbogen-Lage mit gespreizten Beinen in Seitansicht und Aufsicht. [Aus: Weissenrieder N (2018) Kinder- und Jugendgynäkologie für die pädiatrische Praxis. Springer, Berlin Heidelberg]

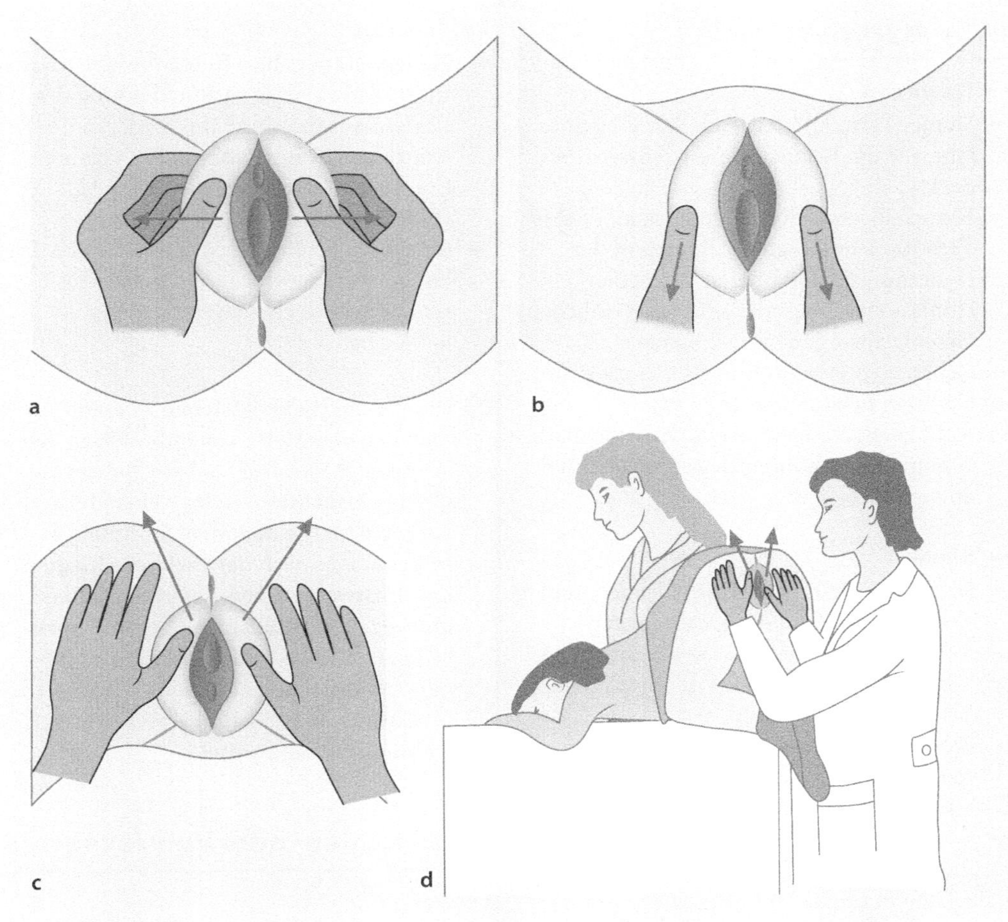

Abb. 19.2 **a** Separation in RL. **b** Traktion in RL. **c**, **d** Traktion in KnieBrustEllbogenLage. [Aus: Weissenrieder N (2018) Kinder- und Jugendgynäkologie für die pädiatrische Praxis. Springer, Berlin Heidelberg]

bogen auf der Liege und streckt das Gesäß nach oben, der Untersucher zieht die Labia majora diesmal nach oben seitlich. In dieser Position entfaltet sich das Hymen gemäß der Schwerkraft oft gut und der Hymenalsaum ist beurteilbar

19.2 Typische Fehlbildungen und Erkrankungen

Weiterfehende Informationen und Abbildungen finden Sie in: Weissenrieder N (2018) Kinder- und Jugendgynäkologie für die pädiatrische Praxis. Springer, Berlin Heidelberg

19.2.1 Hymenalatresie

▪▪ Definition

- Hymen (syn. Jungfernhäutchen): Hautfalte, die die Vaginalöffnung teilweise bedeckt
- Hymenalatresie: Kompletter membranöser Verschluss der Vagina (Unterform der Hemmungsfehlbildungen, bei denen Hohlräume/Gänge der inneren weiblichen Geschlechtsorgane verschlossen sind)
- Neben Hymen altus und Hymenalseptum häufigste Fehlbildung am Hymen
- Anomalien am Hymen sind meist isoliert, d. h. nicht mit höher gelegenen Fehlbildungen assoziiert

▪▪ Klinik

- Postpartal: Kein Fluor beim Neugeborenen → auch für andere Anlageanomalien
- Neugeborenenphase: Keine Beschwerden, Vorwölbung des Hymens durch Schleim in der Scheide (Mukokolpos)
- Pubertät: Primäre Amenorrhö mit rezidivierenden Unterbauchschmerzen bei sonst unauffälliger Pubertätsentwicklung
- Verspätete Diagnose: Hämatometra (Blutaufstau in Uterus), Hämatosalpinx (Blutaufstau in Eileitern) mit Gefahr der Verklebung der Tuben sowie der retrograden Entstehung einer Endometriose

▪▪ Ätiologie und Diagnostik

- In der Entwicklung kein physiologischer Durchbruch am Müller-Hügel, konsekutiv keine Perforation am Hymen
- Genitale Inspektion: Vorwölbung des Hymens als dünn ausgezogene Membran (bei Neugeborenen diskret, in der Pubertät meist deutlich), Menstruationsblut erscheint dahinter dunkelblau bis lila
- Sehr schlanke Mädchen → evtl. Vorwölbung des Unterbauchs
- Abdominelle Sonografie: Große Raumforderung im Unterbauch, glatt begrenzt, meist echoarmer homogener Inhalt (Hämatokolpos)

▪▪ Therapie

- Neugeborenenalter: Keine therapeutische Intervention nötig → Rückbildung der Schleimansammlung mit Sistieren der Östrogenwirkung, **aber** gute Dokumentation im Untersuchungsheft und Aufklärung der Eltern
- Operative Eröffnung ca. ein Jahr nach Thelarche: Kurznarkose, kreisrundes Ausschneiden des Hymens über einen Foley-Katheter

Unter einer Hymenalatresie versteht man den kompletten, membranösen Verschluss des Introitus vaginae. Bei der vaginalen Inspektion ist das Hymen teils vorgewölbt. Die operative Eröffnung erfolgt ein Jahr nach der Thelarche (Beginn des Brustwachstums). Bei früherer Diagnosestellung muss eine gute Dokumentation und Aufklärung der Eltern erfolgen, bei verspäteter Therapie erhöht sich die Rate an Komplikationen (Eileiterverklebung, Endometriose).

19.2.2 Labien- oder Vulvasynechie

▪▪ Definition

- Komplette oder partielle Verklebung der Labia minora bzw. der Vulvaränder

- Inzidenz 1,5–5 %, Prävalenz bis zu 38 %
- Häufigkeitsgipfel 3.–5. Lebensjahr, schon im Säuglingsalter möglich

Klinik
- Hauchdünne, durchscheinende Membran, die die Vulva verschließt
- Teilweise Nachträufeln bei Miktion oder abweichender Urinstrahl
- Ausnahmefälle: Obstruktion der Urethra mit Blasenerweiterung und Hydronephrose
- Bei 20–40 % Harnwegsinfekt, in etwa 20 % asymptomatische Bakteriurie
- Zusätzlich häufig Vaginitis oder Vulvovaginitis

Ätiologie
- Verklebung entsteht durch eine oberflächliche Entzündung im Bereich der Vulva in der östrogenarmen hormonellen Ruhephas
- Auslöser sind z. B. übertriebene Hygiene (Intimwaschlotionen, Feuchttücher) oder mangelnde Hygiene (Altersklasse der 3- bis 6-Jährigen mit falscher Miktionshaltung und Abwischtechnik, ▶ Abschn. 19.2.3)
- Selten durch lokal reizende Sportarten (Reiten) oder enge Kleidung

Diagnostik
- Lokalbefund i. d. R eindeutig
- Ausschluss systemische Erkrankung (z. B. Lichen sclerosus) bei weiterer Problematik bzw. bei Rezidiven

Therapie
- Nur bei eindeutig medizinischer Indikation therapiebedürftig (z. B. rezidivierende Harnwegsinfekte, rezidivierende Vulvovaginitiden)
- Lokale Applikation östriolhaltiger Salbe international empfohlen (alternativ kortisonhaltige Salbe), die Empfehlungen variieren zwischen 1- bis 3-mal täglich und zwischen 2–4(–8) Wochen Dauer
- **Cave**: Compliance der Mädchen oftmals schlecht, Rezidive in bis zu 40 %, bei längerer Anwendung durch Wirkstoffabsorption prämature Thelarche oder uterine Blutung möglich
- Anderer therapeutischer Ansatz z. B. bei rezidivierenden Vulvasynechien, komplettem Verschluss, Harnträufeln oder VUR: Eröffnung mittels Wattestäbchen unter Lokalanästhesie (gut im ambulanten Praxissetting möglich), anschließend als Rezidivprophylaxe lokal östriolhaltige Salbe 1-mal täglich über 2 Wochen

> **Eine Labien- bzw. Vulvasynechie, sprich die Verklebung der kleinen Labien bzw. Vulvaränder, wird oftmals zufällig durch die Eltern oder den Pädiater entdeckt. Auslöser ist eine oberflächliche Entzündung im östrogenarmen Milieu durch übertriebene oder mangelnde Hygiene. Es kann bei komplettem Verschluss zu Vulvovaginitiden, Harnwegsinfekten oder selten zu Hydronephrose kommen. Sofern keine medizinische Problematik besteht, ist keine therapeutische Maßnahme nötig. Bei symptomatischen Patienten gibt es zwei Therapieansätze: die lokale Applikation einer östriolhaltigen Salbe über einen gewissen Zeitraum durch die Eltern oder die Eröffnung der Synechie in Lokalanästhesie in der Praxis mit anschließender Lokalbehandlung über einen kürzeren Zeitraum durch die Eltern. Beide Verfahrensweisen bergen ein Rezidivrisiko.**

19.2.3 Vulvovaginitis und Vaginitis

- Häufigster Vorstellungsgrund in der kinder- und jugendgynäkologischen Sprechstunde bei Kindern vor der Pubertät

Definition
- Vulvitis: Erythem im Bereich der Vulva
- Vulvovaginitis: Rötung der Vulva und Vagina oder anhaltende Sekretion aus dem Introitus vaginae
- Die Ursachen der Vulvitis/Vulvovaginitis werden maßgeblich von dem Entwicklungsstand und dem Alter der Patientin beeinflusst

Klinik

- Fast immer auffällige Rötung im Bereich der Vagina und/oder der Vulva
- Meistens mit Schmerzen, Jucken, Brennen oder anderen Missempfindungen verbunden, teils auch leichte Blutungen durch Kratzen
- Häufig Ausfluss, je nach Ursache unterschiedlich in Geruch und Farbe (gelblich-grünlich bei Entzündung, blutig-eitrig mit üblem Geruch bei intravaginalem Fremdkörper, zusätzlich dann Unterbauchschmerzen)

Ätiologie

- Nicht ausreichende oder übertriebene Hygiene, chemische oder mechanische Irritationen, allergische Disposition, Fremdkörper, komplette Labiensynechie
- Nicht obligat pathogene Keime: Enterokokken/E. coli (50 %), Staphylokokken, Pseudomonas, Proteus mirabilis
- Spezifische Keime: A-Streptokokken (als Begleitvulvitis bei respiratorischen Infekten), Chlamydien, sexuell übertragene Infektionen (STIs)

Zur richtigen Einordnung ist das Alter des Kindes von besonderer Bedeutung, da altersspezifische Faktoren die Ursachen der Beschwerden meist gut eingrenzen lassen. Besonderen Einfluss auf die mögliche Besiedlung mit den unterschiedlichen Erregern hat der entwicklungsabhängige Östrogenisierungsgrad:

- Ab Geburt bis ca. 2. Geburtstag (Genital noch östrogenisiert): Spezifische Erreger wie β-Streptokokken (vertikal von Mutter auf Kind übertragen)
- Windelalter (lokal feucht-warmes Klima): Häufig Infektionen mit Candida albicans, manchmal auch Staphylokokken
- Hormonelle Ruhephase ab ca. 3. Lebensjahr: Aufgrund der fehlenden Östrogenisierung i. d. R. nie Pilzinfektionen sondern unspezifische Infektionen mit unterschiedlichen Erregern, meistens Enterokokken/E. coli

19

In der sog. hormonellen Ruhephase ab ca. dem 3. Geburtstag bis zur Pubertät sind aufgrund von Östrogenmangel Pilzinfektionen der Vulva/Vagina ausgeschlossen! Ausnahmen kommen vor bei Immunsuppression, langdauernder antibiotischer Behandlung, hochdosierter Steroidtherapie oder Diabetes mellitus.

Exkurs Miktionsverhalten

Bei normalen Toilettenbrillen taucht das kindliche Gesäß unter die Sitzhöhe ein, eine Spreizung der Oberschenkel und somit der Schamlippen wird verhindert und der Urin benetzt die ganze Vulva. Die kindlichen Füße reichen nicht bis zum Fußboden, das Mädchen muss sich mit beiden Händen abstützen. Wenn am Ende des Wasserlassens der Urinstrahl schwächer wird, fließt Urin entsprechend der Schwerkraft retrograd in die Scheide. Da sich die Mädchen beidhändig abstützen müssen, können sie die Urinreste nicht abtupfen. Nach dem Aufstehen fließt der Urin aus der Scheide in den Scheidenvorhof und verbleibt zwischen den Labia majora. Oftmals entleeren die Mädchen die Blase auch nicht vollständig und es tropft beim Aufstehen etwas nach. Durch den Urin kommt es zu einer Milieuveränderung, einem deutlichen Uringeruch sowie leichter zu Infektionen durch Bakterien des Urins oder des Stuhlgangs

Lösung: bis zu einer ausreichenden Sitzgröße des Kindes Verwendung eines Kindereinsatzes und eines Antritts für die Füße, alternativ Miktion mit Blick zur Wand (Sitzen mit einer 180°-Drehung auf der Toilette); durch beide Maßnahmen deutlich aufrechterer Sitz.

Diagnostik

- **Hinweise auf Hygienedefizit** (Vulvitis am häufigsten unspezifische Entzündung ausgelöst durch ein lokales Hygienedefizit)
  - Stuhlrückstände im Anogenitalbereich (z. B. interlabial, anal) bzw. in der Unterwäsche
  - Rückstände von abgeschilferten Hautzellen, Bakterien und Talgdrüsensekret interlabial sowie in den Falten des Präputiums clitoridis
  - Im Bereich der Vulva feucht-glänzende Hautareale (entspricht Urinresten), gelegentlich Uringeruch bei Untersuchung (v. a. adipöse Mädchen mit Fettansammlung im Bereich des Genitales und der Oberschenkel, die die Luftzirkulation einschränken und Hygieneverrichtungen erschweren)

- Lokalbefund
  - Hochrote, scharf begrenzte Erytheme perivulvär z. B. bei Infektion mit β-hämolysierenden A-Streptokokken
  - Hochrote, unscharf begrenzte, teils konfluierende Erytheme mit Schuppung perivulvär, häufig mit Übergreifen auf benachbarte Strukturen bei Infektionen mit Darmkeimen oder z. B. Candida (Windelalter oder ab Pubertät)
  - Eher blasse-rote, unscharf begrenzte Erytheme bei Erregern aus dem Fäkalspektrum
  - Hyperpigmentierung bzw. fehlende Pigmentierung v. a. perivulvär: pathognomonisch als Restzustand nach mehreren rezidivierenden Vulvitiden bzw. Vulvovaginitiden, bleiben zum Teil >**6Monate** bestehen
- Weitere Diagnostik
  - Ganzkörperuntersuchung, v. a. zum Ausschluss eines Infekts im Bereich der oberen Luftwege (Vulvitiden möglich als Begleitinfektionen von Allgemeinerkrankungen)
  - Schnelltest bei Verdacht auf A-Streptokokken
  - Vulvaabstrich bei Vulvitis: Nur in Ausnahmefällen bei Therapieversagen oder V. a. spezifische Erreger (viral, bakteriell, mykologisch)
  - Intravaginaler Abstrich erforderlich bei rezidivierenden Vulvovaginitiden: Ohne Berührung des Hymens aus dem hinteren Vaginaldrittel (zweite Person erforderlich für Separation/Traktion der Labia majora bis zur spontanen Öffnung des Hymens)
  - Vaginoskopie bei rezidivierenden Vulvovaginitiden zum Ausschluss Fremdkörper sowie bei allen vaginalen Blutungen
  - Klebestreifentest zum Ausschluss Oxyuriasis (Verdacht v. a. bei nächtlichem Juckreiz), Genitalbereich kann hierbei sekundär infiziert und gerötet sein

▪▪ Differenzialdiagnosen

- Sexueller Missbrauch ▶ Abschn. 19.2.5
- Masturbation ▶ Abschn. 19.2.5
- Allergische Vulvitis
- Atopische Dermatitis: Hautveränderungen meist auch in altersabhängigen Prädelektionsstellen wie Beugen (▶ Kap. 18)
- Lokale Reizung (Reiten, Radfahren)
- Vaginaler Fremdkörper

▪▪ Therapie

- Umfassende Aufklärung über Miktionshaltung und Abwischtechnik sowie Hygiene → in Abhängigkeit vom Verschmutzungsgrad nach dem Windelalter max. einmal täglich Säuberung des Genitals mit klarem Wasser; Intimwaschlotionen/Feuchttücher zerstören die natürliche Flora/Schutzschicht und sind daher kontraproduktiv
- Sitzbäder (Kochsalz, Gerbstoffe) → Cave: Um Austrocknung zu vermeiden max. einmal täglich über max. 2 Wochen, zusätzlich Pflege mit Emollenzien
- Bei älteren Mädchen ab ca. 5 Jahren evtl. ergänzend lokale, vaginale Therapie mit desinfizierenden Salben plus Östrogensalbe
- Ein alleiniger Nachweis von unspezifischen Erregern im Abstrich ist kein sicherer Hinweis für eine bakterielle Erkrankung und rechtfertigt daher primär keine lokale oder systemische antibiotische Therapie
- Bei ausgeprägter Vulvovaginitis → systemische antibiotische Therapie gemäß Antibiogramm
- Nachweis A-Streptokokken: systemische antibiotische Behandlung mit Penicillinen
- Nachweis von Wurmbefall: systemisch Antihelminthika

Die häufigste Ursache einer Vulvitis oder Vulvovaginitis liegt in einer unzureichenden Intimhygiene. Häufigste Fehldiagnose ist eine Pilzinfektion, die in der hormonellen Ruhephase (ca. 3. Lebensjahr bis Pubertät) praktisch nie vorkommt. Die Diagnose

wird klinisch gestellt, ein Abstrich ist selten erforderlich und sollte intravaginal entnommen werden. Die Therapie beginnt mit der Aufklärung über das korrekte Miktionsverhalten und die Hygiene. Sitzbäder und Pflegecremes können helfen, bei kooperativen Mädchen auch eine lokale intravaginale Therapie. Bei Infektion ist spezifischen Erregern oder ausgeprägten Befunden ist eine systemische antibiotische Therapie nach Antibiogramm zusätzlich durchzuführen. Bei jedem Befund im Genitalbereich sollte ein sexueller Missbrauch gedanklich ausgeschlossen werden.

19.2.4 Lichen sclerosus

▪▪ Definition und Ätiologie:

- Chronisch-entzündliche, schubweise verlaufende Hauterkrankung v. a. des Anogenitalbereichs
- Derzeitiges Verständnis: Überschießende Immunantwort auf einen oder mehrere nicht genau definierte Antigene (z. B. Viren/Bakterien oder Smegma/Urin), zudem genetische Prädisposition (familiäre Häufung)
- Spezifische histologische Veränderungen: Sklerose und Atrophie des subkutanen Binde- und Fettgewebes
- Zwei eindeutige Häufigkeitsgipfel: Mädchen präpubertär und Frauen in der Menopause
- Frauen:Männern = 6 bis 10:1 (**Cave**: Hohe Dunkelziffer bei Männern), Prävalenz bei Mädchen geschätzt 1:900
- Läsionen bei Erwachsenen potenziell prämaligne, im Kindesalter keine Entartungstendenz (gute Aufklärung hier nötig, Eltern durch Infos aus Internet oft hochgradig verunsichert)

▪▪ Klinik

- Hauptsymptom Juckreiz!
- Daneben auch Schmerzen, Brennen, Dysurie oder Blutungen
- Obstipation bei perianalem Befall

▪▪ Diagnostik

- Frühform: sog. „Furchen", unspezifisches Erythem und ausgeprägter Pruritus
- Porzellanartige Weißfärbung (anfangs einzeln, später flächig)
- Gefältelte, verletzbare, dünne Haut mit Erosionen, Fissuren und Einblutungen (**Cave**: Iatrogene Risse bei Untersuchung durch zu starke Separation/Traktion)
- 85–98 % im Anogenitalbereich, „achterförmige" Figur mit prominenten Bereichen perivulvär und perianal
- Spätfolgen: Auflösung der normalen Anatomie, Atrophie der Labia minora, Klitoris versteckt unter Narbengewebe, ggf. Stenosierung Vulva/Anus
- Schleimhaut von Vagina oder Rektum nie betroffen
- Teils sekundäre bakterielle Infektionen durch Kratzen
- Bei Kindern keine Biopsie! Ausnahme evtl. Frühstadium bzw. Therapieresistenz zur Sicherung oder Ausschluss der Diagnose

▪▪ Differenzialdiagnosen

- Sexueller Missbrauch, Trauma, Vulvovaginitis, Soor, Psoriasis, atopisches Vulvaekzem, allergische Hautreaktionen (Vaginalmykosen kommen präpubertär nicht vor!)

▪▪ Therapie

- Immer gute Hygiene und Vermeidung bzw. Abmilderung von Reizungen (Radfahren, Reiten, enge Kleidung)
- Emollenzien zur lokalen Pflege (z. B. Neribas/Deumavan)
- Clobetasol-Creme über 3 Monate: Woche 1–4 1-mal täglich dünn eincremen, Woche 5–8 jeden 2. Tag, Woche 9–12 2-mal/Woche (Off-Label-Use, aber leitliniengerecht)
- Alternativ: Tacrolimus 0,1 % über 3 Monate, Off-Label-Use
- Konsequente Behandlung von Superinfektionen

▪▪ Verlauf und Prognose

- Verläufe sind individuell unterschiedlich, oft schubartig

- Mögliche Triggerfaktoren: Lokale Belastungen (Infektionen, unzureichende Hygiene, Reibung); psychosomatische Belastungen/Stress
- Chronische Erkrankung, die auch durch eine adäquate Therapie nicht heilbar ist
- Konsequente Lokaltherapie mit ultrapotenten topischen Steroiden verhindert die weitere Ausbreitung und das Fortschreiten von Atrophien
- Beschwerden werden meist mit Beginn der Pubertät besser, bei subtiler Inspektion typische Hautveränderungen aber noch sichtbar
- Regelmäßige Kontrollen alle 3–6 Monate nötig, um Rezidive und Verschlechterungen zu erkennen

Lichen sclerosus ist eine chronische, schubweise verlaufende Hauterkrankung des Anogenitalbereichs. Hauptsymptom ist oftmals ein quälender Juckreiz. Die Haut zeigt u. a. typische weißliche Veränderungen (Blickdiagnose), aber auch Einblutungen und Einrisse (DD: Sexueller Missbrauch). Die Behandlung erfolgt mit ultrapotenten Kortikosteroiden lokal, Rezidive sind häufig.

19.2.5 Sexueller Missbrauch

▶ Abschn. 20.4

Definition und Prävalenz

- Sexuelle Handlung, die an oder vor einem Minderjährigen entweder gegen dessen Willen oder aufgrund von körperlicher, psychischer, kognitiver oder sprachlicher Unterlegenheit ohne dessen wissentliche Zustimmung vorgenommen wird
- Täter nutzen in besonderem Maße ein Macht- und Abhängigkeitsverhältnis aus
- WHO-Schätzung: ca. 18 Mio Minderjährige in Europa sind von sexueller Gewalt betroffen → in Deutschland pro Schulklasse mit 20 Kindern 1–2 Schüler (Dunkelziffer hierbei sehr hoch!)

Klinik

- Ein unauffälliges und unversehrtes Genitale schließt stattgehabte sexuelle Gewalt niemals aus! (Auch bei nachweislich sexuell missbrauchten Minderjährigen liegen bei über 90 % keine eindeutig nachweisbaren Verletzungen im Bereich des Genitals vor)
- Körperliche Symptome reichen von Bissspuren, Kratzern bis zu anogenitalen Einrissen und Verhaltensauffälligkeiten

Diagnostik

- Die Bedürfnisse des Kindes sind wichtiger als der Wunsch nach forensischer Aufklärung → Untersuchung stets ohne Druck, Zwang oder Überredung
- Abklärung sexueller Missbrauch beinhaltet weit mehr als die körperliche Untersuchung, deshalb nur durch dafür ausgebildete kinder- und jugendgynäkologische Ärzte bzw. eine spezialisierte klinische Einrichtung
- Zeitnah nach Missbrauchsgeschehen: Adäquate medizinische Versorgung und Asservieren forensischer Spuren (spezifische Kenntnisse über normale Entwicklung des weiblichen Genitale sowie Varianten und mögliche Differenzialdiagnosen nötig!), evtl. spezielle Dokumentationsbögen, Fotodokumentation (mit schriftlicher Erlaubnis der Sorgeberechtigten)
- Missbrauchsgeschehen bei Kindern >24 h zuvor (Jugendliche >72 h) und bei der Genitalinspektion keine Verletzung nachweisbar: →Untersuchung ohne Eile sorgfältig planbar
- **Cave**: Kein einziger Befund für sich genommen ist beweisend für einen Missbrauch
- Diagnostik nach Adams-Klassen I–III
  - Befunde, welche einen sexuellen Missbrauch sehr nahe legen (Klasse III): Alle akuten Verletzungen im äußeren Anogenitalbereich ohne plausible Anamnese, Erosionen, Abschürfungen, Petechien oder Hämatome am Hymen, Deflorationsverletzung (akute Hyme-

naleinrisse jeglicher Tiefe), ausgedehnte Hämatome im Genitalbereich, bis zum externen Analsphinkter reichende langstreckige perianale Einrisse, perianale Narben, Narben am posterioren Frenulum der Labia minora;
- Nach Ausschluss perinataler Übertragung: Nachweis von Gonokokken, HIV, Trichomonaden; >3. Lebensjahr Nachweis von Clamydien

▪▪ Differenzialdiagnosen

- (Vulvo)vaginitis, Obstipation, M. Crohn, Lichen sclerosus

▪▪ Vorgehen

- Bei Verdacht auf sexuelle Gewalt einfühlsam und gleichzeitig gelassen bleiben, Patienten ein Gefühl der Sicherheit vermitteln
- Fallmanagement bei Verdacht auf sexuellen Missbrauch gesetzlich geregelt als dreistufiges Verfahren (▶ Abschn. 20.4):
  1. Beratung von Eltern, Kindern/Jugendlichen bei gewichtigen Anhaltspunkten für eine Kindeswohlgefährdung (**Cave**: Akute Gefährdung des Kindes durch weiteren Missbrauch → vor Konfrontierung der Eltern muss der Schutz des Kindes sichergestellt sein!)
  2. Anspruch des Arztes auf Beratung zur Gefährdungseinschätzung durch eine insoweit erfahrene Fachkraft
  3. Befugnis zur Datenweitergabe an das Jugendamt, wenn ein Tätigwerden für dringend erforderlich erachtet wird

Es gibt kein 100 %ig sicheres Merkmal für einen sexuellen Missbrauch. Adams-Klasse-III-Befunde machen einen sexuellen Missbrauch sehr wahrscheinlich. Meistens erfolgt die Vorstellung mit einem solchen Verdachtsmoment in großem zeitlichem Abstand zum Ereignis, was einen Beweis unmöglich macht. Eine derartige Untersuchung benötigt immenses Feingefühl und eine ausreichend hohe Expertise des Untersuchers und sollte deshalb sorgfältig geplant werden.

19.2.6 Dysmenorrhö

▪▪ Definition

- Schmerzen in Zusammenhang mit der Regelblutung
- Häufigstes gynäkologisches Problem von jungen Mädchen nach der Menarche: Prävalenz 20–90 %

▪▪ Klinik

- Unterbauchschmerzen, Rücken- und Beckenschmerzen
- Allgemeinsymptome wie Übelkeit, Diarrhö, Kopfschmerzen, teils auch depressive Verstimmungen
- Variable Ausprägung: Teils nur gelegentliches, leichtes Ziehen im Unterbauch, teils regelmäßiges Fehlen in der Schule über mehrere Tage (**Cave**: sekundärer Krankheitsgewinn)

▪▪ Ätiologie

Primäre Dysmenorrhö

- Beginn kurz nach der Menarche
- Keine organische Ursache zu finden → nach Ausschluss einer Abflussbehinderung des Menstrualbluts oder einer Uterusmissbildung
- Vermehrte Ausschüttung von Prostaglandin F2α und Leukotrienen, dadurch schmerzhafte Uteruskontraktionen sowie Ischämieschmerzen durch Vasokonstriktion
- Menstruation ist selbst der Schmerzauslöser und zeigt Kennzeichen eines inflammatorischen Prozesses
- Psychosomatische Verstärkung möglich

Sekundäre Dysmenorrhö

- Beginn meist ein paar Jahre nach Menarche
- Auslöser sind organische Veränderungen oder Erkrankungen, z. B. juvenile Endometriose, Adnexitis, Myome, Fehlbildungen von Vagina, Zervix, Uterus, Divertikulitis oder Appendizitis

▪▪ Diagnostik

- Ausführliche Anamnese inkl. Schmerztagebuch und Familienanamnese (Korrela-

tion zu Menstruationsverhalten weiblicher Verwandter im Sinne einer innerfamiliären psychogenen Komponente)
- Körperliche Untersuchung und Sonographie (transabdominal oder transvaginal) zum Ausschluss Fehlbildung
- Labordiagnostik ggf. bei sekundärer Dysmenorrhö

Therapie
- Bei sekundärer Dysmenorrhö: Kausale Therapie, soweit möglich (Endometriose medikamentös mit Ovulationshemmern oder operativ, Appendizitis operativ, Adnexitis antibiotisch usw.)
- Bei primärer Dysmenorrhö Aufklärung über Ursachen
- Physikalische Maßnahmen: Ruhe, Wärme, Entspannung
- Phytotherapeutika: Agnus castus (Mönchspfeffer)
- Prostaglandinsynthesehemmer: Aspirin, Ibuprofen, Naproxen
- Hormonelle Therapie: Gestagene vom 16.–25. Zyklustag (z. B. Dydrogeston 10 mg)
- Bei Kontrazeptionswunsch: Gestagenbetontes orales Kontrazeptivum

Unter Dysmenorrhö versteht man Schmerzen im Zusammenhang mit der Regelblutung. Diese können zu einer ernstzunehmenden Einschränkung der Lebensqualität der betroffenen Patientinnen führen. In der Mehrzahl der Fälle findet sich kein organisches Korrelat → primäre Dysmenorrhö. Die Therapie besteht in Aufklärung, physikalischen Maßnahmen und gängigen Schmerzmitteln wie Ibuprofen oder Naproxen.

19.2.7 Hypermenorrhö und Menorrhagie

Definition
- Bei mehr als 80 % der Mädchen dauert die Menstruation 2–7 Tage, der durchschnittliche Blutverlust liegt unter 80 ml
- Hypermenorrhö: Blutverlust über 100 ml bei unauffälligem Zyklus
- Menorrhagie: Blutungsdauer mehr als 7 Tage

Klinik
- Erhöhte Anzahl der Blutungstage, vermehrte Frequenz des Binden-/Tamponwechsels (alle 1–2 h)
- Abgang von Blutkoageln
- Ggf. Müdigkeit, Blässe bei Blutungsanämie

Ätiologie
- Organische Ursache,. 80 %: Myome, Endometriose oder entzündliche Prozesse etc.
- Funktionell, ca. 15 %: Keine organische Ursache auffindbar
- Extragenital, ca. 5 %: Gerinnungsstörung etc.

Diagnostik
- Anamnese inkl. Familienanamnese (familiäre Blutungsneigung?)
- Gynäkologische und sonographische Untersuchung zum Ausschluss einer organischen Ursache
- Laboruntersuchung zum Ausschluss von Folgeerkrankungen (Eisenmangelanämie) und zur Ursachenforschung (von-Willebrand-Syndrom, Thrombozytenfunktionsstörungen)

Therapie
- Gausal bei organischer Ursache
- Gerinnungsstörung ggf. Gabe von Tranexamsäure
- Evtl. orales Kontrazeptivum, auch in Kombination mit Tranexamsäure
- Phytotherapeutikum: Agnus castus (Mönchspfeffer)

Eine Hypermenorrhö liegt vor, wenn der Blutverlust >100 ml bei ansonsten unauffälligem Zyklus beträgt. Als Menorrhagie bezeichnet man Blutungen länger als 7 Tage. Als Ursache liegt meist eine Organpathologie zugrunde (z. B. Endometriose).

Eine Gerinnungsstörung sollte u. a. bei positiver Familienanamnese ausgeschlossen werden. Bei manchen Mädchen kommt es zur ausgeprägten Eisenmangelanämie durch den erhöhten Blutverlust!

19.2.8 Polyzystisches Ovarialsyndrom

► Kap. 4

▪▪ Definition

- Komplexe endokrinologische Erkrankung mit Bedeutung für die spätere Fertilität
- 2 von 3 der folgenden Rotterdam-Kriterien bei Erwachsenen (aus dem Jahr 2003): Oligomenorrhö/Amenorrhö, klinische/biochemische Hyperandrogenämie, polyzystische Ovarien im Ultraschall: ≥12 Follikel von 2–9 mm Durchmesser, Volumen ≥10 ml, nur eingeschränkt auf Jugendliche anwendbar
  Bezeichnung polyzystisches Ovarialsyndrom irreführend, da Diagnose auch ohne polyzystische Ovarien möglich ist
- Erhöhtes Risiko für metabolisches Syndrom, Diabetes mellitus Typ II, Dyslipidämie und kardiovaskuläre Erkrankungen
- Prävalenz bis zu 10 %, ansteigende Inzidenz
- Evtl. bessere Subsummierung der verschiedenen Phänotypen unter funktionell androgenisierende Syndromen (FAS)

▪▪ Klinik

- Zyklusunregelmäßigkeiten, (sekundäre) Amenorrhö
- Kutane Androgenisierungserscheinungen: Seborrhö, Akne, Hirsutismus (männliches Verteilungsmuster der Behaarung, schon 4 Jahren vor der Menarche möglich), Haarausfall
- Acanthosis nigricans bei Insulinresistenz
- Ausgeprägte viszerale Adipositas (plötzlich auftretend ab Schul-/Jugendalter) mit Striae
- Anamnestisch: niedriges (SGA) oder sehr hohes Geburtsgewicht, prämature Thelarche/Adrenarche, frühe Pubertät, späte Menarche

Symptome teils physiologisch für Pubertät (Zyklusstörung, Akne), deshalb Beurteilung erst 2–3 Jahre nach der Menarche sinnvoll

▪▪ Ätiologie

- Ätiologie noch nicht vollständig geklärt
- Familiäre Häufungen kommen vor, wahrscheinlich führt Zusammenspiel genetischer und Umweltfaktoren zu verschiedenen Phänotypen
- Androgene führen zu Steigerung der LH- und Hemmung der FSH-Sekretion (LH-FSH-Quotient >2) → LH stimuliert wiederum die Androgenproduktion → Störung der Follikelreifung im Ovar (polyzystische Ovarien)
- Proinflammatorische Zytokine erhöht → stimulieren ovarielle Androgensynthese und fördern viszerale Adipositas
- Hyperinsulinämie mit Insulinresistenz auch ohne Adipositas, möglicherweise durch endogene Opiate

▪▪ Diagnostik

- Körperliche Untersuchung
  - Ganzkörperuntersuchung, Pubertätsentwicklung nach Tanner
  - Zeichen eines Hyperandrogenismus: Seborrhö, Akne, Hirsutismus (Einteilung Hirsutismus nach dem Ferriman-Gallwey-Index nach verschiedenen Körperbereichen)
  - Zeichen eines metabolischen Syndroms: Adipositas, Hypertonie, Acanthosis nigricans, erhöhter Taillenumfang (>80 cm)
- Sonographie
  - Am besten zwischen dem 3.–5. Zyklustag, sofern Zyklus vorhanden
  - Meist transabdominal, da aber Aussagekraft bei adipösen Mädchen eingeschränkt → besser transvaginal (auch vor erstem Geschlechtsverkehr möglich!)

- Ovarien: Mehr als 12 Follikel/Ovar mit Follikeldurchmesser von 2–9 mm, Ovarvolumen >10 ml, perlschnurartige, randständige Aufreihung der Follikel unter der Theka
  - DD: Physiologisch vergrößerte Ovarien mit multiplen Follikeln
  - Nierenultraschall zum Ausschluss hormonbildender Tumor der Nebennieren
- Labordiagnostik
  - Basiswerte: Blutbild, Leberwerte, Elektrolyte, Nierenwerte
  - Nüchternlipidstatus mit Cholesterin, Triglyceriden, HDL, LDL, Lipoprotein A
  - LH, FSH, Prolaktin, Östradiol, freies Testosteron (↑), SHBG (↓, freier Androgenindex berechenbar), Androstendion (↑), DHEAS (↑), 17-Hydroxyprogesteron (Ausschluss Late-onset-AGS), TSH
  - Nüchternblutzucker (hochnormal) und Insulin
  - Erstdiagnose: Oraler Glukosetoleranztest (oGTT) sinnvoll, wenn initial unauffällig alle 1–2 Jahre wiederholen (Durchführung: 3 Tage kohlenhydratreiche Kost (>150 g/Tag), anschließend mindestens 10 h fasten, dann 1,75 g Glukose/kgKG (max. 75 g) trinken, Glukose und Insulin bei körperlicher Ruhe initial sowie nach 30, 60 und 120 min messen)

▪▪ Differenzialdiagnosen

- Cushing-Syndrom, M. Cushing
- Weitere hyperandrogenämische Erkrankungen wie Late-onset AGS, hormonproduzierende Tumoren von Ovarien/Nebennierenrinde, kongenitale adrenale Hyperplasie
- Sekundäre Amenorrhö durch Essstörungen, Leistungssport, Stress, Körperbildstörungen und psychische Erkrankungen (hypothalamisch)
- Sekundäre Amenorrhö durch hypophysäre Störungen (Prolaktinom)
- Sekundäre Amenorrhö durch Ovarinsuffizienz bei Ullrich-Turner-Syndrom, Gonadendysgenesie, primärer Ovarialinsuffizienz
- Endokrine Amenorrhön durch Autoimmunthyreoiditis, Schilddrüsenerkrankungen, Adipositas, Diabetes mellitus

▪▪ Therapie

- Ziele:
  - Präventiv: Schutz der Fertilität bzw. vor Diabetes mellitus Typ 2
  - Symptomorientiert: In Abhängigkeit vom FAS-Stadium Regulation des Zyklus, Verbesserung von Hirsutismus und Akne
- Primär: Gewichtsreduktion durch Nahrungsumstellung und sportliche Betätigung, Änderung des Lebensstils mit Einbeziehung der Familie!
- Psychotherapie bei Störung des Körperbildes, niedrigem Selbstwertgefühl, depressiven Störungen und Anpassungsstörungen
- Kombinierte orale Kontrazeptiva (Pille) mit antiandrogenem Gestagen (Dienogest, Drospirenon, Chlormadinonacetat oder Cyproteronacetat) verhindern Fortschreiten von Hirsutismus, verbessern Akne und regulieren den Zyklus
- Alternative: Kontrazeptiva mit 17-β-Estradiol (günstiger Effekt auf Knochen, kardiovaskuläres System und metabolischen Stoffwechsel)
- Medikamente im Langzyklus für Supprimierung der ovariellen Androgenproduktion
- Kein Verhütungswunsch: Präparate mit Estradiolvalerat und einem Gestagen
- Ausgeprägter Hirsutismus: Dermatologische Therapie mit Laser, evtl. medikamentös
- Akne: Dermatologische Therapie
- Metabolisches Syndrom: Insulinsensitizer Metformin (Off-Label-Use) senkt Insulinspiegel, LDL, Triglyceride, Gewicht und Blutdruck, hemmt ovarielle und adrenale Androgenbildung

Als polyzystisches Ovarialsyndrom (PCOS) wird eine komplexe endokrinologische Erkrankung bezeichnet, die mit Oligo- oder Amenorrhö, klinischer und/oder biochemischer Hyperandrogenämie und/oder polyzystischen Ovarien einhergeht. Besondern problematisch ist das erhöhte Risiko für ein metabolisches Syndrom mit Adipositas, Insulinresistenz bzw. Diabetes mellitus Typ 2 und Dyslipidämie. Die Diagnostik stützt sich auf die körperliche Untersuchung sowie Sonographie und Laborwerte. Sinnvoll ist eine multimodale Therapie, im Vordergrund steht hierbei die Gewichtsreduktion und evtl. eine hormonelle Therapie.

19.3 Sexuell übertragbare Infektionen (STI)

- STI sind Erkrankungen durch Bakterien, Viren, Pilze oder Protozoen
- Direkte Übertragung von Mensch zu Mensch bei sexuellen Kontakten
- Symptome betreffen überwiegend die Genitalorgane, Infektionen sind häufig aber auch symptomlos
- Häufig deshalb späte Diagnose mit Gefahr der bleibenden Beeinträchtigung bei Nichtentdeckung
- STI sind vermeidbar (teils Impfung, meist Kondom), diagnostizierbar und großteils gut behandelbar
- Bei allen STI ist eine Partnertherapie sinnvoll
- Meldepflichtigkeit: Gonorrhö seit 2001 nicht mehr meldepflichtig, Chlamydien nicht meldepflichtig, Syphilis anonym meldepflichtig, HIV, Hepatitis B und C namentlich meldepflichtig
- Vor allem bei Jugendlichen nehmen STI zu; Risikofaktoren: Niedriges Alter beim ersten Geschlechtsverkehr, relativ hohe Anzahl der Sexualpartner, Nichtgebrauch von Kondomen, analer bzw. oraler Geschlechtsverkehr

Im Folgenden wird nur auf eine Auswahl an STI eingegangen, die zu den häufigsten gehören.

19.3.1 Chlamydien

- Gramnegative Bakterien, die sich als Parasiten nur innerhalb einer Wirtszelle vermehren
- Serotypen D bis L mit verschiedenen Symptomen
- Gehören weltweit zu den häufigsten Erregern von STI und Urogenitalinfektionen → Aufklärung und Screening bei allen Jugendlichen spätestens nach, besser vor erstem Geschlechtsverkehr erforderlich
- **Klinik**: Inkubationszeit 1–3 Wochen, teils asymptomatischer Verlauf, aber auch Menorrhagie, wässriger bis gelblich-klebriger Fluor, Dysurie, Dyspareunie, Unterbauchschmerzen, Zervizitis, Adnexitis, Sterilität (bei unerfülltem Kinderwunsch → Chlamydiendiagnostik erforderlich)
- **Diagnostik**: Abstrich, PCR aus Urin (bei Mädchen/Frauen von 15–25 Jahren mit Kontrazeptionswunsch ist jährliches Screening Kassenleistung)
- **Therapie**:
  - Kinder <13 Jahre: Erythromycin 50 mg/kg/KG 7 d
  - Jugendliche: Doxycyclin 200 mg/d 7–14 d, Azithromycin 1 g/d 7–14 d
- **Prävention**: Kondom

19.3.2 Herpes

- Prävalenz: Unklar
- Herpes simplex Virus Typ I und II im Genitalbereich zu finden!
- Übertragung fast nur durch engen Hautkontakt und Verletzung Haut/Schleimhaut, Bläschen hoch infektiös
- Viren verbleiben im Körper, Rezidive häufig
- **Klinik**: Multiple stecknadelgroße Bläschen z. T. mit Ulzera, schmerzhafte Schwellung der Vulva, Dysurie, Dyspareunie, Fieber

- **Diagnostik**: PCR
- **Therapie**: Aciclovir lokal, systemisch p.o. oder i.v.
- **Prävention**: Kondom

19.3.3 HPV

- DNS-Viren, ca. 200 Typen mit strenger Wirtsspezifität, ca. 30 Typen befallen selektiv die menschliche Anogenital-Schleimhaut
- Unterteilung anhand der kanzerogenen Pathogenität in High-risk- und Low-risk-Typen
- Low-risk-HPV-Typen führen zu
  - Condylomata acuminata (Typen 6 und 11 in ca. 95 % der Fälle) → Blumenkohlartige Warzen im Bereich der Vulva, Anus, Vagina
  - Verrucae plantares und vulgares
- Highrisk HPV-Typen führen zu dysplastischen Veränderungen der Zervix (intraepitheliale Neoplasien) und der übrigen anogenitalen Mukosa, Karzinomentstehung über 10–15 Jahre möglich
- Ansteckung durch direkten Hautkontakt, Geschlechtsverkehr, kontaminierte Gegenstände, Schmierinfektionen (Hautläsion nötig)
- **Diagnose**: Klinisch, ggf. Essigsäuretest, selten Histologie oder DNA
- **Verlauf**: Hohes Risiko sexueller Übertragung, häufig spontane Remission, Persistenz über mehrere Jahre möglich, maligne Transformation der High-risk-Typen kann bereits nach wenigen Jahren auftreten
- **Therapie**: Extern Podophyllotoxin (z. B. Condylox), Imiquimod (z. B. Aldara), Trichloressigsäure, Polyphenon (Grünteeextrakt Veregen); operativ: Laser, Kryotherapie, Elektrochirurgie
- **Prävention**
  - STIKO empfiehlt die Impfung gegen humane Papillomviren (HPV 16 und 18) für alle Mädchen von 9–17 Jahren
  - Die STIKO hat ihre Empfehlung, Jungen zwischen 9–14 Jahren gegen HPV zu impfen, im Epidemiologischen Bulletin 26/2018 veröffentlicht, zusammen mit der wissenschaftlichen Begründung für diese Entscheidung. Zusätzlich erscheint ein RKI-Ratgeber zu HPV im Epidemiologischen Bulletin 27, online bereits verfügbar
  - Seit April 2016 neben den Impfstoffen Cervarix (HPV 16 und 18) und Gardasil (HPV 6, 11, 16, 18) neunvalenter HPV-Impfstoff Gardasil 9 (zusätzlich 31, 33, 45, 52, 58) verfügbar
  - Begonnene Impfserie sollte möglichst mit dem gleichen HPV-Impfstoff vervollständigt werden
  - Gardasil 9: Alter 9 bis einschließlich 14 Jahren zum Zeitpunkt der ersten Impfung: zweimalige Impfung (0 und 6 Monate), ab 15 Jahren dreimalige Impfung (0, 2 und 6 Monate)
  - Impfung mit 2/3 Dosen sollte vor dem ersten Geschlechtsverkehr abgeschlossen sein
- Wichtig in der Aufklärung: Weiterhin Früherkennungsuntersuchungen zum Gebärmutterhalskrebs notwendig!

19.3.4 Weitere STI

- Soor (Candida albicans/glabrata)
- Streptokokken
- Aminkolpitis (Hämophilus vaginalis)
- Gonorrhö
- Syphilis
- Trichomonaden
- HIV (▶ Kap. 9)
- Parasiten (Trichomonaden, Skabies, Läuse)
- Gardnerella vaginalis, Mykoplasmen und Anaerobier
- Hepatitis B und C

19.4 Kontrazeption

Grundlagen und Ziele

- Eine kompetente kontrazeptive Beratung ist die Grundlage zur Verhütung von un-

gewollten Schwangerschaften und sexuell übertragbaren Erkrankungen
- Wichtig auch für selbstbestimmte Sexualität und somit Schutz vor sexueller Ausbeutung
- Grundsätzlich: Beratung mit Respekt, Einfühlsamkeit und ausreichend Zeit, dabei aktuellen Wissenstand und subjektive Vorstellungen eruieren
- Belehrung und Konfrontation vermeiden
- Geschlechtsverkehr unter 14 Jahren in Deutschland ist entgegen landläufiger Meinung weiterhin eine Ausnahme!

▪▪ Anforderung an kontrazeptive Methoden
- Hohe Sicherheit der angewendeten Methode = niedriger Pearl-Index (durch Studien ermittelt; Wert gibt an wie viele von 100 Frauen in einem Jahr bei korrekter Verwendung einer Verhütungsmethode schwanger werden)
- Einfache Anwendung und Handhabung
- Subjektiv geringe Nebenwirkungen, objektiv geringe Schädlichkeit
- Akzeptanz im Umfeld der Jugendlichen (Peers, Familie, soziales Umfeld)
- Berücksichtigung individueller Faktoren (Akne, Adipositas, chronische Erkrankungen, usw.)

▪▪ Rechtliche Situation
- <14 Jahren: Patientin gilt rechtlich als nicht einwilligungsfähig, Zustimmung der Eltern i. d. R. erforderlich, in Ausnahmefällen (Einzelfälle) nach kritischer Prüfung und sorgfältiger Dokumentation Verordnung möglich. Patientin exakt aufklären
- 14–16 Jahre: Zunehmende Stärkung des Selbstbestimmungsrechts, Einwilligungsfähigkeit kritisch prüfen und dokumentieren; dann auch alleinige Einwilligung in Verordnung möglich, gesetzlichen Vertretern steht i. d. R. ein Recht auf Information zu, jedoch unter Beachtung der ärztlichen Schweigepflicht
- ≥16 Jahren kann eine Einwilligungsfähigkeit vorausgesetzt werden
- Alle hormonellen Kontrazeptiva inkl. Notfallkontrazeption müssen bei gesetzlich versicherten Jugendlichen bis zum 20. LJ auf ein Krankenkassenrezept verordnet werden (ab dem 18. LJ Zuzahlungspflicht), privat versicherte Jugendliche bekommen Kosten nicht erstattet!

▪▪ Prädiagnostik
- Jeder Kinder- und Jugendarzt kann Kontrazeptiva verordnen
- Routinemäßige gynäkologische Untersuchung mit Zytologie von Zervixzellen (PAP-Abstrich) frühestens 2 Jahre nach Aufnahme des Geschlechtsverkehrs sinnvoll
- Eigenanamnese: Nikotin, Alkohol, Adipositas, chronische oder thromboembolische Erkrankung, STIs, Alter des Partners, ggf. Anzahl der Sexualpartner
- Familienanamnese: Ungewöhnliche Thrombosefällen <50. LJ (Herzinfarkt, Lungenembolie, Hirninfarkt usw.), Häufung von Thrombosefällen >50. LJ bei Eltern, Großeltern, Geschwistern, Onkeln, Tanten, kardiovaskuläre Erkrankungen bei Eltern <45. LJ
  → bei eindeutigen anamnestischen Risiken weitergehende Abklärung sinnvoll: Faktor-V-Leiden-, Prothrombin-, MTHFR-Mutation, AT-III-, Protein-C- und Protein-S-Mangel, Homocystein, evtl. Einzelfaktoren
- Erstuntersuchung Mädchen: Blutdruck, Größe, Gewicht

> **Die Anwendung von hormonellen Kontrazeptiva muss mit der Anwendung eines Kondoms ergänzt werden um sexuell übertragbare Infektionen (STI) zu verhindern/vermeiden!**

19.4.1 Hormonelle Kontrazeption

19.4.1.1 Kombination von Östrogenen und Gestagen (Mikropille, Nuvaring, Pflaster)

- **Wirkmechanismus**: Verminderung der Sekretion von LH/FSH aus Hypophyse, Unterdrückung der Ovulation, keine volle sekretorische Transformation des Endometriums im Uterus (erschwerte Nidation/Implantation), verdickter Schleimpfropf an Zervix
- Mikropille ist Verhütungsmittel der 1. Wahl in Kombination mit Kondom
- Sehr sicher bei korrekter täglicher Einnahme (Pearl-Index 0,2–2), zusätzlich positiver Effekt auf Blutungsstörungen, Dysmenorrhö, Akne, PCO-Syndrom, Endometriose
- **Cave**: Erhöhtes Thrombose- und Embolierisiko, ansonsten Zwischenblutungen, Übelkeit oder Brustspannen
- **Kontraindikationen**: Schwere Herzkrankheiten und Herzfehler, Thromboembolie, Lebererkrankungen, Diabetes mit Mikroangiopathie, Migräne mit Aura
- Mikropillen unterscheiden sich im enthaltenen Östrogen (Ethinylestradiol oder Estradiolvalerat) und Gestagen (androgene oder antiandrogene Partialwirkungen)
- Einnahmeschemata meist 21 Tage Einnahme und 7 Tage Pause
- Für Jugendliche ist aufgrund des geringeren Thromboserisikos eine Kombination von Ethinylestradiol und Levonorgestrel empfohlen, die Östrogendosis sollte nicht zu niedrig gewählt werden, um eine ausreichende Zyklusstabilität zu erreichen
- Langzyklus bei speziellen Indikationen möglich (z. B. Eisenmangelanämie bei Hypermenorrhö)
- **Cave**: Verminderte Wirkung bei Einnahmefehlern (Abstand oder Pause zu lang, Erbrechen, Durchfall, Einnahme von z. B. Antiepileptika, Johanniskraut, bestimmten Antibiotika)
- **Wichtig bei der Beratung**: Die „Pille" macht nicht dick, ist gut verträglich, ist sicher, verursacht keinen Krebs, macht nicht unfruchtbar, kann in den ersten Zyklen Schmier-, Zwischenblutungen oder verstärkte Blutungen verursachen; zudem Verhalten bei vergessener Pille ansprechen (Beipackzettel!)
- Alternative bei fehlender Compliance: Nuvaring = „Hormonring" in Scheide für 3 Wochen gefolgt von 1 Woche Pause, Hormonpflaster Evra in selbem Zyklus, Langzyklus mit Pille

19.4.1.2 Gestagenmonopräparate

- Alternative bei Östrogenkontraindikationen
- Herkömmliche Präparate: Keine Hemmung der Ovulation, Viskosität des Zervixschleims erhöht, zudem Nidationshemmung
- **Cave**: Häufig Blutungsstörungen (Zwischen- und Schmierblutungen)
- Minipille: Einnahme ohne Pause zur gleichen Tageszeit, Pearl-Index 0,5–3
- Hormonspirale Mirena oder Jaydess: Pearl-Index 0,2, Blutungsdauer- und stärke reduziert, complianceunabhängig, Verhütung max. 5 Jahre; Nachteil: Invasiver Eingriff mit möglichen Komplikationen, Kosten
- Subkutanes Langzeitimplantat Implanon: Pearl-Index 0,08, complianceunabhängig, Verhütung max. 3 Jahre, geringes Thromboserisiko, Nachteile: Blutungsstörungen, invasiver Eingriff, Kosten
- „Neue Minipille" (Progestin only pill, POP): Enthält Desogestrel, hier zusätzlich Ovulationshemmung! Pearl-Index 0,4, vergleichbar mit der Mikropille; Einnahmezeitpunkt variabler als herkömmliche Minipille

19.4.2 Nichthormonelle Kontrazeption

- Kondom: Einziges Verhütungsmittel zum Schutz vor sexuell übertragbaren Krankheiten! einziges Verhütungsmittel für Jungs,

Versagerrate 1–10 %, abhängig von richtiger Beratung und Übung in der Anwendung

- Kupferspirale: Störung der Spermium-Eizell-Interaktion, Verhinderung der Nidation, Verhütung max. 5 Jahre, auch geeignet bei Thrombophilie, Migräne mit Aura, Einnahme von enzyminduzierenden Medikamenten
  Nachteil: Verstärkte, schmerzhafte Blutungen, invasiver Eingriff mit möglichen Komplikationen, Kosten

19.4.3 Postkoitale Verhütung („Pille danach")

- Wirkmechanismus „Pille danach": Eireifung wird gehemmt und der Eisprung dadurch nach hinten verschoben, um die Überlebensdauer der Spermien zu überbrücken (▣ Tab. 19.1)
- Alternative: Kupferspirale oder -kette (▶ Abschn. 19.4.2)
- Seit März 2015 bekommen Mädchen auch ohne Rezept die „Pille danach" in der Apotheke, bei Mädchen <14 Jahren sind Apotheker dazu angehalten Patientin zum Arzt zu schicken
- Mädchen bis 20 Jahre können die „Pille danach" direkt in Apotheke kaufen, die Kosten übernehmen die Krankenkassen aber nur bei Rezeptur durch einen Arzt

Auch als Kinder- und Jugendarzt muss man über das Thema Kontrazeption Bescheid wissen. Das Mittel der ersten Wahl unter Berücksichtigung der individuellen Kontraindikationen ist die hormonelle Verhütung mit der (Mikro)pille, die Östrogen und Gestagen enthält. Alternativen sind Gestagenmonopräparate. Der einzige Schutz vor sexuell übertragbaren Erkrankungen ist das Kondom, das immer in Kombination mit hormoneller Kontrazeption angewendet werden sollte.

▣ **Tab. 19.1** Überblick über postkoitale Verhütungsmethoden

	ellaOne	PiDaNa	GyneFix
Wirkstoff	Pille danach mit 30 mg Ulipristalacetat	Pille danach mit 1,5 mg Levonorgestrel	Kupferkette oder -spirale
Wirksamkeit (abhängig von Zeitpunkt der Einnahme)	Ca. 75–84 %	Ca. 55–60 %	Ca. 99 % (konstant)
Wie lange anwendbar nach ungeschütztem Sex	Bis max. 120 h	Bis max. 72 h	Bis max. 120 h
Nebenwirkungen	Kopfschmerzen, Übelkeit, Erbrechen, Bauchschmerzen	Kopfschmerzen, Übelkeit, Erbrechen, Bauchschmerzen	Blutungsstörung, Schmerzen

Sozialpädiatrie

Ute Thyen, Rüdiger von Kries und Hans G. Schlack

C. Papan, L. T. Weber (Hrsg.), *Repetitorium Kinder- und Jugendmedizin*,
https://doi.org/10.1007/978-3-662-56790-6_20

20.1 Soziale Faktoren und „Neue Morbidität"

- Neben der Behandlung akuter und chronischer Erkrankungen ist „die neue" Morbidität ein wichtiger Schwerpunkt der Kinder- und Jugendmedizin – insbesondere in der Praxis – geworden
- **Neue Morbidität**: Komplexe Zusammenwirken von meist chronischen Gesundheitsstörungen, psychosozialen Belastungen und sekundären Entwicklungsstörungen; wird der Sozialpädiatrie zugeordnet, weil viele dieser Krankheiten eine soziale Ursache haben bzw. soziale Faktoren bei der Krankheitsbewältigung von entscheidender Bedeutung sind

20.1.1 Soziale bzw. Bedingungsgeflechte als Ursache

▪▪ Kindliche Faktoren

- Angeborene Fehlbildungen und Erkrankungen, oft kombiniert mit Frühgeburtlichkeit, die die Versorgung des Kindes durch die Eltern erschweren
- Kinder (drogen)abhängiger Eltern könnten bereits intrauterin geschädigt (z. B. Alkohol, Entzugssyndrom bei Opiaten) sein. Die Abhängigkeit und deren Komorbiditäten können die Eltern so überfordern, dass sie ihren Kindern nicht mehr gerecht werden
- „Schwieriges Temperament" mit Symptomen von Regulationsstörungen wie exzessives Schreien, Schlaf- und Fütterstörungen können das soziale Umfeld – hier die Eltern – schlicht überfordern. Im ungünstigsten Fall kommt es zur Misshandlung
- **Bindungsstörungen**: Im Idealfall gelingt eine sichere Mutter-Kind Bindung. Scheitern kann diese durch Besonderheiten des Kindes, Merkmale der Persönlichkeit der Mutter (mangelnde Feinfühligkeit oder Responsivität) oder widrige Rahmenbedingungen

▪▪ Lebensumfeld Familie

- Armut, insbesondere in Familien mit vielen Kindern und bei Alleinerziehenden, betrifft in Deutschland das Lebensumfeld von mehr als 15 % aller Kinder. Die Armut muss nicht so ausgeprägt sein, dass die Ressourcen für die basalen Bedürfnisse nicht ausreichen. Ebenso kann eine erlebte Ausgrenzung durch Armut belasten, wenn diese die Möglichkeiten der sozialen Partizipation einschränkt
- Psychisch kranke Eltern können mit ihrer Krankheit so gefordert werden, dass sie die Bedürfnisse ihrer Kinder nicht wahrnehmen bzw. diesen nicht gerecht werden können
- Chronische Erkrankungen und Behinderungen eines Kindes, Elternteils oder anderer Familienangehöriger verlangen besondere Anpassungsleistungen des gesamten Familiensystems. Das Gesundheitssystem stellt die medizinisch-professionelle Versorgung sicher – die psychosoziale Versorgung ist mitunter defizitär wegen mangelnder Vernetzung der verschiedenen Hilfesysteme

▪▪ Weiteres Lebensumfeld

- Leben in Quartieren mit geringen Ressourcen und benachteiligender Infrastruktur, die es nicht nur in einigen Großstädten gibt, kann die soziale Teilhabe einschränken
- Die chemische Umwelt in Deutschland hat sich gemessen an der Schadstoffbelastung in den letzten Jahrzehnten deutlich verbessert. Individuell können aber kritische Grenzwerte überschritten werden. Bei vielen Substanzen ist das Potenzial für gesundheitliche Schäden unzureichend bekannt
- Lärmbelastung im Wohnumfeld, aber auch in Kindertagesstätte und Schule, kann zu chronischen Stresssymptomen führen

- Die weite Verbreitung elektronischer Medien brachte neue Risiken, die von der Computerspielsucht über Gewaltdarstellungen bis zum Mobbing im Netz reichen

Während einzelne oder eine geringe Zahl dieser sozialen Risikofaktoren meist noch kompensiert werden können, z. B. durch Bindung an eine warmherzige, feinfühlige und responsive Bezugsperson, oder andere Faktoren, die die Entwicklung einer resilienten kindlichen Persönlichkeitsstruktur begünstigen, können viele Risikofaktoren nicht mehr ausgeglichen werden und die Kinder überfordern (Risiko-Ressourcen-Modell)

20.1.2 Neue Morbidität als sozialpädiatrische Herausforderung

Die spezielle **therapeutische Expertise** der Sozialpädiatrie wurde insbesondere in den sozialpädiatrischen Zentren entwickelt. Dabei stand anfangs neben der differenzierten Diagnostik die frühe Rehabilitation für Kinder mit Entwicklungsstörungen und neurologischen Erkrankungen im Zentrum. Zunehmend zeigt sich, dass auch Kinder und Jugendliche mit anderen chronischen Gesundheits- oder Entwicklungsstörungen Bedarf für eine familienorientierte, entwicklungsbezogene multiprofessionelle Diagnostik und Therapie haben. Eine zunehmende Herausforderung ergibt sich durch immer mehr Kinder mit Migrationshintergrund und die Erfordernisse eines kultursensiblen Umgangs mit diesen Familien.

20.1.3 Epidemiologische Grundlagen chronischer Gesundheitsstörungen

Der Begriff „Neue Morbidität" suggeriert etwas qualitativ Neues. Dies ist nicht richtig. Neu ist die zunehmende Häufigkeit von Erkrankungen, die der „neuen Morbidität" zugeordnet werden können. Die Annahme der zunehmenden Häufigkeit chronischer Gesundheitsstörungen beruht auf Zeitreihen (jährlich wiederholte Erhebung der Prävalenz). Die Zunahme der Prävalenz kann verschiedene Ursachen haben: Neue, verbesserte Diagnosekriterien, eine höhere Sensibilität der Ärzteschaft für eigentlich evidente, aber zuvor nicht wahrgenommene Symptome oder eine tatsächliche Zunahme der Prävalenz. Eine Zunahme der tatsächlichen Prävalenz kann bei unveränderten Heilungsraten und Überlebenswahrscheinlichkeit der Erkrankten als Hinweis für ein erhöhtes Krankheitsrisiko gelten.

Sicher belegt ist die Zunahme der Adipositas-Prävalenz in Deutschland. Da Länge und Gewicht als Grundlage der Berechnung des BMI, über welchen in den meisten Studien Adipositas definiert wird, einfach gemessen werden kann, sind Fehler bei der Prävalenzerfassung weitgehend ausgeschlossen. So konnte anhand von Musterungsuntersuchungen der Geburtskohorten von 1970–1979 gezeigt werden, dass sich die Häufigkeit von Adipositas bei der Musterung innerhalb von 10 Jahren in allen Bildungsschichten fast verdoppelt hat. Da sich der genetische Pool innerhalb von 10 Jahren nicht wesentlich verändert hat, müssen gesellschaftliche Veränderungen als Ursache des offenbar erhöhten Krankheitsrisikos angenommen werden. Welche gesellschaftlichen Veränderungen genau zugrunde liegen, ist unklar. Als wesentliche Einflussfaktoren werden geringere körperliche Aktivität und höhere Kalorienzufuhr angenommen. So ergaben die Ergebnisse der epidemiologischen Ursachenforschung ziemlich konsistent u. a. hohen Fernsehkonsum als Beispiel eines zunehmend sedativen Lebensstils und hohen Softdrinkkonsum und hohen „Fast-food"-Konsum als Beispiele für erhöhte Kalorienzufuhr. Interessanterweise nimmt die Prävalenz bei Vorschulkindern nach 2000 nicht weiter zu. Es kann vermutet werden, dass Gesundheitsaufklärung der Bevölkerung und Gesundheitsförderung in Einrichtungen wie Kindertagesstätten und Schulen diese Entwicklung unterstützt haben.

Gut belegt ist auch die Zunahme von Asthma und Heuschnupfen in den 1970er- bis 1990er-Jahren. Der Zunahme liegt eine gut standardisierte Falldefinition eines internationalen Expertengremiums (ISAAC) zugrunde. Als Grundlage der Zunahme wird die Hygienehypothese – ein zunehmend steriles Lebensumfeld der Kinder – in den Jahren der Zunahme postuliert. Seit 1992 Jahren ist es in Deutschland entsprechend dieser Falldefinition jedoch nicht zu einer weiteren Zunahme gekommen.

Für die Mehrzahl der Erkrankungen, die unter den Begriff „Neue Morbidität" subsumiert werden, ist die Diagnose entscheidend von der Falldefinition und der Sensibilität der Untersucher abhängig. Im Kinder- und Jugendgesundheitssurvey des RKI (KiGGS) werden chronische Gesundheitsstörungen sowie psychosoziale Belastungen standardisiert erfasst. Die Zeitreihen des KiGGS werden sichere Aussagen über Zunahme oder Abnahme „Neuer Morbidität" bei Kindern und Jugendlichen erlauben.

Neue Morbidität

- **Prävalenz**: Anzahl der Erkrankten bezogen auf alle Untersuchten
  Bei steigenden Überlebenszeiten dank besserer Therapie kommt es bei gleichbleibender Inzidenz bei einigen chronischen körperlichen Erkrankungen zu einer steigenden Prävalenz und damit erhöhtem Versorgungsbedarf
- **Zeitreihen**: Wiederholte Erfassung der Prävalenz über mehrere Kalenderjahre
  Nicht jede Zunahme der Prävalenz in Zeitreihen besagt, dass die Erkrankung tatsächlich häufiger geworden ist: Möglicherweise wird sie nur anders (hoffentlich besser) diagnostiziert oder wahrgenommen
- Ob nun die Krankheiten der „Neuen Morbidität" tatsächlich häufiger geworden sind oder nur häufiger und besser diagnostiziert werden, ist unter Versorgungsaspekten letztendlich gleich: die Versorgung der betroffenen Kinder ist eine kinder- und jugendärztliche und sozialpädiatrische Herausforderung

20.2 Regulationsstörungen

Definition

Unter Regulationsstörungen werden verschiedene Verhaltensmuster von Säuglingen und Kleinkindern verstanden, insbesondere exzessives Schreien, fehlende Entwicklung eines Schlaf-Wach-Rhythmus und Fütterstörungen. Schreien, unruhiger Schlaf und Ernährungsschwierigkeiten und transitorische Tonusregulationsstörungen treten bei allen Säuglingen auf. Als Regulationsstörung werden sie dann bezeichnet, wenn sie quantitativ deutliche vermehrt oder deutlich länger als bei anderen Säuglingen auftreten. Eltern-Kind-Interaktionsstörungen und daraus folgende Bindungsstörungen können den Regulationsstörungen vorausgehen, sie begleiten und negativ beeinflussen oder ihre Folge sein.

Klinik

- Exzessives Schreien
  - Unstillbare Schrei- oder Unruheepisoden ohne erkennbare Ursache über mehr als 3 h/Tag, an mehr als 3 Tagen/Woche und länger als 3 Wochen anhaltend
  - Schreiphasen treten besonders in den Abendstunden auf, oft erscheint das Abdomen gebläht und die Haut marmoriert, weshalb auch häufig bei Laien der Begriff „Drei-Monats-Koliken" verwendet wird. Die betroffenen Säuglinge sind schwer zu beruhigen, sind aber in den Perioden zwischen den Schreiepisoden klinisch unauffällig und gedeihen gut
- Schlafstörungen
  - Die Säuglinge haben Einschlafprobleme mit protrahierter (verzögerter) Einschlafdauer und können nur mit elterlichen Einschlaf- und Regulationshilfen zur Ruhe kommen
  - Nachts erwachen sie mehr als 3-mal auch unabhängig von Hunger, oft verbunden mit motorischer Unruhe und Schreien oder Weinen. Ein zirkadianer Schafrhythmus stellt sich nicht oder verzögert ein

- Fütterstörungen
  - Das Kind trinkt nur kleine Mengen, verweigert die Nahrungsaufnahme, kann nur unter maximaler Ablenkung oder während motorischer Bewegung (Herumtragen) gefüttert werden, akzeptiert keine Beikost, spuckt angebotene Nahrung immer wieder aus
  - Fütterstörungen führen in schweren Fällen zu einer nichtorganischen Gedeihstörung (▶ Abschn. 20.3).
- Tonusregulationsstörung
  - Das Kind macht sich beim Schreien oder beim Füttern immer wieder steif als Hinweis für Abwehr, oder die Motorik ist undifferenziert und durch Schwankungen im Muskeltonus und mangelnde Fähigkeit zur Entspannung gekennzeichnet
  - Es finden sich im freien Intervall keine Hinweise für eine neurologische Grunderkrankung

▪▪ Diagnostik

- Wegweisend ist die **Anamnese** bezüglich der Symptome des Kindes, hilfreich ist auch ein häusliches Beobachtungsprotokoll über 3 Tage und Nächte. Dazu gehört eine umfassende psychosoziale Anamnese einschließlich biographischer Erfahrungen der Eltern, zurückliegenden und aktuellen Belastungen, psychischen Erkrankungen und Unterstützungsmöglichkeiten, die der Entlastung dienen können
- Der **klinische Befund** ist typischerweise unauffällig. Dazu gehört die sorgfältige körperliche Untersuchung und Dokumentation des perzentilengerechten Gedeihens und eine Beurteilung des Entwicklungsstands. Eine Kombination eines unauffälligen Somatogramms und Untersuchungsbefunds inkl. Entwicklungsstand schließt i. d. R. eine organische Grunderkrankung aus
- Eine **Beobachtung der Interaktion** zwischen Bezugsperson und Säugling zeigt eine fehlende Passung der Signale des Säuglings und der Interpretation durch die Bezugsperson. Auch durch Außenstehende ist das Kind oft schwer zu beruhigen und die Ursache der Irritabilität, des Schreiens, des Nicht-Schlafen-Könnens trotz Müdigkeit und die Nahrungsverweigerung nicht offensichtlich
- Eine festgestellte Gedeihstörung verlangt nach einer entsprechenden **diagnostischen Abklärung**. Labor- und technische Untersuchungen sind nur zum Ausschluss zu Grunde liegender anderer Ursachen erforderlich, z. B. bei Fütterstörungen. Allerdings sind sie auch hier durch eine gezielte Anamnese und Beobachtung des Fütter- und Essverhaltens des Kindes einzugrenzen

▪▪ Therapie

- Oft ergibt die Abklärung Hinweise auf ein komplexes Geschehen, das eine sich negativ beeinflussende Interaktion zwischen möglicherweise leicht ausgeprägten körperlichen Ursachen, Entwicklungsstörungen des Kindes, psychosoziale Belastungen und unzureichende Ressourcen auf Seiten der Familie zeigt
- Eine Regulationsstörung des Säuglings bedeutet eine erhebliche Belastung der Bezugspersonen, sie kann aber auch durch psychosozialen Stress in der Familie ausgelöst oder gefördert werden. Eine frühe und vorbeugende Beratung von Eltern und Erkennen eines vermehrten Hilfebedarfs erfolgt im Rahmen der Früherkennungszuntersuchungen für Kinder (U1–U5) durch Kinder- und Jugendärzte und reicht in vielen Fällen aus, indem die Eltern entlastet werden
- Bei vermehrtem Unterstützungsbedarf für Eltern kann der Familie ein Angebot durch die *Frühen Hilfen* (▶ Abschn. 20.5) gemacht werden, die seit 2016 in jeder Kommune in Deutschland eingerichtet sind und niedrigschwellige Beratungs- und Unterstützungsangebote vermitteln (▶ www.fruehe-hilfen.de)
- In Fällen, wo eine Beratung nicht ausreicht, sollte eine Vermittlung in eine

kinderpsychotherapeutische Behandlung in speziellen Säuglingsambulanzen erfolgen, die die Ursachen für eine möglicherweise gestörte Eltern-Kind-Interaktion als Ursache der Regulationsstörungen untersucht und therapeutisch bearbeiten kann
- Eine der wesentlichen Entwicklungsaufgaben für den Säugling besteht in den ersten Lebensmonaten darin, die Regulation grundlegender Verhaltenszustände zu erlernen, wie z. B. die Schlaf-Wach-Regulation, die Regulation eigener Affektzustände oder der Nahrungsaufnahme. Die Bezugspersonen übernehmen in diesem Zusammenhang eine Hilfsfunktion, indem sie sich feinfühlig auf die Signale des Säuglings einstellen. Es entsteht ein interaktives Wechselspiel, in dem der Säugling Reifungsschritte vollziehen kann. Übersteigen vorbestehende Erkrankungen des Säuglings, ein schwieriges Temperament, psychosoziale Belastungen und Störungen in der Familie die Möglichkeiten der Bezugsperson, so sind vermehrte Fehlregulationen des Säuglings, z. B. in Form von exzessivem Schreien, Fütterstörungen oder Einschlafproblemen wahrscheinlich. Wenn die Situation von den Bezugspersonen nicht bewältigt werden kann und keine Unterbrechung der zunehmend negativen Dynamik von außen erfolgt (z. B. Entlastung durch eine weitere Bezugsperson), so kann die Eltern-Kind-Bindung und damit Bindungsverhalten und Bindungsmuster beeinträchtigt werden
- Die Bindungstheorie beschreibt drei unterschiedlich organisierte Bindungsmuster:
  - Sichere Bindung → vertrauensvoll, verlässlich und reziprok positiv verstärkend
  - Ängstliche Bindung → unsicher ambivalentes Muster mit Trennungsangst und vermindertes Explorationsverhalten
  - Vermeidende unsicher gehemmte Bindung → wenig Vertrauen und Angst vor Zurückweisung mit Rückzugsverhalten
- Wenn keines dieser Bindungsmuster aufgebaut werden kann, spricht man von einem desorganisierten Muster, das kein konsistentes Bindungsverhalten zeigt. Dem Kind fehlt ein verlässliches Stressbewältigungsmuster, und es entwickelt weitere Symptome einer seelischen Erkrankung des frühen Kindesalters

20.3 Vernachlässigung

▪▪ Definition

Vernachlässigung wird von der WHO als Versagen der sorgeberechtigten und -verpflichteten Bezugspersonen (i. d. R. der Eltern) definiert, die Entwicklung eines Kindes zu ermöglichen – unter Umständen, die ihnen dies erlauben würden. Dies betrifft die Bereiche Unterkunft und Schutz, Gesundheit, Ernährung, emotionale Entwicklung und Bildung.

▪▪ Formen

- Missachtung körperlicher Grundbedürfnisse
  - Keine adäquate Unterkunft und Schutz vor Kälte und Hitze
  - Keine angemessene Bekleidung, Hygiene und Körper- und Zahnpflege
  - Unzureichender Schlaf
  - Passivrauchen und Exposition gegenüber toxischen Substanzen
- Körperliche Vernachlässigung
  - Dystrophie, nichtorganische Gedeihstörung, Verhungern-lassen
  - Entwicklungsretardierung durch Mangel an Vitaminen oder anderen essenziellen Nahrungsbestandteilen
  - Psychosozialer Minderwuchs durch unzureichenden Schlaf, nächtliche Angst und mangelnde Ausschüttung von Wachstumshormon
  - Massive Fehl- oder Überernährung
- Unzureichende medizinische Versorgung
  - Nichtwahrnehmen der Früherkennungsuntersuchungen

  - Keine oder unzureichende Impfungen
  - Kein Aufsuchen medizinischer, zahnmedizinischer oder psychiatrischer oder psychologischer Behandlung trotz bedeutsamer körperlicher, geistiger oder seelischer Gesundheitsstörungen des Kindes
- Emotionale Vernachlässigung
  - Fehlende Zuwendung, Liebe, Respekt, Geborgenheit
  - Fehlende Kommunikation und Interaktion
  - Geringe Verlässlichkeit in der Beziehung
  - Mangelnde Anregung und Förderung („stimulative Vernachlässigung")
  - Kinder werden Zeugen von Partnergewalt der Eltern
  - Fehlende Wahrnehmung von Ängsten und Belastungen des Kindes
- Soziale Vernachlässigung
  - Mangelnder Schutz vor alltäglichen Gefahren
  - Ungesicherte Gefahrenquellen im Haushalt (Medikamente, Putzmittel)
  - Mangelndes Belehren über Gefahren und Grenzen setzen
- Mangelnde Erziehung
  - Mangelnde Supervision und Aufsicht (Schulbesuch, Freundeskreis)
  - Permissive Eltern bei Schulschwänzen, Delinquenz, Alkohol- oder Drogenabusus
  - Keine Förderung der Entwicklung, Selbständigkeit und Erwerb sozialer Kompetenz

Die verschiedenen Formen sind nicht exklusiv, sondern kommen häufig in Kombination vor, z. B. körperliche und emotionale Vernachlässigung. Emotionale Vernachlässigung kommt häufig in Kombination mit emotionaler Misshandlung aber auch sexuellem Missbrauch vor (▶ Abschn. 20.4).

■ ■ Klinik

- Leitsymptome körperlicher Vernachlässigung sind Abweichungen im perzentilengerechten Gedeihen und Wachstum sowie Nichterreichen der Meilensteine der Entwicklung
- Leitsymptome emotionaler und sozialer Vernachlässigung sind Entwicklungsverzögerungen, insbesondere im Bereich der Sprache und der kognitiven Kompetenzen sowie das Auftreten von Verhaltensauffälligkeiten und beeinträchtigter Stressregulation
- Hauptmerkmale bei den Kindern sind ärgerliches, zerstörerisches Verhalten, Probleme der Disziplin, oppositionelles Verhalten, niedrige Impulskontrolle, aber auch Rückzug und Passivität, niedriges Selbstwertgefühl, ängstliches oder vermeidendes Verhalten. Niedrige emotionale Kompetenz und ungenügende Fähigkeit, Emotionen anderer einzuschätzen, sowie schwierige soziale Interaktion mit Gleichaltrigen kommen hinzu

■ ■ Diagnostik

Während die Anamnese mit den Bezugspersonen oft kein konsistentes Bild ergibt, zeigen sich bei dem Kind klinisch unspezifische, aber deutliche Befunde. Zentrale Elemente sind:

- Anlegen von Perzentilenkurven für Gewicht, Länge und Kopfumfang
- Ausschluss organischer Ursachen für perzentilenabweichendes Wachstum je nach Vorbefunden und Leitsymptomen, ggf. Laboruntersuchungen bei Gedeihstörungen
- Entwicklungsdiagnostik in den Bereichen Motorik, Sprache, Kognition und sozial-emotionaler Entwicklung durch standardisierte Verfahren
- **❯ Bei schwer beeinträchtigten oder extrem verängstigten Kindern sollte diese Untersuchung erst nach Stabilisierung und Herstellung eines sicheren Umfeldes erfolgen**
- Hör- und Sehstörungen müssen vor der Untersuchung ausgeschlossen werden
- Verhaltensbeobachtung in einem außerfamiliären Setting (Klinik, Kindertagesstätte, Tagesbetreuung), insbesondere in

Bezug auf Essverhalten, Schlafrhythmus, Verhalten und Kommunikation

Therapie

- Eine ärztliche Beratung zur Veränderung der elterlichen Kompetenzen ist i. d. R. nicht ausreichend und Ärzte sollten sich im Fallmanagement Unterstützung zunächst durch die oft an Kinderkliniken etablierten Kinderschutzgruppen oder im ambulanten Bereich durch rechtsmedizinische und auf Kinderschutz spezialisierte ärztliche Beratungsstellen, sozialpädiatrische Zentren oder sozialpsychiatrisch tätige Kinder- und Jugendpsychiater einholen
- Die Sorgeberechtigten sind in diese Schritte einzubeziehen und ihre Kooperationsfähigkeit gestärkt werden. Meist werden Hilfsangebote im gemeinsamen Interesse an einer guten weiteren Entwicklung des Kindes angenommen
- Bei fehlender Kooperationsbereitschaft, mangelnder Einsicht oder Fähigkeit der Eltern, ihrer Verantwortung nachzukommen, muss bei dem Verdacht auf eine Kindeswohlgefährdung das zuständige Jugendamt um Unterstützung gebeten werden. Das Jugendamt kann entsprechende Hilfen zur Erziehung oder andere Maßnahmen anbieten und ggf. das Kind in Obhut nehmen, falls eine Abwendung der Gefährdung anders nicht erreicht werden kann (► Kap. 64).
- Schwere Formen der Vernachlässigung gehen mit einem verlangsamten Gehirnwachstum in den ersten Lebensjahren und einem herabgesetzten Stoffwechsel in einigen Gehirnarealen einher. Einerseits resultiert dies aus Substratmangel bei längeren Fastenperioden oder unzureichender Zufuhr insbesondere von Vitamin B_{12}, andererseits aus den neurobiologischen Auswirkungen von chronischem psychischen Stress und fehlender Erfüllung basaler kindlicher Bedürfnisse
- Das komplexe Zusammenwirken von endogenen Reifungsprozessen, Umweltreizen und Interaktion von Stresshormonen und Neurotransmittern führt zu mangelndem Aufbau und Etablierung synaptischer Verbindungen, die eine zunehmend eigenständige Regulation und Lernprozesse ermöglichen

> **Chronische Vernachlässigung in den ersten Lebensjahren gehören zu den häufigsten Formen der Kindesmisshandlungen und haben die gravierendsten Langzeitfolgen.**

20.4 Misshandlung und sexueller Missbrauch

Definition

Kindesmisshandlung ist eine nicht zufällige gewaltsame körperliche und/oder seelische Schädigung, die in Familien oder Institutionen geschieht, und die zu Verletzungen, Entwicklungsverzögerungen oder sogar zum Tode führt, und die somit das Wohl und die Rechte eines Kindes beeinträchtigt oder bedroht.

Epidemiologie

Kindesmisshandlung und -vernachlässigung ist ein epidemiologisch bedeutsames und gesellschaftlich äußerst relevantes Thema und zudem mit hohen gesellschaftlichen und ökonomischen Folgekosten behaftet.

- In Deutschland berichteten in repräsentativen Prävalenzstudien knapp 15 % der befragten Erwachsenen von emotionaler Misshandlung, 12 % von körperlicher Misshandlung, 12,5 % von sexuellen Misshandlungen und 14,5 % von schwerer oder extremer Vernachlässigung in der Kindheit
- Aus internationalen Prävalenzstudien mit Befragungen von Jugendlichen und Erwachsenen lassen sich weltweit die Prävalenzraten sexuellen Missbrauchs in der Kindheit bei Frauen konservativ auf zwischen 10–15 % und bei Männern zwischen 5–10 % schätzen

- Aktuelle deutsche Prävalenzzahlen zeigen einen deutlichen Rückgang von sexuellen Misshandlungen mit Körperkontakt im Vergleich zu Befragungen aus den 1980er- und 1990er-Jahren und bei jüngeren im Vergleich zu älteren Befragten. Es ist damit zu rechnen, dass die verstärkten Anstrengen der Aufklärung der Bevölkerung, Beratungs- und Therapieangebote und Stärkung von Kindern und Jugendlichen weiter Erfolge zeigen
- Misshandlung und Vernachlässigung mit Todesfolge sind selten: etwa 75 % entfallen auf Kinder unter 4 Jahren. Kinder unter einem Jahr sind dabei knapp 50 % der Fälle besonders stark betroffen.

▪▪ Unterteilung

- **Physische Misshandlung** („battered child syndrome")
  - Erstbeschreibung als Kombination von Hämatomen, Frakturen der Extremitäten und Rippen und subduralen Hämatomen (Kempe 1962)
  - Heute als nicht-akzidentelle Verletzung benannt
  - Ursächliche Gewalteinwirkungen können durch Schläge, Kneifen, Treten, Zerren und Festhalten, Stichverletzungen, Vergiftungen, Würgen/Ersticken oder thermische Schäden (Verbrennen, Verbrühen) eintreten, die oft forensisch charakteristische Spuren hinterlassen
- **Schütteltrauma** des Säuglings („Whiplash oder shaken baby syndrome")
  - Erstbeschreibung als Kombination von retinalen Blutungen, subduralen Hämatomen und Hygromen und fehlen weiterer Verletzungszeichen (Caffey 1974)
  - Heute als nichtakzidentelles Schädel-Hirn-Trauma benannt
- **Sexuelle Misshandlung**
  - Unter sexueller Misshandlung/sexuellem Missbrauch wird die (aktive oder passive) Beteiligung von Kindern und Jugendlichen an sexuellen Aktivitäten verstanden, denen sie aufgrund ihres Entwicklungsstands oder anderer Gründe (z. B. Gewaltandrohung) nicht frei oder verantwortlich zustimmen können
  - Die Unwissenheit/Unterlegenheit/Abhängigkeit/Bindung der Kinder und Jugendlichen wird zur Befriedigung der Bedürfnisse Erwachsener ausgenutzt
  - Verstärkte Aufmerksamkeit im Bereich der Medizin erfolgte seit den 1980er-Jahren zunächst durch die Frauenbewegung und durch die Psychiatrie und Psychotherapie, die sexuellen Missbrauch in der Kindheit als Ursache psychischer Erkrankungen erkannte
  - Zu sexuellem Missbrauch mit Körperkontakt gehören sexuelle Handlungen mit unangemessener Berührung der Brust oder des Intimbereichs, Küssen, anale, orale oder genitale Penetration (auch mit Fingern oder Gegenständen) oder dass das Kind sexuelle Handlungen am Erwachsenen vornehmen soll
  - Zu sexueller Misshandlung ohne Körperkontakt gehören auch das absichtliche Beobachtenlassen von sexuellen Handlungen unter Erwachsenen oder das Ansehen von pornographischem Material
  - Nicht immer ist der Missbrauch mit körperlicher Gewalt verbunden, die Einwilligung des Kindes wird scheinbar durch Zuwendung und Belohnung erwirkt
  - Meist geht sexueller Missbrauch mit emotionaler Misshandlung und Vernachlässigung einher
- **Emotionale Gewalt**
  - Die aktive Form der emotionalen Misshandlung beinhaltet wiederholte feindliche, abweisende oder ignorierende Verhaltensweisen von Eltern oder Erziehenden gegenüber einem Kind. Diese Form wird dann als emotionale Misshandlung bezeichnet, wenn sie zum festen Bestandteil der Erziehung eines Kindes gehört

- Die durch Unterlassen gekennzeichnete Form wird als Vorenthalten der für eine gesunde emotionale Entwicklung notwendigen Erfahrungen von Beziehung definiert. Emotionale Verwahrlosung droht, wenn das elterliche Zusammenleben von Hass, Feindseligkeit und Partnergewalt gekennzeichnet ist
- Emotionale Gewalt und Deprivationserfahrung ist der gemeinsame Wirkfaktor aller Formen der Kindesmisshandlung und Vernachlässigung in der Verursachung von psychischen Folgeerkrankungen

Klinik

- Bei allen Verletzungen muss die Plausibilität der Entstehung der Verletzung im Hinblick auf das geschilderte Geschehen und den Entwicklungsstand geprüft werden
- Misshandlungsverdächtige **Hämatome** sind solche an ungewöhnlicher Lokalisation, insbesondere im Gesichtsbereich, v. a. periorbital, subkonjunktival, Lippenhämatome oder Schleimhauteinrisse im Mund oder Analbereich, im Rumpfbereich oder an den Beugeseiten der Extremitäten. Sie können morphologisch auffällig sein, z. B. streifen- oder ringförmig, in Verbindung mit Kneif-/Kratzspuren. Alle äußeren Verletzungen sollten durch erfahrene Rechtsmediziner dokumentiert und eingeschätzt werden
- Bestimmte **knöcherne Verletzungen** sind insbesondere bei Kindern bis zum 3. Lebensjahr immer verdächtig auf eine äußere Gewalteinwirkung: Quer- und Spiralbrüche an den langen Röhrenknochen, Läsionen der Metaphysen, Epiphysenlösung, Hyperostosen, Rippenfrakturen sowie Verletzungen von Schulter- und Hüftgelenk
- Bei **thermischen Verletzungen** (Verbrühungen oder Verbrennungen) geben Lokalisation und Schwere der Verletzungen im Zusammenhang mit dem geschilderten Hergang des Ereignisses und dem Entwicklungsstand des Kindes Hinweise auf eine nicht-akzidentelle äußere Gewalteinwirkung.
- Bei einem **Schütteltrauma des Säuglings** kann die Symptomatik bei leichteren Verletzungen unspezifisch sein und sich als vermehrte Irritabilität, Trinkschwäche und Entwicklungsstillstand zeigen; schwerere Verletzungen manifestieren sich in akuter Bewusstseinsstörung, Lethargie, Krampfanfällen und fokal neurologischen Zeichen wie Blickdeviation
  Die klinischen Symptome werden durch subdurale Hygrome und Hämatome verursacht, besonders häufig sind Kinder zwischen dem 2. und 6. Lebensmonat betroffen (◘ Abb. 20.1). Klassisch sind retinale Blutungen jenseits der Neugeborenenperiode und i. d. R. das Fehlen von wesentlichen äußeren Verletzungen. Die Anamnese ist typischerweise leer
  Bei sehr schweren Verletzungen versterben die Säuglinge akut; da es sich um das typische Alter des plötzlichen Kindstodes handelt, ist in vielen Ländern eine rechtsmedizinische Klärung der Todesursache verpflichtend
- Bei **Verdacht auf sexuellen Missbrauch** gelten der Nachweis von Spermien oder Bestandteile der Spermienflüssigkeit am Körper des Kindes, typische vaginale oder anale Verletzungen oder eine Schwangerschaft bei einem Kind als beweisend. Jenseits der Neugeborenenzeit begründet der Nachweis sexuell übertragbaren Krankheiten den Verdacht auf sexuellen Missbrauch
  Glaubhafte Schilderung eines sexuellen Missbrauchs durch Zeugen oder Vorliegen pornographischer Fotos oder Videos sind schwerwiegende Hinweise; die polizeiliche Beweissicherung sollte mit bedacht werden
  Weitere Hinweise auf sexuelle Misshandlungen geben Kinder durch klare, beständige, schlüssige und detaillierte Beschreibung einer sexuellen Misshandlung, auch

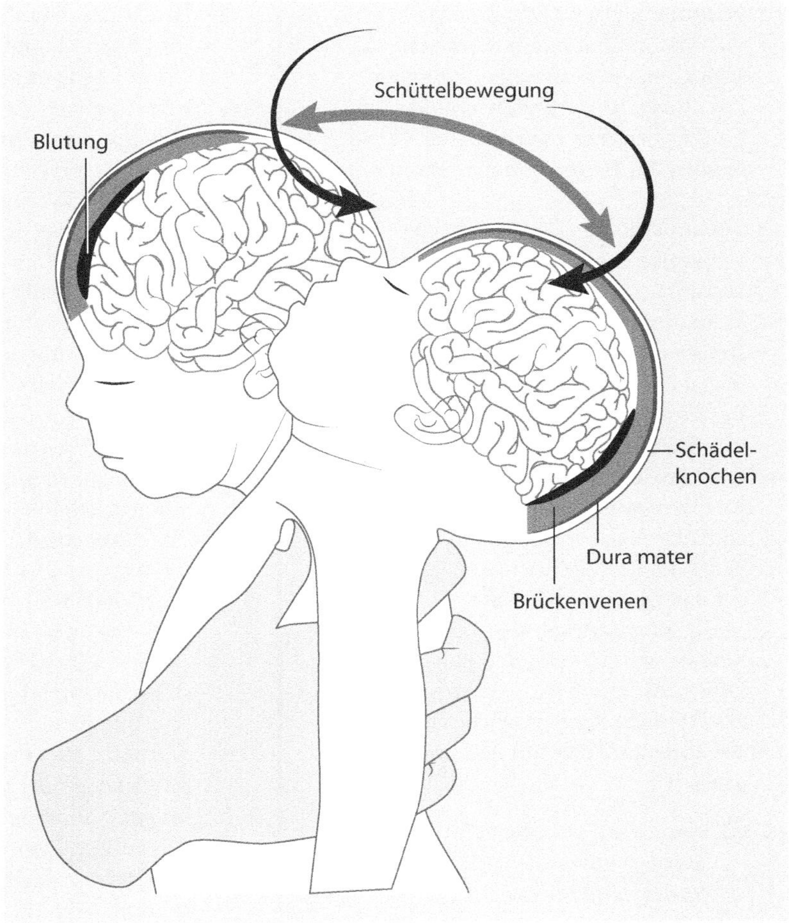

Abb. 20.1 Schütteltrauma des Säuglings. Schematische Darstellung der Pathogenese subduraler Blutungen. (Aus: Herrmann B, Dettmeyer R, Banaschak S, Thyen U (2016) Kindesmisshandlung. 3. Aufl. Springer, Heidelberg Berlin; Mod. nach Der SPIEGEL 40/2002)

wenn keine weiteren medizinischen Befunde vorliegen. Bei jüngeren Kindern, die selbst nicht berichten, können eine Kombination aus auffälligen, aber unspezifischen Befunden am Genital oder Anus bei Fehlen einer schlüssigen Vorgeschichte eines Unfallgeschehens und plötzliche, anders nicht erklärte Verhaltensveränderungen hinweisend sein. Auch schwerschwerwiegende Verletzungen verheilen auf Schleimhäuten rasch und hinterlassen i. d. R. unspezifische Befunde. Ein unauffälliger Untersuchungsbefund kann einen sexuellen Missbrauch nicht ausschließen. Dies muss bei der Anforderung einer ärztlichen Untersuchung durch das Jugendamt immer klar kommuniziert werden

- Bei **chronischen Entwicklungsstörungen** wie nichtorganischer Gedeihstörung und psychosozialem Minderwuchs, Schlafstörungen, sekundärer Enuresis und Enkopresis, sexualisiertem, dissozialem oder delinquentem Verhalten oder einer depressiven Symptomatik muss eine emotionale Misshandlung/Vernachlässigung (auch in Kombination mit Erfahrungen von körperlicher und sexueller Misshandlung) als Ursache in Betracht gezogen werden

- Neurobiologische Forschungen zeigen, dass chronische Misshandlungen zu bleibenden Beeinträchtigungen der kognitiven und emotionsregulierenden Funktionen und zu messbaren Verringerungen des Hirnvolumens führen können.

Diagnostik

- Wegweisend sind **Anamnese** (inkl. ausführlicher Eigenanamnese mit Dokumentation früherer Arztbesuche oder stationären Aufenthalten, Entwicklungs-, Sozial- und Familienanamnese) sowie Perzentilenkurven für Gewicht, Länge und Kopfumfang
- Die **klinische Untersuchung** muss alle Körperregionen einbeziehen, insbesondere auch der Halsbereich und der behaarte Kopf, die Schleimhäute oral, anal und genital; bei offensichtlichen äußeren Verletzungen sind interdisziplinär weitere kinder- und jugendgynäkologische oder kinderchirurgische Untersuchungen erforderlich; der psychische Befund bei der Untersuchung soll dokumentiert werden
- **Nach Möglichkeit erfolgt eine Fotodokumentation aller äußeren Verletzungszeichen**
- Auch bei Fehlen äußerer Verletzungszeichen muss an die Möglichkeit innerer, insbesondere abdomineller Verletzung oder intrakranieller Verletzungen durch stumpfe Gewalteinwirkung gedacht werden
- **Labor**
  - Bei Hämatomen und Blutungen muss immer eine Gerinnungsstörung ausgeschlossen werden (Blutbild und Gerinnungsstatus)
  - Bei Gedeihstörung → Abklärung von Grunderkrankungen (▶ Abschn. 20.3)
  - Bei einem die Perzentilen schneidenden Kopfwachstum und Nachweis subduraler Hygrome muss eine Glutarazidurie Typ 1 ausgeschlossen werden
  - Bei Verdacht auf sexuellen Missbrauch mit Körperkontakt sollten Laboruntersuchungen zum Nachweis sexuell übertragbarer Krankheiten erfolgen, ggf. mit einer erneuten Blutentnahme nach entsprechendem Intervall
- **Bildgebende Diagnostik**
  - **Sonographie**: Schädel (bei Säuglingen), lange Röhrenknochen bei Frakturverdacht und Abdomen bei Verdacht auf stumpfes Bauchtrauma
  - **Röntgenuntersuchungen**: Die aktuelle Leitlinie Kindeschutz (▶ https://www.awmf.org/awmf-online-das-portal-der-wissenschaftlichen-medizin/awmf-aktuell.html) formuliert das aktuelle Röntgenskelettscreening sowie die dazugehörigen Indikationen (▶ Abschn. 48.3.3).
  - Bei Schädel-Hirn-Trauma → **MRT** des Gehirns und der HWS sowie **cCT** zum Nachweis knöcherner Verletzung und Einschätzung des Alters von Blutansammlungen
  - Verdacht auf sexuelle Misshandlung mit analen oder genitalen Verletzungen → ggf. Sonographie und Rektoskopie/Kolposkopie mit Videodokumentation
  - Verdacht auf Schütteltrauma oder stumpfe Gewalteinwirkung → Untersuchung des Augenhintergrunds

Ärzte spielen bei der Diagnose einer körperlichen und/oder seelischen Kindesmisshandlung eine herausragende Rolle. Befunde, die auf eine Misshandlung oder Vernachlässigung hinweisen müssen durch eine gezielte und rationale Diagnostik und Beobachtung geklärt und gegen eine Reihe von Differenzialdiagnosen abgegrenzt werden. Dies erfordert die Zusammenarbeit von forensisch erfahrenen Kinder- und Jugendärzten, Kinder- oder Unfallchirurgen, Rechtsmedizinern, Radiologen, Augenärzten, Gynäkologen, Kinder- und Jugendpsychiatern aber auch Mitarbeiterinnen und Mitarbeitern

aus der Pflege, der Psychologie und dem Sozialdienst.

Therapie

- Eine Indikation für **stationäre Aufnahme** ergibt sich immer bei Vorliegen von jeglichen Hämatome bei Kindern <9 Monaten ohne plausible Unfallschilderung oder Anamnese einer vermehrten Blutungsneigung sowie bei Vorliegen von Hämatomen oder anderer Verletzungszeigen im Halsbereich, da diese Verletzungen als potenziell lebensgefährlich anzusehen sind Im Übrigen richtet sich die Indikation für stationäre Aufnahme nach der Schwere der Symptome und der Möglichkeit des Schutzes für das Kind im häuslichen Umfeld. Die Trennung des Kindes von einer vertrauten Bezugsperson sollte vermieden werden. Bei nichtlebensgefährlichen Formen der Kindesmisshandlung kann mit dem behandelnden Kinderarzt geklärt werden, ob eine ambulante oder stationäre Abklärung und Behandlung im besten Interesse des Kindes ist. Ambulant können auch die an vielen Orten eingerichteten rechtsmedizinischen Opferschutz-Beratungsstellen oder ärztliche Beratungsstellen diagnostische Angebote machen.
- Für die **Mitteilung einer Diagnose** oder **Verdachtsdiagnose** ist wichtig, dass
  - Technische und Laboruntersuchungen sind abgeschlossen; bis zu diesem Zeitpunkt wird die Abklärung mit dem möglichen Vorliegen einer schweren Grunderkrankung begründet
  - Alle relevanten Informationen und Befunde wurden im Behandlungsteam oder in der Kinderschutzgruppe der Klinik, ggf. unter Einbeziehung der Rechtsmedizin, gesichtet
  - Ärzte und Pflegekräfte, ggf. der klinisch tätige Sozialdienst nehmen klaren, gemeinsamen Standpunkt ein
  - Gespräch mit den Bezugspersonen mit ausreichender Zeit und in ruhiger Atmosphäre durchführen
  - Gemeinsame Sorge um die Entwicklung und das Gedeihen des Kindes in den Vordergrund stellen und wertende Haltungen gegenüber Eltern oder anderen Bezugspersonen vermeiden
- Der Verdacht auf eine nichtakzidentelle äußere Gewalteinwirkung oder Missbrauch ist ausreichend, um eine **Kooperation mit dem Jugendamt** einzugehen und ein Schutzkonzept zu entwickeln. Diese Kontaktaufnahme sollte in aller Regel vorher mit den Eltern besprochen werden, Informationen über spezielle Beratungsangebote für Eltern/Bezugspersonen wie Kinderschutzambulanzen, Kinderschutzzentren oder Erziehungsberatungsstellen sollten bereit gehalten werden. Die Eltern sollten ermutigt werden, sich an der Lösung der schwierigen Situation zu beteiligen und Verantwortung zu übernehmen. Eine gemeinsame Entscheidung über das weitere Behandlungs- und Schutzkonzept erfolgt in einer interdisziplinären Helferkonferenz

Prognose

Kindesmisshandlung ist keine eigene Erkrankung im engeren Sinne. Neben den rein körperlichen, behandelbaren und i. d. R. abheilenden Verletzungsfolgen und Folgen einer Mangelversorgung für die körperliche und geistige Entwicklung kommen jedoch regelmäßig psychische Störungen und Verhaltensauffälligkeiten bei betroffenen Kindern und Jugendlichen dazu. Insbesondere bei chronischen Gewalterfahrungen in nahen Beziehungen sind Gewalt- und Deprivationserfahrung mit erheblichen seelischen Leiden verbunden, werden zu Belastungen für den gesamten weiteren Lebenslauf und zeigen oft eine ungünstige Prognose.

Rechtslage

Der Schutz der Kindeswürde wird gesichert durch die von Deutschland ratifizierte UN-Konvention der Rechte des Kindes, das Grundgesetz Artikel 2 (Leben und körperliche Unversehrtheit) und diverse Paragraphen im Bürgerlichen Gesetzbuch (BGB) und Sozialgesetzbuch (SGB VIII).

20.5 Frühe Hilfen

Definition

Neben alltagspraktischer Unterstützung wollen Frühe Hilfen insbesondere einen Beitrag zur Förderung der Beziehungs- und Erziehungskompetenz von (werdenden) Müttern und Vätern leisten. Die Angebote, richten sich an alle (werdenden) Eltern mit ihren Kindern im Sinne der Gesundheitsförderung (universelle/primäre Prävention). Darüber hinaus wenden sich Frühe Hilfen insbesondere an Familien in Problemlagen (selektive/sekundäre Prävention). Frühe Hilfen tragen in der Arbeit mit den Familien dazu bei, dass Risiken für das Wohl und die Entwicklung des Kindes frühzeitig wahrgenommen und reduziert werden. Wenn die Hilfen nicht ausreichen, eine Gefährdung des Kindeswohls abzuwenden, sorgen Frühe Hilfen dafür, dass weitere Maßnahmen zum Schutz des Kindes ergriffen werden.

Zugangswege

- Angebote werden während der Schwangerschaft durch frauenärztliche Praxen und Schwangerschaftsberatungsstellen vermittelt, sowohl in Form von fachlicher Beratung und Begleitung als auch durch finanzielle Unterstützung durch die Bundesstiftung Mutter und Kind
- Um die Geburt herum kann durch feinfühlige Wahrnehmung von Problemlagen oder vermehrtem Hilfebedarf zusätzlich zur üblichen Hebammenversorgung eine Familienhebamme oder eine Familien- und Kindergesundheitsfachkraft vermittelt werden, die Unterstützung über das erste Lebensjahr des Kindes anbietet. Die Annahme dieser Angebote ist freiwillig und niedrigschwellig; es bedarf keines besonderen Antragsverfahrens
- In vielen Kommunen werden Familien mit Neugeborenen in den ersten Lebenswochen durch Familienhebammen besucht („Willkommensbesuche") und mit Informationsmaterialen ausgestattet. Während der ersten drei Lebensjahre können Eltern an Elternkursen zur Förderung der Eltern-Kind-Interaktion, Elterncafés, Spielkreisen und anderen kommunalen Aktivitäten teilnehmen
- Kinderärzte können im Rahmen des Präventionsgesetzes gezielte Präventionsempfehlungen zur Förderung der sozialemotionalen Entwicklung im Rahmen der Früherkennungsuntersuchungen geben

Diagnostik

- In zahlreichen Geburtskliniken stehen Leitfäden für die Vermittlung von Frühen Hilfen, Screeninginstrumente für die Risikoeinschätzung und Inventare für vertiefende Gespräche zur Ermittlung des Hilfebedarfs zur Verfügung. Manche Geburtskliniken werden auch durch sozialpädagogische Fachkräfte unterstützt, die eine Lotsenfunktion übernehmen, Gespräche führen und Angebote vermitteln
- Für die kinderärztliche Praxis stehen Begleitmaterialien und Dokumentationsbögen für die Früherkennungsuntersuchungen zur Verfügung, die helfen, psychosoziale Belastungen der Familie (insbesondere stark benachteiligte Lebensverhältnisse und Armut, Erfahrung von Stigmatisierung und Isolation), psychische Erkrankungen der Eltern (insbesondere Wochenbettdepression bei Müttern und Suchterkrankungen), Regulationsstörungen der Säuglinge, Eltern-Kind-Interaktionsstörungen (► Abschn. 20.2) und Gedeihstörungen (► Abschn. 20.3) zu erkennen

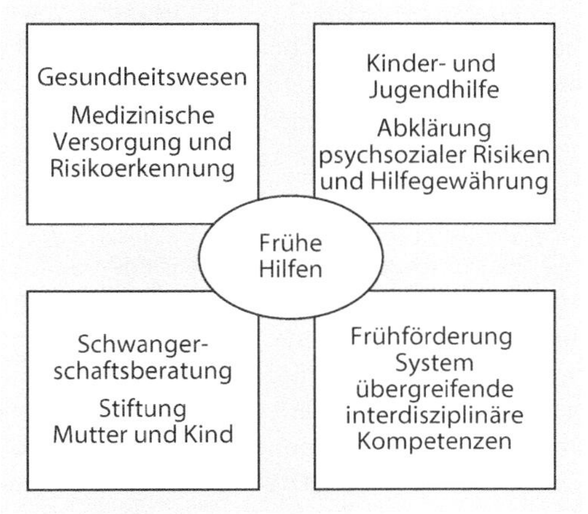

Abb. 20.2 Unterstützungsangebote im Rahmen der Frühen Hilfen

Angebote der Frühen Hilfen (Abb. 20.2)

- Vermittlung in die kommunalen Angebote der Frühen Hilfen über die in allen Kommunen verfügbaren Netzwerkkoordinatorinnen
- Vermittlung in spezifische Angebote zum Eltern-Kind-Interaktionstraining, die in den Frühen Hilfen, oft auch in kinder- und jugendpsychiatrischen Praxen und Ambulanzen oder psychotherapeutischen „Babyambulanzen" angeboten werden
- Beratung zu stationärer psychiatrische Behandlung in Kliniken mit Mutter-Kind-Angeboten
- Anonyme Beratung durch eine insofern erfahrene Fachkraft im Kinderschutz bei Unklarkeit, ob eine Gefährdung des Kindeswohls besteht

Frühe Hilfen bilden lokale und regionale Unterstützungssysteme mit koordinierten Hilfsangeboten für Eltern und Kinder ab Beginn der Schwangerschaft und in den ersten Lebensjahren mit einem Schwerpunkt auf der Altersgruppe der 0- bis 3-Jährigen. Das Nationale Zentrum Frühe Hilfen (NZFH) bietet als Wissensplattform zahlreiche Informationsangebote für die Praxis und evaluiert bestehende Angebote.

20.6 Entwicklungsstörungen

► Kap. 21.

20.7 Transkulturelle Pädiatrie

20.7.1 Problemstellung

Aktuell hat mehr als 1/5 der in Deutschland lebenden Bevölkerung (und mehr als 1/3 der Kinder bis 15 Jahre) einen Migrationshintergrund; dieser Bevölkerungsanteil nimmt langsam, aber stetig zu. Daraus ergibt sich, dass die Kinder- und Jugendmedizin in großem Umfang mit der Gesundheitsversorgung von Kindern mit ausländischen Wurzeln befasst ist.

Die Bezeichnung „Menschen mit Migrationshintergrund" umfasst:

- alle seit 1949 in das Gebiet der heutigen BRD Zugewanderten,
- alle in Deutschland geborenen Ausländer,
- alle in Deutschland als Deutsche Geborene mit mindestens einem im Ausland oder als Ausländer in Deutschland geborenem Elternteil.

Es handelt sich um eine sehr heterogene Bevölkerungsgruppe hinsichtlich Zuwanderungsanlass, Herkunft, Aufenthaltsdauer und Integration. Ein besonderes Augenmerk hat sich in den letzten Jahren auf die asylsuchenden Kriegsflüchtlinge aus Afrika und dem Nahen Osten gerichtet. Diese Gruppe stellt besondere Anforderungen an die Versorgung aufgrund der großen Zahl, der überwiegend schweren Traumatisierung und der noch geringen Integration wegen der kurzen Aufenthaltsdauer in Deutschland.

Die UN-Konvention über die Rechte der Kinder (KRK) fordert, für alle Kinder – unabhängig von Herkunft und Nationalität – die Voraussetzungen für eine umfassende Gesundheitsfürsorge und einen uneingeschränkten Zugang zu den Gesundheitsdiensten zu schaffen. Da Deutschland die UN-KRK ratifiziert hat, steht es moralisch und juristisch in dieser Verpflichtung. Auf dem Weg zur Gleichbehandlung aller Kinder kommt den Kinder- und Jugendärzten in Praxis, öffentlichem Gesundheitsdienst, Kliniken und anderen Institutionen (insbesondere sozialpädiatrischen Zentren) eine Schlüsselrolle zu. Zur Erfüllung dieser Rolle benötigen Pädiater in allen Funktionen ein mehr oder weniger großes Maß an transkultureller Kompetenz (► Abschn. 20.7.3).

20.7.2 Besondere Gesundheitsrisiken von Migranten

Die Faktoren, welche die Gesundheit von Migranten belasten und die Versorgung erschweren, sind vielgestaltig und – je nach Migrationsgeschichte – unterschiedlich gewichtet und kombiniert. Sicherlich gibt es v. a. bei Flüchtlingen aus Kriegs- oder Katastrophengebieten Häufungen bestimmter Risiken, aber die Annahme stereotyper Problemmuster bei Patienten mit Migrationserfahrung ist unzutreffend und für eine vorurteilsfreie ärztliche Betreuung hinderlich.

- Überwiegend somatisch und/oder psychosozial bedingt:
  - Mangel- und Fehlernährung
  - Infektionen, mangelhafter Impfschutz
  - Erlittene Traumata (insbesondere bei Kriegsflüchtlingen), posttraumatische Belastungsstörungen
  - Niedriger sozioökonomischer Status, sozialer Stress
- Überwiegend kulturell bedingt:
  - Sprachbarrieren
  - Elterliche Entwurzelung/Depression
  - Erlebte Diskriminierung, schlechte Erfahrungen mit (v. a. staatlichen) Autoritäten
  - Geringe Bildung
  - Unkenntnis der in Deutschland geltenden Normen und Gesetze sowie der gegebenen Hilfeangebote
  - Rigide Familienstrukturen mit eingeschränkten Ressourcen v. a. der Mütter
- Andersartige Erklärungsmodelle für Krankheiten:
  - Konsekutiv schlechte Compliance
  - Genetische Erkrankungen, v. a. bei Verwandtenehen

Das größte Hindernis bei der Gesundheitsversorgung fremdländischer Patienten ist in der Regel die Sprachbarriere, die nicht nur den sachlichen Informationsaustausch über eine Gesundheitsstörung, sondern darüber hinaus die emotionale Verständigung zwischen Arzt, Eltern und Kind erschwert

Eine besondere Fürsorge benötigen Kinder und Jugendliche mit Migrationserfahrungen, bei denen eine Behinderung oder chronische Krankheit vorliegt, sowie unbegleitete minderjährige Flüchtlinge. Letztere werden von Amts wegen in Obhut genommen und genießen danach den vollen Schutz der gesetzlichen Krankenversicherung. Demgegenüber stehen minderjährigen Flüchtlingen, die von wenigstens einem Erziehungsberechtigten begleitet werden, derzeit nur die eingeschränkten Leistungen nach dem Asylbewerber-Leistungsgesetz zu

20.7.3 Komponenten transkultureller ärztlicher Kompetenz

Es gehört essenziell zu den ärztlichen Aufgaben, die im Einzelfall bestehenden Gesundheitsrisiken zu erkennen und nach Möglichkeit abzumildern. Neben den Bemühungen, Sprachbarrieren zu überwinden oder jedenfalls irgendwie zu kompensieren (► Abschn. 20.7.4), sind v. a. Vorurteilsfreiheit, Empathie und Neugier von Bedeutung:

- Interesse an Herkunft, Migrationsgrund und spezieller familiärer Situation
- Interesse an der aktuellen psychischen Situation der Eltern (aktive Nachfrage!)
- Akzeptanz abweichender Krankheits- und Behandlungskonzepte bei den Eltern, ohne deshalb die eigene fachliche Position zu verlassen
- Bemühung um eine gemeinsame Kommunikationsebene

Letztlich geht es um eine „fragende Annäherung, die sich grundsätzlich nicht von einer patientenorientierten Kommunikation mit Mitgliedern des eigenen kulturellen Kreises unterscheidet" (Langer 2013). Besonders wichtig ist das Gelingen des ersten Kontakts wegen der nachhaltigen Auswirkung solcher „Initialszenen" auf die Vertrauensbildung.

20.7.4 Praktische Hinweise

Überbrückung von Sprachbarrieren

Der grundsätzliche Einsatz professioneller Dolmetscher in der Medizin ist vorläufig wegen fehlender gesetzlicher Regelung der Kostenübernahme und mangels ausreichender Personalkapazität ein unerfüllbarer Wunsch. Hilfsweise gibt es folgende Möglichkeiten:

- Einsatz fremdsprachiger Mitarbeiter
- Kritische Nutzung non-professioneller Dolmetscher: Ältere Kinder der Familie, Verwandte, Bekannte
  Cave: Die übersetzten Inhalte sind häufig stark gekürzt, unvollständig, „zensiert"
- Bemühung des Arztes um langsame, einfache und deutliche Sprache, unterstützt durch intensive und kongruente Körpersprache
- Nutzung vorhandener fremdsprachiger Informationsmedien (z. B. von der BZgA)

Nutzung vorhandener Netzwerke

Rat und Hilfestellung bieten insbesondere

- Ärztliche Kollegen (Kinder- und Jugendärzte und andere Fachgruppen), Qualitätszirkel, informelle Formen des fachlichen Austauschs
- Behörden und Institutionen: Gesundheitsamt, Jugendamt, Sozialamt (Vorsatz: in jedem dieser Ämter wenigstens einen persönlich bekannten Ansprechpartner zu haben); Aufsuchende Dienste (Frühe Hilfen, Frühförderstellen, Familienhebammen); Krankenkassen; Sozialpädiatrische Zentren; Kindergärten und Schulen
- Sonstige: Freie Träger/Ehrenamtler; Familienzentren; Kinderschutzbund; Kirchengemeinden; Spielgruppen; Sportvereine u. a.

Inanspruchnahme spezieller Fortbildung

- Curriculum Sozialpädiatrie der Bundesärztekammer
- Reflexion der eigenen Einstellung gegenüber Migranten (Selbsterfahrung)

Literatur

Chatoor I (2012) Fütterstörungen bei Säuglingen und Kleinkindern. Klett-Cotta, Stuttgart

Herrmann B, Dettmeyer R, Banaschak S, Thyen U (2016) Kindesmisshandlung. Medizinische Diagnostik, Intervention, rechtliche Grundlagen, 3. Aufl. Springer, Heidelberg/Berlin

von Klitzing K, Doehnert M, Kroll M, Grube M (2015) Psychische Störungen in der frühen Kindheit. Mental disorders in early childhood. Dtsch Arztebl Int 112:375–386

Kempe CH, Silverman FN, Steele BF et al (1962) The Battered-Child Syndrome. JAMA. 181(1):17–24.

Langer T (2013) Kultursensitive Arzt-Patienten-Kommunikation. In: Bundesverband der Kinder- und Jugendärzte (Hrsg) Migrantinnen und Migranten in der Pädiatrie. BVKJ, Berlin

Mall V, Friedmann A (2016) Frühe Hilfen in der Pädiatrie. Bedarf erkennen – intervenieren – vernetzen. Springer, Heidelberg/Berlin

Martin L, Rücker P, Bau AM, Wiegand S (2014) Transkulturelle Pädiatrie – Vielfalt und Kindergesundheit. Monatsschr Kinderheilkd 162:733–744

Michaelis R, Niemann G (2010) Entwicklungsneurologie und Neuropädiatrie, 4. Aufl. Thieme, Stuttgart

Michaelis R, Berger R, Nennstiel-Ratzel U, Krägeloh-Mann I (2013) Validierte und teilvalidierte Grenzsteine der Entwicklung. Monatsschr Kinderheilkd 161:898–910

Moss A, Klenk J, Simon K et al (2012) Declining prevalence rates for overweight and obesity in German children starting school. Eur J Pediatr 171:289–299

Sarimski K (1997) Entwicklungspsychologie genetischer Syndrome. Hogrefe, Göttingen

Schlack HG, Thyen U, von Kries R (2009) Sozialpädiatrie. Gesundheitswissenschaft und pädiatrischer Alltag. Springer, Heidelberg/Berlin

Toschke AM, Lüdde R, Eisele R, von Kries R (2005) The obesity epidemic in young men is not confined to low social classes – a time series of 18-year-old German men at medical examination for military service with different educational attainment. Int J Obes 29:875–877

Walter J (2009) Betreuung von Kindern und Jugendlichen aus Familien mit Migrationserfahrung. In: Schlack HG, Thyen U, von Kries R (Hrsg) Sozialpädiatrie – Gesundheitswissenschaft und pädiatrischer Alltag. Springer, Heidelberg/Berlin

Zöllner IK, Weiland SK, Piechotowski I et al (2005) No increase in the prevalence of asthma, allergies, and atopic sensitisation among children in Germany: 1992–2001. Thorax 60:545–548

Psychische Erkrankungen

Michele Noterdaeme, Frank Guderian, Claudia Kalischko, Rupert Müller und Salih Tanca

C. Papan, L. T. Weber (Hrsg.), *Repetitorium Kinder- und Jugendmedizin*,
https://doi.org/10.1007/978-3-662-56790-6_21

Inzidenz

- Längsschnittstudie des RKI: Rund 20 % aller Kinder und Jugendlichen entwickeln bis zum Erwachsenwerden psychische Auffälligkeiten, 7–9 % in behandlungsbedürftigem Ausmaß

Klassifikation

- Psychische Störungen sind komplexe Störungen→ in der Diagnostik sind verschiedene Ebenen zu betrachten
- Erhobenen Befunde werden als Diagnosen in das multiaxiale Klassifikationsschema (MAS) eingeordnet: Tab. 21.1
- Grundbausteine in der kinder- und jugendpsychiatrischen Diagnostik und Therapie für alle Störungsbilder: Tab. 21.2

In den einzelnen Kapiteln wird nochmals auf störungsspezifische Besonderheiten eingegangen.

Ätiopathogenese

Ätiopathogenese psychischer Erkrankungen ist komplex. Es wird von einem biopsychosozialen Modell ausgegangen, in dem psychosoziale Faktoren mit genetisch-neurobiologischen Faktoren interagieren.

Tab. 21.1 MAS auf der Grundlage der ICD-10

Achse 1: Klinisch-psychiatrisches Syndrom	Relevante psychische Erkrankungen wie z. B. Hyperkinetische Störungen, Autismus, Angst- und Zwangsstörungen, Depression
Achse 2: Umschriebene Entwicklungsstörungen	Diagnosen aus dem Bereich F80, F81 (Legasthenie) und F82 sowie die kombinierte umschriebene Entwicklungsstörung F83
Achse 3: Intelligenzniveau	Maßstab ist hier der IQ, gemessen mit standardisierten Verfahren
Achse 4: Körperliche Symptomatik	V. a. neurologische Erkrankungen (z. B. Epilepsie, Hörstörungen) oder genetische Syndrome (z. B. Fragiles-X)
Achse 5: Psychosoziale Belastungen	In neun inhaltlich unterschiedlichen Kategorien werden bedeutsame psychosoziale Belastungen in der Familie (z. B. die Erkrankung eines Elternteils) wie auch im Umfeld (z. B. Ausgrenzung in der Schule) beschrieben
Achse 6: Globalbeurteilung der psychosozialen Anpassung	Zehnstufige Skala zur Einschätzung des individuellen Adaptationsniveaus

Tab. 21.2 Grundbausteine kinder- und jugendpsychiatrischer Diagnostik und Therapie

Diagnostik	Therapie
- Störungsspezifische Anamnese mit Eltern, Kind und sozialem Umfeld (KITA, Schule) - Exploration und psychopathologische Befunderhebung - Körperlich-neurologische Untersuchung - Intelligenzdiagnostik - Familienanamnese mit Stammbaum	- Psychoedukation Kind, Familie und Umfeld, eventuell Psychotherapie - Beratung - Eltern- oder familienzentrierte Maßnahmen - Ggf. Medikation

- Bei allen neurobiologisch bedingten Entwicklungsstörungen ist v. a. von einer starken genetisch-biologischen Vulnerabilität in Kombination mit Umweltfaktoren (Noxen in der Schwangerschaft, Frühgeburtlichkeit) auszugehen
- Bei Bindungsstörungen und emotionalen Störungen stehen individuelle psychologische Faktoren (Persönlichkeitsaspekte) sowie Umfeldfaktoren (Vernachlässigung, Gewalt, Lifestyle, Propagieren von Diäten, Schlankheitsideale) im Vordergrund

21.1 Störungsbilder mit Beginn in der frühen Kindheit

21.1.1 Neurobiologisch bedingte Entwicklungsstörungen

Verschiedene Störungsgruppen werden klassifiziert. Gemeinsame Eingangsmerkmale dieser übergreifenden Kategorie sind:

- Beginn in der frühen Kindheit (im Vorschulalter)
- Störung von Funktionen, die mit einer Reifung des Zentralnervensystems einhergehen
- Chronischer, stetiger Verlauf ohne Rezidive und Remissionen
- Schwere Entwicklungsstörungen = lebenslange Beeinträchtigung

21.1.1.1 Aktivitäts- und Aufmerksamkeitsstörung

▪▪ Definition und Klassifikation

- Drei Kardinalsymptome: Hyperaktivität, Impulsivität, Konzentrationsstörung
- Symptome müssen situationsübergreifend vorkommen, andauernd bestehen und einen Ausprägungsgrad haben, der zu Beeinträchtigungen im Alltag führt
- Störung ist angeboren → oft schon im Vorschulalter auffälliges Verhalten
- Aufmerksamkeitsdefizit ohne Hyperaktivität: sog. „Träumerchen"
- 5 % der Kinder von ADHS betroffen, Jungen ca. 4-mal häufiger betroffen als Mädchen
- Keine Zunahme der Prävalenz, jedoch Zunahme der Inzidenz

▪▪ Klinik

Mangelnde Konzentrationsfähigkeit

1. Unaufmerksam gegenüber Details, Sorgfaltsfehler bei den Schul- und sonstigen Arbeiten und Aktivitäten
2. Nicht in der Lage, die Aufmerksamkeit bei Aufgaben und beim Spielen aufrecht zu erhalten
3. Hören scheinbar nicht, was ihnen gesagt wird
4. Können oft Erklärungen nicht folgen oder ihre Schularbeiten, Aufgaben oder Pflichten am Arbeitsplatz nicht erfüllen (nicht wegen oppositionellem Verhalten oder weil die Erklärungen nicht verstanden werden)
5. Häufig beeinträchtigt, Aufgaben und Aktivitäten zu organisieren
6. Vermeiden ungeliebte Arbeiten, wie Hausaufgaben, die geistiges Durchhaltevermögen erfordern
7. Verlieren Gegenstände, die für bestimmte Aufgaben wichtig sind, z. B. für Schularbeiten, Bleistifte, Bücher, Spielsachen und Werkzeuge
8. Werden häufig von externen Stimuli abgelenkt
9. Sind im Verlauf der alltäglichen Aktivitäten oft vergesslich

Hyperaktivität

1. Fuchteln mit Händen und Füssen oder winden sich auf den Sitzen
2. Verlassen ihren Platz im Klassenraum oder in anderen Situationen, in denen sitzen bleiben erwartet wird
3. Laufen herum oder klettern exzessiv in Situationen, in denen dies unpassend ist
4. Sind unnötig laut beim Spielen oder leisen Freizeitbeschäftigungen
5. Zeigen ein anhaltendes Muster exzessiver motorischer Aktivitäten, die durch den sozialen Kontext oder Verbote nicht durchgreifend beeinflussbar sind

Impulsivität
1. Platzen mit der Antwort heraus, bevor die Frage beendet ist
2. Können nicht in einer Reihe warten oder abwarten, bis sie bei Spielen oder in Gruppensituationen an die Reihe kommen
3. Unterbrechen und stören andere (mischen sich ins Gespräch/Spiel ein)
4. Reden häufig exzessiv, ohne angemessen auf soziale Beschränkungen zu reagieren

Komorbidität und Verlauf
- 80 % der Kinder haben komorbid weitere Störungen: Störung des Sozialverhaltens, affektive Störungen, umschriebene Entwicklungsstörungen, Ticstörungen
- Verschlechterung der schulischen Leistungen, Konflikte in der Familie, erhöhtes Unfallrisiko, Substanzabhängigkeit
- In 25–75 % der Fälle persistiert die Symptomatik ins Erwachsenenalter

Diagnostik
- Spezifische Fragebögen für Patienten, Eltern und Lehrer (z. B. Connors-Skalen Fragebögen aus dem DISYPS-KJ-Diagnostikum: Diagnostiksystem für Psychische Störungen im Kindes- und Jugendalter nach ICD-10 und DSM-IV)
- Konzentrationstests (z. B. Continuous Performance Test, CPT; Testbatterie zur Aufmerksamkeitsprüfung, TAP)
- Intelligenztest zeigt ggf. einen Konzentrationsabfall
- Differenzierte Diagnostik der häufigen komorbiden Störungen

Apparative und Labordiagnostik
- Blutbild, Eisen, Hämoglobin, Schilddrüsenparameter
- Kontrolle von Körpergröße und Gewicht, Blutdruck und Herzfrequenz
- EKG und EEG bei Hinweisen auf spezifische Störungen

Differenzialdiagnostik
- Intelligenzminderung
- Umschriebene Entwicklungsstörungen der Sprache/schulische Fertigkeiten
- Affektive Störungen wie z. B. depressive Episoden oder Manie
- Bindungsstörungen und Traumafolgestörungen, Angsterkrankungen/Phobien
- Sucht und Substanzmittelabusus
- Gestörtes familiäres Umfeld

Behandlung
- Erziehungsberatung, Elterntraining, Lehrerberatung
- Medikamentöse Behandlung (◘ Tab. 21.3): primär Stimulans, Beginn mit Methylphenidat (MPH). Wenn Wirkung ausbleibt oder bei unerwünschenten Wirkungen (UAW; ◘ Tab. 21.4) Umstellung auf Amfetamin
- Kein Betäubungsmittel (BTM): Guanfacin, Atomoxetin. Vorteil: 24-Stunden-Wirkung. Nachteil: geringere Effektstärken als Methylphenidat oder Amfetamin
- Methylphenidatverordnungen seit 2012 wieder leicht rückläufig
- Bei komorbiden Störungen kann eine Verhaltenstherapie notwendig werden

◘ **Tab. 21.3** Für die ADHS-Behandlung zugelassene Medikamente

Methylphenidat	First-line Therapie; BTM; Blockade von Dopamin- und Noradrenalintransporter
Amfetamin	Second-line Therapie; BTM; Blockade von Dopamin- und Noradrenalintransporter; erhöhte Freisetzung von Dopamin und Noradenalin
Guanfacin	Kein BTM; Postsynaptisch selektiver α_{2A}-adrenerger Rezeptoragonist
Atomoxetin	Kein BTM; selektiver Noradrenalinwiederaufnahmehemmer

Tab. 21.4 Medikamentennebenwirkungen

Häufig	Selten
- Verminderter Appetit/ Gewichtsverlust - Einschlafstörungen - Reizbarkeit - Übelkeit/Bauchschmerzen (anfangs)	- Leicht erhöhter Herzschlag - Depressive Verstimmungen - Tics - Erhöhter Blutdruck - Schwindel - Kribbelgefühle in Armen und Beinen

21.1.1.2 Intelligenzminderung (IM)

Definition und Klassifikation

- Eine sich in der Entwicklung manifestierende, stehen gebliebene oder unvollständige Entwicklung der geistigen Fähigkeiten, mit besonderer Beeinträchtigung von Fertigkeiten, die zum Intelligenzniveau beitragen, wie z. B. Kognition, Sprache, motorische und soziale Fähigkeiten
- Einteilung: leichte IM (IQ 50–69), mittlere IM (IQ 35–49), schwere IM (IQ 20–34) und schwerste IM (IQ <20)
- IM ist keine Krankheit, sondern Besonderheit in der Entwicklung
- Ca. 1 % der Bevölkerung in Deutschland haben einen IQ im Bereich der IM
- **Leichte IM**: Folge von perinatalen Komplikationen (Hypoxie, Infektionen, etc.), Alkohol- und Drogenkonsum während der Schwangerschaft; oft keine spezifischen Auslöser
- **Mittlere IM**: Folge von biologische Faktoren (u. a. genetische Syndrome)

Klinik

- Einschränkungen im logischen Denken, beeinträchtigtes Abstraktionsvermögen
- Verzögerung in der sozial-emotionalen Entwicklung
- Evtl. Einschränkungen in sprachlicher und motorischer Entwicklung
- Oft Defizite beim Konzentrationsvermögen und bei den Gedächtnisfunktionen
- Schwierigkeiten beim Erlernen der Kulturtechniken

Komorbidität und Verlauf

- Menschen mit IM haben 3- bis 4-mal häufiger psychiatrische Erkrankungen
- Bei schweren Formen der IM selbstverletzende und/oder selbststimulierende Verhaltensweisen wie Schlagen, Kratzen, Beißen, Augenbohren oder Stereotypien
- Häufigste psychiatrische Komorbiditäten: Aktivitäts- und Aufmerksamkeitsstörungen, Autismus-Spektrum-Störungen, Enuresis, Enkopresis
- Psychiatrische Erkrankungen weichen von der zu erwartenden Symptomatik ab
- Organische Erkrankungen (20–30 % erkranken an einer Epilepsie, 17 % Hörstörungen, bei schwere Intelligenzminderung häufig Sehstörungen oder Zerebralparese) oder Missbildungen

Diagnostik

- IQ-Test (Einsatz von nonverbalen Verfahren), Entwicklungstest, Prüfung einzelner Fähigkeiten, klinische Einschätzung des IQ-Niveaus bei nicht testbaren Personen
- Ausführliche körperliche und neurologische Untersuchung, Überprüfung Visus und Gehör, EEG, Genetik, Stoffwechselscreening, Bildgebung
- Ausschluss körperliche Erkrankungen (Zahnstatus, Refluxprobleme!!) bei Schmerzen

Differenzialdiagnostik

- Autismus, desintegrative Psychosen, degenerative Erkrankungen
- Sinnesbeeinträchtigungen
- Sprachentwicklungsstörungen

Behandlung

- Keine kausale Behandlung möglich, Beratung in Hinblick auf Akzeptanz der Störung
- Frühzeitig geeignete Fördermaßnahmen finden (Frühförderung, heilpädagogische

KITA, Ergo- und Sprachtherapie, ggf. Physiotherapie)
- Bei Verhaltensprobleme, insb. Selbstverletzung: Funktionsanalyse → Therapie- und Interventionsplan, Modifikation des Verhaltens
- Besondere Sexualerziehung
- Maßnahmen des Kinderschutzes
- Symptomatische Behandlung mit Psychopharmaka

> **Psychiatrische und organische Komorbiditäten werden v. a. bei schweren IM übersehen, da Personen sich nur begrenzt mitteilen können, die Symptome der psychiatrischen Erkrankungen oft untypisch sind und fehlinterpretiert werden („diagnostic overshadowing", „underreporting", „baseline exaggeration")**

21.1.1.3 Umschriebene Entwicklungsstörungen (UES)

▪▪ Definition und Klassifikation

Der Begriff „umschriebene Entwicklungsstörung" umfasst in der ICD-10 Lernstörungen im Bereich der Sprache, des Lesens, der Rechtschreibung, des Rechnens und der Motorik. Die Störung ist nicht erklärbar durch:
- Eine neurologische Erkrankung, eine Sinnesbeeinträchtigung oder eine spezifische psychiatrische Erkrankung
- Eine allgemeine Intelligenzminderung
- Mangelhafte Erziehung, unzureichendem Unterricht/Übung, kulturelle Unterschiede
- Die Minderleistung in den entsprechenden Bereich ist in Bezug auf die altersentsprechende Norm signifikant und führt zu Behinderungen in der Bewältigung des täglichen Leben
- Prävalenz Sprachstörungen. 5–8 %; Lese-Rechtschreibstörungen: 4–8 %, Rechenstörungen: 2–6 %; Motorik: 3 %
- Jungen 3-mal häufiger betroffen als Mädchen, bei Rechenstörungen ist das Geschlechtsverhältnis ausgewogen

▪▪ Klinik

- Symptome Sprachstörungen
  - Später (erste Worte nach 15 LM, nur Ein- bis Zweiwortäußerungen im Alter von 36 LM) oder ausbleibender Beginn des Sprechens, verlangsamte Sprachentwicklung ohne Aufholung
  - Auffälligkeiten in der Sprachproduktion, wenige Wörter, Wortfindungsprobleme
  - Benutzt Passe-par-tout-Wörter, Floskeln, antwortet oft mit „ja" oder „weiß ich nicht"
  - Probleme im Bereich Morphologie und Syntax sowie im Verständnis komplexer Satzstrukturen
  - Probleme in der Phonologie z. B. Auslassung, Ersetzen oder vertauschen von Lauten
- Symptome Lese-Rechtschreib-Störung, Rechenstörung
  - Verlangsamtes Lesetempo, zögerndes oder stockendes Lesen, Auslassen, Ersetzen oder Hinzufügen von Worten, unzureichendes Verstehen des Gelesenes
  - Reversionen, Verdrehungen, Auslassungen und Einfügen von Buchstaben im Wort, Regel- (Groß-Klein-Schreibung, Dehnungsfehler) und Wahrnehmungsfehler (Verwechselung d/t, k/g)
  - Schwächen in den Grundrechenarten, mangelndes Verständnis für arithmetische Prozeduren und Rechenoperationen bzw. deren zugrundenliegenden Konzepte, mangelhaftes Mengenverständnis

▪▪ Komorbidität (alle UES)

- Emotionale Störungen wie Angst und Depression
- ADHS, Störung des Sozialverhaltens
- Sprachstörungen und Lese-Rechtschreib-Störungen treten häufig gemeinsam auf

▪▪ Diagnostik (alle UES)

- Standardisierte und normierte IQ-, Sprachtests, Lese-, Rechtschreib-und Rechentests

Differenzialdiagnostik (alle UES)
- Sensorische Beeinträchtigungen (Hör-und Sehstörungen)
- Autismus-Spektrum-Störung, Intelligenzminderung
- Neurologische Störungen (leichte Form der ZP, erworbene Aphasie, LKS-Syndrom)

Therapie
- Übungsbehandlung: Sprachtherapie, Lerntherapie (spezifisch für Lese-Recht- oder Rechenstörung), regelmäßig (mind. 1-mal/Woche) und über längere Zeit (mind. 1 Jahr) in Kombination mit täglichen Übungen im häuslichen Umfeld
- Eine ausreichende Behandlung der Komorbidität (ADHS, emotionale Störung) ist für den Erfolg der Übungsbehandlung unabdingbar

- **UES führen zu sozialen Problemen und Lernproblemen in Schule und Familie**
- **Kernsymptome überlagert durch vielfältige Verhaltensprobleme → oft lange nicht diagnostiziert und behandelt**
- **Sprachverständnisstörungen werden oft nicht erkannt. Nur die expressive Sprache wird beachtet**
- **UES oft fälschlicherweise als unzureichende Förderung seitens der Eltern betrachtet**

21.1.1.4 Autismus-Spektrum-Störungen

Definition und Klassifikation
- Schwerwiegende Defizite in der sozialen Kommunikation in Kombination mit repetitiven/restriktiven Verhaltensweisen
- Epidemiologie: Prävalenz 1 %, mehr Jungen als Mädchen
- In den neuesten Klassifikationsschemata wird auf Subtypen wie frühkindlicher Autismus (Kanner) oder Asperger-Syndrom verzichtet
- Komorbiditäten wie Sprachentwicklungsstörungen oder Intelligenzminderung werden separat kodiert

Klinik
- Schwierigkeiten in der Verarbeitung von nonverbalen Kommunikationssignalen wie Mimik oder Gestik, flache Intonation, wenig Blickkontakt. In der frühen Kindheit kein joint-attention (gemeinsame Aufmerksamkeit), kaum Imitation
- Defizite in der kognitiven Empathie; Gefühle und Gedanken von Anderen werden nicht verstanden
- Probleme Beziehungen mit Gleichaltrigen einzugehen, keine geteilten Interessen, Spiel und Gespräch sind wenig wechselseitig
- Erhebliche Über- oder Unterempfindlichkeiten liegen in sensorischen Bereichen vor, die wiederum Anlass für Verhaltensprobleme sein können (z. B. Essstörungen)
- Ritualisierte, zwanghafte Verhaltensweisen oder spezielle Sonderinteressen (z. B. Fahrpläne)
- Stereotype Verhaltensweisen, sowohl motorisch (Hände- und Fingerbewegungen) wie auch sprachlich (Echolalien, Floskelsätze)

Komorbidität und Verlauf
- Hohe Komorbidität mit anderen Entwicklungsstörungen wie Intelligenzminderung (50–70 %), Sprachstörungen (bis 50 %) und ADHS (30–50 %)
- Soziale Phobien, Angst- und Zwangsstörungen, Depression
- Impulskontroll- und Affektregulationsstörungen, Schlafstörungen
- Die Störung ist nicht heilbar und bleibt lebenslang bestehen

Diagnostik
- Screening-Fragebogen (FSK, Fragebogen Soziale Kommunikation)

- Einsatz von standardisierten Verfahren (ADI-R: Autism Diagnostic Interview-Revised bei der Elternbefragung), ADOS-II (Autism Diagnostic Observation Schedule) nur sinnvoll, wenn Untersucher geschult
- Labor, EEG und Bildgebung nur bei Indikation
- Genetik: bei etwa 1/3 finden sich Auffälligkeiten → Diagnostik ist zu empfehlen

Differenzialdiagnostik

- Im Vorschulalter:
  - Allgemeine Entwicklungsverzögerung bzw. Intelligenzminderung
  - Bindungsstörung
  - Umschriebene Sprachentwicklungsstörung
- Im Grundschul-und Jugendalter:
  - Aktivitäts- und Aufmerksamkeitsstörung (ADHS)
  - Selektiver Mutismus und soziale Ängstlichkeit
  - Zwangsstörungen, später schizoide Persönlichkeitsstörungen

Therapie

- Vorschulalter und starke Entwicklungsverzögerung
  - Aufbau von funktioneller und sozial gerichteter Sprache und Kommunikation
  - Methode: Sprachtherapie, Frühförderung mit verhaltenstherapeutischen und entwicklungsorientierten Ansätzen (z. B. Denver-Modell)
- Ab Grundschulalter, wenn nicht entwicklungsverzögert
  - Gruppentherapie, Training der sozialen Kompetenz, Theory of Mind
  - Ausreichende medikamentöse Behandlung der komorbiden Störungen (ADHS!)
- Psychopharmakotherapie
  - Eine medikamentöse Behandlung der Kernsymptomatik ist nicht möglich
  - V. a. bei komorbider ADHS →Stimulanzien: bei Impulskontrollstörungen → Neuroleptika

- **Die Phänomenologie ist extrem unterschiedlich**
- **Kernsymptome oft überlagert durch vielfältige komorbide Störungen. Deshalb oft lange nicht diagnostiziert**
- 1/3 **neurologische Begleiterkrankungen (Epilepsie**

21.2 Enuresis und Enkopresis

Definition und Klassifikation

- Enuresis: Unwillkürlicher Harnabgang am Tag oder in der Nacht, untypisch für das Entwicklungsalter
  - Ab einem chronologischen Alter von 5 LJ. und einem Intelligenzalter von 4 LJ.
  - Mindestens 2-maliges Auftreten/Monat
    - Häufig: Einnässen an 4/>4 Tagen/Nächten pro Woche
    - Selten: Einnässen an <4 Tagen/Nächten pro Woche aber >1-mal/Monat
  - Primär: Keine abgeschlossene Sauberkeitsentwicklung
  - Sekundär: Mindestens 6 monatige Sauberkeit vor neuerlichem nächtlichen Einnässen
- Enkopresis: Einkoten, Verschmieren von Stuhl nach dem vollendeten 4. LJ.; wiederholtes, unwillkürliches Absetzen von Fäzes an nicht vorgesehenen Stellen

Klinik

- **Enuresis nocturna** (EN): Inkontinenz im Schlaf (auch während des Mittagsschlafs)
  - **Monosymptomatische EN** (MEN): Ohne Anzeichen einer Blasendysfunktion; unbeabsichtigte, meist vollständige Blasenentleerung im Schlaf; Jungen häufiger betroffen (60:40 %), familiäre Belastung i. d. R. eruierbar
  - **Nicht monosymptomatische EN** (NMEN): Mit Anzeichen einer Blasendysfunktion

- **Funktionelle Harninkontinenz**: Klinische Erscheinungsformen
  - **Idiopathische Dranginkontinenz**: Imperativer Harndrang, meist kleine funktionelle Blasenkapazität mit häufigem Toilettengang, kleine Mengen, Drangsymptome
  - **Harninkontinenz bei Miktionsaufschub**: Seltener Toilettengang. Typische Komorbiditäten: Harnwegsinfektion, Obstipation, oppositionellem Verhalten
  - **Lazy bladder**: Große Blasenvolumen, seltene Blasenentleerung, Entleerung i. d. R. mittels Bauchpresse
  - **Detrusor-Sphinker-Dyskoordination**: Pressen zu Beginn und während des Wasserlassens, häufig Restharn, Harnwegsinfektion, Obstipation, Enkopresis
  - **Dysfunctional Elimination Syndrome**: Obstipation und Stuhlinkontinenz häufig assoziiert mit Harninkontinenz tagsüber

■ ■ Komorbidität

- Traurigkeit, Scham, soziale Einschränkungen bzgl. Nächtigungen außer Haus, niedriges Selbstwertgefühl sind Folge und nicht Ursache der Störung
- Externalisierende Störungen (v. a. ADHS und Störungen des Sozialverhaltens)

■ ■ Diagnostik

- Anamnese bzgl. Sauberkeitserziehung und -entwicklung, familiärem Einnässen
- Spezifische Beschwerden: Inkontinenz, Harnwegsinfektionen, Drangsymptomatik, Obstipation, Diarrhö, Rhagaden anal, tastbare Skybala, harte Stuhlmassen bei der rektalen Untersuchung, Defäkations- und Bauchschmerzen
- Miktionstagesprotokolle inkl. Trinkmengen über mind. 48 Std. bzw. Ernährungs- und Trink-, Stuhltagesprotokolle (inkl. Konsistenzangaben) über 14 Tage
- Ultraschall: Beurteilung von Blase, Nieren, Restharnmengen, Darmfüllungszustand, Stuhl-, Labordiagnostik, spezifische kinderurologische Diagnostik

■ ■ Differenzialdiagnostik

- Ausschluss sämtlicher Ursachen für organische/funktionelle Harn- bzw. Stuhlinkontinenz mit entwicklungsneurologischem Status

■ ■ Therapie

- Allgemeine Urotherapie: Instruktionen zum optimalen Miktions-, Trink- und Ernährungsverhalten; Dokumentation von Miktionsverhalten
- Spezielle Urotherapie orientiert sich an jeweiligen Inkontinenzformen: Beckenbodentraining, Biofeedbacktraining, TENS = transkutane elektrische Nervenstimulation, Anleitung zum sauberen Einmalkatheterismus, Instruktion zur AVT = apparative Verhaltenstherapie bei Enuresis, Gabe von Desmopressin
- Enkopresistherapie: Toilettentraining mit Erfolgskalender; Medikament, dessen Wirkstoff (z. B. Macrogol) Wasser im Darm bindet und den Stuhl aufweicht; Einläufe

> **Stuhlinkontinenz und/oder Obstipation zuerst behandeln. Besserung im Bereich der Darmentleerung führt zu einer Besserung der Harninkontinenz!**

- Manifeste, klinische psychische Störungen müssen berücksichtigt werden
- Nachweis symptomatischer HWI und Blasendysfunktion tagsüber (v. a. Mädchen): Antibakterielle Prophylaxe (Nitrofurantoin, max. 6 Monate) sinnvoll bis zur Besserung der Blasenfunktion vor Therapie der Inkontinenz

21.3 Reaktive Bindungsstörung

■ ■ Definition und Klassifikation

- Beginn vor dem fünften Lebensjahr, deutlich auffällige, widersprüchliche, ambivalente soziale und emotionale Reaktionen

in verschiedenen sozialen Kontexten und Situationen – v. a. aber auch im Kontakt mit den primären Bezugspersonen
- Bindungsmuster haben oft einen generationsübergreifenden Aspekt: Unsicher gebundene Kinder haben, wenn sie Eltern werden, häufiger wieder unsicher gebundene Kinder. Signifikante Zusammenhänge zwischen sicherer Bindung und psychischer Stabilität bzw. unsicherer Bindung und psychopathologischen Störungen (Borderline-PS, Angst-, Impulskontrollstörungen, Suchterkrankungen)
- Auftreten als unmittelbare Reaktion und Folge körperlicher oder emotionaler elterlicher Vernachlässigung, Misshandlung, Missbrauch (z. B. Feindseligkeit, emotionale Ablehnung, Zuschreibung von Sündenbockrollen bis hin zu erzieherischem Sadismus oder auch sexuellem Missbrauch)
- Prävalenz bis zum 18. Lebensjahr beträgt ca. 2 % (Dunkelziffer liegt vermutlich höher); noch schwieriger sind Häufigkeit von Vernachlässigung und seelischer Misshandlung und sexuellem Missbrauch zu erfassen. Hier besteht das Thema einer hohen Dunkelziffer. Ca. 3–4 % aller Vorschulkinder erleiden schwere körperliche Misshandlungen

Klinik

- Störungen sozialer Funktionen:
  - Abnormes Beziehungsmuster zu Betreuungspersonen mit einer Mischung aus Annäherung (Distanzlosigkeit) und Vermeidung sowie Widerstand gegen Zuspruch; eingeschränkte Interaktion mit Gleichaltrigen; Beeinträchtigung des sozialen Spielens; gegen sich selbst und andere gerichtete Aggressionen, fehlen selektive Bindungen
- Emotionale Auffälligkeiten:
  - Furchtsamkeit; Übervorsichtigkeit bzw. extreme Wachsamkeit; Unglücklichsein; Mangel an emotionaler Ansprechbarkeit; Verlust/Mangel an emotionalen Reaktionen; Apathie; Rückzug, Aggressivität

> **Es gibt für Bindungsstörungen durch Vernachlässigung, Misshandlung oder Missbrauch kein einheitliches klinisches Bild! Die jeweilige Symptomatik ist abhängig vom Schweregrad der Vernachlässigung, dem Ausmaß der Grenzüberschreitung sowie von den protektiven Faktoren (Resilienz) und den kompensatorischen Strategien des Betroffenen.**

Komorbidität

- Unspezifische psychosomatische Symptome
- Anpassungsstörungen, Einbruch der Schulleistungen
- Sozialer Rückzug oder expansive Verhaltensstörungen
- Posttraumatische Belastungsstörungen, Depression
- Persönlichkeitsstörungen mit emotional-instabiler Problematik und suizidalem Verhalten im Entwicklungsverlauf

Diagnostik

- Anamnestische Hinweise Bezugssystem:
  - Frühgeburt; In-Utero-Trauma wie z. B. Alkohol-, Drogenmissbrauch der Mutter; extreme Misshandlungen, Vernachlässigung in den ersten drei Lebensjahren; emotional gleichgültige Bezugspersonen (z. B. postnatale Depression der Mutter); frühe, häufige Wechsel von Bezugspersonen; häufige Krankenhausaufenthalte, schmerzhafte medizinische Eingriffe, chronische Schmerzen; psychisch kranke Eltern, erhebliche chronische soziale Belastung und Überforderung der Eltern
- Anamnestische Hinweise Kind:
  - Besonders schwere Form: Deprivationssyndrom (psychischer Hospitalismus) → typische Symptome sind u. a. Stereotypien, Schaukelbewegungen, Pseudodebilität, wahlloses Kontaktverhalten, auffälliges Essverhalten

Differenzialdiagnostik

- Bindungsstörungen (→ immer sozial erworben!) müssen abgegrenzt werden von psychosozialen Problemen infolge kognitiver Behinderung, frühkindlichem Autismus (→ Sprachvermögen, Genetik, Vorgeschichte!)

Therapie

- Sicherheit und Orientierung geben: Emotionale Reagibilität, Stabilität, Vorhersagbarkeit im Verhalten jeglicher Bezugspersonen
- Nonverbale, kreative und Spieltherapien (abhängig von der Gesamtsituation unter Einbeziehung hilfreicher, erwachsener Bezugspersonen) eignen sich vorrangig für die Arbeit mit Bindungsgestörten Kindern/Jugendlichen

> **Risikogruppe „Frühgeborene, Schreibabys": Stärkung der Eltern!**

- Vernachlässigung, Misshandlung. Sicherheit schaffen für das Kind: Herausnahme des betroffenen Kindes aus der Familie und Klärung, inwieweit bei Bezugspersonen realitätsbezogene Reflexionsfähigkeit und Veränderungsbereitschaft vorliegen
- Bei Herausnahme des Kindes gilt: Stärkung der neuen Bezugspersonen zum Umgang mit den sozialen Verhaltensauffälligkeiten des Kindes: Psychoedukation und Sensibilitätsschulung zur Prävention! Sonst: Gefahr erneuter negativer emotionaler Erfahrungen bzw. Beziehungsabbrüche
- Bei besonders regellosem bzw. aggressivem Verhalten ist i. d. R. unterstützende medikamentöse Behandlung hilfreich
- Für Behandlung und Verlauf sind neben Schweregrad und Dauer der erlebten Grenzverletzungen auch jeweils von großer Bedeutung, inwieweit es gelingt, im Zuge der Behandlung den betroffenen Kindern und Jugendlichen **korrigierende emotionale Erfahrungen** zu ermöglichen. Prognose bei externalisierenden Symptomen eher ungünstiger als bei vorwiegend internalisierenden Symptombildern

21.4 Störungsbilder mit Beginn in der späteren Kindheit oder Adoleszenz

21.4.1 Depressive Störungen

Definition und Klassifikation

- Eine depressive Störung wird der Gruppe der affektiven Störungen zugeordnet
- Die Hauptsymptome der affektiven Störungen sind Veränderung der Stimmung und Aktivitätslage. Störungen im Denken und Wahrnehmung können auftreten
- Die Depression ist eine mindestens 2 Wochen andauernde Störung
- Einteilung: Leichte, Mittelgradige oder schwere Depression
- Die schwere Depression kann mit psychotischen Symptomen wie Wahnideen und Halluzinationen vorkommen und zeigt ein erhöhtes Suizidrisiko
- Prävalenz: Kindesalter ca. 3 %, Jugendalter ca. 6 %. Im Jugendalter sind deutlich mehr Mädchen betroffen, im Kindesalter ist das Verhältnis ausgeglichen

Symptomatik

- Depressive, gedrückte Stimmung
- Verlust von Freude und Interesse an früher angenehmen Aktivitäten
- Verminderter Antrieb oder gesteigerte Ermüdbarkeit
- Verlust von Selbstwertgefühl, unbegründete Selbstvorwürfe, Schuldgefühle
- Wiederkehrende Gedanken an den Tod oder Suizid, suizidales Verhalten
- Vermindertes Denk- oder Konzentrationsvermögen, Unentschlossenheit
- Psychomotorischen Agitiertheit oder Hemmung
- Schlafstörungen, Appetit- und Gewichtsverlust
- Die Symptome sind fast jeden Tag vorhanden, körperliche Beschwerden und/oder psychotische Symptome können zusätzlich vorkommen

Depressive Symptome sind bei Kindern und Jugendlichen stark altersabhängig!

Komorbidität
- Hohe Komorbidität mit Angststörungen (bis zu 75 %)
- Störungen des Sozialverhaltens (bis zu 50 %)
- Substanzmissbrauch und/oder Aggressivität (19 %)
- Ernsthafte Suizidversuche, Essstörungen, Zwangsstörungen

Diagnostik
- Selbstbeurteilungsfragebogen bei Kindern und Jugendlichen ab 8 Jahre (DIKJ, DTK)
- Ausschluss organischer Ursachen
- Laboruntersuchungen (z. B. Substanzmissbrauch, endokrine Störungen)

Differenzialdiagnostik
- Emotionale Störungen (z. B. Angststörung), Persönlichkeitsstörungen
- Bipolare affektive Störungen, im Vorfeld von Schizophrenien
- Substanzmissbrauch
- Körperliche Erkrankungen (Schilddrüse, Tumor, Mangelzustände)

Behandlung
- Aktives Zuwarten: Bei leichten Depressionen ohne Risikofaktoren mit normaler Alltagsbewältigung beobachten und mit verbindlichen Kontrollen für 6–8 Wochen
- Psychotherapie: Abbau belastender Faktoren, Förderung von Ressourcen, positiver Aktivitäten, sozialer Kompetenzen, Problemlösungsstrategien, Selbstvertrauen sowie Korrektur negativer Wahrnehmungs- und Interpretationsmuster
- Medikation: Bei fehlender Besserung oder schweren Depression
  - Fluoxetin (SSRI) ist das einzige zugelassene Medikament für die Behandlung von Depression bei Kindern (ab 8 Jahre). Bei „non response" → Citalopram
  - Escitalopram oder Sertralin
  - Kein Johanniskraut: Mögliche unerwünschte Arzneimittelwirkungen
- **Ohne Behandlung neigt die Erkrankung zu Persistenz und zu hohen Rezidiven**
- **Pharmakotherapie kann in der Eindosierungsphase bis zur Stimmungsaufhellung zu einer Verstärkung von Suizidgedanken führen**

21.4.2 Angststörungen

Definition und Klassifikation
- Ubiquitäres Phänomen mit breitem Spektrum an Erscheinungsformen. Kernmerkmale sind unrealistisches bzw. ausgeprägtes Angst- und Vermeidungsverhalten, das zu Beeinträchtigung der Entwicklung führt
- Phobien: Bestimmte Objekte oder Situationen sind angstauslösend und werden vermieden (z. B. Ängste von Plätzen, vor Tieren, Prüfungen, sozialen Situation)
- Panikstörungen: Objektungebundene und situationsunabhängige, plötzlich auftretende intensive Ängste mit angstfreien Intervallen, fluchtartigen Verlassen der Situation. Die Unvorhersagbarkeit führt zur Erwartungsangst erneuter Angstattacken
- Generalisierte Angststörungen: Frei flottierende, übermäßige Ängste und Sorgen um viele Lebensbereiche (Tod, Krankheit, Unfall, Schul- und Arbeitssituation)
- Trennungsangst des Kindesalters: Starke Ängste vor Trennung von der Bezugsperson und unrealistische Besorgnis der Bezugsperson könne etwas zustoßen. Weigerung ins Bett zu gehen, alleine zu bleiben und die Schule zu besuchen
- Prävalenz: ca. 10 %. Mädchen sind häufiger betroffen

Symptomatik
- Vegetative Übererregbarkeit (Tachykardie, Tachypnoe, Schwitzen, Schwindel, Ersti-

ckungsgefühle, Mundtrockenheit, Brust-, Bauch- und Kopfschmerzen)
- Vermeidung, Schweigen, Rückzug, Weglaufen, Schreien, Weinen
- Verweigerungshaltung kann Ausdruck von Angst und Vermeidung sein

Komorbidität
- Depressive Störung, Essstörungen
- Störung des Sozialverhaltens, ADHS, Alkohol- und Medikamentenmissbrauch

Diagnostik
- Spezifische Fragebögen für Patienten und Eltern
- Intelligenztest, Teilleistungsdiagnostik insbesondere bei Leistungsängsten
- Ausschluss einer organischen Ursache (Hypoglykämie, Phäochromozytom, Thyreotoxikose, Epilepsie, chemische Wirkstoffe, Drogen)

Differenzialdiagnostik
- Organische Angststörungen, substanzbedingte Störungen
- Schizophrenie, depressive Störungen, Zwangsstörungen, Reaktionen auf schwere Belastungen, somatoforme Störungen, Autismus-Spektrum-Störungen
- Störungen des Sozialverhaltens, belastetes familiäres Umfeld

Behandlung
- Psychotherapie: Problemanalyse, Erkennen und Veränderung von Fehlinterpretationen und dysfunktionalen Verhaltens, Entspannungsverfahren
- Soziale Kompetenztraining, Selbstsicherheitstraining, Abbau Vermeidungsverhalten
- Vorbereitung und graduelle Konfrontation mit den angstauslösenden Objekten oder Situationen durch therapeutische Begleitung und ausreichend lange Exposition bis zur Remission der Ängste und Habituation
- Medikamentöse Behandlung (wenn keine Verbesserung durch Psychotherapie)
  - Serotonin-Wiederaufnahme-Hemmer (SSRI) erste Wahl (Off-Label-Use)
  - Benzodiazepine: Nur in den Ausnahmezuständen und kurzfristig bei schweren Fällen (**Cave**: Abhängigkeit!)
- **Frühzeitige therapeutische Interventionen mindern die Chronifizierung und psychosoziale Entwicklungsgefährdung bei den Kindern und Jugendlichen**
- **Keine zu lange Krankschreibung ohne klare therapeutische Interventionen, insbesondere bei Schulabsentismus**

21.4.3 Zwangsstörungen

Definition und Klassifikation
- Wiederholende und anhaltende Gedanken, Ideen, Impulse oder Handlungen, die wenigstens 2 Wochen lang an den meisten Tagen bestehen
- In der Regel treten Zwangsgedanken und -handlungen gemeinsam auf
- Vom Patienten zwar als eigene Gedanken erkennbar, jedoch nicht zur Person passend erlebt (Ich-Dyston) und als unsinnig, quälend und störend empfunden
- Gegen die Zwangshandlungen und Zwangsgedanken wird (häufig erfolglos) Widerstand geleistet, was zu Anspannung und Angst führt
- Das Familiensystem ist in das Zwangsverhalten sehr oft eingebunden und hält die Zwangssymptomatik aufrecht
- Prävalenz: 1–3 %. Verlauf oft unterschiedlich. Gleiche Geschlechterverteilung
- Das Durchschnittsalter bei Erkrankungsbeginn liegt bei 10–13 Jahren

Symptomatik
- Zwangsgedanken beziehen sich auf Ekelgefühle, Kontamination, Krankheit, aggressive, sexuelle, obszöne oder religiöse Themen und werden von Patienten als persönlichkeitsfremd, abstoßend und angstauslösend

erlebt, z. B. Angst mit Erregern infiziert zu werden; Zwangsimpuls, von einer Brücke oder einem hohen Gebäude zu springen, obwohl keine Selbstmordgedanken bestehen oder zu unkontrollierten verpönten sexuellen Handlungen
- Das Auftreten von aggressiven oder autoaggressiven Impulsen führt zu massiven Ängsten, dass diese in die Tat umgesetzt werden könnten
- Reinigungs- und Waschzwänge: Angst oder Ekel vor Schmutz, Bakterien, Viren
- Kontroll- und Ordnungszwang: Ständige Überprüfung von Herdplatten, Gegenstände (Bücher) nach strengen Regeln perfekt ordnen
- Berührungs-/Zählzwang: Drang Dinge/Personen anzufassen, Zählen der Schritte

Komorbidität
- Angststörungen, depressive Störungen, Tic-Störungen
- ADHS, Störung des Sozialverhaltens, Persönlichkeitsstörungen

Diagnostik
- Beurteilungsbogen: Hamburger Zwangsinventar, Leyton Obsessional Inventory
- Halbstrukturiertes Interview: Children's Yale-Brown Obsessive Compulsive Scale
- Somatische und neurologische Untersuchung zum Ausschluss organische Ursachen

Differenzialdiagnostik
- Zwanghafte Persönlichkeitsstörung
- Schizophrenie oder wahnhafte Erkrankungen
- Stereotypien bei Autismus und geistige Behinderung
- Tic-Störungen (Gilles-de la-Tourette-Syndrom), Impulskontrollstörung
- Anorexia nervosa, Depression, Angststörungen, Phobien
- PANDAS (Paediatric Autoimmune Neuropsychiatric Disorder Associated with Streptococcus), Zwangssymptome nach Hirnverletzungen

Therapie
- Behandlung der Wahl ist die kognitive Verhaltenstherapie (CBT) insbesondere die Exposition mit angstauslösenden Gedanken kombiniert mit Reaktionsverhinderung
- SSRI: Zulassung für Sertralin (ab 6. J) und Fluvoxamin (ab 8 J.)
- Bei Behandlungsresistenz und -schwere der Symptomatik evtl. Antipsychotika

- **Zwangsstörungen können oft übersehen oder verheimlicht werden**
- **Bagatellisierungs- und Dissimulationstendenzen bei Exploration berücksichtigen**
- **Beurteilung der Medikamentenwirkung nicht vor 8–12 Wochen**

21.4.4 Essstörungen

Definition und Klassifikation

Bezeichnung	ICD-10	Häufigkeit	Gewicht
Anorexia nervosa	F50.0	0,5–1,5 %	Gewicht <BMI 17,5 bzw. 3. BMI-Perzentile
Bulimia nervosa	F50.2	0,8–2,0 %	Leichtes Untergewicht oder Normalgewicht
Essattacken bei sonstigen psychiatrischen Störungen (**Binge-Eating**)	F50.4	1,6–2,8 %	(Tendenz zu) Übergewicht
Adipositas	E66:X	8,1–10,0 %	Gewicht >BMI 30/35 bzw. >97./99. BMI-Perzentile

- **Fließendes Ineinander-Übergehen der verschiedenen Formen der Essstörungen**
- **Gemeinsames Merkmal: Essen und Körpergewicht nehmen im Leben und Erleben einen zentralen Platz ein (Einflüsse auf Tagesablauf, Gefühle, Beziehungen etc.)**

21.4.4.1 Anorexia nervosa (AN)

Symptome

- Starker Gewichtsverlust mit Untergewicht (BMI <17,5; Gewicht <3.–10. BMI-P%)
- Gewichtsabnahme durch Nahrungsrestriktion, Vermeidung hochkalorischer Lebensmittel, übermäßige sportliche Betätigung („restriktiver Typ")
- Exzessives Sporttreiben ist häufiges Merkmal der Anorexie, bei männlichen Patienten noch häufiger als bei weiblichen, findet sich beim „restriktiven" und beim „aktiven Typ"
- Gewichtsabnahme durch Methoden wie Laxanzienabusus, Abusus von Diuretika, auch durch selbst herbeigeführtes Erbrechen („aktiver Typ")
- Hungerphasen unterbrochen von Essattacken. Gewichtszunahme durch Gegenmaßnahmen (Erbrechen, Abführmittel etc.) bekämpft („bulimischer Typ")
- Trotz Untergewicht ausgeprägte Ängste, zu dick zu sein (Körperbildstörung)

Somatische Auswirkungen des Untergewichts (Starvationsyndrom)

- Ausbleichen/Sistieren Monatsblutung, Verzögerung der Pubertät, Stagnation der körperlichen Entwicklung, Störung der Sättigungsregulation
- Hypotonie, Sinusbradykardie, Hypothermie, Darmträgheit/Obstipation, Low-T3-Syndrom, Hypoglykämien, Hypercholesterinämie, Perikarderguss
- Reversible zerebrale Atrophie, Osteoporose bzw. Vitamin-D-Mangel
- Bei Erbrechen und Laxanzienabusus: Schleimhautschädigungen im GI-Trakt, Schädigung der Zähne, Dehydration mit Schwindel/Synkopen, Ödeme, Schwellung der Ohrspeicheldrüsen, Hypokaliämie (Herzrhythmusstörungen!)

Psychische Auswirkungen des Untergewichts (Starvationsyndrom)

- Anfangs oft positive Stimmungslage → meist Übergang in depressive Entwicklung
- Intensive gedankliche Beschäftigung mit Essen/Gewicht, gedankliche Einengung

Komorbidität und Verlauf

- Depressionen, Angst- und Zwangsstörungen, oft ausgeprägte Selbstwertproblematik, starke Bewertungs- und Leistungsängste
- Erkrankung verläuft i. d. R. langfristig (über mehrere Jahre oder länger), frühe Behandlung erhöht die Chance auf günstigen Verlauf
- Bei ca. 20 % der Fälle chronischer Verlauf, Sterberisiko deutlich erhöht

Diagnostik

- Anamnese bzgl. Ernährung und Essverhalten, Einstellungen und Ängsten
- Störungsspezifische Fragenbogenverfahren (z. B. EDE-Q 2, EDI-2, SIAB)
- Körperliche Untersuchung mit besonderem Augenmerk auf typische Zeichen:
  - Größe, Gewicht, BMI bzw. BMI Perzentilen, Blutdruck, Puls
  - Trockene Haut, Cutis marmorata, Lanugobehaarung, Haarausfall, Nagelauffälligkeiten, Dekubiti/Schürfungen über Knochenerkern und WS, Petechien, Selbstverletzungen, Ödeme, Akrozyanose
  - Schilddrüse, Speicheldrüsen, Zahnstatus, Mundwinkelrhagaden, Stomatitis
  - Obstipationszeichen, auffällige Darmgeräusche
- Apparative Diagnostik
  - Labor: Kleines Blutbild/Differenzialblutbild, BZ, CRP; Elektrolyte, Anorganisches Phosphat und Mg. Kreatinin, GOT, GPT, (γ-GT); Schilddrüsenwerte

TSH, fT4, T3 Gesamteiweiß (bei stark anorektischen Patienten), Amylase, Lipase
  - EKG, Herzecho (z. B. Abklärung Perikarderguss), MRT vom Kopf (nach Indikation), Sono des Abdomen nach Indikation (z. B. bei Obstipation)

Differenzialdiagnostik
- Körperliche Erkrankungen: Chronisch entzündliche Darmerkrankungen, endokrinologische Störungen, Tumore des ZNS
- Depression, Zwangsstörungen, reaktiver Appetitverlust (z. B. nach Trauma) als primäre Ursache des Gewichtsverlusts

Behandlung
- Indikation für stationäre Behandlung zwingend bei:
  - Starkem Untergewicht (Gewicht <3. Perzentile), rascher/massiver Gewichtsverlust
  - Somatische Komplikationen
  - Erhebliche psychische Belastung und Komorbidität mit psychatrischer Erkrankung
  - Stark belasteter Familiensituation, Scheitern ambulanter Behandlungsversuche
- Fünf Behandlungsphasen → mit unterschiedlichen Schwerpunkten:
  1. Medizin (somatische Stabilisierung), Beziehungsaufbau, Psychoedukation
  2. Psychotherapie im Einzelsetting, Ernährungstherapie, Elternarbeit
  3. Psychotherapie im Gruppensetting, Familienarbeit/-therapie, Ernährungstherapie
  4. Perspektivplanung, Psychotherapie und Familienarbeit bzw. -therapie
  5. Rezidivprophylaxe und Nachsorge (Angebote nach Indikation und Bedarf)
- Weitere Behandlungsangebote wie Kreativtherapien (z. B. Kunsttherapie) und Körperarbeit (z. B. Tanztherapie, Entspannungstherapie, Yoga usw.) sind unterstützend sehr sinnvoll

Refeeding-Syndrom
- Risiko am Anfang der Gewichtsrehabilitation nach langer Phase des Hungerns
- Gefahr eines lebensbedrohlichen Zustands aufgrund massiver Elektrolytstörungen mit Organfunktionsstörungen
- Langsamer Kostaufbau reduziert das Risiko des Refeeding-Syndroms

21.4.4.2 Bulimia nervosa
- Bulimie: Eine „heimliche“ Sucht, Betroffene versuchen ihre Symptomatik meist verborgen zu halten

Klinik
- Intensive Beschäftigung mit den Themen Essen, Figur und Gewicht, (impulsive) Nahrungsaufnahme mit großen Mengen in kurzer Zeit (1000–5000 kcal/Essanfall, teils auch darüber hinaus)
- Essanfälle dauern wenige Minuten bis zu mehreren Stunden, mit reduzierter Eigenwahrnehmung während der Anfälle
- Häufigkeit: Wenige Ereignisse im Monat bis hin zu täglicher Frequenz
- Versuch der Emotionsregulation über Essen, nachfolgend Entlastung mittels Erbrechen
- Pathologische Ängste vor Gewichtszunahme (Angst, dick zu werden)
- Nach kurzen Phasen mit geringer Nahrungsaufnahme → Heißhungerattacken mit Essanfällen und anschließendem Erbrechen zur Gewichtsregulation
- Bulimie führt teils sogar zu finanzieller Verschuldung oder Ladendiebstählen
- **Körperliche Symptome**: Erhöhtes Risiko für metabolische Alkalose, Läsionen der Schleimhäute im Bereich der Speiseröhre/Mundschleimhaut, Schädigung des Zahnschmelzes, sog. „Trommelschlegelfinger“ (selbstinduziertes Erbrechen)
- **Psychische Aspekte**: Scham, Schuld- und Ohnmachtsgefühle; eingeschränkte Körper- und Selbstwahrnehmung

Komorbidität und Verlauf
- Erhöhte Impulsivität, Borderline-Symptomatik, dissoziale Störungen (ver-

mehrt Tendenz zu Alkoholabusus und anderen Suchtmitteln
- Hohe Tendenz zu Chronifizierung; Remission bei 30–90 %; je massiver die Persönlichkeitsakzentuierung, desto ungünstiger die Prognose

▪▪ Diagnostik
- Gründliche Exploration der Symptome und Beschwerdebilder
- Ernährungsgewohnheiten inkl. Regelmäßigkeit der Mahlzeiten, Essensmengen, Essenszeiten; Heranziehen fremdanamnestischer Angaben
- Körperwahrnehmung, Körperbild, Selbstwert, Sozialverhalten (z. B. soziale Kontakte)
- Psychodiagnostik v. a. Depression und/oder erhöhte Impulsivität
- Gründliche körperliche Untersuchung und somatische Diagnostik

> **Viele Betroffene versuchen ihre Krankheit im Verborgenen zu halten!**

▪▪ Differenzialdiagnostik
- Tumore des ZNS, Störungen im Bereich des oberen Gastrointestinaltrakts, Kleine-Levin-Syndrom (mit periodisch auftretenden Heißhungerzuständen)
- Depression und Störungen der Impulskontrolle (Borderline-Störung, ADHS, dissoziale Störungen)

▪▪ Therapie
- Behandlungsphasen, Indikation stationärer Therapie: ► Abschn. 21.4.4.1
- Aufgrund der hohen Scham sind stationäre Behandlungen seltener als bei Anorexie
- Zeitraum bis zum Beginn einer Behandlung ist länger
- Anders als bei der Anorexie kann bei der Bulimie unterstützend eine Medikation mit sog. SSRI, insbesondere Fluoxetin, hilfreich sein (positiver Effekt auf Heißhungeranfälle!)

21.4.4.3 Binge-Eating-Störung

▪▪ Definition und Klassifikation

Die Binge-Eating-Störung ist nicht – anders als im DSM-V – als eigene Störung in die ICD-10 aufgenommen (ICD-10: F50.4: Essattacken bei sonstigen psychischen Störungen). Die Störung mündet meist in starkes Übergewicht bis hin zur Adipositas (E66.0)

▪▪ Klinik
- Übermäßiges Essen als Reaktion auf emotional belastende Lebensereignisse (u. a. Trauerfälle, Unfälle und belastende Erkrankungen der eigenen Person oder eines anderen Familienmitglieds, psychische Traumata oder Mobbing)
- Die Binge-Eating-Störung hat eine ähnliche „innere" Dynamik wie die Bulimie allerdings verzichten die Betroffenen auf das Erbrechen
- Hohes Maß an Scham, Schuld- und Ohnmachtsgefühlen im Rahmen der Essanfälle
- Tendenz zu einem höheren Körpergewicht bis hin zur Adipositas

> - **Die Prävalenz für diese Störung liegt höher als für Anorexie und Bulimie zusammen**
> - **Frauen häufiger betroffen (Verhältnis ca. 3:2). Die Störung bleibt häufig unerkannt!**

▪▪ Behandlung
- Ambulant, zentrale Bausteine: Ernährungstherapie und Psychotherapie
- Somatisch-medizinische und psychotherapeutische Elemente der Behandlung der Bulimie und der Adipositas
- Unterstützende medikamentöse Behandlung mit SSRI (insbesondere Fluoxetin) möglich

21.4.4.4 Adipositas

▪▪ Definition und Klassifikation
- Pathologische Ausprägung des Fettgewebes infolge regelmäßiger übermäßiger Ernährung

- Adipositas: BMI >30 (bei Kindern und Jugendlichen eine BMI-Perzentile >97)
- Extreme Adipositas: BMI >35 (bei Kinder und Jugendlichen BMI-Perzentile >99)

▪▪ Differenzialdiagnostik

Die Adipositas ist vom Grundsatz her eine somatische Diagnose.

- Hypothyreose (v. a. subklinische), Cushing-Syndrom
- Syndrome, wie z. B. das Prader-Willi-Syndrom, Alström-Hallgren-Syndrom etc.
- Lipomatose

▪▪ Therapie

- Jeder Mensch hat ein individuelles Set-Point-Gewicht (Stoffwechsel in Balance/Homöostase), das der Körper versucht, stabil zu halten. Unterschiedliche Menschen haben ein unterschiedliches Set-Point-Gewicht (Veranlagung), sodass nicht bei jedem Patienten eine (deutlichere) Gewichtsreduktion anzustreben ist
- Wenn Kinder Übergewicht/Adipositas entwickeln und infolge dessen viele hyperplastische Fettzellen ausbilden, ist die Prognose für den Verlauf ungünstig – die Gewichtsentwicklung im Alter zwischen 2 und 6 Jahren entscheidet, nach aktuellen Daten, wesentlich über das Adipositasrisiko im Jugend- und Erwachsenenalter
- Säulen der Adipositastherapie
  - Psychoedukation und Ernährungstherapie: Ernährungsumstellung
  - Verhaltenstherapie: Veränderung des Ess- und Bewegungsverhaltens
  - Sport und Bewegung → körperliche Aktivierung
- Ohne Einbezug der Eltern keine Aussicht auf längerfristige Behandlungserfolge
- Prognostisch ungünstig: Früher Erkrankungsbeginn, familiäre Disposition, reduzierte Impulskontrolle, häufigere fehlgeschlagene Behandlungsversuche, rasche und unkontrollierte Gewichtsabnahme bzw. starke Gewichtsschwankungen

> **Eine nachhaltige Gewichtsreduktion von ca. 5–10 % des Körpergewichts bei Adipositas ist ein Therapieerfolg. Ohne Behandlung bleiben >80 % im Erwachsenenalter adipös. Die Adipositas mit ihren gesundheitlichen Risiken im Lebenslauf verursacht gesamtgesellschaftlich hohe Folgekosten und sehr hohen Leidensdruck.**

21.4.5 Dissoziative und somatoforme Störungen

▪▪ Definition und Klassifikation

- **Dissoziative Störung**: Störung der integrativen Funktionen der Identität, des Gedächtnisses und des Bewusstseins sowie der unmittelbaren Empfindungen und Kontrolle von Körperbewegungen
- **Somatoforme Störung**: Wiederholte Darbietung körperlicher Symptome in Verbindung mit hartnäckigen Forderungen nach medizinischen Untersuchungen trotz wiederholter negativer Ergebnisse und der Versicherung der Ärzte, dass die Symptome nicht körperlich begründbar sind
- Beide Störungsbilder häufig im Kontext von Traumatisierungen (Bestandteil der Symptomkonstellation bei akuten oder posttraumatischen Belastungsstörungen)
- Die Symptome dienen der Aufrechterhaltung eines emotionalen Gleichgewichts in der Konfrontation mit akuten oder chronischen Stressoren
- Die hohe Chronifizierungsneigung zusammen mit dem spezifischen Krankheitsverhalten führen zu inadäquaten Inanspruchnahmen medizinischer Dienste
- Mangelnde Krankheitseinsicht, Widerstand gegen psychische Erklärungsursachen

▪▪ Klinik

- **Dissoziative Störungen**
  - Dissoziative Amnesie, Fuguen, Identitätsstörung mit Depersonalisationsstörung

    - Bewegungsstörung (Verlust der Bewegungsfähigkeit, ganz oder partiell)
    - Dissoziative Krampfanfälle (selten Verletzung beim Sturz, kein Zungenbiss)
    - Dissoziative Sensibilitäts- und Empfindungsstörung
- **Somatoforme Störungen**
    - Wiederholte, multiple, wechselnde körperliche Symptome, die durch keine körperliche Krankheit erklärt werden können
        - Gastrointestinale Symptome: Bauchschmerzen, Übelkeit, Erbrechen, Regurgitation, Durchfälle etc.
        - Kardiovaskuläre Symptome: Atemlosigkeit, Anstrengung, Brustschmerzen, Herzklopfen, Hyperventilation, Schwindel, Zittern, Erröten, Schwitzen
        - Urogenitale Symptome: Dysurie, Pollakisurie, psychosexuelle Symptome
        - Haut- und Schmerzsymptome: Schmerzen in Extremitäten oder Gelenken, Muskelschwäche, Taubheit, Kribbeln oder sonstige Gefühlsstörungen
    - Dauer der Symptomatik: Mindestens 2 Jahre

■■ Komorbidität

- Posttraumatische Belastungsstörungen, akute Belastungsreaktionen
- Persönlichkeitsstörung
- Angst und Depression, Schmerzstörung

■■ Diagnostik

- Sorgfältige Exploration der Symptome, des Umfelds und der Belastungen
- Angemessene somatische Diagnostik
- Spezielle Fragebögen

■■ Differenzialdiagnostik

- **Dissoziative Störungen**
    - Aufmerksamkeits- und Aktivitätsstörung, Störung des Sozialverhaltens
    - Depressive Störungen, bipolare Störungen, Persönlichkeitsstörungen, Simulation
- **Somatoforme Störungen**
    - Anfallserkrankungen, zerebraler Insult
    - Myasthenia Gravis, MS, Guillain-Barre-Syndrom, Myopathien, Neuropathien

■■ Therapie

- Psychodynamisch und kognitive verhaltenstherapeutische Psychotherapie mit kognitiver Umstrukturierung, Stimulusprävention und -desensibilisierung
- Entspannungsverfahren, Erlernen von Konfliktlösestrategien
- Behandlung der zugrundeliegenden PTBS
- Medikation ggf. mit SSRI

21.4.6 Störung des Sozialverhaltens (SSV)

■■ Definition und Klassifikation

- Wiederholtes und anhaltendes dissoziales Verhalten hohen Ausmaßes
- Unterscheidung: Sozialverhaltensstörungen innerhalb der Familie, bei bestehenden sozialen Bindungen, bei fehlenden sozialen Bindungen und Störungen mit vorrangig oppositionellem und aufsässigem Verhalten
- SSV treten auch bei anderer psychiatrischer Krankheitsbilder auf
- Häufigkeit: 2 % der Kinder (0–16 %)
- Früher Beginn, Auftreten von dissozialen Verhaltensweisen in mehreren Kontexten, hohe Vielfalt der dissozialen Handlungen sind Risiko für chronischen Verlauf und Persistenz ins Erwachsenenalter
- Dissozialität bei bestimmten Persönlichkeitsstörungen sind prognostisch ungünstig

■■ Klinik

- Aggressives Verhalten gegenüber Menschen und Tieren: Tierquälerei, körperliche Grausamkeit zu Menschen, Erzwingen von sexuellen Handlungen, häufige Schlä-

gereien und Wutausbrüche, häufiger Ärger, überlegtes Ärgern anderen
- Zerstörung fremden Eigentums, Brandstiftung
- Betrug oder Diebstahl: Einbruch, Lügen, um sich Vorteile zu verschaffen, Stehlen
- Schwere Regelverstöße: Bleibt schon im Kindesalten über Nacht von zu Hause weg, Schulschwänzen
- Jungen zeigen eher offen aggressives Verhalten, Mädchen eher verdeckte Aggression (üble Nachrede, Lügengeschichten, etc.)

▪▪ Komorbidität
- Emotionale oder depressive Beeinträchtigungen, Angststörungen
- ADHS, Substanzmissbrauch (legaler und illegaler Konsum)
- Lese-Rechtschreib-Störungen und Sprachstörungen
- Zusammenhang mit traumatisierenden Ereignissen

▪▪ Diagnostik
- Ausführliche Anamnese mit Patient, Eltern, sozialem Umfeld, Schule, inkl. Legal- und Suchtanamnese
- Fragebögen zur Erfassung der Symptome (z. B. CBCL)
- Intelligenzdiagnostik, Diagnostik UES, Persönlichkeitsdiagnostik

▪▪ Differenzialdiagnostik
- ADHS, Persönlichkeitsstörungen, Schizophrenie
- Posttraumatischen Belastungsreaktionen

▪▪ Behandlung
- Präventives Arbeiten → Abbau aggressiven Verhaltens, Stärkung der sozialemotionalen Kompetenzen
- Eltern-Kind-Programme, Stärkung der Erziehungskompetenz
- Maßnahmen der ambulanten und stationären Jugendhilfe
- Psychotherapie auf verhaltenstherapeutischer Basis
- Medikamentöse Behandlung der zugrunde liegenden Störung bzw. der komorbiden Störungen (MPH bei ADHS, Neuroleptika bei Impulskontrollstörungen)
- Enger Austausch und intensive Zusammenarbeit mit Elternhaus, Jugendhilfe, KJPP, Jugendgerichtshilfe, Suchtberatung, etc

21.5 Sonstige psychische Erkrankungen

21.5.1 Schizophrene Störungen

▪▪ Definition
- Schwere psychiatrische Erkrankung mit Störung des Realitätsbezugs, Halluzinationen und Wahnvorstellungen, inadäquate Affekte und Verhaltensänderung
- Bewusstsein und die intellektuellen Fähigkeiten sind in der Regel intakt
- Lebenszeitprävalenz 1 %

▪▪ Symptomatik
- Plus-Symptomatik: Psychomotorische Störungen, Affektstörung, Halluzinationen, Wahnvorstellungen, Ich-Störungen und Denkstörungen
- Minus-Symptomatik: Kontaktstörung, sozialer Rückzug, Sprachverarmung, Affektverflachung, Antriebsverlust, Leistungsknick, kognitive und motorische Defizite

▪▪ Komorbidität
- Angststörungen, Zwangsstörungen, Substanzmissbrauch

▪▪ Differenzialdiagnostik
- Intoxikationen, Endokrinopathien, ZNS-Infektionen, Tumor, Epilepsie

▪▪ Behandlung
- Bei Ausbruch der Erkrankung ist die Behandlung meist nur stationär möglich

- Basistherapie in der Akutphase ist die Medikation mit Antipsychotika, ggf. Benzodiazepine (Ängste), schwachpotente Antipsychotika (z. B. Pipamperon)
- Soziotherapie: Bezugsbetreuer, Reizabschirmung, Tagestruktur, Beschäftigungs-, Arbeits- und Milieutherapie, schulische/ berufliche Integration

21.5.2 Substanzbezogene Störungen

▪▪ Definition
- Substanzgebunde Störungen betreffen ein breites Spektrum von Konsum an legalen und illegalen Substanzen (Alkohol, Cannabinoide, Sedativa und Hypnotika, Tabak, etc.)
- Einteilung in akute Intoxikation, schädlicher Gebrauch und Abhängigkeitssyndrom sowie Entzugssyndrom und substanzinduzierte psychotische Störung
- Wahlloser Gebrauch unterschiedlicher Substanzen bei Jugendlichen weit verbreitet, Konsum von illegalen Drogen bei männlichen Jugendlichen doppelt so häufig
- Jugendalter: Am häufigsten Konsum von Nikotin, Alkohol und Cannabis

▪▪ Symptomatik
- Konzentrationsstörungen, Unruhezustände, Stimmungsschwankungen, Schulprobleme, Leistungsknick, sozialer Rückzug, neuer Freundeskreis, Verwahrlosungstendenzen, Dissozialität, evtl. Beschaffungskriminalität und Prostitution
- Abhängigkeitssyndrom ist charakterisiert durch oft starken, gelegentlich übermächtigen Wunsch psychotrope Substanzen oder Medikamente, Alkohol oder Tabak zu konsumieren
- Hohe Zahl an psychiatrischen Komorbiditäten (60 %), ADHS, Störung des Sozialverhaltens, Persönlichkeits- und Angststörungen, Depression, substanzinduzierte Psychosen

▪▪ Diagnostik
- Legal- und Drogenanamnese
- Drogenscreening (nicht alle Substanzen im Routine-Screening erfassbar)
- EEG bei Hinweisen auf Beeinflussung der Krampfschwelle durch Drogen

▪▪ Behandlung
- Vorrangiges Ziel ist Abstinenz oder Verringerung des Konsums, Verbesserung des Funktionsniveaus des Jugendlichen
- Psychosoziale Maßnahmen: Erziehungsberatung, weitere eltern-/familienzentrierte Maßnahmen, z. B. Familienhilfe über das Jugendamt oder stationäre Jugendhilfe
- Frühinterventionen und Einbezug der Familie können einer negativen Entwicklung entgegenwirken

21.5.3 Persönlichkeitsstörungen

▪▪ Definition
- Persönlichkeitsstörungen (PS) sind charakterisiert durch starre Verhaltensmuster, die Patienten daran hindern flexibel auf die Umwelt zu reagieren
- Abweichungen betreffen Wahrnehmung, Denken, Fühlen und beeinträchtigen insbesondere die soziale Interaktion und Beziehungsgestaltung
- In der KJPP ist die emotional-instabile Persönlichkeitsstörung vom Borderline-Typ (BPS) am bedeutsamsten
- Persönlichkeitsstörungen beginnen in der Adoleszenz und zeigen ihre endgültige Manifestation im Erwachsenenalter. Keine Diagnose vor dem 16. LJ
- Prävalenz im Erwachsenenalter beträgt ca. 10 %

▪▪ Symptomatik bei BPS
- Mangelhafte oder fehlende Impulskontrolle mit ausgeprägten Stimmungsschwankungen

- Wutausbrüche, Neigung zu aggressivem oder streitsüchtigem Verhalten
- Unsicherheit über das eigene Selbstbild
- Unbeständiges Beziehungsverhalten mit häufigen emotionalen Beziehungskrisen
- Parasuizidale oder autoaggressive Handlungen
- Komorbiditäten: Angststörungen, Depression, Selbstverletzendes Verhalten, Suizidalität, Essstörungen, Posttraumatische Belastungsstörung

Diagnostik
- Spezifische Fragebögen für Patienten und Eltern

Behandlung
- Borderline-PS: Dialektisch behaviorale Therapie für Adoleszente (DBT-A), besteht aus Einzel- und Gruppentherapie, telefonische Beratung, Supervision
- Medikation: Zurückhaltender Einsatz, nur bei ausgeprägten Impulskontrollstörungen
- Stimmungsschwankungen, Angstzuständen und affektiven Ausnahmezuständen

21.6 Therapeutische Methoden

Psychoedukation
Psychoedukation ist die Vermittlung von Wissen über die physischen und psychischen Aspekte und Bewältigungsstrategien einer Erkrankung und stellt eine wichtige Säule in der Therapie und dem gelungenen Umgang mit psychischen Erkrankungen dar.

Ziele:
- Realistische Einschätzung der Störung bei Patienten/Familie/Angehörigen fördern
- Ängste und Unsicherheiten, Gefühle der Hilflosigkeit reduzieren
- Verständliche Informationen über Behandlungsmethoden, Mitwirkungs- und Bewältigungsstrategien geben
- Förderung der Vertrauensbasis zwischen Patient und Arzt bzw. Therapeut
- Eine Verringerung des Rückfall- und Chronifizierungsrisikos

> **Die Psychoedukation ist bei psychischen Erkrankungen unverzichtbar. Sie spart wertvolle Behandlungszeit, die besser für die individuelle Therapie genutzt werden kann.**

Psychotherapie
- Zusammen mit der Psychoedukation ein zentrales Element in der kinder- und jugendpsychiatrischen Behandlung

Verhaltenstherapie (VT)
- VT fußt auf lerntheoretischen Grundlagen und umfasst ein breites Spektrum verschiedener Methoden
- Wirksamkeit ist empirisch belegt

Kognitive Techniken
- Eigene Denk- und Verhaltensweisen werden beobachtet, problematische Muster erkannt und alternative kognitive und behaviorale Reaktionsmuster entwickelt, in verschiedenen Situationen ausprobiert und bewertet
- **Indikation**: Depressionen, Angst- oder Zwangsstörungen

Systematische Desensibilisierung und Konfrontationsverfahren
- **Systematische Desensibilisierung**: Schrittweise Heranführung entlang einer Angsthierarchie vom schwächsten zum am stärksten angstmachenden Aspekt. Zur Vorbereitung werden angstauslösende Situationen häufig gedanklich durchgespielt
- **Konfrontation/„Flooding"**: Die am meisten Angst verursachende Situation wird herbeigeführt und so lange ausgehalten, bis die innere Anspannung (Angst, Hochstress) weitgehend nachlässt. Es wird erlebt, dass die befürchteten Folgen, die massive Angst erzeugt haben, nicht eintreten
- Indikation: Angst-, Zwangs-, Essstörungen, Phobien, PTBS
- **Operante Verfahren**: Einsatz von Verstärkern (Belohnung, Lob) und Verstärkerplänen für erwünschtes und neu zu erlernen-

des Verhalten, das geübt und durch Belohnung verstärkt werden soll
- Indikation: Kinder im Vorschul- und Grundschulalter mit Entwicklungsstörungen (Autismus, ADHS, Intelligenzminderung)
- Aufbau komplexer Verhaltensweisen u. a. durch das sog. **Lernen am Modell**: Komplexere Verhaltensweisen werden von positiv besetzten Personen imitiert (Vorbild, Modell) und z. B. im Rollenspiel gezielt trainiert (Einzel- oder Gruppensetting) → Erwerb bzw. Weiterentwicklung bestimmter Fähigkeiten (u. a. soziale Kompetenzen)
- Indikation: Im Grundschul-und Jugendalter, Entwicklungsstörungen, ADHS, Autismus

Dialektisch-behaviorale Therapie (DBT) nach M. Linehan:
- Spezialisierung der kognitiven Verhaltenstherapie mit Fokus auf die Emotionsregulation. Die Borderline-Symptomatik inkl. des selbstverletzenden Verhaltens wird interpretiert als ein nicht funktionaler Versuch Gefühle der inneren Leere sowie negative innere emotionale Spannungszustände zu reduzieren
- Die Betroffenen lernen ihre innere Notlage zu erkennen, infolgedessen es zu diesen ungünstigen Bewältigungsversuchen kommt
- Indikation: Borderline-Störung mit selbstverletzendem/suizidalem Verhalten

Tiefenpsychologische Therapie
- Ausgangspunkt ist die Annahme, dass Erkrankungen v. a. auf „unbewussten" inneren Konflikten beruhen, die aus negativen Erfahrungen oder frühen Traumata in der Lebensgeschichte beruhen. Die Behandlung versucht die inneren Konflikte bewusst zu machen und zu bearbeiten.
- Indikation: Eher selten in der KJPP, bei Jugendlichen mit emotionalen Problemen

Spieltherapie
Das Spiel mit dem Kind steht im Mittelpunkt des Therapieprozesses, Wachstums- und Entwicklungsprozesse werden angestoßen

Ziele:
- Entwicklung und Verbesserung der emotionalen Ausdrucksfähigkeit des Kindes
- Förderung einer Balance zwischen emotionalen und kognitiven Prozessen
- Reduktion von Ängsten, Abbau von „inneren" Blockaden
- Indikation: Vorschul- und Grundschulalter, Bindungsstörungen, emotionale Störungen

Entspannungsverfahren
- Entspannungsverfahren sind fester Bestandteil in der Behandlung vieler psychischer Beschwerden. Sie sind außerdem zum Stressabbau geeignet und wichtiger Bestandteil der Gesundheitsvorsorge (Prävention)
- Bekanntesten und am häufigsten verwendeten Verfahren: Autogenes Training und progressive Muskelrelaxation
- Zu den Entspannungsverfahren gehören auch: Methoden aus dem Bereich des Biofeedback, verschiedene Formen der Meditation, Achtsamkeitsübungen sowie Yoga

Literatur

Fegert JM, Kölch M (2013) Klinikmanual Kinder- und Jugendpsychiatrie und -psychotherapie, 2. Aufl. Springer, Berlin/Heidelberg

Schulte-Markwort M, Mattejat F (2013) Kinder- und Jugendpsychiatrie und. psychotherapie systematisch, 5. Aufl. Uni-Med, Bremen

Leitsymptome und Differenzialdiagnosen

Inhaltsverzeichnis

Fieber

Cihan Papan und Silvia Stojanov

Adaptiert nach: Papan C, Stojanov S (2014) Fieber. In: Rosenecker J (Hrsg.) Pädiatrische Differenzialdiagnostik. Springer, Berlin Heidelberg

C. Papan, L. T. Weber (Hrsg.), *Repetitorium Kinder- und Jugendmedizin*,
https://doi.org/10.1007/978-3-662-56790-6_22

22

■■ Allgemein

- Eines der häufigsten Symptome in der Pädiatrie
- Erhöhung der Körpertemperatur auf ≥38,5 C
- 37,5 C und 38,4 C = „subfebril"
- Messung idealerweise rektal (sublingual durchschnittlich um 0,3–0,6 C niedriger)
- Einteilung in: akut, chronisch, rezidivierend
- „fever of unknown origin" = FUO: Fieber >7 Tage ohne klare Ursache trotz ausführlicher Anamnese und rationaler Diagnostik
- Fieber, das länger als 5 Tage persistiert und bei dem keine Ursache gefunden werden kann, bedarf einer weitergehenden diagnostischen Abklärung, ggf. unter stationären Bedingungen

■ Zu klärende Fragen

Fieberanamnese

- Dauer?
- Maximale Temperatur?
- Messmethode?
- Antipyrese? Effekt?
- Erhöhte Entzündungsparameter?
- Häufigkeit/Periodik (bei rezidivierendem Fieber)?
- Alter bei Beginn (bei rezidivierendem Fieber)?
- Fieberverlauf (Fiebertagebuch!; ◘ Abb. 22.1)?

Begleitsymptome und -befunde

- Schüttelfrost? Schwitzen?
- Husten/Rhinitis? Otorrhö?
- Erbrechen/Durchfall/Übelkeit?
- Schmerzangaben/Schonhaltung bzw. Gehverweigerung?

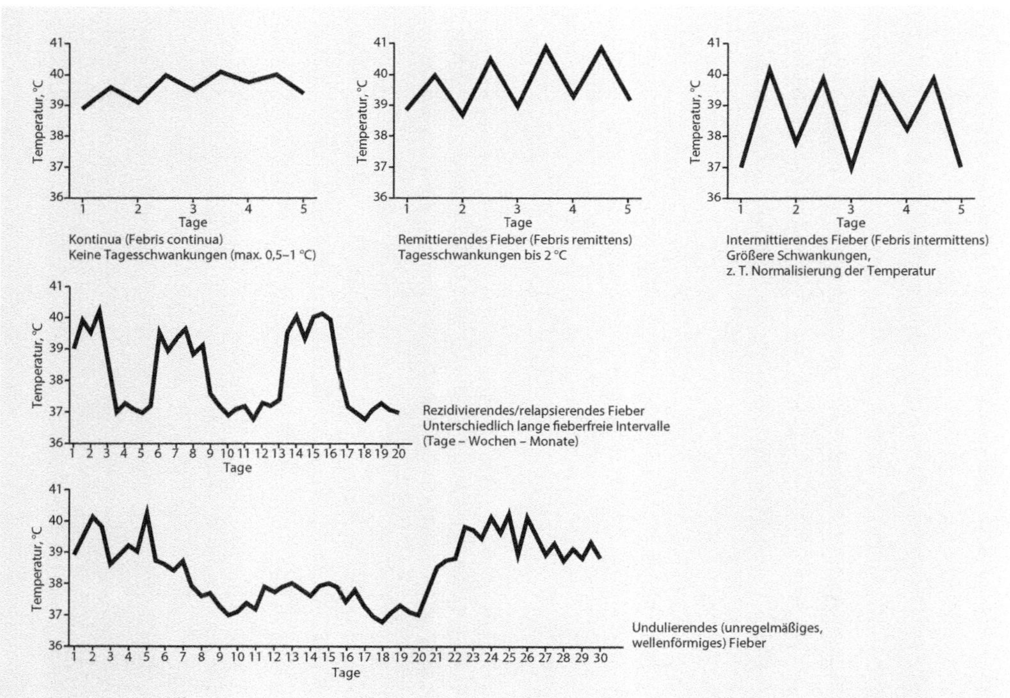

◘ **Abb. 22.1** Fieberverläufe bei chronischem oder rezidivierendem Fieber. [Aus: Papan C, Stojanov S (2014) Fieber. In: Rosenecker J (Hrsg.) Pädiatrische Differenzialdiagnostik. Springer, Berlin Heidelberg]

- Hauteffloreszenzen?
- Vegetative Anamnese (Trinkmenge? B-Symptomatik? Stuhl und Miktion? Menstruationszyklus?) und ergänzende Systemanamnese (u. a. Aphthen, Lymphadenopathie, Hepatosplenomegalie)

Medikamentenanamnese
- Aktuelle Medikation und Dauer?
- Intoxikation?
- Alkohol-/Drogenkonsum?

Risikofaktoren
- Grunderkrankungen/Vorerkrankungen/Operationen?
- Rezente Interventionen/Impfungen/Transfusionen?
- Fremdkörperimplantat?
- Immundefizienz/-suppression (z. B. medikamentös, Z. n. Splenektomie, HIV)?
- Essgewohnheiten (z. B. rohes Fleisch, Rohmilchprodukte, Meeresfrüchte)?
- Impfstatus?
- Bekannte Allergien?

Sozialanamnese
- Umgebungsinfektionen (z. B. Tuberkulose)?
- Exposition gegenüber Umweltnoxen (z. B. Schimmelpilz, Schwermetalle)?
- Tierkontakt (Haustiere, Bauernhof, Streichelzoo)?
- Insektenstich/Zeckenbiss?

Reiseanamnese
- Auslandsreise: Wo? Wann? Malariaprophylaxe?
- Kontakt zu Reisenden aus Endemiegebieten?

Familienanamnese
- Ethnische Herkunft?
- Genetisch bedingte Fiebersyndrome (z. B. familiäres Mittelmeerfieber)?
- (Auto)immunologische Erkrankungen (Vaskulitiden, Kollagenosen, chronisch-entzündliche Darmerkrankungen, primäre Immundefekte)?

Differenzialdiagnosen

Abb. 22.2

Diagnostisches Vorgehen

Erster Schritt
- Ausführliche Anamnese (wiederholt bei chronischem Fieber) und körperliche Untersuchung (wiederholt bei chronischem Fieber) mit
  - Beurteilung der Vigilanz, Untersuchung auf Nackensteifigkeit
  - Inspektion des gesamten Integuments (Effloreszenzen? Hautläsionen? Kathetereintrittsstellen?)
  - Untersuchung des HNO-Bereichs (Trommelfelle/Tonsillen/Rachenring? Beläge? Enorale Aphthen? Klopfschmerzhafte Sinus?) und der Augen (Konjunktivitis? Konjunktivale Einblutungen? Uveitis?)
  - Palpation der Lymphknotenstationen
  - Auskultation von Herz, Lunge, Abdomen
  - Palpatorische Untersuchung des Abdomens (Hepatosplenomegalie? Lokalisierbarer Druckschmerz? Loslassschmerz? Appendizitiszeichen? Tastbare Resistenzen?), ggf. digital-rektale Untersuchung mit perianaler Inspektion
  - Palpatorische Untersuchung und Durchbewegen der Extremitäten
- Wiederholte Temperaturmessungen (bei FUO durch Personal)
- Labor:
  - Je nach Klinik ggf. zunächst nur Blutbild, Differenzialblutbild (Diff.-BB), CRP
  - Je nach Klinik weiterführendes Labor: BSG, Elektrolyte, Osmolalität, Nieren-, Leberwerte, Eiweiß, Albumin, LDH, Harnsäure, Eisenstatus, Immunglobuline (IgG, IgA, IgM), IL-6, Procalcitonin, TSH, Blutgase, Blutausstrich/dicker Tropfen; je nach Verfügbarkeit Einsatz neuer Biomarker, v. a. in Kombination mit CRP → TRAIL (TNF-related apoptosis-inducing ligand), IP-10

22

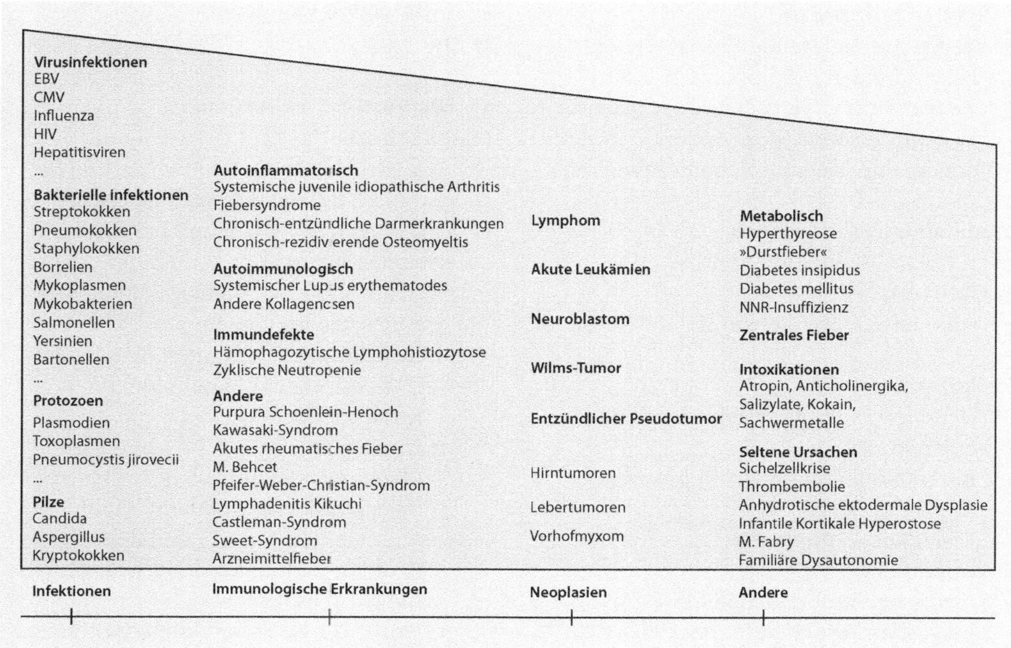

Abb. 22.2 Ursachen des akuten und chronischen Fiebers; *EBV* Epstein-Barr-Virus, *CMV* Zytomegalievirus, *HIV* humanes Immundefizienzvirus [Aus: Papan C, Stojanov S (2014) Fieber. In: Rosenecker J (Hrsg.) Pädiatrische Differenzialdiagnostik. Springer, Berlin Heidelberg]

(Interferon gamma-induced protein 10), MxA (Myxovirus resistance protein A)
- Bei septischem Bild oder Verdacht auf bakterielle Infektion: (Wiederholte) Entnahme von Blutkulturen
- Rachen-/Tonsillenabstrich zur Erregerisolation bei Angina/Tonsillitis
- Untersuchung des Urins auf Leukozyten und Bakterien, wenn möglich Mittelstrahlurin; bei Säuglingen: orientierend anhand von Beutelurin, bei pathologischem Befund Gewinnung von Blasenpunktionsurin
- Thoraxröntgenbild zum Ausschluss einer Pneumonie
- Bei V. a. Meningitis: Lumbalpunktion mit Gewinnung von Liquor

Zweiter Schritt

- Gezielte infektionsserologische Untersuchungen
- Tuberkulin-Hauttest und/oder Interferon (IFN) γ Release Assay (IGRA)
- Weitergehende Laboruntersuchungen bei Verdacht auf:
  - Autoimmunerkrankung (u. a. ANA, dsDNA-Antikörper, C3, C4, Rheumafaktor)
  - Immundefekt (u. a. Impfantikörper, ggf. IgG-Subklassen, quantitative T- und B-Zellbestimmungen)
  - Autoinflammatorische Erkrankungen (Serumamyloid A, IgD, Ferritin, ggf. S100-Proteine, Molekulargenetik)
- Sonografie des Abdomens (Abszess? Lymphadenitis? Verdickte Darmschlingen? Hepatosplenomegalie? Nierengröße und -echogenität?)
- EKG und Echokardiografie (Peri-/Endo-/Myokarditis?)
- ggf. weitergehende Bildgebung (CT, MRT, Szintigrafie)

Fieber stellt häufig das Leitsymptom einer Infektion dar. Fieber, das innerhalb von wenigen Tagen bis zu einer Woche sistiert, spricht meist für eine virale Atemwegsinfektion. Darüber hinaus kann Fieber das erste Symptom einer onkologischen Grunderkrankung sein. Andere Erkrankungen, die sich mit Fieber manifestieren können, sind u. a. autoinflammatorischer, autoimmunologischer und metabolischer Ätiologie.

Literatur

van Houten CB, de Groot JAH, Klein A et al (2017) A host-protein based assay to differentiate between bacterial and viral infections in preschool children (OPPORTUNITY): a double-blind, multicentre, validation study. Lancet Infect Dis 17:431–440

Huppertz HI (2006) Differenzialdiagnose des Fiebers unklarer Ursache. Z Rheumatol 65:604–609

Ivaska L, Niemelä J, Lempainen J et al (2017) Aetiology of febrile pharyngitis in children: Potential of myxovirus resistance protein A (MxA) as a biomarker of viral infection. J Infect 74:385–392

Kallinich T, Duppenthaler A, Hospach T et al (2018) Fieber unklarer Ursache. In: Berner R, Bialek R, Forster J et al (Hrsg) DGPI Handbuch, 7. Aufl. Thieme, Stuttgart

Nield LS, Kamat D (2011) Fever without a focus. In: Kliegman RM, Stanton BF, St. Geme JW, Schor NF, Behrman RE (Hrsg) Nelson textbook of pediatrics. Elsevier Saunders, Philadelphia

Rosenecker J (2014) Pädiatrische Differenzialdiagnostik. Springer, Berlin/Heidelberg

Stojanov S, Lohse P (2011) Autoinflammatorische Erkrankungen als wichtige Differenzialdiagnosen in der Rheumatologie – ein Update. Aktuelle Rheumatol 36:226–235

Abgeschlagenheit

Cihan Papan und Lutz T. Weber

C. Papan, L. T. Weber (Hrsg.), *Repetitorium Kinder- und Jugendmedizin*,
https://doi.org/10.1007/978-3-662-56790-6_23

23

Allgemein

- Häufige Beschwerde im ambulanten Bereich
- Prolongiert: >4 Wochen
- Chronisch: >6 Monate
- Bei organischen Ursachen oft Assoziation mit Tätigkeiten, die nicht zu Ende gebracht werden
- Bei nichtorganischen Ursachen: Dauermüdigkeit ohne Assoziation
- Häufige Ursachen laut einer Metaanalyse von Stadje et al. (2016): Depression bei 18,5 %, Anämie/Malignome in 3,4 %, andere schwere somatische Erkrankungen in 3,1 %, Chronic-Fatigue-Syndrom in <2 %

Diagnostik

Zu klärende Fragen:

- Beginn: Plötzlich oder schleichend?
- Dynamik, zeitlicher Verlauf
- Einflussfaktoren
- Auswirkungen auf das tägliche Leben
- B-Symptomatik
- Schlafverhalten

Differenzialdiagnosen

- Psychisch:
  - z. B. Depression, Angst, Somatisierungsstörung
- Organisch:
  - z. B. (Neben)schilddrüsenerkrankungen, chronisches Nierenversagen, Leberversagen
  - Schwere Anämie, Leukämie, Malignome
  - Herzinsuffizienz, COPD, Asthma, obstruktives Schlafapnoesyndrom
  - Rheumatologische/Autoimmunerkrankungen
- Infektionskrankheiten:
  - z. B. Endokarditis, Tuberkulose, HIV, Hepatitis
- Idiopathisch
  - z. B. Chronic-Fatigue-Syndrom, Fibromyalgie
- Medikamentös-toxisch:
  - z. B. Antidepressiva, Sedativa, Blutdruckmedikamente
  - Drogenkonsum

> **In der Mehrheit der Fälle liegt eine psychische Erkrankung der Beschwerde zugrunde. Trotzdem sollte eine basale Diagnostik zum Ausschluss somatischer Ursachen angestrebt werden.**

Literatur

Rosenecker J (2014) Pädiatrische Differenzialdiagnostik. Springer, Berlin/Heidelberg

Stajde R, Dornieden K, Baum E et al (2016) The differential diagnosis of tiredness: a systematic review. BMC Fam Pract 17:147

Exantheme

Regina Fölster-Holst

C. Papan, L. T. Weber (Hrsg.), *Repetitorium Kinder- und Jugendmedizin*,
https://doi.org/10.1007/978-3-662-56790-6_24

24

Allgemein

- Passagere Erkrankungsmanifestation der Haut (lat. exantheo – ich blühe auf) unterschiedlicher Ätiologie (infektiös, allergisch, medikamentös-toxisch, …)
- Generalisiert vs. lokalisiert
- Morphologie abhängig von vorrangiger Effloreszenz (s. u.)

Zu klärende Fragen

- Allgemeinzustand des Kindes
- Beginn, zeitlicher Verlauf
- Ausbreitungsmuster
- (Vor)bestehende Infektion, Fieber
- Juckreiz, andere Symptome
- Medikamenteneinnahme (v. a. Antibiotika; Beginn und Dauer der Einnahme, Ansprechen)
- Impfstatus (inkl. rezenter Anamnese)
- Umgebungs- und Expositionsanamnese

Differenzialdiagnosen

- Generalisiert: (◘ Abb. 24.1)
  - Makulös: z. B. Exanthema subitum (HHV6)
  - Makulopapulös: z. B. Masern, Röteln, Scharlach; Kawasaki-Syndrom (**Cave**: multiform, u. a. Palmar-/Plantarerytheme); Arzneimittelexanthem (u. U. auch urtikariell)
  - (Makulopapulo)vesikulös: Varizellen
- Lokalisiert bzw. spezifische Anordnung:
  - Einseitig stammbetont: unilaterales thorakolaterales Exanthem
  - Extremitäten betont, mit Bläschen: Hand-Fuß-Mund-Krankheit (**Cave**: atypische Präsentation durch Coxsackievirus A6 mit ausgedehnterem Befall)
  - Extremitäten betont, z. T. mit Petechien: Papular-purpuric gloves and socks syndrome (Parvovirus B19)
  - Streckseitige Extremitäten, z. T. Gesäß, Wangen: Gianotti-Crosti-Syndrom (parainfektiös)
  - Girlandenförmig: Erythema infectiosum (Parvovirus B19)

> **Bei jedem Exanthem ist nebst der zielgerichteten Anamnese die Untersuchung des kompletten Integuments am vollständig entkleideten Kind unabdingbar. Vom häufig angetroffenen unspezifischen, makulösen „Virusexanthem" sind v. a. Petechien abzugrenzen,**

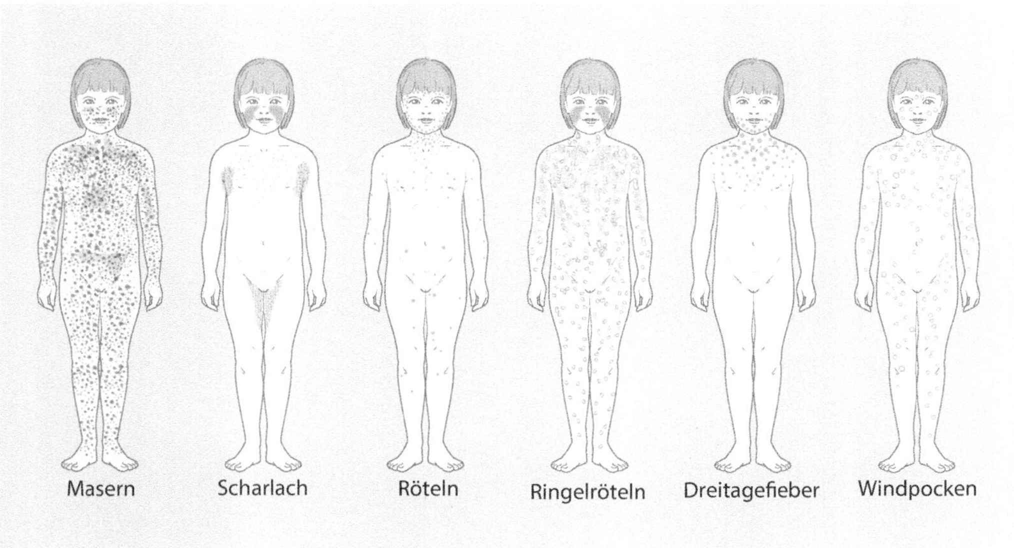

◘ **Abb. 24.1** Unterschiedliche Exanthemmanifestationen typischer Kinderkrankheiten

die bei entsprechend schlechterem Allgemeinzustand des Kindes auf eine Meningokokkeninfektion hindeuten können.

Literatur

Rosenecker J (2014) Pädiatrische Differenzialdiagnostik. Springer, Berlin/Heidelberg

Blutungsneigung

Holger Hauch

C. Papan, L. T. Weber (Hrsg.), *Repetitorium Kinder- und Jugendmedizin*,
https://doi.org/10.1007/978-3-662-56790-6_25

■■ **Zusammenfassung**

Das blutende Kind stellt für den Kinderarzt eine diagnostische Herausforderung dar. Das klinische Spektrum reicht von völlig unbedenklichen und nicht pathologischen Hämatomen oder Nasenbluten bis hin zu komplexen und lebensbedrohlichen Störungen der Hämostase. Das diagnostische und therapeutische Vorgehen bei akuten Blutungen wird in diesem Kapitel erörtert.

25.1 Das blutende Kind

Das blutende Kind stellt für den Kinderarzt eine diagnostische Herausforderung dar. Das klinische Spektrum reicht von völlig unbedenklichen und nicht pathologischen Hämatomen oder Nasenbluten bis hin zu komplexen und lebensbedrohlichen Störungen der Hämostase. Betroffen können alle Altersstufen sein.

- Im stationären Umfeld wird man je nach Struktur des Krankenhauses mit sehr kranken Kindern und Jugendlichen (nach SZT oder Organtransplantation, Herz-OP), die eine ungewöhnlich starke Blutungsneigung aufzeigen, konfrontiert
- Im ambulanten Bereich wird häufig die Frage gestellt, ob in der geplanten elektiven OP von einem erhöhten Blutungsrisiko auszugehen ist

■■ **Vorgehen bei akuten Blutungen**

- Orientierende Anamnese und körperliche Untersuchung sind notwendig. Es erfolgt eine erste basale Diagnostik (◘ Abb. 25.1; ► Kap. 15)
- Bei einer unklaren bedrohlichen Situation erfolgt – wenn möglich – die Aufbewahrung von Material (EDTA-Blut, Zitratplasma), um den Zustand vor Gabe von relevanten Infusionsmengen und Hämotherapeutika dokumentieren zu können
- Parallel dazu klären, ob eine Blutstillung (lokale Kompression, Druckverband, Abdrücken von Gefäßen, OP) möglich ist, um den hypovolämischen Schock zu verhindern
- Weitere Therapie richtet sich nach den ersten Laborergebnissen

■■ **Therapieprinzipien**

- Die ätiologisch unklaren Blutungen sind eine Herausforderung für das ganze Team
- Es ist immer angezeigt, eine lokale Blutstillung zu versuchen
- Die Ergebnisse der hämostaseologischen Basis- und Spezialdiagnostik werden im

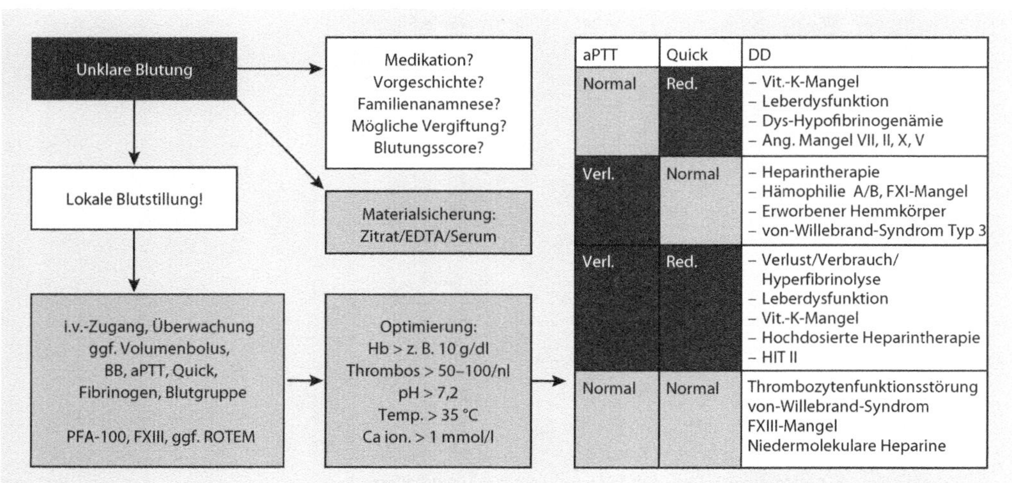

◘ **Abb. 25.1** Vorschlag zum Vorgehen bei unklaren Blutungen

Labor unter definierten Bedingungen wie genormter Temperatur, normalem pH- und Kalziumniveau gemessen. Diese sind nicht unkritisch auf die Situation eines z. B. hypothermen, polytraumatisierten Kindes im Volumenmangelschock zu übertragen
- Bei Blutungen versuchen, die Bedingungen der Hämostase soweit möglich zu optimieren. Gerinnungsfaktoren sind Enzyme, deren Effizienz vom pH-Wert, Temperatur, Kalziumionen etc. abhängig sind
- Ein Patient mit Anämie oder Thrombozytopenie blutet stärker als ein Patient mit normalem Hb und normalen Thrombozytenwerten → Transfusionsregime mit EK/TK anpassen und individuelle Grenzen im Team festlegen
- FFP in der Pädiatrie bei:
  - Blutaustausch (Hyperleukozytose bei Leukämien, schwerer Icterus praecox)
  - Basistherapie bei komplexen Hämostasestörungen, Erhöhung von Gerinnungsfaktoraktivitäten (z. B. FV, FXI), wenn kein Faktorkonzentrat zur Verfügung steht
  - Behandlung eines hämorrhagischen Schocks bei paralleler Gabe von EK und TK
  - Behandlung eines angeborenen Mangels an VWF-spaltender Protease (Upshaw-Schulman-Syndrom OMIM: #274150)
- FFP ist kein reines Volumenersatzmittel und kein Ersatz für Faktorpräparate. 1 ml FFP/kgKG steigert z. B. die Aktivität von FVII um 1 %. Bei einem Patientengewicht von 30 kg müsste man 1200 ml FFP geben, um die Aktivität des FVII um 40 % zu steigern. Bei einer kurzen HWZ von FVII (2–3 h) droht hier schnell eine bedrohliche Überinfusion
- Generell wichtig im akuten Blutungsfalle ist eine rasche und angemessen invasive Therapie, um nicht in eine bedrohliche Hypovolämie zu gelangen
- Einen Einsatz von Gerinnungsfaktorkonzentraten sollte man mit einem Hämostaseologen besprechen

Literatur

Blanchette V et al (2017) Sick Kids Handbook of Pediatric Thrombosis and Hemostasis, 2. Aufl. Karger, Basel/Freiburg/Paris

Bundesärztekammer (2014) Querschnittsleitlinie der Bundesärztekammer zur Therapie mit Blutkomponenten und Plasmaderivaten, 4. Aufl. http://www.bundesaerztekammer.de/aerzte/medizin-ethik/wissenschaftlicher-beirat/veroeffentlichungen/haemotherapie-transfusionsmedizin/querschnitt-leitlinie/. Zugegriffen am 19.09.2018

Juckreiz

Regina Fölster-Holst

C. Papan, L. T. Weber (Hrsg.), *Repetitorium Kinder- und Jugendmedizin*,
https://doi.org/10.1007/978-3-662-56790-6_26

Allgemein
- Unspezifisches Symptom, als Ausdruck einer Haut- oder einer systemischen Erkrankung
- Unterscheidung zwischen Juckreiz auf entzündeter/erkrankter Haut vs. primär gesunder Haut
- Chronisch: >6 Wochen

Zu klärende Fragen
- Beginn/zeitlicher Verlauf
- Auslöser (Exposition bzw. Insektenstich, bekannte Allergensensibilisierung, Tierkontakt etc.)
- Grunderkrankung(en)
- Begleitsymptome: Schlechter Allgemeinzustand, B-Symptomatik, Polyurie/Polydipsie, …
- Ikterus, Blässe, Hepato(spleno)megalie, vergrößerte Lymphknoten, Struma
- Medikamenteneinnahme

Beispiele
Normale Haut
- Internistische, neurologische oder psychogene Ursachen bzw. Erkrankungen

Entzündete Haut
- Atopische Dermatitis
- Kontaktdermatitis
- Urtikaria

Infektionskrankheiten
- Pilze (Tinea)
- Parasiten (Skabies, Pedikulose, Strophulus infantum)
- Viren (v. a. Varizellen, Gloves-and-Socks-Syndrom)

Systemische Ursachen
- Cholestase
- Chronische Niereninsuffizienz
- Malignome (z. B. M. Hodgkin)
- Endokrinologische Erkrankungen (z. B. M. Basedow, Diabetes mellitus)
- Psychische Erkrankungen (Depression, Schizophrenie, „Dermatozoenwahn“)

> **Auch wenn Insektenstiche und Infektionskrankheiten die häufigsten Ursachen für Juckreiz sind, sollte stets auch an die Möglichkeit einer systemischen Erkrankung gedacht werden, insbesondere bei chronischen Verlaufsformen. Entsprechend sollten Anamnese, körperliche Untersuchung und etwaige Untersuchungen die potentiell zugrundeliegenden Organsysteme evaluieren.**

Literatur

Rosenecker J (2014) Pädiatrische Differenzialdiagnostik. Springer, Berlin/Heidelberg

Husten

Julia Carlens und Nicolaus Schwerk

C. Papan, L. T. Weber (Hrsg.), *Repetitorium Kinder- und Jugendmedizin*,
https://doi.org/10.1007/978-3-662-56790-6_27

27.1 Akuter Husten

■■ Definition

Dauer <4 Wochen

■■ Differenzialdiagnostik

Mögliche Diagnose	Zusätzliche Befunde	Bemerkung
Virale Infektion	Rhinitis, Konjunktivits, gastrointestinale Beschwerden Bronchitis/Bronchiolitis: Obstruktion möglich Pneumonie: Tachy-/Dyspnoe, Hypoxämie, Fieber	I. d. R. keine Erregerdiagnostik nötig, ggf. bei stationärer Behandlung
Bakterielle Infektion	Viraler Infekt kann vorausgehen Akute bakterielle Bronchitis (selten) Pneumonie: Tachy-/Dyspnoe, Hypoxämie, Fieber	Ambulant i. d. R. keine erweiterte Diagnostik nötig
Fremdkörper-aspiration	Plötzlicher Beginn ohne Infektzeichen Evtl. seitendifferente Belüftung, Obstruktion	Bronchoskopie bei Verdacht; chronische Symptome bei Nichter-kennen möglich

27.2 Chronischer Husten

■■ Definition

Dauer >4 Wochen

■■ Differenzialdiagnostik

Mögliche Diagnose	Zusätzliche Befunde	Bemerkung
Bakterielle Infektion	Chronischer feuchter/produktiver Husten, Obstruktion möglich bei protrahierter bakterieller Bronchitis Sinubronchiales Syndrom, chronische Rhinitis/Sinusitis mit „upper airway cough syndrome"	Erregerdiagnostik aus Sputum, ggf. bronchoalveolärer Lavage bei fehlender Besserung nach mindestens 14-tägiger antibiotischer Therapie
- Tuberkulose	Hämoptysen, Gewichtsverlust, Fieber	Herkunfts-/Reise-/Kontaktanamnese
- Pertussis	Apnoen bei Säuglingen möglich	Impfanamnese Diagnose/Ausschluss durch PCR, Serologie akut nicht hilfreich, da zumeist Titerverlauf nötig
Asthma bronchiale	Allergische Sensibilisierung, Rhinokon-junktivitis, trockener Husten nachts/bei Belastung	
Zystische Fibrose (CF)	Mekoniumileus, Salzverlustsyndrom, Gedeihstörung, Nasenpolypen	

Mögliche Diagnose	Zusätzliche Befunde	Bemerkung
Primäre ziliäre Dyskinesie	Postnataler O_2-Bedarf, rezidivierende Pneumonien, chronische Rhinitis, Otitiden, Sinusitis; Situs inversus (nur bei knapp 50 %)	
Bronchiektasen	Feuchter/produktiver Husten, betont morgens	Postinfektiös möglich; immer Ausschluss von CF, PCD, Immundefekt
Fremdkörperaspiration	Rezidivierende Pneumonien in gleicher Lokalisation/ Belüftungsstörung	Bronchoskopie bei Verdacht
Interstitielle Lungenerkrankung	Trockener Husten, Dyspnoe, Hypoxämie	
Gastroösophagealer Reflux, (Mikro) aspirationen	Neurologische Grunderkrankung, retrosternale Schmerzen, Sodbrennen	
Dysfunktionelle respiratorische Symptome	Sistiert im Schlaf, Umgebung stärker gestört als Patient	Oft nach Infekt, „Erinnerungshusten", „habitueller Husten"
Fehlbildung	Weitere Symptome je nach Lokalisation; bei Spalten/Fisteln Husten bei Nahrungsaufnahme	
Tumor	Belüftungsstörung bei Kompression möglich	Selten, oft lange symptomlos

Atemnot (inkl. Stridor)

Julia Carlens und Nicolaus Schwerk

C. Papan, L. T. Weber (Hrsg.), *Repetitorium Kinder- und Jugendmedizin*,
https://doi.org/10.1007/978-3-662-56790-6_28

▪▪ Definition

Tachy-/Dyspnoe mit oder ohne Hypoxämie und evtl. vorliegendem Stridor

▪▪ Differenzialdiagnosen

Möglichen Ursachen unterscheiden sich in Abhängigkeit vom Alter. Es können jedoch fast alle Erkrankungen auch zu anderen Zeitpunkten erstmals manifest werden.

▪ Postnatal/Neonatal

Mögliche Diagnose	Zusätzliche Befunde	Möglicher Stridor
Atemnotsyndrom, „wet lung"	Frühgeborenes, Ausschluss anderer Ursachen	
Pneumothorax		
Primäre ziliäre Dyskinesie	Feuchter Husten, Rhinitis im Verlauf; Situs inversus (bei knapp 50 %)	
Infektion (Sepsis, Pneumonie)	Entsprechende Laborparameter	
Interstitielle Lungenerkrankung, z. B. Surfactant-Stoffwechselstörung	Ggf. persistierende pulmonale Hypertonie	
Kongenitale Stimmbandparese	Heiserkeit, nur selten Aphonie	Ja
Laryngomalazie		Ja
Fehlbildungen (Auswahl)		
- Choanalatresie		
- Makroglossie/Retrognathie		
- Larynxspalte	Husten, Verschlucken, Dyspnoe beim Trinken	
- Tracheoösophageale Fistel mit/ohne Ösophagusatresie		
- Subglottische Stenose		Ja
- Aberrante Gefäße/Gefäßring		Evtl.
- Zwerchfellhernie		
- CCAM/Sequester/einseitig hyperlucider Lungenlappen		

- **Säuglings-/Kleinkindalter**

Mögliche Diagnose	Zusätzliche Befunde	Möglicher Stridor
Hämangiom (tracheal, bronchial)		Ja
Aberrante Gefäße, andere Fehlbildungen		Evtl.
Fremdkörperaspiration		Evtl.
Interstitielle Lungenerkrankung		
Infektionen (häufig)		
- Bronchitis/Bronchiolitis		
- Pneumonie		
- Stenosierende Laryngotracheitis		Ja

- **Schulalter/Jugendliche**

Mögliche Diagnose	Zusätzliche Befunde	Möglicher Stridor
Asthma bronchiale		
Interstitielle Lungenerkrankung		
Lungenembolie	Schmerzen; anamnestisch erhöhtes Thromboserisiko	
Tumor		Evtl.
Dysfunktionelle respiratorische Symptome (Auswahl)		
- Vocal Cord Dysfunction		Ja
- Seufzerdyspnoe		
- Hyperventilation		

Extrapulmonale Ursachen

Ursachen von Dyspnoe oder eines auffälligen Atemmusters außerhalb der Atemwege:
- **Kardial**, z. B. Herzinsuffizienz
- **Metabolisch**, z. B. respiratorische Kompensation einer metabolischen Azidose
- **Zentral**, z. B. erhöhter intrakranieller Druck

Synkope

Sven Dittrich und Jörg Schirrmeister

C. Papan, L. T. Weber (Hrsg.), *Repetitorium Kinder- und Jugendmedizin*,
https://doi.org/10.1007/978-3-662-56790-6_29

Definition

Die Synkope ist definiert als vorübergehender Bewusstseinsverlust mit Verlust des Muskeltonus in Folge einer globalen transienten zerebralen Hypoperfusion. Sie ist charakterisiert durch

- Rasches Einsetzen
- Kurze Dauer
- Spontane und vollständige Erholung

Differenzialdiagnosen

Differenzialdiagnostisch abzugrenzen sind ein Bewusstseinsverlust bei neurologischen Erkrankungen, metabolischen Entgleisungen oder psychogene Pseudosynkopen.

Diagnostik

Hinweise für einen nicht synkopalen Bewusstseinsverlust können sein:

- Längere anhaltende Bewusstseinsstörung
- Längere Reorientierungsphase nach dem Erwachen
- Vorausgegangene Aura
- Psychische Symptome (kognitive Beeinträchtigung, Stimmungsänderung)
- Motorische Symptome (Augen- oder Kopfwendungen, Nystagmus, Kloni, tonische Streckbewegungen und Automatismen)
- Sensible oder sensorische Symptome (visuelle oder akustische Halluzinationen, Parästhesien)

Neural vermittelten Reflexsynkope

Die Diagnostik nach Synkope fokusiert auf die Abgrenzung der benignen neural vermittelten Reflexsynkope von einer kardiogenen Synkope. Die Basisdiagnostik besteht aus:

- Anamnese
- Körperlicher Untersuchung
- 12-Kanal-EKG
- RR-Messung, ggf. Orthostase-Test

Typisch für eine neural vermittelte Reflexsynkope sind

- Prodromi:
  - Schwindelgefühl
  - Schwarzwerden vor den Augen
  - Augenflimmern
  - Schweißausbruch
- Typische Trigger:
  - Unerfreulicher Anblick oder Geruch
  - Langes Stehen
  - überfüllter warmer Raum
  - eine postprandiale Synkope
  - Synkope **nach** dem morgendlichen Aufstehen
  - Synkope **nach** Belastung

Kardiogene Synkope

Hinweise auf eine kardiogene Synkope können sein

- Untypisches Manifestationsalter <10 Jahre
- Schreck als Ereignistrigger (Wecker, Telefon, akute emotionale Belastung, Kontakt mit kaltem Wasser)
- Synkope **während** körperlicher Belastung
- Synkope **ohne** Prodromie
- Synkope im Liegen
- Synkope folgend auf Brustschmerz, Tachykardie, Palpitation
- Positive Familienanamnese für plötzlichen Herztod oder unklare Todesfälle
- Vorliegen einer Herzerkrankung, Zustand nach Herzoperation, Zustand nach Kawasaki-Syndrom

Thoraxschmerz

Sven Dittrich und Jörg Schirrmeister

C. Papan, L. T. Weber (Hrsg.), *Repetitorium Kinder- und Jugendmedizin*,
https://doi.org/10.1007/978-3-662-56790-6_30

Definition
Schmerzen im Bereich des Brustkorbs unabhängig der Ätiologie.

Klinik
- Sehr verbreitetes, oft rezidivierendes Symptom (Prävalenz 7 % unter gesunden Kindern) und häufiger Vorstellungsgrund!

Ätiologie
- Oft harmlose Befindlichkeitsstörung, keiner Diagnose zuzuordnen
- Gelegentlich Zeichen psychosomatischer Störung
- Selten organische Ursache: Pneumonie (Mykoplasmen), Pleuritis, Lungenembolie, Virusinfekt (z. B. Coxsackie), Ösophagitis
- Nur ca. 1 % kardiale Ursachen: Peri-/Myokarditis, Angina pectoris durch Koronaranomalie (ALCAPA, Z. n. Kawasaki) oder Linksherzobstruktion
- In Ausnahmefällen akut bedrohlich

Diagnostik
- Anamnese und Untersuchung sind entscheidend!
- Apparative und laborchemische Untersuchungen initial selten erforderlich
- Das Kind soll detailliert Schmerzereignis und Begleitumstände schildern. Folgende Schlüsselfragen helfen bei der Einordnung:

Kategorie	Nichtorganisch	Organisch
Dauer	Sekunden	Länger andauernd
Intensität	Schwach	Stark, musste Tätigkeit unterbrechen
Belastung	Unabhängig oder nach	Während
Auslöser	Keine	Reproduzierbar, atemabhängig
Begleitsymptome	Keine	Vorhanden
Schmerzschilderung	Diffus, inadäquat	Angemessen, stimmig

Weiteres Vorgehen: Bei unauffälliger klinischer Untersuchung, gutem Gesamteindruck und unverdächtiger Anamnese sind keine weiteren Untersuchungen erforderlich!

> **Thoraxschmerz ist bei Kindern häufig, meist nicht organisch bedingt und harmlos. Detaillierte Anamnese und Untersuchung klären, welches Kind weiterer Untersuchungen bedarf um seltene organische Ursachen auszuschließen.**

Bauchschmerz

Thomas Lang

C. Papan, L. T. Weber (Hrsg.), *Repetitorium Kinder- und Jugendmedizin*,
https://doi.org/10.1007/978-3-662-56790-6_31

Bauchschmerzen sind im Kindesalter eine der häufigsten Ursachen, um einen Arzt aufzusuchen.

31.1 Akuter Bauchschmerz

- Bei akuten Bauchschmerzen muss rasch und treffgenau differenziert werden, inwieweit eine chirurgische Intervention notwendig wird
- Entscheidende Hilfsmittel: Anamnese und körperliche Untersuchung
- Im Gegensatz zu chronischen Bauchschmerzen spielen bei akuten abdominellen Beschwerden sog. funktionelle Beschwerden nur eine untergeordnete Rolle

Anamnese
- Schmerzstärke
- Schmerzbeginn
- Zusammenhang mit Nahrungsaufnahme ersichtlich?
- Schmerzcharakter
- Letzte Nahrungsaufnahme
- Stuhlverhalten und Konsistenz
- Blutige Stühle
- Erbrechen?
- Fieber oder andere Begleitsymptome
- Nahrungsverweigerung
- Voroperationen

Klinik
- Komplette Untersuchung des Kindes
- Vorsichtige Herangehensweise
- Abdomen zum Schluss
  - Wie sieht das Abdomen aus?
  - Wo sitzt der Schmerz
  - Strahlt der Schmerz aus?
  - Lokale Abwehr?
  - Pathologische Auskultation
- Warnzeichen für ein akutes Abdomen mit der Notwendigkeit einer operativen Intervention:
  - Voroperationen
  - Trauma
  - Erbrechen von Stuhl
  - Blutiges Erbrechen
  - Krankes Kind
  - Schocksymptomatik
  - Auffallend hartes und vorgewölbtes Abdomen
  - Positive Appendizitiszeichen
  - Abwehrspannung
  - Erhöhte Entzündungszeichen

Die Ursache für akute Bauchschmerzen muss nicht immer im Abdomen liegen: eine basale Pneumonie, eine Streptokokkenangina beim Kleinkind und eine Ketoazidose im Rahmen eines Diabetes mellitus, eine Hodentorsion können mit akuten abdominellen Symptomen einhergehen.

Diagnostik
- Basislabor: Blutbild, CrP, BSG, Urinstatus, Lipase, GGT, GPT, CK, Blutzucker, Elektroyte
- Erweiterte Diagnostik (Abb. 31.1):
  - Sonographie
  - Abdomenübersichtsröntgenaufnahme
  - MRT
  - CT
  - Endoskopie

31.2 Chronischer Bauchschmerz

- Chronische Bauchschmerzen werden bei mehr als 20 % aller Kinder beobachtet, gehäuft nach dem dritten Lebensjahr
- Diagnostische Abklärung durch psychosomatische Einflüsse verkompliziert
- Abgrenzung organisch bedingter chronischer Bauchschmerzen von sog. funktionellen Bauchschmerzen ist schwierig. Hilfreich in der Differenzierung sind „Red Flags“ in der Anamnese und im körperlichen Befund. Beim Auftreten von Warnhinweisen oder -symptomen muss eine umfassendere Diagnostik erfolgen

Anamnese
Red Flags:

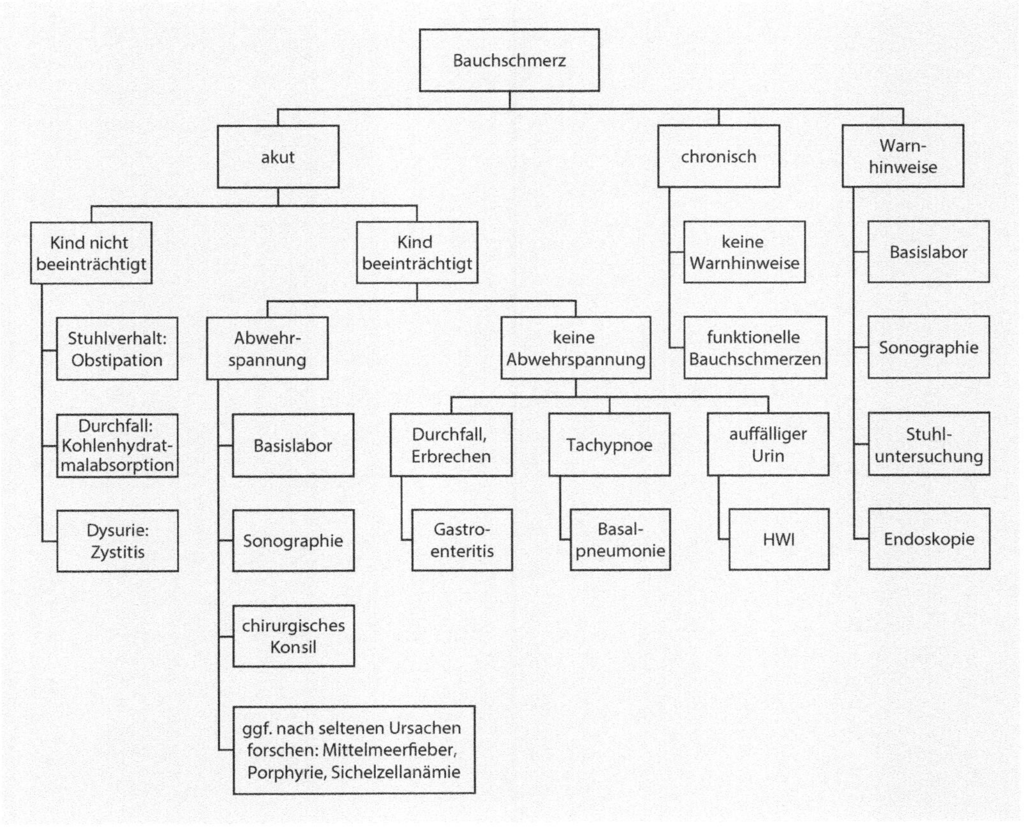

Abb. 31.1 Vorgehen bei Bauchschmerzen

- Gewichtsverlust
- Wachstumsretardierung
- Durchfälle, Blähungen
- Nächtliches Aufwachen aufgrund der Schmerzen
- Blutige Stühle
- Schmerzhafter Stuhlgang, Tenesmen
- Fieberschübe, Begleitsymptome wie Arthritis, Exanthem
- Zusammenhang mit Nahrung

Befund

Red Flags:

- Untergewicht
- Kleinwuchs
- Lokalisierter Schmerz
- Schlafstörung durch Schmerzen
- Ausstrahlende Schmerzen
- Abwehrspannung, Resistenz, Stuhlwalze
- Fieber, klinische Zeichen einer Anämie
- Perianale Veränderungen

Diagnostik

Red Flags

- Entzündungszeichen
- Eisenmangel
- Blutbildveränderungen
- Auffällige Laborparameter
- Auffälliger Urin
- Positiver Ultraschall
- Auffälliger Stuhlbefund

Erbrechen

Thomas Lang

C. Papan, L. T. Weber (Hrsg.), *Repetitorium Kinder- und Jugendmedizin*,
https://doi.org/10.1007/978-3-662-56790-6_32

Definition
- Propulsives Ausstoßen von Mageninhalt
- Davon abzugrenzen ist das Regurgitieren, welches einen nicht aktiven Rückfluss von Mageninhalt nach draußen bezeichnet

Besonders ernst zu nehmen ist Erbrechen bei dadurch bedingter Gedeihstörung und bei Erbrechen im Nüchternzustand.

Ursachen
Ursachen für Erbrechen liegen häufig nicht im Gastrointestinaltrakt → Erbrechen ist somit ein sehr unspezifisches Symptom!
- Neugeborenes
  - **Häufig**: Physiologisches Regurgitieren, Infektion, intrakranielle Veränderungen, Nahrungsmittelunverträglichkeit (Kuhmilchallergie), Reflux
  - **Selten**: Intestinale Obstruktion, Mekoniumileus, Stoffwechselerkrankungen, adrenogenitales Syndrom, Medikamente (Entzug)
- Säugling
  - **Häufig**: Physiologisches Regurgitieren, Infektion, Fehlfütterung, Reflux, Nahrungsmittelunverträglichkeit (Kuhmilchallergie), hypertrophe Pylorusstenose
  - **Selten**: Intestinale Obstruktion (Malrotation, Duplikatur), Hirndruck, Stoffwechselerkrankungen, adrenogenitales Syndrom, Medikamente (Entzug)
- Kleinkind
  - **Häufig**: Infektion (Gastroenteritis, Otitis, Pharyngitis, Sepsis, Pyelonephritis, Pneumonie, Appendizitis), Zöliakie, Reflux
  - **Selten**: Diabetische Ketoazidose, Enzephalopathie, Stoffwechseldefekte, Fettsäurestoffwechselstörung, Vergiftung, medikamentös, ZNS-Tumor
- Schulkind
  - **Häufig**: Infektion (Gastroenteritis, Otitis, Pharyngitis, Sepsis, Pyelonephritis, Pneumonie, Meningitis, Appendizitis), Zöliakie
  - **Selten**: Diabetische Ketoazidose, Enzephalopathie, Stoffwechseldefekte, Fettsäurestoffwechselstörung, Vergiftung, medikamentös, Anorexie, Bulimie, Reflux, ZNS-Tumor

Anamnese
- Schwangerschaft, Geburt und Neugeborenenperiode
- Medikamente oder Drogen der Mutter während der Schwangerschaft
- Ernährung des Neugeborenen: Gestillt, Formelnahrung
- Gezielte Anamnese
  - Beginn des Erbrechens, Häufigkeit, Zeitpunkt
  - Nüchtern oder postprandial
  - Erbrechen im Schwall?
  - Gewichtsabnahme
  - Zeitpunkt des Zufütterns und Akzeptanz der Säuglingsnahrung
  - Füttergewohnheiten
  - Probleme bei der Nahrungsumstellung
  - Bauchschmerzen: Retrosternal oder epigastrisch
  - Reflux in der Familie, Ernährungsgewohnheiten der Familie
  - Ess-Setting

Klinik
- Körperliche Untersuchung
- Gewichtsverlauf
- Längenwachstum im Verlauf. Gibt es einen Knick im Gewichtsverlauf?
- Zeichen einer mentalen oder psychomotorischen Entwicklungsverzögerung
- Im Neugeborenenalter bei galligem Erbrechen → Abdomenleeraufnahme zum Ausschluss Duodenalatresie
- Bei nichtgalligem Erbrechen → Sepsis ausschießen

Diagnostik
- Laboruntersuchung
  - Differenzialblutbild, CrP, BKS, Urinstatus, Blutzucker

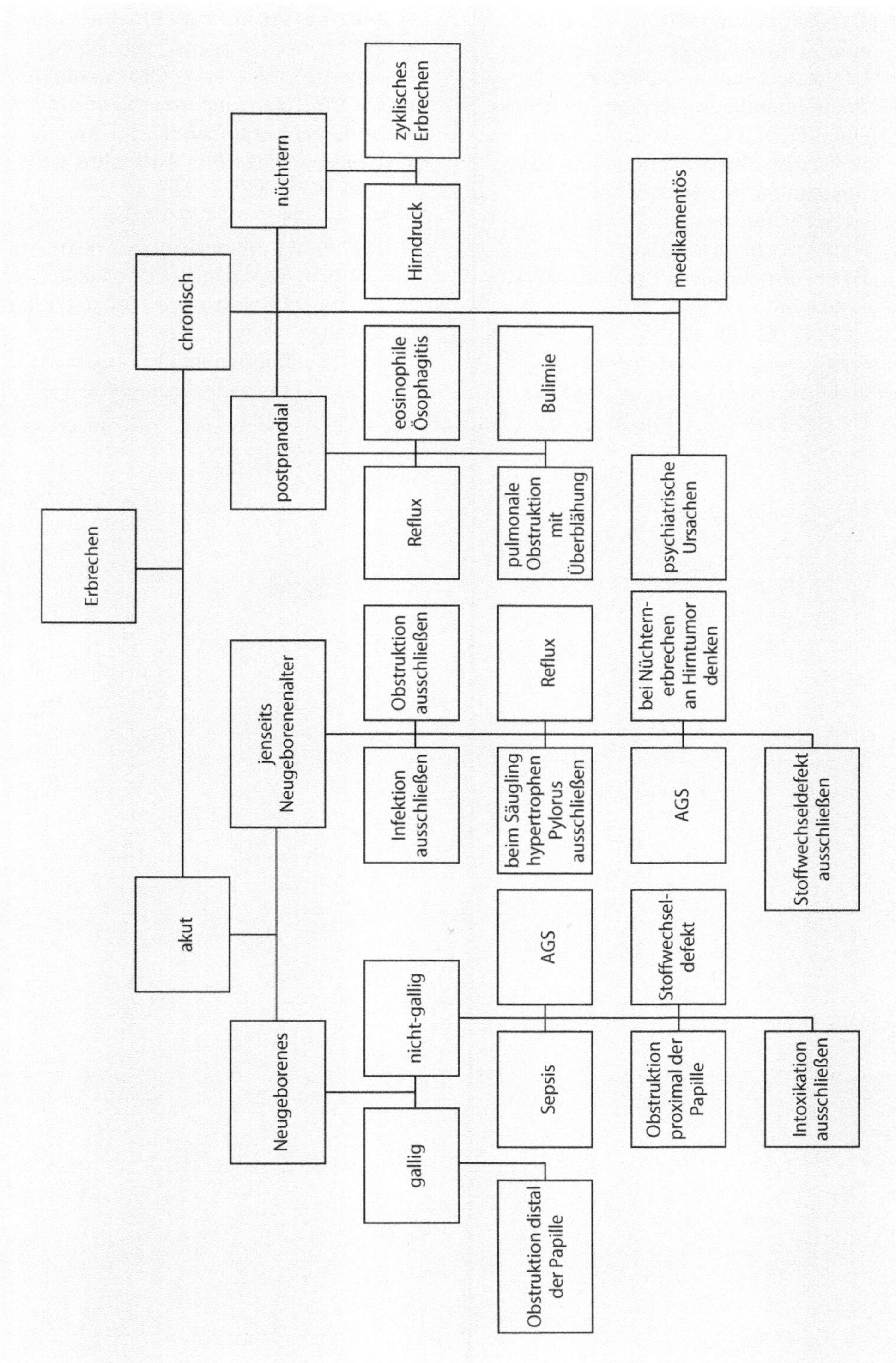

Abb. 32.1 Diagnostisches Vorgehen bei Erbrechen

  - Transaminasen, γGT, AP, Bilirubin zum Ausschluss einer Hepatopathie
  - Lipase oder Pankreasamylase
  - Transglutaminase-AK zum Ausschluss einer Zöliakie
  - Schweißtest bei Mekoniumileus zum Ausschluss einer Mukoviszidose
  - Gezielte Stoffwechseluntersuchungen zum Ausschluss von Organazidurie, Harnstoffzyklusdefekt, adrenogenitales Syndrom
- Bildgebung (Abb. 32.1)
  - Sonographie des Abdomens
  - Sonographie des Schädels beim Neugeborenen und Säugling
  - MRT bei Verdacht auf Raumforderung
  - Fraktionierte Magen-Darm-Passage zum Ausschluss einer Obstruktion im GI-Trakt oder einer Malrotation
  - Abdomenleeraufnahme, ggf. im Linksseitenlage zum Ausschluss eines Ileus
  - Endoskopie
    - Dünndarmbiopsie bei serologischem Verdacht einer Zöliakie
    - Zum Ausschluss einer Refluxerkrankung
    - Stufenbiopsien im Ösophagus zum Ausschluss einer eosinophilen Ösophagitis

Durchfall

Thomas Lang

C. Papan, L. T. Weber (Hrsg.), *Repetitorium Kinder- und Jugendmedizin*,
https://doi.org/10.1007/978-3-662-56790-6_33

33.1 Akuter Durchfall

Definition
- Intestinaler Wasser und Elektrolytverlust
- Gesteigerte Stuhlfrequenz
- Geringere Stuhlkonsistenz
- Größeres Stuhlvolumen
- Durchfalldauer <14 Tage

Ursachen
- Zweithäufigste Todesursache in den Entwicklungsländern
- Dritthäufigster Grund für die stationäre Einweisung von Kindern <5 Jahren in Industrieländern
- Meist infektiöse Ursache

Klassifikation
- Osmotische Diarrhö
  - Nicht resorbierbare osmotische Moleküle sammeln sich im Darm an
  - Verminderte Wasserrückresorption → vermehrter Wasserverlust
  - Stuhlvolumen nimmt nach 24 Stunden Nahrungskarenz merklich ab
- Sekretorische Diarrhö
  - Umkehr der normalen Wassernettoresorption in eine Nettosekretion
  - Wasser- und Elektrolytverlust
  - Kein Sistieren nach 24 Stunden Nahrungskarenz
- Osmotisch-sekretorische Diarrhö
  - Gestörte resorptive und sekretorische Funktion
  - Typisches Beispiel: Rotaenteritis
  - Verlust der Bürstensaumenzyme → Malabsorption
  - Erhöhte Peristaltik

Anamnese
- Beginn und Art der Symptome
- Umgebung, Familie, Kindergarten, Schule
- Auslandsaufenthalt
- Symptome des Respirationstrakts
- Zusammenhang mit Nahrung
- Trinkmenge
- Stuhlfrequenz und Menge
- Gewichtsverlust

Klinik
- Bestimmung des Dehydratationsgrads
- Komplette Untersuchung, Ausgangsgewicht

Therapie
- Verwendung oraler Rehydratationslösungen
- Verwendung hypotoner Lösungen: Na^+ 60 mmol/l, Glukose 75–110 mmol/l
- Rasche orale Rehydratation → Ausgleich des Verlusts über 3–4 Stunden
- Anschließend Realimentation
- Keine Spezialnahrungen, keine verdünnte Milch
- Bei gestillten Säuglingen stets weiterstillen
- Keine unnötige Medikation

33.2 Chronischer Durchfall

Definition
- Intestinaler Wasser und Elektrolytverlust (mehr als 10 ml/kgKG/Tag)
- Gesteigerte Stuhlfrequenz
- Geringere Stuhlkonsistenz
- Größeres Stuhlvolumen
- Durchfalldauer länger als 14 Tage

Ursachen
- Säugling
  - **Häufig**: Kuhmilchallergie, Toddler-Diarrhö, exzessiver Fruchtsaftgenuss, Postenteritissyndrom, transienter Laktasemangel, Mukoviszidose
  - **Selten**: Kuhmilchproteinintoleranz, Natriumdiarrhö, Mikrovillusatresie, Tufting-Enteropathie, Immundefekt, Glukose-Galaktose-Malabsorption, kongenitale Transportdefekte, Münchhausen-by-proxi, Shwachman-Syndrom, Acrodermatitis enteropatica, Autoimmunenteropathie, Abetalipoproteinämie

- Kleinkind
  - **Häufig**: Kohlenhydratmalabsorption, Reizdarm, Postenteritissyndrom, postinfektöser Laktasemangel, Laktoseintoleranz, CED, Überlaufdiarrhö bei Obstipation, Nahrungsmittelallergie, Zöliakie, Mukoviszidose
  - **Selten**: Immundefekt, Enzymmangel, Lambliasis, eosinophile Gastroenteropathie, Autoimmunenteropathie, Münchhausen-by-proxi, Shwachman-Syndrom, sekretorische Tumoren, iatrogen
- Schulkind
  - **Häufig**: Kohlenhydratmalabsorption, Reizdarm, Postenteritissyndrom, postinfektöser Laktasemangel, Laktoseintoleranz, CED, Überlaufdiarrhö bei Obstipation, Lambliasis
  - **Selten**: Hyperthyreose, sekretorische Tumoren, chronische Clostridieninfektion

■■ Klinik

- Haut:
  - Blässe, Ekzem, Ödeme, Infektionen
  - vermindertes subkutanes Fettgewebe, Hautblutungen, Erythema nodosum, Pyoderma gangraenosum, Nageldysplasie, gestörtes Haarwachstum, perianales Ekzem, Rhagaden, Uhrglasnägel
- Gelenke:
  - Arthritis, springende Gelenksschwellungen
- Mund:
  - Perleche, Aphthen, Gingivitis, Zahnschmelz
- Lunge:
  - Überblähung, Infektionszeichen
- Abdomen:
  - Vorgewölbt, Blähungen, blutige Stühle, Stuhlwalze, abdominelle Resistenzen
  - Fettstühle, Narben, Marisken, Fissuren, Fisteln

■■ Diagnostik

- Labor:
  - Stuhl auf pathogene Keime, Stuhl-pH, Calprotectin im Stuhl, Kerry-Test, Fettgehalt im Stuhl
  - Blutbild, BSG, CrP, Elektrolyte, Gesamteiweiß, Elektrophorese, Kreatinin, Immunglobuline, TTG-AK, Gliadin-AK
  - Schweißtest
  - α_1-Antitrypsin im Stuhl
  - H_2-Atemtest
- Weiterführend:
  - Sonographie
  - Endoskopie
  - MRT

Obstipation

Thomas Lang

C. Papan, L. T. Weber (Hrsg.), *Repetitorium Kinder- und Jugendmedizin*,
https://doi.org/10.1007/978-3-662-56790-6_34

Definition

- Defäkationsfrequenz <3/Woche
- ≥2 Stuhlinkontinenzepisoden/Woche
- Periodisches Absetzen sehr großer Stuhlmengen (1-mal/Woche oder längeres Intervall)
- Tastbare Stuhlmassen im Abdomen oder Rektum

Ursachen

- Anatomisch
  - Ventral verlagerter Anus, Analstenose, Analatresie, postoperativ
  - M. Hirschsprung
- Entzündlich
- „Analscharlach" (perianale Streptkokkendermatitis)
  - Stenose, Fistel oder Perianalabszess bei M. Crohn
- Neuronal
  - Meningomyelozele, Thethered Cord
  - Chronisch intestinale Pseudoobstruktion
- Metabolisch
  - Zöliakie, Kuhmilchallergie
  - Hypothyreose
  - Hyperkalzämie
  - Hypokaliämie
  - Diabetes insipidus
  - CF
- Medikamente
- Intoxikationen
- Zerebralparese

Klinik

- Länge, Gewicht
- Palpation des Abdomens
  - Stuhl, Luft
- Analinspektion
  - Position des Anus
  - Perianal: Stuhl, Erythem, Ekzem
  - Fissuren, Rhagaden, Narben
  - Marisken

Diagnostik

- Sonographie
  - Erhöhter Querdurchmessers des Rektums auf über 40 mm
  - Guter Verlaufsparameter unter Therapie
  - Nicht geeignet zur Unterscheidung organisch vs. funktionell
- MRT
  - Dynamische MR-Defäkographie
  - MRT der Wirbelsäule
  - Diagnostik unklarer Raumforderungen
- Rektummanometrie
  - Diagnostik anorektaler Funktion
  - Sensitivität und Spezifität fragwürdig
  - Starke Abhängigkeit vom Untersucher
  - Nur bei kooperativem Kind möglich
- Kolonkontrasteinlauf
  - Hohe Strahlenbelastung
  - Kolontransitzeit
  - Unterscheidung: Generalisierte Transportstörung vs. Obstipation
- Rektumbiopsien
  - Bei Verdacht eines M. Hirschsprung

Bei Säuglingen und Kleinkindern kann eine Obstipation durch eine Kuhmilchproteinallergie hervorgerufen werden: Nicht IgE-vermittelt. Einziges diagnostisches Kriterium ist die Eliminationsdiät.

Therapie

- Ziel:
  - Tägliche bis zweitägliche komplette Stuhlentleerung ohne Schmerzen
  - Kontinuierliche Aufhebung der Rektumdilatation
  - Besserung des Symptoms „Überlaufenkopresis" und damit Kontinenz
- Desimpaktion (Leerung eines stuhlgefüllten dilatierten Rektums)
  - Hochdosiert Makrogol (1–1,5 g/kgKG/Tag für 3–6 Tage)
  - Klysmen (Sorbitol, salinisch)
- Medikamentöse „Erhaltungstherapie"
  - Makrogol 0,5–1 g/kgKG/Tag

Ikterus

Christoph Hünseler

C. Papan, L. T. Weber (Hrsg.), *Repetitorium Kinder- und Jugendmedizin*,
https://doi.org/10.1007/978-3-662-56790-6_35

Definition

- Anstieg des Bilirubins im Serum mit Gelbfärbung von Haut/Schleimhaut und Skleren, sichtbar ab ca. 2 mg/dl
- Direkte Hyperbilirubinämie: Direktes Bilirubin >2 mg/dl oder >15 % des Gesamtbilirubins
- Indirektes Bilirubin ist lipophil und passiert die Blut-Hirn-Schranke und kann so zu neurotoxischen Schädigungen führen (Bilirubinenzephalopathie, Kernikterus).

Einteilung und Pathogenese, Ursachen

- **Prähepatischer Ikterus**: Vermehrter Anfall von Bilirubin durch hämolytische Erkrankungen, ineffiziente Erythropoese (indirekte Hyperbilirubinämie)
  - Neugeborene: Physiologischer NG-Ikterus (verminderte erythrozytäre Lebensdauer); Hämolyse: Rh- bzw. ABO-Inkompatibilität
  - Alle Altersgruppen: Hämolytische Erkrankungen (korpuskuläre, Hämoglobinopathien, mechanische Hämolysen etc.)
- **Hepatischer Ikterus**:
  1. Verminderte hepatische Konjugation
  2. Freisetzung von Bilirubin durch hepatozelluläre Schädigung (direktes und indirektes Bilirubin erhöht)
  - Neugeborene:
    1. Physiologischer Neugeborenenikterus (verminderte Aktivität der UDP-Glukuronyltransferase), Muttermilchikterus, Hypothyreose
    2. Neonatale Riesenzellhepatitis. Schwangerschaftsassoziierte alloimmune Lebererkrankung
  - Alle Altersgruppen:
    1. M. Meulengracht, Crigler-Najjar-Syndrom
    2. Infektiöse Hepatitiden (A-E, CMV, EBV, HSV, PB19 etc.), Sepsis, hypoxisch-ischämische Schädigung. Stoffwechselerkrankungen (M. Wilson, Mukoviszidose, α_1-Antitrypsinmagel, Galaktosämie, hereditäre Fruktoseintoleranz, Tyrosinämie, Harnstoffzyklusdefekte, Glykogenosen, Mitochondriopathien etc.). Toxische Schädigung (Paracetamol, Amatoxine, Valproat, NASH etc.). Autoimmunhepatitis, Zöliakie. Infiltrativ (Leukämie, Neuro- und Hepatoblastom etc.), Gefäßerkrankungen (Budd-Chiari, Venoocclusive Disease). Rechtsherzinsuffizienz.
- **Posthepatischer Ikterus:** Intrahepatische Störung der Gallesekretion, der Gallenzusammensetzung, Hypoplasie oder Obstruktion oder Schädigung der intra- oder extrahepatischen Gallenwege („Cholestase", überwiegend direkte Hyperbilirubinämie)
  - Neugeborene: Extrahepatische Gallengangsatresie
  - Alle Altersgruppen: Obstruktive Cholestase: eingedickte Galle, Gallensteine, Cholangitis, Tumore, Papillitis. Pankreatitis. Fehlbildungen: Choledochuszysten, intrahepatische Gallengangshypoplasie (Alagille-Syndrom), PFIC, Gallensäuresynthesedefekte, Rotor- und Dubin-Johnson-Syndrom. Hypoxisch-ischämische Schädigung. Toxische Schädigung. Sepsis, Stoffwechsel- und infektiöse Erkrankungen (bei zahlreichen Erkrankungen liegen sowohl hepatozelluläre als auch cholangitische Schädigungen vor: ► hepatischer Ikterus).

Symptomatik

- Ikterus
- Bei Cholestase: Mangel fettlöslicher Vitamine (EDKA), ggf. Koagulopathie. Juckreiz. Dunkler Urin und ggf. entfärbte Stühle
- Weitere Symptome sind abhängig von der Grunderkrankung

Diagnostik

- Basislabor zur Einordnung: Bilirubin direkt und indirekt, LDH, ALT, GGT, Blutbild
- Weitere Diagnostik nach Klinik und Ergebnissen der Basisdiagnostik
- Bei einer direkten Hyperbilirubinämie muss eine obstruktive Cholestase rasch ausgeschlossen werden um therapeutisch eingreifen zu können (Sonographie, MRCP, MRT, ERCP)

Gedeihstörung

Thomas Lang

C. Papan, L. T. Weber (Hrsg.), *Repetitorium Kinder- und Jugendmedizin*,
https://doi.org/10.1007/978-3-662-56790-6_36

Definition, Häufigkeit
- Wenn ein Kind in seiner Entwicklung unter die 3. Gewichtsperzentile fällt oder um 2 Perzentilen abfällt (die Perzentilen durchquert), wird von Gedeihstörung gesprochen
- Mit einer Häufigkeit von über 35 % in Entwicklungsländern ist sie dort ein der häufigsten Todesursachen
- In Deutschland sind es immerhin 5–8 % der Kinder, bei denen eine Gedeihstörung diagnostiziert wird

Ursachen
Die Ursachen für eine Gedeihstörung sind vielfältig:
- Unzureichende Kalorienzufuhr
- Vermehrter Kalorienverbrauch
- Maldigestion
- Malabsorption

Diagnostik
Anamnese
- Schwangerschaft, Geburt und Neugeborenenperiode
  - Geburtsgewicht
  - Small for gestational age?
  - Peripartale und postpartale Erkrankungen
  - Ernährung des Neugeborenen
- Ernährungsanamnese
  - Zeitpunkt des Zufütterns und Akzeptanz der Säuglingsnahrung
  - Kalorienberechnung der Nahrungszufuhr
  - Nahrungszusammensetzung
  - Füttergewohnheiten
  - Probleme bei der Nahrungsumstellung
- Allgemeinanamnese
  - Gewichts- und Wachstumsverlauf (Perzentilen!)
  - Vorerkrankungen, Voroperationen
  - Infektionsneigung
  - Gehäufte pulmonale Infekte
  - Verhaltensauffälligkeiten
  - Postpartale Entwicklung
    - Verzögerte psychomotorische Entwicklung
    - Verzögerte Pubertätsentwicklung
  - Leistungsminderung
  - Bauchschmerzen
- Stuhlanamnese
- Familienanamnese
  - Größen- und Gewichtsverlauf bei Eltern und Geschwistern
  - Ernährungsgewohnheiten der Familie
  - Ess-Setting
    - Wird gemeinsam gegessen?
    - Hauptmahlzeiten

Untersuchung
- Körperliche Untersuchung
  - Komplette körperliche Untersuchung einschließlich Neurologie
  - Fettverteilung, Muskelmasse, Hautfaltendicke
  - Anthropometrische Parameter
    - Gewichtsverlauf
    - Längenwachstum im Verlauf
    - Gibt es einen Knick im Gewichtsverlauf?
  - Zeichen einer mentalen oder psychomotorischen Entwicklungsverzögerung
- Stuhlinspektion
  - Sichtbare Fettbeimengungen
  - Stuhlmenge und Frequenz
  - Beschaffenheit
- Laboruntersuchung
  - Differenzialblutbild zum Ausschluss einer Anämie oder Tripenie, Blutausstrich
  - Albumin im Serum zum Ausschluss eines Eiweißmangels
  - IgG, IgA, IgM zum Ausschluss eines humoralen Immundefekts
  - Transaminasen, ©GT, AP, Bilirubin zum Ausschluss einer Hepatopathie
  - Lipase oder Pankreasamylase
  - Gerinnungsstatus zum Ausschluss eines Vitamin-K-Mangels
  - Transglutaminase-AK zum Ausschluss einer Zöliakie

- Schweißtest zum Ausschluss einer Mukoviszidose
- Quantifizierung der neutrophilen Granulozyten
- Wachstumshormon, Cortisol, Insulin, gegebenenfalls Blutzuckertagesprofil
- Vitamin D und E
- Stuhluntersuchungen
  - Pankreaselastase im Stuhl
  - Calprotectin im Stuhl bei Verdacht auf ein entzündliches Geschehen
  - Qualitative Stuhlfettbestimmung
  - α1-Antitrypsin im Stuhl
- Bildgebung
  - Sonographie Leber, Pankreas
  - MRT bei Verdacht auf Raumforderung
  - Röntgenaufnahme der linken Hand zur Bestimmung des Knochenalters
  - Fraktionierte Magen-Darm-Passage zum Ausschluss einer Obstruktion im GI-Trakt oder einer Malrotation
- Endoskopie
  - Dünndarmbiopsie bei serologischem Verdacht einer Zöliakie
  - Zum Ausschluss einer Refluxerkrankung
  - Zum Ausschluss einer entzündlichen Darmerkrankung oder eosinophilen Enteropathie

Differenzialdiagnostik

- Malabsorption
  - Durchfallerkrankungen
  - Gallensäurenmangel
  - Kurzdarmsyndrom
- Maldigestion
  - Pankreasinsuffizienz
- Verminderte Kalorienzufuhr
  - Essstörung
  - Dysphagie
  - Abnormes Essverhalten
  - Kardiale, neurologische Erkrankungen
  - Onkologische Erkrankungen
- Erhöhter Kalorienverbrauch
  - Jede konsumierende Erkrankung

Therapie

- Realimentation
  - Bestimmung des Kalorienbedarfs für ein Aufholwachstum:

$$\text{Bedarf in kcal/kg/Tag} = \text{altersentsprechender Kalorienbedarf} \times \frac{\text{Gewichtsmedian für die Körperhöhe}}{\text{Istgewicht}}$$

  - Steigerung der Proteinzufuhr
  - Kalorienanreicherung
  - Sondenernährung

Bei einer ausgeprägten Gedeihstörung sollte der Nahrungsaufbau vorsichtig und unter engmaschigem Monitoring durchgeführt werden. Ein zu rascher Nahrungsaufbau kann durch ein sog. Refeeding-Syndrom kompliziert werden (Elektrolytverschiebung, Natriumretention, Ödeme, Hyperglykämie, Herzinsuffizienz)

Literatur

Jaffe AC (2011) Failure to thrive: current clinical concepts. Pediatr Rev 32:100–107

Nützenadel W (2011) Failure to thrive in childhood. Dtsch Arztebl Int 108:642–649

Hämaturie und Proteinurie

Sandra Habbig, Max C. Liebau und Lutz T. Weber

C. Papan, L. T. Weber (Hrsg.), *Repetitorium Kinder- und Jugendmedizin*,
https://doi.org/10.1007/978-3-662-56790-6_37

37.1 Hämaturie

Definition

- Makrohämaturie: sichtbare Braun- oder Rotfärbung des Urins durch Erythrozyten
- Mikrohämaturie: >5 **Erythrozyten**/µl Urin, aber keine sichtbare Rotfärbung des Urins

Ursachen für roten Urin

- Endogene Ursachen:
  - Erythrozyten
  - Hämoglobin
  - Myoglobin
  - Stoffwechselprodukte (Homogentisinsäure [Alkaptonurie], Porphyrine)
  - Amorphe Urate (Ziegelmehl)
- Exogene Ursachen
  - Nahrungsmittel: Rote Bete (Benidin), Rhabarber (Anthronderivate), Brombeeren, Lebensmittelfarbstoffe (z. B. Anilin)
  - Medikamente: Deferoxamin, Ibuprofen, Metronidazol, Nitrofurantoin, Rifampicin, Phenytoin
  - Bakterien: Serratia marescens

Diagnostik

> **Bei positivem Urinteststreifen ist zur Differenzierung die Urinmikroskopie eines frisch gewonnenen Urins obligat. Bei Nachweis von Erythrozyten in der Urinmikroskopie kann deren Morphe bei der Differenzierung zwischen glomerulärer und nichtglomerulärer Erythrozyurie helfen. Akanthozyten (sog. „Mickymaus-Erythrozyten") sind pathognomonisch für eine glomeruläre Herkunft der Erythrozyten.**

Daneben helfen Urinfarbe, Erythrozytenzylinder und Ausmaß der Proteinurie zusätzlich, zwischen glomerulärer und nichtglomerulärer Hämaturie zu differenzieren (◘ Tab. 37.1).

Differenzialdiagnostik

Abhängig von Anamnese, Untersuchungsbefund und Urindiagnostik ist eine gezielte Differenzialdiagnose möglich (◘ Abb. 37.1).

> **Neben der Differenzierung in glomeruläre oder nichtglomeruläre Hämaturie können auch Ausmaß und Dauer differenzialdiagnostisch hilfreich sein.**

- Einmalige Episode einer Makrohämaturie (Dauer: Tage bis Wochen) gefolgt von abklingender Mikrohämaturie: Zum Beispiel akute Glomerulonephritis, Steinabgang (insbesondere bei Schmerzsymptomatik)
- Rezidivierende Makrohämaturieschübe über 1–7 Tage mit intermittierender, rezidivierender oder persistierender Mikrohämaturie: Zum Beispiel IgA-Nephropathie, Alport-Syndrom
- Persistierende Mikrohämaturie: Zum Beispiel familiäre Mikrohämaturie (Alport-Formenkreis), chronische

◘ Tab 37.1 Differenzierung zwischen glomerulärer und nicht glomerulärer Hämaturie

Parameter	Glomerulär	Nichtglomerulär
Urinfarbe	(Rot)braun bis colafarben	Rosa bis (hell)rot
Blutkoagel	Keine	Möglich
Erythrozytenmorphologie	Dysmorph (Akanthozyten)	Eumorph
Erythrozytenzylinder	Möglich	Keine
Proteinurie[a]	>100 mg/m² KOF/d	<100 mg/m² KOF/d

[a]Als Differenzierungsmerkmal nur bei Mikrohämaturie sinnvoll, da bei Makrohämaturie falsch positive Befunde für die Proteinurie

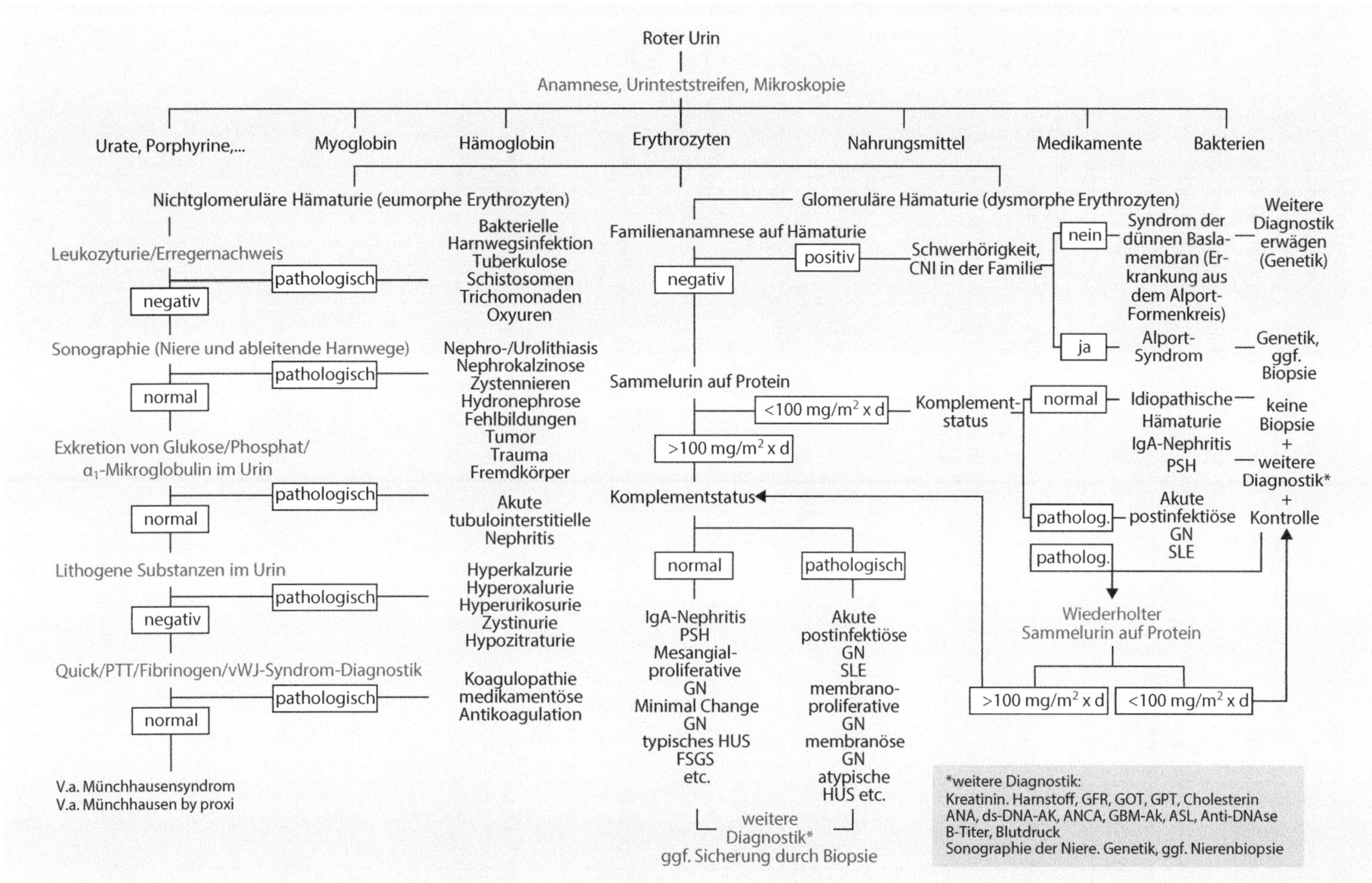

Abb. 37.1 Diagnostischer Algorithmus bei rotem Urin/Hämaturie. (Mod. nach Benz et al., Monatsschr Kinderheilkd, 2004)

Glomerulopathie (insbesondere bei begleitender Proteinurie)
- Rezidivierende oder intermittierende Mikrohämaturie: Zum Beispiel Hyperkalziurie, Koagulopathie

37.2 Proteinurie

▪▪ Definition

- Normale Eiweißausscheidung: <100 mg/m² KOF/d
- Kleine Proteinurie: Eiweißausscheidung von 100–1 000 mg/m² KOF/d
- Große Proteinurie: Eiweißausscheidung von >1000 mg/m² KOF/d

▪▪ Diagnostik

Eine Differenzierung der im Urin ausgeschiedenen Eiweiße (Elektrophorese) und das Molekulargewicht geben Hinweise auf den Ursprung der Proteinurie (◘ Abb. 37.2).

Die tubuläre Proteinurie wird vom orientierenden Urinteststreifen nicht erfasst.

Eine kleine glomeruläre Proteinurie ist im Kindesalter meist mit einer Hämaturie vergesellschaftet, eine isolierte Proteinurie ist eher selten (◘ Abb. 37.3). Die in der Regel harmlose orthostatische Proteinurie, gekennzeichnet durch erhöhte Eiweißausscheidung tagsüber, aber nicht nachts, stellt eine Ausschlussdiagnose dar.

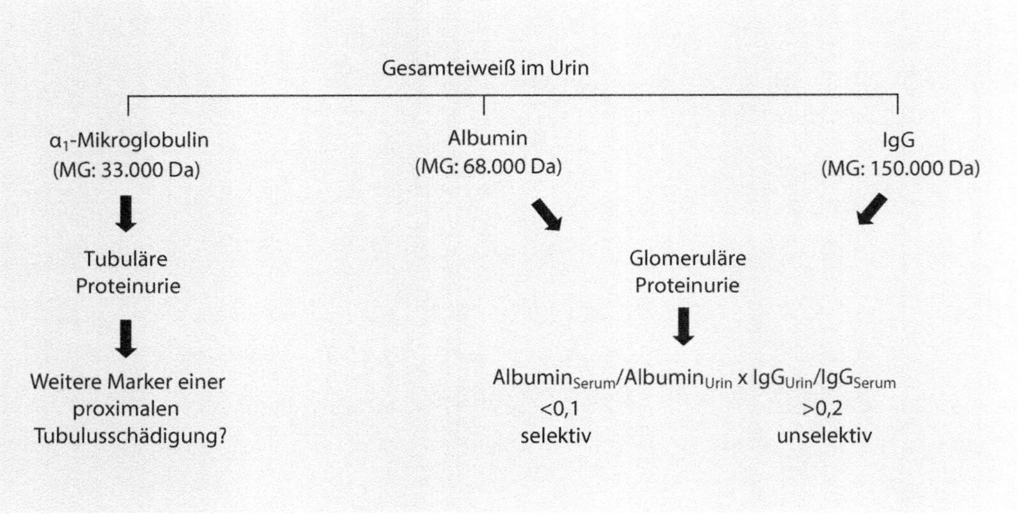

◘ **Abb. 37.2** Differenzierung der Proteinurie nach Molekulargewicht der Proteine

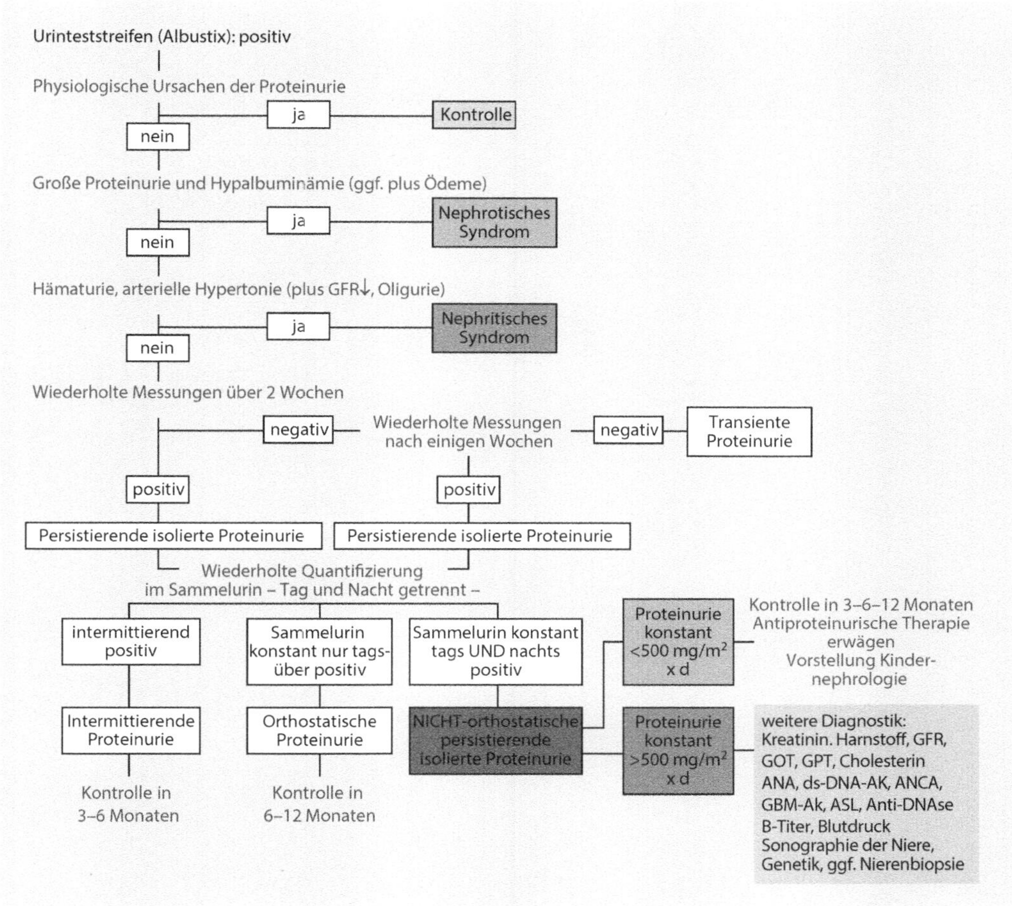

Abb. 37.3 Diagnostischer Algorithmus bei isolierter Proteinurie

Gelenkschwellung

Annette Holl-Wieden

C. Papan, L. T. Weber (Hrsg.), *Repetitorium Kinder- und Jugendmedizin*,
https://doi.org/10.1007/978-3-662-56790-6_38

Diagnostik

- Bei Auftreten einer Gelenkschwellung sollte eine umfangreiche differenzialdiagnostische Abklärung erfolgen
- Wird bei der Gelenkuntersuchung eine Schwellung oder schmerzhafte Bewegungseinschränkung eines Gelenks festgestellt kann eine Gelenkentzündung (Arthritis) diagnostiziert werden
- Eine Rötung des betroffenen Gelenks spricht eher für eine bakterielle Infektion
- **Wichtig ist der Ausschluss einer septischen Arthritis sowie einer malignen Erkrankung!**
- Detaillierte **Anamnese**: Fragen nach Fieber und Allgemeinsymptomen wie Müdigkeit, Abgeschlagenheit, Gewichtsverlust, Nachtschweiß
- Gründliche internistische **Untersuchung**
- **Labordiagnostik**: Blutbild, Übersichtslaborwerte mit Bestimmung der Zellzerfallsparameter (LDH, Harnsäure) und Entzündungswerte (BSG, CRP)
- **Bildgebung** (Röntgenaufnahme oder MRT) insbesondere bei Arthritis eines Gelenks

Differenzialdiagnosen

- Septische Arthritis
- Maligne Erkrankungen: Leukämie, Knochentumore, Metastasen
- Trauma
- Lyme-Arthritis
- Reaktive Arthritis
- Rheumatisches Fieber
- Chronisch entzündliche Darmerkrankungen
- Kollagenosen
- Sarkoidose
- Periodische Fiebersyndrome
- Juvenile idiopathische Arthritis

Hinken

Annette Holl-Wieden

C. Papan, L. T. Weber (Hrsg.), *Repetitorium Kinder- und Jugendmedizin*,
https://doi.org/10.1007/978-3-662-56790-6_39

Diagnostik

- Bei hinkendem Gangbild ist eine umfassende Anamnese und vollständige Untersuchung des Kindes wichtig
- Untersuchung des Gangbilds muss bei unbekleidetem Kind erfolgen
- Abklärung von Hüft-, Knie- oder Fußproblemen
- Suche nach Schwellungen, Rötungen, Überwärmungen und Gelenkbeweglichkeit sowie Schmerzen
- Schmerzen können fortgeleitet sein:
  - Hüftbeschwerden können vom Rücken oder Abdomen fortgeleitet werden
  - Knieschmerzen können Folge einer Hüfterkrankung sein
- Meist ist eine Labordiagnostik und gezielte Bildgebung notwendig

Ursachen

- Trauma:
  - Verletzungen der Haut
  - Verletzungen der Bänder oder Sehnen
  - Muskelzerrung
  - Fraktur
  - Kindesmisshandlung
- Entzündungen
  - Arthritis
  - Tendovaginitis
  - Enthesitis
  - Osteomyelitis
  - Myositis
  - Appendizitis
  - Abszess, z. B. retroperitoneale
  - Lymphadenitis, z. B. inguinale Lymphadenitis
- Aseptische Knochennekrosen
  - z. B. M. Perthes
  - M. Köhler
- Maligne Erkrankungen
  - Maligne Knochentumoren
  - Leukämie
  - Knochenmetastasen
- Hämatologische Erkrankungen
  - Hämophilie mit Hämarthros
  - Sichelzellanämie mit Knocheninfarkten
- Neurologische Störungen
  - Paresen
  - Ataxie
- Skelettdeformitäten
  - Epiphysenlösung
  - Coxa vara
  - Hüftluxation
  - Genua vara oder valga

Krampfanfall

Markus Rauchenzauner

C. Papan, L. T. Weber (Hrsg.), *Repetitorium Kinder- und Jugendmedizin*,
https://doi.org/10.1007/978-3-662-56790-6_40

Definition

Der Krampfanfall ist das klinische Korrelat einer hypersynchronen Entladung von Nervenzellen im zentralen Nervensystem, wobei die Symptomatik oder Semiologie durch die Funktion der betroffenen Region bestimmt ist

- **Epilepsie**: Auftreten mindestens eines Anfalls, eine dauerhafte Veränderung im Gehirn, welche die Wahrscheinlichkeit weiterer Anfälle erhöht, sowie assoziierte neurobiologische, kognitive, psychologische und soziale Störungen
- **Gelegenheitsanfall**: Meist sog. „provozierte" Anfälle, im Kindesalter in erster Linie aufgrund von Fieber (Fieberkrämpfe), Schlafentzug, Entzündungen des Gehirns und der Gehirnhäute sowie Stoffwechselerkrankungen

Klassifikation

Die Klassifikation epileptischer Anfälle jedweder Altersstufe erfolgt gemäß des 2017 aktualisierten Vorschlags der Internationalen Liga gegen Epilepsie (► Kap. 7; ► Tab. 7.1).

- Epilepsieklassifikation (Syndrom-Klassifikation) beinhaltet die Art der Anfälle, der EEG-Befund, die Bildgebung und die Ätiologie
- Die Zuordnung zu einem klassifizierbaren Epilepsiesyndrom ist einerseits die Grundlage der Therapie andererseits aber auch von prognostischer Bedeutung

Diagnostik

- Ausführliche, detaillierte Anamnese mit genauer Anfallsbeschreibung (Semiologie) → Unterscheidung zwischen einer Klassifikation von epileptischen Anfällen und einer Klassifikation von epileptischen Syndromen

Differenzialdiagnosen

Als wesentliche Differenzialdiagnosen sind, in Abhängigkeit des Alters des Patienten, eine ganze Reihe von Möglichkeiten in Betracht zu ziehen:

- Konvulsive Synkope
- Affektkrampf
- Psychogene, nichtepileptische Anfälle
- Pavor nocturnus
- Fieberkrämpfe
- Intoxikationen
- Hypoxie
- Alkoholentzug

Kopfschmerz

Kevin Rostásy

C. Papan, L. T. Weber (Hrsg.), *Repetitorium Kinder- und Jugendmedizin*,
https://doi.org/10.1007/978-3-662-56790-6_41

Notfall: akuter Kopfschmerz

Akut auftretende schwere Kopfschmerzattacken, insbesondere wenn sie mit fokal-neurologischen Symptomen assoziiert sind, gehören zu den besorgniserregendsten Ereignissen in der Kinderheilkunde und führen Eltern mit ihren Kindern sehr häufig in die Notfallambulanz.

Die Hauptaufgabe der Kinderarztes ist es dann, die sehr viel häufiger auftretenden primären/idiopathischen Kopfschmerzen wie Migräne, Spannungskopfschmerzen von symptomatischen Kopfschmerzen abzugrenzen, die durch eine intra- oder extrakranielle Pathologie verursacht werden und einer raschen Behandlungen zugeführt werden müssen.

Diagostik

- Detaillierte **Anamnese** mit Fragen zu Beginn, Häufigkeit, Dauer, Qualität, Lokalisation, Intensität, Übelkeit, Erbrechen, Licht- oder Geräuschempfindlichkeit
- Allgemeine und neurologische **Untersuchung**
- Je nach Klinik zahnärztliche, augenärztliche und HNO-ärztliche Untersuchung
- Zerebrale MRT-**Bildgebung** bei:
  - Zunahme der Frequenz und Intensität von Kopfschmerzen
  - Nächtliches Erwachen mit Übelkeit und/oder Erbrechen
  - Nüchternerbrechen
  - Kinder mit Kopfschmerzen jünger als 3 Jahre
  - Kurze Anamnese mit starken Kopfschmerzen
  - Kopfschmerzen und neurologische Symptome

Differenzialdiagnosen

Primärer Kopfschmerz

- Migräne mit und ohne Aura
- Seltene Formen einer kindlichen Migräne: Basilarismigräne, sporadische hemiplegische Migräne, akute konfusionelle Migräne
- Seltene primäre Kopfschmerzen mit schwersten unilateralen Kopfschmerzen sind u. a. die paroxysmale Hemikranie und die Trigeminusneuralgie
- Spannungskopfschmerzen

Symptomatischer Kopfschmerzen

- **Infektionen des ZNS**: Meningitis, Enzephalitis, Hirnabszess → Fieber, Wesensveränderungen, fokal neurologische Zeichen
- **Sinusitis**: Zunahme der Schmerzen beim Vornüberbeugen, Pressen
- **Hirntumore** insbesondere der hinteren Schädelgrube: Kopfschmerzen aus dem Schlaf heraus, Nüchternerbrechen, neurologische Symptome (Ataxie, Hirnnervenausfälle), anhaltender drückender Schmerzcharakter okzipetal
- **Gefäßmalformationen**: Einseitig lokalisierte, pulsierende Kopfschmerzen
- **Subarachnoidalblutung**: Plötzlich einsetzender, maximaler Kopfschmerz (Vernichtungsschmerz)
- **Pseudotumor cerebri**: Drückende Kopfschmerzen, Visuseinschränkung, Doppelbilder (Liquoröffnungsdruck >30 cm/Wassersäule)
- **Zahnschmerzen**: Zahnstatus und Mitbeurteilung durch Fachkollegen
- **Andere**: Augenproblem wie Kurzsichtigkeit, Trauma, medikamenteninduziert, Hypertonie usw.

Therapie akuter Kopfschmerzen

- Erfolgt unabhängig von der Diagnose nach Stufenschema!
  - Ibuprofen (10–15 mg/kgKG/ED)
  - Acetylsalicylsäure (10–15 mg/kgKG/ED) ab 12 Jahren als Suppositorien, Kau- oder Brausetabletten
- Bei starker Übelkeit, raschem Erbrechen werden vor der Gabe von Ibuprofen Antiemetika eingesetzt
  - Domperidon (z. B. Motilium, 1 Tropfen/kgKG/ED, max. 33 Tropfen/ED)
  - Metoclopramid (10 mg p. o., ab 14 Jahren, **Cave**: akute Dyskinesien)
- Ggf. stationäre Aufnahme zur i.v.-Schmerztherapie, z. B. mit Paracetamol, Novalgin, Morphin

Schwindel

Kevin Rostásy

C. Papan, L. T. Weber (Hrsg.), *Repetitorium Kinder- und Jugendmedizin*,
https://doi.org/10.1007/978-3-662-56790-6_42

Definition

- Schwindel ist ein sehr häufiges Symptom. Es wird angenommen, dass 15–20 % der Schulkinder eine Schwindelattacke hatten im letzten Jahr. Die Ursachen des Schwindels sind vielfältig und variieren mit dem Alter der Kinder
- Eine Schwindelattacke wird unterteilt in einen Dreh- oder Schwankschwindel und wird entweder durch eine periphere oder zentrale Ursache unter Beteiligung unterschiedlicher sensorischer Systeme wie dem vestibulären, visuellen und anderen Systemen ausgelöst
- Neben dem Schwindel häufig auch andere Symptomen wie Fallneigung, Nystagmus, Übelkeit, Erbrechen, Hörminderung und Tinnitus

Diagnostik

Hauptaufgabe des Kinderarztes ist es, die häufigen Schwindelsyndrome im Kindes- und Jugendalter zu kennen, um zwischen einem peripheren und zentralen Schwindel (z. B. Tumor) unterscheiden zu können

Anamnese

- **Drehschwindel** (z. B. Labyrinthitis) oder **Schwankschwindel** (eher psychogener Schwindel, systemische Erkrankungen wie arterielle Hypertonie)
- Lagerungsabhängig? In Ruhe?
- Assoziiert mit anderen Symptomen wie Übelkeit, Erbrechen (Basilarismigräne?)
- Hörprobleme (Tumor, M. Meniére)
- Seit wann besteht der Schwindel?
  - **Akuter Schwindel** (<4 Wochen) mit Hörstörung (Labyrinthitis bei Fieber, SHT, Tumor) versus ohne Hörstörung; Einteilung nach Dauer der Attacken:
    1. Sekunden bis Minuten: Benigner paroxysmaler Schwindel des Kindesalters, Epilepsie
    2. Minuten bis Stunden: Migräne
    3. Stunden bis Tagen: Neuritis vestibularis
  - **Chronischer Schwindel** >4 Wochen:
    1. Tumor hintere Schädelgrube
    2. Neurodegenerative Erkrankungen wie spinocerebelläre Ataxien
    3. Psychogene Ursachen insbesondere bei Schwankschwindel

Untersuchung

- Allgemeine und neurologische Untersuchung mit Fokus auf den visuellen, vestibulären, sensorischen und koordinativen (Kleinhirn)teilbereichen inklusive Romberg, Unterberger-Tretversuch, Kopfdrehtest
- Je nach Symptomen augenärztliche-, HNO-ärztliche Mitbeurteilung (Drehstuhl, kalorische Testung)
- Großzügige zerebrale Bildgebung wie MRT des Schädels inklusive der HWS

Schwindelsyndrome

- Benigner paroxysmaler Schwindel des Kindesalters
  - Häufigste Ursachen bei Kindern unter 6 Jahren, kurze Attacken (Minuten) mit Fallneigung, Übelkeit, selten Nystagmus, häufig positive Familienanamnese für Migräne
  - Weitere Migräneäquivalente, die mit Schwindel auftreten, sind der paroxysmale Torticollis und das periodische/zyklische Erbrechen
- Basilarismigräne (► Kap. 41)
  - Attacken mit Schwindel, Fallneigung mit einer Dauer von Minuten bis Stunden in Kombination mit Übelkeit, Erbrechen, Licht- und Geräuschempfindlichkeit, Kopfschmerzen (50 %), Schlafbedürfnis, häufig positive Migräneanamnese
  - Schwierige Diagnose bei Fehlen der Kopfschmerzen
- Benigner peripherer Lagerungsschwindel (BPLS)
  - Häufigste Schwindelform im Kindes- und Jugendalter, kurze Drehschwindelattacken auch nachts begleitet meist nur durch Übelkeit ausgelöst durch Lageänderung, Besserung durch Ruhe

   - Sicherung der Diagnose erfolgt über die Dix-Hallpike-Lagerungsprobe: Das Kind (ab 2 Jahren alt) sitzt auf der Liege bzw. dem Schoss der Eltern und wird mit zur Seite gedrehtem Kopf schnell hingelegt. Nach kurzer Latenz tritt ein Nystagmus mit rotierender und vertikaler Komponente auf, der im Verlauf zu- und wieder abnimmt begleitet von einer Besserung des Schwindels
- Einseitiger Labyrinthausfall
   - Labyrinthitis und Neuritis vestibularis
      - Anamnese mit Infekten der oberen Luftwege durch Adenoviren, Herpesviren, Otitis media, Meningitis; Hörstörung bei Labyrinthitis
      - Akut einsetzender Drehschwindel, der über Tage anhält, Nystagmus, Fallneigung zur betroffenen Seite, vegetative Symptome
      - Behandlung der Grunderkrankung und frühzeitige Therapie mit Prednisolon
   - Einseitiger Labyrinthausfall nach SHT mit Felsenbeinfraktur
- Seltene Syndrome im Kindesalter: Perilymphfistel, M. Menière, bilaterale Vestibulaopathie (toxisch bei Aminoglykosiden, postinfektiös bei Meningitis; bilaterales Vestibularisschwannom)
- Zentrale Ursachen des Schwindels
   - Tumoren im Hirnstamm, Kleinhirn: Neben dem Schwindel finden sich meist neurologische Symptome, die die Okulomotorik und Koordination (Gang- und Standataxie, Intentionstremor) betreffen zusätzlich zu einer Beteiligung der unteren Hirnnerven
   - Gefäßmalformationen, Schlaganfall
   - Hirnstammenzephalitis, Vaskulitis
   - Hereditäre Erkrankungen wie episodische Ataxien, spinozerebelläre Ataxien
   - Epilepsie mit vestibulärer Aura
- Psychogener Schwindel
   - Unauffällige Befunde in der neurologischen Untersuchung und detaillierten Abklärung inklusive MRT-Bildgebung
   - Meist ältere Kinder/Jugendliche, Belastungsfaktoren

Rückenschmerz

Richard Placzek

C. Papan, L. T. Weber (Hrsg.), *Repetitorium Kinder- und Jugendmedizin*,
https://doi.org/10.1007/978-3-662-56790-6_43

Häufigkeit

Etwa 7 % aller pädiatrischen Vorstellungen in Praxis und Klinik erfolgen aufgrund muskuloskelettaler Beschwerden. Von diesen Vorstellungen (100 %) erfolgen nur ca. 6 % aufgrund von Rückenschmerzen.

Differenzialdiagnosen

Differenzialdiagnostisch gilt es eine direkt vertebragene Genese von einer Überlagerungssymptomatik infolge von Erkrankungen benachbarter Strukturen und Organe zu unterscheiden:

- **Vertebragen**:
  - Mechanische z. B.:
    - Segmentationsstörungen (Halbwirbel, Blockwirbel)
    - Spondylolisthese/-listhesis
  - Entzündlich z. B.
    - Spondylitis/Spondylodiszitis
    - Rheumatogen
    - Para-/postinfektiös
    - Nutritiv (Gicht)
  - Tumorös z. B.
    - Metastase eines Primärtumors
    - Primärer Wirbelsäulentumor
    - Leukämisch
    - Neurofibromatotisch
- **Überlagert**:
  - Erkrankungen des Gastrointestinaltrakts
  - Erkrankungen der Lunge
  - Wirbelsäulennahe Gefäßmalformationen
  - Wirbelsäulennahe Aneurysmata
  - Erkrankungen der Sula und des Schultergelenks (HWS und obere BWS)
  - Erkrankungen des Sakroiliakalgelenks und der Hüftgelenke (LWS)

Diagnostik

Hilfreich ist hierzu eine dezidierte Anamnese und Schmerzanamnese:

- **Anamnese**
  - Trauma, kompetitiver Sport
  - Psychosoziale Auffälligkeiten
  - Grund-/Begleiterkrankungen
  - Begleitsymptome wie Fieber und Appetitlosigkeit
  - Medikationen
- **Schmerzanamnese**
  - Akut oder chronisch
  - Lokalisiert oder diffus
  - Belastungsabhängig oder Ruheschmerzen
    - Nachtschmerzen
    - Morgenschmerzen
    - Anlaufschmerzen
- **Klinische Untersuchung**
  - Reproduzierbare Druck- und Klopfschmerzen
  - Bewegungsprüfung (Inklination/Reklination; Seitneigung rechts/links; Rotation rechts/links)
    - Allgemeine Beweglichkeit: aktiv/passiv
    - Segmentale Beweglichkeit: aktiv/passiv
  - Prüfung auf segmentalen Irritationspunkts (Tiefenpalpation)
  - Funktionelle segmentale Irritationspunktdiagnostik
- **Bildgebung**
  - **Leitliniengerechte Erstdiagnostik ist nach wie vor das Nativröntgen.**
  - Zur lokalen Erstdiagnostik immer Nativröntgen des Wirbelsäulenabschitts in zwei Ebenen
  - Zur Achsanalyse in der Koronarebene (Skoliose) oder Sagittalebene (Hyperkyphose) Wirbelsäulenganzaufnahme
  - MRT zum Ausschluss entzündlicher oder tumoröser Prozesse
  - **Wenn MRT in Betracht gezogen wird (Ausschluss Entzündung, Tumor) immer Kontrastmittelgabe abwägen**

Hüftschmerz

Richard Placzek

C. Papan, L. T. Weber (Hrsg.), *Repetitorium Kinder- und Jugendmedizin*,
https://doi.org/10.1007/978-3-662-56790-6_44

Häufigkeit

Wie die Rückenschmerzen sind auch die Hüftschmerzen mit 6 % der aufgrund muskuloskelettaler Beschwerden im Praxis- und Klinikalltag erfolgenden pädiatrischen Konsultationen relativ selten.

Klinik

Schmerzen werden i. d. R. nicht in der Hüfte sondern im Knie, Oberschenkel oder der Leistenregion beklagt.

Kardinalsymptom für eine Hüftgelenkserkrankung ist neben der (schmerzhaften) Funktionseinschränkung die Einschränkung der passiven Innenrotation in 90°-Hüftbeugung und die Einschränkung der passiven Abduktion.

> **Innen- und Außenrotation der Hüften sind im Wachstumsalter sehr variabel, hier muss immer ein Vergleich mit der gesunden Gegenseite erfolgen.**

Differenzialdiagnosen

- **Mechanisch z. B.:**
  - Kongenitale Hüftluxation: Klinisch imponiert eine eingeschränkte Hüftgelenksbeweglichkeit und Beinverkürzung, i. d. R. keine Schmerzen
  - Kongenitale Hüftdysplasie: Keine Schmerzen und keine Bewegungseinschränkung. Schmerzen treten erst im Erwachsenenalter infolge der sich einstellenden Degeneration auf
  - M. Perthes: Typisch im Vor- und Grundschulalter; im Nativröntgen erst nach ca. 6 Wochen erkennbar
  - Epiphyseolysis capitis femoris: Typisch in der (Prä)pubertät, pathognomonisches Drehmann-Zeichen
- **Entzündlich z. B.**
  - Eitrige Säuglingscoxitis: Notfall – neben Bewegungseinschränkung auch Allgemeinsymptomatik (Trinkschwäche, Fieber), wenig Labor. Richtungsweisend Gelenkpunktion
  - Rheumatogen
  - Para-/postinfektiös
  - Nutritiv (Gicht)
- **Tumorös z. B.**
  - Hüftgelenksnahe Metastase eines Primärtumors
  - Hüftgelenksnaher Primärtumor
  - Leukämisch
- **Überlagert:**
  - Erkrankungen des Gastrointestinaltrakts (Psoasabszess)
  - Bei älteren Mädchen gynäkologische Erkrankungen (Anexitis, Ovariitis)
  - Hüftgelenksnahe Gefäßmalformationen
- **Muskulär:**
  - Adduktoren-/Rektusläsion (Zerrung, knöcherner Ausriss)

Diagnostik

Hilfreich ist hierzu eine dezidierte Anamnese und Schmerzanamnese:

- **Anamnese:**
  - Trauma, kompetitiver Sport
  - Psychosoziale Auffälligkeiten
  - Grund-/Begleiterkrankungen
  - Begleitsymptome wie Fieber und Appetitlosigkeit
  - Medikationen
- **Schmerzanamnese:**
  - Akut oder chronisch
  - Lokalisiert oder diffus
  - belastungsabhängig oder Ruheschmerzen
    - Nachtschmerzen
    - Morgenschmerzen
    - Anlaufschmerzen
- **Klinische Untersuchung:**
  - Reproduzierbarer Stauchschmerz, Bewegungsschmerz
  - Bewegungsprüfung immer mit Vergleich zur gesunden Gegenseite (Extension/Flexion; Abduktion/Adduktion), Innen-/Außenrotation in 0°- und in 90°-Hüftbeugung
    - Allgemeine Beweglichkeit: aktiv/passiv
    - Drehmann-Zeichen (pathognomonisch für die ECF)
    - Viererzeichen
  - Prüfung auf Trochanterdruckschmerz
  - Prüfung auf Psoasdehnungschmerz

- **Bildgebung:**
  - **Leitliniengerechte Erstdiagnostik ist das Nativröntgen in zwei Ebenen d. h. Beckenübersicht (BÜ) und Lauenstein-Aufnahme der betroffenen Seite**
    - Abgleich Femurkopfkonfiguration, Ossifikationskernkonfiguration im Vergleich zur Gegenseite
    - Abgleich Schenkelhalstangente und Capener-Dreieck in der BÜ, Abrutschwinkel in der Lauenstein-Aufnahme
  - MRT zum Ausschluss entzündlicher oder tumoröser Prozesse; wenn MRT → dann immer auch Kontrastmittelgabe erwägen

Kinder mit Hüftdysplasie zeigen während des Wachstums keine Schmerzen und keine Bewegungseinschränkungen. Eine frühe Diagnostik kann nur mittels Sonographie erfolgen (U2/U3), ab dem 1. LJ. mittels Nativröntgen (BÜ).

Knieschmerz

Richard Placzek

C. Papan, L. T. Weber (Hrsg.), *Repetitorium Kinder- und Jugendmedizin*,
https://doi.org/10.1007/978-3-662-56790-6_45

Häufigkeit

Mit ca. 33 % der pädiatrischen Vorstellungen aufgrund muskuloskelettaler Beschwerden im Praxis- und Klinikalltag sind Knieschmerzen einer der prozentual häufigsten Konsultationsgründe.

Klinik

Schmerzen werden i. d. R. auf das Kniegelenk projektiert. Besser als bei der klinischen Untersuchung anderer Gelenke lassen sich die **Kardinalsymptome** „Erguss" und „Überwärmung" palpieren, ebenso Instabilitäten in der Sagittal- und Transversalebene (Kreuz- und Seitenbänder).

> **Beim Neugeborenen ist die Palpation eines Kniegelenksergusses wegen der Weichteilverhältnisse oft schwierig. Eine vermehrte Kniebeugekontraktur zur Gegenseite (physiologisch beim Neugeborenen 20, Ausnahme Beckenendlage) bedarf immer der sonographischen Abklärung und ggf. der diagnostischen Punktion.**

Differenzialdiagnosen

- **Mechanisch knöchern** z. B.:
  - Osteochondrosis dissecans
  - Kondylendysplasie
  - Patellalateralisation/-luxation
  - M. Osgood-Schlatter
  - M. Sinding-Larsen-Johannson
  - M. Blount
- **Mechanisch weichteilig** z. B.:
  - Plica mediopatellaris
  - Scheibenmeniskus
  - Meniskusläsionen (posttraumatisch)
  - Pannöse Synovitis
- **Entzündlich** z. B.:
  - Eitrige Säuglingsgonarthritis: Notfall wie die eitrige Säuglingskoxitis – neben Streckhemmung/Beugekontraktur auch Allgemeinsymptomatik (Trinkschwäche, Fieber), Labor zur Diagnostik unzureichend. Richtungsweisend Gelenkpunktion
  - Rheumatogen
  - Para-/postinfektiös
  - Nutritiv (Gicht)
- **Tumorös** z. B.:
  - Kniegelenksnahe Metastase eines Primärtumors
  - Kniegelenksnaher Primärtumor
  - Leukämisch

Diagnostik

Hilfreich ist hierzu eine dezidierte Anamnese und Schmerzanamnese:

- **Anamnese**:
  - Trauma, kompetitiver Sport
  - Psychosoziale Auffälligkeiten
  - Grund-/Begleiterkrankungen
  - Begleitsymptome wie Fieber und Appetitlosigkeit
  - Medikationen
- **Schmerzanamnese**:
  - Akut oder chronisch
  - Lokalisiert oder diffus
  - Belastungsabhängig oder Ruheschmerzen
    - Nachtschmerzen
    - Morgenschmerzen
    - Anlaufschmerzen
- **Klinische Untersuchung**:
  - Reproduzierbare Schmerzen
  - Bewegungsprüfung immer mit Vergleich zur gesunden Gegenseite (Extension/Flexion)
    - Allgemeine Beweglichkeit: Aktiv/passiv
    - Meniskuszeichen (Steinmann I und II, Apley-Grinding-Test)
    - Viererzeichen
    - Seitliche Stabilität (Innen-/Außenbänder)
    - Vordere/hintere Schublade, Lachmann-Test (vorderes und hinteres Kreuzband)
- **Bildgebung**:
  - > **Leitliniengerechte Erstdiagnostik ist das Nativröntgen in zwei Ebenen d. h. Kniegelenk a.p. und seitlich der betroffenen Seite, bei patellärer Symptomatik mit Patellatangentialaufnahme**

  - Abgleich der Femur- und Tibiakonfiguration bzw. Abgleich der Ossifikationskernkonfiguration mit Atlas erspart das Röntgen der Gegenseite
- MRT-Indikationen
  - Ausschluss entzündlicher Prozesse (mit KM)
  - Ausschluss tumoröser Prozesse (mit KM)
  - Darstellung von Kniebinnenschäden wie Kreuzbandläsionen, Meniskusläsionen, Scheibenmeniskus, Plica etc.

Diagnostische Methoden

Inhaltsverzeichnis

Labormedizinische Diagnostik

Markus Schwarz und Esther Maier

C. Papan, L. T. Weber (Hrsg.), *Repetitorium Kinder- und Jugendmedizin*,
https://doi.org/10.1007/978-3-662-56790-6_46

46.1 Einleitung

Labormedizinische Untersuchungen sind zentraler Bestandteil der Diagnostik und Therapieüberwachung vieler Erkrankungen. Die Messergebnisse können jedoch eine gewisse „Scheinsicherheit“ vermitteln. Der kritische Umgang mit labormedizinischen Ergebnissen ist daher von entscheidender Bedeutung.

Die zielführende Kombination aussagekräftiger Laborparameter für die Diagnose und Therapieüberwachung einzelner Erkrankungen ist bei den jeweiligen Krankheitsbildern beschrieben. Dieses Kapitel stellt eine thematisch gruppierte Beschreibung wichtiger, häufig verwendeter Laborparameter dar.

Präanalytik

Die richtige Auswahl der Entnahmemodalitäten (Röhrchen, Zeitpunkt, Punktionsstelle, etc.) und der korrekte Umgang mit der entnommenen Probe haben entscheidenden Einfluss auf die Verlässlichkeit des Laborwerts.

> **Die in den Proben enthaltenen Zellen bleiben auch ex vivo noch über eine begrenzte Zeit stoffwechselaktiv. Selbst nach Abtrennen der Zellen vom Überstand kann noch Enzymaktivität bestehen bleiben; einige Analyten sind unabhängig von biochemischen Vorgängen recht instabil. Daher: Vorgaben des Labors bezüglich der Präanalytik einhalten!**

Einheiten

Bedauerlicherweise hat sich noch immer keine einheitliche Verwendung von Einheiten durchgesetzt. Daher kann es zu Fehlinterpretationen kommen, wenn Laborwerte ohne Beachtung der Einheiten betrachtet werden (Beispiel CRP: 6 mg/dl ≡ 60 mg/l).

46.2 Wichtige Laborparameter

46.2.1 Wasser- und Elektrolythaushalt, Hydratationsstatus

Natrium

- Wichtigstes extrazelluläres Kation
- ↑ (Hypernatriämie bei Normovolämie vs. Hypovolämie) z. B. bei Dehydratation, Hypoaldosteronismus, osmotische Diurese, interstitieller Nephritis, etc.
- ↓ (Hyponatriämie bei Normovolämie vs. Hypervolämie) z. B. Verdünnungshyponatriämie, Verlust durch Diarrhö oder Erbrechen, bei Kleinkindern auch durch Schwitzen

Kalium

- Wichtigstes intrazelluläres Kation
- ↑ z. B. bei erhöhter Kaliumzufuhr, Nierenversagen, gestörter renaler tubulärer Kaliumsekretion, metabolischer Azidose, massivem Zellzerfall
- ↓ z. B. bei gastrointestinalem Verlust (Erbrechen, Diarrhö), renalem Verlust, renale tubuläre Azidose, Alkalose

Chlorid

- Wichtigstes extrazelluläres Anion
- ↑ z. B. bei tubulären Azidosen, iatrogener Chloridüberladung
- ↓ z. B. bei starkem Erbrechen

Gesamtprotein

- ► Abschn. 46.2.3

Kreatinin

- Abschätzung Nierenfunktion
- ↑ z. B. bei Exsikkose, akuten oder chronischen Nierenerkrankungen
- ↓ z. B. bei Muskelatrophie, Anorexie

Plasmaosmolalität

- Vorwiegend bedingt durch Konzentration von Natrium, Chlorid, Bikarbonat, Glukose und Harnstoff → Hydratationsstatus
- ↑ Hyperosmolalität im Plasma: Hypernatriämie (meist infolge unzureichender Flüssigkeitsaufnahme, bei Säuglingen und Kindern häufig durch Fieber oder Durchfall), Hyperglykämie (Diabetes mellitus), Harnstofferhöhung bei Urämie
- ↓ Hypoosmolalität im Plasma: Hyponatriämie bei Aldosteronmangel, Niereninsuffizienz, Syndrom der unkontrollierten ADH-Sekretion (SIADH), iatrogen bei kochsalzarmer Infusionstherapie
- **Material**: Üblicherweise Serum bzw. Plasma
- **Cave Präanalytik**: Falsch hohe Kaliumkonzentration durch Hämolyse! Rasch ins Labor!

46.2.2 Säure-Basen-Status

pH

- ↑ Alkalose (pH > 7,44)
- ↓ Azidose (pH < 7,36)

pCO_2

- ↑ respiratorische Azidose

Base Excess (BE ≡ Standardbikarbonatkonzentration)

- ↑ metabolische Alkalose
- ↓ metabolische Azidose
- → rein respiratorische/metabolische, kompensierte, sowie kombinierte Störungen möglich
- **Material**: Üblicherweise arterialisiertes Kapillarblut (nach Hyperämisierung) mit Heparin als Antikoagulans

Laktat

- Stoffwechselendprodukt der anaeroben Glykolyse; genereller Ischämiemarker
- ↑ z. B. bei Stoffwechselstörungen, starker körperlicher Belastung, Grand-mal-Anfall, Hyperventilation, CO-Vergiftung, akuter Alkoholintoxikation, Leberzellatrophie, Vitamin-B_2-Mangel, etc.
- Unterscheidung Hyperlaktämie mit Azidose (Laktazidose z. B. bei Sepsis, Herzinsuffizienz, Stoffwechselstörung) von Hyperlaktämie ohne Azidose (z. B. postoperativ)
- Am ersten Lebenstag oft physiologisch erhöht
- **Material**: Venöses Blut/Kapillarblut
- **Cave Präanalytik**: Weitere Produktion ex vivo, daher unverzüglicher, gekühlter Transport ins Labor oder Zugabe eines Glykolyseinhibitors. Ungestaute Abnahme!

46.2.3 Proteine

46.2.3.1 Gesamteiweiß und Transportproteine

Gesamteiweiß

- ↓ allgemeiner Marker für Mangelernährung, Malabsorption, Proteinverlust (renal/enteral), schwere Lebererkrankungen etc.

Albumin

- Ausschließlich in der Leber synthetisiert, daher spezifischerer Marker als Gesamteiweiß; wichtigstes Transportprotein; wichtigstes Protein für kolloidosmotischen Druck
- ↑ z. B. bei Dehydratation (Emesis, Diarrhö, Polyurie)
- ↓ z. B. bei hepatozellulärer Syntheseinsuffizienz (dekompensierte Leberzirrhose), Malnutrition, entzündlicher Erhöhung der Kapillarpermeabilität, akuten Entzündungen, Verminderung des onkotischen Drucks, venöser Stauung (transkapilläre Filtration), Proteinverlustsyndromen (exsudative Enteropathien, nephrotisches Syndrom, Verbrennungen), ausgedehnte maligne Erkrankungen, Hyperhydratation, idiopathisch

- **Eine verminderte Albuminkonzentration im Blut hat aufgrund der Bindung pharmakologischer Wirkstoffe an Albumin pharmakokinetische Auswirkungen.**

Coeruloplasmin
- Kupfertransport
- Indikation: V. a. M. Wilson, Menkes-Syndrom

Haptoglobin
- Bindet freies Hämoglobin
- Indikation: Hämolytische Erkrankungen

Transferrin
- Eisentransportprotein → Transferrinsättigung

$$\text{Transferrinsättigung} = \frac{\text{Eisen}\left[\frac{1}{4}\frac{g}{dl}\right]}{\text{Transferrin}\left[\frac{mg}{dl}\right]} \times 71{,}2$$

- ↑ z. B. bei (latentem) Eisenmangel
- ↓ z. B. bei akuten Entzündungen, Leberzirrhose, Proteinverlust, Eisenverteilungsstörungen, Tumoranämie
- **Material**: Üblicherweise Serum
- **Hinweis**: Serumelektrophorese als ergänzende Untersuchung gibt sehr gute Hinweise auf eine abnorme Proteinverteilung

46.2.3.2 Akut-Phase-Proteine/Entzündungsmarker

- **Alle drei Marker sind unspezifisch!**
- **Material**: üblicherweise Serum

C-reaktives Protein (CRP)
- Gängigstes Akute-Phase-Protein, das allgemein eine Entzündung anzeigt
- Relativ langsamer Anstieg post infectionem (Anstieg nach ca. 5 h; Peak nach ca. 36 h), HWZ ca. 24 h
- Gut geeignet zum Therapiemonitoring
- **Hinweis**: CRP ist kostengünstiger als PCT und IL-6

Procalcitonin (PCT)
- Prohormon des Calcitonins
- Relativ zügiger Anstieg post infectionem (Anstieg nach 3 h, Peak nach ca. 24 h), HWZ ca. 24 h

Interleukin-6 (IL-6) (ggf. auch IL-8)
- Zytokin, produziert von zahlreichen Zellen in Reaktion auf bakterielle Endotoxine, septische und aseptische Gewebeschädigungen
- Dient u. a. der Initiation der Akute-Phase-Reaktion
- Sehr rascher Anstieg post infectionem (Peak nach ca. 2 h), jedoch rascher Abfall (nach ca. 6 h unterhalb des cut-off), HWZ <20 min
- Wichtig für die Früherkennung der Neonatalsepsis und der Meningokokkensepsis
- **CRP und PCT sind physiologisch in den ersten Lebenstagen erhöht – dies unterstreicht den Nutzen von IL-6 bei V. a. Neonatalsepsis**

46.2.4 Leberfunktion

Gesamteiweiß, Albumin
- ► Abschn. 46.2.3

Bilirubin
- Gesamtbilirubin = indirektes + direktes Bilirubin; „indirektes" = unkonjugiert; „direktes" = konjugiert (in der Leber mit Glucuronsäure), dadurch wasserlöslich
- Prähepatischer Ikterus: unkonjugierte Hyperbilirubinämie (Neugeborenenikterus)
- Intra- oder posthepatischer Ikterus: Gemischte konjugierte und unkonjugierte Hyperbilirubinämie

Leberenzyme
- Marker für Leberzellnekrosen: GPT (syn. ALT, ALAT, zytoplasmatisch), GOT (syn. AST, ASAT, zytoplasmatisch + mitochondrial) und γ-GT (membranständig)

- Marker für Cholestase: Alkalische Phosphatase (AP) und γ-GT
- **Material**: Üblicherweise Serum
- **Keine reine Organspezifität der Enzyme!**

Ammoniak
- Aus dem Eiweißabbau entstehendes Zellgift, das üblicherweise rasch im Harnstoffzyklus detoxifiziert wird
- ↑ bei Stoffwechseldefekten, Leberversagen
- **Material**: EDTA-Blut
- **Cave Präanalytik**: Gekühlt (nicht gefroren) und unverzüglich ins Labor bringen, sonst falsch hohe Werte!

46.2.5 Weitere wichtige Enzyme

α-Amylase
- Pankreasspezifische Isoform (P-Typ) und salivaspezifische Isoform S-Typ, ca. $\frac{2}{3}$ der physiologischen Serumamylasekonzentration (!)
- ↑ z. B. bei Pankreatitis, Pseudozysten, Trauma, Niereninsuffizienz
- ↓ Sehr niedrige Aktivitäten bei Neugeborenen und Säuglingen

Laktatdehydrogenase (LDH)
- Ubiquitär exprimiertes zytoplasmatisches Enzym, daher ↑ allgemeiner Marker für Zellzerfall
- **Material**: Üblicherweise Serum

46.2.6 Nierenfunktion und Urindiagnostik

Kreatinin
- ► Abschn. 46.2.1
- Grob orientierendes Maß für die glomeruläre Filtrationsrate (GFR); **Cave**: „kreatininblinder Bereich" bis 50 % der glomerulären Flitrationsleistung

Elektrolyte
- ► Abschn. 46.2.1

Cystatin C
- Besseres Maß zur Abschätzung der GFR
- ↑ bei reduzierter glomerulärer Clearance, Therapie mit Glukokortikoiden; neonatal deutlich erhöht, rascher Abfall in den ersten drei Wochen
- **Material**: Serum

Teststreifenuntersuchung des Urins
- Orientierende Untersuchung zu **pH** (↑ V. a. Harnwegsinfekt), **Glukosurie** (Diabetes mellitus, renale Glucosurie), **Proteinurie** (genereller Suchtest für Nierenerkrankungen, glomeruläre oder tubuläre Proteinverluste, Infektionen etc.), **Hämoglobin** und **Erythrozyten** (Hämaturie/Hämoglobinurie); **Leukozyten** (↑ Harnwegsinfekt), **Ketone** (z. B. Diabetes mellitus), **Nitrit** (↑ Harnwegsinfekt)
- Weiterführende Diagnostik: Mikroskopische Beurteilung des Urinsediments
- **Material**: Urin (Mittelstrahl-, Beutel-, Katheterurin, Blasenpunktion)

46.2.7 Endokrinologie

TSH (Thyroidea-stimulierendes Hormon, Thyreotropin)
- ↑ z. B. bei primärer Hypothyreose (fT4 und fT3 vermindert); sekundärer Hyperthyreose (fT4 ebenfalls erhöht), etc.
- ↓ z. B. bei primärer Hyperthyreose (fT4 und fT3 grenzwertig hoch oder erhöht), sekundärer Hypothyreose (fT4 und fT3 ebenfalls vermindert)
- **Beachte**: **Neugeborenenscreening** mit Bestimmung von TSH am 3. Lebenstag: TSH-Spiegel >100 mU/l sind praktisch beweisend für eine konnatale Hypothyreose. Sekundäre/tertiäre Hypothyreosen werden mit dem TSH-Screening nicht erfasst

- **Beachte**: **Altersabhängigkeit**: TSH-, T4- und T3-Konzentrationen liegen in den ersten Lebenswochen deutlich über dem Normbereich Erwachsener; Reifgeborene haben höhere T4-Werte als Frühgeborene; transiente Hyperthyreotropinämie (erhöhter TSH-Wert und normaler T4-Wert)
- **Material**: Üblicherweise Serum

(Weitere endokrinologische Parameter ► Kap. 4.)

46.2.8 Gerinnungssystem

Globaltests der plasmatischen Gerinnung

▪▪ Aktivierte partielle Thromboplastinzeit [aPTT]

- Erfasst das intrinsische System der plasmatischen Gerinnung + gemeinsame Endstrecke
- ↑ bei Mangel an Einzelfaktoren (II, V, VIII [Hämophilie A], IX [Hämophilie B], X, XII, Fibrinogen, Präkallikrein), von Willebrand-Jürgens-Syndrom, Antikörpern gegen Phospholipide, Vitamin-K-Mangel (Faktoren II, IX, X), Lebersynthesestörung, Verbrauchskoagulopathie
- ↓ bei Hyperkoagulabilität
- **Probenmaterial**: Citratplasma
- **Cave Präanalytik**: Gerinnungsröhrchen immer exakt befüllen! Bei falschem Mischungsverhältnis von Blut zu Gerinnungshemmer werden falsche Werte gemessen

▪▪ Thromboplastinzeit [TPZ, „Quick"]

- **Die Thromboplastinzeit wird üblicherweise als Quick-Wert angegeben; dieser zeigt die Relativ-% der GerinnungsAKTIVITÄT an; d. h. Quick ↓ = verminderte Gerinnungsaktivität = verlängerte Thromboplastinzeit und vice versa. Der international standardisierte INR-Wert (International Normalized Ratio) hat eine gegensinnige Bedeutung und wird üblicherweise nur zur Therapieüberwachung bei oraler Antikoagulation verwendet**
- Erfasst das exogene System der plasmatischen Gerinnung + gemeinsame Endstrecke
- Quick-Wert ↓ bei Mangel an Einzelfaktoren (II, V, VII, X), Vitamin-K-Mangel (Faktoren II, VII, X), Lebersynthesestörung, Dysfibrinogenämien, Lupus-Antikoagulans, orale Antikoagulation, neonatal unreife Hämostase
- Quick-Wert ↑ klinisch nicht relevant
- **Probenmaterial**: Citratplasma
- **Cave Präanalytik**: Gerinnungsröhrchen immer exakt befüllen! Bei falschem Mischungsverhältnis von Blut zu Gerinnungshemmer werden falsche Werte gemessen

▪▪ Thrombozyten

- Kernlose Zellelemente der primären Hämostase
- ↑ Thrombozytose z. B. bei schweren Entzündungen, myeloproliferativen Erkrankungen
- ↓ Thrombozytopenie z. B. Immunthrombozytopenie (ITP), Virusinfektionen (z. B. Masern), Leukämie, bei medikamentös oder anderweitig induzierter Knochenmarkschädigung, Knochenmarkinfiltrationen, primären Immundefekten
- **Beachte**: <30 G/l verstärkte Blutungsneigung! Daher <50 G/l relative und <30 G/l absolute Kontraindikation für Liquorpunktion!
- **Material**: Citrat- oder EDTA-Blut
- **Normwertige Ergebnisse der plasmatischen Globaltests und der Thrombozytenzahl schließen einen Defekt der Thrombozytenfunktion, der Gefäßwand, oder komplexe Gerinnungsstörungen nicht aus! Bestimmung einzelner Faktoren, der Inhibitorproteine (Antithrombin, Protein C und S), sowie Thrombozytenfunktionsteste gehören zur weiterführenden hämostaseologischen Diagnostik.**

46.2.9 Hämatologie

Grundlegende Parameter (Auswahl) :

Erythrozytenzahl

- ↑ z. B. bei Dehydratation, Polyglobulie
- ↓ **Anämie** kann unterschiedlichste Ursachen haben: Verminderte Bildung (Eisenmangel, Folsäure-/Vitamin-B_{12}-Mangel, chronische Infektion, Niereninsuffizienz, Leukämie), vermehrter Verlust (Blutung), verkürzte Lebensdauer (Hämolyse, genetisch bedingte Hämoglobinopathien)

Leukozytenzahl

- Gesamtheit der Immunzellen des peripheren Blutes (Granulozyten, Lymphozyten, Monozyten)
- ↑ **Leukozytose** z. B. bei akuten Infektionen, chronischen Entzündungen, Stress, malignen Erkrankungen
- ↓ **Leukopenie** z. B. bei viralen oder bakteriellen Infektionen, medikamentös induzierter Agranulozytose, Leukämie

Thrombozytenzahl

- ► Abschn. 46.2.8

Hämatokrit

- Anteil der zellulären Bestandteile des Blutes
- ↑ z. B. bei Dehydratation, Polyglobulie
- ↓ z. B. bei Anämie, Hyperhydratation

MCV (Mittleres korpuskuläres Volumen)

- Wichtig für die Differenzialdiagnose der Anämien
- ↑ makrozytäre Anämie (Folsäure-/Vitamin-B_{12}-Mangel)
- MCV normal = normozytäre Anämie (z. B. akute Blutung, Hämolyse, UAW)
- ↓ mikrozytäre Anämie (z. B. Eisenmangel, β-Thalassämie).

Differenzialblutbild

Maschinell erstellte oder mikroskopisch durchgeführte morphologische Differenzierung und Beurteilung der Blutzellen

Wichtig bei:

- Infektionen (Granulozytose → V. a. bakterielle Infektion; Lymphozytose → V. a. Virusinfektion), V. a. primäre Immundefekte (alle Zellreihen vorhanden?)
- Myeloproliferativen/hämatoonkologischen Erkrankungen, etc.; ► Kap. 14

Malariadiagnostik

- Schnelltest + „dicker Tropfen" + Blutausstrich zum Nachweis und Identifikation von Plasmodien in unterschiedlichen Reifestadien sowie Bestimmung der Erregerdichte
- **Material**: EDTA-Blut

46.2.10 Liquor cerebrospinalis

- **Material**: Liquor cerebrospinalis und zeitgleich gewonnenes Serum
- **Cave Präanalytik**: Die Zellen werden im Liquor sehr rasch autolytisch und können bereits ca 2 h nach Punktion nicht mehr korrekt gezählt und morphologisch beurteilt werden. Daher den Liquor unverzüglich ins Labor bringen!
- **Beachte**: Die differenzierte Liquordiagnostik beruht auf der Beurteilung der Quotienten der Liquor- und Serumkonzentrationen einzelner Parameter

Zellzahl

- Physiologisch <5/µl, bei Neugeborenen ≤15/µl
- Leicht erhöht (5–30/µl) z. B. bei VZV-Infektion, Guillain-Barré-Syndrom, HIV-Enzephalitis, Neuroborreliose, Parasitosen, etc.
- Mittelgradig erhöht (30–300/µl) z. B. bei Hirnabszess, Meningitis durch Viren, Pilze, Mykobakterien
- Stark erhöht (>300/µl) z. B. bei bakterieller Meningitis (bis zu 20.000/µl)
- **Beachte**: Bei Kindern und insbesondere bei supprimierter/mangelnder Immun-

kompetenz kann trotz lediglich gering erhöhter Zellzahl eine apurulente bakterielle Meningitis vorliegen!
- **Beachte**: Auch bei unauffälliger Zellzahl kann eine Meningeosis neoplastica vorliegen!

Zelldifferenzierung
- Physiologisch ca. 2/3 Lymphozyten, $\frac{1}{3}$ Monozyten
- Granulozyten sind allgemein Marker für meningeale Reizung (ausgeprägte granulozytäre Pleozytose bei bakterieller Meningitis)

46

Gesamteiweiß im Liquor
- Relativ grobes Maß für die Integrität der Blut-Liquor-Schranke
- ↑↑ z. B. bakterielle Meningitis (Albumin-Quotient)

Albuminquotient

$$\frac{\text{Liquorkonzentration}}{\text{Serumkonzentration}} \times 10^{-3}$$

- Leicht erhöht (Albumin-Quotient <10) z. B. bei chronisch entzündlichen Erkrankungen des ZNS
- Mittelgradig erhöht (Albumin-Quotient 10–20) z. B. bei Virusmeningitis, Meningoenzephalitis
- Stark erhöht (Albumin-Quotient 20–50) z. B. bei bakterieller Meningitis
- Sehr stark erhöht („Stopp-Liquor", Albumin-Quotient >10) z. B. bei Tumor
- Unauffällig bei Hydrocephalus, Pseudotumor cerebri etc.

Glukose
- (Liquor/Serum-Quotient)
- ↓ bei intrathekalem Verbrauch z. B. in Anwesenheit von Bakterien oder Tumorzellen
- ↓ beim Glukose-Transporter Type 1 Deficiency Syndrome (Glut1-DS)

Immunglobulinquotienten (IgG, IgA, IgM)
- ↑ bei intrathekaler Synthese
- IgG-Quotient: ↑ z. B. bei chronisch-entzündlichen ZNS-Erkrankungen
- IgM-Quotient: ↑ charakteristisch für Neuroborreliose

Literatur

Gressner AM, Arndt T (2013) Lexikon der Medizinischen Laboratoriumsdiagnostik, 2. Aufl. Springer, Berlin Heidelberg

Niehues T (2017) C-reaktives Protein und andere immunologische Biomarker. Monatsschr Kinderheilkd 165:560–571

Thomas L (2012) Labor und Diagnose, 8. Aufl. TH-Books, Frankfurt/Main

Mikrobiologisch-virologische Diagnostik

Wolfgang M. Prodinger und Reinhard Würzner

C. Papan, L. T. Weber (Hrsg.), *Repetitorium Kinder- und Jugendmedizin*,
https://doi.org/10.1007/978-3-662-56790-6_47

47.1 Mikrobiologische Diagnostik

Die Säulen jeder mikrobiologischen Diagnostik, deren Stärken, Schwächen und technische Aspekte sowie das solide Fundament, auf dem diese Säulen stehen – optimale Probennahme und wechselseitige Information Labor ⇆ Klinik – werden nachfolgend vorgestellt.

47.1.1 Die Säulen

47.1.1.1 Mikroskopie

Stärken

Schnell, einfach, günstig!

- Abklärung, ob es sich um eine schwere Infektion handelt (z. B. Meningitisverdacht)
- Eingrenzen, welches Erregerspektrum → damit gezieltere Therapie
- Klassische Diagnosen: Malaria, hochansteckende offene Tuberkulose, Harnwegsinfektion (HWI)

Schwächen

- Niedrige Sensitivität (>10^4 Erreger/ml)
- Keine Speziesdiagnose

Techniken

- Standardlichtmikroskopie:
  - Nativpräparat: z. B. Urin bei HWI (Stäbchen, Kokken, Hefen?); Wurmeier
  - Gram-Färbung: Für fast alle Bakterien (Mykobakterien nicht), auch Hefen werden gefärbt
  - Giemsa-Färbung: Blutparasiten wie Malaria, Trypanosomen
  - Ziehl-Neelsen: Alle Mykobakterien
- Fluoreszenzmikroskopie (technisch anderes, teureres Mikroskop):
  - Fluoreszierende Farbstoffe: Calcofluorwhite färbt Pilze, z. B. *Pneumocystis jirovecii*
  - Markierte Antikörper für direkte Immunfluoreszenz: z. B. für: T. *pallidum*, Chlamydien, Viren (d. h. ganze virusinfizierte Zellen)

47.1.1.2 Kulturen

Stärken

- Günstig, wenngleich nicht beschleunigbar. (Noch immer) **das** Hauptinstrument für Erregeridentifizierung und Resistenztestung durch Bakteriologen

Schwächen

- Zeitaufwand 1 Tag oder länger (erregerabhängig), wenngleich zunehmend automatisiert (z. B. Resistenzuntersuchung in 6 Stunden)

Schwer oder langsam wachsende Erreger

- *Bordetella pertussis*
- Gonokokken
- Legionellen
- *M. tuberculosis* und viele nichttuberkulöse Mykobakterien
- HACEK-Gruppe (bei Endokarditis)

Nicht bzw. nicht routinemäßig kultivierbare Erreger

- Borrelien, Leptospiren, *Treponema pallidum*
- Chlamydien, Coxiella, Rickettsien, Mykoplasmen
- *Mycobacterium leprae*
- Protozoen

Techniken

- Standarderregeridentifikation erfolgt v. a. über die Koloniemorphologie nach Wachstum auf Optimal-, Selektiv- und Differenzialnährböden bei ggf. unterschiedlichen Bebrütungsbedingungen (T; O_2)
- Differenzierung mit biochemischen Leitreaktionen (z. B. Oxidase) bzw. Gramfärbung
- Abgesicherte Speziesdifferenzierung, wenn erforderlich: heute vorwiegend mit MALDI; auch DNA-Tests, Agglutination oder (heute seltener) mit biochemischen Stoffwechselreaktionen

47.1.1.3 Nukleinsäureamplifikationstests (NAT)

Stärken

- Sensitivste Methode
- Im Prinzip universell einsetzbar und schnell (<1 h)
- Zunehmend robuster (patientennah einsetzbar) und komplexer (Multiplex-PCR)

Schwächen

- (Noch) relativ teuer
- Großer Aufwand gegen Kontamination, die zu falsch positiven Ergebnissen führen würde: Speziell geschultes Personal nötig; räumliche Trennung
- Verlockung „den besten Test" als Suchtest falsch einzusetzen

Techniken

- **NAT** = Überbegriff für viele patentierte Verfahren (PCR, 3SR u. v. a. m.). Ausgangsbasis kann DNA oder RNA (nach Umwandlung in DNA) sein
- **Realtime-Verfahren** → erlaubt Quantifizierung (als „Kopien" eines Erregers ausgedrückt → **Achtung**: können tot oder lebend sein; ≠ KBE) und ggf. Differenzierung verwandter Sequenzen (ähnliche Erregerspezies; resistenter vs. empfindlicher Keim)
- **Panbakterielle PCR**: Suche mittels phylogenetisch konservierter rRNA-Primer nach vielen möglichen Erregern (Bakterien bzw. Pilzen) gleichzeitig; für normalerweise sterile Proben (Blut, Liquor, Punktat, Biopsie)

47.1.1.4 Antigennachweis

Stärken

- Einfach, schnell, relativ günstig
- Sinnvoll v. a. der patientennahe Einsatz bei hoher Erwartungswahrscheinlichkeit (z. B. Influenza-Tests in Grippezeiten)

Schwächen

- Insbesondere geringe Spezifität
- Fehler häufig bei Verwendung durch Laien
- Bestätigungstest bei kritischen Befunden nötig

Techniken

- Einsatz von Antikörpern für Latexagglutination, ELISA u. v. a. m.
- Beispiele: Legionellenantigen im Urin, Pneumokokken- bzw. Meningokokkenantigen im Liquor, Entamoeba u. a. im Stuhl, Plasmodium falciparum im Blut

47.1.2 Das Fundament

Probennahme und Transport

Jedes mikrobiologische Labor hat eine maßgeschneiderte Anleitung inkl. Betriebszeiten und Kontaktadressen sowie die geeigneten sterilen Gefäße!

- Flüssige Proben direkt in Röhrchen geben! Abstrichtupfer → Verlust viabler Erreger durch Austrocknung, Haftenbleiben, O_2-Toxizität
- Transportmedien für sensible Erreger verwenden (Stuart, Amies; **Cave**: Virustransportmedien haben oft Antibiotika)
- Anaerobier-Verdacht? Transportmedium verwenden!
- Ausreichende Mengen bei Problemkeimen (z. B. *M. tuberculosis* → 30 ml Morgenurin, 20 ml BAL, 5 ml Liquor)
- Gewebeproben für Kultur **nie in Formalin** geben, sondern in sterile NaCl-Lösung
- Blutproben für PCR typischerweise mit EDTA
- Zwischenlagerung ggf. bei 4 °C. **Ausgenommen sind**: Liquor, Biopsien, Punktate, Blutkulturen (möglichst kurz und bei Raumtemperatur lagern)
- Labor lagert Rückstellproben für einige Tage, falls klinisch neue Aspekte auftreten

Wechselseitige Information

- Geben Sie eine lesbare (Verdachts) diagnose oder Fragestellung an!
- Bei unklarer Diagnose:
  - **Vor** Abnahme von wichtigen Proben im Labor nach sinnvollen/möglichen Untersuchungen und Zeiten der Testdurchführung fragen

- Kliniker: Namen und Telefon für Rückruf!
- Bei dringlichen Proben:
  - **Vor** Abnahme/Einsendung nach dem Verarbeitungsrhythmus für bestimmte Tests fragen
  - Kliniker: Kontakt für dringende Ergebnisübermittlung schriftlich angeben!

47.1.2.1 Wie viel Blut für Blutkulturen abnehmen?

Hier ist unbedingt den Angaben des Herstellers des verwendeten Systems für die Patientenaltersgruppe zu folgen! Systeme sind hier unterschiedlich, sodass keine allgemeine Empfehlung sinnvoll ist.

47.2 Virologisch-serologische Diagnostik

Die serologische Diagnostik ist aus historischen Gründen auch für Bakterien (immer noch) bei der virologischen Diagnostik beheimatet, beginnend in einer Zeit, wo eine direkte Erregerdiagnostik (damals durch Virusanzucht und anschließende Identifikation) die Ausnahme war und virologische Erkrankungen ausschließlich indirekt über Antikörper, das heißt über die Bestimmung der spezifischen Reaktion des Wirts erfolgte.

Da es auch schwer kultivierbare Erreger unter den Bakterien gibt, wurden und werden diese zumeist immer noch ebenfalls über die Serologie und somit in virologischen Labors diagnostiziert.

47.2.1 Direkte und indirekte Erregerdiagnostik

Obwohl in der heutigen Zeit der Direktnachweis, und hier die Multiplex-PCRs oft die Methode der Wahl für die Diagnostik akuter Erkrankungen darstellt – ohne das „diagnostische Fenster“ bis zur Antikörperentwicklung, ca. 10–20 Tage, abwarten zu müssen – hat der indirekte Nachweis, die serologische Diagnostik, nach wie vor Berechtigung:

- Bestimmung einer Reaktivierung und IgG-Titeranstiege
- Nachweis einer intrathekalen Infektion über die ASI-Bestimmung (► Abschn. 47.2.1.4), wenn PCRs negativ ausfallen
- Bestimmung des Infektionszeitpunkts über die Avidität, z. B. bei Schwangerschaft
- Bestimmung der spezifischen Immunabwehr des Wirts, z. B. Ausschluss einer Anergie, Impferfolgskontrolle

47.2.1.1 Direkte Erregerdiagnostik

Durch eine schnelle Erregerelimination ist der direkte Nachweis sehr frühzeitig – aber dann oft nur kurze Zeit – möglich, weil die Antigene vom Immunsystem komplexiert, phagozytiert und/oder eliminiert werden. Verschiedene Antigene können allerdings sehr lange persistieren, z. B. können Legionellenantigene bis zu einem Jahr persistieren und zu einem positiven Test führen.

- **Gebräuchliche Tests**

Antigennachweis mittels ELISA

- Zunehmend von der PCR verdrängt, aber oft länger positiv, als eine PCR (antigene Bestandteile von durch antiinfektiöse Medikamente oder das Immunsystem abgetöteten Pathogenen zirkulieren oft auch dann noch, wenn keine DNA mehr nachweisbar ist)
- Für den Aufbau eines ELISA ist es wichtig, dass der
  - auf der Festphase verankerte Antikörper ein monoklonaler (oder polyklonaler mit hoher Spezifität) ist, um eine hohe Spezifität zu gewährleisten und
  - der Detektionsantikörper ein polyklonaler mit möglichst breiten Spektrum ist, sodass das gebundene Antigen in jeden Fall detektiert wird

Antigennachweis mittels Immunfluoreszenz

- Sehr arbeitsaufwändig
- Oft aber besser mit dem Erfolg einer antiviralen Therapie korrelierend als eine

PCR (besonders beim CMV pp65, wo EDTA-Blut mittels spezieller Puffer von Erythrozyten befreit und die resultierende gewaschene, zumeist aus Leukozyten und Monozyten bestehende Zellfraktion mit anti-pp65-spezifischen Antikörpern inkubiert und nachfolgend die CMV-Antigene immunflooreszenz-mikroskopisch nachgewiesen werden)

Nukleinsäurenachweis

- Entweder DNA oder RNA
- Meist als PCR [Ligase-Kettenreaktion (LCR) oder andere Methoden haben sich nicht durchgesetzt]
- Methode der Wahl für akute Infektionen
- Proben können initial in einem Screeningtest gepoolt werden, aber nur wenn eine Infektion durch die untersuchten Erreger eher unwahrscheinlich ist (sonst hat man zu viele positive Proben zum Nachtesten)
- RT-PCRs erlauben eine schnelle Quantifizierung, weswegen die aufwändigen, kompetitiven PCRs nicht mehr zum Einsatz kommen

Resistenzmutationsnachweis

- Meist als PCR, wobei über die bekannten Resistenzmutationsstellen amplifiziert wird und die erhaltenen Sequenzen über eine Sequenzierung auf das Vorliegen einer bekannten Resistenzmutation hin überprüft werden

Kultur mit nachfolgendem zytopathischen Effekt

- Kultur initial im Versuchstier, bebrütetem Hühnerei oder in primären oder permanenten Zellkulturen, gefolgt von einem Nachweis verschiedener durchaus virusspezifischer, zytopathischer Effekte (ZPE), z. B. Zellabkugelung (Herpes-Viren), Riesenzellbildung (RS-Viren, Masernviren) oder Einschlusskörperchen (Tollwut-, Herpes- und Masernviren)
- Bestätigung mittels spezifischer Antikörper, d. h. wenn der ZPE nach Inkubation z. B. mit anti-CMV-Antikörpern ausbleibt oder deutlich verringert ist, liegt genau diese Infektion vor
- Weitere Identifikationsmethoden der gezüchteten Viren mittels Neutralisation, Hämabsorption, Hämagglutination, Komplementbindungsreaktion und Präzipitation sind im Zeitalter der quantitativen PCR nicht mehr gebräuchlich und nicht mal die in der Antikörperdiagnostik gebräuchlichen Methoden, wie ELISA und Immunfluoreszenz (► Abschn. 47.2.1.2) finden im Direktnachweis heutzutage noch viel Anwendung

- **Weniger gebräuchliche Tests**
- **Antigennachweis mittels anderer Methoden**
  z. B. RIA, Tierversuche
- **Elektronenmikroskopischer Nachweis**
  Durchmusterung bei geringer Viruslast aufwändig
- **Nukleinsäurenachweis**
  z. B. mittels In-situ-Hybridisierung; selten Einsendung von Gewebe
- **Typisierungen von Viren**
  z. B. mittels RLFP im Zuge einer Ausbruchsabklärung

47.2.1.2 Indirekte Erregerdiagnostik, insbesondere über die humorale Immunität

- Bestimmung der spezifischen zellulären Immunität. Virale Erkrankungen werden zumeist über die zelluläre Immunität eliminiert und so wäre es theoretisch besser, den zellulären Arm der erworbenen Immunität (z. B. zytotoxische T-Lymphozyten) auszutesten. Diese Verfahren, zu denen der In-vitro-Proliferationstest gehört, sind aber sehr aufwändig und teuer. Daher wird in der Praxis zumeist die Antikörperbestimmung verwendet
- Bestimmung der spezifischen humoralen Immunität, d. h. der Antikörper über gebräuchliche oder weniger gebräuchliche Tests

- **Gebräuchliche Tests**

Antikörpernachweis mittels ELISA

- IgM-Nachweise basieren auf der „μ-capture-Technik", d. h. IgM-Antikörper werden über anti-Human-IgM an die ELISA-Platte fixiert, weil einerseits IgM oft unspezifisch auch an andere Antigene binden würden, insbesondere bei Vorhandensein von Rheumafaktoren und Immunkomplexen, andererseits bei einer Infektion häufig nur eine Art IgM, nämlich die, die mit der Infektion korrelieren, nachweisbar sind
- IgM-Titer, IgA-Titer und sehr hohe IgG-Titer weisen auf eine akute Infektion hin, aber nur Titerverläufe (d. h. deutliche Titeranstiege) sind beweisend
- Anders als bei Neutralisationstests (s. u.) werden mit einem ELISA alle virusspezifischen Antikörper, unabhängig von ihren biologischen Eigenschaften detektiert, sofern Ihre Avidität (s. u.) hoch genug ist, um die Bindung an das virale Antigen während des Testverfahrens aufrechtzuerhalten

Antikörpernachweis mittels Western Blot

- Wegen des größeren Aufwands eignen sich diese Tests nicht als Screening-, aber hervorragend als Bestätigungsmethode, z. B. beim Nachweis pathogenspezifischer Banden (z. B. bei HIV)
- Nachteil dieser Methode ist, dass durch die Denaturierung im Polyacrylamidgel konformationelle Epitope z. T. verloren gehen und somit nicht alle Antikörper erfasst werden!

- **Die Kombination ELISA gefolgt von Western Blot für alle im ELISA nicht negativen Proben stellt derzeit die Methodenkombination der Wahl für die Praxis für dar und wegen der Gebräuchlichkeit beider Methoden beziehen sich viele nachfolgende Ausführungen auf diese beiden Testsysteme.**

- **Weniger gebräuchliche Tests**

- **RIA**
  benötigt Radioaktivitätssicherheitsmaßnahmen; einem ELISA nicht überlegen
- **IF**
  arbeitsintensiv; schwer standardisierbar; nur semiquantitativ und subjektiv
- **Agglutinations- und Präzipitationstests**
  geringere Spezifität
- **Komplementbindungsreaktion (KBR)**
  keine Ergebnisse bei präformierten Immunkomplexen; wenig sensitiv; nicht diskriminierend zwischen IgG und IgM
- **Neutralisationstests (NT)**
  Goldstandard, weil sehr spezifisch; derzeit noch zu aufwändig
- **Hämagglutinationshemmtest (HHT)**
  Sonderform des NT; vom ELISA verdrängt

Der zusammenfassende Vergleich des direkten versus des indirekten Erregernachweises mittels ELISA zeigt auch *gleichwertige* und **überlegene** Einsatzbereiche der indirekten Erregerdiagnostik auf (Tab. 47.1)

Innerhalb des indirekten Erregernachweises sind die Bestimmungen der humoralen Immunität, insbesondere ELISA-Verfahren basierend auf Antikörpern, gegenüber der Bestimmung der zellulären Immunität aus mehreren Gründen im Vorteil:

- Antikörperbestimmungen sind:
  - Günstiger
  - Sensitiver
  - Schneller
  - Standardisierbar
  - Konservierbar
  - Reproduzierbar

47.2.1.3 Interpretationen

Es gibt in der Regel fünf Interpretationsstufen, die alle Ihre Berechtigung haben und von automatischen Systemen, die oft nur positiv, negativ und vielleicht noch grenzwertig unterscheiden können, nicht geleistet werden können und somit eine ärztliche Beurteilung erfordern:

Tab. 47.1 Vergleich direkter (DIR) versus indirekter (INDIR) Erregerdiagnostik

	DIR	INDIR	
Frühe Infektionsphase	+	Ø	Antikörperentwicklung dauert 10–20 Tage
Frühe Therapie	+	Ø	Schnelle Antigenelimination limitiert Antikörperentwicklung
Immunsuppressiver Patient	+	Ø	Immunsuppression limitiert Antikörpergeneration per se
Neugeborenes	±	Ø	Schwer verwertbar, wenn Mutter seropositiv ist
Kommensale Pathogene in steriler Umgebung (z. B. Candida im Blut)	+	Ø	Antikörperentwicklung dauert 10–20 Tage
Reaktivierungen[a]	±	±	Manchmal Antigentest positiv und Titeranstiege sichtbar
Nachweis intrathekaler Infektion[a]	±	±	Manchmal PCR positiv und ASI (▶ Abschn. 47.2.1.4) aussagekräftig
Kommensale Pathogene in physiologischer Umgebung (z. B. Candida im Darm)[b]	Ø	±	Antikörperanstieg nur bei ausgedehnten Infektionen
Immunkompetenz[b]	Ø	+	Domäne des INDIR – DIR überhaupt nicht anwendbar
Bestimmung Infektionszeitpunkt[b]	Ø	+	Domäne des INDIR – Aviditätsbestimmung (▶ Abschn. 47.2.1.4) oft hilfreich

+ geeignet, Ø nicht geeignet
[a]Gleichwertige und [b] überlegene Einsatzbereiche

- **Hochpositiv** – Zeigt Reaktivierungen und sehr starke und nicht mehr ganz frische Infektionen an
- **Positiv**
- **Schwach positiv** – Oft bei ganz frischen Infektionen nachweisbar (z. T. auch bei negativem IgM!)
- **Grenzwertig** – eben nicht „Ganz schwach positiv" (häufiger Fehler!), sondern wirklich weder(!) positiv noch negativ → Indikation für eine erneute Messung, keine Indikation für eine Therapie oder für die Feststellung einer beginnenden Infektion!
- **Negativ**

47.2.1.4 Vier besondere Vorteile einer Antikörperdiagnostik

Zu den vier besonderen Vorteilen einer Antikörperdiagnostik gehören:
- Bestimmung einer Reaktivierung
- Bestimmung der intrathekalen Antikörperproduktion über den ASI
- Bestimmung des Zeitpunkts einer Infektion über die Avidität
- Bestimmung der Immunität nach Auffrischungsimpfungen

▪▪ Bestimmung einer Reaktivierung

Ein Vorteil einer Antikörperbestimmung ist die Feststellung einer Reaktivierung, insbesondere von Herpesviren, und hier bevorzugt von CMV und HSV, wobei lokale Herpes-simplex-Reaktivierungen durchaus systemisch nicht nachweisbar sein können, weil die verstärkte lokale Antikörperproduktion in den 5–7 Litern Blut zu stark verdünnt wird. Steigen aber die IgG-Titer in einem Zeitraum von 2–3 Wochen deutlich an, kann eine Reaktivierung bestätigt werden. Manchmal sind auch IgM-Antikörper im Rahmen einer Reaktivierung nachweisbar. Da die Viren in den Ganglien schlummern und somit per se vorhanden sind, kann dies ein PCR-Nachweis auf Nukleinsäuren, in diesem Fall DNA, nicht leisten. So kann DNA auch ohne eine klinisch signifikante Reaktivierung nachweisbar sein, andererseits können Reaktivierungen auch ohne DNA-Nachweis von statten gehen

▪▪ Bestimmung der intrathekale Antikörperproduktion über den ASI

Ein weiterer Vorteil ist die Sicherung einer intrathekalen Antikörperproduktion (über den Antikörper-Spezifitäts-Index, ASI) und somit der Nachweis einer intrathekalen Infektion. Dies ist mit PCR-Methoden nicht immer leistbar. Hier wird die IgG-Konzentration im Serum im Verhältnis zu Albumin gesetzt und dieser Quotient mit dem im Liquor verglichen. Findet im ZNS eine spezifische Antikörpersynthese statt, ist der Quotient größer als im Serum. Wichtig für die Validität des Quotienten ist, dass das Serum-Liquor-Paar zum gleichen Zeitpunkt gewonnen wurde.

▪▪ Bestimmung des Zeitpunkts einer Infektion über die Avidität

Aviditätsmessungen machen insbesondere dann einen Sinn, wenn Unklarheit über den Zeitpunkt einer Infektion herrscht (◘ Abb. 47.1). Nach Antigenexposition steigt die Bindungskraft der Antikörper, die als Avidität gemessen wird, durch klonale Selektion an: Kommt ein Antigen zum ersten Mal mit dem Immunsystem in Berührung, werden nur die Zellen mit

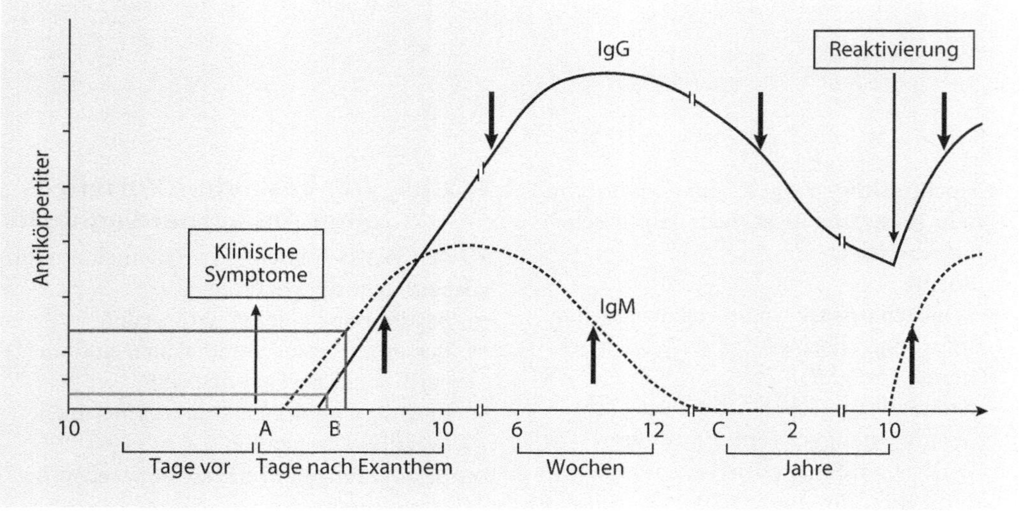

◘ Abb. 47.1 Antikörperverläufe nach Infektion. Ein mittelhohes IgG kann vorkommen in der akuten Infektionsphase, beim Abklingen nach Monaten oder bei einer Reaktivierung (*Pfeile* nach unten). Ein nachweisbares IgM findet sich in der akuten Infektionsphase, beim Abklingen nach Wochen und evtl. bei einer Reaktivierung (*Pfeile* nach oben). Der Zeitpunkt A bezeichnet das diagnostische Fenster, wo zwar Symptome, aber keine Antikörper nachweisbar sind. Der Zeitpunkt B kennzeichnet die Phase, wo bei einer hohen Nachweisgrenze im IgM-Test (obere waagrechte Linie) und einer niedrigen im IgG-Test (untere waagrechte Linie) der IgG-Test schon (schwach!) positiv ist, der IgM-Test aber noch negativ. Die Phase C kennzeichnet das persistierende IgM, d. h. den IgM-Nachweis Monate nach einer Infektion

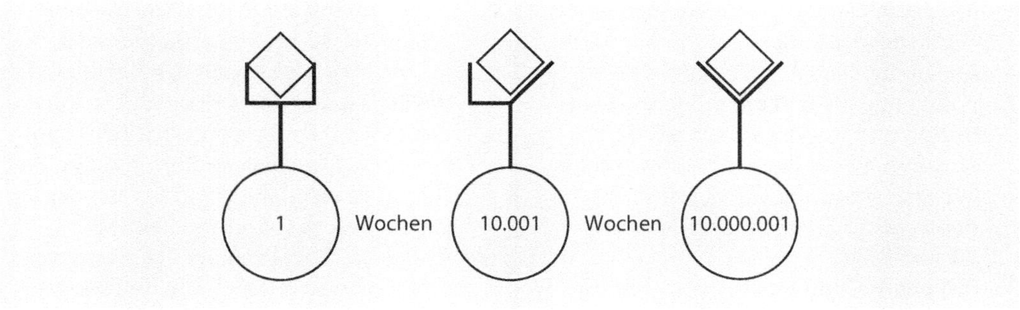

Abb. 47.2 Avididät. Durch Mutationen entstehen bei den proliferierenden B-Lymphozyten sowohl schlechter als auch besser passende Rezeptoren. Die mit den besser passenden proliferieren weiter. So entstehen über Wochen hoch avide, d. h. perfekt passende Antikörper. In der Abbildung ist die *10.001. Mutation* nach X-Wochen und die *10.000.001. Mutation* nach weiteren X-Wochen dargestellt. Eine hohe Avidität kann somit ggf. den Zeitpunkt einer Infektion auf die Zeit vor einer Schwangerschaft legen

dem am besten passenden Rezeptor stimuliert (Abb. 47.2). Diese proliferieren dann, mutieren aber auch. Dadurch entstehen immer besser passende Antikörper und die Avidität, die im Vergleich mit oder ohne Harnstoffzugabe bestimmt wird, steigt. Die Bestimmung der Avidität lässt häufig die Entscheidung zu, ob es sich um eine rezente oder länger zurückliegende Infektion handelt. Nur eine niedrige Avidität macht eine frische Infektion in der Schwangerschaft wahrscheinlich.

Bestimmung der Immunität nach Auffrischungsimpfungen

Antikörperbestimmungen werden oft eingesetzt, um Vorhersagen über die Dauer eines Impfschutzes zu machen. Rezente Untersuchungen zeigen aber, dass dies nur bedingt möglich ist, da Antikörperverläufe individuell unterschiedlich und nicht vorhersehbar zu jeder Zeit „absacken" können. Zwei Bestimmungen im Abstand von einigen Monaten können eine gewisse Vorhersage leisten, aber da es auch hier sowohl während der Beobachtungszeit als auch danach zu unvorhersehbaren Titerrückgängen kommen kann, sind alle Vorhersagen mit großer Vorsicht zu genießen. Vier bis sechs Wochen nach einer Auffrischung kann aber der Erfolg der Boosterung festgestellt werden.

47.2.2 Notfälle in der Serologie

Ein echter Notfall ist die umgehende Bestimmung der VZV-Immunität nach Kontakt mit einem varizelleninfizierten Kind, da noch etliche Tage nach Exposition Immunglobuline als Vermittlung einer passiven Immunität gegeben werden können.

47.2.2.1 Diagnostik, die nicht von Antikörpern geleistet werden kann

Hierzu gehören:

- Bestimmung der Effektivität einer Antibiotikatherapie (weiter bestehende oder sogar angestiegene Titer sprechen nicht gegen die Effektivität einer Antibiotikatherapie, z. B. bei Borrelien)
- Bestimmung der Immunitätsdauer nach Impfungen (auch sechs Wochen nach einer Auffrischungsimpfung bestimmte Antikörper können nur die Auffrischung per se aber nicht die Immunitätsdauer bestimmen, höchstens andeutungsweise, weil die Titerverläufe individuell sehr unterschiedlich sind; ► Abschn. 47.2.1.4)

47.2.2.2 Pitfalls

Häufige Fehler sind:

- **IgG positiv, IgM negativ**: Festlegung auf abgelaufene Infektion. Bei frischen Infektionen sind die IgG meist nur schwach positiv und die IgM oft, aber eben nicht immer, nachweisbar. Ist der IgG-Test sensitiver als der IgM-Test, kann ersterer bei einer akuten Infektion (schwach!) positiv sein, bei negativem IgM-Test (◘ Abb. 47.1).
- **IgG positiv, IgM positiv**: Festlegung auf frische Infektion. Da IgM-Antikörper-Tests immer sensitiver geworden sind, werden oft noch Monate nach einer Infektion sog. persistierende IgM-Antikörper detektiert (◘ Abb. 47.2) – die sind dann meist nur schwach positiv und natürlich in der Titerhöhe über Wochen gleich (es sind schon zu viele Interruptios bei persistierendem Röteln-IgM sinnloserweise durchgeführt worden!)
- **IgG negativ, IgM negativ**: Festlegung auf keine Infektion: Eine (erste) vaginale Chlamydieninfektion bei sexuell unerfahrenen Patienten führt erst nach Wochen zu IgA-Antikörperspiegeln oder IgG-Titeranstiegen. Eine PCR aus einer lokal (z. B. an der Zervix) gewonnenen Probe wäre hingegen relativ schnell positiv. Auch andere lokale Infektionen oder Reaktivierungen (z. B. HSV, bspw. an der Lippe) führen erst spät zu einer Seronarbe im Serum.

47

Zusammenfassung

- Die Anamnese hilft auch dem diagnostizierenden Labor (Alter, Auslandsaufenthalt, Umgebung, etc.)
- Die größten Vorteile einer indirekten Erregerdiagnostik (mittels Antikörper) sind:
  - Bestimmung des Infektionszeitpunkts über die Avidität, z. B. bei Schwangerschaft
  - Bestimmung der spezifischen Immunabwehr des Wirts, z. B. Impferfolgskontrolle
- Der größte Nachteil ist, dass bis zur Antikörperproduktion 10–20 Tage vergehen; so sind in der akuten Krankheitsphase oft keine Antikörper nachweisbar. Die Negativität kann aber zwei Wochen später dann eine Infektion, bei dann positivem Ergebnis, rückwirkend beweisen. Eine Plasmodiumserologie ist allerdings erst dann positiv, wenn der Patient bereits tot oder geheilt ist
- Antigennachweise können Nukleinsäurenachweisen überlegen sein, weil antigene Bestandteile der durch antiinfektiöse Medikamente oder das Immunsystem abgetöteten Pathogenen auch dann noch zirkulieren, wenn keine DNA mehr nachweisbar ist
- Western Blots eignen sich weniger als Screening- aber hervorragend als Bestätigungsmethode, haben aber den Nachteil, dass durch die Denaturierung im Polyacrylamidgel konformationelle Epitope teils verloren gehen und somit nicht alle Antikörper erfasst werden
- Serologie heißt in der Regel immer: Befundung aus zwei Seren, die im Abstand von 2–3 Wochen abgenommen wurden!
- Die Effektivität einer Antibiotikatherapie kann nicht über Titerverläufe bestimmt werden:
  - Durch die Abtötung der Pathogen kommt es durch einen höheren Antigenanfall sogar zu vermehrter Antikörperbildung
  - Bereits gebildete IgG zirkulieren noch Monate im Blut, z. B. bei Borrelien: deutlich positivere Blots (im Vergleich zur Ersteinsendung) auch Monate nach erfolgreicher Therapie
- Die Immunitätsdauer nach Impfungen kann auch sechs Wochen nach einer Auffrischungsimpfung wegen der individuellen Titerverläufe höchstens andeutungsweise bestimmt werden
- IgM- und IgA-Titer weisen auf eine akute Infektion hin. IgG-Titer sind zunächst sehr schwach positiv (s. u.) und erst gegen Ende der akuten Infektion hoch positiv, aber nur

Titerverläufe, d. h. deutliche Titeranstiege, sind beweisend
- Schwach positives IgG findet sich oft bei ganz frischen Infektionen, z. T. auch bei negativem IgM! Insbesondere wenn der IgG-Test sensitiver als der IgM-Test ist (manche Apparate geben auch nur positiv-grenzwertig-negativ aus!) → unbedingt Zweitserum anfordern!
- IgM-Antikörper weisen auf eine frische Infektion hin, aber persistierende IgM werden oft noch Monate nach einer Infektion detektiert. Diese sind dann aber meist nur schwach positiv → unbedingt Zweitserum anfordern!
- Grenzwertig bedeutet nicht „Ganz schwach positiv", sondern wirklich weder (!) positiv noch negativ, es ist keine Feststellung einer Infektionsfrühphase oder gar eine Indikation für eine Therapie → unbedingt Zweitserum anfordern!
- Ein fehlender Titeranstieg weist meist auf eine zurückliegende Infektion hin
- Bei lokalen Infektionen unbedingt auch einen lokalen Direktnachweis durchführen (z. B. Chlamydien; in der Serologie werden akute Infektionen nur spät oder gar nicht abgebildet: Chlam.-trachomatis-Antikörper im Serum negativ, bei positivem DNA-Nachweis an der Zervix)
- Der wichtigste Notfall in der Serologie ist die umgehende Bestimmung der VZV-Immunität nach Kontakt mit einem varizelleninfizierten Kind, um ggf. Immunglobuline geben zu können

Bildgebende Diagnostik

Hans-Joachim Mentzel

C. Papan, L. T. Weber (Hrsg.), *Repetitorium Kinder- und Jugendmedizin*,
https://doi.org/10.1007/978-3-662-56790-6_48

48.1 Diagnostische Methoden

Die Fortschritte in der Entwicklung der bildgebenden Verfahren sind in den letzten Jahren immens. Neue Therapiekonzepte führen zu immer stärker auf das Individuum zentrierter Bildgebung. Im Fokus steht nicht mehr die Stufendiagnostik sondern die zentrale Frage welches bestgeeignete Verfahren zur Beantwortung der diagnostischen Fragestellung zum Einsatz kommen soll; im Kindesalter stets von den Belangen des Strahlenschutzes getriggert. Sowohl die Prävention mit ihren Vorsorgeuntersuchungen als auch die Diagnostik und Therapieplanung, deren Monitoring und die Nachsorge sind heute insbesondere bei komplexen Erkrankungen ohne den Einsatz der bildgebenden Diagnostik undenkbar.

48.2 Sonographie

48.2.1 Stellenwert

- Die Sonographie hat im Kindesalter den höchsten Stellenwert in der Bildgebung
- Sie ist frei von Nebenwirkungen und kann mobil zum Kind ans Krankenbett bzw. zum Inkubator kommen
- Das Indikationsspektrum reicht von der Screening-Untersuchung (z. B. Hüftsonographie, Nierensonographie) bis zur Notfallsonographie nach Verkehrsunfällen (z. B. „extended focussed assessment with sonography for trauma", eFAST). Nahezu alle Organanteile sind der modernen Sonographie zugänglich
- Neben der Bildgebung wird der Ultraschall eingesetzt, um quantitativ Aussagen über die Steifigkeit von Organen (z. B. Elastographie) bzw. Stabilität und Festigkeit von Knochen (z. B. quantitativer Ultraschall) zu treffen
- Als praktische Methode ist die Sonographie stark von der verfügbaren Technik abhängig; einen sehr großen Einfluss auf die diagnostische Sicherheit hat zudem die Erfahrung des untersuchenden Kollegen, aber auch die Compliance des Patienten

48.2.2 Technik

- Als Geräte stehen von kleinen mobilen Systemen bis zu – meist größeren – „High-End"-Systemen eine Vielzahl unterschiedlicher Einheiten zur Verfügung, die sich im Preisniveau erheblich unterscheiden
- Schallköpfe mit Frequenzen von 1–20 MHz werden eingesetzt, je nach Untersuchungsgebiet Sektor-, Konvex- oder Linearsonden. Mit 3D-Sonden (sog. Matrixsonden) können Datensätze von Organen komplett erfasst und anschließend nachverarbeitet werden. Mit zunehmender Frequenz des Schallkopfs steigt die Ortsauflösung (Möglichkeit der Unterscheidung kleinster Details nebeneinander) und nimmt die Eindringtiefe ab. Oberflächlich gelegene Strukturen (z. B. Schilddrüse, Hoden) werden mit hochfrequenten Sonden, das Abdomen beim Adipösen mit niedriger Schallfrequenz untersucht
- Basismethode stellt unverändert die **B-mode-Technologie** dar („brightness", B), bei der Impedanzunterschiede der Gewebe als Grauwerte abgebildet werden
- Mit dem **M-mode-Verfahren** („motion", M) können bewegte Strukturen in einem Amplitudenverfahren („amplitude", A) zeitlich dargestellt und somit z. B. die Beweglichkeit des Rückenmarks oder des Zwerchfells verifiziert werden
- Die **Dopplersonographie** gestattet Aussagen zu Flussphänomenen, wobei der gepulste Doppler („pulse wave", PW), der kontinuierliche Doppler („continuous wave", CW) und die farbkodierte Dopplersonographie unterschieden werden. Der Power-Doppler dient zur sensitiven Darstellung von Flussignalen ohne Berücksichtigung der Flussrichtung
- Neuere Technologien wie Harmonic Imaging, Speckle Reduction, Panorama mode u. v. a. m. verbessern die Bildqualität und reduzieren die Artefakte
- Mit der **Elastographie** kann mit Hilfe verschiedener Ultraschallverfahren die Steifigkeit oder Elastizität von Geweben unter-

sucht werden. Im Kindesalter ist die Leberelastographie mit der sog. Scherwellenelastographie am weitesten verbreitet („acoustic radiation force impulse", ARFI); zur Beurteilung von Tumoren oder Entzündungen wird die Strain-Elastographie eingesetzt
- **Quantitativer Ultraschall** (QUS) erfolgt am Knochen. Parameter wie Schallleitungsgeschwindigkeit („speed of sound", SOS) und Ultraschallabschwächung („broadband ultrasound attenuation", BUA) lassen quantitative Aussagen zur Stabilität zu
- Der Einsatz von **Ultraschallkontrastmitteln** („contrast enhanced ultrasound", CEUS) gestattet die Einsparung von Röntgenuntersuchungen (z. B. Miktionszysturethrographie, MCU)

48.2.3 Vorgehen

Ein wesentlicher Vorteil der nebenwirkungsfreien Sonographie ist die bettseitige Einsatzmöglichkeit. Wichtig ist ein kindgerechtes Vorgehen bei der Untersuchung. Eine entsprechende Raumgestaltung, angenehme Raumtemperatur und Anwärmen des Ultraschallgels sind hilfreich. In Abhängigkeit vom Alter und der generellen Compliance ist mit einem höheren Zeitaufwand für die Untersuchung zu rechnen. Geschultes Betreuungspersonal und umfangreiche Dinge zur Ablenkung der Kinder (Spieluhr, CD, Video) sind vorrätig zu halten. Wesentlich ist die Verwendung von speziellen Voreinstellungen (preset) der Ultraschallgeräte für die entsprechende Alters- bzw. Gewichtsgruppe und Untersuchungsregion.

> **Zu Beginn ist die auf den individuellen Patienten angepasste Geräteoptimierung notwendig.**

Die Untersuchung in Standardebenen und die Dokumentation mit Piktogramm haben nach den Empfehlungen der Deutschen Gesellschaft für Ultraschall in der Medizin (DEGUM) Sektion Pädiatrie zu erfolgen. Pathologische Prozesse sind in mindestens zwei Ebenen abzubilden; Messungen sind insbesondere für Verlaufsbeurteilungen erforderlich, entsprechend Referenzwerte für das Kindesalter sind verfügbar.

48.2.3.1 Schädel

- Bei offener Fontanelle ist die Sonographie Methode der ersten Wahl in der Beurteilung des Neurokraniums; nach Schluss der Fontanellen wird das Schädelinnere transkraniell untersucht
- Erweiterungen der inneren und äußeren Liquorräume, Nachweis und Beurteilung von Hirnblutungen (insbesondere bei Frühgeborenen), Fehlbildungen und Tumoren gehören zum **Indikationsspektrum**
- Untersucht wird unter Verwendung von reichlich Ultraschallgel und minimalem Schallkopfdruck mit hochfrequenten Linearsonden (Hirnoberfläche, äußere Liquorräume, Fluss im Sinus sagittalis superior) und mittel- bis hochfrequenten Sektorsonden (Weite der Ventrikel, Basalganglien-Marklager-Differenzierung, Balken-Mittellinien-Strukturen, Fluss in A. pericallosa, A. carotis interna, A. basilaris)
- Die Dopplersonographie dient zur Abschätzung des Hirndrucks
- Folgende **Standardschnittebenen** sind zu dokumentieren:
  - Vorderer Koronarschnitt in Höhe Keilbeinflügel bis Orbitadachbereich
  - Mittlerer Koronarschnitt in Höhe Sella turcica mit Dokumentation der Inselzisterne, der Seitenventrikelvorderhörner mit Foramen Monroi und des III. Ventrikels (Weitenmessung)
  - Hinterer Koronarschnitt auf Höhe Pedunculi cerebri und auf Höhe der Kleinhirnhemisphären
  - Mittlerer Sagittalschnitt
  - Parasagittalschnitt durch die Seitenventrikel beidseits
  - Parasagittalschnitt durch die Inselregion mit Oberflächendarstellung beidseits
  - Koronarschnitt mit hochfrequentem Schallkopf (und viel Ultraschallgel) zur

Darstellung der äußeren Liquorräume und des Sinus sagittalis superior
- **Hirnblutungen bei Frühgeborenen** sind abhängig vom Gestationsalter häufig und treten v. a. im Bereich der Germinalmatrix am Übergang von den Basalganglien zum Thalamus auf. Alle Kinder, die vor der 32. Schwangerschaftswoche geboren werden, sind daher bis zum Ende der 1. Lebenswoche sonographisch zu untersuchen. Die frische Hirnblutung ist sonographisch echogen und somit gut vom Ventrikel und dem echoarmen Parenchym zu unterscheiden. Unterschiedliche Schweregrade sind zu differenzieren
  - Grad I: Subependymale Blutung am Übergang Nucleus caudatus zum Thalamus
  - Grad II: Echogene Koagel füllen weniger als 50 % des Ventrikelvolumens im Parasagittalschnitt aus
  - Grad III: Echogene Koagel füllen mehr als 50 % des Ventrikelvolumens aus
  - Die hämorrhagische Infarzierung (früher Grad-IV-Blutung) zeigt sonographisch einen stadienartigen Verlauf von der echoreichen Läsion bis zur porenzephal echofreien Zyste nach 8–10 Wochen

Posthämorrhagische zeitweise Erweiterungen der Ventrikel und ein therapiebedürftiger posthämorrhagischer Hydrozephalus sind zu unterscheiden. Ein ausgeprägter, progredienter Hydrozephalus führt zu schnellem Anstieg des intrakraniellen Drucks mit Abnahme der Amplitude in der Diastole und konsekutivem Anstieg des Resistance-Index (RI).

48.2.3.2 Hals

- Die Halsstrukturen sind der Sonographie sehr gut zugänglich. Hochfrequente Linearsonden werden eingesetzt. Schilddrüse, Muskulatur und Speicheldrüsen sowie Lymphknoten sind in der Morphologie zu beurteilen
- Mittels **Farbdoppler** kann über die Vaskularisation zwischen Vergrößerungen der Schilddrüse (Volumetrie entsprechend der Elipsoidformel a × b × c × 0,523 ml) infolge M. Basedow, Autoimmunthyreoiditis oder Jodmangelstruma differenziert werden
- Hilfreich ist der Nachweis umgebender Lymphknoten. Knoten sind über B-Bildmorphologie und Perfusion zu kategorisieren und entsprechend weiter abzuklären bzw. zu kontrollieren
- Die **Strain-Elastographie** als neue Methode gestattet eine semiquantitative Analyse der Steifigkeit von Herdbefunden
- Die **Lymphknotenbeurteilung** erfolgt unter Berücksichtigung des Solbiati-Index (Verhältnis Länge zu Breite; >2 gilt als benigne). Runde echoarme Lymphknoten mit aufgehobenem zentralem Gefäßhilus und nachweisbar peripherer bzw. atypischer Perfusion sind suspekt. Begrenzung der Lymphknoten und Echostruktur sind Kriterien für die Einschätzung von Einschmelzungen und evtl. erforderlicher operativer Entfernung. Verkalkungen (echoreich, dorsaler Schallschatten) sprechen für spezifisch veränderte Lymphknoten (z. B. MOTT-Infektion)
- Weitere **Indikationen** sind Raumforderungen wie Lymphangiome, Dermoide, Halszysten oder entzündliche Prozesse (Phlegmone, Abszedierung) im Bereich der Halsweichteile

48.2.3.3 Thorax

- Die Sonographie des Thorax umfasst die Untersuchung der Thoraxwand einschließlich der Brust, die Sonographie des Pleuraraums und der Lunge, des Mediastinums und des Herzens (Echokardiographie)
- Die Sonden sollten eine möglichst kleine Auflagefläche aufweisen; für die Beurteilung der Thoraxwand und der Pleura bieten sich hochfrequente Hockey-Stick-Sonden an, um schallkopfnahe Prozesse beurteilen zu können. Bei Untersuchung des Mediastinums und des Herzens werden eher Sektorschallköpfe mit niedrigeren Frequenzen eingesetzt. Der Thymusnachweis bzw. die Beurteilung gelingt über den transsternalen

Zugang bzw. über das Jugulum. Die Beweglichkeit des Zwerchfells wird mit dem M-mode beurteilt, der Pleuraraum wird über den direkten transthorakalen Weg untersucht bzw. unter Nutzung eines transhepatischen bzw. translienalen Zugangs

- Indikationen sind der Nachweis von Pleuraerguss oder Pneumothorax, die Beurteilung der thoraxwandnahen Anteile der Lunge bei Infiltrationen (Pneumonie, Raumforderung) oder Minderbelüftungen (Dys-/Atelektasen), mediastinale Tumore und die Analyse des Herzens sowie der großen Gefäßabgänge
  - **Lungenfehlbildungen** sind postnatal sonographisch primär zu beurteilen; beim Lungensequester (echoreich im B-mode) ist nach der zentral versorgenden Arterie zu fahnden, bei zystischen Malformationen ist die Größe der Zysten zu beurteilen und die ergänzende Bildgebung (MRT/CT) bzw. Intervention zu planen
  - **Pleuraergüsse** sind einfach zu diagnostizieren und kommen je nach Eiweißgehalt echofrei bzw. pixlig zur Darstellung. Wichtig ist die Beurteilung von Septen bzw. Fibrinbildungen bei der Frage nach therapeutischer Intervention
  - Bei **pneumonischen Infiltraten** kann neben der „Hepatisation" der Lunge ein positives Pneumobronchogramm am bewegten Bild in den Bronchien unter Verwendung von Video(Cine)-Sequenzen dokumentiert werden
  - **Einschmelzungen** sind echoärmer und können mit Hilfe des Off-label-use von Echosignalverstärkern („contrast enhanced ultrasound", CEUS) verifiziert werden
- Beim **Früh- und Neugeborenen** ist physiologischerweise die periphere Lunge noch etwas minderbelüftet; ein Atemnotsyndrom („respiratory distress syndrome", RDS) ist entsprechend des Ausmaßes von vertikalen Linien (B-line) graduierbar, die Röntgenaufnahme allerdings (bislang) nicht zu ersetzen. So sind sonographisch nur bestimmte periphere Abschnitte des Lungenmantels einsehbar, der Lungenkern kann nicht beurteilt werden. Zeichen für einen Pneumothorax sind echoreiche parallel verlaufende Linien ohne Atembeweglichkeit, „barcode sign" genannt. Horizontal und parallel zur Thoraxwand verlaufende Linien, die sich atemsynchron bewegen (A-Linien) stellen einen Normalbefund dar.

48.2.3.4 Abdomen

- Die Anforderungen zur Abdomensonographie reichen bei den Kindern von permanenten Bauchschmerzen unklarer Genese bis zum akuten Abdomen in allen Altersgruppen. In Abhängigkeit vom Lebensalter und Konfiguration der Weichteilverteilung sind entsprechend nieder- oder hochfrequente Linear- oder Sektorsonden einzusetzen. Für die Oberbauchorgane sind v. a. Curved array oder Sektorsonden geeignet, zur Beurteilung des Darms und der Lympknoten Linearschallköpfe. Aufgrund der anatomischen Lage sind die Bauchorgane gut einsehbar, das Pankreas allerdings oft von Magen bzw. Colon transversum überlagert
- Das Indikationsspektrum reicht bei den Bauchorganen von Fehlbildungen bzw. -anlagen über Entzündungen und Raumforderungen bis zu Veränderungen bei Stoffwechselerkrankungen
- In der Notfallsonographie wird primär nach freier Flüssigkeit (z. B. Aszites) an typischen Stellen gesucht (Morison-Pouch zwischen Leber und rechter Niere, Koller-Pouch zwischen Milz und linker Niere, Douglas-Pouch bzw. Spatium rectovesicale); freie Luft kann in Höhe des Bauchnabels gesucht werden
  - Bei Frühgeborenen wird als Notfallindikation die nekrotisierende Enterokolitis (NEC) mit dem Nachweis von intramuraler Luft, Luft im portalvenösen System bis hin zum Nachweis von

freier Luft nach Perforation sonographisch mit hoher Sensitivität nachgewiesen
  - Im Neugeborenen- und Säuglingsalter werden relativ dringlich sonographisch die Kardiachalasie und Pylorusstenose (Kriterium Wanddicke >3 mm; Länge >15 mm, Durchmesser >15 mm; entscheidend für die Diagnose ist die fehlende Öffnung zur Nahrungspassage) bzw. andere Darmpassagestörungen untersucht
  - Einen typischen Notfall im Kleinkindalter stellt der Verdacht auf eine Darminvagination dar. Typische sonographische Zeichen (Zielscheibenphänomen, Pseudokidney- oder Sandwich-Sign, mitinvaginiertes Mesenterium und Lymphknoten) gestatten eine sichere Diagnose und zügige Einleitung einer sonographisch gesteuerten Desinvagination
  - Wird eine Invagination beim älteren Kind beobachtet, so ist nach einem Führungspunkt (z. B. Polyp, Lymphom) zu fahnden
  - Die Beurteilung der Appendix erfolgt bei jeder Notfallsonographie im Abdomen; vorteilhaft ist die Möglichkeit zur Sonopalpation. Analysiert wird der Durchmesser der Appendix (normal <7 mm) und die Wanddicke (normal <3 mm), die Vaskularisation der Wand sowie des Inhalts (Appendikolith mit dorsalem Schallschatten) und insbesondere die Umgebungsbeurteilung. Bei einer akuten Appendizitis ist das umgebende Mesenterium sonographisch echogenitätsvermehrt, im Falle von Komplikationen wie der Perforation sind echoarme Veränderungen bis zum perityphlitischen Abszess zu beurteilen
- Veränderungen des Mesenteriums und der Durchblutung sind auch wichtige Punkte bei der Einschätzung der Aktivität chronisch entzündlicher Darmerkrankungen. Die Sonographie spielt hier sowohl bei der Erstdiagnose als auch bei der Verlaufsbeurteilung eine Rolle; neue Entwicklung wie die Elastographie und CEUS können Aussagen zur Aktivität der Entzündung erleichtern
- Als Kriterium für eine Lymphadenitis mesenterialis gelten sonographisch nachgewiesen Lymphknoten von >18 mm Länge

48.2.3.5 Urogenitaltrakt

- Zur Sonographie der Nieren und ableitenden Harnwege ist das Kind hydriert vorzustellen. Insbesondere bei Säuglingen wird mit der Untersuchung der Harnblase begonnen, da diese frühzeitig entleert wird, sobald die Windel entfernt wurde
- Die Beurteilung des **Retrovesikalraums** erfolgt im Quer- und schräg auf den jeweiligen Ureter orientierten Längsschnitt. Zu beurteilen sind Weite, Wandbeschaffenheit und Peristaltik
- Die **Nieren** sind in Längs- und Querschnitt von ventral zu dokumentieren. Die Feinbeurteilung erfolgt in Bauchlage des Patienten, wobei Organgröße, Parenchymkonfiguration einschließlich Mark-Rinden-Differenzierung und die Weite des Nierenbecken-Kelch-Systems zu untersuchen sind. Die Echogenität des Nierenparenchyms verändert sich im Kindesalter; so ist es beim Neugeborenen hyperhepatisch und später iso- bis hypohepatisch. Das Volumen wird über die Formal „Länge × Breite × Tiefe × 0,523“ ermittelt
- Mit der **Miktionsurosonographie** (MUS) unter Einsatz von Ultraschallkontrastmittel (Zulassung vorhanden) steht eine strahlenfreie Methode zur Refluxdiagnostik zur Verfügung. Die Urethra kann zur Frage nach Harnröhrenklappen bei männlichen Neugeborenen unter Miktion von perineal beurteilt werden
- Bei **Pyelonephritis** ist neben der Organschwellung und evtl. reduzierten Mark-Rinden-Differenzierung auf Perfusionsausfälle zu achten, die mittels Farb- bzw. Powerdoppler zu detektieren sind (insbesondere die Pole können betroffen sein).

Der intravenöse Einsatz von CEUS (Off-label-use) dient zur Beurteilung von Abszedierungen

- **Zystische Erkrankungen** sind sonographisch sehr gut zu klassifizieren
- Echoreiche **Raumforderungen** entsprechen bei der tuberösen Sklerose Angiomyolipomen, die verlaufskontrolliert werden müssen und erhebliche Größen entwickeln können mit steigendem Blutungsrisiko. Weitere Tumore (z. B. Nephroblastome) sind durch Störungen der Architektur erkennbar und weisen teilweise eine Pseudokapsel auf. Zur Beurteilung der Zugehörigkeit zur Niere (DD Neuroblastom der Nebennierenregion) dient die dynamische Untersuchung unter Beachtung verschiedener Atembeweglichkeit
- Bei **Mädchen** wird das innere Genitale bei gefüllter Harnblase beurteilt. Neben der Volumenabschätzung von Uterus und Ovarien werden Endometriumdicke, Verhältnis von Corpus zu Zervix sowie die Anordnung, Größe und Anzahl von Ovarialfollikeln beurteilt. Bei der Ovarialtorsion schwillt das Ovar an, wird nach medial verlagert, die echofreien Follikel sind peripher angeordnet
- Beim **Jungen** wird neben der Prostata insbesondere der Hoden untersucht. Neben Störungen des Descensus und einer Analyse des Parenchyms bezüglich Raumforderungen oder Mikrolithiasis bzw. einer Infiltration im Rahmen einer akuten Leukämie erfolgt bei Schmerzen die Beurteilung unter der Fragestellung einer Hodentorsion oder Entzündung von Hoden oder Nebenhoden. Einfach zu beurteilen ist die Hydrozele; auch hier ist die Analyse der Hodendurchblutung und des Parenchyms essenziell

48.2.3.6 Bewegungsapparat

- Als Screeninguntersuchung erfolgt im Rahmen der U3 die Hüftsonographie nach Graf (► Abschn. 17.3.1)
  - Standardisierte Untersuchungsbedingungen unter Verwendung der Lagerungsschale und geschultes Personal zur Schallkopfführung und Projektion sind Voraussetzung für eine adäquate Untersuchung und Einschätzung des Hüfttyps
  - Sonoanatomisch sind Knorpel-Knochen-Grenze am proximalen Femur, Hüftkopf bzw. Hüftkopfkern, Umschlagfalte, Gelenkkapsel, Labrum acetabulare, Standardreihe (Labrum, Knorpel, Knochen), Konkavität und Konvexität (Erkerpunkt) eindeutig zu identifizieren, um das Ultraschallbild zur Messung heran zu ziehen
  - Die Brauchbarkeitsprüfung Unterrand – Schnitt – Labrum beinhaltet die Identifikation des echogenen Anteils in der Fossa acetabuli (Zentrum der Pfanne), des mittleren Schnitts, bei dem die Darmbeinlinie gestreckt nach kranial zu läuft sowie des Labrums
  - Die deskriptive Beurteilung der Hüfte betrachtet die knöcherne Formgebung (gut, ausreichend, mangelhaft, schlecht), die knöcherne Erkerform (eckig, stumpf, rund, flach) und den knorpligen Erker (übergreifend, verdrängt). Gemessen werden α- und β-Winkel, vorgegeben durch die Grundlinie, die Pfannendachlinie und die Knorpeldachlinie
    - Typ I: Alphawinkel größer als 60°
    - Typ IIa: Alphawinkel zwischen 50° und 59°
    - Typ IIb: Das Kind ist älter als 3 Monate
    - Typ IIc: Alphawinkel zwischen 43° und 49°, eine Dezentrierung ist zu befürchten, sodass eine Stressuntersuchung zur Überprüfung der Instabilität erfolgt. Der Betawinkel beträgt beim Typ D mehr als 77° (dezentrierte Hüfte)
    - Typ III: Der Erker ist flach, die knöcherne Pfanne schlecht und das Knorpeldach nach kranial verdrängt, der Hüftkopf ist nach dorsokranial luxiert

- Typ IV: Das knorplige Pfannendacht ist nach kaudal verdrängt, der Hüftkopf hat die Standardschnittebene verlassen und ist luxiert
- Die Muskelsonographie erfolgt zur Beurteilung traumatischer Läsionen und bei neuromuskulären Erkrankungen
- Knöchern können Frakturen untersucht werden, knorplige Läsionen und Tumoren ergänzend zur Radiographie und MRT analysiert werden
- Standard ist der Gelenkultraschall bei entzündlichen Erkrankungen. Neben dem Flüssigkeitsnachweis im Gelenk und der Beurteilung der Qualität (entzündlicher oder Reizerguss, Hämarthros) dient die Sonographie der Analyse der Synovia und des Gelenkknorpels (v. a. bei rheumatischer Erkrankung)

48.2.3.7 Wirbelsäule

- Beim Neugeborenen und Säugling kann das Rückenmark mittels Linearschallkopf sonographisch sehr gut dargestellt werden. Das Myelon wird im Querschnitt analysiert; der Stand des Conus medullaris ist im Sagittalschnitt zu lokalisieren und die Beweglichkeit des Myelons und der Cauda equina zu dokumentieren (M-mode).

48.3 Radiographie und Fluoroskopie

48.3.1 Stellenwert

- Für viele Fragestellungen ist die konventionelle Radiographie noch immer unverzichtbar in der bildgebenden Diagnostik
- Neben der Beurteilung von Traumafolgen kommt die Skelettradiologie in der Syndrom- und Tumordiagnostik weiter zum Einsatz, ebenso in der Beurteilung der skelettalen Reife
- Die konventionelle Thoraxdiagnostik spielt sowohl in der Akutdiagnostik komplizierter Pneumonien als auch in der Beurteilung chronischer Lungenerkrankungen ihre Rolle und ist die häufigste Röntgenaufnahme in der Perinatalperiode
- Deutlich rückläufig sind Fluroskopien (Durchleuchtungsuntersuchungen) im Kindesalter. Insbesondere durch die Sonographie und Magnetresonanztomographie konnte eine Vielzahl von Untersuchungen eingespart werden, die durch eine zum Teil nicht unerhebliche Strahlenbelastung charakterisiert waren. Beispielhaft seien die Röntgen-Miktionszysturethrographie zur Diagnostik des vesikoureterorenalen Refluxes und die Röntgenuntersuchungen des Magen-Darm-Trakts bei chronisch entzündlichen Darmerkrankungen genannt.

48.3.2 Strahlenschutz

Die Röntgendiagnostik trägt nicht unerheblich zur Strahlenexposition bei. Deterministische Schäden sind aufgrund der geringen Dosis nicht zu erwarten, mit der Häufigkeit der Anwendung steigt aber das individuelle stochastische Risiko einer Schädigung. Risiken betreffen die Entwicklung möglicher Leukämieerkrankungen, aber auch die Entwicklung von soliden Tumoren (Mamma- und Schilddrüsenkarzinom, solide Hirntumoren) können entstehen. Ein besonders aktiver Strahlenschutz ist wegen der folgenden Punkte zu fordern:

- Kindliche Gewebe in der Entwicklung und im Wachstum mit hoher Mitoserate sind strahlensensibel
- Kleine Körpergröße und Körperumfang bedingen eine relativ große Volumendosis
- Besonders strahlenempfindliche Organe sind nahe gelegen
- Vermehrte Strahlenabsorption durch relativ hohen Wassergehalt der Organe
- Im Verlauf des weiteren Lebens werden kumulativ natürlich und künstlich weitere Strahlendosen aufgenommen
- Realisierung von genetischem Schaden und somatischer Schädigung ist aufgrund der relativ langen Lebenserwartung möglich

Das beste Mittel im Strahlenschutz ist die Nichtanwendung von ionisierender Strahlung – also der Einsatz alternativer Untersuchungsverfahren, die frei sind von Röntgenstrahlen. Die Auswahl der Methode obliegt daher dem fachkundigen Arzt, bestenfalls dem Kinderradiologen, der die Möglichkeiten der einzelnen Verfahren bezogen auf die kindliche Anatomie und mögliche Pathologien kennt und nach §23 der Röntgenverordnung die rechtfertigende Indikation für das Röntgen bzw. die Fluoroskopie stellt.

Ist die Anwendung des Röntgens notwendig, so ist nach dem sog. ALARA-Prinzip (as low as reasonably achievable) zu verfahren – so viel wie nötig, so wenig möglich.

Falsch verstandener Strahlenschutz ist es allerdings, wenn Untersuchungen mit einer zu geringen Dosis erfolgen, sodass eine ausreichende Beurteilbarkeit nicht mehr gegeben ist. Nicht zuletzt deshalb ist zu fordern, dass Untersuchungen bei Kindern durch spezialisiertes Personal der Kinderradiologie erfolgen sollten. Wichtige Elemente des Strahlenschutzes sind:

- eine an das Kind adaptierte Technik mit Einsatz bestimmter Zusatzfilter (Cu, Al), reduzierter Dosisparameter (kurze Schaltzeit, hohe Spannung) sowie geeigneter Nachverarbeitungsprotokolle,
- dazu Strahlenschutzmittel wie Gonadenschutz, Schilddrüsenschutz und Strahlenschutzschürzen, die je nach untersuchter Körperregion eingesetzt werden können.

Der Röntgenpass dient zur Dokumentation erfolgter Untersuchungen und gestattet so, eine möglichst lückenlose Erfassung der Anwendung von Röntgenstrahlen – Voruntersuchungen können zu Hilfe gezogen werden und evtl. ist eine erneute Röntgenuntersuchung dann gar nicht mehr möglich. Inwiefern diese Daten in die elektronische Gesundheitschipkarte integriert werden können (einschließlich der Bilddaten), bleibt zu hoffen.

48.3.3 Technik

Die digitale Röntgentechnik ist flächendeckend eingeführt, nur wenige Spezialanwendungen (z. B. in der Zahnmedizin) erfolgen noch mit Verwendung analoger Röntgenfilmtechnik. Neben Speicherfolien kommend zunehmend auch bei den Kindern Detektortechnologien zum Einsatz; selbst in der Neonatologie werden mittlerweile kleine Detektoren angeboten, die in den Inkubator eingebracht werden können und Aufnahmen von hoher Qualität bei geringer Strahlendosisbelastung erzeugen können. Für die Untersuchung bei Kindern sind spezielle Filter vorgeschrieben, die zu einer Aufhärtung des Strahlenspektrums führen und somit zu einer Reduktion der Oberflächendosis.

Für die Fluoroskopie ist die gepulste Durchleuchtungstechnik verpflichtend vorgeschrieben; hier können bis zu 90 % Dosis im Vergleich zur kontinuierlichen Durchleuchtung eingespart werden.

Von großer Bedeutung ist im Kindesalter die Einblendung auf das zu untersuchende Objekt. Das Ausmaß der Feldgröße hat eine umso größere Bedeutung je kleiner das untersuchte Kind ist: 1 cm zu viel an Feldgröße hat für ein Frühgeborenes der 23. Schwangerschaftswoche ein völlig anderes Ausmaß als bei einem Jugendlichen von 90 kg und entsprechendem Objektumfang.

48.3.3.1 Bewegungsapparat

- Skelettreife
  - Röntgenaufnahme der linken Hand in dorsovolarem Strahlengang → Neben Proportion und Mineralisation wird auf Fehlbildungen und Anomalien geachtet
  - Die Altersabschätzung erfolgt unter Beachtung von Reifekriterien an distaler Ulna und distalem Radius, an der Handwurzel, der Mittelhand und der Phalangen. Genutzt werden verschiedene Atlanten, am gebräuchlichsten (und schnellsten) ist die Analyse nach Greulich u. Pyle
  - Indikationen für diese Untersuchungen sind Störungen des Wachstums (Minder- bzw. Hochwuchs), der Pubertät, aber auch chronische Erkrankungen, die mit einer Retardierung der Skelettreife einhergehen können

- Traumatologie
  - Röntgenaufnahmepaar in zwei – möglichst senkrecht zueinander stehenden – Aufnahmen (Standard)
  - Ergänzend können Schrägaufnahmen bzw. Verlaufskontrollen eingesetzt werden
  - Vergleichsaufnahmen der Gegenseite sind obsolet
  - Schädelröntgenaufnahmen sind aufgrund hoher Strahlenbelastung und dem hohen Anteil an blutbildendem Mark in der Kalotte zu vermeiden und beim Schädel-Hirn-Trauma nicht indiziert, ebenso ist die Röntgenaufnahme der Nasennebenhöhle bei der Frage nach Sinusitis nicht indiziert
- Babygramm
  - Eine Ganzkörperaufnahme kommt lediglich noch bei angeborenen Skeletterkrankungen wie der Osteogenesis imperfecta zum Einsatz
- Kindesmisshandlung
  - Ganzkörperaufnahme bei der Frage nach Battered-child-Syndrom (Kindesmisshandlung, Schütteltrauma) obsolet!
  - Leitlinien sehen hier eine Reihe von Aufnahmen vor (Schädel in 2 Ebenen, Thorax und Becken a.p., Wirbelsäule seitlich, obere Extremität a.p., untere Extremität a.p., Hände und Füße a.p.), sodass bis zu 13 Röntgenaufnahmen pro Skelettstatus resultieren → Verteilungsmuster der Skelettläsionen und der Einschätzung der Spezifität der Läsionen sollte möglichst eine Schätzung des Alters der Frakturen vorgenommen werden
  - Hohe Spezifität haben metaphysäre Läsionen im Bereich der Röhrenknochen bei denen es durch Reißen und Drehen zu Kantenabsprengungen und Korbhenkelabscherungen kommt, ebenso die Rippenfrakturen (durch Kompression des Thorax beim Schütteln sind sie typischerweise lateral in der Axillarlinie und dorsal lokalisiert, wo die Querfortsätze der Wirbelkörper als Hypomochlion wirken)
  - Geprüft werden muss immer die Plausibilität von Anamnese zum Unfallgeschehen und dem Muster der Skelettläsion
  - Die Skelettszintigraphie und die Ganzkörpermagnetresonanztomographie haben aufgrund reduzierter Spezifität und falsch positiver Befunde im Bereich der Wachstumsfuge und der Rippen keine höhere Bedeutung als der Skelettstatus in der Diagnostik der körperlichen Misshandlung
  - Differenzialdiagnostisch sind Geburtstrauma u. a. akzidentelle Traumata, die Osteopenie des Frühgeborenen, metabolische Erkrankungen wie die Rachitis, chronischer Medikamenteneinsatz, Neoplasien und neuromuskuläre Erkrankungen und natürlich die Osteogenesis imperfecta zu diskutieren
  - Enge Zusammenarbeit von Radiologen, Pädiater, Kinderchirurgen und Zuweisern bzw. den Bezugspersonen notwendig
- Tumorerkrankungen des knöchernen Skeletts
  - Diagnostische Methode mit der höchsten Aussagekraft → keine Knochenpathologie ohne Wertung des Röntgenbilds bezüglich der Dignität der Läsionen

48.3.3.2 Thorax

- Häufigste Indikation für die Röntgenuntersuchung des Thorax ist die Beurteilung einer akuten Atemwegserkrankung, einer komplizierteren Pneumonie, von kardiopulmonalen Dekompensationszeichen bzw. eingebrachtem Fremdmaterial (Tubus, ZVK, Drainagen).
- Die Untersuchung erfolgt bei Frühgeborenen im anterior-posterioren Strahlengang, ab ca. dem 10. Lebensjahr mit Streustrahlenraster und im posterior-anterioren Strahlengang möglichst im Stehen
- Durchleuchtungsuntersuchungen am Thorax werden eingesetzt, um im Falle von Aspirationen Unterschiede in der Belüftung der Lungen zu verifizieren

- Postnatalperiode Frühgeborener
  - Röntgenaufnahmen werden bei Frühgeborenen sehr häufig angefertigt
  - Fragestellungen:
    - Vorliegen eines Atemnotsyndroms (respiratory distress syndrome)
    - Beurteilung der Externa (Tubus, Nabelvenenkatheter), arterielle und venöse Einschwemmkatheter
    - Frage nach Komplikationen der Beatmung wie nach Pneumothorax, interstitielles Emphysem, Dys-/Atelektasen
  - Die Röntgenkassette/der Detektor sind möglichst im Inkubator direkt unter das Kind zu legen; bei Nutzung des verfügbaren Kassetteneinschubs liegen schlechtere geometrische Bedingungen vor, zudem ist eine etwas höhere Strahlendosis erforderlich. Wenn möglich, sollte der Inkubatordeckel geöffnet werden
  - Auf Intensivstation und in der Neonatologie werden mobile Röntgengeräte benutzt, bei denen auf eine optimale möglichst niedrige Schaltzeit und geeignete Generatortechnik zu achten ist. Durch das Fachpersonal der Kinderradiologie sind Spannung (kV) und Stromstärke (mA) bzw. Belichtungszeit (ms) jeweils angepasst auf das Kind festzulegen (freie Belichtung)

48.3.3.3 Abdomen

- **Übersichtsaufnahmen** des Abdomens werden deutlich seltener angefertigt und dienen beim akuten Abdomen in Einzelfällen dem Nachweis bzw. Ausschluss von freier Luft (Untersuchung in Linksseitenlage); beim Frühgeborenen mit Verdacht auf NEC dient die Abdomenaufnahme im Liegen dem Nachweis von Luft intramural oder in Projektion auf die Leber (portalvenös) bzw. von freier Luft im Abdomen (footbal sign)
- **Durchleuchtungsuntersuchungen** des Abdomens dienen der Beurteilung des Magen-Darm-Trakts, zur Einschätzung von Rotationsstörungen, Abschätzung von Stenosierungen sowie die rektale Darstellung bei der Frage nach Morbus Hirschsprung
- Bariumhaltige **Röntgenkontrastmittel** mit hoher Röntgendichte dürfen nur in Fällen eingesetzt werden, bei denen kein akutes Abdomen mit evtl. Perforationsgefahr besteht; ebenso sind diese Kontrastmittel bei der Ösophagus- und Magendarstellung obsolet, wenn die Gefahr einer Aspiration besteht. Alternativ kommen jodhaltige Kontrastmittel zum Einsatz, die allerdings einen schlechteren Schleimhautbeschlag aufweisen. Zudem wirken sie häufig hygroskopisch, sodass bei Auswahl jodhaltiger Substanzen insbesondere bei Früh- und Neugeborenen darauf zu achten ist, dass möglichst isoosmolare Mittel verwendet werden. Technisch ist darauf zu achten, dass möglichst die Bildfrequenzen reduziert werden, um die Strahlenbelastung zu reduzieren.

48.3.3.4 Urogenitaltrakt

- Das **Ausscheidungsurogramm** mit i v.-Applikation jodhaltiger Kontrastmittel findet bei Kindern nur noch in wenigen ausgewählten Einzelfällen eine Anwendung; diese Methode ist durch die Sonographie und die Magnetresonanztomographie abgelöst worden. Die Dosierung des Kontrastmittels ist an das Alter des Kindes anzupassen
- Das **Miktionszysturethrogramm** (MCU) zur Frage nach vesikoureteralem Reflux, subvesikaler Obstruktion und Blasenpathologie gehört zu den häufigsten Durchleuchtungsuntersuchungen im Kindesalter. Die Applikation jodhaltiger Kontrastmittel erfolgt in die Harnblase über einen transurethralen Katheter bzw. suprapubische Punktion
- Zur Beurteilung von Harnröhrenklappen ist eine **Röntgenaufnahme in Lauenstein-Lagerung** unter Miktion erforderlich. Nachteil ist die Strahlenbelastung, insbesondere bei Mädchen, bei denen die Ova-

rien während der Untersuchung nicht durch entsprechenden Bleischutz abgeschirmt werden können

48.4 Computertomographie

Die Computertomographie (CT) ist aufgrund der Verfügbarkeit 24/7 und der Schnelligkeit der Untersuchung oft Methode der Wahl als Schnittbildverfahren für die Akutsituation.

- Insbesondere beim Polytrauma kommt die Spiral-CT auch im Kindesalter zum Einsatz
- Problematisch ist allerdings die relativ **hohe Strahlenbelastung** der CT, weswegen unbedingt darauf zu achten ist, dass bei Untersuchung von Kindern entsprechende kinderradiologische Expertise und Technik vorhanden sind. Die rechtfertigende Indikation nach RöV ist sehr streng zu stellen
- In den letzten Jahren gab es enorme **Weiterentwicklungen der CT-Technik**. Die Einführung der Multislice-CT (MSCT) mit Verwendung multipler Detektorzeilen und die Anwendung von Dual Source CT haben zu einer deutlichen Verkürzung der Untersuchungszeiten geführt. Bei sehr kurzen Untersuchungszeiten kommt es kaum zu Beeinträchtigungen durch Atem- oder Bewegungsartefakte. Zudem sind Untersuchungen mit Schichtdicken im Submillimeterbereich möglich, die multiplanare und 3D-Rekonstruktionen ermöglichen. Die erforderliche Kontrastmittelmenge kann gesenkt werden. Moderne CT-Anlagen arbeiten mit iterativen Rekonstruktionstechniken, die eine Dosisreduktion bei den Kindern gestatten
- **Indikationen** für CT-Untersuchungen bei Kindern umfassen neben dem kindlichen Polytrauma, das höhergradige Schädel-Hirn-Trauma, komplexe Skelettfrakturen (Übergangsfrakturen) und Fehlbildungen am Skelett. Domäne der CT ist die Lungenbeurteilung bei komplizierten Pneumonien, interstitiellen Lungenerkrankungen und verschiedenen Fehlbildungen. Spezielle Anwendungen wie die virtuelle Tracheobronchoskopie sowie hochauflösende Rekonstruktionen der Gehörknöchelchen u. a. Details sind Einzelanwendungen vorbehalten.
- Beim Polytrauma ist die **Spiral-CT** die Methode der Wahl. Ein entsprechend sicherer i v.-Zugang zur Kontrastmittelapplikation ist erforderlich. Nach dem Planungsscan erfolgt die kraniale CT und anschließend unter Kontrastmittelgabe (bewährt hat sich ein geteilter Bolus zur sowohl arteriellen als auch portovenösen Kontrastierung) die Spiral-CT von der Schädelbasis bis zum Beckenboden. Im Nachgang werden aus dem axialen Datensatz Rekonstruktionen im Weichteil-, Lungen- und Knochenfenster in sagittaler und koronarer Orientierung angefertigt. Verletzungen des Schädelinneren, der knöchernen Strukturen einschließlich der gesamten Wirbelsäule und des Beckens sowie – falls erforderlich – der Extremitäten können sicher diagnostiziert werden. Läsionen der parenchymatösen Organe im Thorax und Abdomen sowie Becken sind durch die Kontrastmittelphasen gut zu beurteilen – deutliche Vorteile gegenüber der eFAST-Sonographie bestehen in der Artefakt- und Überlagerungsfreiheit, sodass auch Pankreas- und Lungenläsionen sicher verifizierbar sind. Akute relevante Blutungen sind durch die Kontrastmittelaustritt in der arteriellen Phase zu beweisen. Eine zügige Befundung und interdisziplinäre Besprechung der wesentlichen Diagnosen lässt eine rasche Entscheidung zu Operation oder konservativer Therapie zu.
- Bei Kraniosynostosen erfolgt die CT-Untersuchung zur **Operationsplanung**. Niedrigdosisprotokolle mit 3D-Rekonstruktionen sind notwendig. Bei komplexen Fehlbildungen im Gesichtsschädelbereich, aber auch bei Tumoren dieser Region oder bei der Polyposis ist die

CT für die computergesteuerte Operationsplanung notwendig; auch hier sind Niedrigdosisprotokolle ausreichend.
- Im **Thorax** ist in der Akutphase der Lungenembolie die Kontrastmittel-CT Methode der ersten Wahl; im Verlauf sind hier auch MRT-Untersuchungen möglich. Bei weiter abzuklärenden komplexen Lungenparenchymerkrankungen ist die CT dem MRT vorzuziehen, da hier feine interstitielle Pathologien der Lungenstruktur diagnostiziert werden können. In der Fehlbildungs- und Tumordiagnostik sind mitunter sowohl CT als auch MRT zu indizieren.
- Im **Abdomen** gibt es für die CT im Kindesalter kaum eine Indikation, wenn eine suffiziente Sonographie oder MRT-Untersuchung möglich sind. Die CT hat allerdings ihre Bedeutung im Rahmen von bildgesteuerten Interventionen (z. B. Punktionen, Drainagen).

48.5 Magnetresonanztomographie

- Die Magnetresonanztomographie (MRT) ist aufgrund der fehlenden Strahlenbelastung, des hohen Weichteilkontrastes und primär möglicher multiplanarer Schnittführung neben der Sonographie die bevorzugte Bildgebung im Kindesalter.
- Problematisch ist allerdings die teilweise mangelnde Verfügbarkeit (insbesondere außerhalb der regulären Dienstzeit) und die relativ lange Untersuchungszeit. Je nach Umfang der MR-Untersuchung sind Messzeiten von wenigen Minuten bis zu einer Stunde (und mehr) erforderlich. Der Transport zur MR-Einheit, die Lagerungs- und Untersuchungszeit sowie die relative Enge der MRT-„Röhre" erfordern einen stabilen Zustand des Kindes und sind bei der Indikationsstellung mit zu berücksichtigen
- Während der Untersuchung sollten die Kinder ruhig liegen, daher ist bei Kleinkindern häufig eine Sedierung bzw. Narkose erforderlich. Eine Immobilisation ist auch unter Verwendung von Lagerungshilfen möglich; so können mittels Polystyrol-Granula gefüllter Vakuumkissen genutzt werden, die sich dem Körper anschmiegen, sodass die Bewegungsmöglichkeit deutlich reduziert wird. Atemanhaltetechniken sind häufig für Untersuchungen des Thorax und des Abdomens notwendig. Alternativ können Navigatortechniken genutzt werden, um z. B. Atemartefakte zu reduzieren. Hierbei erfolgt eine Triggerung der Untersuchung auf das sich bewegende Zwerchfell
- Reduzierte Überwachungsmöglichkeiten, Auskühlung und lange Zugangswege für Infusionen bedingten bislang, dass Früh- und Neugeborene in der Vergangenheit nur in Einzelfällen MR-tomographisch untersucht wurden. Der Einsatz von MR-tauglichen Inkubatoren gestattet die Untersuchung kritisch kranker Früh-/Neugeborener und kleiner Säuglinge. Nach Lagerung auf der neonatologischen Intensivstation können mit diesen Geräten Kinder bis zu ca. 4,5 kgKG problemlos untersucht werden
- MR-Kontrastmittel werden zunehmend seltener eingesetzt, ihre Indikation ist streng zu prüfen. Ursache hierfür sind Berichte über die nephrogen systemische Fibrose (NSF) und Gadoliniumablagerungen in Knochen, Leber, Gehirn. Die NSF wurde nur bei sehr wenigen Kindern weltweit beobachtet – diese wiesen bereits vor der MR-Untersuchung eine erhebliche Einschränkung der Nierenfunktion auf; bei Patienten mit reduzierter Nierenfunktion ist daher die KM-Gabe nur nach sehr strenger Indikationsstellung möglich. Abspaltungen von Gadolinium kommen bei linearen MR-Kontrastmitteln frühzeitiger und häufiger vor als bei makrozyklischen MR-Kontrastsubstanzen. Aus diesem Grund wird nach Empfehlung der pädiatrisch-kinderradiologischen Fachgesellschaften im Kindesalter nur noch die Gabe von makrozyklischen Kontrastmitteln empfohlen. Wichtig ist neben den auszu-

wählenden Sequenzen insbesondere die Spulentechnik, die möglichst an die Kindgröße anzupassen ist. So werden Säuglinge z. B. in der Kniespule und nicht in der Erwachsenen-Kopfspule untersucht; am besten sind speziell für Kinder gefertigte Spulen. Aus Kostengründen sind diese allerdings nur in reduziertem Umfang in den MR-Abteilungen verfügbar
- Indikationen für die MRT sind die zerebrale MRT bei unklarer Bewusstseinstrübung und das Schädel-Hirn-Trauma – insbesondere auch zur Abschätzung der Prognose. Fehlbildungssyndrome und Raumforderungen sind weitere Indikationen für die MRT, ebenso Tumorerkrankungen und entzündliche Befunde

- Die häufigsten Anwendungen der MRT im Kindesalter betreffen das Neurokranium und die spinale Achse. Am Skelett wird die MRT im Trauma bei Weichteilverletzungen und knöchernen Läsionen eingesetzt, wenn klinische Beschwerden und konventionelle Bildgebung keinen konklusiven Befund ergeben. So ist die MRT sehr sensitiv im Nachweis eines posttraumatischen Knochenmarködems und kann Bandläsionen detailliert abbilden
- Die Ganzkörper-MRT hat zunehmend Bedeutung in der Onkologie gewonnen, dient aber auch bei entzündlichen Erkrankungen zur Fokussuche bzw. Beurteilung der Ausbreitung der Erkrankung. Die Indikationen reichen hier von der Beurteilung einer Kindesmisshandlung bis zu chronisch entzündlichen multifokalen Skeletterkrankungen bzw. Erkrankungen des rheumatischen Formenkreises einschließlich der Dermatomyositis
- Komplexe urogenitale und kardiologische Erkrankungen sind eine weitere Domäne der MRT, ebenso die mittlerweile in hochkarätigen Leitlinien vorgesehene MRT des Magen-Darm-Trakts bei chronisch entzündlichen Darmerkrankungen. Seit einigen Jahren gibt es große Anstrengungen, um die MR-Bildgebung der Lunge weiter zu etablieren

48.6 Angiographie

- Die diagnostische Angiographie unter Verwendung ionisierender Strahlung mittels Kathetertechnik wird seit Einführung von Sonographie sowie MR- bzw. CT-Angiographie zur Gefäßdarstellung nicht mehr (bzw. nur in wenigen Einzelfällen) durchgeführt und bleibt ausgewiesenen Experten vorbehalten
- Die digitale Subtraktionsangiographie kommt z. B. in der interventionellen Neuroradiologie bei der Behandlung von Gefäßmalformationen oder bei posttraumatischen Gefäßverletzungen mit nicht stillbarer Blutung zum Einsatz. Die Indikationsstellung für diese Eingriffe ist aufgrund des invasiven Charakters und der nicht unerheblichen Strahlenbelastung sehr streng zu stellen. Aufgrund der Vulnerabilität der kindlichen Gefäße kann es rasch zu arteriellen Spasmen, Blutungen oder Gefäßverschlüssen bzw. Fistelbildungen zwischen Gefäßen kommen. Zur Kontrastierung werden wie im CT jodhaltige, wasserlösliche Kontrastmittel eingesetzt, die eine möglichst optimale Viskosität und Jodgehalt auufweisen
- Neue Techniken wie die gepulste Durchleuchtung, teilweise auch die Arbeit mit hochauflösenden Detektorsystemen u. a. Dinge lassen eine Reduktion der Strahlenbelastung zu.

Kardiologische Diagnostik

Sven Dittrich und Jörg Schirrmeister

C. Papan, L. T. Weber (Hrsg.), *Repetitorium Kinder- und Jugendmedizin*,
https://doi.org/10.1007/978-3-662-56790-6_49

49.1 Pränatale Diagnostik und fetale Echokardiographie

Im Rahmen der routinemäßig durchgeführten nichtinvasiven sonographischen Pränataldiagnostik kann das fetale Herz nicht exakt eingestellt werden.

Die fetale Echokardiographie ist eine Feinuntersuchung auf besondere Indikationen. Risikoparameter, die eine fetale Echokardiographie begründen, können sein:
- Mutter oder bereits geborene Kinder mit einem angeborenen Herzfehler
- Andere Anomalien des ungeborenen Kindes
- Herzrhythmusstörungen
- Infektionen der Mutter
- Mütterliche Erkrankung wie Diabetes mellitus, Autoimmunerkrankungen

Die Sensitivität der fetalen Echokardiographie für die korrekte Diagnose eines angeborenen Herzfehlers richtet sich nach dem Schwangerschaftsfortschritt:
- Im Erst-Trimester-Screening (11–14. Schwangerschaftswoche) können bereits 50 % der schweren Fehlbildungen entdeckt werden
- Im Zweit-Trimester-Screening (20–26. Schwangerschaftswoche) können angeborene Herzfehler mit großer Sensitivität (>90 %) und Spezifität in der Feindiagnostik entdeckt werden

Nichtinvasive pränatale Tests liefern detaillierte Daten über die fetale DNA im mütterlichen Blut. Mit Hilfe von Mikroarray oder **Next-Generation Sequencing** können Trisomien und X/Y-chromosomale Störungen des Feten mit einer sehr hohen Spezifität (>99 %) ausgeschlossen werden.

49.2 Körperliche Untersuchung

Gehört zu jeder Patientenvorstellung. Kinderkardiologisch relevante Aspekte der Rechts- und Linksherzinsuffizienz müssen erfasst werden. Obligat ist auch die RR-Messung rechter Arm und Bein sowie die Pulsbeurteilung an Arm und Leiste.
- **Inspektion**: Gesamteindruck angestrengt oder entspannt; Tachy- und/oder Dyspnoe, Schwitzen, Hautkolorit: blass, grau, zyanotisch; Uhrglasnägel, Trommelschlegel; Herzbuckel, Ernährungszustand, Ödeme, Narben, Syndromzeichen
- **Palpation**: Pulsstatus, Herzspitzenstoß, Schwirren, Hepatomegalie, Hauttemperatur, Rekapillarisierungszeit
- **Auskultation**: ► Abschn. 49.2, zusätzlich Lunge: Rasselgeräusche, Abschwächung

49.3 Herzgeräusch/Auskultation

Die Auskultation ist die aussagekräftigste klinische Untersuchung der Kinderkardiologie und bei jeder Untersuchung obligat. Sie benötigt ein kindgerechtes Stethoskop und Übung. Ein sorgfältig erhobener, unauffälliger Auskultationsbefund schließt viele aber nicht alle Herzerkrankungen aus. Ein auffälliger Auskultationsbefund kann einziger Hinweis auf eine Herzerkrankung sein (z. B. ASD). Außer den klassischen Punkten wird beim Kind auch infraklavikulär (Ductus), jugulär (supravalvuläre Aortenstenose), dorsal interscapular (Coarctation); und beidseits lateral (Pulmonalarterienstenosen) auskultiert. Beurteilt werden:
- Herzrhythmus und -frequenz
- Lautstärke und Spaltung von 1. und 2. Herzton
- Vorhandensein von Extratönen: 3. Herzton, 4. Herzton, „ejection click"
- Herzgeräusche; beschrieben nach:
  - dem zeitlichen Auftreten innerhalb des Herzzyklus: Systolisch, diastolisch, kombiniert
  - der Dauer: Zum Beispiel früh-, mittel-, spät-, oder holosystolisch
  - der Lautstärke: Von 1/6° = eben wahrnehmbar bis 6/6° = Distanzgeräusch
  - der Frequenz: Nieder-, Mittel-, Hochfrequent

- dem Klangcharakter: Melodisch, rau, crescendo, spindel-, bandförmig, decrescendo
- Punctum maximum und Fortleitung

Einteilung in akzidentelle und organische Herzgeräusche

Die drei häufigsten akzidentellen Geräusche des Kindesalters:

1. **Akzidentelles Systolikum**
   - 2/6–3/6, lageabhängig, früh- bis mesosystolisch, melodisch, Punctum maximum (PM) im 3.–5. ICR links parasternal
   - **Auftreten**: Spätes Säuglings- und Kleinkindalter
   - **Ursache**: Schwingungen im linken Ventrikel durch „akzessorische Sehnenfäden", verstärkt durch Steigerung des HZV (Aufregung, Fieber, Anämie)
   - **Prognose**: Völlig harmlos, verschwindet meist im Schulalter
2. **Pulmonalarterienströmungsgeräusch**
   - 2/6–3/6, raues Austreibungssystolikum, PM im 2. ICR links parasternal, Fortleitung nach lateral und dorsal
   - **Auftreten**: Frühgeborenen, Neugeborenen und junge Säuglinge
   - **Ursache**: Relative Enge der Pulmonalarterien
   - **Prognose**: Völlig harmlos; verschwindet mit physiologischem Wachstum der Pulmonalarterien bis zum Kleinkindalter
3. **„Nonnensausen"**
   - Deutlich seltener, bis 3/6, kontinuierlich, summend; stark lageabhängig, verschwindet durch Kopfwendungen; PM rechts infraklavikulär
   - **Auftreten**: Bei Kleinkindern
   - **Ursache**: Turbulente Strömungen am rechten Venenwinkel durch lageabhängige Venenkompression
   - **Prognose**: Völlig harmlos, verschwindet meist im Schulalter

Akzidentelle Geräusche bedürfen keiner Nachkontrolle.

Vorgehen bei Auskultation eines verdächtigen Herzgeräuschs:

- Beim Neugeborenen soll innerhalb 24 h echokardiographisch ein angeborener Herzfehler ausgeschlossen werden
- Bei klinischen Symptomen oder Änderung eines bekannten organischen Herzgeräuschs soll zeitnah eine kinderkardiologische Abklärung erfolgen
- Bei Beschwerdefreiheit kann elektiv kinderkardiologisch abgeklärt werden

49.4 Elektrokardiographie (EKG)

Bewährtes, weit verfügbares, preiswertes, diagnostisches Add-on. Im Gegensatz zur Echokardiographie ist die Befunderhebung weitestgehend untersucherunabhängig und sehr gut reproduzierbar. Im Kindesalter wird bei den Brustwänden oft V4R, statt V3 abgeleitet. Die Beurteilung verlangt Expertise. (Im Zweifel → EKG per Telemedizin an Fachmann zur Befundung übermitteln und besprechen).

Es ist:

- Entscheidend bei Herzrhythmusstörungen und zur Infarktdiagnostik
- Sehr wichtig bei Verdacht auf Peri-/Myokarditis
- Als Integralparameter hilfreich zur Verlaufsbeurteilung bei allen Vitien

49.4.1 Langzeit-EKG

- In der Regel über 24 h, dient der Diagnose von Herzrhythmusstörungen
- Weitere Indikationen sind die Verlaufsbeurteilung unter Schrittmachertherapie oder antiarrhythmischer Medikation
- Beurteilt werden: Grundrhythmus, Herzfrequenzniveau tags und nachts mit Minimum und Maximum; längste Pausen mit Mechanismus (AV-Block oder Sinusarrest), Extrasystolen mit Ursprung und Häufigkeit sowie jede Tachyarrhythmie

49.5 Spiroergometrie

Belastungsuntersuchung zur Messung der kardiopulmonalen Leistungsfähigkeit.

Kinderkardiologische Indikationen
- Objektivierung der Leistungsfähigkeit bei Herzinsuffizienz, nach Korrekturoperation
- Blutdruckverhalten unter Belastung insbesondere nach Coarctation
- Belastungsabhängigkeit von Rhythmusstörungen
- Frequenzverhalten unter Schrittmachertherapie

Kontraindikationen
- Jede akute Erkrankung. Insbesondere: Myokarditis; Koronarpathologie
- Höhergradige Linksherzobstruktion
- Höhergradiger pulmonaler Hypertonus (alternativ 6 min Gehtest)
- Frequenzverhalten unter Schrittmachertherapie

Durchführung
- Meist als Fahrrad- seltener als Laufbandbelastung
- Bei Kindern ab einem Alter von 7 Jahren und einer Größe von 120 cm möglich
- Meist als Rampenprotokoll beginnend mit 0,5 w/kg und Steigerung alle 2 min um 0,5 w/kg

Erhoben werden
- EKG, RR, SO_2, O_2-Aufnahme und CO_2-Abgabe

Beurteilung
- Der aussagekräftigste Parameter ist die maximale gewichtsbezogene O_2-Aufnahme VO_2 [ml/kg/min] Dafür existieren größen- und geschlechtsspezifische Normwerte
- >85 % normal; 70–84 % leichte, 50–69 % mittlere, <50 % schwere Einschränkung
- Jugendliche mit voll korrigiertem Herzfehler (ASD, VSD, TGA mit arterieller Switch-OP) erreichen oft Normalwerte; univentrikulär korrigierte Patienten zeigen häufig eine mittlere Einschränkung.

49.6 Pulsoxymetrie

- Photometrische, transkutane Messung der arteriellen Hämoglobinsättigung im Blut
- Maß der Zyanose, nicht gleichzusetzen mit Hypoxämie!
- Ursächlich kann eine fehlende Oxygenierung des Blutes in der Lunge oder ein zyanotischer Herzfehler sein. Letzterer reagiert meist weniger auf O_2-Gabe
- Unverzichtbar zur Überwachung akut kranker Patienten insbesondere unter Beatmung, auch indiziert zur Spotmessung bei zyanotischen Vitien. Eine dauerhafte Heimüberwachung (wie bei SIDS-Gefährdung) führt zu Familienstress und ist bei zyanotischen Herzfehlern in der Regel nicht indiziert

49.6.1 Pulsoxymetrie-Screening

Seit 2016 ist die Pulsoxymetrie Bestandteil der Kinderuntersuchung U1/U2. Die Pulsoxymetrie erfolgt am Fuß, um eine Hypoxämie bei zyanotischen Vitien, insbesondere bei klinisch kaum sichtbarer, milder Zyanose bei ductusabhängiger Körperperfusion (HLHS, kritische CoA, kritische Aortenstenose) detektieren zu können.
- Unauffälliges Messwert: ≥96 % = „negatives" Screening
- Auffälliger Messwert: <90 % = „positives" Screening
- Kontrollbedürftiger Messwert: 90–95 % → Kontrolle innerhalb von 2 h, wenn SO_2 weiter <96 % gilt Screening als positiv

- **Bei einem positiven Pulsoxymetrie-Screening (<90 % bei der Erstmessung oder <96 % bei Kontrollmessung) soll die unverzügliche fachärztliche Untersuchung (Pädiater, möglichst Neonatologe oder Kinderkardiologe) erfolgen**

- Günstigster Zeitpunkt für das Pulsoxymetrie-Screening: 24.–48. Lebensstunde
- Bei ambulanten Geburten: Pulsoxymetrie-Screening frühestens 4 Stunden nach der Geburt
- Bei Hausgeburten: Pulsoxymetrie-Screening spätestens im Rahmen der U2

Erwartung der Häufigkeit von im Pulsoxymetrie-Screening entdeckten kritischen Herzfehlern: 3 auf 10.000.

49.7 Röntgenaufnahme des Thorax

- Zur primären kardialen Diagnostik keine rechtfertigende Indikation
- Falls eine Thoraxröntgenaufnahme aus pulmonologischer Indikation durchgeführt wurde, können vitiumtypische Befunde (Größe und Form des Herzschattens, Lungengefäßzeichnung) diagnoseweisend sein
- Mögliche Indikationen: Komplexes Vitium, Lageanomalien, Isomerie; präoperativer Ausgangsbefund, postoperative Verlaufskontrolle nach operativer oder interventioneller Device-Implantation

49.8 Labordiagnostik

49.8.1 Kardiale Biomarker

Kardiales Troponin

- Bei Myokardzellschädigung (Infarkt, Herzoperation, Myokarditis) kommt es unmittelbar zur Ausschüttung von kardialem Troponin (T und I) → Nachweis im Serum → Anstieg ist sehr spezifisch
- Der Wert normalisiert sich nach Tagen. Er eignet sich somit als Screening bei jedem Verdacht der Myokardschädigung sowie zur Verlaufskontrolle.
- Das früher gebräuchliche CK-MB bietet keine Zusatzinformation.

BNP, nt-proBNP

- BNP ist ein am Herzen relaxierend und an der Niere diuretisch wirkendes Hormon. Es wird bei Dehnung der Herzkammern von den Herzmuskelzellen gebildet und sezerniert. Bei Erwachsenen korreliert der Spiegel gut mit dem NYHA-Stadium
- Eignet sich als Verlaufsparameter bei vielen Vitien und bei chronischer Herzinsuffizienz. Die Normwerte sind altersabhängig. Aufgrund messtechnischer Vorteile wird überwiegend das äquimolar sezernierte nt-pro-BNP gemessen

49.8.2 Infektionsmarker bei Verdacht auf Endo-/Myokarditis

- Bei Infektionsverdacht werden die klassischen Entzündungsparameter Leukozyten, Linksverschiebung und CRP bestimmt. Da frühpostoperativ das CRP nicht zwischen Gewebetrauma und Infektion diskriminiert, wird gelegentlich Procalcitonin bestimmt
- Bei Verdacht auf eine, meist virale Myokarditis sollte im Akutstadium ein direkter Virusnachweis aus Stuhl und Blut versucht werden
- Serologische Untersuchungen sind nur bei HIV, Hepatitis- oder Borreliose-Verdacht begründet
- Bedeutung der Blutkultur bei Endokarditisverdacht: ► Abschn. 12.2.1

49.9 Echokardiographie

- Die transthorakale Echokardiographie ist die umfassende nichtinvasive Basisdiagnostik für angeborene Herzfehler und Herzerkrankungen im Kindes- und Jugendalter
- Die **2D-Echokardiographie** beschreibt die Anatomie des Herzens und der großen Gefäße, das Kontraktionsverhalten der Ventri-

kel und die Klappenbewegung. Limitationen sind nur die Untersuchungsbedingungen (Unruhe) und Einschränkung des Schallfensters durch Luftüberlagerung (dann ggf. transösophageale Echokardiographie)
- Die **Farbdoppler-Sonographie** zeigt Blut- und Shuntflüsse sowie Klappenstenosen und -insuffizienzen ebenso wie Gefäßstenosen
- In der **Doppler-Sonographie** sind Blutdruckdifferenzen zwischen Herz und Gefäßkompartiment quantifizierbar
- **3D- und Gewebe-Doppler-Verfahren** erweitern die Diagnostik bei speziellen Fragestellungen

49.10 Herzkatheteruntersuchung

- Die Herzkatheteruntersuchung umfasst drei Diagnosemodalitäten:
  - Manometrie: Druckmessung in Herzhöhlen und Gefäßen
  - Oxymetrie: Quantifizierung von Shunts, Einschätzung des Herz-Zeit-Volumens durch Messung der O_2-Ausschöpfung
  - Angiokardiographie: Darstellung von Anatomie und Blutfluss durch Kontrastmittelgabe
- Herzkatheteruntersuchungen mit transkutaner Punktion meist der femoralen Arterien und Venen in Seldinger-Technik sind schon im Neugeborenenalter, in Ausnahmefällen auch schon bei Frühgeborenen, durchführbar
- Alle Herzhöhlen und großen Gefäße können leicht erreicht werden; Ausnahme: der linke Vorhof bei geschlossenem Vorhofseptum/verschlossenem Foramen ovale
- Als invasives röntgenstrahlenexponierendes Verfahren benötigt die diagnostische Herzkatheteruntersuchung eine rechtfertigende Indikation, die eine zusätzliche diagnostische Wertigkeit zur echokardiographischen oder MRT-Diagnostik enthalten muss
- Typische Indikationen für diagnostische Herzkatheteruntersuchungen sind
  - Messung von pulmonal-arteriellem Druck und Widerstand
  - Testung der Vasoreagibilität bei pulmonalarterieller Hypertonie
  - Darstellung des pulmonalen Gefäßbettes
  - Koronardarstellung
  - Endomyokardbiopsie
- Viele Vitien werden in der Routine ohne diagnostische Herzkatheteruntersuchung operiert:
- ASD, VSD, AVSD, Fallot-Tetralogie, aortopulmonale Shunts bei ductusabhängiger Lungenperfusion, Norwood-Operationen bei hypoplastischen Linksherzsyndrom u. a.
- Die meisten Herzkatheteruntersuchungen werden mit dem Ziel einer Intervention durchgeführt:
- ASD-Verschluss, VSD-Verschluss, PDA-Verschluss, Ballonvalvuloplastie von Aorten- und Pulmonalstenosen, Ballonangioplastien oder Stent-Implantationen bei Gefäßstenosen, Eröffnung atretischer Pulmonalklappen bei Pulmonalatresie mit intakten Ventrikelseptumdefekt, interventioneller Pulmonalklappenersatz u. a.

49.11 Kardio-MRT

- Das Kardio-MRT ermöglicht eine hervorragende räumliche Darstellung der Anatomie des Herzens und der großen Gefäße. Die Cine-Angiokardiographie bildet den Bewegungsablauf des Herzmuskels ab
- Mit Kontrastmittelgabe (Late-Gadolinium-enhancement) können myokardiale Narben und Entzündungen gezeigt werden
- Mit Trackingverfahren können Fließgeschwindigkeiten des Blutes und Blutdruckdifferenzen gemessen werden
- Technische Limitationen bei der Durchführung sind ein arrhythmisches EKG und eine Tachykardie

- Praktische Limitationen sind der hohe Verfahrensaufwand und -kosten, die lange Untersuchungsdauer und die Untersuchungssituation, die bei Kleinkindern und jungen Schulkindern ggf. eine Narkose notwendig macht
- Die räumliche Auflösung des MRT ist der Angiokardiographie im Herzkatheter und im CT unterlegen. Die zeitliche Auflösung des MRT ist der Echokardiographie unterlegen. Koronararteriendarstellungen bei kleinen Kindern und Herzklappendarstellung sind daher im MRT limitiert
- Im Langzeitverlauf vieler Vitien mit möglichen Folgeproblemen ist das kardiale MRT der Goldstandard der Diagnostik, u. a.:
  - Bestimmung rechtsventrikulärer Volumina und Funktion bei Pulmonalklappeninsuffizienzen nach Korrektur der Fallot-Tetralogie
  - Beurteilung des Aortenbogens nach Behandlung der Aortenisthmusstenose (Ausschluss: Aortenbogenaneurysma)
  - Beurteilung der Kreislauf- und Herzfunktion nach totaler kavopulmonaler Anastomose bei univentrikulären Herzen

49.12 Kardiale Computertomographie

- Vergleichsweise neue Modalität der kardialen Bildgebung, die erst mit Reduktion der Strahlenexposition mit modernen Geräten im Kindesalter anwendbar wurde
- Röntgenstrahlenexponierendes Untersuchungsverfahren, das einer rechtfertigenden Indikation bedarf
- Vorteile:
  - Extrem schnelle Akquisezeit
  - Hervorragende räumliche Auflösung und räumliche 3D-Darstellung des Herzens und der thorakalen Gefäße
- Einschränkungen:
  - Keine dynamische Untersuchung
  - Keine Aussage zu Herz- oder Klappenfunktion möglich

Neurologische Diagnostik

Matthias Ensslen und Kevin Rostásy

C. Papan, L. T. Weber (Hrsg.), *Repetitorium Kinder- und Jugendmedizin*,
https://doi.org/10.1007/978-3-662-56790-6_50

50.1 Elektroenzephalogramm (EEG)

Matthias Ensslen

▪▪ Entstehungsmechanismen des EEG

- Aufzeichnung der Hirnstromkurve: Gemessen wird die Differenz elektrischer Potenziale unterschiedlicher Ableitpunkte
- Potenzialgeneratoren liegen in der Hirnrinde, es handelt sich hierbei um elektrischen Dipole als Summe postsynaptischer Feldpotenziale der Pyramidenzellen
- Abschwächung von 90 % der elektrischen Aktivität durch Liquor, Knochen und Haut → Ableitbar sind daher nur geringe Amplituden im Mikrovoltbereich (zwischen 10–200 µV). Es bedarf somit einer entsprechenden Verstärkung (verwendet werden Differenzialverstärker). Dies erklärt auch die hohe Artefaktanfälligkeit des EEGs

▪▪ Ableitungstechnik

- Ableitung durch Oberflächenelektroden: Meist werden Silber-Chlorid-Elektroden wegen ihrer guten Leiteigenschaften verwendet
- Für digitale EEG-Geräte werden mindestens 16 simultan darstellbare Kanälen gefordert (21 Elektroden), auch bei Kindern und Säuglingen wird mit dieser Elektrodenanzahl gearbeitet. Lediglich für Frühgeborene und schwer kranke Neugeborenen kann mit reduzierter Elektrodenanzahl (mindestens 9 Skalpelektroden) abgeleitet werden
- Die Elektrodenplatzierung erfolgt nach dem 10/20-System (◘ Abb. 50.1)
- Die Elektrodenübergangswiderstände müssen gering gehalten werden (zwischen 1 kΩ und 5 kΩ: Praktisch geschieht dies durch Hautreinigung, mechanische Entfernung („Rubbeln") der trockenen oberen, schlecht leitenden Hautschicht und den Einsatz von Elektrodenpaste

50

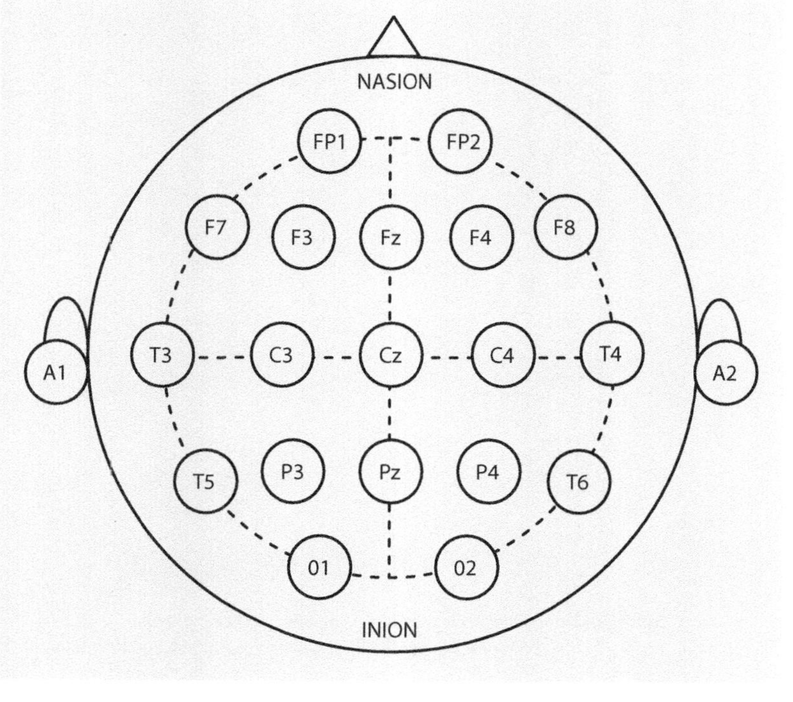

◘ **Abb. 50.1** 10/20-Elektrodensystem zur Elektrodenplatzierung. Gerade Zahlen *rechts*, ungerade Zahlen *links* („Blick von oben")

- Filter sind erforderlich, um die relevanten Frequenzen darzustellen und Störfrequenzen abzuschwächen:
  - Hochpassfilter (0,5 Hz)→ filtert tiefe Frequenzen
  - Tiefpassfilter (70 Hz) → filtert hohe Frequenzen
  - 50-Hz-Notch-Filter → unterdrückt Wechselstromeinstreuung
- Standardisierten Aufzeichnung: Geräteempfindlichkeit 5–10 µV, Bildschirmdarstellung 10 s/Seite
- Auswertung des EEG mit unterschiedlichen Verschaltungen der Elektroden:
  - Referenzschaltungen: Alle Elektroden werden gegen eine Referenzelektrode verschaltet
  - Bipolare Längs- und Querreihen: Benachbarte Elektroden werden miteinander verschaltet
- Mitregistrierung des EKG ist unabdingbar
- Zusätzliche Aufzeichnung von Elektrookulogramms (EOG) und des Elektromyogramms (EMG) der Mm. deltoidei möglich
- Artefaktfreie Aufzeichnung über mindestens 20 min, bei Neugeborenen und Säuglingen mindestens 60 min, um unterschiedlichen Vigilanzphasen zu registrieren
- Artefakte müssen soweit möglich korrigiert werden
- Wichtigen Angaben wie technische Parameter, Bewusstseinslage, Verhalten und Befinden des Patienten sind während der Ableitung zu dokumentieren

Indikationen

- **Epilepsiediagnostik**: In Zusammenschau mit der Klinik Diagnosestellung, Prognostische Aussagen, Syndromzuordnung
  - Interiktale Ableitung (im anfallsfreien Intervall): Prognostische Bedeutung, so verdoppelt sich z. B. nach einem ersten unprovozierten Anfall ungeklärter Ätiologie das Risiko für einen zweiten Anfall bei auffälligen EEG (Anstieg des Risikos von 25 % auf 55 %)
  - Iktale Ableitung (Ableitung während eines Anfalls):
    - Darstellung der Therapieverlaufs, z. B. unter Medikation oder nach Absetzen der Medikation
    - Differenzialdiagnostik paroxysmaler Ereignisse
- **Hirnfunktionsdiagnostik**: Es können regionale Hirnfunktionsstörungen (nach Trauma oder Infektion) aber auch generalisierte Hirnfunktionsstörungen wie Enzephalopathien, Bewusstseinseinschränkungen bis hin zum Hirntod beurteilt werden

Provokationsmethoden

- **Hyperventilation** über 3 Minuten
  - Abfall des CO_2-Partialdrucks in Blut und Gewebe mit konsekutiver Engstellung der zentralen Gefäße
  - Bei Kindern folgt physiologisch eine generalisierte Verlangsamung, die jedoch kurz nach Abschluss der Hyperventilation sistiert
  - Aktivierung fokaler und besonders generalisierter epilepsietypischer Potenziale → **besondere Bedeutung bei den Absenceepilepsien**
  - **Kontraindikationen: Schwere kardiopulmonale Erkrankungen, intrazerebrale Blutungen und Subarachnoidalblutungen, zerebrale Gefäßmalformationen oder Gefäßengstellungen (Symptomverschlechterung durch zentrale Vasokonstriktion nach Hyperventilation)**
  - Bei Schwangerschaft keine Hyperventilation durchführen → bei einem Anfall ist das Risiko für das Ungeborene nicht kalkulierbar
- **Photostimulation** über 2 Minuten mit an- und absteigenden Blitzfrequenzen (1–30 Hz) Verwendet werden Blitzlampen im Abstand von 20–30 cm, stimuliert wird bei geschlossenen Augen
  - Normalbefund häufig eine rhythmische Folgereaktion („photic driving") über den hinteren Hirnregionen, der Rhythmus passt sich an die Blitzfrequenz an

- Bei fotosensiblen Epilepsien werden Spike-Wave Komplexe über den hinteren Hirnregionen ausgelöst, die rasch generalisieren. Im Rahmen einer photoparoxysmalen Reaktion können Anfallsmuster und klinische Anfälle ausgelöst werden, es handelt sich hierbei meist um generalisierte Anfälle
- **Überdauert der Paroxysmus den Lichtreiz, so besteht ein hohes Risiko für das Auftreten klinischer Anfälle**
- Die maximale Reaktion findet sich bei Frequenzen zwischen 10–20 Hz
- Progressiven Myoklonusepilepsien können eine ausgeprägte Reaktion auf Einzelblitze um 1-Hz-Stimulationsfrequenz zeigen
- Besonders fotosensibel sind das Jeavons-Syndrom, das Dravet-Syndrom und die juvenile myoklonische Epilepsie (JME)

- **Schlaf- und Schlafentzug**
  - Schlaf ermöglicht eine artefaktarme Ableitung aufgrund der geringen Muskel- und Bewegungsartefakte
  - **Im NREM-Schlaf kommt es durch eine vermehrte Synchronisation zu einer Erregungssteigerung des ZNS, genetische Epilepsien wie die Absenceepilepsie des Kindesalters oder die Rolando-Epilepsie eine Aktivierung, auch Herdbefunde (regionale Verlangsamungen) werden oft deutlicher**
  - Entscheidend sind die Phasen des Einschlafens und der leichte Schlaf, auch das Erwecken aus dem Schlaf kann Anfälle auslösen
  - **Epileptische Erregungssteigerungen findet sich oft bei raschem Wechsel des Vigilanzgrads**
  - Besonders generalisierte epilepsietypische Potenziale werden provoziert
  - Bei Kinder wird, der Praktikabilität halber, ein **partieller Schlafentzug** durchgeführt → der Schlaf wird etwa auf die Hälfte der normalen Schlafdauer reduziert

■ EEG-Befundung

Grundlagen zur Befundung

Die Grundaktivität des normalen EEG in allen Alterstufen reicht vom Beta- bis in den Deltabereich. Sie ist über den verschiedenen Hirnregionen unterschiedlich zusammengesetzt und beinhaltet dabei charakteristische Aktivitäten (Muster). Diese treten kontinuierlich, intermittierend oder isoliert auf und werden anhand folgender sechs Merkmale charakterisiert: Frequenz, Amplitude, Lokalisation, Morphologie, zeitliches Verhalten/Ausprägung, Reagibilität.

des Alpha-Grundrhythmus über den hinteren Hirnregionen durch das Öffnen der Augen.

Ein klassisches Zeichen der Reagibilität des EEG ist z. B. der Berger-Effekt: Blockade

- **Normalbefunde** des EEG:
  - Beispiele im **Wachen**: Okzipitaler Grundrhythmus, **ab dem 8. LJ Grundrhythmus über 8 Hz**, zentraler μ-Rhythmus, okzipitale λ-Wellen (durch horizontale, abtastende Augenbewegungen)
  - Beispiele im **Schlaf**: Vertex-Wellen, Schlafspindeln, κ-Komplexe (u. a. provoziert durch akustische Stimuli), hypnagoge θ-Gruppen bei Kindern
- **Reifungszeichen** des EEG:
  - Beim **Frühgeborenen** findet sich noch eine diskontinuierliche Aktivität und eine vermehrte Asynchronie beider Hemisphären
  - Mit zunehmender Hirnreifung kommt es dann erst im Wachen und mit Abschluss der **Neugeborenenphase** auch im tiefen Schlaf zu einer kontinuierlichen Aktivität
  - Zusammen mit weiteren Charakteristika ist eine recht genaue Alterszuordnung zu der Gestationswoche möglich. Die Grundaktivität des wachen Neugeborenen liegt im δ-θ-Bereich, es findet sich eine Beschleunigung dieser v. a. in

den ersten beiden Lebensjahren bis 5–7 Hz
- **Pathologische EEG-Befunde**:
  - **Verlangsamungen**: Intermittierenden oder kontinuierlich, generalisiert oder regional
  - **Epilepsietypische Potenziale** (Assoziation mit Epilepsien): Spikes (Dauer <80 ms), Sharp-Waves (Dauer >80 ms), Polyspikes und Spike-Wave-Komplexe, u. a.
  - **Besondere Muster**: Treten bei bestimmten Syndromen oder klinischen Konstellationen auf, z. B. triphasische Wellen, periodische Muster oder Asymmetrien (als pathologische Erhöhung der Amplitude physiologischer EEG-Aktivität z. B. bei Knochenlücken oder pathologischen Erniedrigung dieser, bei subduralem Hämatom/Hygrom oder kortikalen Resektionen u. a.
  - **Koma/Hirntod**: Bei rund $\frac{1}{3}$ aller komatösen Patienten zeigt das EEG eine kontinuierliche Verlangsamung mit generalisierter, polymorpher δ-Aktivität. Auch spindelförmige Aktivität im α-Spektrum findet sich bei Komapatienten. Der Prüfung der Reagibilität durch das Setzen akustischer Reize und Schmerzreize kommt hier eine besondere Bedeutung zu. Zunahme der Verlangsamung, Abflachung und Übergang in ein Burst-Suppression-Muster findet sich bei zunehmender Komatiefe. Dem EEG kommt weiter eine tragende Rolle bei der Hirntoddiagnostik zu, hier findet sich ein isoelektrisches EEG

Wichtig

Ein unauffälliges EEG schließt keine Epilepsie aus: Epilepsien zeigten häufig unauffällige interiktale EEG.

Epilepsietypische Potenziale finden sich auch bei etwa 3 % gesunder Kinder. So finden sich bei der Rolando-Epilepsie häufig Familienangehörige mit benignen epilepsietypischen Potenzialen des Kindesalters (BEPK) ohne Anfälle; das EEG spiegelt hier lediglich die genetische Veranlagung wieder.

Typische Befunde häufiger Epilepsien des Kindesalters

West-Syndrom

- **Das charakteristische EEG-Muster dieser Epilepsie im Säuglingsalter ist die Hypsarrythmie**
- Es finden sich hier ungeordnete generalisierte hochamplitudige langsame Wellen (Amplituden um 200–400 µV) mit eingelagerten multiregionale Spikes und Sharp-Waves. Selten findet sich diese Veränderung nur im Schlaf. Im Rahmen der Anfälle in Clustern (infantile Spasmen, auch als Blick-Nick-Salaam-Krämpfe bezeichnet) kommt es oft zu Beginn zu einer „relativen Normalisierung" des EEGs mit Amplitudenreduktion

Rolando-Epilepsie

- **Typisch sind die benignen epilepsietypischen Potenziale des Kindesalters (BEPK), es handelt sich um monomorphe, biphasische, hochamplitudige Spikes mit nachfolgender prominenter langsamer Welle (fünfgipfliger Verlauf; Abb. 50.2)**
- Diese sind meist ein- oder beidseitig zentrotemporal lokalisiert, zeigen ein weites Feld, treten in Gruppen oder einzeln auf und weisen eine Schlafaktivierung auf

Absenceepilepsie des Kindesalters

- Es finden sich generalisierten, bilateral synchrone und symmetrische 3-Hz Spike-Wave-Komplexe oft mit frontaler Betonung (Abb. 50.3). Zu Beginn des Anfalls zeigt sich oft eine schnellere Frequenz, gegen Anfallsende verlangsamt sich die Frequenz zusehends
- **Typisch ist eine Aktivierung unter Hyperventilation, auch im NREM-Schlaf nehmen die Spike-Wave-Komplexe zu**

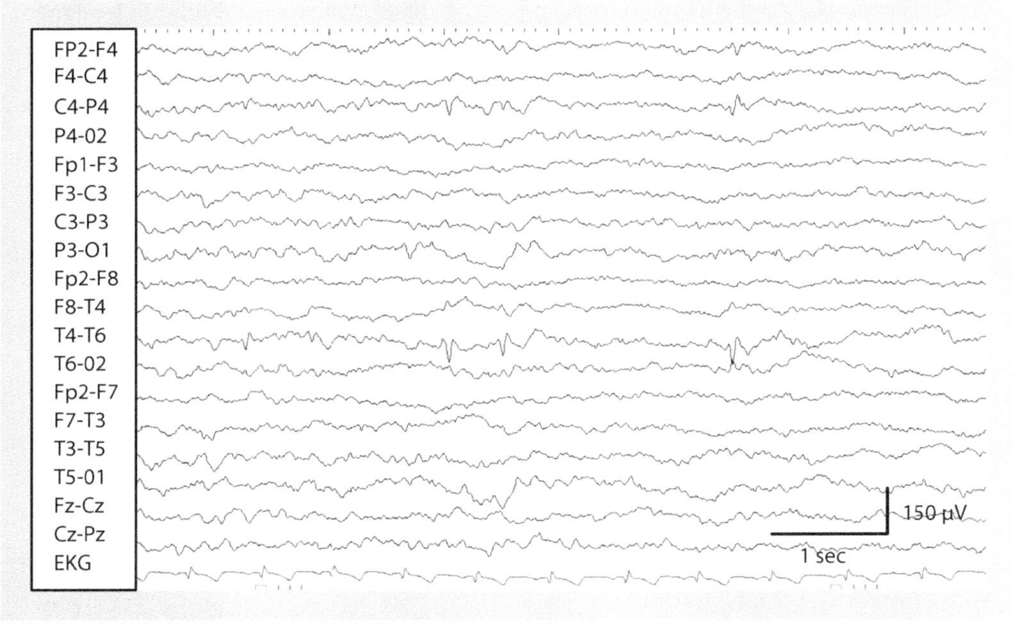

Abb. 50.2 Rolando-Epilepsie (5-jähriger Patient). Spikes temporoparietal rechts (BEPK) mit Aktivierung im Leichtschlaf. Bipolare Längsreihe

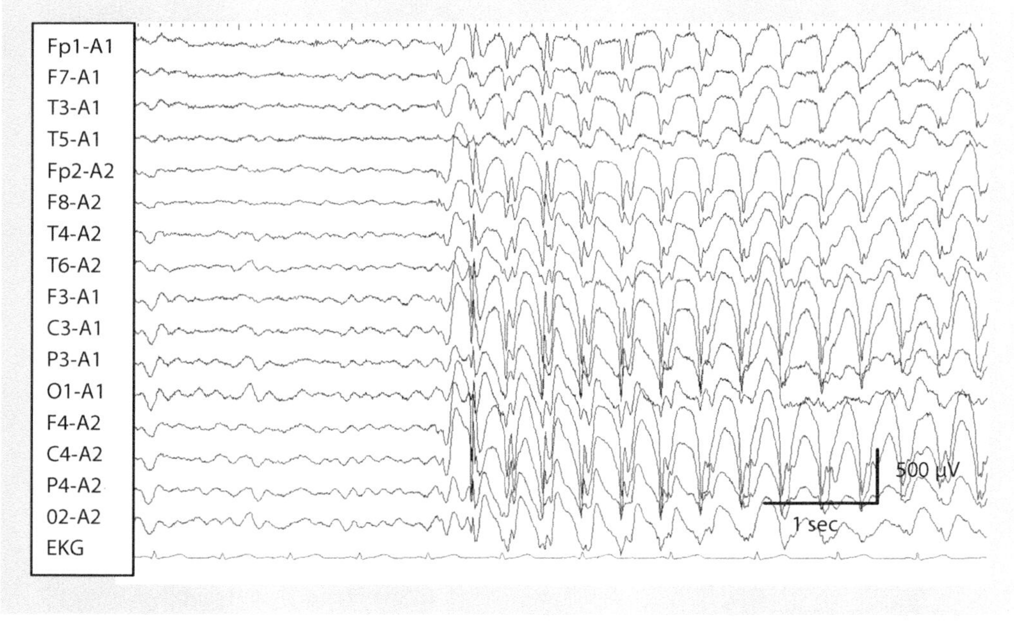

Abb. 50.3 Absenceepilepsie (4-jähriger Junge). Anfallsmuster mit generalisierten 3-Hz-Spike-Wave-Komplexen (klinisch dialeptischer Anfall mit kurzen Lidmyoklonien), Referenzschaltung zur ipsilateralen Ohrelektrode

50.1.1 Video-EEG-Monitoring

- Eine längere Ableitdauer (meist über 5–7 Tage) mit Videodokumentation ermöglicht es Anfälle aufzuzeichnen und so eine genauere Anfallsklassifikation vorzunehmen
- Zur Abgrenzung nichtepileptischer Phänomene
- Besondere Bedeutung kommt dieser Untersuchung in der prächirurgischen Diagnostik bei strukturellen Epilepsien zu. So kann der Anfallsursprung einer Läsion zugeordnet werden. Invasive Ableittechniken (Plattenelektroden auf der Hirnoberfläche oder stereotaktisch gelegten Tiefenelektroden) ermöglichen eine zusätzliche Präzision der Lokalisation von Anfallsursprungszonen

50.1.2 Amplitudenintegriertes EEG (aEEG)

- Hirnfunktionsmonitoring (◘ Abb. 50.4)
- Besonders bei Früh- und Neugeborenen nach Asphyxie oder bei der Frage nach zerebralen Anfällen
- Zeitgeraffte (6 cm/h) und semilogarithmische Darstellung der Peak-to-peak-Werte des EEG → Reflexion der minimalen und maximalen Amplituden des EEG
- Zur Beurteilung von Details der EEG-Ableitung kann das Roh-EEG zeitsynchron betrachtet werden → bei Abgrenzung von Artefakten hilfreich!
- **Vorteile des aEEG gegenüber dem EEG**
  - Leichtere Interpretation durch Mustererkennung („pattern recognition“)
  - Kontinuierliches Monitoring (bedside) möglich, bei relativ geringem technischen Aufwand → meist nur 2 Ableitelektroden, in der Regel C3 und C4 – über jeder Hemisphäre und eine Referenzelektrode
- **Nachteile**
  - Geringe räumliche Abdeckung des Schädels → Anfälle außerhalb der Zentralregion entgehen der Beurteilung
  - Anfälle mit niedriger Amplitudenhöhe entgehen dem Beurteiler
- Beurteilbarkeit von:
  - Hintergrundaktivität: Kontinuierlich, diskontinuierlich, supprimiert
  - Schlaf-Wach-Zyklen
  - Abgrenzung zerebraler Anfälle:
    - Einzelne Anfälle weisen meist einen abrupten Anstieg des unteren und meist auch oberen Amplitudenbands auf: als hätte man mit einem Daumen von unten in das aEEG-Band hineingedrückt
    - Im Status epilepticus bei repetitiven Anfällen findet sich ein charakteristisches Sägezahnmuster

50.2 Nervenleitgeschwindigkeit

Matthias Ensslen

50.2.1 Sensible Nervenleitgeschwindigkeit

Indikation

- Neuropathien, Plexusläsionen, degenerative Erkrankungen mit Beteiligung des peripheren Nervensystems

Durchführung

- Stromreiz über dem Nerv (3–30 Impulse), langsame Steigerung der Reizstärke (unterhalb der motorischen Reizantwort) bis sensibles Nervenaktionspotenzial (SNAP) gut dargestellt werden kann und keine Amplitudenzunahme zeigt
- Ableitung mit Oberflächenelektroden (Klebeelektroden oder Ringelektroden) mit gewissem Abstand zur Reizstelle

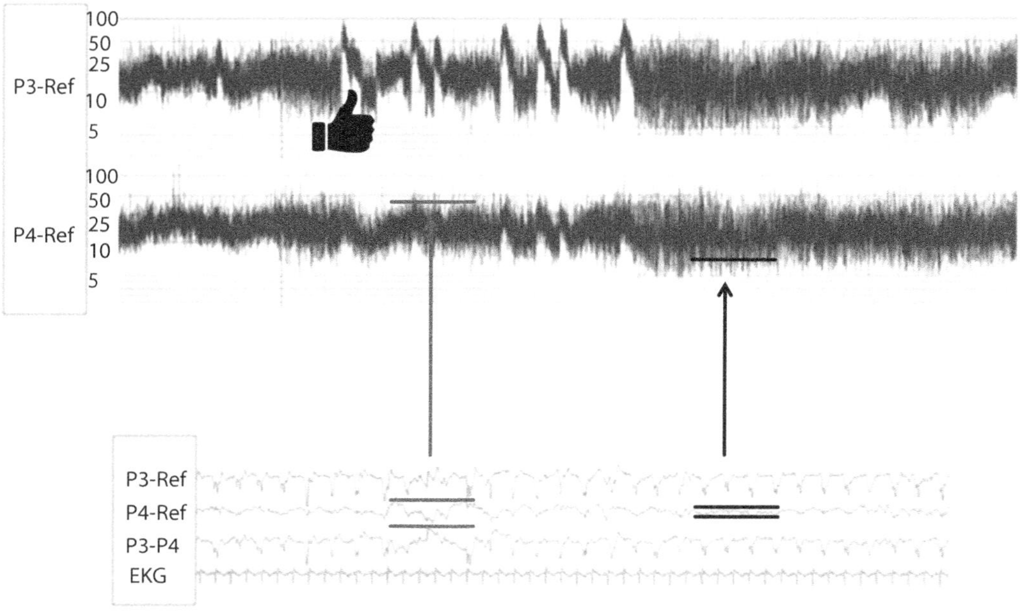

Abb. 50.4 aEEG-Befund eines Neugeborenen mit Z. n. A.-cerebri-media-Infarkt links und Anfallsserien. Erkennbar durch die Verlagerung der aEEG-Bande nach oben („als ob man von unten mit dem Daumen hineingedrückt hätte"), bei repetitiven Anfällen/Status epilepticus entsteht ein Sägezahnmuster

- Abgeleiteter Amplitudenbereich in μV → daher ruhige Untersuchungssituation ohne Bewegungsartefakten erforderlich
- Es kann antidrom (entgegen der Nervenverlaufsrichtung) oder orthodrom (entlang der physiologischen Nervenverlaufsrichtung) gemessen werden
- Häufig gemessene Nerven am Arm: N. medianus, N. ulnaris
- Häufig gemessene Nerven am Bein: N. suralis, N. peroneus superficialis, N. plantaris medialis
- Einfluss der Hauttemperatur auf Nervenleitungsgeschwindigkeit, daher standardisierte Bedingungen wichtig!

Auswertung

- Die Messung gibt die NLG der am schnellsten leitenden sensiblen Nervenfasern wieder
- Sensible NLG bei Geburt um 25 m/s, nimmt in den ersten 2 Lebensjahren auf Erwachsenenwerte (50 m/s obere Extremität, 45 m/s untere Extremität) zu
- Normwerte für Amplituden und Nervenleitgeschwindigkeiten je nach Alter

50.2.2 Motorische Nervenleitgeschwindigkeit

- Die Messung dieser Nervenleitgeschwindigkeiten ist deutlich leichter durchführbar, es werden Muskelsummenaktionspotenziale (MSAP) im Millivoltbereich aufgezeichnet, da eine motorische Einheit aus hunderten von Muskelfasern besteht, werden Nervenaktionspotenziale somit körpereigen vorverstärkt
- Zusätzliche erfolgt die Aufzeichnung der sog. F-Welle, diese umfasst die antidrome Leitung ab der Reizstelle einschließlich orthodromer Spiegelung am Axonhügel und erfasst auch proximal der Reizung

gelegene Leitungsstörungen, wie z. B. in der Frühphase des Guillain-Barré-Syndroms

Indikationen

- Neuromuskuläre Erkrankungen mit Hyporeflexie (HMNS, GBS, CIDP), neurodegenerative Erkrankungen mit Beteiligung des peripheren Nervensystems, Lokalisation eines Leitungsblock, Nervenengpasssyndrome

Durchführung

- Reizung des Nerven mit steigenden Stromstärken, bei Erwachsenen bis 20 % oberhalb der Reizstärke, bei der die Amplitude des MSAP nicht mehr zunimmt. Im Kindesalter möglichst wenig Einzelreize zur Verbesserung der Compliance!
- Geeignete Nervenstämme: N. medianus, N. ulnaris, N. tibialis und N. peroneus

Auswertung

- Berechnet wird der Quotient aus Distanz der Reizorte und zeitlicher Differenz der Potenzialabgänge
- Bei Geburt um 30 m/s, ansteigend bis auf Erwachsenenwerte mit 3–4 Jahren
- Altersabhängige Normwerte für distal motorische Latenz, NLG und Amplituden der MSAP
- Unterscheidung zwischen demyelinisierender (auffällige NLG, Konfiguration und Amplitudendifferenz zwischen proximaler und distaler Stimulation) und axonale Störung (auffällige Amplituden und DML)

50.3 Elektromyographie

Matthias Ensslen

Diese Untersuchung umfasst die Funktionsweise von Nerven und zugehörigen Muskeln (motorischen Einheit). Das EMG dient vornehmlich der Diskrimination zwischen Neuropathien und Myopathien und wird aufgrund des schmerzhaften Untersuchungsablaufe im Kindesalter zurückhaltend eingesetzt werden, es sollte daher auch am Ende der neurophysiologischen Diagnostik stehen.

Durchführung

- Verwendet werden dünne Nadelelektroden, welche in den Muskel gestochen werden und dort reizen und auch intramuskulär ableiten → Darstellung sowohl graphisch als auch akustisch
- Die elektrische Muskelaktivität wird in Ruhe, bei leichter und bei starker Willkürinnervation untersucht

Indikation

- Verdacht auf neuromuskuläre Erkrankung (Myopathie oder axonale Neuropathie), Myotonie, nach Nervenläsion mit Kontinuitätsunterbrechung zum Reinnervationsnachweis, als topische Diagnostik nach Nervenläsion

Auswertung

- Bei Denervierung zeigt sich pathologische Spontanaktivität (Fibrillationspotenziale)
- Bei einer Myopathie zeigen sich verkürzte Potenziale (polyphasisch, spitze Komponenten) und niedrige Amplituden durch Rarefizierung/Degeneration der Muskelfasern, Frühphase mit dichtem Interferenzmuster
- Bei einer neurogenen Schädigung findet sich eine zeitliche Dispersion (erhöhte Phasenanzahl) und Amplitudenzunahme durch Rekrutierung größerer motorischer Einheiten (Rekrutierung durch benachbarte gesunde Nervenendigungen), Lichtung des Interferenzmusters

50.4 Evozierten Potenziale

Matthias Ensslen

Gemessen wird die Signalverarbeitung von Sinnesorganen. Durch Mittelungstechik wiederholter Reizungen wird eine evozierte Reizantwort aus der EEG-Grundaktivität herausgefiltert. So erfolgen im günstigen Fall bei visuell evozierten Potenzialen (VEP) 10 Messungen, bei somatosensibel evozierten Potenzialen (SEP) 50 Messungen und bei akustisch evozierten Potenzialen (AEP) 500 Messungen, je nach Signal-Rausch-Verhältnis der jeweiligen evozierten Potenziale. Wie auch beim EEG gilt es Artefakte zu reduzieren, niedrige Ableitwiderstände zu schaffen und mit entsprechenden Filtern die gewünschten Frequenzen hervorzuheben.

50.4.1 Somatosensibel evozierte Potenziale (SEP)

Dies ist die wichtige neurophysiologische Leitungsprüfung des Kindesalters.

Es werden lange Impulslaufstrecken mit Einbeziehung des zentralen und peripheren Nervensystems gemessen. Bei einer unauffälliger SEP-Untersuchung kann von einer normalen sensiblen Nervenleitung ausgegangen werden. Eine Amplitudenminderung kann aufgrund des synaptischen Verstärkereffekts aber übersehen werden.

50

Indikationen

- Erkrankungen der weißen Substanz und der Leitungsbahnen des Rückenmark (z. B. multiple Sklerose, ADEM), traumatische Rückenmarksläsionen, Läsionen der proximalen peripheren Nervenanteile, Neuropathien (z. B. Guillain-Barre-Syndrom), Sensibilitätsprüfung bei fehlender Kooperation und zur Abgrenzung psychosomatischer Beschwerden

Durchführung

- Elektrische Reizung (Stromstärken 4–6 mA, Reizfrequenz 3 Hz) am häufigsten an den Nervenstämmen des N. medianus am Handgelenk oder N. tibialis am Innenknöchel
- Ableitung über dem primär sensorischen Rindenfeld und spinal (Arm C7, Bein L1), durch diese Zwischenmessung ist eine Differenzierung zwischen zentraler und peripherer Läsion möglich
- Gemessen wird die Leitung über die dicksten myelinisierte Fasern (Vibrationsempfinden)

Auswertung

- Kortikale und spinale Latenzen werden im Seitenvergleich und in Relation auf das Alter und die Länge des Patienten betrachtet
- SEP zeigen eine altersabhängige Veränderung der Kurve, ab dem 2. Lebensjahr nehmen sie die Erwachsenenkonfiguration an (Medianus-SEP V-Form, Tibialis-SEP W-Form)
- Pathologisch sind Amplitudendifferenzen > 50 % und Latenzdifferenzen über 3 ms

50.4.2 Visuell evozierte Potenziale (VEP)

Untersucht wird vornehmlich die prägenikuläre Sehbahn. Prozesse der Sehstrahlung und Sehrinde werden oft übersehen.

Indikation

- Erkrankungen mit Beteiligung der Sehbahn wie entzündlich-demyelinisierende (z. B. multiple Sklerose), metabolische oder hereditäre Prozesse, ophthalomolisch ungeklärte Sehverschlechterung, DD psychogene Sehstörung

Durchführung

- Monokulare Reizung durch Kontraste (Schachbrettmusterumkehr) oder Lichtblitze, Kontrastgröße 50 Bogenminuten
- Bei Verwendung von Kontrasten sind die Reizantworten genauer definiert (Normwerte vorhanden), eine konstante Fixation jedoch erforderlich
- Im Kleinkindalter sind Lichtblitze oft praktikabler, da die Messung auch ohne Fixation erfolgen kann

■■ **Auswertung**
- Triphasisches Potenzial, wichtigste Latenz P100
- Geringe Varianz im Seitenvergleich, auch geringe Unterschiede in Latenz und Amplitude sind hier bereits pathologisch

50.4.3 Akustisch evozierte Potenziale (AEP)

Es handelt sich um die neurophysiologische Funktionsprüfung des Hirnstamms und der Hörbahn.

■■ **Indikation**
- Leukodystrophische Prozesse, entzündliche Läsionen der weißen Substanz, Hirnnervenstörung, Hörstörung, Neuromonitoring bei Bewusstseinsstörung, Hirntoddiagnostik (rechtzeitiger Ausgangsbefund um das Erlöschen der Potenziale zu belegen)

■■ **Durchführung**
- Größenangepasste Kopfhörer
- Klickreize mit Frequenzen zwischen 10–20 Hz (gegenseitiges Ohr wird verrauscht), Lautstärke bis 70–80 dB
- Aufzeichung mit Skalpelektroden ipsi- und kontralateral (Vertex, Mastoid und Referenzelektrode)

■■ **Auswertung**
- Abgeleitete Wellen I–V stellen den Verlauf der Hörbahn bis zum Hirnstamm dar
- Neuroanatomische Zuordnung anhand des Befundmusters möglich
- Ab dem 3. Lebensjahr bis ins Erwachsenenalter stabile Messwerte

50.5 Liquordiagnostik

Kevin Rostasy

Die Liquordiagnostik spielt bei vielen Erkrankungen des Gehirns im Kindes und Jugendalter eine wichtige Rolle. Insbesondere bei erregerbedingten entzündlichen, den autoimmunvermittelten ZNS-Erkrankungen (MS, autoimmunbedingten Enzephalitis, ZNS-Vaskulitis usw.) aber auch bei Verdacht auf ZNS-Tumoren, neurodegenerativen Erkrankungen, Bewegungsstörungen und Pseudotumor cerebri sind die erhobenen Befunde von zentraler Bedeutung für die Diagnose und oft wegweisend für die anschließende Therapie.
- Durchführung nach einem Standardprotokoll, um idealerweise alle diagnostischen Möglichkeiten einer Liquordiagnostik abzudecken und eine gute Präanalytik zu gewährleisten. In der Realität beschränkt man sich häufig auf die gezielte Fragestellung
- Vor der Punktion muss das Vorliegen eines pathologisch erhöhten Hirndrucks ausgeschlossen sein (kein Meningismus, fehlende Zeichen wie Stauungspapille, keine Druckzeichen in der Bildgebung (Kopfultraschall, cMRT)
- Durchführung der lumbalen Liquorpunktion erfolgt unter sterilen Bedingungen und je jünger die Kinder sind häufig mittels einer Sedierung (**Cave**: bestimmte Narkosemittel wie Ketamin erhöhen den Liquordruck und sollten nicht verwendet werden).
- Bei jeder Liquorpunktion am Anfang der Liquorentnahme: Bestimmung des Liquoröffnungsdrucks. Insbesondere der häufig schwierigen Diagnose eines Pseudotumor cerebri ist die Bestimmung des Öffnungsdrucks in Kombination mit anderen Befunden essenziell und sollte >30 cm/ Wassersäule liegen
- Grundsätzlich bei **jeder Liquorpunktion**: Bestimmung der Zellzahl, Gesamtprotein, Glukose, Laktat im Liquor (◘ Tab. 50.1)
- Bei Kindern mit dem **V. a. eine entzündliche ZNS-Erkrankung** (erregerbedingt, autoimmun) neben den entsprechenden bakteriologischen (Kultur) und serologischen Untersuchungen (z. B. IgM- und IgG-Antikörper gegen FSME, Enteroviren, HSV mit HSV-PCR) immer folgendes Grundprogramm anhand eines Serum-

Tab. 50.1 Wichtige Parameter und Befunde der Liquorpunktion

Parameter		Befund
Liquoröffnungsdruck (Sedierung ohne Ketamin)	Normal	≤280 mm/H_2O
	Pathologisch	≥280 mm//H2O; Hinweis für Pseudotumor cerebri bei Papillenödem, Parese des VI. Hirnnervs
Farbe	Normal	Farblos und klar
	Pathologisch	Trüb: Eitrige Meningitis Xanthochrom: Extrem hoher Eiweißgehalt bei Sperrliquorsyndrom (spinale Raumforderung, ältere Blutung) Blutig: Blutige Punktion (1 Leukozyt/1000 Erythrozyten), (Subarachnoidal)blutung
Zellzahl, Zellbild	Normal	<5/mm^3
	Neugeborene	<15/mm^3
	Pathologisch	<100/mm^3: Demyelinisierende (MS, ADEM), ZNS-Vaskulitis, chemischen Noxen wie intrathekales Methotrexat) <1000/mm^3: Seröse Meningitis bei viraler, tuberkulöser, Pilzmeningitis, Neuroborreliose, Mykoplasmen >1000/mm^3: Bakterieller Meningitis, FSME **Cave:** 1. Überwiegend segmentkernige Granulozyten im Liquorzellausstrich (auch bei Zellzahl <1000/mm^3) spricht für eine bakterielle Meningitis 2. Pleomorphes Zellbild für Neuroborreliose
Eiweiß	Normal	10–40 mg/dl
	Neugeborene	Bis 120 mg/dl
	Pathologisch	>40 (120) mg/dl: Infektiöse (FSME), immunologische, vaskulitische, degenerative Prozesse (MLD)
Glukose	Normal	60 mg/dl, Richtwert > $\frac{2}{3}$ des Blutzuckerspiegels
	Neugeborene	Bis 120 mg/dl
	Pathologisch	< $\frac{2}{3}$ des Blutzuckerspiegels bei bakterieller und tuberkulöser Meningitis; Glukosetransporterdefekt
Bakterienkultur, Gramfärbung	Neugeborene	Streptokokken der Gruppe B, E. coli, Listerien
	Säuglinge und Kleinkinder	Hämophilus, Meningokokken, Pneumokokken
Virologische Abklärung nach Klinik (+Serum-/Stuhluntersuchungen!)		Herpes-simplex-Virus Typ I + II (+ HSV-PCR!!) Varizellen, Masern, Rubella, Mumps, Ebstein-Barr-Virus, Coxackie, Echovirus, Picorna virus, Adenovirus, Flavivirus B, Respiratory-syncytial-Virus (RSV), CMV, FSME

Tab. 50.1 (Fortsetzung)

Parameter	Befund
Immunglobuline (Ig) (IgG, IgM, IgA)	Durch Bestimmung der Ratio (Ig Liquor/Ig Plasma) lässt sich eine pathologische intrathekale Immunglobulinproduktion bei intrazerebralen entzündlichen Prozessen (Enzephalitis, Vaskulitis, Slow-virus-Infektionen) feststellen
Bestimmung der Antikörperspezifitäts-Index (ASI) für relevante Antikörper	Masern-, Rubella-, Varizellen-Antikörper, (MRZ)-Reaktion bei MS, Neuroborreliose, HSV, NMDA-R-Enzephalitis, SSPE
Oligoklonale Banden	Marker für chronisch-entzündliche Prozesse (z. B. multiple Sklerose)
Sonstige Messgrößen (immer in Kombination mit Serum)	Laktat: Stoffwechselerkrankungen (v. a. Mitochondriopathien) Aminosäuren: Stoffwechselerkrankungen (v. a. Mitochondriopathien) Pipecholinsäure bei Neugeborenenanfällen Neuronale (z. B. anti-NMDA-R-) und onkoneuronale (anti-Hu-) Antikörper bei V. a. autoimmunbedingter Enzephalitis

Liquor-Paars: Zytologie und Zytospin (DD: ZNS-Lymphom usw.), Bestimmung des Albuminquotienten (z. B. Schrankenstörung bei Neuroborelliose), IgG-, IgM-, IgA-Quotient und oligoklonale Banden (MS), intrathekale Synthese von HSV-IgG bei HSV-Enzephalitis)

- Bei V. a. auf eine **autoimmunbedingte ZNS-Erkrankung** mit psychiatrischen Symptomen in Kombination mit Anfällen, Bewegungsstörungen: Zusätzlich die Bestimmung der Autoantikörper gegen Oberflächen- (insbesondere NMDA-R-Ak bei Kindern) und ggf. intrazelluläre Antigene (z. B. anti-Hu, aber sehr selten vorhanden bei Kindern) im Serum *und* Liquor
- Bei Kindern mit V. a. auf eine **neurodegenerative Erkrankung** (z. B. Mitochondriopathien), Bewegungsstörungen: Bestimmung der Aminosäuren, Neurotransmitter im Serum und Liquor sowie Laktat- und Glukosemessung → Wenn der Glukosequotient unter 0,4 liegt, ist dies ein Hinweise auf eine Glukosetransporterstörung insbesondere im Kontext einer Epilepsie und Ataxie, die mit entsprechender Diät gut behandelbar ist
- Bei V. a. **pyridoxinabhängigen Anfällen**, insbesondere im 1. Lebensjahr: Analyse durch die Messung der Pipecholinsäure im Liquor neben der Bestimmung im Urin und Plasma ergänzt

Praktische Tipps
- Immer ein Liquor-Serum-Paar zusätzlich abnehmen für evtl. weitere Untersuchungen
- Bei V. a. Enzephalitis immer eine HSV-PCR mitbestimmen lassen, auch bei normaler Zellzahl im Liquor; ggf. Nachpunktieren nach 3 Tagen und HSV-PCR wiederholen, bis dahin i.v.-Aciclovirtherapie
- Bei V. a. auf ZNS-Tumor, Makrophagenaktivationssyndrom, ZNS-Lymphom → ein Zytospinpräparat anfertigen

und vom Onkologen, Neuropathologen beurteilen lassen
- Klinisches Spektrum der autoimmunen Erkrankungen des ZNS ist sehr variabel → daher großzügige Bestimmung der Antikörper gegen neuronale Oberflächenantigene im Serum und Liquor (z. B. NMDAR-Ak sind gelegentlich nur im Liquor nachweisbar)
- Keine Glukoseinfusion vor einer Lumbalpunktion → beeinflusst den Glukosequotienten (Verhältnis von Liquor- zu Blutglukosekonzentration, <0,4 pathologisch) beeinflusst (falsch erniedrigt)

Pneumologische und allergologische Diagnostik

Christiane Lex und Susanne Lau

C. Papan, L. T. Weber (Hrsg.), *Repetitorium Kinder- und Jugendmedizin*,
https://doi.org/10.1007/978-3-662-56790-6_51

51.1 Pneumologische Diagnostik

Christiane Lex

51.1.1 Sauerstoffsättigung (SO_2)

- In Ruhe zur Schweregradbeurteilung bei akuter Erkrankung sinnvoll
- Unter/nach Belastung zur Diagnose einer latenten Störung des Gasaustauschs sinnvoll (interstitielle Erkrankungen)

51.1.2 Laborchemie

- BGA bei drohender Hyperkapnie
- Infektionsparameter, z. B. Blutbild, Differenzialblutbild, CRP
- Allergologische Diagnostik ab frühem Säuglingsalter (Hautpricktest, RAST-Untersuchungen)
- Immundiagnostik, z. B. IgA, IgG, IgM, Quantiferon-Test

51.1.3 Erregerdiagnostik

- Erfolgt mittels mikrobiologischer und virologische Untersuchungen
- Insbesondere bei Säuglingen und Kindern mit rezidivierenden Symptomen und/oder chronischen Atemwegserkrankungen sinnvoll

Probenmaterial

- Nasopharynxsekret
- Nasenabstrich
- Rachenabstrich (ggf. nach Inhalation hypertoner NaCl-Lösung)
- Sputum (ggf. nach Inhalation hypertoner NaCl-Lösung)
- Bronchoalveoläre Lavage (BAL)
- Pleurapunktat
- Serum

Testverfahren

- Erreger und Resistenz: Mikroskopie und kulturelle Anzüchtung von Bakterien, Resistenztestung
- Bakterielle DNA: Teuer, z. B. aus Pleurapunktat, wenn antibiotisch vorbehandelt wurde
- Tuberkulosediagnostik muss bei Verdacht gezielt angefordert werden
- Mykoplasma-pneumoniae: PCR aus respiratorischen Sekreten/Abstrichen oder serologisch
- Chlamydia-pneumoniae: PCR aus respiratorischen Sekreten/Abstrichen oder serologisch
- Respiratory-Syncytial-Virus (RSV): Antigenschnelltest oder PCR
- Influenzae-A- und -B-Antigenschnelltest oder -PCR
- Neu: Multiplex-PCR auf respiratorische Viren/Bakterien (enthält je nach Labor 10–15 Virusergebnisse; teilweise inkl. Mykoplasmen)
- Weitere Untersuchungen bei Immunsuppression (z. B. CMV-PCR, EBV-PCR, Aspergillus-AG)

51.1.4 Bildgebung

Sonographie

- Sinnvoll zur Diagnose von Pneumonien, Atelektasen und Pleuraergüssen

Thoraxröntgenaufnahme/CT-Thorax

- Bei rezidivierenden Symptomen zur differenzialdiagnostischen Abklärung nicht vergessen, insbesondere auch zum Ausschuss Raumforderung und/oder Belüftungsstörung
- CT-Thorax:
  - Bei V. a. chronischen Umbau wie Bronchiektasen
  - Bei V. a. diffus parenchymatöse bzw. interstitielle Lungenerkrankung

- MRT-Thorax: Bei V. a. Raumforderung, vaskuläre Fehlbildungen, Lungenveränderung bei CF

51.1.5 Lungenfunktion

- Diagnosestellung von chronischen Lungenerkrankungen
- Unterscheidung zwischen obstruktiver und restriktiver Ventilationsstörung bei chronischer Symptomatik
- Möglichst vor Beginn einer medikamentösen Dauertherapie (z. B. inhalativen Kortikoiden) durchführen
- Unterschiedliche Verfahren: ◘ Tab. 51.1

Kontraindikation

- Akute Dyspnoe, Pneumothorax, Spirometerasthma, zerebrale Krampfneigung bei Hyperventilation, Thorax-OP in den letzten 4 Wochen
- Vor Durchführung unbedingt Einnahmezeit von bronchodilatatorisch und antiin-

◘ **Tab. 51.1** Lungenfunktionsverfahren im Kindesalter mit Angaben zum Mindestalter und möglichen Fragestellungen

Untersuchungsmethode	Alter	Fragestellung
Spirometrie einschließlich Fluss-Volumen-Kurve	≥3 J.	Unterscheidung und Schweregradeinteilung von obstruktiven, restriktiven und kombinierten Ventilationsstörungen
Bodyplethysmographie	≥4 J.	Obstruktion (R_{aw} ↑), Restriktion (TLC ↓), Überblähung (RV ↑, RV/TLC ↑)
Weitere Methoden der Atemwegswiderstandsmessung		
- Unterbrechertechniken		Obstruktion (R_{int} ↑)
- Oszillationstechniken		Obstruktion (R_{os} ↑)
Bronchodilatationstest	≥3 J.	Reversibilität einer obstruktiven Ventilationsstörung
Unspezifische bronchiale Provokation		
- Laufbandbelastung	≥6 J.	Bronchiale Hyperreagibilität
- Hypertone Kochsalzlösung	≥6 J.	
- Mannitol, Adenosinmonophosphat		
- Pharmakologische Substanzen (z. B. Methacholin)		
Spezielle Messmethoden		
Diffusionsmessung	≥10 J.	Diffusionsstörung
NO-Exhalatmessung (FeNO)	≥5 J.[a]	Eosinophile Atemwegsinflammation
Gasauswaschmethoden (z. B. Multiple Breath Washout, MBW)	≥3 J.[a]	Ventilationsinhomogenitäten
Spiroergometrie	≥6 J.	Beurteilung der kardiopulmonalen Leistungsfähigkeit

[a] mit speziellen Techniken ab Säuglingsalter möglich

flammatorisch wirkenden Medikamenten notieren und beachten

51.1.5.1 Spirometrie

- Basisuntersuchung jeder Lungenfunktion zur Unterscheidung restriktiver und obstruktiver Ventilationsstörungen
- Volumenänderungen zwischen Ein- und Ausatmung (pro Zeiteinheit) und dem dazugehörigen Luftfluss (auch Flow, oder Atemstromstärke genannt) werden gemessen und in einer Fluss-Volumen-Kurve graphisch dargestellt (◘ Abb. 51.1)
- **Qualitätskriterien müssen beachtet werden (z. B. Reproduzierbarkeit, steiler Anstieg der Kurve, Expirationszeit >6 s bei Kindern >10 Jahren)**
- Wichtigste Parameter:
  - FVC: Forcierte Vitalkapazität, d. h. maximal forciert ausgeatmetes Volumen
  - FEV_1: Forciert ausgeatmetes Volumen in 1 s (Einsekundenkapazität)
  - FEV_1/FVC: Relative Einsekundenkapazität
  - PEF: Peakflow (Atemspitzenstoss)
  - FEF_{75}: Forcierter expiratorischer Fluss bei 75 % ausgeatmeter Vitalkapazität, kann direkt in der Fluss-Volumen-Kurve nach 75 % der gemessenen FVC abgelesen werden
  - die früher übliche Bezeichnung MEF_{25} bezog sich komplementär auf den 25. Prozentsatz der FVC, der noch ausgeatmet werden konnte (FEF_{75} ist identisch mit MEF_{25})
- Befundkonstellationen: ◘ Tab. 51.2 und ◘ Abb. 51.2
- **Eine obstruktive Ventilationsstörung ist durch eine Verminderung des altersabhängigen relativen Einsekundenkapazität (FEV_1/FVC) auf Werte unterhalb des 5. Perzentils (Z-Score kleiner als -1,645) definiert**
- **Zur Diagnosestellung einer restriktiven Ventilationsstörung muss eine Bodyplethysmographie erfolgen; hierbei muss die TLC (totale Lungenkapazität) erniedrigt sein**
- **Referenzwerte**: Seit 2012 stehen internationale multiethnische Referenzwerte der Global Lung Initiative (GLI) für die Altersgruppe von 3–95 Jahren zur Verfügung

51

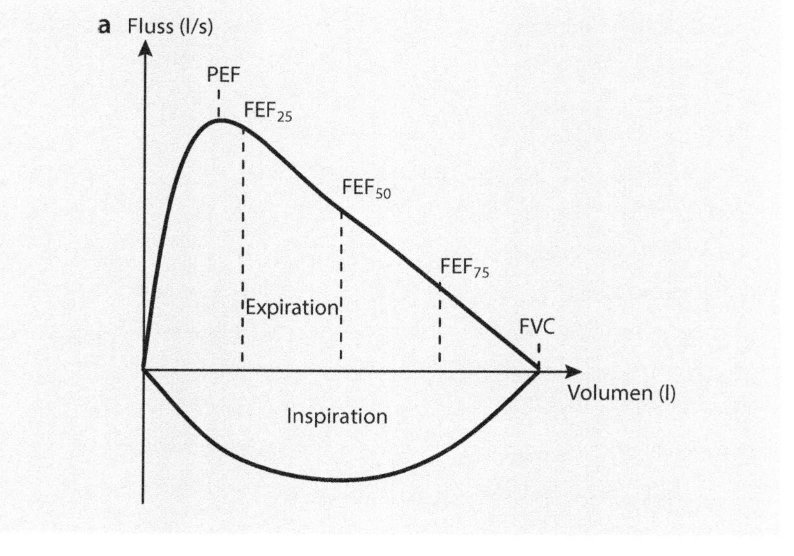

◘ **Abb. 51.1** Fluss-Volumen-Kurve

- **Lungenfunktionswerte sollen in z-scores (Standardabweichungen) oder Perzentilen und nicht in % des Solls angegeben werden; nur so kann interpretiert werden, ob ein Wert im Normbereich liegt (z-score −1,64 bis +1,64 oder 5.–95. Perzentile)**

Tab. 51.2 Lungenfunktionsauswertung

	Obstruktion	Restriktion
FVC [l]	=↓	↓
FEV_1 [l]	↓	=↓
FEV_1/FVC [%]	↓	=↑
FEF_{75} [l]	↓	=
Fluss-Volumen-Kurve	Konkav	Konvex

51.1.5.2 Bodyplethysmographie

- Messung des spezifischen Atemwegswiderstands (Resistance, sR_{aw}) während der Ruheatmung
- Messung des intrathorakalen Gasvolumens (ITGV) nach Verschluss einer Klappe am Mundstück, Berechnung u. a. des Residualvolumes (RV) und der totalen Lungenkapazität (TLC)

51.1.5.3 Bronchodilatationstest

- Nachweis einer Reversibilität mittels bronchienerweiternder Medikamente (positiv: Zunahme der FEV_1 um 12 % des Ausgangswerts 10 min nach Gabe von 2 Hüben Salbutamol)

51.1.5.4 Bronchiale Provokation

- Im Kindes- und Jugendalter kommt hierfür meist die standarisierte Laufbandbelastung zum Einsatz

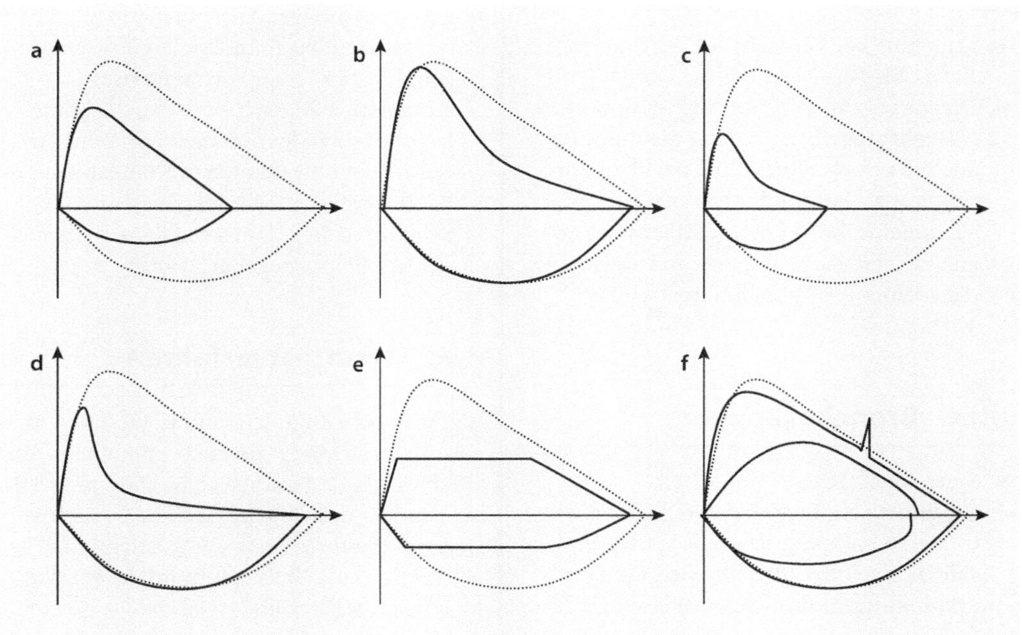

Abb. 51.2 Typische Fluss-Volumen-Kurven bei **a** restriktiver Ventilationsstörung, **b** obstruktiver Ventilationsstörung, **c** gemischt obstruktiv-restriktiver Ventilationsstörung, **d** Bronchialkollaps, **e** extrathorakaler Stenose, **f** Mitarbeitsartefakten

- Weitere Verfahren: ◘ Tab. 51.1 und ► Abschn. 51.2.3.

51.1.5.5 NO-Exhalatmessung (FeNO)

- Messung der eosinophilen Atemwegsinflammation beim Asthma bronchiale mittels einfachem Atemtest (eindeutig pathologisch: FeNO >35 ppb)
- Einsatz in der Diagnostik und dem Monitoring des Asthma bronchiale

51.1.6 Schweißtest

- Sammlung des Schweißes mittels Pilocarpin-Iontophorese
- Messung des Schweißchlorids: Diagnosestellung einer Mukoviszidose bei Werten ≥60 mmol/l

51.1.7 Ziliendiagnostik

51

- Screening bei Verdacht auf Ziliendyskinesie: nasale NO-Messung
- Diagnosestellung einer Ziliendyskinesie: Nasenbürstenabstrich zur Zilienfunktionsanalyse mittels Hochfrequenzvideomikroskopie, ggf. Immunfluoreszenz, ggf. elektonenmikroskopische Zilienstrukturanalyse, ggf. Genetik (technisch aufwendig, steht nur in wenigen Zentren zur Verfügung!)

51.1.8 Bronchoskopie

- Starr oder flexibel
- **Diagnostisch**: Erregersuche, Zytologie bei unklaren pathologischen Befunden in der Bildgebung oder interstitiellen Lungenerkrankungen; Bronchoalveoläre Lavage (BAL), ggf. transbronchiale Lungenbiopsie/Nadelaspiration
- **Therapeutisch**: Fremdkörperentfernung, ggf. auch Bronchialtoilette, Erweiterung einer Atemwegsverlegung (Granulom, Lymphknoteneinbruch mit persistierender Atelektase, „vanishing lobe" nach Lungentransplantation)

51.2 Allergologische Diagnostik

Susanne Lau

51.2.1 Anamnese

Die Erhebung der Anamnese umfasst:

- **Familienanamnese**: Atopische Erkrankungen von Geschwistern und Eltern Insektengift- und Medikamentenallergien spielen eine untergeordnete Rolle hinsichtlich Heredität
- **Umgebungsanamnese**: Haustierhaltung, Tabakrauchexposition. Gibt es einen Zusammenhang zwischen Exposition (Tierkontakt, Nahrungsmittelingestion) und Symptomen?
- **Eigenanamnese**: Angeborene bzw. erworbene Vorerkrankungen. Erkrankungen des atopischen Formenkreises („atopischer Marsch") oder auch andere Komorbidität. Symptome in örtlichem, zeitlichem und situativem Kontext. Gibt es Beschwerdefreiheit oder ganzjährige Symptome. Bei Unklarheit kann man auch ein Beschwerdetagebuch führen lassen.

51.2.2 Hauttestverfahren

Es gibt sowohl kutane (Hautpricktest, Intrakutantest, Scratchtest) als auch epikutane Testverfahren (Epikutantest/Patchtest, Reibtest). In der Kinder- und Jugendmedizin werden vorwiegend Hautpricktests (V. a. allergische Sofortreaktion) und Epikutantests bzw. Patchtests (V. a. Kontaktallergie).

- Die Hautreagibilität kann durch eingenommene Medikamente wie Antihistaminika abgeschwächt werden und falsch negativ ausfallen, andererseits kann z. B. bei Urticaria factitia oder bei einem

ausgeprägten atopischen Ekzem ein Hauttest falsch positiv sein → immer Positiv- (Histaminhydrochlorid) und Negativkontrollen (NaCl 0,9 % bzw. Albuminlösung) mitführen
- Medikamente, die den Hauttest beeinflussen, sollten rechtzeitig abgesetzt werden (Cetirizin, Levocetirizin und Loratadin 48 h, Desloratadin 5–7 Tage und systemische Steroide 4–7 Tage)
- Bei Ganzkörperekzem keine Hauttestung
- Standardisierte kommerzielle Testextrakte verwenden, insbesondere für Inhalationsallergene. Nahrungsmittelallergene in kommerziellen Lösungen sind instabiler als Inhalationsallergene und daher schlechter standardisierbar. Testsubstanzen bei 4 °C lagern. Verfallsdatum kommerzieller Extrakte beachten
- Flüssig verfügbare native Lebensmittel können auch für den Prick-Test verwendet werden (z. B. Kuhmilch) (erfordert Anmeldung bei der Landesärztekammer, da nicht zugelassene Produkte). Eine Sonderform ist der „Prick-to-Pricktest“, bei dem Nahrungsmittel in Festphase verwendet werden (z. B. Nüsse) und man die Lanzette zuerst in das Nahrungsmittel sticht und dann in die Patientenhaut
- Allergenkonzentrationen von Lösungen für den Intrakutantest liegen i. d. R. um den Faktor 100–1000 niedriger als bei Pricklösungen (Intrakutantest sensitiver als Pricktest)

51.2.2.1 Pricktest

- Am häufigsten eingesetzter Hauttest
- Durchführung am volaren Unterarm (Rücken im Kindesalter Ausnahme)
- Vor dem Auftropfen Haut reinigen bzw. Entfetten, damit Lösung nicht verläuft
- Markieren der Testorte (i. d. R. Zahlen) und Dokumentation der Reihenfolge auf Dokumentationsbogen
- Ausreichender Abstand von ca. 2 cm beim Auftropfen der wässrigen Allergenlösung
- Ausschließlich Verwendung einer Prick-Lanzette mit 1 mm Spitzenlänge. Wechseln der Lanzette nach jedem Einstich bzw. jedem Allergen
- Auswahl der Allergene sinnvoll nach Fragestellung und unter Berücksichtigung geografischer Aspekte
  - Standardpanel für Inhalationsallergene Mitteleuropa: Birke, Gräser, Beifuß, Alternaria alternata, Dermatophagoides pteronyssinus (evtl. zusätzlich D. farinae), Hunde- und Katzenhaare (oder -schuppen), NaCl 0,9 %, Histaminhydrochlorid 0,1 %.
  - Standardpanel für primäre Nahrungsmittelallergene: Erdnuss, Hühnerei, Erdnuss, Haselnuss, Soja, Weizen, Dorsch bzw. Kabeljau
- Abtupfen nach Beendigung der Testreihe (Reihenfolge!)
- Ablesen nach 15–20 min und Dokumentation der Quaddelreaktion in mm Durchmesser
- Rückbildung der Reaktion meist nach 1–2 h
- Selten Spätreaktionen, sehr selten systemische allergische Reaktionen (**Cave**: Kontraindikation bei Z. n. lebensbedrohlicher Anaphylaxie)

Eine Quaddelgröße ≥3 mm bzw. gleich oder größer der Histaminquaddel ist als eindeutig positiv zu werten.

51.2.2.2 Intrakutantest

- Mit einer Tuberkulinspritze werden 0,02–0,05 ml der Allergenlösung (**Cave**: Konzentration) wird nach Markierung der Testorte und Dokumentation im Testbogen mit einer dünnen Kanüle (Nr. 21) streng intrakutan (wie ein Tuberkulintest) injiziert. Die Lösung muss steril und für die Intrakutanapplikation geeignet sein
- Hier sollte es zu einer ca. 3 mm durchmessenden Quaddel kommen
- Für jeden Extrakt werden eine eigene Spritze und Kanüle verwendet
- Gutes Festhalten durch Assistenz, da die Injektion schmerzhaft ist → Beschränken des Panels auf das Nötigste

- Ablesen nach 15–20 min. Falsch positive Ergebnisse sind häufiger als beim Pricktest.

51.2.2.3 Epikutantest

- Beim Epikutan- oder Patchtest erfolgt ein Nachweis oder Ausschluss einer Ekzem-Typ-Reaktion (Kontaktekzem) bzw. einer verzögerten zellulären allergischen Reaktion Typ IV. Der Epikutantest kann für klassische Typ-IV-Allergene (Duftstoffe, Metallverbindungen etc.) oder auch klassische Allergene bei Verdacht auf Aggravierung eines atopischen Ekzems eingesetzt werden
- Auch hier müssen Positiv- und Negativkontrollen mitgeführt werden
- Als Inkubationskammern stehen „Finn chambers" (Aluminiumkammern) oder auch Dünnschichtfolien zur Verfügung. Normalerweise werden die Testpflaster nach 24 h entfernt, die Ablesung erfolgt dann und nach 48 und 72 h. Der Epikutantest ist positiv, wenn es – außer einem Erythem – auch zu Infiltrat, Papeln und/oder Bläschen (manchmal Erosionen) kommt
- Eine Sonderform des Epikutantests ist die Sofortablesung, wenn Bedenken gegenüber dem Pricktest bei Zustand nach schwerer Reaktion auf ein verdächtigte Allergen besteht → wenn möglich serologisches Testverfahren bevorzugen

51.2.3 Provokationsverfahren

Für alle Provokationsverfahren gilt, dass sie erst dann eingesetzt werden, wenn eine allergologische Diagnostik (Anamnese, Hauttest, In-vitro-Test) erfolgt ist und es Unklarheiten hinsichtlich der klinischen Relevanz einer Sensibilisierung bzw. der Eindeutigkeit von Symptomen gibt.

- Auch hier gilt wie für den Hauttest, dass die Karenzfristen für antiallergische Medikamenten (topisch und systemisch) eingehalten werden: Topische und systemische Steroide eine Woche, Antihistaminika 3 Tage
- Indikation der beiden Provokationsverfahren: Klinische Relevanz einer Sensibilisierung zu prüfen, insbesondere, wenn es Überschneidungen im Pollenflug gibt bei Doppelsensibilisierung (z. B. Gräser, Beifuß, Spitzwegerich oder Beifuß/Alternaria) bzw. Mehrfachsensibilisierungen bei perennialen Allergenen wie Tierhaare und Hausstaubmilbe. Wichtig, wenn eine spezifische Immuntherapie geplant wird
- Provokationstestung erfolgt im beschwerdefreien Intervall
- Verwendet werden standardisierte Testlösungen, die für die Provokation geeignet sind (keine Pricklösungen)

51.2.3.1 Nasale Provokationstestung

Für die nasale Provokation werden 0,1–1 %ige Provokationslösungen verwendet. 1–2 Pumpstöße mit ca. 0,01–0,02 ml Allergenlösung werden auf die Nasenmuscheln (nicht auf die Nasenscheidewand) appliziert. Initial sollte, um eine unspezifische Reaktion auszuschließen, 1–2 Sprühstöße mit allergenfreiem Lösungsmittel (Kontrolllösung) erfolgen und 10 min gewartet werden, ob es zu einer Reaktion kommt.

Ablesen von Reaktionen

A. Subjektive Bewertungskriterien:
   1. Sekretion: Keine – wenig – viel → 0–2 Punkte
   2. Irritation: 0- bis 2-mal Niesen – 3- bis 5-mal Niesen – >5-mal Niesen → 0–2 Punkte
   3. Fernsymptome: Keine – Tränenfluss/Gaumenjucken/Ohrenjucken – Konjunktivitis/Chemosis (Schwellung der Bindehaut)/Urticaria/Husten → 0–2 Punkte

B. Nasale Obstruktion
   1. Anteriore Rhinomanometrie → Abnahme des nasalen Volumenflusses
   2. Nasaler Peakflow

51.2.3.2 Konjunktivale Provokationstestung

Eine standardisierte Testlösung kommt in abnehmenden Verdünnungen zum Einsatz. Abgelesen werden folgende Stadien:

I. Fremdkörpergefühl, Rötung der Conjunctiva bulbi, beginnender Juckreiz
II. Zusätzlich Tränenfluss, stärkerer Juckreiz, Rötung der Conjunctiva tarsi des Unterlids
III. Zusätzlich Rötung der Conjunctiva tarsi des Oberlids, starker Juckreiz, Blepharospasmus
IV. Zusätzlich Chemosis (Schwellung der Bindehaut), Lidschwellung, imperativer Juckreiz

51.2.3.3 Bronchiale Provokationsverfahren

Neben der Ruhelungenfunktion (Spirometrie, Bodyplethysmografie), die v. a. bei Patienten mit Asthma bronchiale zum Einsatz kommt, gibt es auch Verfahren, die die abnorme bronchokonstriktorische Antwort auf spezifische oder unspezifische Stimuli erfassen, die sog. bronchiale Überempfindlichkeit oder Hyperreagibilität (BHR)

Unspezifische Testverfahren

- **Indirekte Testverfahren** nutzen Stimuli wie körperliche Belastung (Laufband), Kälte oder auch hyperosmolare Kochsalzlösung, Mannitol oder Hyperventilation
- Bei **direkten Testverfahren** werden pharmakologische Substanzen wie Methacholin oder Histamin in aufsteigender Dosierung inhaliert.
- Alle genannten Verfahren messen den Abfall der FEV_1 in der Spirometrie
  - Bei den **indirekten** Verfahren gilt ein Abfall von >15 % als positiv und führt zum Abbruch der Untersuchung
  - Bei pharmakologischen **direkten** Provokationen wird die Peak-Konzentration oder Dosis, die zu einem 20 %igen Abfall der FEV_1 führt bestimmt: PC_{20} (extrapoliert in der Reservoirmethode) oder PD_{20} (kumulativ in der Dosimetermethode)

  Bei Methacholin werden beide Methoden verwendet, es ist die gebräuchlichere Substanz mit besserer Verträglichkeit und Spezifität als Histamin, bei dem man die Reservoirmethode benutzt.
- **Indikation** für die unspezifischen Testverfahren: Ausschluss eines Asthma bronchiale

  Hierzu haben direkte Tests eine hohe Sensitivität und einen guten negativen Voraussagewert. Indirekte Testverfahren eigenen sich besser für eine Bestätigung eines Asthma bronchiale (wie z. B. Belastungsasthma)

  Nach einer Provokation muss der Patient bis zur Normalisierung der Lungenfunktion überwacht werden

Bronchiale Allergenprovokation

- Sehr selten kann eine bronchiale Allergenprovokation notwendig sein, die aus Sicherheitsaspekten nur in Spezialabteilungen i. d. R. stationär durchgeführt werden sollte und eine entsprechende Nachbetreuung des Patienten erfordern, da es zu einem erheblichen Abfall der FEV_1 kommen kann (Cave: auch Spätreaktion, biphasische Reaktion)
- Die bronchiale Allergenprovokation sollte wegen der Invasivität eine Ausnahme darstellen, ggf. ist die klinische Relevanz einer Sensibilisierung gegen Inhalationsallergene auch durch eine nasale Provokation nachweisbar

51.2.3.4 Nahrungsmittelprovokation

Indikation und Durchführung

- Bei Verdacht auf eine Nahrungsmittelallergie können orale Provokationen verblindet und unverblindet erfolgen → offene versus doppelblinde, placebokontrollierte Nahrungsmittelprovokation (DBPCFC)
  - **Offene Provokationen** bei zu erwartenden Sofortreaktionen gut einsetzbar

- **Verblindete, placebokontrollierte Provokation** bei vermuteten Spätreaktionen, schlecht zu objektivierbaren Reaktionen (Ekzemverschlechterung, Schwankungen der Hautbefunde) oder subjektiven Symptomen wie Übelkeit, Bauchschmerzen etc.
- Nahrungsmittelprovokation ist sinnvoll, wenn es entweder noch keinen Verzehr eines Nahrungsmittels bei bestehender Sensibilisierung gegeben hat oder aber eine nahrungsmittelassoziierte Reaktion vermutet wird (mit oder ohne Sensibilisierung)
- Hat das Kind ein Nahrungsmittel bereits gut vertragen und ergibt sich ein positiver Hauttest oder spezifisches IgE gegen dieses Nahrungsmittel, so sind weder Diät noch Provokation erforderlich
- Ist eine längere Karenz durchgeführt worden, gerade in Hinblick auf Fisch-, Erdnuss- und Baumnusssensibilisierung, so sollte die Provokation erfolgen, da Toleranz nach Karenz verloren gehen kann
- Ist es bereits zu einer schweren Reaktion gekommen ist und es besteht eine eindeutige und passende Sensibilisierung, darf bzw. muss auf eine Provokation verzichtet werden (▶ Kap. 10, ▶ Abb. 10.3)
- Für einige Nahrungsmittel (Erdnuss, Cashewkerne, Haselnuss) gibt es Schwellenkonzentrationen oder „Decision points", die mit 90–95 %iger Wahrscheinlichkeit eine klinische Reaktion vorhersagen können (▶ Abschn. 51.2.4)
- Wenn die spezifische IgE-Konzentration gegen das Samenspeicherprotein Ara h 2 über 50 kU/l liegt und eine 95 %ige Prädiktion einer klinischen Reaktion besteht, so würden trotzdem 5 % (also jedes 20. Kind) überflüssigerweise eine Karenz des Allergens verordnet bekommen und einen Adrenalin-Autoinjektor mit sich führen müssen
- Entschließt man sich zur Nahrungsmittelprovokation, so sollte in jedem Falle diese titriert (◘ Tab. 51.3) und i. d. R. unter stationären Bedingungen (Notfallmanage-

◘ **Tab. 51.3** Orale Provokationsdosen pro Tag und Allergen bei der Nahrungsmittelprovokation am Beispiel Hühnerei, Kuhmilch und Erdnuss (i. d. R. Steigerung alle 30 min. Kumulativgabe am Folgetag bzw. am letzten Tag der Provokation)

	Hühnerei (pasteurisiertes Flüssigei)		**Kuhmilch**		**Erdnuss (geröstetes Mehl)**	
	Menge (ml)	**Protein (mg)**	**Menge (ml)**	**Protein (mg)**	**Menge (mg)**	**Protein (mg)**
Dosis 1	40	5	0,1	3	12	3
Dosis 2	110	14	0,3	10	40	10
Dosis 3	380	50	1,0	33	120	30
Dosis 4	1140	150	3,0	100	400	100
Dosis 5	3800	490	10,0	330	1200	300
Dosis 6	11.400	1460	30,0	1000	4000	1000
Dosis 7	38.000	4900	1000,0	3300	12.000	3070
Kumulativ	54.900	7070	144,4	4780	17.800	4500

60 g Hühnerei entsprechen einem Hühnerei; 300 mg Erdnussprotein entsprechen einer Erdnuss

ment, Dokumentieren und Handling von Spätreaktionen) erfolgen. Da 10 % aller nahrungsmittelallergischen Kinder erst auf eine Kumulativgabe reagieren, schließen viele spezialisierte Abteilungen bei negativer titrierter Provokation am Folgetag eine weitere Provokation mit der Gesamtmenge des Vortrags an

Besondere Voraussetzungen

- Trainiertes medizinisches Personal und eingespieltes Team in einem möglichst abgeschlossenen Bereich mit Überwachungsmöglichkeit (meist stationär)
- Der Kontakt zu frisch infektiösen Mitpatienten sollte vermieden werden. Das Kind sollte keinen akuten fieberhaften Infekt haben
- Das Kind erhält in den meisten Fällen, insbesondere wenn es um Sofortreaktionen geht, einen i.v.-Zugang. Der Hautbefund bei Kindern mit atopischer Dermatitis sollte kontrolliert sein, die wirkstofffreie Lokaltherapie sollte unter Provokation nicht geändert werden. Systemische Medikamente müssen entsprechend der Halbwertzeit abgesetzt werden
- Jedes zu provozierende Kind erhält einen Notfallplan, der gut sichtbar im Behandlungsraum angebracht ist, die Notfallmedikamente sollten anhand des Gewichts des Kindes schon berechnet und schriftlich angeordnet sein
- Bei allergischer oder anaphylaktischer Reaktion sollte das Kind an einen Monitor zur Überwachung der Herz-Kreislauf- und Atemfunktion angeschlossen werden
- Nach jeder Titrationsstufe muss auf einem gesonderten Dokumentationsbogen dokumentiert, ob und wenn ja, wie das Kind reagiert hat. Eine abschließende Beurteilung muss nach jeder Provokation schriftlich erfolgen

Beurteilung und Beratung

- Bei eindeutigen und objektivierbaren Reaktionen, die kontaktfern sind (nicht nur Kontakturticaria) ist die Diagnose „positiv" und die Karenz ist die Therapie der Wahl. Ist auch das Plabebo positiv, so muss die Provokation wiederholt werden
- Bei fraglichen Reaktionen, sollte die Intervalle zwischen den Titrationsstufen verlängert werden bzw. die Dosis wiederholt bzw. die Provokation mit der nächsten Dosis fortgesetzt werden
- Die Auswertung der Befunde sollte im Team mit der Familie ausführlich besprochen werden und daraus resultieren die entsprechenden Ernährungsempfehlungen und ggf. das Notfallmanagementtraining
- Wird bei positiver Reaktion eine Karenz empfohlen, so ist nach einem gewissen Zeitraum, der je nach Allergen, Alter des Kindes und Verlauf der Sensibilisierung variieren kann, eine Reprovokation zur Evaluierung der klinischen Relevanz empfohlen. Für Kuhmilch und Hühnerei z. B. nach 1–2 Jahren, wenn es sich um die Erstprovokation gehandelt hat, für Erdnuss und Baumnüsse sowie Fisch eher nach 3–5 Jahren

51.2.4 In-vitro-Verfahren

51.2.4.1 Immunoassays zur Bestimmung von IgE

- Am gebräuchlichsten sind der Enzymelinked Immunosorbent Assay (ELISA) bzw. der sensitivere Fluoreszenz-Enzym-Immunoassay (FEIA). Diesen nichtkompetitiven Methoden funktionieren so, dass zunächst ein Antigen-Antikörper-Komplex durch Bindung des Patienten-IgE an ein an eine Festphase gebundenes Antigen erfolgt. An diesen Komplex bindet ein zweiter markierter Antikörper (Sandwich-Methode)
- Beim ELISA bzw. FEIA ist der 2. Antikörper mit einem Enzym (Peroxidase, alkalische Phosphatase oder Galaktosidase) markiert, das dann ein Substrat umsetzt → die Stärke des Enzyms bzw. des

Substratumsatzes kann auf einer bestimmten Wellenlänge photometrisch gemessen werden
- Beim FEIA enthält das Substrat ein Photochrom, das durch die enzymatische Reaktion abgespalten wird und dann unter Einwirkung von UV-Licht als sichtbare Fluoreszenz gemessen wird. Die Auswertung erfolgt mit Hilfe der Erstellung einer Eichkurve aus Standardkonzentrationen

Das Gesamt-IgE ist in der Routinediagnostik nicht unbedingt erforderlich, auch wenn bei atopischen Erkrankungen das Gesamt-IgE häufig erhöht ist

51.2.4.2 Molekulare Diagnostik/ komponentenbasierte IgE-Diagnostik

- Die molekulare IgE-Diagnostik ist eine Erweiterung der Immunoassay-IgE-Diagnostik (► Abschn. 51.2.4.1) und sollte nur bei entsprechender Sachkenntnis und spezifischer Fragestellung genutzt werden
- Indikation: Differenzierung zwischen Kreuzreaktionen und echten Allergien, z. B. bei PR-10-Sensibilisierungen, die eher pollenassoziiert sind und milder und echten Obstallergien wie z. B. die LTP-Allergie (Lipid-Transfer-Protein, hitzstabil)
- Wie in ► Abschn. 10.2.2 und 10.2.6 erwähnt, kann u. U. durch die komponentenbasierte Diagnostik eine Prädiktion einer klinischen Reaktion bei hoher Sensibilisierung gegen Ara h 2 der Erdnuss (>50 kU/l) bzw. Ana o 3 (Cashew) (>2,0 kU/l) erfolgen. Bei Haselnuss zeigt eine Kombination aus Cor a 9 und Cor a 14 eine ca. 70 %ige Prädiktion einer klinischen Reaktion. Bei der Insektengiftallergie hilft die molekulare Allergiediagnostik zwischen Ko- oder Kreuzsensibilisierung (CCD) auf zwei Insektengifte zu unterscheiden und ggf. bei allergischer systemischer Reaktion und unklarem Auslöser (Biene oder Wespe?) ein Indiz für das relevante Allergen zu bekommen

51

51.2.4.3 Zelluläre Verfahren

▪▪ Mediatoren aus Mastzellen und eosinophilen Granulozyten

- Mediatoren aus Mastzellen (Tryptase) und eosinophilen Granulozyten (ECP: eosinophiles cationisches Protein) können als Marker der allergischen Entzündung gemessen werden. Die Messung der Tryptase kann einen Hinweis auf eine innerhalb der letzten 8 h stattgehabte anaphylaktische oder anaphylaktoide Reaktion mit Mastzellbeteiligung (Insektengiftallergie, Narkosezwischenfall u. a.) geben oder auch Einsatz finden bei Mastozytose
- ECP kann als Verlaufskontrolle schwerer atopischer Erkrankungen in Einzelfällen eingesetzt werden, weist aber methodisch bedingte Schwankungen auf.

▪▪ Basophilen-Aktivierungs-Test (BAT)

- Bestimmung der Basophilenaktivierung kann z. B. die Expression des Basophilenoberflächenmarkers CD63 im FACS zeigen
- Mit Hilfe von ELISA-Testsystemen Bestimmung der Freisetzung von Sulfidoleukotrienen aus basophilen Leukozyten nach Antigeninkubation im Zellüberstand (CAST, zellulärer Antigenstimulationstest)
- Beide Testverfahren können bei pseudoallergischen Reaktionen, z. B. auf Arzneimittel, eine wertvolle diagnostische Ergänzung darstellen. Bei klassischer Allergie sind sie meist nicht notwendig

▪▪ Lymphozytenstimulationstest

- Bei Verdacht auf zellulär vermittelte allergische Reaktionen, die mit zeitlicher Verzögerung auftreten, kann die Messung der Lymphozytenproliferation unter Inkubation mit Antigenen eingesetzt werden (syn. Lymphozytentransformationstest, LTT)
- Einsatzgebiet eher die Reaktion auf Medikamente

Literatur

AG Nahrungsmittelallergie der GPA (2012) Orale Nahrungsmittelprovokationen bei Verdacht auf Nahrungsmittelallergie im Säuglings- und Kindesalter. GPA Sonderheft Nahrungsmittelallergie 11–18. https://www.gpau.de/fileadmin/user_upload/GPA/dateien_indiziert/Zeitschriften/Paed_Allerg_Sonderheft_NMA_2012.pdf. Zugegriffen am 26.11.2018

Klimek L, Pfaar O, Rietschel E (2014) Allergien bei Kindern und Jugendlichen. Schattauer, Stuttgart

Muraro A, Werfel T, Hoffmann-Sommergruber K et al (2014) EAACI food allergy and anaphylaxis Guidelines: diagnosis and management of food allergy. Allergy 69:1008–1025

Nicolai T, Schramm D, Hammer J et al. (2016) Bronchoskopie bei Kindern Positionspapier zur rationalen Indikationsstellung und sicheren technischen Durchführung. Monatsschr Kinderheilkd. 164: 218.

Trautmann A, Kleine-Tebbe J (2017) Allergologie in Klinik und Praxis: Allergene-Diagnostik-Therapie. Thieme, Stuttgart

Genetische Untersuchungsmethoden

Julia Höfele

C. Papan, L. T. Weber (Hrsg.), *Repetitorium Kinder- und Jugendmedizin*,
https://doi.org/10.1007/978-3-662-56790-6_52

52.1 Humangenetische Beratung

52.1.1 Inhalt und Ziele

- Die Inanspruchnahme einer humangenetischen Beratung soll freiwillig sein
- Vor Beginn einer genetischen Diagnostik sollte eine Beratung erfolgen, bei der die Eigen- und Familienanamnese mit Stammbaum über drei Generationen erhoben werden. Ggf. erfolgt zusätzlich eine körperliche Untersuchung
- Molekulargenetische und/oder zytogenetische Ursachen für die Erkrankung sollen identifiziert, dem Ratsuchenden verständlich erklärt und Behandlungsmöglichkeiten aufgezeigt werden
- **Kenntnis der genetischen Ursache kann dazu beitragen, frühzeitig die korrekte Diagnose zu stellen, gezielte weitere Untersuchungen in die Wege zu leiten, invasive klinisch-diagnostische Eingriffe bei dem Patienten zu vermeiden und mögliche Komplikationen der Erkrankung durch entsprechende Therapie zu verhindern oder hinauszuzögern**

52

- Durch Kenntnis der Diagnose und damit der genetischen Ursache kann auch das Wiederholungsrisiko bei Verwandten und Nachkommen angegeben werden

52.1.2 Gendiagnostikgesetz (GenDG)

- Die Durchführung genetischer Untersuchungen wird seit 2010 durch das Gendiagnostikgesetz (GenDG) geregelt
- **Diagnostische genetische Untersuchungen** bei bestehenden klinischen Symptomen beim Patienten können von jedem betreuenden Arzt nach Aufklärung und schriftlicher Einwilligung des Patienten veranlasst werden
- **Pränatale** (vorgeburtlich) und **prädiktive genetische Untersuchungen** (Untersuchung gesunder Personen z. B. auf familiäre hereditäre Erkrankungen) erfordern vor der genetischen Untersuchung sowie nach Vorliegen der Untersuchungsergebnisse eine humangenetische Beratung, die nur von Fachärzten für Humangenetik, Ärzten mit Zusatzbezeichnung Medizinische Genetik oder von Ärzten mit Qualifikation zur fachgebundenen genetischen Beratung durchgeführt werden darf

52.1.3 Allgemeine Informationen

- Genetische Untersuchungen belasten nicht das Laborbudget

In der humangenetischen Beratung wird über die Erkrankung des Patienten und Möglichkeiten der genetischen Diagnostik informiert. Die Durchführung genetischer Untersuchungen ist durch das Gendiagnostikgesetz geregelt.

52.2 Untersuchungsmethoden

52.2.1 Chromosomenanalyse (Karyotypisierung)

- Mit der Chromosomenanalyse können Abweichungen in der Anzahl der Chromosomen und grobstrukturelle Auffälligkeiten (z. B. Deletionen, Duplikationen, Translokationen) nachgewiesen werden
- Strukturelle Aberrationen können bis zu einer minimalen Größe von 5000 kb (Kilobasen) detektiert werden

52.2.2 Fluoreszenz-in-situ-Hybridisierung (FISH-Analyse)

- Die FISH-Analyse dient zur hochauflösenden Darstellung von Chromosomensegmenten
- Strukturelle Aberrationen einer bestimmten Region (z. B. Mikrodeletionen) in den Chromosomen können bis zu einer minimalen Größe von 100 kb detektiert werden

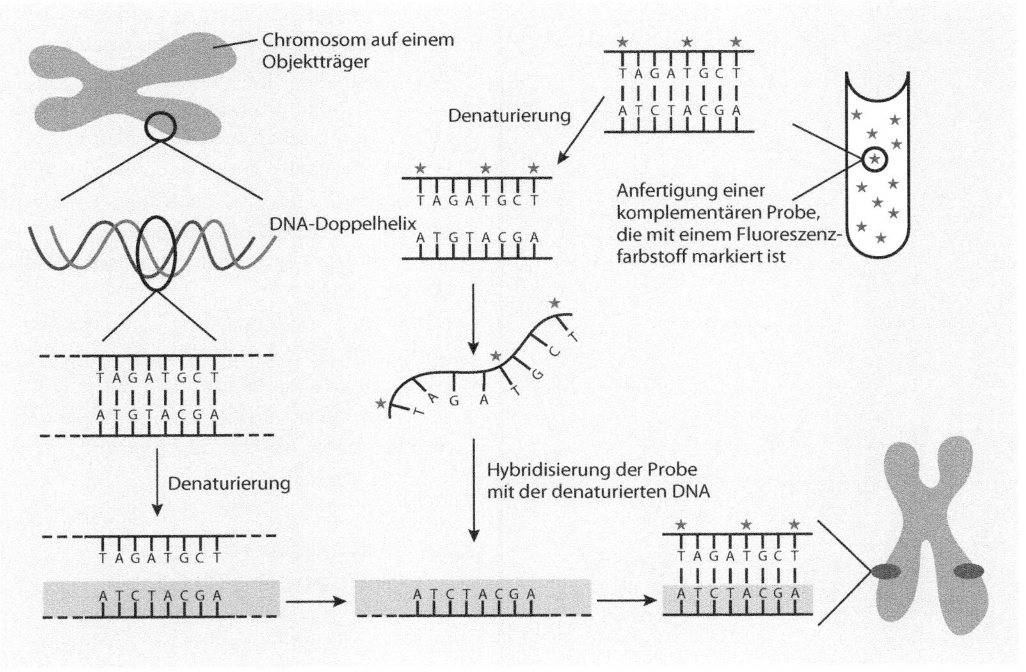

Abb. 52.1 Fluoreszenz-in-situ-Hybridisierung. Die doppelsträngige DNA einer bestimmten Region im Genom des Patienten wird denaturiert, wodurch Einzelstränge entstehen. Danach erfolgt nach Denaturierung einer komplementären und mit einem Fluoreszenzfarbstoff markierten DNA-Sonde die Hybridisierung mit dieser

- Bei der FISH-Analyse werden markierte einzelsträngige DNA-Sonden an fixierte, chromosomale DNA gebunden (Abb. 52.1).

52.2.3 Array-basierte komparative genomische Hybridisierung (Array-Analyse, molekulare Karyotypisierung)

- Anwendung findet diese Technik u. a. im Rahmen der Abklärung von Entwicklungsverzögerung und komplexen Fehlbildungssyndromen
- Bei der Array-CGH handelt es sich um ein Hybridisierungsverfahren, welches das gesamte Genom erfasst und zur Darstellung von Verlusten und Zugewinnen kleiner DNA-Abschnitte dient (Abb. 52.2)
- Die **SNP-Array-Technik** stellt eine Erweiterung der Array-CGH dar, mit der zusätzlich kopienzahlneutrale Veränderungen (Absence-of-Heterozygosity, AOH; uniparentale Disomien, UPD) und Mosaike nachgewiesen werden können
- Mit der Array-Analyse können wesentlich höhere Auflösungen im Vergleich zur Chromosomenanalyse erreicht werden

52.2.4 Multiplex ligation-dependent Probe Amplification (MLPA)

- Die MLPA wird zum Nachweis von Deletionen (Verlust genetischen Materials) oder Duplikationen (Zugewinn genetischen Materials) einzelner Genabschnitte oder eines Gens verwendet

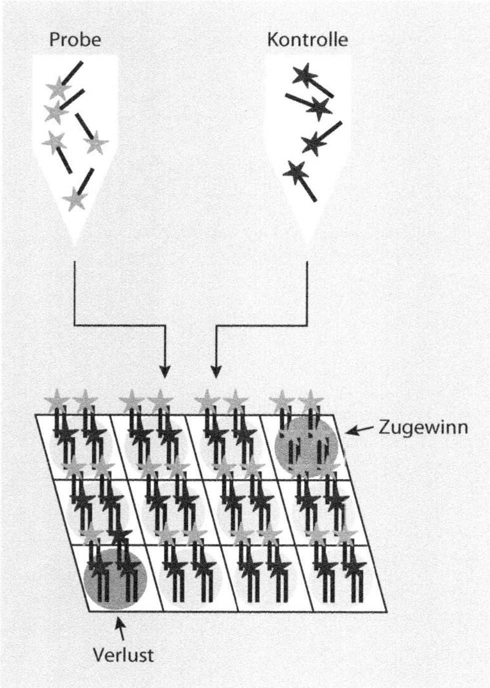

Abb. 52.2 Array-basierte komparative genomische Hybridisierung. Die DNA der Probe und einer Kontrolle werden fragmentiert und fluoreszenzmarkiert (hellgraue und dunkelgraue Sterne). Die DNA wird dann im Mischungsverhältnis 1:1 auf einen Trägerchip gegeben, auf dem die Sonden gebunden sind. Sind Probe und Kontrolle in gleicher Menge vorhanden, zeigt sich ein gemischtes Fluoreszenzsignal (hellgraue runde Felder). Bei Verlust bzw. Zugewinn in der Probe kommt es zur Verschiebung des Signals (dunkelgraues bzw. mittelgraues rundes Feld)

52

- Das Verfahren beruht auf einer Hybridisierung von sequenzspezifischen Sonden mit genomischer DNA und anschließender Amplifikation der hybridisierten Sonden (Abb. 52.3)
- Die MLPA hat eine deutlich höhere Auflösung als die Array-Analyse

52.2.5 Sanger-Sequenzierung

- Die Sanger-Sequenzierung dient der Bestimmung der Basensequenz von Nukleinsäuren
- Die Sanger-Sequenzierung (Einzelgensequenzierung) sollte heute nur noch bei Erkrankungen angewandt werden, bei denen pathogene Varianten lediglich in einem Gen oder in mehreren kleinen Genen erwartet werden oder bei Personen, bei denen die familiäre pathogene Variante bereits bekannt ist und damit eine Zieldiagnostik durchgeführt werden kann (Tab. 52.1)
- Die Sanger-Sequenzierung ist finanziell und technisch sehr aufwendig
- Ursächliche Gene werden bei dieser Methode nacheinander und nicht parallel untersucht (► Abschn. 52.2.6)

52.2.6 Next Generation Sequencing (NGS)

- Es handelt sich um ein neues Verfahren der Hochdurchsatzsequenzierung, wobei Millionen von DNA-Fragmenten gleichzeitig sequenziert werden können (Tab. 52.1)
- Anwendung findet NGS z. B. bei der Untersuchung mittels sog. Panels (Gen-Panel-Diagnostik), die die kodierenden Bereiche einer Gruppe von Genen enthalten, die aktuell in der Literatur als ursächlich für eine bestimmte Erkrankung bekannt sind
- Mittels NGS können auch die Gesamtheit aller kodierenden Bereiche des Erbguts (Exom-Analyse) oder das komplette Genom (Genom-Analyse) untersucht werden
- Aussagen über strukturelle Varianten (copy number variants, CNV, Translokationsbruchpunkte) sind möglich
- Diese Technik wird v. a. bei heterogenen Erkrankungen, bei Erkrankungen, bei denen mehrere ursächliche Gene bekannt sind, sowie bei Erkrankungen unklarer Ätiologie verwendet

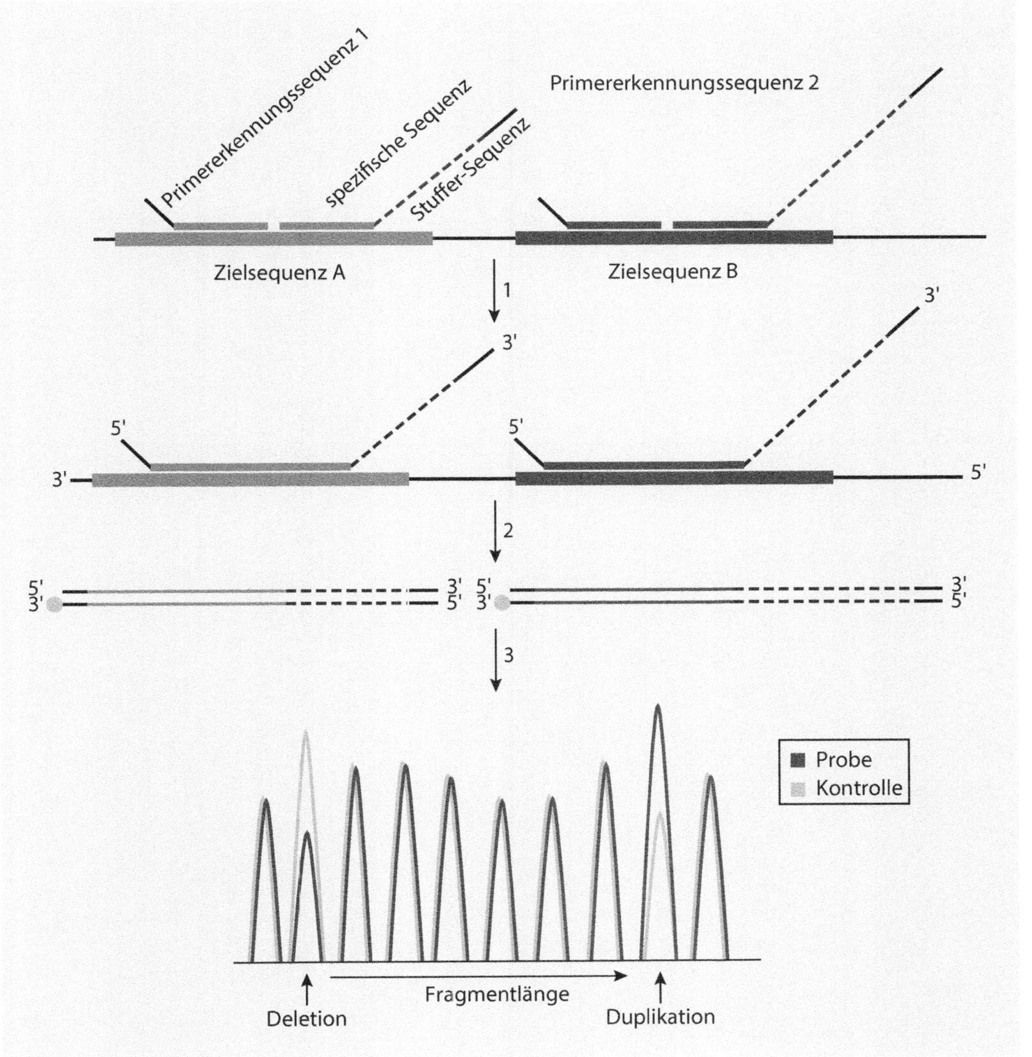

Abb. 52.3 Multiplex ligation-dependent Probe Amplification. Für jeden zu untersuchenden Locus werden zwei Oligonukleotide verwendet, die eine universelle Primererkennungssequenz sowie einen komplementären Teil der Zielsequenz beinhalten. Eines der beiden Oligonukleotide besitzt zudem eine Stuffer-Sequenz variabler Länge. Wenn beide Oligonukleotide an die Zielsequenz hybridisieren, werden sie miteinander ligiert (Hoefele 2017) und anschließend mittels PCR amplifiziert (Murken et al. 2011). Die amplifizierten Fragmente werden elektrophoretisch entsprechend ihrer Länge aufgetrennt. Durch die quantitative Bestimmung des Peaks einer Probe im Vergleich zu Kontrollproben können Veränderungen in der Kopienzahl festgestellt werden (*3*)

Tab. 52.1 Vergleich der Sequenziermethoden

	Sanger-Sequenzierung	Panel-Diagnostik	Exom-Analyse	Genom-Analyse
Größe	Abhängig von der Größe und der gewählten Reihenfolge der zu untersuchenden Krankheitsgene einer Entität	Abhängig von der Größe der bekannten Krankheitsgene einer Entität	Ca. 1 % des Genoms, 50 Mb	3000 Mb
Vollständigkeit	Nur ausgewählte Krankheitsgene einer Entität	Alle häufigen oder bekannten Krankheitsgene einer Entität	Annotierte Exons	Gesamtes Genom
Sequenziertechnik	Nacheinander	Parallel	Parallel	Parallel
Nachgewiesene Varianten	0 bis wenige	Abhängig von der Panelgröße	10.000–30.000	>3000.000
Detektion	Nur Varianten der untersuchten Gene, Identifikation von Varianten unklarer Signifikanz	Nur Varianten der untersuchten Gene, Identifikation von Varianten unklarer Signifikanz, Kopienzahlvarianten	Varianten in bekannten Genen, Identifikation neuer Kandidatengene, Kopienzahlvarianten, Zufallsbefunde	Punktmutationen, Identifikation neuer Kandidatengene, Kopienzahlvarianten, strukturelle Chromosomenvariante, Zufallsbefunde
Dauer der Analyse	2 Wochen bis 6 Monate; abhängig von der Anzahl zu untersuchender Krankheitsgene	4–8 Wochen	4–8 Wochen	Ca. 6 Monate; derzeit nur im Forschungskontext verfügbar

Die Auswahl der korrekten Untersuchungsmethode obliegt dem Humangenetiker. Chromosomenanomalien werden u. a. mit der Chromosomenanalyse, der Fluoreszenz-in-situ-Hybridisierung (FISH-Analyse) und der Array-Analyse erfasst, monogene Veränderungen u. a. mit der Sanger-Sequenzierung, Next Generation Sequencing und der Multiplex ligation-dependent Probe Amplification (MLPA).

Literatur

Hoefele J (2017) Methoden in der Humangenetik. Nephrologe 12:271–278

Murken D, Grimm T, Holinski-Feder E, Zerres K (2011) Taschenlehrbuch Humangenetik, 8. Aufl. Thieme, Stuttgart

Neugeborenenscreening auf angeborene Stoffwechselstörungen, zystische Fibrose und Endokrinopathien

Manuela Zlamy, Sabine Scholl-Bürgi, Daniela Karall und Vassiliki Konstantopoulou

C. Papan, L. T. Weber (Hrsg.), *Repetitorium Kinder- und Jugendmedizin*,
https://doi.org/10.1007/978-3-662-56790-6_53

53.1 Grundsätzliches

- Neugeborenenscreening ist ein Massenscreening von gesunden Neugeborenen: Ziel → frühestmögliche Erfassung aller Kinder mit definierten angeborenen Stoffwechselstörungen, der zystischen Fibrose sowie einiger endokriner Störungen
- Das Neugeborenenscreening wurde in den 1960er mit dem Screening auf die Phenylketonurie (PKU) begonnen. Ein bakterieller Hemmtest („Guthrie-Test") erlaubte eine semiquantitative Bestimmung der Phenylalaninkonzentrationen im Trockenblut (auf Filterpapier aufgetragenes Nativblut)
- Sukzessive Erweiterung auf das Vorliegen einer Hypothyreose sowie weiterer Erkrankungen
- Prinzip des Neugeborenenscreenings: Ein Test → ein Parameter → eine Erkrankung
- Dies änderte sich mit der Einführung der Tandemmassenspektrometrie (etwa 2000, in Deutschland 2001, in Österreich 2002) als Labormethode im Neugeborenenscreening: Ein Test → viele Parameter → viele Erkrankungen
- Es gelten immer noch die Kriterien von Wilson u. Jungner für ein sinnvolles Neugeborenenscreening (WHO 1968):
  - Die Erkrankung soll ein bedeutsames Gesundheitsproblem sein
  - Die Biologie bzw. der natürliche Verlauf der Erkrankung von der latenten Phase bis zur manifesten Erkrankung muss weitgehend geklärt sein
  - Die Erkrankung muss eine identifizierbare Frühphase haben
  - Die Behandlung im Frühstadium muss wirksamer sein als im Spätstadium
  - Es muss einen geeigneten Test für die Entdeckung der Frühphase der Erkrankung geben
  - Der Test muss für die Bevölkerung akzeptabel sein
  - Die Untersuchungsintervalle des Screeningtests müssen von vornherein bekannt sein
  - Einrichtungen (Ressourcen) müssen bereits verfügbar sein, die den erhöhten Versorgungsbedarf, der durch bevölkerungsbasierte Screeningprogramme anfällt (wie z. B. definitive diagnostische Untersuchung, Folgebehandlungen), abdecken
  - Das Risiko eines mit den Screeningmaßnahmen assoziierten physischen und psychischen Schadens muss geringer sein als der Nutzen (substanzieller/moderater Nettonutzen)
  - Die Kosten müssen in einem annehmbaren Verhältnis zum Gesundheitsnutzen des Programms stehen
- Inzwischen wird in fast allen europäischen Ländern ein Neugeborenenscreening durchgeführt. Allerdings variiert der Umfang der durchgeführten Untersuchungen (= Panel). In Deutschland werden die Leitlinien zum Neugeborenenscreening von der ständigen Kommission für Neugeborenenscreening mehreren Fachgesellschaften regelmäßig erneuert. In Österreich wird das Panel durch die Arbeitsgruppe für Angeborene Stoffwechselstörungen der Österreichischen Gesellschaft für Kinder- und Jugendheilkunde mit getragen

- **Ergeben sich bei einem Patienten Zweifel, ob das Neugeborenenscreening durchgeführt wurde, so sollte dieses wiederholt werden**

53

Blutabnahme

- Durch die Blutabnahme mit **36–72 Lebensstunden** soll im Krankheitsfall ein unverzüglicher Therapiebeginn ermöglicht werden. Wenige Tropfen Blut werden auf Filterpapier aufgetropft und nach dem Trocknen per Post an das zuständige Screeninglabor versandt (Trockenblut ist nicht infektiös)
- Für das Auftragen des Blutes sind vorgegebene Felder vorsehen, welche ausgestanzt und als Probe weiter verarbeitet werden

- Blutabnahme vor der 36. Lebensstunde → Kontrolle zu einem späteren Zeitpunkt indiziert
- Bei Frühgeborenen (<32 Schwangerschaftswochen) sollte der Entnahmezeitpunkt ebenfalls zwischen der 36.–72. Lebensstunde liegen. Zusätzlich soll ein Zweitscreening in einem korrigierten Alter von vollendeten 32 Schwangerschaftswochen (venös/kapillär) erfolgen

Durch Einführung einer speziellen Labormethode (Tandemmassenspektrometrie; MS/MS) können gleichzeitig verschiedene Stoffwechselprodukte aus nur wenigen Blutstropfen anhand ihrer spezifischen Massen bestimmt werden (z. B. Acylcarnitinester, Aminosäuren). Durch die MS/MS ist eine Diagnosefindung von Störungen des Intermediärstoffwechsels (z. B. Aminoacidopathien, Organoacidurien, Fettsäureoxidationsstörungen, Harnstoffzyklusdefekte etc.) schon im symptomfreien Intervall möglich. Der genaue Zeitpunkt der Blutabnahme ist von großer Bedeutung, da eine Reihe der getesteten Stoffwechselstörungen z. B. nur während einer katabolen Stoffwechsellage diagnostiziert werden können. Die Auswahl der getesteten Zielkrankheiten unterliegt Änderungen.

> **Neugeborenenscreening**
> **Angeborene Stoffwechselstörungen, die durch Tandemmassenspektrometrie oder andere Labormethoden erfasst werden können. Das jeweilige Panel ist abhängig von Vorgaben in den einzelnen Ländern, d. h. dass das Panel der untersuchten Stoffwechselstörungen in Deutschland anders ist als das in Österreich oder anderen Ländern.**

- Durch Tandemmassenspektroskopie erfassbar (Auswahl):
  - Aminoacidopathien
    - Phenylketonurie
    - Tyrosinämie Typ I
    - Ahornsiruperkrankung
    - Homocystinurien/Remethylierungsstörungen
  - Organoacidurien
    - Propionacidämie
    - Methylmalonacidämie
    - Kobalaminstoffwechselstörungen
    - Isovalerianacidämie
    - Glutaracidurie Typ I
  - Harnstoffzyklusstörungen
    - Citrullinämie I und II
    - Argininosuccinatlyase (ASL)-Mangel
    - Argininämie
  - Carnitinzyklusdefekte
    - Carnitintransporterdefizienz
    - Carnitinpalmitoyl-Transferase-Mangel
    - Carnitin-Acylcarnitin-Translokase (CACT)-Mangel
  - Fettsäureoxidationsstörungen
    - Mittelkettiger Acyl-CoA-Dehydrogenase (MCAD)-Mangel
    - Langkettiger 3-Hydroxyacyl-CoA-Dehydrogenase (LCHAD)-Mangel
    - Überlangkettiger Acyl-CoA-Dehydrogenase (VLCAD)-Mangel
    - Multiple Acyl-CoA Dehydrogenase (MAD)-Mangel (Glutaracidurie Typ II)
- Durch andere Labormethoden erfassbar:
  - Vitaminstoffwechseldefekte
    - Biotinidasedefizienz
  - Galaktosämie
  - Zystische Fibrose
  - Endokrinopathien
    - Adrenogenitales Syndrom (AGS)
    - Konnatale Hypothyreose

Vorgehen bei auffälligen Ergebnissen

- Auffällige Ergebnisse werden an den Einsender bzw. das betreuende Stoffwechsel-, CF- oder Endokrinologiezentrum gemeldet
- Abhängig von der Ergebniskonstellation (V. a. Entgleisung) ist:

- eine unverzügliche Vorstellung in einem Stoffwechsel-/Endokrinologiezentrum (z. B. bei V. a. auf eine Organoacidurie, Galaktosämie, etc.) oder
- „nur" eine neuerliche Einsendung einer zweiten Trockenblutkarte notwendig

Auf jeden Fall bedeutet die Information der Familien, dass bei ihrem Kind eine Erkrankung vorliegen könnte, für diese eine große Belastung. Ziel des Screening ist daher eine möglichst geringe Recallrate bei gleichzeitig möglichst 100 %iger Erfassung von betroffenen Kindern zu gewährleisten.

Literatur

WHO (1968) Principles and practice of screening for disease. World Health Organization. https://apps.who.int/iris/handle/10665/37650

Vorsorgeuntersuchungen

Rüdiger von Kries und Hans G. Schlack

C. Papan, L. T. Weber (Hrsg.), *Repetitorium Kinder- und Jugendmedizin*,
https://doi.org/10.1007/978-3-662-56790-6_54

54.1 Konzepte der Vorsorgeuntersuchungen

Rüdiger von Kries

Dem Paradigma folgend „Vorsorgen ist besser als heilen" – wurden in den 1970er-Jahren die Krankheitsfrüherkennungsuntersuchungen für Kinder eingeführt, auf die alle gesetzlich versicherten Kinder und Jugendlichen nach § 26 SGB V Anspruch haben. Wesentliche Fragen des Nachweis des Nutzens und der Wirksamkeit sowie potenzielle Nebenwirkungen der Prävention konnten aufgrund der ungenügenden klinischen Studien bei Kindern in seltenen Fällen befriedigend beantwortet werden. Die allerwenigsten Präventionsmaßnahmen sind hinsichtlich ihrer Effektivität in randomisierten kontrollierten Studien (RCT) überprüft worden. Daher steht das Programm immer wieder auf dem Prüfstand und viele Aspekte wurden pragmatischen Gesichtspunkten folgend eingefügt.

Prävention kann auf 3 Ebenen erfolgen:

- **Primäre Prävention**: Verhinderung des Auftretens von Krankheiten (z. B. Vitamin D, K, Fluor, Impfen)
- **Sekundäre Prävention**: Früherkennung von Erkrankungen, Screening (z. B. Neugeborenenscreening auf Stoffwechselstörung, angeborenen Hörstörungen, Hüftdysplasie)
- **Tertiäre Prävention**: Verhinderung von Krankheitskomplikationen, Therapie chronischer Erkrankungen (z. B. beim Diabetes: Verhinderung der Nephropathie, Vaskulopathie, Erblindung)

Inhalte der Vorsorgeuntersuchungen sind die Gesundheitsberatung zur primären Prävention und die Früherkennung von Krankheiten. Während bei 1971 eingeführten Vorsorgeuntersuchungen **nur** die Früherkennung erklärtes Ziel war, wurde mit dem GBA-Beschluss 2016 das Vorsorgeziel explizit um die Gesundheitsberatung erweitert. Alle vom GBA empfohlenen Vorsorgeuntersuchungen müssen von den gesetzlichen Krankenkassen bezahlt werden. Einige Krankenkassen bieten zusätzliche U-Untersuchungen an. Manche Ärzte bieten auch Igel-Vorsorge-Untersuchungen an, die von den Eltern selbst zu bezahlen sind.

54.1.1 Gesundheitsberatung

- Das Prinzip der Gesundheitsberatung ist Verhaltensprävention
- Eltern bzw. Kinder werden beraten etwas zu tun: mehr Sport, gesundere Ernährung, D-Fluoretten-Gabe, den Säugling zum Schlafen auf den Rücken zu legen bzw. den Arzt zur Impfung aufzusuchen
- In ihrer Entscheidung, den Empfehlungen zu folgen oder nicht, sind die Eltern/Kinder selbstbestimmt
- Die im „Beschluss des Gemeinsamen Bundesausschusses über eine Neufassung der Richtlinien über die Früherkennung von Krankheiten bei Kindern bis zur Vollendung des 6. Lebensjahres (Kinder-Richtlinien)" sind einige Beratungsinhalte explizit und U-Untersuchungs-spezifisch angegeben. Für viele dieser Beratungsinhalte ist die Effektivität gesichert (◘ Tab. 54.1)

54.1.2 Früherkennung – Screening

Auch bezüglich der Früherkennungsuntersuchungen gibt der G-BA Standards vor. Diese betreffen die klinische Untersuchung, wobei detaillierte Instruktionen nicht nur zur somatischen Untersuchung und der Entwicklungsuntersuchung sondern auch zur der Erfassung von psychischen Auffälligkeiten und der Eltern-Kind-Interaktion gegeben werden. Dieser Teil ist bezüglich der Zielkrankheiten offen gehalten, damit ein weites Spektrum möglicher Störungen erkannt werden kann. Vorgaben zum Zeitpunkt, bis zu dem definierte Zielkrankheiten erkannt werden müssen im Sinne von Qualitätsstandards, werden nur für spezifische apparative Screeninguntersuchungen gegeben.

Tab. 54.1 Gesundheitsberatung

Gesundheitsberatung	Inhalte	Wirksamkeitsnachweis
Stillberatung	Stillen ohne Zufütterung erste 4–6 Monate	Zahlreiche Beobachtungsstudien für unterschiedliche Endpunkte. RCT zu Stillpromotion bestätigte z. B. höheren verbalen IQ
Plötzlicher Kindstod	Schlaf auf dem Rücken, im Elternschlafzimmer aber nicht im Elternbett, Schlafsack, rauchfreie Umgebung, Stillen, Regelimpfungen	Zahlreiche Fall-Kontroll-Studien, eine Kohortenstudie, deutliche Abnahme der SID-Inzidenz nach Empfehlungen in vielen Länden
Vitamin-K-Prophylaxe	3×2 mg oral für gesunde Säuglinge	Vorher-nachher-Inzidenzvergleiche für späte Vitamin-K-Mangelblutungen
Fluoridsupplemente	Dosis altersabhängig	Zeitreihen aus Deutschland; Cochrane Metaanalyse
Vitamin D	Zusammen mit Fluorid über den 2. Lebenswinter	Beobachtungsstudien: Rachitis bei erfolgter Vitamin-D-Prophylaxe extrem selten
Informationen zu regionalen Unterstützungsangeboten	Zielgruppe: Risikofamilien	Günstige Einflüsse auf Elternverhalten beobachtet. Interventionsstudien meist ohne Randomisierung
Unfallverhütung	Hinweise zu altersspezifischen Risiken (Wickeltisch, Fahrrad-/Ski-Helme)	Zahlreiche Studien mit Endpunkt Kenntnisse bzw. Verhalten kann beeinflusst werden. Helme reduzieren Hirnverletzungen um ca. 50 % → In hochwertigen Fall-Kontroll-Studien gesichert!
Umgang mit Schreibaby	Stärkung der elterlichen Kompetenzen; Überforderung der Eltern erkennen	Studien zu diesen Endpunkten schwierig möglich
Sprachberatung: Förderung von „Muttersprache" und deutscher Sprache	Ansprache, Bilderbücher erklären, Vorlesen	RCT zur strukturierter Elternschulung; gesicherter Effekte auf Spracherwerb bei „late talkern"
Impfberatung	Zeitgerechte Umsetzung der Stiko-Empfehlungen	Hohe Durchimpfungsraten in Deutschland weitgehend erreicht; Verbesserungspotenzial für zeitgerechte Impfungen; Stiko-Empfehlungen sind Evidenz basiert
Bewegung	Sport etc.	Benefit körperlicher Bewegung belegt u. a. zur Adipositasprävention, Knochengesundheit
Medienberatung	Altersadäquate Begrenzung der Bildschirmzeiten	Effektivität belegt u. a. für Adipositasprävention

Wann ist Screening sinnvoll?

- Grundsätzlich ist ein Screening dann sinnvoll, wenn die Prognose der Erkrankung bei früher Erkennung besser ist als dann, wenn das klinische Vollbild der Erkrankung sich bereits manifestiert hat
- Das Ergebnis jeder Untersuchung – sei diese klinisch, klinisch-apparativ oder eine Laboruntersuchung kann in zweierlei Hinsicht falsch sein
- Kranke werden nicht als krank erkannt (**falsch negativ**) oder Gesunde werden nicht als gesund erkannt (**falsch positiv**)
- Sensitivität und Spezifität sind Test- Charakteristika, die für die Testauswahl bekannt sei müssen
  - **Sensitivität**: Welchen Anteil der tatsächlich Kranken erkennt der Test als krank
  - **Spezifität**: Welcher Anteil der Gesunden wird richtig als gesund erkannt
- **Positiver prädiktiver Wert (PPW)**: Wie hoch ist die Wahrscheinlichkeit, dass ein Test positives Kind tatsächlich erkrankt ist Hängt entscheidend davon ab, wie häufig die Erkrankung, nach der gesucht wird, in der untersuchten Kinderpopulation ist

Geringer positiver prädiktiver Wert

- Messung transitorisch evozierter otoakustischer Emissionen (TEOAE) bzw. Hirnstammaudiometrie (AABR) erlauben ein apparatives Hörscreening bei Neugeborenen. Verfügbare TEOAE-Geräte haben eine Sensitivität und Spezifität von ca. 95 %. Etwa jedes 1000ste Neugeborene hat eine für dessen Entwicklung relevante Schwerhörigkeit. Wie viele testpositive Fälle bei 100.000 mit TEOAE untersuchten Neugeborenen in Abhängigkeit von der Prävalenz der Erkrankung in der untersuchten Population tatsächlich krank sind, illustrieren die folgenden Tabellen
- ◘ Tab. 54.2 beschreibt den Einsatz des Tests bei 100.000 unselektionierten Neugeborenen → ca. jeder 1000ste hat eine relevante irreversible Hörstörung Bei Einsatz des durchaus nicht schlechten TEOAE-Tests im Screening bei allen Neugeborenen ist nur etwa jeder 50. testpositive Säugling tatsächlich erkrankt (1,9 % genau). Für einen richtig als krank identifizierten Fall werden 49 Familien zu Unrecht beunruhigt
- Durch simple Testwiederholung mit TOAE bzw. AABR mit ähnlichen Testcharakteristika wie TEOAE kann der positive prädiktive Wert verbessert werden: Bei der Wiederholung würden nur testpositive Kinder erneut untersucht (◘ Tab. 54.3)
- Nach Testwiederholung ist etwa jeder 4. testpositive Säugling tatsächlich krank. Sensitivität und Spezifität des Tests sind unverändert. Die a priori Wahrscheinlichkeit krank zu sein, war nur höher Vor dem Hintergrund der Tatsache, dass die Früherkennung und Therapie der angeborenen Schwerhörigkeit von erheblicher Bedeutung für die Entwicklung betroffener Kinder ist, erscheint die unbegründete Beunruhigung von 3 Familien pro richtig erkannten Fall vertretbar. Deshalb muss jeder positive Screeningerstbefund bis spätestens zur U2 – möglichst mit AABR – kontrolliert werden

◘ **Tab. 54.2** Unselektionierte Probanden

	Krank	Gesund	
Test positiv	95	4995	Positiver prädiktiver Wert: 95/5090 ≈ 1,9 %
Test negativ	5	94.905	
	100	99.900	100.000
	Sensitivität: 95 %	Spezifität 95 %	

54

Tab. 54.3 Selektionierte Probanden

	Krank	Gesund	
Test positiv	90	250	Positiver prädiktiver Wert: 90/340 ≈ 26 %
Test negativ	5	4745	
	95	4995	5090
	Sensitivität: 95,5 %	Spezifität: 95 %	

Dieses Beispiel macht deutlich, dass auch bei guten Testverfahren ein nicht unerheblicher Teil der im Screening auffälligen Kinder gesund sind. Jeder unbegründete Verdacht bedeutet neben unnötigen Untersuchungen oder Therapie des Kindes auch eine Belastung der Eltern durch Verunsicherung bzw. Besorgnis mit potenziell ungünstigem Einfluss auf die Eltern-Kind-Interaktion.

Deshalb wurden klare Kriterien für die Vertretbarkeit von Screening aufgestellt. Die Kriterien von Wilson u. Jungner betreffen:

- Erkrankung:
  - Diese ist ein wichtiges Gesundheitsproblem
  - Für diese gibt es eine Latenz-frühsymptomatische-Periode, bevor es zum Vollbild kommt
  - Spontanverlauf muss bekannt sein
  - Behandelbar
  - Konsensus auch für die Behandlung von Frühstadien ist vorhanden
- Test:
  - Es gibt einen geeigneten Test
  - Test ist für die Zielpopulation akzeptabel
  - Test kann allen angeboten werden
- Gesundheitssystem:
  - Kosten für das Screeningprogramm stehen in vertretbarem Verhältnis zu den Gesamtausgaben im Gesundheitssystem
  - Das Programm kann über längere Zeit angeboten werden (so lange, wie die Effektivität außer Zweifel steht und der Gewinn höher ist als etwaig neu erkannte Risiken)

Da einige der Testverfahren – beim Neugeborenenscreening z. B. für das Mukoviszidosescreening (▶ Kap. 53) – molekulargenetische Verfahren verwenden, wurde dieser Anforderungskatalog ergänzt. Neben der Forderung nach gesicherter Effektivität werden u. a. Patienteninteressen besonders herausgestellt:

- Autonomie: Die Teilnahme erfordert umfassende Information,und die freie Entscheidung der Eltern (Patienten), ob sie daran teilnehmen wollen oder nicht
- Zielgruppe sollte die Notwendigkeit des Screenings wahrnehmen
- Effektivität muss gegen mögliche Schäden abgewogen sein

Auch die Ansprüche an das Screeningprogramm wurden umfassender definiert:

- Ziele des Programms müssen bei Beginn klar definiert sein
- Programm muss die Elemente „Information“ und „Programmmanagement“ enthalten. Hierunter fällt z. B. das Tracking auffälliger Befunde zur Sicherstellung, dass bei allen auffälligen Screeningbefunden die Diagnose bestätigt oder ausgeschlossen wird. Das Programm muss auch eine Evaluation enthalten, die neben der Effektivität auch potenzielle Nebenwirkungen erfasst. Der Gesamtgewinn muss größer als der Schaden sein
- Eine Qualitätssicherung muss potenziellen Schaden durch Fehler im Programmablauf minimieren
- Die Zielpopulation muss klar umrissen sein – alle Individuen der Zielpopulation haben gleiche Zugangsrechte

Diese Forderungen sind der Grund, warum jetzt vor dem Screening so ausführlich informiert und ein schriftliches Einverständnis für die Teilnahme und etwaiges Nachverfolgen auffälliger Befunde bis zur definitiven Diagnose gegeben werden muss.

54.1.3 Risiken der primären und sekundären Prävention

Supplement

- Die **Gabe von Supplementen** kann Nebenwirkungen haben
  Gut untersucht ist der Einfluss unkontrollierter Fluoridzufuhr auf die Dentalfluorose → dunkle Punkte auf den bleibenden Zähnen. Bei den empfohlen Supplementdosen besteht dieses Risiko nicht. Ein Fluoridüberdosierung ist aber möglich, wenn junge Kinder fluoridierte Zahnpasta verschlucken. Hiervor wird in den Empfehlungen der DGKJ explizit gewarnt. Zahnreinigung soll sehr wohl früh gelernt werden, aber ohne bzw. nur mit geeigneter Zahnpasta
- Vor mehr als 30 Jahren wurden in Deutschland Hirnblutungen bei scheinbar gesunden gestillten Säuglingen zwischen der 2. und 12. Lebenswoche beobachtet. Ursache war ein Vitamin-K-Mangel. In Deutschland gab es zu der Zeit keine Empfehlung zur generellen **Vitamin-K-Prophylaxe**. In Ländern, in denen alle Neugeborenen 1 mg Vitamin K i.m. erhielten, wurden solche Fälle nicht beobachtet. Deshalb wurde dies auch in Deutschland empfohlen
  2 seriöse Studien aus England beobachteten einen Zusammenhang von Vitamin-K-Prophylaxe i.m. und Leukämien. Dies beunruhigte die Öffentlichkeit nach entsprechenden Berichten sehr. Da auch weitere Studien diesen Zusammenhang nicht sicher ausräumen konnten, musste bei Fortführung der i.m.-Prophylaxe zwischen einem jährlichen potenziellen Risiko von ca. 150 zusätzlichen Leukämiefällen und dem sicheren Gewinn, der Verhinderung von ca. 50 Blutungen, abgewogen werden. Man entschied sich für die dreimalige orale Gabe von 2 mg Vitamin K bei U1, U2 und U3. Hierdurch kann die Mehrzahl der Blutungen verhindert werden, jedoch nicht fast alle Fälle, wie bei Gabe von 1 mg i. m. bei Geburt

Auch primäre Prävention kann mitunter unerwünschte Folgen haben. Deshalb muss die Evidenz für die Effektivität empfohlener Maßnahmen sehr hoch sein. Seltene unerwünschte Ereignisse im Zusammenhang mit der Prävention sind immer möglich bzw. können nicht sicher ausgeschlossen werden. Gesicherte und potenzielle Risiken müssen bei den Empfehlungen berücksichtigt werden.

Impfungen

- **Impfnebenwirkungen** sind häufig – im Prozentbereich als klassische Impfreaktionen wie Rötung/Schwellung im Injektionsbereich bzw. Unruhe/Fieber. Häufigkeit wird in Zulassungsstudien erfasst
- **Impfkomplikationen** sind seltener – im Promillebereich. Sie entsprechen z. T. den bekannten passageren Komplikationen der Krankheiten, wie z. B. Thrombozytopenie nach Masernimpfung, oder sind impfstoffspezifisch, wie die Invagination nach Rota-Impfung. Nur zum Teil können diese Risiken in Zulassungsstudien quantifiziert werden
- Das eigentlich Problem sind die potenzielle **Impfschäden** – schwere bleibende Gesundheitsschäden oder gar Tod nach Impfung. Viele Impfungen erfolgen im jungen Säuglingsalter. In diesem Alter können sich die Symptome pränataler Schäden, von genetischen z. B. degenerativen Erkrankungen oder idiopathischen Anfallsleiden manifestieren. Auch der plötzliche Kindstod tritt in dem Zeitfenster in dem die Grundimmunisierung erfolgt besonders häufig auf. Beginnt nun ein schweres Anfallsleiden oder verstirbt das Kind am Tag nach der Impfung werden Eltern und die impfenden Ärzte einen Zusammenhang vermuten. Der Zusammenhang kann kausal oder zufällig sein. Ist ein biologisch plausibler Pathomechanismus klar oder möglich kann dies als Impfschaden anerkannt werden mit

Anspruch auf „Entschädigung“. In den allermeisten Fällen ist ein plausibler Pathomechanismus aber unwahrscheinlich bzw. auszuschließen. In solchen Fällen ist zu prüfen, ob der zeitliche Zusammenhang und z. B. zu SIDS zufällig sein kann. Hierzu werden die statistisch erwarteten Fallzahlen von z. B. SIDS in engem zeitlichem Zusammenhang mit der Impfung errechnet. Ist die beobachtete Fallzahl kleiner oder so groß wie der Erwartungswert, ist Zufall die wahrscheinliche Erklärung. Ist die Zahl signifikant höher, besteht ein Signal, das weiter untersucht werden muss. Vor einigen Jahren wurden nach Einführung der Sechsfachimpfung SIDS-Todesfälle in zeitlichem Zusammenhang mit der Impfung beobachtet. Die Zahl der Fälle im ersten Lebensjahr entsprach aber dem Erwartungswert bzw. war darunter, sodass Entwarnung gegeben werden konnte.

Vorsorge

- Vorsorge im Rahmen der Früherkennungsuntersuchungen beinhaltet primäre wie sekundäre Prävention.
- Vorsorgen kann, aber muss nicht immer besser als heilen sein. Deshalb
  - Muss die Wirksamkeit der Maßnahmen belegt sein. Die vom GBA empfohlene Gesundheitsberatung ist weitgehend Evidenz basiert, wenngleich auf unterschiedlichem Level.
  - Berichte über tatsächliche oder vermeintliche Schäden der primären Prävention müssen ernst genommen und gegen gesicherten Gewinn der Maßnahmen abgewogen werden.
  - Zufällige und potentiell kausale Zusammenhänge zwischen primären Präventionsmaßnahmen und unerwünschten Ereignissen können durch einfache Verfahren unterschieden werden.
- Die Vorgaben GBA zur klinischen Untersuchung zur Früherkennung sind weit gefasst, um ein weites Feld somatischer und psychischer Entwicklungsauffälligkeiten sowie ungünstige Interaktionen in Familien zu erfassen.
- Beim Screening im engeren Sinne muss bedacht werden:
  - Ein guter Test allein reicht nicht aus. Zu berücksichtigen ist immer die Häufigkeit der Zielerkrankung.
  - Screening muss immer Bestandteil eines Programms mit Qualitätssicherung, Überprüfung der Wirksamkeit und potentieller Nebenwirkungen sein. Die Patientenautonomie muss berücksichtigt werden.

54.2 Von der Krankheitsfrüherkennung zur Vorsorge

Hans G. Schlack

Die Überarbeitung des bis dahin gültigen Programms der Kinderfrüherkennungsuntersuchungen („U-Programm“) wurde 2005 durch den Gemeinsamen Bundesausschuss (G-BA) beschlossen und 2016 durch Einführung der neuen Kinderrichtlinien abgeschlossen. Schon in den Jahren seit 1971 (Einführung der Kinderfrüherkennungsuntersuchungen) hat das Programm zahlreiche Ergänzungen erfahren, insbesondere durch Einführung neuer Untersuchungen (U8, U9, U7a sowie erweitertes Stoffwechselscreening, Hüftscreening, Neugeborenenhörscreening). Als weiterhin unzureichend wurde v. a. aus pädiatrischer Sicht empfunden:

- Das Fehlen primärer Prävention im Früherkennungsprogramm. Vorausschauende Beratung wurde zwar in der Regel auch schon bisher anlässlich der Untersuchungen angeboten, aber ohne Vorgabe der Themen und der Inhalte

- Die Störungsbilder der „neuen Morbidität“, insbesondere Entwicklungs- und Verhaltensstörungen (► Kap. 20 und 21), waren nicht ausreichend berücksichtigt
- Die Vorgaben zur Befunddokumentation wurden als ungeeignet empfunden

Diesem Verbesserungebedarf wurde in der mehr als 10 Jahre währenden Beratung und Neufassung in großem Umfang Rechnung getragen.

54.2.1 Gesetzliche Grundlagen, Ziele, Inanspruchnahme

- Nach aktuellem Stand haben versicherte Kinder Anspruch auf 10 Untersuchungen von der Geburt bis zum Ende des 6. Lebensjahres (U1 bis U9 einschließlich der U7a) sowie auf eine Untersuchung im Alter zwischen 12 und 14 Jahren (J1). Diese Untersuchungen dienen „der Früherkennung von Krankheiten, die ihre [der Kinder] körperliche und geistige Entwicklung in nicht geringfügigem Maße gefährden“ (§ 26 SGB V). Die Vorsorge für die körperliche und geistige Entwicklung wird im Gesetz ausdrücklich und ausschließlich als Präventionsziel genannt. Risiken für die Entwicklung gehen nicht nur von einer kleinen Zahl genau definierbarer Zielkrankheiten aus, sondern von einer Vielzahl von Belastungsfaktoren auf körperlichem, seelischem und sozialem Gebiet. Deren Auswirkungen manifestieren sich anfangs oft nur in mehrdeutigen Symptomen, sodass eine Begrenzung auf spezielle Zielkrankheiten nach den Screeningkriterien von Jungner u. Wilson dem Präventionsziel nicht gerecht werden kann
- Das U-Programm ist mit großem Abstand die am besten angenommene Präventionsmaßnahme in Deutschland: Nach der letzten Erhebung des Robert-Koch-Instituts haben 82,2 % aller Kinder die Untersuchungen U1 bis U9 vollständig, über 90 % wenigstens teilweise absolviert. Bei der Inanspruchnahme zeigen sich deutliche Unterschiede in Bezug auf die Sozialschicht: Vollständige Teilnahme in der oberen Sozialschicht von 87,3 % der Kinder, in der unteren Sozialschicht nur von 74,1 %. In allen drei Sozialschichten nimmt die Inanspruchnahme v. a. nach der U7 (Ende 2. Lebensjahr) ab, am stärksten wiederum in der unteren Schicht
- Spektakuläre Fälle von Kindesvernachlässigung, teilweise mit Todesfolge, haben in der Öffentlichkeit und der Gesundheitspolitik zu Überlegungen geführt, das U-Programm auch zur frühen Erfassung von Vernachlässigung und Misshandlung einzusetzen. Vorraussetzung wäre, die Teilnahme am U-Programm in einem bundesweit gültigen Gesetz verbindlich vorzuschreiben und die Nichtteilnahme mit Strafen zu sanktionieren. Diese Überlegungen wurden sowohl aus rechtssystematischen als auch aus pragmatischen Gründen wieder zurückgestellt; wohl aber wurden Maßnahmen eingeleitet, die nachweislich die Teilnahmerate gesteigert haben:
  - Werbung für die Früherkennungsuntersuchungen durch die BZgA
  - Erinnerungsschreiben der Krankenkassen an die Eltern
  - ein Einladungs- und Meldewesen, das allerdings von Bundesland zu Bundesland unterschiedlich gestaltet und organisiert ist
- Angesichts der langen Intervalle zwischen den einzelnen Untersuchungen, v. a. nach dem 1. Lebensjahr, ist das U-Programm für eine effektive Früherkennung von Vernachlässigung und Misshandlung nicht geeignet. Im neuen Programm der Vorsorgeuntersuchung wurde dem Problem aber durch neue Inhalte Rechnung getragen
- Bei der Jugendgesundheitsuntersuchung J1, die nicht Gegenstand der neuen Kinderrichtlinien ist, liegt die Teilnahmerate deutlich niedriger als beim U-Programm, durchschnittlich etwas über 40 %. Immerhin hat die Inanspruchnahme in den letzten Jahren deutlich zugenommen

54.2.2 Wichtige Elemente des neuen U-Programms

- Die primäre Prävention – vorausschauende Beratung – wurde in das Programm implementiert. Die Beratungsthemen sind verbindlich vorgegeben, spezifiziert für jede einzelne U; die Beratung als solche ist obligatorisch, Art und Umfang der Beratung sind dem Arzt/der Ärztin überlassen
- Besondere Bedeutung kommt der Impfberatung nach der Schutzimpfungsrichtlinie des G-BA zu. Die Vollständigkeit des Impfstatus bzw. das Fehlen vorgesehener Impfungen ist im Gelben Heft zu dokumentieren. Den Eltern steht frei, der Beratung zu folgen
- Ebenfalls dokumentiert werden muss, ob die Information der Eltern über zusätzliche Untersuchungen (z. B. Stoffwechsel-, Hör-, Hüftscreening) erfolgt ist und ob die Untersuchungen tatsächlich durchgeführt wurden
- Ab U3 sind bei jeder Vorsorgeuntersuchung bestimmte entwicklungsabhängige Fähigkeiten des Kindes obligatorisch abzufragen bzw. zu beobachten
- Im 1. Lebensjahr (von U3 bis U6) sind bestimmte Merkmale der Eltern-Kind-Interaktion in drei Kategorien (Stimmung/Affekt, Kontakt/Kommunikation und Regulation/Stimulation einzuschätzen. Auch wenn es sich dabei um ein relativ grobes Raster handelt, ist die Lenkung des ärztlichen Blicks auf die Interaktion ein wichtiger Beitrag zur Früherkennung möglicher Ursachen von Vernachlässigung und Misshandlung. Ab U7 sind Items zu Interaktion/Kommunikation bei den Fragen zur orientierenden Beurteilung der Entwicklung enthalten
- Die Vorgaben zur Untersuchung der Augen und der Sehfähigkeit wurden erweitert; eine subjektive Audiometrie bei der U8 vorgeschrieben
- Das neue Gelbe Heft enthält ausführliche Informationen der Eltern über Inhalte und spezielle Zielsetzungen der einzelnen U-Untersuchungen
- Die Dokumentation ist weitgehend auf das Ankreuzen etwaiger Auffälligkeiten bei Anamnese und Befunden begrenzt und auf die Angabe, ob es sich ggf. um Befunde zur Beobachtung oder zur Veranlassung weiterer Maßnahmen handelt. Die Eintragung von Diagnosekennziffern wie im bisherigen Gelben Heft, welche die Eltern oft beunruhigt hat, ist entfallen
- Auf einer abtrennbaren Teilnahmekarte kann die Durchführung der einzelnen Untersuchungen eingetragen und auf diese Weise ohne Vorlage des übrigen Hefts mit seinen vertraulichen Daten dokumentiert werden (z. B. gegenüber Kita oder Ämtern)
- Wie bisher gehört zu jeder Vorsorgeuntersuchung eine vollständige körperliche Untersuchung einschließlich Messung von Körperlänge, Gewicht und Kopfumfang

Insgesamt stellt die Neufassung des Kindervorsorgeprogramms einen großen Fortschritt dar. Ein etwas größerer Umfang des Entwicklungsscreenings nach dem Grenzsteinprinzip und ein zusätzliches Screening auf seelische Gesundheit wären im Hinblick auf die „Neue Morbidität" wünschenswert gewesen, hätten aber nach Einschätzung des G-BA den Rahmen der jetzigen Reform gesprengt. Eine Evaluation des neuen Programms ist vorgesehen

54.2.3 Besonderheiten und Schwerpunkte der einzelnen Vorsorgeuntersuchungen

Eine Übersicht über die von der gesetzlichen Krankenversicherung getragenen Vorsorgeuntersuchungen mit dem jeweils vorgegebenen Lebensalter und altersentsprechenden inhaltlichen Schwerpunkten gibt ◘ Tab. 54.4.

Tab. 54.4 Zeitpunkte und Besonderheiten der Vorsorgeuntersuchungen im Kindes- und Jugendalter

	Alter	Schwerpunkte, Zusatzuntersuchungen
U1	Unmittelbar postnatal	Apgar-Wert, Nabelschnurblut-pH; Fehlbildungen?
U2	3.–10. Tag	Stoffwechsel- und Hörscreening. Verstärkter Ikterus? Beratung zu Vitamin-K-, Vitamin-D-, Fluoridprophylaxe, Stillen
U3	4.–5. Woche	Sonographisches Hüftscreening. Stuhlfarbskala. Beratung zu Unfallprävention und Regulationsproblemen, Ernährung (inkl. Supplemente), Impfen
U4	3.–4. Monat	Entwicklungsbeurteilung (v. a. Motorik, Kontakt). Augenuntersuchung mit Brückner-Test (auch bei U5 bis U7) Beratung zu Mundhygiene, Ernährung
U5	6.–7. Monat	Ähnliche Schwerpunkte wie bei U4, altersangepasst Ggf. Hinweis auf zahnärztliche Vorsorge (auch bei den folgenden U)
U6	10.–12. Monat	Ähnliche Schwerpunkte wie bei U5, altersangepasst Beratung zu Impfen, Sprachförderung, Unfallprävention, Vitamin D, Fluorid
U7	21.–24. Monat	Entwicklungsbeurteilung (v. a. Sprache) Beratung zu Bewegungsförderung, Medienkonsum, Übergewicht, Allergien
U7a	34.–36. Monat	Sprachentwicklung (ggf. Einsatz von Elternfragebögen, fakultativ). Sehtest Beratung zu Impfungen, Sprachförderung, Medien
U8	46.–48. Monat	Entwicklungsbeurteilung (v. a. sensumotorische Koordination). Sehtests, subjektive Audiometrie Beratung v. a. zu Unfallprävention, Medienkonsum
U9	60.–64. Monat	Entwicklungsbeurteilung (v. a. schulrelevante „Vorläuferfähigkeiten", Spielverhalten, psychosoziale Kompetenzen). Sehtests Beratung u. a. zu Bewegungsförderung und Adipositasprävention
J1	12.–14. Lebensjahr	Internistische Ganzuntersuchung (inkl. Blutdruck, Struma); Körpermaße, Tanner-Stadien; Skelett (Haltung, Skoliose, Hüftbeweglichkeit). Seh- und Hörtest. Bei positiver Familienanamnese Cholesterin im Blut. Beratung zu Impfschutz, Gesundheitsverhalten, Pubertät/Sexualität, ggf. zu individuell bestehenden Problemen (z. B. Schule, Familie)

Die angegebenen Beratungsthemen sind beispielhaft und nicht vollständig aufgeführt

Literatur

Andermann A, Blancquaert I, Beauchamp S, Dery V (2008) Revisiting Wilson and Jungner in the genomic age: a review of screening criteria over the past 40 years. Bull WHO 86:317–319

Buschmann A, Jooss B, Rupp A et al (2009) Parent based language intervention for 2-year-old children with specific expressive language delay: a randomised controlled trial. Arch Dis Child 94:110–116

Gemeinsamer Bundesausschuss (2016) Beschluss 1 des Gemeinsamen Bundesausschusses über eine Neufassung der Richtlinien über die Früherkennung von Krankheiten bei Kindern bis zur Vollendung des 6. Lebensjahres (Kinder-Richtlinien): Formale und inhaltliche Überarbeitung (Neustrukturierung). BAnz AT 18.08.2016 B1

Horta BL, Loret de Mola C, Victora CG (2015) Breastfeeding and intelligence: a systematic review and meta-analysis. Acta Paediatr 104:14–19

Kamtsiuris P, Bergmann E, Rattay P, Schlaud M (2007) Inanspruchnahme medizinischer Leistungen. Ergebnisse des Kinder- und Jugendsurveys. Bundesgesundheitsbl Gesundheitsforsch Gesundheitsschutz 50:836–850

Robert-Koch-Institut (2015) Inanspruchnahme von Früherkennungsuntersuchungen. Faktenblatt zu KiGGS-Welle 1. Studie zur Gesundheit von Kindern und Jugendlichen in Deutschland. Erste Folgebefragung 2009–2012. RKI, Berlin. www.kiggs-studie.de. Stand 09.11.2015

Roman E, Fear NT, Ansell P et al (2002) Vitamin K and childhood cancer: analysis of individual patient data from six case-control studies. Br J Cancer 86:63–69

Sulheim S, Holme I, Ekeland A, Bahr R (2006) Helmet use and risk of head injuries in alpine skiers and snowboarders. JAMA 295:919–924

von Kries R, Toschke AM, Strassburger K et al (2005) Sudden and unexpected deaths after the administration of hexavalent vaccines (diphtheria, tetanus, pertussis, poliomyelitis, hepatitis B, Haemophilius influenzae type b): is there a signal? Eur J Pediatr 164:61–69

Therapieprinzipien

Inhaltsverzeichnis

Schmerztherapie

Christoph Hünseler

C. Papan, L. T. Weber (Hrsg.), *Repetitorium Kinder- und Jugendmedizin*,
https://doi.org/10.1007/978-3-662-56790-6_55

55.1 Schmerzen

Schmerzen sind ein häufiges und sehr belastendes Problem in der Kinderheilkunde. Sie treten in unterschiedlichem Kontext auf:
- Infektiöse, entzündliche Erkrankungen → Otitis, Appendizitis, rheumatische Erkrankungen, chronisch entzündliche Darmerkrankungen
- In der Onkologie → Tumorschmerzen
- Traumatisch bedingt
- Eigenständige Schmerzsyndrome → chronische Kopfschmerzen, funktionelle Bauchschmerzen u. a.
- Iatrogen bedingte Schmerzen durch Operationen (postoperativer Schmerz), invasive Maßnahmen wie Blutentnahmen, Katheteranlagen, Punktionen, Absaugen, Pflaster- und Verbandwechsel etc.

▪▪ Schmerzwahrnehmung

Schmerzwahrnehmung ist bereits bei den kleinsten Frühgeborenen (**ab 24. SSW kortikale Schmerzwahrnehmung**) möglich, mit zunehmender Unreife besteht sogar eine erniedrigte Schmerzschwelle, da die körpereigene Schmerzunterdrückung (endogene Opioide, deszendierende Schmerzhemmung) im Gegensatz zum aufsteigenden nozizeptiven System mit allen seinen Strukturen noch nicht angelegt bzw. funktionsfähig ist.

▪▪ Auswirkungen

55

- Schmerzen führen nicht nur zu vermehrtem Leiden der Patienten, sie haben direkte negative Auswirkungen auf den Heilungsprozess und Krankheitsverlauf
- Schmerzen führen zu Tachykardie, Blutdruckanstieg, Tachypnoe, SO_2-Abfällen bei Früh- und Neugeborenen, damit auch zu einem erhöhten Grundumsatz, was bei gleichzeitig reduzierter Nahrungsverträglichkeit (Inappetenz, Erbrechen, Darmatonie) zu Gewichtsverlust und Wundheilungsstörungen führt. Das Infektions- und Thromboserisiko ist erhöht. Die Mobilisation wird verzögert, der Krankenhausaufenthalt insgesamt verlängert
- Bei frühgeborenen Kindern sind anhaltende Schmerzen mit einem schlechteren neurologischen Outcome assoziiert

Die Schmerztherapie nimmt daher einen wichtigen Stellenwert in allen Bereichen der Pädiatrie ein.

55.1.1 Das nozizeptive System

Die Schmerzperzeption beginnt an den Schmerzrezeptoren in der Peripherie und den Organen. Dabei sind verschiedene Schmerz- und Berührungsrezeptoren sowie unterschiedlich schnell leitende sensorische Nervenfasern beteiligt:
- **Aβ**: Meissner-, Pacini-, Ruffini-, Merkel-Körperchen → Schwingung, Berührung, Druck
- **Aδ**: Schmerz- und Temperaturafferenzen → scharfe, stechende Schmerzen
- **C**: Polymodale Schmerzen, Temperatur → langsame, brennende Schmerzen

Die Umschaltung dieses ersten afferenten Neurons erfolgt im Hinterhorn des Rückenmarks, v. a. der Substantia gelatinosa, Rexed Zonen I, II und V. Von dort aus zieht das 2. afferente Neuron im Tractus spinothalamicus lateralis in den Thalamus. Die Anzahl der aufsteigenden Neurone ist geringer als die Anzahl der eingehenden ersten Neurone (Konvergenz, Bildung rezeptiver Felder), auf diese Weise entstehen auch die Head-Zonen (Konvergenz viszeraler und somatischer Schmerzafferenzen bestimmter Areale). Im Bereich des Hinterhorns treffen auch deszendierende Nervenbahnen aus höhergelegenen Zentren (zentrales Höhlengrau, Stammhirn) ein, die eingehende Nervenimpulse modulieren und abschwächen können („körpereigene Schmerzabwehr"). Vom Thalamus als zentraler Umschaltstation aus gehen die 3. afferenten Neurone zu anderen Zentren wie dem somatosensorischen Kortex oder dem limbischen System.

Verschiedene Transmittersysteme sind an der Weiterleitung der Schmerzimpulse beteiligt (erregend: z. B. Aspartat, Glutamat).

Die individuelle Schmerzbeurteilung und -reaktion umfasst neben der eigentlichen Schmerzwahrnehmung auch affektive, kognitive und behaviorale Komponenten und ist abhängig von unterschiedlichen Faktoren wie Vorerfahrungen, familiärer Prägung, situativen Einflüssen etc.

Schmerzen sind ursprünglich ein Warnmechanismus die den Organismus vor schädlichen Einflüssen schützen sollen. Persistierende Schmerzreize können aber zu neuroplastischen Veränderungen führen, die zu einer Sensitivierung des schmerzleitenden Nervensystems und damit zu chronischem Schmerz bzw. Schmerzsyndromen führen können.

55.1.2 Schmerzqualitäten

1. Nozizeptiver Schmerz: Durch Reizung der Schmerzrezeptoren (Kälte, Hitze, Druck, Freisetzung von Mediatoren durch Entzündung, Hypoxie etc.). Unterscheidung zwischen somatischem und viszeralem Schmerz:
   - Somatischer Schmerz: Durch Aktivierung von Nozizeptoren auf Haut und Schleimhaut oder tieferen Geweben wie Bindegewebe, Muskeln, Kochen, Sehnen etc.
   - Meist gut lokalisierbar, scharf, brennend; dumpf, pochend bei tiefem somatischem Schmerz
   - Viszeraler Schmerz: Durch Aktivierung von Nozizeptoren der thorakalen und abdominellen Organe (Infektion, Kapselspannung, Kompression etc.)
   - Meist schlecht lokalisierbar, diffus. Dumpf, krampfend, kolikartig, drückend.
2. Neuropathischer Schmerz: Durch Schädigung und Dysfunktion von Neuronen im peripheren und/oder zentralen Nervensystem (Kompression, Entzündung, Trauma, Ischämie, Toxizität, metabolische Störungen etc.)

   Schlecht lokalisierbar, diffus im Ausbreitungsgebiet des Nerven/Areals

   Kann brennend, scharf, nadelstichartig sein. Häufig rekurrierend, persistierend.

55.2 Schmerzerfassung und -beurteilung

Die Erfassung und Beurteilung von Schmerzen durch Schmerzskalen ist die Grundlage einer individualisierten Schmerztherapie und dient auch als Erfolgskontrolle der durchgeführten Maßnahmen.

Der Goldstandard ist die Selbstbeurteilung durch den Patienten selbst, dies ist frühestens ab dem 4. Lebensjahr mittels Gesichterskalen möglich (◘ Abb. 55.1), für ältere Kinder sind numerische oder visuelle Ratingskalen geeignet. Zu-

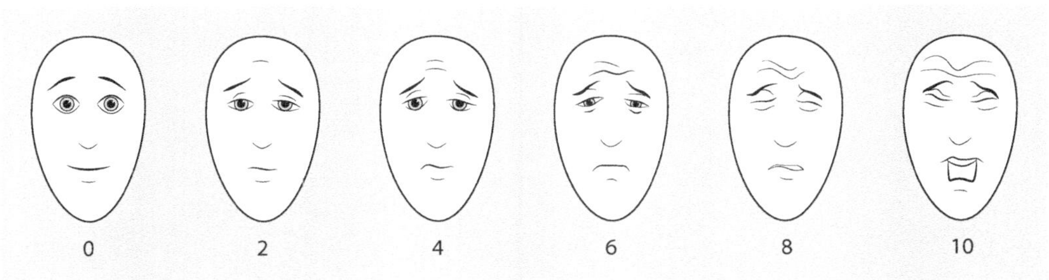

◘ **Abb. 55.1** Bieri Faces Pain Scale. Gesichterskala ab ca. 4 Jahren (Hicks et al. 2001): „Das linke Gesicht zeigt, dass es gar nicht weh tut (schmerzt), die anderen Gesichter zeigen, dass es mehr und mehr weh tut, bis hin zu dem Gesicht, das zeigt, dass es ganz stark weh tut (schmerzt). Zeig mir mal das Gesicht, das am besten zeigt, wie sehr es dir gerade weh tut (wie stark deine Schmerzen gerade sind)." Ab dem 3. Gesicht (4 Punkte) besteht in der Regel Therapiebedarf

sätzliche Informationen liefern Vitalparameter (Herzfrequenz, Atmung, Blutdruck), andere physiologische Parameter wie Hautleitfähigkeit, Herzfrequenzvariabilität, Cortisol- oder Katecholaminbestimmungen haben noch keinen Einzug in die Routinediagnostik gefunden.

Problematisch ist die Schmerzbeurteilung im prä- oder nonverbalen Alter, hier ist eine Fremdbeurteilung in der Regel durch medizinisches Personal oder die Eltern notwendig. Fremdbeurteilungsskalen für Früh- und Neugeborene, beatmete und sedierte Patienten sowie mehrfachbehinderte Kinder berücksichtigen entweder nur das Verhalten (unidimensional) oder zusätzlich Vitalparameter (bidimensional). Verschiedene Skalen sind gut validiert (◘ Tab. 55.1).

◘ **Tab. 55.1** Beispiele für gebräuchliche Fremdbeurteilungsskalen

Schmerzskala	Altersgruppe	Indikation	Parameter	Score-Range
N-Pass (Neonatal Pain and Sedation Scale)	Früh- und Neugeborene	Spontanatmende und beatmete Früh- und Neugeborene mit wiederholten andauernden Schmerzen (Sedierung und Schmerzen	Schreien/Irritabilität, Verhalten, Mimik, Extremitätentonus, Vitalparameter	−10 bis +10 Cut-Off >3 Punkte
Berner Schmerz-Score für Neugeborene	Früh- und Neugeborene	Akuter Schmerz; CPAP und nicht beatmet	Schlaf, Weinen, Beruhigung, Hautfarbe, Gesichtsmimik, Körperausdruck, Atmung, Herzfrequenz, O_2-Sättigung	0–27 Punkte (0–21 ohne Herzfrequenz und O_2-Sättigung) Cut-Off >10 bzw. 8 Punkte
Comfort-Score	Säuglinge, ältere Kinder	Beatmete Kinder, Schmerz und Sedierung	Wachheit, Agitation, Respiration, Körperbewegungen, Blutdruck, Herzfrequenz, Muskeltonus, Mimische Muskulatur	8–40 Punkte Cut-Off >18 Punkte
Comfort-B-Score	Säuglinge, ältere Kinder	Beatmete und nichtbeatmete Kinder, Schmerz und Sedierung	Wachheit, Agitation, Respiration oder Weinen (beatmete oder spontanatmende Kinder) Körperbewegungen, Muskeltonus, Mimische Muskulatur	6–30 Punkte Cut-Off >14 Punkte
KUSS: Kindliche Unbehagen- und Schmerz-Skala	Neugeborene bis Ende 4. LJ	Postoperativer Schmerz bei nichtbeatmeten Kindern	Weinen, Gesichtsausdruck, Rumpfhaltung, Beinhaltung, Motorische Unruhe	0–10 Punkte Cut-Off >3 Punkte
FLACC-Revised	Kindesalter	Schmerzen bei Kindern mit psychomotorischer Retardierung	Gesicht, Beine, Aktivität, Weinen, Beruhigbarkeit	0–10 Punkte Cut-Off >3 Punkte

Durchführung

- Die Schmerzbeurteilung sollte bei allen Patienten die unter akuten oder chronischen Schmerzzuständen leiden könnten (Intensivstation, postoperativ, rezidivierende schmerzhafte Maßnahmen, chronische Schmerzen etc.) regelmäßig, d. h. mindestens einmal pro Schicht, am besten alle 4 Stunden und in Abhängigkeit von der Akuität und Schmerzstärke auch öfter erfolgen. Die Score-Werte müssen entsprechend dokumentiert werden
- Nach einer therapeutischen Maßnahme soll nach einer angemessenen Zeit eine Kontrolle erfolgen
- Der Verlauf des Schmerz-Scores ist Bestandteil jeder ärztlichen und pflegerischen Visite/Übergabe

55.3 Grundsätzliches zur Durchführung der Schmerztherapie

1. Die subjektive Einschätzung der Schmerzintensität durch den Patienten darf nicht angezweifelt werden
2. Schmerzbeurteilung ist die Basis der Schmerztherapie
3. Nach WHO-Richtlinien gilt ein Zweistufen-Konzept: Nichtopioidanalgetika für milden Schmerz; potente Opioide für moderaten bis starken Schmerz
4. Bei Schmerzen erfolgt die Dosierung in festen Intervallen, nicht nach Bedarf; eine zusätzliche Bedarfsmedikation muss verordnet sein
5. Die angemessene Route wählen: Wenn möglich oral, ansonsten intravenös, rektal, transdermal. Intramuskuläre Injektionen sind obsolet
6. Individuelle Anpassung an die Bedürfnisse und Besonderheiten des einzelnen Kindes
7. Kontraindikationen beachten, Nebenwirkungen monitorieren und prophylaktisch therapieren (z. B. Obstipation bei Opioiden)

55.3.1 Klinisch-pharmakologische Grundlagen der medikamentösen Schmerztherapie

Pharmakologische Besonderheiten des Kindesalters:

Absorption

- Die gastrointestinale Absorption von Arzneimitteln kann bis zu einem Alter von 2–3 Jahren beeinträchtigt sein (Säuregrad des Magensafts, verzögerte Magenentleerung, höherer hepatischer First-pass-Effekt)
- Daher oft Notwendigkeit höherer Dosierungen

Proteinbindung

- Relativer Anteil des an Protein gebundenen Arzneimittels bei Früh- und Neugeborenen durch verminderte Konzentration der Bindungsproteine reduziert, folglich höherer Anteil freier Arzneimittel
- Bei Früh- und Neugeborenen durchlässigere Blut-Hirn-Schranke

Distribution

- Früh- und Neugeborene haben wesentlich höheren Bestand an Gesamtkörperwasser und eine geringere Muskelmasse bezogen auf das Körpergewicht
- Hydrophile Substanzen haben bei Neugeborenen und Säuglingsalter ein höheres Verteilungsvolumen und entsprechend eine extensive Aufnahme des Arzneimittels im Gewebe

Metabolismus und Elimination

- Im Früh- und Neugeborenenalter ist die Clearance für die meisten Pharmaka deutlich reduziert
- Gegen Ende des 1. Lebensmonats → Anstieg der totalen Clearance eines Arzneimittels mit weiterer Zunahme während des Säuglings- und Kleinkindesalters

- Die Fähigkeit zur Glukuronidierung beim Neugeborenen erreicht meist erst ab dem 3. Lebensmonat ein dem Erwachsenen vergleichbares Niveau
- Glomeruläre Filtration und tubuläre Sekretion sind bei Früh- und Neugeborenen erheblich eingeschränkt. Erst im Verlauf von 3–5 Monaten erreicht die Nierenfunktion Werte vergleichbar denen Erwachsener
- Die genetische Ausstattung z. B. genetische Polymorphismen des Cytochromsystems (z. B. CYP2D6) spielen eine entscheidende Rolle für den Metabolismus und die Wirksamkeit von Analgetika wie Paracetamol, Codein, Methadon, etc.

55.4 Analgetika und Koanalgetika

Hinweis: Es wird nur eine Auswahl gebräuchlicher Analgetika und Koanalgetika angeführt. Für die Dosierungsangaben wird keine Gewähr übernommen.

55.4.1 Nichtopioidanalgetika

- Nichtsteroidale Antiphlogistika (NSAID): Indometacin, Ibuprofen, Naproxen
- Nichtsaure antipyretische Analgetika: Paracetamol (Acetaminophen), Metamizol

55

55.4.1.1 Paracetamol (Acetaminophen)

- Schwache analgetische Wirkung, keine Entzündungshemmung
- **Wirkmechanismus**: Hemmung der Prostaglandinsynthese im ZNS (Antipyrese: Hypothalamus; analgetische Wirkung: u. a. spinal über NMDA-Rezeptoren, serotonerges System, Substanz P), nicht in peripheren Geweben
- **Vorteil**: Kaum renale und gastrointestinale Nebenwirkungen, keine Beeinträchtigung der Thrombozytenaggregationsfähigkeit
- **Nachteil**: Toxizität, geringe therapeutische Breite: bei mehr als 150 mg/kgKG Paracetamol kann toxischer Paracetamol-N-Hydroxy-Metabolit n-Acetyl-Benzochinoline auftreten. Lebertoxische Plasmakonzentrationen liegen bei >300 mg/l Paracetamol
- **Indikation**: Komedikation mit Opioiden, z. B. postoperativ zur Reduktion des Opioidverbrauchs und der Verbesserung der Schmerztherapie
- **Pharmakologie**: Metabolisierung: hepatisch, v. a. durch Glukuronidierung, geringer durch Sulfatierung.
- **Nebenwirkungen**: Toxizität erhöht bei hepatischen, renalen Erkrankungen, Mangelernährung, Assoziation von Asthmasymptomen Kindheit/Jugend und Paracetamoleinnahme in der Schwangerschaft bzw. Paracetamol i.v. in früher Kindheit (kausaler Zusammenhang fraglich)
- Applikationszeitraum begrenzen, genaue Anordnung der maximal zulässigen Tageshöchstdosis (■ Tab. 55.2)

55.4.1.2 Metamizol

- Antipyretisches und spasmolytisch wirkendes mittelstarkes Analgetikum (Pyrazolon)
- **Indikation**: Antipyrese
- Analgetikum v. a. in der postoperativen und kinderonkologischen Schmerztherapie
- **Pharmakokinetik**: Für das Kindesalter spärliche Datenlage, wahrscheinlich schnellere Elimination bei Kindern
- **Nebenwirkungen**: Agranulozytose, im Kindesalter bisher extrem selten (Aufklärung des Patienten notwendig). Arterielle Hypotension bis zum Schock nach schneller iv Injektion (stets als Kurzinfusion verabreichen).
- **Dosierung**: Intravenös oder peroral: 60(–75) mg/kgKG/d, in 4 ED oder als Dauerinfusion
- **Zulassung**: Oral >3 Monate, i.v. ab 12 Monate

Tab. 55.2 Dosierungsempfehlungen für Paracetamol

Alter	Ladedosis rektal [mg/kg/ED]	Ladedosis oral [mg/kg/ED]	Erhaltungsdosis [mg/kg/ED]	Dosis i.v. [mg/kg/ED]	Intervall [h]	Max. Tageshöchstdosis [mg/kg/d]
Frühgeborene	20	20	20	–	12	40
Termingeborene bis 6 Monate	20	20	20	7,5	8 6 i.v.	60 oral, rektal 30 i.v.
Säuglinge >6 Monate	35	20	20	7,5	6	90 oral, rektal 30 i.v.
Ab 10 kgKG	35	20	20	15	6	90 oral, rektal 60 i.v.

55.4.1.3 Nichtsteroidale Antiphlogistika (NSAID)

- Antipyretische, analgetische und antiinflammatorische Wirkungen
- **Wirkmechanismus**: Beeinflussung der Prostaglandin- und Leukotriensynthese durch Hemmung des Zyklooxygenaseweges (COX-Hemmer), (COX-II-Inhibition: induzierbar = antiinflammatorische und analgetische Wirkung)
- **Indikationen**: Fieber, akute Schmerzzustände (postoperativ nach kleineren Eingriffen und nach größeren Eingriffen in Kombination zur Reduktion systemisch verabreichter Opioide und verbesserten Schmerztherapie), bei entzündlichen Erkrankungen (Otitis, Rheuma, Kopfschmerzen)
- **Nebenwirkungen**: COX-I-vermittelt (Vermittlung prostaglandinabhängiger physiologischer Vorgänge) → bronchokonstriktorischer Effekt, verminderte Thrombozytenaggregation, damit Risiko von gastrointestinalen Blutungen, Nierenfunktionseinschränkung
- Postoperativ kein erhöhtes Risiko einer peri- oder postoperativen Blutung, evtl. erhöhtes lokales Blutungsrisiko nach Tonsillektomie
- **Acetylsalizylsäure** (ASS) wird aufgrund der Assoziation mit dem Reye-Syndrom bei Kindern unter 12 Jahren (Ausnahmen: Rheumatologie, Kawasaki-Syndrom, Kardiologie) nicht mehr eingesetzt

Ibuprofen

- Analgetische Wirkung stärker als Paracetamol
- **Pharmakologie**:
  - Nach oraler Einnahme fast vollständige Resorption. Wirkeintritt ca. 25 min nach oraler Einnahme
  - Bei hepatischen und renalen Funktionsstörungen verzögerte Elimination, entsprechende Dosiseinschränkung
- **Dosierung** (oral, rektal): 6–10 mg/kgKG/ED; max. 4-mal tgl.

Diclofenac

- **Indikation**: Rheumatische Erkrankungen, postoperative Schmerztherapie
- **Pharmakologie**:
  - Arylsäurederivat mit guter oraler Resorption aber ausgeprägtem First-pass-Metabolismus (bis 60 %); Rektale Bioverfügbarkeit fast doppelt so groß wie bei oraler Gabe

- Bei Niereninsuffizienz → Akkumulation von Diclofenackonjugaten möglich
- Keine Dosisreduktion bei Lebererkrankungen nötig
- **Dosierung**: Einzeldosis i.v.: 0,3 mg/kgKG; rektal 0,5 mg/kgKG; oral 1 mg/kgKG; max. 3-mal tgl.

Indomethacin

- **Indikation**: Bei rheumatischen Erkrankungen, paroxysmaler Hemikranie
- **Pharmakologie**:
  - Nach oraler Verabreichung rasche und nahezu vollständige Resorption
  - Hohe Plasmaeiweißbindung über 90 %. Hepatische Metabolisierung (Glukuronidierung, O-Demethylierung, N-Deacetylierung) über 50 %, Elimination renal und biliär
- **Nebenwirkungen**: ► Abschn. 55.4.1.3 s.o., gastrointestinale Nebenwirkungen und reversible Einschränkung der Diurese häufiger als bei anderen NSAID
- **Dosierung**: 1–3 mg/kg/d in 3–4 ED (ab dem 2. Lebensjahr).

Naproxen

- **Indikation**: Rheumatische Erkrankungen, postoperative Schmerztherapie, pädiatrische Onkologie, Therapie der Migräne (mit Sumatriptan)
- **Pharmakologie**: Im Vergleich mit anderen NSAID relativ lange Eliminationshalbwertszeit von ca. 13,6 h, Applikation in 2 Einzeldosen pro Tag ausreichend
- **Dosierung**: 10 mg/kgKG/d in 2 ED (ab 2. Lebensjahr)

55

55.4.1.4 Selektive COX-2-Inhibitoren

- Hemmung der Cyclooxygenase II (COX2) mit antiinflammatorischer Wirkung bei Reduktion unerwünschter gastrointestinaler Wirkungen
- **Zulassung**: Celecoxib, Parecoxib (ab 18 Jahre), Etoricoxib (ab 16 Jahre)
- **Indikation**: Arthrosen, rheumatoide Arthritis und Spondylitis ankylosans, postoperative Schmerzen (Parecoxib)

55.4.2 Opioide

Opioidrezeptoren (OR)

In der Ontogenese unterschiedliche Dichte und Verteilung der OR, erst postnatal entwickelt sich das Verteilungsmuster wie im Erwachsenenalter (daher unterschiedliche Wirkung/Nebenwirkung bei Frühgeborenen, Neugeborenen, älteren Kindern).

In der Fetal- und Neonatalzeit Einfluss auf die Regulation neuronaler Differenzierung und Entwicklung des ZNS über OR. Die Auswirkungen langzeitiger Opioidanwendung in der Neonatalperiode sind nicht endgültig geklärt.

Vier Opioidrezeptortypen: δ, μ, Κ und ORL 1 (opioid receptor like receptor 1) jeweils mit Subtypen

- μ-Rezeptoren:
  - Hauptverantwortlich für Analgesie
  - In allen Strukturen des ZNS und anderen Geweben nachweisbar
  - Subtypen
    - μ1, präsynaptisch (v. a. supraspinale Analgesie)
    - μ2, postsynaptisch (v. a. verantwortlich für Atemdepression, antitussive Effekte, Abhängigkeit und gastrointestinale Motilitätshemmung)
- δ-Rezeptoren:
  - Überwiegend im Vorderhirn und limbischen System
  - Auch psychomimetische Effekte, Toleranzentwicklung, Sedierung
  - Spinale und stressinduzierte Analgesie
- κ-Rezeptoren:
  - Überwiegender Rezeptortyp des Rückenmarks
  - Spinale Analgesie
- ORL1:
  - Modifiziert Stressantwort, Ängstlichkeit, Gedächtnis und Lernprozesse, Einfluss auf Immunsystem und andere Prozesse
  - Hyperanalgesie und Analgesie möglich

Funktionsweise

- Opioidrezeptoren sind gekoppelt mit inhibitorischem G-Protein, das durch die Opioidbindung am OR aktiviert wird → intrazellulär Reduktion der cAMP-Produktion, Öffnung von Kaliumkanälen, Schließen von Kalziumkanälen, Hyperpolarisation → verminderte Freisetzung exzitatorischer Neurotransmitter (z. B. Glutamat)

Folge

- Verminderung des nozizeptiven Inputs des Gehirns, Beeinflussung des aszendierenden und deszendierenden Schmerzkontrollsystems auch über das spinale Opioidsystem im Dorsalhorn durch Hemmung der Schmerzweiterleitung vom Nozizeptor

55.4.2.1 Opioidanalgetika

- **Opiate**: Natürlich vorkommende Stoffe Morphin und Kodein
- **Wirkung**:
  - Supraspinal, spinal, peripher
  - Agonistische Wirkung auf Opioidrezeptor
  - Antagonistische und gemischt agonistisch-antagonistische Opioide: Gemischt agonistisch-antagonistische Opioide, z. B. Nalbuphin, bewirken geringere Atemdepession, aber begrenzte Analgesie mit Ceilingeffekt
- **Nebenwirkungen**: μ-Rezeptor-vermittelt:
  - Atemdepression, Sedierung, Euphorie, Übelkeit, Juckreiz, Gallenwegspasmen, Harnverhalt, Obstipation. Myoklonien, physische oder psychische Abhängigkeit
  - Die atemdepressive Wirkung ist bei Früh- und Neugeborenen ausgeprägter
  - Muskel- und Thoraxrigidität, bei zu rascher Injektion v. a. schnell wirksamer Opioide

Morphin

- **Indikationen**: Schmerztherapie bei Tumorschmerzen, Sichelzellkrisen, Verbrennungen und bei intensivmedizinisch bedingten Schmerzzuständen, Palliativsituation auch bei der Behandlung der Dyspnoe. Verbreitet zur Analgesie und Sedierung Früh- und Neugeborener trotz ausgeprägter Variabilität von Pharmakokinetik und Metabolisierung
- **Pharmakologie**:
  - Klinisch umfangreichste Erfahrung bei Kindern, Früh- und Neugeborenen
  - Nach oraler Verabreichung unvollständige Aufnahme mit erheblichem First-pass-Effekt: Bioverfügbarkeit 25–40 % (orale Dosis ca. 3-faches der i.v.-Dosis)
  - Nach oraler Gabe nichtretardierten Morphins maximale Plasmakonzentration nach ca. 1 h, bei retardierten Präparaten nach 3 h
  - Metabolisierung in der Leber (Glukuronidierung und Sulfatierung) mit Bildung von Morphin-3-Glukuronid (M-3-G) und Morphin-6-Glukuronid (M-6-G) mit analgetischer und atemdepressiver Wirkung (M-6-G) und antianalgetischer Wirkung (M-3-G). Bei FG teilweise überwiegende Bildung von M-3-G
  - Die Pharmakokinetik erreicht mit 5–6 Lebensmonaten Erwachsenenniveau. Morphin und Morphinglukuronide werden renal eliminiert
  - **Niereninsuffizienz** → Kumulation von M-6-G (u. a. Atemdepression), von M-3-G (Myoklonien)
- **Nebenwirkungen**:
  - Insbesondere nach rascher i.v.-Applikation sind zentral induzierte Bradykardien, periphere Vasodilatation und arterioläre Widerstandssenkung möglich, v. a. bei gleichzeitigem Volumenmangel
  - Ausgeprägte Histaminfreisetzung aus Mastzellen möglich
  - Unklar ist, ob bei hämodynamisch instabilen kleinen Frühgeborenen durch eine Morphinbolusgabe in den ersten Lebensstunden durch Blutdruckabfall bzw. Änderung des zere-

Tab. 55.3 Dosierung von Morphin

Indikation	Frühgeborene	Neugeborene	Säuglinge	(Klein)kinder
Beatmung	LD 50 µg/kg i.v. DI 2–10 µg/kg/h	LD 50 µg/kg i.v. DI 2–10 µg/kg/h	LD 50–100 µg/kg i.v. DI 10–30 µg/kg/h	LD 50–100 µg/kg i.v. DI 10–50 µg/kg/h
Postoperativ	DI 2–10 µg/kg/h Einzelgabe: 10–100 µg/kg alle 2–6 h	DI 2–10 µg/kg/h Einzelgabe: 30–200 µg/kg alle 2–6 h	DI 10–30 µg/kg/h Einzelgabe: 30–200 µg/kg alle 2–6 h	DI 10–50 µg/kg/h Einzelgabe: 30–200 µg/kg alle 2–6 h
Onkologie (Startdosis)				ED: 50 µg/kg alle 2–4 h DI: 20 µg/kg/h Oral: 200 µg/kg alle 4 h Retardiert: 400 µg/kg alle 8 h

LD loading dose, *DI* Dauerinfusion

bralen Blutvolumens bzw. ein erhöhtes intrazerebrales Blutungsrisiko besteht
- **Dosierung**:
  - Reine µ-Agonisten zeigen keinen Ceiling-Effekt, d. h. die Dosis kann bis zum erwünschten Effekt gesteigert werden (Tab. 55.3)
  - Treten Unverträglichkeiten oder NW auf oder ist die Wirkung trotzdem unzureichend, muss z. B. ein Opioidwechsel erfolgen
  - **Umstellung von Dauerinfusion auf orale nichtretardierte Gabe**: Tagesdosis i.v. × 3 = Tagesdosis p.o. (aufgeteilt in 6 ED)
  - **Ausschleichschema Morphin**: bei Anwendungsdauer <5 Tage über 3–4 Tage ausschleichen. Bei längerer Verabreichung Dosis in den ersten Tagen um 20 %/Tag reduzieren, später um 10 %/Tag

Piritramid

- µ-Agonist, Wirkstärke ca. 70–80 % des Morphins
- Applikation nur i.v.
- **Indikationen**: Morphin, häufig in der postoperativen Analgesie
- **Pharmakologie**:
  - Keine aktiven Metabolite. Kaum Histaminausschüttung
  - Schlecht kompatibel mit anderen Medikamenten und Infusionslösungen
  - Wirkdauer ca. 4–6 h, rascher Wirkeintritt nach 1–3 min nach i.v.-Injektion, Wirkmaximum nach ca. 30 min
- **Dosierung**:
  - Loading dose: 0,025–0,1 mg/kg
  - Folgedosen: 0,02–0,05 mg/kg alle 4–6 h
  - Dauerinfusion mgl.

Oxycodon

- Halbsynthetisches, überwiegend µ-agonistisches oral verabreichbares Opioid mit hoher analgetischer Potenz (2,0 × Morphin)
- Oxycodon sowohl oral retardiert und unretardiert als auch zur Injektion erhältlich. Eine für Kinder nicht zugelassene orale Darreichungsform besteht in der festen Kombination mit dem µ-Rezeptorantagonist Naloxon, um so durch die Blockade der peripheren im

Darm lokalisierten Opioidrezeptoren einer Obstipation vorzubeugen. Das oral aufgenommene Naloxon wird hepatisch inaktiviert. Erfahrungen im Kindes- und Jugendalter mit diesem Präparat liegen nicht vor.

- **Pharmakologie**:
  - Hohe orale Bioverfügbarkeit von 60–87 %
  - Kurze Wirkdauer
  - Metabolisierung in Leber über CYP450 zu inaktivem Noroxycodon und Oxymorphon. Dosisreduktion bei Nieren- und Leberinsuffizienz
- **Indikation**: Postoperative Analgesie, Tumorschmerzen
- **Nebenwirkungen**: Herzrhythmusstörungen durch QTc-Verlängerung möglich!
- **Dosierung**:
  - Startdosis i.v.: 0,04 mg/kg alle 4 h
  - DI: 0,02 mg/kg/h
  - Oral: unretardiert 0,1 mg/kg alle 4 h; retardiert: 0,2 mg/kg alle 8 h

Hydromorphon

- Starkes Opioid, μ-Agonist mit geringer Affinität zu κ- und δ-Rezeptoren
- **Indikation**: Tumorschmerz, peridurale Anwendung
- **Pharmakologie**:
  - Orale Bioverfügbarkeit 50–60 %
  - Metabolisierung hepatisch zu Hydromorphon-3-Glucuronid (H-3-G; analgetisch inaktiv), Dihydromorphon (<1 %) und Dihydroisomorphon (1 %)
  - Wirkdauer 3–4 h, retardierte Präparate 12 bzw. 24 h
  - Maximale Plasmakonzentration bei unretardiertem Hydromorphon nach 1 h, retardiert nach 3–4 h
- **Nebenwirkungen**: Opioidtypisches Nebenwirkungsprofil (► Abschn. 55.4.2.1)
- **Dosierung** (Startdosis):
  - i.v.: 0,01 mg/kg alle 3 h
  - DI: 0,005 mg/kg/h
  - Oral: unretardiert: 0,03 mg/kg alle 4 h, retardiert 0,06 mg/kg alle 8 h

Tapentadol

- Wirkung am μ-Opioidrezeptor und Hemmung des Noradrenalin-Reuptakes im synaptischen Spalt
- **Indikation**: Schwere nicht tumorbedingte akute und chronische Schmerzen, bei denen retardiertes Morphin zu keiner ausreichenden Schmerzkontrolle führt oder nicht vertragen wird
- Weniger opioidtypische Nebenwirkungen
- Keine Zulassung unter 18 Jahre

Methadon/Levomethadon

- Wirksames Razemat: Levomethadon, L-Polamidon (Tropfen)
- Levomethadon = doppelt so analgetisch wie gleiche Methadondosis
- **Indikation**:
  - Starke Schmerzen
  - Bei unzureichender Wirkung von Morphin (oder einem anderen starken Opioid) trotz adäquater Dosissteigerung oder bei nicht beherrschbaren Nebenwirkungen
  - Neonatologie: Therapie des neonatalen Opioidabstinenzsyndroms
- **Pharmakologie**:
  - Fast vollständige Resorption nach oraler Gabe, Spitzenspiegel nach 4 h, die maximale Analgesie tritt nach ca. 1–2 h ein
  - Keine analgetisch wirksame Metabolite
  - Metabolisierung hepatisch über CYP450 mit großer interindividueller Variabilität
  - Konvertierungsverhältnis von 20 : 1 (Morphin : Methadon), mit großen interindividuellen Schwankungen
  - Mittlere Eliminationshalbwertszeit nach Einmalgabe 19 h ± 14 h (erhebliche interindividuelle Schwankungen) → Einstellung auf Levomethadon im Kindesalter i. d. R. unter stationären Bedingungen
  - Zusätzliche analgetische Wirkung über Antagonismus am NMDA-Rezeptor

- **Nebenwirkungen**: QTc-Verlängerung unter Levomethadon geringer als unter Methadon
- **Eindosierung** (Nauck et al., 2001)
  - Tag 1: oral 0,1 mg/kg alle 4 h; i.v. 0,05 mg/kg alle 4 h
  - Tag 2 und 3: Dosisfindung mit Steigerung der Einzeldosen um bis zu 30 %, Gabe alle 4 h
  - Tag 4: Einzeldosis jetzt alle 8 h, zusätzlich ED alle 3 h bei Bedarf
  - Ab Tag 5: ED alle 8 h

55.4.2.2 Synthetische Opioide

- Die synthetischen μ-agonistischen Opioide Fentanyl und Sufentanil sind stark wirksam, lipophil mit rascher zentraler Anflutung. Ihre Metabolite sind weniger analgetisch aktiv als die Ausgangssubstanzen oder inaktiv. Remifentanil wird durch Plasma- und Gewebeesterasen abgebaut und ist sehr kurz wirksam.
- **Anwendung**: Intra- und postoperativ bei beatmeten Patienten sowie in der Intensivmedizin

Fentanyl

- Analgetische Wirkstärke: 50- bis 100-fach Morphin
- Topische Anwendung möglich: z. B. transnasal, buccal oder transdermal (s. unten)
- **Indikation**:
  - Intraoperative, postoperative Analgesie
  - Analgosedierung intensivmedizinischer pädiatrischer Patienten, inkl. Früh- und Neugeborene
  - In der Kinderherzchirurgie günstige intra- und postoperative kardiovaskuläre Stabilität, v. a. bei Neugeborenen
- **Pharmakologie**:
  - Ausgeprägte Lipophilie mit rascher Penetration ins ZNS
  - Metabolisierung hepatisch über Cytochrom-P450-System (CYP3A4) zu Norfentanyl
  - Pharmakokinetik stark altersabhängig mit sehr langer terminaler Halbwertszeit bei Frühgeborenen und langer kontextsensitiver Halbwertszeit nach Dauerinfusion. Bei kleinen Frühgeborenen kann sie auf bis über 20 h verlängert sein
  - **Cave**: Bei Dauerinfusion ist Fentanyl kein „kurzwirksames" Opioid und ist zur Langzeitanalgosedierung bedingt geeignet. Durch Redistribution verlängerter Beatmungsbedarf bei Früh- und Neugeborenen
- **Nebenwirkungen**:
  - Thoraxwandrigidität nach rascher bolusartiger Verabreichung häufiger bei höheren Dosen ab 3 μg/kg → kann durch Gabe eines Muskelrelaxans am schnellsten behoben werden, weniger rasch durch Antagonisierung mit Naloxon
  - Rasche Toleranzentwicklung
- Dosierung: ◘ Tab. 55.4

- **Fentanyl transdermal (Fentanyl-TTS; therapeutisches transdermales System)**
- Zulassung ab 2 Jahren
- **Indikation**:

◘ Tab. 55.4 Dosierung von Fentanyl

Indikation	Frühgeborene	Neugeborene	Säuglinge	(Klein)kinder
Postoperative Beatmung	LD 2–10 μg/kg i.v. DI 0,5–2 μg/kg/h	LD 2–10 μg/kg i.v. DI 0,5–2 μg/kg/h	LD 5–10 μg/kg i.v. DI 1–4 μg/kg/h	LD 5–10 μg/kg i.v. DI 2–5 μg/kg/h
Kurzeingriff, Analgesie	1–2 μg/kg i.v.	1–2 μg/kg i.v.	2–3 μg/kg i.v.	2–5 μg/kg i.v.

LD loading dose, *DI* Dauerinfusion

55

- Anwendung bei starken chronischen Schmerzen, mit der Notwendigkeit einer kontinuierlichen Langzeitanwendung von Opioiden und Mindestmorphinbedarf von 30 mg/Tag p.o.
- Nicht beherrschbare Opioidnebenwirkungen unter der bisherigen Therapie oder bei Schluckstörungen
- **Pharmakologie**:
  - Bioverfügbarkeit >90 %
  - Jüngere Kinder (<10 Jahre) benötigen i. d. R. höhere körpergewichtsbezogene Fentanyldosierungen
  - Die Wirkdauer ist bei Kindern wegen schnellerer Elimination eher 48 als 72 h
  - Nach Entfernen des Pflasters langsames Abfallen des Fentanylplasmaspiegel durch Anreicherung in der Epidermis
- **Nebenwirkungen**: Opioidtypisches Nebenwirkungsprofil (▶ Abschn. 55.4.2.1)
- **Dosierung**: Bei Wechsel von oralem Morphin auf transdermale Fentanyldosis: Morphin p.o. (mg/d)/100 = transdermale Fentanyldosis in mg/d (Angabe beim Pflaster in µg/h!!).

Schnell freisetzende transmuköse Fentanylpräparate

- Orales transmuköses Fentanylzitrat (OTFZ), Buccaltabletten, Sublingualtabletten und Nasalsprays
- **Indikation**: Durchbruchschmerzen in der Onkologie
- Einzeldosis 10–20 µg/kg bukkal
- Wirkeintritt nach wenigen Minuten, Wirkdauer ca. 2–3 Stunden

Fentanylhaltige Buccaltabletten und Sublingualtabletten:

- Wirkbeginn nach ca. 5 min, Wirkmaximum ist nach 20–60 min
- Häufigere Nebenwirkungen, keine Zulassung für das Kindesalter

Fentanyl intranasal

- Dosis 1,5–1,7 µg/kg
- Anschlagzeit 5 min, Wirkmaximum nach max. 20 min
- Einsatz z. B. in der Notfallmedizin, bei Frakturen, in der postoperativen Schmerztherapie, in der Palliativversorgung etc.

Sufentanil

- Sufentanil mit 1000-facher Wirkstärke von Morphin → potentestes Opioid
- **Indikation**: Analgesie und Sedierung in der neonatologischen und pädiatrischen Intensivmedizin
- **Vorteile**: im Vergleich zu Fentanyl kürzere Wirkdauer, große hämodynamische Stabilität, Möglichkeit zur raschen Extubation
- **Pharmakologie**:
  - Rascher Wirkbeginn, Plasmaeiweißbindung 80–90 %
  - Metabolismus hepatisch durch O-Demethylierung und N-Dealkylierung (P450 CYP3A4), inaktive Metabolite
- **Dosierung**:
  - Beatmete NG: LD 0,2 µg/kg, DI 0,05 µg/kg/h (Startdosis)

Remifentanil

- Ultrakurzwirksames synthetisches Opioid mit µ-agonistischer Wirkung
- Analgetische Potenz wie Fentanyl
- **Indikationen**: Intraoperative Analgesie, kurzzeitige Analgesie bei schmerzhaften Eingriffen, Analgesie und Sedierung beatmeter Intensivpatienten
- **Pharmakologie**:
- Hydrolyse durch unspezifische Plasma- und Gewebeesterasen unabhängig von Leber- und Nierenfunktion mit resultierender sehr kurzer Halbwertszeit
- Gute hämodynamische Stabilität, rasche Extubierbarkeit
- **Dosierung**: ED 1–2 µg/kg i.v.; DI 0,05–1 µg/kg/min

Tramadol

- Schwaches µ-agonistisches Opioid, zusätzlich Hemmung der Wiederaufnahme der Neurotransmitter Noradrenalin und Serotonin
- Orale und parenterale Applikation.
- **Indikation**: Starke Schmerzen v. a. postoperativ und in der Kinderonkologie
- **Pharmakologie**: Orale Bioverfügbarkeit >65 %, geringer First-pass-Effekt
- Nebenwirkungen:
  - Übelkeit und Erbrechen; selten Atemdepression, Krampfanfälle bei >10-facher Dosis
  - Bei Intoxikationen → serotonerges Syndrom möglich
- **Dosierung**:
  - Intravenös: ED 1 mg/kg alle 4 h oder DI 0,3 mg/kg/h
  - Oral: unretardiert 1 mg/kg alle 4 h, retardiert 2 mg/kg alle 8 h (max. Tageshöchstdosis 8 mg/kg)

55.4.2.3 Agonistisch-antagonistische Opioide

Buprenorphin

- Partieller Agonist am µ-Rezeptor und Antagonist am κ-Rezeptor mit unterschiedlicher Rezeptorpräferenz
- Analgetische Potenz ca. 25- bis 30 -mal höher als die von Morphin
- Intravenöse, epiduale/spinale intranasale, sublinguale, transdermale Applikation
- **Indikation**: Behandlung stärkerer Schmerzen
- **Nebenwirkungen**:
  - Stärkere Sedierung und Atemdepression als Morphin
  - Schlechte Antagonisierbarkeit durch Naloxon durch starke Rezeptoraffinität
- **Dosierung**:
  - Intravenös: 0,003 mg/kg alle 6 h, DTI 0,0005 mg/kg/h
  - Sublingual: 0,004 mg/kg alle 8 h

Nalbuphin

- Partialantagonist: Antagonistische Wirkung am µ-Rezeptor, agonistische Wirkung am κ-Rezeptor
- Analgetische Potenz ähnlich Morphin
- Ceiling-Effekt >0,4 mg/kg!
- Applikation nur intravenös
- Nebenwirkung:
  - Atemdepressive Wirkung geringer als bei reinen µ-Agonisten
  - Durch Naloxon antagonisierbar
- **Indikation**: Postoperative Schmerzen
- **Dosierung**:
  - Neugeborene: 0,025 mg/kg/ED alle 3–6 h
  - Ältere Kinder 0,05–0,1 mg/kg/ED alle 3–6 h. Titrieren bis max. 0,4 mg/kg/Gabe

55.4.3 Triptane

- Sumatripan, Zolmitriptan, Naratriptan, Rizatriptan, Almotriptan, Eletriptan, Frovatriptan
- Selektive Serotonin- (5-Hydroxytryptamin HT-)Rezeptoragonisten: Verringern im Hirnstamm die postsynaptische Signaltransduktion der nozizeptiven Impulse; blockieren präsynaptisch die Stimulation an den Trigeminuskernen; Vasokonstriktion der meningealen Gefäßen und Hemmung der Freisetzung von Neuropeptiden
- **Indikation**: Akute Migräneattacke
- **Applikation**: Oral als Film- oder Schmelztablette, rektal, subkutan, nasal
- **Nebenwirkungen**:
  - Geschmacksirritation nach nasaler Applikation
  - Selten: Enge-, Druck- oder Wärmegefühl in Hals oder Brust, Schwäche- oder Schweregefühl in den Extremitäten, erhöhter Muskeltonus, (Kribbel) parästhesien oder Hypästhesien
  - Schläfrigkeit, Benommenheit, Schlaflosigkeit, Agitiertheit, Verwirrung, Euphorie

  - Palpitationen, Tachykardie, Nervosität, Schwitzen
- **Kontraindikationen**: Hypertonus, (schwere) Leber- und Niereninsuffizienz
- **Dosierung**: Sumatriptan intranasal (ab 12 Jahre):
  - <30kg: 10 mg (max. 20 mg)
  - >30 kg 20 mg (max. 40 mg)

55.4.4 Adjuvante Schmerzmittel

55.4.4.1 Clonidin

- α_2-Adrenozeptor-Agonist mit nur mäßiger Selektivität für α_2-Rezeptoren mit sedierender und analgetischer Wirkung
- **Indikation**: In der Anästhesie zur Prämedikation, als Adjuvans zur intravenösen, intrathekalen und epiduralen Anästhesie, in der postoperativen Analgesie und Intensivmedizin zur Reduktion des Verbrauchs an Opioiden und Sedativa sowie zur Behandlung iatrogener Medikamentenentzugssyndrome
- **Nebenwirkungen**: Senkung von Blutdruck und Herzfrequenz, AV-Überleitungsstörung
- **Pharmakologie**:
  - Intravenöse, orale, rektale, epidurale, intradurale sowie transdermale Applikation möglich
  - Gute Bioverfügbarkeit nach oraler und rektaler Gabe (75–100 %)
  - Metabolisierung zu ca. 50 % hepatisch, zusätzlich unverändert renale Elimination
- **Dosierung**:
  - Intensivmedizin, Komedikation zu Opioiden, Benzodiazepinen bzw. Ersatz von Benzodiazepinen: Intravenöse DI: 0,05–1–2(–3) µg/kg/h
  - Die orale Dosis kann der 24-h-Dosis entsprechen, aufgeteilt in 4 ED

55.4.4.2 Dexmedetomidin

- Wie Clonidin ein zentraler α_2-Agonist, mit jedoch 8-fach höherer Affinität zum α_2-Rezeptor
- **Indikation**: Prämedikation, intraoperativ, zur prozeduralen Sedierung, in der Intensivmedizin zur Opioid- und Benzodiazepineinsparung
- **Pharmakologie**:
  - In der Regel intravenöse Therapie
  - Orale Bioverfügbarkeit ca. 16 %, bei buccaler Applikation 82 %
- **Nebenwirkungen**: ► Abschn. 55.4.4.1;.Entzugserscheinungen bei raschem Absetzen möglich
- **Dosierung**:
  - Neugeborene: ED 0,5 µg/kg/ED; DI 0,2–1,0 µg/kg/h i.v.
  - Ältere Kinder: ED: 0,5 µg/kg/ED; DI 0,4–1,4 µg/kg/h i.v.

55.4.4.3 Bisphosphonate

- Bisphosphonale (z. B. Pamidronat, Neridronat) beeinflussen die Mineralisation des Knochens, die Knochenresorption durch Osteoklasten und die Rekrutierung von Osteoklasten aus monozytären Zellen werden gehemmt
- Orale Bisphosphonate werden schlecht und unkalkulierbar resorbiert, die Applikation erfolgt i. d. R. i.v.
- **Indikationen**: Osteogenesis imperfecta, Osteoporose, palliative Situation bei Knochenmetastasen
- **Nebenwirkungen:** Akutphasereaktion mit Fieber, grippeähnlichen Symptome, Hypokalzämie
- **Dosierung**: Bsp. Neridronat → bei erster Gabe 1 mg/kg/ED, Folgegaben 2 mg/kg/ED, maximal 150 mg/d, zunächst Einzeldosis

55.4.4.4 Parasympathikolytika

- Butylscopolamin (z. B. Buscopan) reduziert Tonus der glatten Muskulatur des Magen-Darm- und Harntrakts
- **Indikation**: Krampfartige Schmerzen (Gallen-, Nierenkolik, Magen-Darm-Krämpfe)
- **Dosierung**: Ab 6 Jahre: 0,3–0,6 mg/kg i.v. (Tagesdosis: bis 1,5 mg/kg)

55.4.4.5 Glukokortikosteroide

- Glukokortikosteroide wirken antiphlogistisch und antiödematös, reduzieren die Expression von COX 2 im entzündeten Gewebe, vermindern die Produktion proinflamatorischer Zytokine
- **Indikation**: Dexamethason mit guter Liquorgängigkeit bei Kopfschmerzen im Rahmen eines Hirnödems, Tumorschmerzen, rheumatische Schmerzen
- **Dosierung**: Bsp. Dexamethason → 0,15–0,3 mg/kg i. v. oder oral alle 4–6 h

55.4.4.6 Antikonvulsiva

- Gabapentin und Pregabalin stablisisieren Nervenzellmembran, evtl. auch Modulation nozizeptiver Reize auf spinaler Ebene
- **Indikation**: Neuropathische Schmerzen
- **Gabapentin**
  - **Nebenwirkungen**: Selten Sedierung, Ataxie, Sehstörungen, Koordinationsstörungen, Amnesie, Kopfschmerzen, reversible Persönlichkeitsveränderungen, Übelkeit, Erbrechen
  - **Kontraindikation**: Pankreatitis
  - **Dosierung**: (ab 6 Jahre): Anfangsdosis 10–15 mg/kg/d, Aufdosierung über ca. 3 Tage, wirksame Dosis bei 25–35 mg/kg/d, max. 50 mg/kg/d. Gabe in 3 ED

55.4.4.7 Ketamin

55

- Razemisches Phencyclidinderivat, das S(+)-Enantiomer ist analgetisch und narkotisch wirksamer
- Wirkung durch Blockade des zentralen N-Methyl-D-Aspartat-Rezeptors
- Dissoziative Anästhesie mit erhaltenen Schutzreflexen und Atmung.
- Zulassung nur zur i.v.-Gabe, intranasale und rektale Gabe möglich
- **Pharmakologie**:
  - Die Clearance von S(+)-Ketamin ist höher als die des Razemats, weshalb S(+)-Ketamin relativ höher dosiert werden muss
  - Die Halbwertszeit: 1,5–5 h bei rektaler und oraler Gabe, bzw. 1–2,5 h nach i.v.-Applikation
  - Clearance steigt mit dem Lebensalter deutlich an, bei Kindern <2 Monate niedrigere Dosierungen erforderlich
- **Nebenwirkungen**:
  - Lebensbedrohliche Zwischenfälle möglich. Tachykardie, Blutdruckanstieg, vermehrter Speichelfluss, Augeninnendrucksteigerung
  - Bei zu rascher Injektion ist eine Atemdepression möglich
  - Dysphorische Nebenwirkungen bei 10 % der Kinder. Eine Kombination mit Midazolam und Atropin ist empfehlenswert
- **Dosierung**:
  - Analgetisch wirksame orale und rektale Dosis: 5–10 mg/kg Ketamin bzw. 2,5–5 mg/kg S-Ketamin
  - Intranasale Gabe: 2–3 mg/kg Ketamin (1–1,5 mg/kg S-Ketamin)
  - I.v.-Dosis: Ketamin 1 mg/kg, S-Ketamin 0,5 mg/kg. Die zusätzliche Gabe von Propofol oder Midazolam sollte erfolgen. Einzelgaben können nach Wirksamkeit auftitriert werden. Nachdosierung in der Regel alle 10–15 Minuten notwendig. Dauerinfusion mit 1–6 mg/kg/h möglich

55.5 Schmerztherapie in speziellen Situationen

55.5.1 Schmerztherapie bei invasiven Maßnahmen

1. Kleinere schmerzhafte Maßnahmen wie Blutentnahmen, subkutane Injektionen etc.
   a. Früh- und Neugeborene, junge Säuglinge:

      In dieser Altersgruppe sind nichtpharmakologische Maßnahmen wirksam und reduzieren die Schmerzreaktion deutlich. Sie sollen kombiniert eingesetzt werden (Glukose 20–30 %, wenige ml, Schnullern, Facilitated Tucking, Känguru-Care, multisensorische Stimulation u. a.). Zusätzlich Lokalanästhesie auf verhornter Haut und Schleimhaut möglich

b. Ältere Kinder: Adäquate Aufklärung und Vorbereitung (von Kind und Eltern), Anwesenheit der Eltern, Lokalanästhesie auf verhornter Haut (z. B. EMLA-Creme) und Schleimhaut (Augentropfen, Spray, Gel), Eisspray auf verhornter Haut. Ablenkungsstrategien (Bilderbuch, Geschichte, Lieder, Tablet etc.)

   Auch die Inhalation von Lachgas (NO/O_2 1:1) ist eine sichere Methode zur Schmerzreduktion bei kleinen schmerzhaften Eingriffen

   Kanülendurchmesser so klein wie möglich wählen

2. Größere invasive Maßnahmen (ZVK, Drainagen, z. T. Lumbalpunktion): Systemische Analgosedierung (z. B. Ketamin + Propofol) und zusätzlich Lokalanästhesie (Infiltration). Für die systemische Analgosedierung sind die personellen und apparativen Voraussetzungen zu beachten

55.5.2 Schmerztherapie bei akuten allgemein-pädiatrischen Erkrankungen

Viele Erkrankungen im Kindesalter gehen mit Schmerzen einher: dazu gehören infektiöse Erkrankungen (Otitis, Pharyngitis, Stomatitis …), Traumata (Frakturen, Verbrennungen …), akute Bauchschmerzen unterschiedlichster Ursache und viele andere. Beispiele:

- Otitis media → Ibuprofen
- Pharyngitis, Gingivostomatitis → Ibuprofen, Metamizol, lokalanästhetische Mundspülungen/Gels
- Akute Bauchschmerzen: Neben der Ursachenabklärung ist die Schmerzbekämpfung ein wichtiger Therapiebestandteil
- Schmerzursache intraabdominell in einem Hohlorgan → Metamizol sinnvoll, bei kolikartigen Schmerzen evtl. zusätzlich Butylscopolamin. Ggf. ist eine zusätzliche Gabe eines Opioids, z. B. Nalbuphin oder Piritramid notwendig
- Sorge vor einer Verschleierung der Diagnose, z. B. bei einer Appendizitis oder vor einem Sphincter-oddi-Spasmus bei Pankreatitis bei der Gabe von Opioiden ist unbegründet
- Verbrennungen → bei großflächigen Verbrennungen Opioide i.v., z. B. Morphin oder Piritramid, ggf. Ketamin
- Die Kombination mit einem Nichtopioid wie Metamizol oder Ibuprofen ist sinnvoll. Ein zusätzliches Sedativum ist regelmäßig notwendig
- Kleinere Verbrennungen → Metamizol und Ibuprofen, ggf. zusätzlich Nalbuphin (i.v.) oder Morphin (p.o.)
- Akute Schmerzen am Bewegungsapparat, z. B. akute Arthritis → NSAID wie Ibuprofen oder Naproxen, ggf. kombiniert mit Metamizol oder einem Opioid wie Nalbuphin i.v. oder Morphin p.o.

55.5.3 Postoperativer Schmerz

- Die postoperative Schmerztherapie beginnt präoperativ mit der Aufklärung und Information des Patienten und der Eltern. Intraoperativ soll auf dem Eingriff angemessene lokal- und regionalanästhetische Verfahren geachtet werden (Wundinfiltration, Peniswurzelblock, Kaudalanästhesie, Epiduralkatheter etc.). Prä- oder Intraoperativ muss ggf. bereits ein Analgetikum verabreicht werden, welches der postoperativen Analgesie dient (z. B. NSAID). Eine analgetische Lücke nach Narkoseende muss vermieden werden. Vor Verlegung aus dem Aufwachraum ist Schmerzfreiheit sicherzustellen
- Die medikamentöse postoperative Schmerztherapie wird in vielen Fällen i.v. durchgeführt. Die Auswahl des Analgeti-

kums muss den zu erwartenden Schmerzen nach dem jeweiligen Eingriff und dem individuellen Patienten angepasst sein. Postoperativ ist eine fest angeordnete Analgesie obligat, eine Add-on-Bedarfsanalgesie muss ebenso angeordnet sein
- Bei den Nichtopioidanalgetika sind für leichte Schmerzen Ibuprofen geeignet, ebenso wie Metamizol, welches i.v. verabreicht werden kann. Paracetamol hat die geringste analgetische Wirksamkeit und kann allenfalls in i.v.-Applikationsform zur Analgesie bei leichten Schmerzen dienen
- Stärkere postoperative Schmerzen werden mit einem Opioid behandelt, in Deutschland hat sich hier Piritramid durchgesetzt. Bei mittelstarken bis starken Schmerzen ist auch die i.v.-Gabe von Nalbuphin möglich. Postoperativ ist immer die Kombination eines Opioids mit einem Nichtopioid (Ibuprofen) sinnvoll um die Wirkung zu verbessern, die Opioiddosierung reduzieren zu können und z. B. eine antiphlogistische oder spasmolytische (Metamizol) Wirkung zu erzielen. Eine spasmolytische Wirkung ist erwünscht bei Eingriffen an Hohlorganen wie dem Magen-Darm-Trakt, den Nieren und ableitenden Harnwegen
- Auf Kontraindikationen und Altersbeschränkungen der jeweiligen Medikamente ist zu achten
- Bei der Applikation der Opioide bietet sich bei starken postoperativen Schmerzen ab einem Alter von >4 Jahren eine PCA-Pumpe (patientenkontrollierte Analgesie) an, die der Patient selbst steuern kann (z. B. mit Piritramid), dies ist grundsätzlich auch bei einer Epiduralanästhesie möglich

55

55.5.4 Kopfschmerzen

- Kopfschmerzen sind sehr häufig im Kindes- und Jugendalter. Wichtig ist ein Ausschluss sekundärer Kopfschmerzen (Tumor, Sehstörung, arterieller Hypertonus, Hirndruck, Hirnabszess, Sinusitis, Sinusvenenthrombose, Intrakranielle Blutung u. a.). Unbedingte Warnsymptome sind weitere neurologische Auffälligkeiten, Krampfanfälle, Nüchternerbrechen, nächtliche Kopfschmerzen
- Primäre Kopfschmerzen werden nach der IHS-Klassifikation eingeteilt. Am häufigsten treten die Migräne und Spannungskopfschmerzen auf

Migräne

- Es existieren unterschiedliche Migränetypen mit differenter Symptomatik. Begleitsymptome wie Übelkeit, Erbrechen, Licht- und Lärmempfindlichkeit oder eine Aura etc. sind in unterschiedlichem Ausmaß vorhanden
- **Diagnostik**: Mindestens 5 Attacken, typische Symptomatik, Ausschluss sekundärer Kopfschmerzen
- **Therapie**:
  - Bei ersten Anzeichen: Ruhe, Reizabschirmung, Entspannung.
    a. Leichte Migräneattacke → Ibuprofen; Paracetamol oder Metamizol; ab 12. Jahre ASS. Ggf. plus Antiemetikum (Domperidon)
    b. Schwere Migräneattacke → Analgetikum und Antiemetikum (▶ Abschn. 55.4).; Sumatriptan
    c. Bei Therapieresistenz → i.v.-Therapie mit Lysinacetylsalicylat, Metamizol oder Paracetamol; alternativ Sumatriptan s.c. Zusätzlich Antiemetikum (Metoclopramid), ggf. Dexamethason
  - Medikamentöse Prophylaxe bei mehrfachen monatlichen Attacken die nur schwer zu therapieren sind und zu deutlichen Beeinträchtigungen führen → β-Blocker (Propranolol), Kalziumantagonisten (Flunarizin) oder Topiramat

Spannungskopfschmerz

- Episodische oder selten chronische Form mit meist dumpfen, bilateralen/frontalen

mäßigen-moderaten Schmerzen mit nur geringer Alltagsbeeinträchtigung
- **Therapie:**
  - Ausschalten von Triggerfaktoren wie Stress, Schlafdefizit.
  - Medikamentöse Therapie selten notwendig → Pfefferminzöl. Paracetamol, Ibuprofen zurückhaltend einsetzen

55.5.5 Schmerztherapie in der Hämatoonkologie

- Die häufigsten Schmerzursachen in der Hämatoonkologie sind iatrogen bedingt durch die zahlreichen invasiven Maßnahmen (Lumbalpunktionen, Knochenmarkpunktion, Zugänge etc.) und die Therapie an sich (Operationen, Chemotherapie mit Mukositis, Pankreatitis u. a.)
- Zusätzlich treten Schmerzen bedingt durch die Grunderkrankung auf (Tumorschmerz, Nervenkomression, Infiltration, Verdrängung, Kapselspannungsschmerz)
- Dazu kommt Angst und starke psychische Belastung
- Eine gute Schmerzanamnese ist wichtig um die Schmerzkomponenten und -ursachen möglichst genau zu erfassen und die Therapie anzupassen. Eine psychologische Begleitung, Information und Aufklärung sowie Einbeziehung des Patienten in Therapiestrategien ist besonders wichtig. Ablenkungsstrategien in einer geeigneten Umgebung sollten mit den Patienten eingeübt werden.
- Zur Durchführung invasiver Maßnahmen: ▶ Abschn. 55.5.1. Schmerzhafte Punktionen (Lumbalpunktion, Knochenmarkpunktion etc.) sollten stets unter systemischer Analgosedierung durchgeführt werden
- **Therapie:**
  - Zur Therapie von Tumorschmerzen oder therapieassoziierten Schmerzen sind einige pharmakologische Besonderheiten zu beachten:
    - Von den Nichtopioiden wird Metamizol bevorzugt eingesetzt, da es nicht wie z. B. Ibuprofen die Thrombozytenaggregation hemmt
    - Tramadol als schwach wirksames Opioid wird häufig eingesetzt. Es weist ein hohes Sicherheitspotenzial auf und ist oral gut bioverfügbar
    - Als starkwirksames Standardopioid wird meist Morphin eingesetzt. Es ist als i.v.-Infusion im Gegensatz zu Piritramid mit anderen Infusionslösungen und Medikamenten kompatibel, eine orale Applikation – oft über längere Zeit – wird angestrebt (i.v.-Dosis = ca. $\frac{1}{3}$ der oralen Dosis)
    - Alternativ, z. B. bei Morphinunverträglichkeit, kann Hydromorphon i.v. oder p.o. eingesetzt werden. Eine Alternative bei Wirkverlust von Morphin ist Methadon oder Levomethadon, es scheint – ggf. durch zusätzliche Wirkmechanismen (wie NMDA-Antagonismus) – auch dann oft noch wirksam zu sein
  - Die Kombination von Opioiden mit Nichtopioiden ist in der Regel sinnvoll
  - Buprenorphin ist als Matrixpflaster zur transkutanen Dauertherapie erhältlich
  - Die zusätzliche Gabe adjuvanter Medikamente ist häufig notwendig, so z. B. von
    - Glukokortikoiden bei Hirndruck, Nervenkompression
    - Gabapentin bei neuropathischem Schmerz, Spasmolytika, Sedativa etc.

Antiinfektive Therapie

Cihan Papan, Katharina Last und Tobias Tenenbaum

C. Papan, L. T. Weber (Hrsg.), *Repetitorium Kinder- und Jugendmedizin*,
https://doi.org/10.1007/978-3-662-56790-6_56

Grundsätzliches

Jede antiinfektive Therapie, ob systemisch oder lokal, sollte wohl überlegt sein. Folgende Fragen sollten vor dem Einsatz von Antiinfektiva beantwortet werden:

- Handelt es sich um eine Infektion, d. h. liegen anamnestisch-klinische Zeichen (mit oder ohne entsprechende Laborparameter) einer Infektion vor?
- Bei vorliegendem mikrobiologischem Keimnachweis: Handelt es sich um eine Infektion oder um eine Kolonisation? Liegen primär sterile (z. B. Liquor, Blut, Pleura etc.) oder nichtsterile Materialien (Atemwegssekrete, Wund-/Hautabstriche, etc.) vor? Ist die Keimzahl relevant (z. B. Mittelstrahlurin, bronchoalveoläre Lavage)?
- Beim Einsatz hochsensitiver Methoden wie z. B. der PCR: Handelt es sich um eine relevante Erregerlast oder lediglich um ein „Hintergrundrauschen" mit wenig klinischer Relevanz (z. B. niedriggradige HHV6-Replikation oder langwährender VZV-Nachweis nach Infektion, insbesondere bei Immunkompromittierten)?
- Wodurch wird die Infektion ausgelöst, bzw. ist der Einsatz eines Antibiotikums überhaupt gerechtfertigt (bakterielle vs. virale Ursache, v. a. bei Atemwegsinfektionen)?

Der Sinn eines rationalen Antiinfektivaeinsatzes liegt darin, die **adäquate Antibiotikatherapie** für den Patienten zu finden und gleichzeitig folgende negative Auswirkungen zu minimieren:

- Toxizität und Nebenwirkungen
- Selektion möglicher Pathogene (z. B. *Clostridium difficile*)
- Resistenzen
- Unnötige Mehrkosten

Folgende Grundsätze sollen helfen, die antiinfektive Therapie zu optimieren:

- **Therapie**: Ja/Nein?
  - Täglich bei Visite hinterfragen, ob Therapie gerechtfertigt: Erregernachweis? Ansprechen? Richtiger Fokus? Richtiges Antiinfektivum? Dosis korrekt? Eskalation notwendig? Beendigung/Deeskalation/Wechsel auf p.o. möglich?
- **Erreger**: Nachweis oder Verdacht? Material **vor** Beginn der Therapie entnommen? Zu erwartende Resistenzen (z. B. bei nosokomialer Infektion)?
- Richtige **Dosis** (Alter und Gewicht des Patienten; Verteilungsvolumen beachten, z. B. Unterscheid zwischen Frühgeborenen und Adoleszenten) und richtiges Intervall (Pharmakokinetik/Pharmakodynamik): β-Laktam-Antibiotika → Prinzipiell möglichst mehrere Gaben mit dem Ziel einer langen Zeit über der minimalen Hemmkonzentration vs. Aminoglykoside → Einmalgabe am Tag mit dem Ziel eines hohen Spitzenspiegels
- Richtige **Therapiedauer**:
  - So kurz wie möglich, so lang wie nötig (**Cave**: In der Pädiatrie Therapiedauer meist nicht evidenzbasiert)
  - Unnötige Therapie so bald wie möglich beenden, keine „Mindestdauer" (z. B. Neonatologie: wenn CRP innerhalb von 48–72 h wiederholt negativ → AB absetzen)
  - Möglichst zu Beginn festlegen, wie lange behandelt werden soll (Dokumentation in Kurve, z. B. „Tag 1/7")
- Richtiges **Therapeutikum**:
  - So schmal wie möglich, so breit wie nötig
  - Von empirischer auf spezifische Therapie deeskalieren nach Erregernachweis (Cave: Ein im Antibiogramm angegebenes „S" (Sensibilität) bedeutet nicht zwangsläufig eine sinnvolle und wirksame Einsatzfähigkeit → Gewebepenetration, Dosierbarkeit, Indikation beachten)
  - Je nach gewünschtem Wirkort unterschiedliche Gewebepenetration beachten
  - Kein Einsatz unnötig breiter Antibiotika (z. B. nur Erstgenerationscephalo-

  - sporine, wenn nur grampositive Keime abgedeckt werden sollen) oder Reservemedikamente (z. B. kein empirisches Vancomycin bei niedriger MRSA-Hintergrundprävalenz)
  - Möglichst kein Einsatz oraler Antibiotika mit sehr schlechter oraler Bioverfügbarkeit (z. B. Cefuroxim)
  - Möglichst keine Antibiotikakombinationen mit gleichem/zu ähnlichem Wirkspektrum (Ausnahmen: gewünschter Synergismus, z. B. β-Laktam-Antibiotikum + Aminoglykosid)
  - Interaktionen beachten: Antikonvulsiva
- **Dokumentation** der gewählten Therapie in der Patientenakte/-kurve: Name des Antibiotikums, Applikationsroute, Dosis, Intervall, geplante Therapielänge
- **Therapeutic Drug Monitoring** (TDM): Überwachung der Sicherheit, Wirksamkeit und ggf. Kinetik bei Aminoglykosiden, Vancomycin
- Grunderkrankungen beachten, inkl. Leber- oder Nierenfunktionseinschränkung
- Lokale Resistenzstatistiken berücksichtigen
- Etwaige Kolonisation des Patienten mit multiresistenten Erregern berücksichtigen
- Vorhandene und aktuelle Leitlinien berücksichtigen
- Additive chirurgische/interventionelle Therapie erwägen (z. B. abszedierende Prozesse)
- Keine unnötig lange antimikrobielle Prophylaxe
- Therapiekosten minimieren: Günstigeres Präparat wählen bei gleicher Wirksamkeit, Verträglichkeit und Verfügbarkeit

Der unsachgemäße Gebrauch von Antibiotika ist einer der treibenden Faktoren für die Zunahme der Antibiotikaresistenzen. Deshalb sind mindestens basale Kenntnisse über Antiinfektiva sowie eine Sensibilisierung für die möglichen, auch weitreichenden und über das Individuum hinaus wirkenden Konsequenzen (Stichwort: Resistenzen) erforderlich. Die Auswahl von Antibiotika sollte sich auch an den lokal nachgewiesen Antibiotikaempfindlichkeiten bzw. -resistenzen orientieren. Diese Empfindlichkeitsmuster sind als Informationsquelle allgemeinen Antibiotikakarten vorzuziehen.

Literatur

Amboss (2016) Antibiotika-Mosaik. https://www.miamed.de/download/AMBOSS-Antibiotika-Wirkspektrum-Tabelle.pdf. Zugegriffen am 22.10.2018

Barlam TF, Cosgrove SE, Abbo LM et al (2016) Implementing an Antibiotic Stewardship Program: guidelines by the Infectious Diseases Society of America and the Society for Healthcare Epidemiology of America. Clin Infect Dis 62:e51–e77

DGPI (2018) DGPI Handbuch, 7. Aufl. Thieme, Stuttgart

Schroten H, Tenenbaum T (2017) Pädiatrische Antiinfektiva: KOMPAKT, 1. Aufl. mhp, Wiesbaden

Infusionstherapie

Ilse Julia Broekaert

C. Papan, L. T. Weber (Hrsg.), *Repetitorium Kinder- und Jugendmedizin*,
https://doi.org/10.1007/978-3-662-56790-6_57

57.1 Grundlagen

Die Entscheidung zwischen den verschiedenen Formen der Nahrungszufuhr (oral, enteral, parenteral) soll nach dem Prinzip „so wenig invasiv wie möglich" getroffen werden. Falls die komplette orale oder enterale Nährstoffzufuhr nicht gewährleistet werden kann, ist eine partielle oder sogar total parenterale Ernährung erforderlich.

57.1.1 Physiologische Grundlagen

Die Ernährung im (frühen) Kindesalter hat nicht nur Auswirkung auf das Wachstum sondern kann Langzeitwirkungen im Sinne einer metabolischen Programmierung auf die Gesundheit und das Krankheitsrisiko im Alter haben. Dementsprechend sollte die Zufuhr von Nährstoffen besonders sorgfältig angepasst werden

- Der Flüssigkeits-, Nährstoff- und Energiebedarf von Früh- und Reifgeborenen ist pro kg Körpergewicht höher als bei älteren pädiatrischen Patienten
- Neugeborene und Säuglinge verfügen im Vergleich zu älteren pädiatrischen Patienten nur über sehr geringe Körperspeicher und teils unreife Regulationsmechanismen, sodass eine sorgfältig an den Bedarf angepasste Zufuhr notwendig ist

57.1.2 Flüssigkeits- und Elektrolytversorgung

57

- Bei kurzfristiger (<48 h) i.v.-Zufuhr kann bei Neugeborenen, Säuglingen und Kindern in normalem Ernährungsstatus eine Glukose-Elektrolyt-Lösung (häufig Glukose 10 %) mit Zusatz von Natrium und Kalium verabreicht werden
- Bei mittelfristiger (3–7 Tage) i.v.-Zufuhr kann eine Glukose-Elektrolyt-Lösung (häufig Glukose 10 %) mit Supplementation von Natrium, Kalium, Aminosäuren, Lipiden und Vitamin erfolgen
- Bei langfristiger (>7 Tage) parenteraler Ernährung kann eine zusätzliche Supplementation mit Magnesium, Phosphat und Spurenelementen, solange der enterale Nahrungsaufbau <50 % beträgt, erfolgen

57.1.3 Indikationen für parenterale Ernährung

- Frühgeborene <35 SSW und kranken Reifgeborenen sollen während des enteralen Nahrungsaufbaus vom 1. Lebenstag an parenterale Ernährung erhalten. Um Nebenwirkungen zu minimieren, soll die parenterale Ernährung stufenweise reduziert werden.
- Jenseits des Säuglingsalters sollte abhängig vom Ernährungszustand und den klinischen Umständen spätestens innerhalb von 7 Tagen eine parenterale Ernährung erfolgen

57.2 Flüssigkeits-, Energie- und Nährstoffbedarf

57.2.1 Flüssigkeits- und Energiebedarf ◘ Tab. 57.1 und 57.2

◘ Tab. 57.1 Empfehlungen für die Flüssigkeitszufuhr

Lebensalter	Flüssigkeitsbedarf in [ml/kg/d]
Frühgeborenes	
- <1000 g Geburtsgewicht	80–180–(200)
-1000–1500 g Geburtsgewicht	18–160–(180)
- >1500 g Geburtsgewicht	100–140–160
Reifgeborenes	100–140–160
Reifgeborenes ab 2. Lebensmonat	100–150–(180)
2. Lebensjahr	80–120–(150)

Tab. 57.1 (Fortsetzung)

Lebensalter	Flüssigkeitsbedarf in [ml/kg/d]
3.–5. Lebensjahr	80–100
6.–10. Lebensjahr	60–80
11.–14. Lebensjahr	50–70
Erwachsene	40–70

Tab. 57.2 Richtwerte für die parenterale Energiezufuhr inklusive Aminosäuren

Alter	kcal/kg/d
Frühgeborenes	110–120
0–<1 Jahr	90–100
1–<7 Jahre	75–90
7–<12 Jahre	60–75
12–18 Jahre	30–60

57.2.2 Kohlenhydrate

- Glukose trägt gewöhnlich den größten Anteil zur Osmolarität einer Infusionslösung bei
- Über eine periphere Venenverweilkanüle werden bis zu 12,5 % Glukose vertragen
- Die maximale Glukoseoxidationsrate bei Frühgeborenen liegt bei ca. 10 g/kg/d, bei Reifgeborenen und Kindern bis 2 Jahren bei ca. 18 mg/kg/d. Diese Rate sollte nicht überschritten werden, da dies zu einer erhöhten Lipogenese mit Steatosis hepatis führen kann
- Die Inzidenz von Hyperglykämien bei Neugeborenen steigt mit zunehmender Unreife. Eine Insulintherapie kann die Energiezufuhr optimieren und zu einer positiven Stickstoffbilanz führen
- Bei schwer kranken Kindern sind Hyperglykämien mit einem negativen Outcome assoziiert

57.2.3 Aminosäuren

- Der Bedarf an essenziellen Aminosäuren ist bei Säuglingen und besonders bei Frühgeborenen höher als bei älteren Kindern. Da manche Aminosäuren bei älteren Kindern als nicht essenziell eingestuft werden, sollte bei Säuglingen und älteren Kindern pädiatrische Aminosäurelösungen verwendet werden
- Die Versorgung mit Aminosäuren soll bei **Frühgeborenen** <1,5 kg Geburtsgewicht bereits am 1. Lebenstag beginnen die und Aminosäurenzufuhr von initial 2–3, 5 g/kg/d sollte zusammen mit Lipiden und Glukose erfolgen, um die Proteinsynthese zu unterstützen und die Inzidenz von Hyperglykämien zu vermeiden. Die Zufuhr sollte schnell auf 3–4 g/kg/d gesteigert werden, um das Wachstum zu verbessern
- Bei **reifen Neugeborenen** ist eine minimale Aminosäurenzufuhr von 1,5 g/kg/g empfohlen, um eine negative Stickstoffbilanz zu vermeiden. Sie sollte 3 g/kg/d nicht übersteigen
- Bei **Kindern zwischen 1 Monat und 3 Jahren** ist eine Aminosäurenzufuhr zwischen 1 und 2,5 g/kg/d empfohlen
- Bei **Kindern zwischen 3 und 12 Jahren** ist eine Aminosäurenzufuhr von 1–2 g/kg/d empfohlen
- Bei kritisch kranken Patienten bis zu 3 g/kg/d
- Für **Jugendliche** >12 Jahre wird eine Aminosäurenzufuhr von 1 g/kg/d empfohlen

57.2.4 Lipide

- Lipidemulsionen sollen verabreicht werden, wenn die parenterale Ernährung >50 % der täglichen Energiezufuhr beträgt und länger als 2–7 Tage dauert. Sie sollten ca. 25–40 % der Nicht-Eiweiß-Energie bei total parenteral ernährten Kindern betragen

- Um einen Mangel an essenziellen Fettsäuren zu vermeiden, wird mindestens 0,25 g/kg/d an **Linolsäure** bei Frühgeborenen und 0,1 g/kg/d bei Reifgeborenen und Kindern empfohlen
- Die Lipidinfusion wird über 24 h oder als zyklische Infusion verabreicht
- Bei langfristiger parenteraler Ernährung sollten nur Mischungen aus Sojaöl und anderen Ölen anstelle von reinem Sojaöl verwendet werden, da dadurch die Sepsisrate reduziert sowie Cholestase verhindert werden kann
- Bei Frühgeborenen <1,5 kg Geburtsgewicht sollte die Lipidinfusion am 1. Lebenstag mit 1 g/kg/d beginnen
- Die Lipidzufuhr sollte bei Säuglingen 3–4 g/kg und bei älteren Kindern 2–3 g/kg/d nicht überschreiten
- Bei einem erhöhten Risiko für Hyperlipidämien sollen die Serumtriglyzeride bestimmt werden

57.2.5 Vitamine und Spurenelemente

- **Vitamine**:
  - Der Vitaminbedarf bei (frühgeborenen) Neugeborenen, Säuglingen und Kindern ist nicht gut untersucht. Fettlösliche Vitamine sollen zusammen mit der Lipidinfusion verabreicht werden
  - Frühgeborene und kranke Reifgeborene sollten die erste Vitamin-K-Gabe parenteral (s.c., i.v., i.m.) erhalten. Bei extrem Frühgeborenen kann i.m. verabreichtes Vitamin A den O_2-Bedarf und die Funktion der Retina verbessern
  - Bei Kindern mit Darmversagen und/oder Malabsorption ist ein regelmäßiges Monitoring des Vitaminstatus sinnvoll, v. a. während des Übergangs zu vollständig enteraler Ernährung
- **Spurenelemente**:
  - Die Substitution mit Spurenelementen kann zum Zeitpunkt der Gewichtszunahme (ab dem 5. Lebenstag) begonnen werden
  - Die empfohlene Zinkzufuhr sollte 450–500 µg/kg/d bei Frühgeborenen, 250 µg/kg/d bis zum 3. Lebensmonat, 100 µg/kg/d ab dem 3. Lebensmonat und 50 µg/kg/d bei Kindern betragen
  - Bei langfristiger parenteraler Ernährung soll Zink und Selen substituiert werden und regelmäßig im Serum gemessen werden

Ernährung und Ernährungstherapie

Ilse Julia Broekaert

C. Papan, L. T. Weber (Hrsg.), *Repetitorium Kinder- und Jugendmedizin*,
https://doi.org/10.1007/978-3-662-56790-6_58

58.1 Ernährung im Säuglingsalter

58.1.1 Muttermilch

- Das Stillen stellt in den ersten 4–6 Lebensmonaten die optimale und natürliche Ernährung für den Säugling dar und deckt den normalen Nährstoffbedarf eines gesunden Säuglings in den ersten 6 Monaten, mit Ausnahme von Vitamin D und K, welche supplementiert werden sollen
- Stillen fördert zudem die Mutter-Kind-Beziehung. Auch kürzeres Stillen oder teilweise Stillen mit Zufütterung von Säuglingsanfangsnahrung ist sinnvoll. Nach der Einführung von Beikost sollte weiter gestillt werden
- Unmittelbar nach der Geburt sollte der Mutter Hautkontakt mit ihrem Säugling ermöglicht werden. Das weitere Stillen soll nach Bedarf erfolgen
- In den ersten Lebenstagen ist es empfehlenswert, Neugeborene möglichst einmal täglich zu wiegen. Falls eine Gewichtsabnahme von mehr als 7–10 % oder keine Gewichtszunahme innerhalb der ersten 7 Lebenstage erfolgt, sollte eine Untersuchung und Abklärung der Ursache erfolgen
- Eine Zufütterung zum Stillen sollte bei gesunden Säuglingen nur bei Vorliegen medizinischer Indikationen (z. B. bei Hypoglykämie, Dystrophie) erfolgen

58.1.2 Formelnahrung

- Säuglinge, die nicht oder nicht voll gestillt werden, sollen Säuglingsanfangsnahrung (Pre- oder 1er-Nahrungen) erhalten. Beide Nahrungen können im gesamten 1. Lebensjahr gegeben werden
- Folgenahrungen (2er-Nahrungen) sollen erst ab Start der Beikost gegeben werden, sind aber nicht unbedingt notwendig
- Wenn bei Eltern oder Geschwistern **allergische Erkrankungen** vorliegen, sollen nichtgestillte Kinder eine Hydrolysatnahrung (HA-Nahrung) bis zur Einführung der Beikost gegeben werden. Säuglingsnahrung mit Sojaeiweiß sollten nur bei besonderer Indikation (z. B. Galaktosämie) verabreicht werden, da sie einen hohen Gehalt an Flavonoiden mit schwach östrogener Wirkung sowie an Phytaten mit möglichen Nachteilen für die Nährstoffresorption aufweisen
- **Selbst zubereitete Nahrungen für Säuglinge aus Kuhmilch, anderen Tiermilchen (z. B. Ziegen-, Stuten-, Schafsmilch) oder andere Milch (z. B. aus Mandeln) sind ungeeignet aufgrund einer nicht angepassten Nährstoffversorgung sowie von Hygienerisiken**
- Der Zusatz langkettiger mehrfach ungesättigter Fettsäuren (LC-PUFA) wie Docosahexaensäure (DHA) zu Säuglingsnahrungen hat mögliche Vorteile für die Entwicklung von Säuglingen, wie z. B. das Sehvermögen. Für den Zusatz von Prä- oder Probiotika in Säuglingsnahrungen wurden bisher keine klinischen relevanten Vorteile nachgewiesen

58.1.3 Beikost

- Beikost kann ab dem Beginn des 5. Lebensmonats und vor Beginn des 7. Lebensmonats eingeführt werden
- Auch potenziell hochallergene Nahrungsmittel (z. B. Fisch, Ei) sollten zu diesem Zeitpunkt eingeführt werden, da eine verzögerte Einführung nach dem 7. Lebensmonat oder eine allergenarme Beikost keinen Nutzen für die Allergieprävention hat
- Glutenhaltige Getreide (z. B. Weizen, Roggen, Gerste, Dinkel) sollen in kleinen Mengen und wenn möglich während der Stillzeit eingeführt werden, da dadurch das Risiko der Entstehung einer Zöliakie vermindert wird. Aus diesem Grund sollte sowohl eine frühe (<4. Lebensmonat) als auch eine späte (≥7. Lebensmonat) Einführung von Gluten vermieden werden

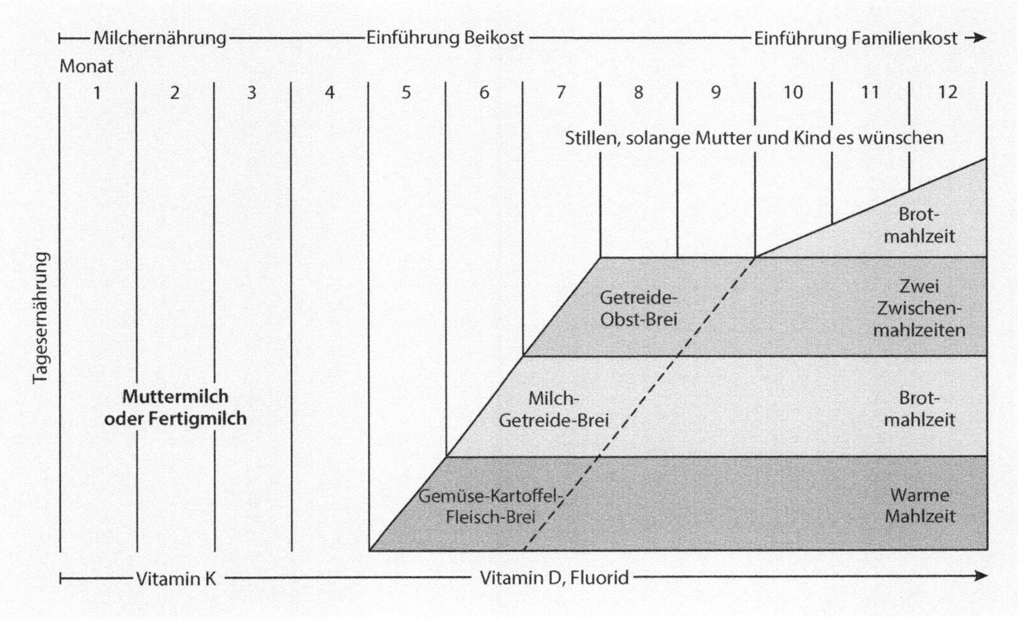

Abb. 58.1 Ernährungsplan für das 1. Lebensjahr mit Milchernährung und Beikost und Nährstoffsupplementen. (Nach: Forschungsinstitut für Kinderernährung, Dortmund)

- Die Einführung und Zusammensetzung der Beikost ist in Abb. 58.1 dargestellt. In monatlichen Abständen kann eine Milch- durch eine Beikostmahlzeit ersetzt werden. Gemüse-Kartoffel-Fleisch-Brei enthält gut verfügbares Eisen und Zink
- Honig sollte aufgrund des Botulismusrisikos vermieden werden. Auch auf den Zusatz von Zucker und Salz sollte verzichtet werden, um eine entsprechende Prägung des Geschmacks zu vermeiden

58.2 Ernährung von Klein- und Schulkindern

- Zwischen dem 9. und 15. Lebensmonat sollte die Säuglingsernährung schrittweise durch Speisen aus der ausgewogenen Familienernährung ergänzt werden
- Eine ovo-lakto-vegetarische Ernährung erfordert eine Überwachung des Eisenstatus
- Eine vegane Ernährung (rein pflanzliche Ernährung) kann zu schwerwiegenden Nährstoffdefiziten führen und sollte unter sorgfältiger Überwachung des Wachstums und Gedeihens sowie ggf. von Laborparametern durchgeführt werden

58.3 Ernährungstherapie

- **Akute Ernährungsstörungen** haben ihre Ursache v. a. in qualitativer Fehlernährung (z. B. zu viele Süßigkeiten). Sie äußern sich durch Bauchschmerzen, Übelkeit, Erbrechen und Durchfall und sind durch Ausschalten der Ursache gut heilbar
- Zu den **chronischen Ernährungsstörungen** zählen die Unter- (Malnutrition) und die Überernährung (Adipositas). Die Therapie kann aus einer Behandlung der Grundkrankheit (insofern eine Ursache gefunden werden kann) sowie aus einem Ernährungskonzept bestehen, welches darauf zielt, die Gedeihstörung zu kompensieren. Oft ist eine spezielle diätetische Schulung, ggf. auch eine psychologische Betreuung notwendig

Pneumologische und allergologische Therapie

Julia Carlens und Susanne Lau

C. Papan, L. T. Weber (Hrsg.), *Repetitorium Kinder- und Jugendmedizin*,
https://doi.org/10.1007/978-3-662-56790-6_59

59.1 Pneumologische Therapiekonzepte

Julia Carlens

- Die verschiedenen Krankheitsbilder sind analog zu den Erkrankungen anderer Organsysteme systemischen Therapien in Form von oraler, intravenöser oder auch rektaler Medikamentengabe zugänglich (▶ Kap. 11)
- Besondere Therapieschwerpunkte von pneumologischen Erkrankungen im Kindes- und Jugendalter liegen in der physiotherapeutischen Atemtherapie sowie der Inhalationstherapie. Diese haben z. B. in der Therapie der zystischen Fibrose oder des Asthma bronchiale einen hohen Stellenwert, spielen jedoch auch bei der primären ziliären Dyskinesie oder Erkrankungen mit verminderter Muskelkraft und gestörten Sekretreinigungsmechanismen eine große Rolle.

59.1.1 Physiotherapie

▪▪ Hintergrund

- Kinder und Jugendliche mit Erkrankungen an Lunge oder Atemwegen profitieren von unterschiedlichen physiotherapeutischen Maßnahmen, die allgemein zur Stärkung von Ausdauer, Muskelkraft und Beweglichkeit sowie speziell zur Verbesserung der mukoziliären Clearance und Optimierung der Atempumpe als Atemtherapie eingesetzt und verordnet werden können
- Diese sollen auch zur Anwendung durch die Eltern bzw. selbständig durch den Patienten geschult werden und können z. B. mit einer Inhalationstherapie kombiniert werden

▪▪ Techniken der physiotherapeutischen Atemtherapie

- In jedem Alter und auch bei entwicklungsverzögerten oder schwer erkrankten Patienten können passive Techniken angewendet werden, die z. B. durch Vibrationen und Lagerungstechniken dem Lösen von Sekret oder durch Kontaktatmung einer Regulierung von Atemtiefe und -frequenz dienen können
- Aktive Techniken umfassen z. B. Dehnübungen oder das Erlernen atemerleichternder Körperstellungen
- Zur Entfernung von vermehrtem Sekret aus den Atemwegen dienen die spezielle Atemtechnik der „autogenen Drainage" und das Schulen von effektiven Hustentechniken. Spielerische Elemente („Pustespiele") und Hilfsmittel, die einen Kollaps der Atemwege bei der Exspiration verzögern (sog. PEP-Systeme) können je nach Alter und Schwergrad der Erkrankung zum Einsatz kommen

59.1.2 Inhalationstherapie

▪▪ Hintergrund

- Die oberen und unteren Atemwege sind durch eine Therapie mit inhalativen Wirkstoffen theoretisch einer hohen lokalen Deposition bei geringen systemischen (Neben)wirkungen zugänglich. Eine Vielzahl unterschiedlicher Medikamente/Darreichungsformen sowie möglicher Hilfsmittel/Devices stehen hierfür zur Verfügung (◘ Tab. 59.1)
- Eine Inhalationstherapie ist prinzipiell in jedem Alter anwendbar. Das zu inhalierende Aerosol der unterschiedlichen Wirkstoffe und das hierfür verwendete Gerät haben Einfluss auf die Deposition in den Atemwegen. Die Partikelgröße und die Geschwindigkeit der Inhalation sowie die

Tab. 59.1 Unterschiedliche Inhalationsformen/Devices mit Vor- und Nachteilen

Methode	Vorteile	Nachteile
Feucht-/Nassinhalation		
Via Vernebler, i. d. R. als Düsen- oder Ultraschallvernebler	Viele Wirkstoffe stehen zur Verfügung (Mukolytika, bronchienerweiternde Wirkstoffe, Antibiotika, Kortikosteroide); diese sind teils mischbar	Je nach Volumen (2–4 ml) und Gerät lange Therapiedauer
	Fertigpräparate oder individuell dosierbare Konzentrate	Reinigung zeitintensiv
	Inhalationstechnik einheitlich	Mögliche Infektionsquelle bei unsachgemäßer Reinigung
	Anwendung auch im Bereich der oberen Atemwege/Nasennebenhöhlen	Größtenteils Stromquelle nötig
	Theoretisch in jedem Alter anwendbar	Geräte und Zubehör groß/schlecht mobil
		Medikamente müssen teils gekühlt werden
Dosieraerosol		
Beim Auslösen des Dosieraerosols wird das Medikament in großer Geschwindigkeit mittels Treibmittel in kleinen Partikeln freigesetzt Eine Anwendung sollte nie direkt in den Mund erfolgen (auch für ältere Kinder und Jugendliche schwierige Koordination mit der Einatmung, Aerosol verbleibt leicht in großer Menge an der Rachenhinterwand) Als Inhalierhilfen stehen „Vorschaltkammern" zur Verfügung, aus denen ein Sprühstoß des Medikaments mittels eines tiefen Atemzugs oder mehrerer Ruheatemzüge aufgenommen werden kann	Mittels Vorschaltkammer theoretisch in jedem Alter anwendbar	Hohes Risiko der falschen Anwendungstechnik
	Klein und mobil	Nicht alle Wirkstoffe stehen zur Verfügung
	Kurze Therapiedauer als Wirkstoffe v. a. Kortikosteroide, lang- und kurzwirksame β-Mimetika, Anticholinergika Wirkstoffe stehen teils in fixen Kombinationen zur Verfügung, dadurch theoretisch Adhärenzsteigerung	Vorschaltkammer muss regelmäßig gereinigt werden

(Fortsetzung)

Tab. 59.1 (Fortsetzung)

Methode	Vorteile	Nachteile
Trockenpulverinhalator		
Einzeln verpackte Medikamentendosen werden mittels Hebel oder Drehrad geöffnet und über einen hohen Luftstrom per Einatmung aus dem Mundstück freigesetzt Hierfür ist eine gewisse Koordination sowie rasche und kräftige Einatmung nötig	Klein und mobil	Frühestens ab dem Schulalter anwendbar
	Kurze Therapiedauer	Bei Phasen akuter Luftnot sowie schwerer chronischer respiratorischer Einschränkung nicht effektiv anwendbar
	Wirkstoffe v. a. Kortikosteroide, lang- und kurzwirksame β-Mimetika, Anticholinergika, einige Antibiotika	Hohes Risiko der falschen Anwendungstechnik (gesteigert durch viele unterschiedliche Systeme)
	Stehen teils in Kombinationen zur Verfügung	Nicht alle Wirkstoffe stehen zur Verfügung

Größe der Atemwege bestimmen dabei, ob der Wirkstoff eher zentral (selten erwünscht, aber z. B. bei stenosierender Laryngotracheitis) oder eher peripher deponiert werden

- Je jünger das Kind oder je schwerer pulmonal erkrankt der Patient ist, desto schwieriger sind wichtige Faktoren, die eine gute Deposition in den unteren Atemwegen ermöglichen, zu beeinflussen (z. B. kräftiger Fluss bei der Einatmung, langsame und gleichmäßige Ruheatmung, aufrechte Haltung oder Lagerung, Fähigkeit zum Anhalten der Luft vor der Exspiration, Vermeidung eines Lecks zwischen Inhalationsgerät und Atemwegen)

Inhalationstechnik und Schulung

- Niemals sollte in Praxis oder (Notfall) Ambulanz eine Inhalationstherapie ohne Demonstration und gemeinsames Üben mit dem jeweiligen Device verordnet werden. Die Technik sollte bei jedem regulären Kontrollbesuch und insbesondere bei scheinbar „schwerem" oder „unkontrolliertem" Krankheitsverlauf überprüft und erneut geschult werden
- Hilfreich sind schriftliche Merkblätter sowie z. B. auf den Internetseiten der Atemwegsliga verfügbare Anleitungsvideos, die für sehr viele unterschiedliche Inhalationsdevices und in verschiedenen Sprachen zur Verfügung stehen
- Bei einem Patienten sollten möglichst keine Devices mit unterschiedlicher Inhalationstechnik zeitgleich verwendet werden, wenn die benötigten Wirkstoffe dies erlauben

Mundstück/Maske zur Inhalation

- Sowohl die Feuchtinhalation als auch die Inhalation mit Dosieraerosol über Vorschaltkammer ist für kleine Kinder (<2–3 Jahre) über eine weiche „Gesichtsmaske", welche Mund und Nase überdeckt, möglich. Die Effektivität der Inhalation wird durch Absetzen des Wirkstoffs auf der Gesichtshaut und in den oberen Atemwegen erheblich

herabgesetzt und kann Nebenwirkungen hervorrufen
- Bei Säuglingen im Infekt (Nasenatmung, daher vor Inhalation abschwellende Maßnahmen, Reinigung, Absaugen), nicht fest aufgesetzter Maske oder Schreien des Kindes sinkt die Deposition des Wirkstoffs in den unteren Atemwegen ggf. auf Null. Daher sollte v. a. bei chronischen Erkrankungen und regelmäßig nötiger Inhalationstherapie so früh wie möglich die Inhalation mittels Mundstück geübt werden. Dies gelingt durch spielerisches „Zuhalten" der Nase oder Anwendung einer Nasenklemme ggf. besser und kann je nach Kooperation des Kindes ab 2–3 Jahren geübt werden
- Eine Inhalation im Stehen oder aufrechten Sitzen mit gerade gehaltenem Vernebler/Vorschaltkammer verbessert die Deposition. Nach der Inhalation über eine Gesichtsmaske sollte die Gesichtshaut abgewischt werden, nach jeder Inhalation sollte der Mund ausgespült werden oder das Kind etwas Trinken, damit keine Wirkstoffrückstände verbleiben (z. B. können Kortikosteroide, insbesondere als Feuchtinhalation, lokale Pilzinfektionen begünstigen)

- Zur Anwendung von Mukolytika (z. B. Kochsalz in unterschiedlicher Konzentration) sowohl bei chronischen Erkrankungen als auch bei Bedarf im Infekt kommt nur die Feuchtinhalation in Frage.
- Bronchienerweiternde Medikamente können in jedem Alter per Feuchtinhalation oder Dosieraerosol mit Vorschaltkammer verwendet werden; die Feuchtinhalation nimmt mehr Zeit im Anspruch, wird von einigen Patienten bei Atemwegsinfekten jedoch als angenehmer empfunden
- Eine Dauertherapie mit Kortikosteroiden z. B. bei Asthma bronchiale, sollte aufgrund der besseren Deposition in den unteren Atemwegen und geringerer lokaler Nebenwirkungen nicht als Feuchtinhalation, sondern als Dosieraerosol mit Vorschaltkammer, ab dem Schulalter alternativ als Trockenpulverinhalation erfolgen
- Chronische Erkrankungen wie die Mukoviszidose erfordern i. d. R. die Anwendung unterschiedlicher Devices, da nicht alle benötigten Medikamente für ein System zur Verfügung stehen.

Wichtig

Die Inhalationstherapie kann mit entsprechenden Hilfsmitteln in jedem Alter eingesetzt werden. Unabdingbar sind die adäquate Schulung, Anpassung an Kooperationsfähigkeit und Alter des Patienten und regelmäßige Überprüfung der Technik.

Die Atemphysiotherapie stellt einen wichtigen Baustein in der Behandlung chronisch pulmonal erkrankter Kinder und Jugendlicher dar.

59.2 Allergologische Therapiekonzepte

Susanne Lau

Therapiekonzepte werden bei den verschiedenen Krankheitsbildern (► Kap. 10) gesondert abgehandelt. Es gibt vier Säulen der Therapie bei Allergien: die Allergenvermeidung, die Pharmakotherapie und die spezifische Immuntherapie sowie die Patientenschulung.

59.2.1 Allergenvermeidung

Die Allergenkarenz gilt für Nahrungsmittelallergien, aber auch für Tier- und Hausstaubmilbenallergie sowie bei Erwachsenen für Berufsdermatosen oder z. B. Bäckerasthma.

Bei klarer Allergie gegen Innenraumallergene sollte eine Reduktion der häuslichen Allergenexposition erfolgen. Dies geschieht durch:

- Bei Hausstaubmilbenallergie Senkung der Innenraumfeuchtigkeit unter 50–60 % und der Vermeidung von „Staubfängern" (Teppiche, Gardinen und Polstermöbel, Kuscheltiere). Matratzen sollten einen milbendichten Matratzenbezug erhalten. Kopfkissen und Bettdecken sollten regelmäßig alle 6 Wochen bei 60 °C gewaschen werden. Kuscheltiere können, wenn nicht waschbar, 2–3 Tage in die Gefriertruhe verbannt werden. Danach feuchtes Abwischen, da Milben dann zwar Absterben, aber Allergen noch vorhanden ist. Klimaanlagen wirbeln Allergen in die Luft, insbesondere Hausstaubmilbenallergene, und können zu erhöhter Exposition führen
- Bei Felltierallergie sollten vorhandene Tiere aus dem häuslichen Milieu entfernt werden. Dies ist oft schwierig, da viele Eltern die Verbindung bei chronisch-asthmatischen Beschwerden nicht unbedingt wahrnehmen, dann auch höhere inhalative Steroiddosen akzeptieren und häufig anführen, „dass das Tier ja eher da war als das Kind"

59.2.2 Pharmakotherapie

- Die antiallergische Therapie ist vorwiegend eine antientzündliche Therapie. Hier stehen topische/inhalative Steroide zur Verfügung sowohl für die Haut als auch für die oberen und unteren Atemwege, des Weiteren Cromoglyzinsäure (DNCG), Antihistaminika und Biologicals, die z. B. gegen IgE, IL5, IL13 (Omalizumab, Mepolizumab, Reslizumab, Lebrikizumab) und die Alphakette des IL4-Rezeptors (Dupilumab) gerichtet sind
- Ein humanisierter monoklonaler Anti-IL31-Rezeptor-Antikörper, Nemolizumab, verbesserte signifikant den Pruritus bei 264 Erwachsenen mit schlecht kontrolliertem Ekzem innerhalb einer Behandlungsphase von 12 Wochen bei 4-wöchentlicher Gabe (s.c.)
- Dupilumab zeigt bei schwerer atopischer Dermatitis im Erwachsenenalter überzeugende Erfolge durch Suppression der Th2-Immunantwort
- Bei Kindern ist bisher nur Omalizumab (Xolair) zugelassen, sowohl für schweres allergisches Asthma bronchiale (ab 6 Jahren) als auch für die chronisch spontane Urtikaria (ab 12 Jahren)

59.2.3 Spezifische Immuntherapie

Allgemeines und Indikationsstellung

- Die 3. Säule der antiallergischen Therapie, die spezifische (Allergen)immuntherapie (SIT) oder auch Hyposensibilisierung zielt auf die Immunmodulation ab und stellt daher den einzigen kausalen Therapieansatz dar.
- Bei der SIT erfolgt:
  - Aktivierung regulatorischer T-Zellen, eine Veränderung des Zytokinmilieus und damit eine verminderte Reaktionsbereitschaft und Toleranz gegenüber dem Allergen
  - Anstieg von IgG_4-Antikörpern, deren Bedeutung noch nicht ganz klar ist
- Hinsichtlich Erfolgskontrolle und Vorhersage der Langlebigkeit einer SIT gibt es bisher keinen Laborparameter, der geeignet ist. Gerade für die Gräserpollenimmuntherapie ist ein „disease-modifying effect" nachgewiesen: sowohl hinsichtlich der Asthmaprävention bei Kindern mit allergischer Rhinitis als auch für den Langzeiteffekt nach Therapieende.

Indikation bei nachgewiesener Allergie

- Pharmakotherapie erreicht keine genügende Symptomkontrolle und/oder das Allergen ist nicht hinreichend vermeidbar
- Lebensqualität ist trotz symptomatischer Therapie beeinträchtigt

- Gefährdung bei erneutem Allergenkontakt (Insektengift)
- „Etagenwechsel", also Asthmaentstehung, soll verhindert werden – besonders für Birke und Gräser mit SCIT in der GAP-Studie (Grazax-Asthma-Prevention trial) gezeigt, aber auch für Hausstaubmilbe wahrscheinlich

▪▪ Facts zu SIT-Inhalationsallergene

- Für die Inhalationsallergien bei allergischem Asthma bzw. allergischer Rhinitis/Rhinokonjunktivitis (vorwiegend Pollen, Hausstaubmilbe) stehen uns sublinguale und subkutan zu applizierende Präparate zur Verfügung (SLIT, SCIT)
- Länge der Behandlung bei Inhalationsallergie sollte 3 Jahre sein
- Start i. d. R. nicht vor dem 5. Geburtstag (bei Inhalationsallergie)
- Parallel sind nicht mehr als 2 Allergengruppen bei der SCIT möglich (z. B. linker Arm Pollen, rechter Arm Hausstaubmilbe)
- Bei der SLIT gibt es nur Erfahrungen mit einem Allergen pro Behandlung
- Es werden nie Sensibilisierungen, sondern immer Allergien, also klinische Symptome mit einer SIT behandelt. Diese Symptome sollten reproduzierbar sein und durch eine Sensibilisierungstestung bestätigt werden. Bei Unklarheit bzw. Polysensibilisierung kann eine Provokationstestung (i. d. R. nasal oder konjunktival) erfolgen

▪ SCIT

- Hinsichtlich der SCIT gibt es wässrige Extrakte, die meist zur Schnellaufsättigung bei Insektengift-Schnellhyposensibilisierung genutzt werden und physikalisch gekoppelte Semidepotextrakte, die für Inhalationsallergien und die Erhaltungsdosis bei Insektengift-SCIT verwendet werden
- Bei der Insektengift-SCIT können auch wässrige Extrakte zur Dauertherapie (Erhalt) eingesetzt werden, jedoch zeigen sich hier oft vermehrt lokale Nebenwirkungen. Die Wahl sollte möglichst auf ein Präparat fallen, zu dem es ausreichende Studiendaten gibt. „Head-to-Head"-Vergleiche der Produkte gibt es kaum. Für die Inhalationsallergene gibt es unmodifizierte und chemisch modifizierte Allergene, die „Allergoide", bei denen die Aufsättigungsphase kürzer ist
- **Die spezifische Immuntherapie erfordert Erfahrung und gerade die SCIT sollte durch ein eingespieltes Team aus Ärzten und MFA/Pflegekräften erfolgen**

Essentiell sind:

- Ein regelmäßiges Notfalltraining muss erfolgen und entsprechende Notfallmedikamente (► Kap. 10), Sauerstoff und Ambubeutel sollten griffbereit sein
- Exakte Zuordnung des Extrakts zum Patienten, gerade wenn die Dosis schon aufgezogen ist (Kontrolle nach Vieraugenprinzip um Verwechslungen zu vermeiden)

▪▪ Phasen der SCIT:

- Aufsättigungsphase mit wöchentlichen Injektionen, die über mehrere Wochen meist geht
- Erhaltungsphase mit 4-wöchentlichen Injektionen

▪▪ Zu beachten:

- Die Kinder sollten bei der Injektion keinen akuten schwereren Infekt und keine akute allergische Reaktion haben
- Schutzimpfungen sollten, wenn möglich, in der Aufsättigungsphase nicht erfolgen. Während der Erhaltungsphase können Schutzimpfungen idealerweise 14 Tage nach bzw. vor einer SCIT-Injektion erfolgen
- Nach einer Injektion sollte sich eine 30-minütige Beobachtungsphase anschließen. Die Dokumentation von Zeit und Art der Injektion sowie von Lokalbefund nach 30 Minuten und etwaigen anderen Besonderheiten ist Pflicht
- Kommt der Patient nur unregelmäßig zur Injektion, ist die Behandlung evtl. abzu-

brechen. Bei längeren Intervallen muss in der Aufsättigungs- bzw. Erhaltungsphase zurückgegangen werden mit der Dosis
- Während der Pollensaison bzw. bei Starkreaktionen nach Injektion können ggf. Dosisreduktionen gemacht werden

Eine optimale Injektionstechnik verringert das Risiko von Nebenwirkung bei der SIT!

- Ideal ist eine Injektion am hinteren Oberarm ca. 10 cm oberhalb des Olekranons, wobei der Injektionswinkel von der Dicke des subkutanen Fettgewebes und der Nadellänge abhängt (ca. 45°). Bei Verhärtungen oberhalb oder unterhalb bzw. lateral davon spritzen
- In der Nadel an der Nadelspitze sollte sich keine Flüssigkeit befinden beim Einstich (sonst wie bei Hauttest → Lokalreaktion)
- Die Injektion erfolgt streng subkutan in eine angehobene Hautfalte
- Zu flache Injektionswinkel bzw. oberflächliche Injektionen verstärken lokale Nebenwirkungen (Schwellungen, Quaddeln)
- Zu steile Injektionswinkel gerade bei schlanken Patienten begünstigen eine versehentlich intramuskuläre Injektion mit dem Risiko einer systemischen Reaktion durch intravasale Applikation des Allergens
- Es sollte je nach Volumen mehrfach (2- bis 3-mal) aspiriert werden, in jedem Falle immer vor dem Spritzen direkt nach dem Einstich: bei Aspiration von Blut sofort Nadel entfernen. Wenn schon gespritzt wurde, sofort Nadel entfernen und Injektion abbrechen, Notfallmedikamente verabreichen. Bei initialer Blutaspiration vor Injektion Nadel entfernen und erneute Injektion an anderer Stelle

▪ SLIT

- Die sublinguale Immuntherapie steht uns als Tropfenlösung mit wässrigem Allergen oder aber Tablette zur Verfügung. Im Kindesalter gibt es sowohl für die Gräserpollentropfen als auch für die Graspollentablette überzeugende klinische Daten bei saisonaler allergischer Rhinokonjunktivitis, wobei derzeit nur die Tabletten verfügbar sind
- Datenlage für andere Pollen als Gräser dünn
- Daten für Kinder mit Hausstauballergie für die SLIT mit Tabletten stehen noch aus, positive Daten zur Tropfenlösung liegen vor.
- Der Vorteil der SLIT ist, dass sie zu Hause durchgeführt werden kann, jedoch von der Compliance der Patienten abhängt. Der Nachteil ist, dass nur ein Allergen in einem Zeitraum eingesetzt werden kann
- Auch gibt es nur für Hausstaubmilbe und Gräser überzeigende Daten. Die erste Einnahme des Präparate sollte unter ärztlicher Aufsicht erfolgen. Obwohl es für Gräserpollen auch Hinweise für die Wirksamkeit einer präsaisonalen Therapie gibt, sollte eine ganzjährige, 3-jährige Behandlung bevorzugt werden

▪ Orale Immuntoleranzinduktion (OIT) bei Nahrungsmittelallergie

- Für die Behandlung der Nahrungsmittelallergie liegen vielversprechende Daten vor hinsichtlich einer Anhebung der tolerierten Allergenmenge, zumindest im Zeitraum der Therapie
- Zugelassen ist jedoch noch kein Standardpräparat (▶ Kap. 10)

▪▪ Sicherheit der SIT

- Die spezifische Immuntherapie ist eine über Jahrzehnte erprobte Methode, die ausschließlich ärztlich verabreicht werden muss
- Systemisch allergische Reaktionen werden mit 0,1 % aller Injektionen angegeben, wobei die meisten gut beherrschbar sind im Kindes- und Jugendalter
- Die meisten Nebenwirkungen beziehen sich auf lokale Schwellungen nach Injektion

- Bei der SCIT besteht das Risiko einer intravasalen Injektion. Das Risiko systemischer Nebenwirkungen ist bei der SCIT etwas höher als bei der SLIT, jedoch gibt es bei der SLIT gerade am Anfang der Therapie, die täglich erfolgen muss, häufig lokale Nebenwirkungen, die nicht selten zum Abbruch der Behandlung bzw. zur unregelmäßigen Einnahme führen. Patienten mit rezidivierenden chronischen Erkrankungen der Mundschleimhaut sind für eine SLIT nicht geeignet (Aphthen, Lichen etc.)
- **Eine absolute Kontraindikation stellen unkontrolliertes Asthma bronchiale, floride Autoimmunerkrankungen und Immundefekte sowie maligne Erkrankungen unter Chemotherapie dar. Die Einnahme von β-Blockern oder ACE-Hemmern stellen eher eine relative Kontraindikation dar, es gibt keine harten Daten aus Anwendungsbeobachtungen, dass es hier bei Kindern zu relevanten Gefährdungen kommt**
- **Es ist empfehlenswert, eine schriftliche Aufklärung und Einwilligung vor jeder Immuntherapie durchzuführen**

59.2.4 Patientenschulung bzw. Disease Management Programme (DMP)

- Das Disease Management Programm für Asthma bronchiale im Kindes- und Jugendalter sieht ab dem 6. Lebensjahr eine Patientenschulung vor. Diese soll helfen bei dem Verständnis der Erkrankung, bessere Selbstwahrnehmung, dem Management und der Akzeptanz der Therapie und damit Vermeidung von Exazerbationen und Krankenhausaufenthalten [Informationen über AGAS (Arbeitsgemeinschaft Asthmaschulung im Kindes- und Jugendalter e.V.)]
- Kinder und Jugendliche sowie ihre Familien erfahren bei Spiel und Sport viel über ihren Körper, ihre Leistungsgrenzen, Früherkennung von Symptomen und erlangen eine große Sicherheit und Vertrauen im Umgang mit einer chronischen Erkrankung. Sport ist ausdrücklich erwünscht, Sportbefreiungen sind i. d. R. nicht nötig sondern eher hinderlich
- Für Kinder mit atopischer Dermatitis stehen sowie auch für die Anaphylaxie Schulungskonzepte zu Verfügung, wo ähnlich wie bei der Asthmaschulung interdisziplinär (Ernährungsberater, Psychologen, Pflegekräfte, Ärzte) Eltern und ggf. auch ältere Kinder hinsichtlich Krankheitsverständnis und Krankheitsmanagement geschult werden [Informationen über AGNAS (Arbeitsgemeinschaft Neurodermitisschulung e.V.)]

59.2.5 Prävention

- Hinsichtlich der primären Prävention gibt es immer noch keine überzeugenden und akzeptierten Strategien, die das Neuauftreten (Inzidenz) atopischer Erkrankungen drastisch senken. Am ehesten sind Modifikation des Mikrobioms bzw. Toleranzinduktion durch Frühexposition zu erwarten. Obwohl es klare Beobachtungen gibt, dass bestimmte Populationen mit spezifischen Lebensbedingungen wie Bauernfamilien mit traditioneller Viehwirtschaft weniger allergische Erkrankungen aufweisen, so haben diese Erkenntnisse noch nicht die Etablierung eines signifikanten Allergiepräventionskonzeptes bewirkt
- Wenige klare Empfehlungen gibt es evidenzbasiert in der S3-Leitlinie „Allergieprävention" der deutschen allergologischen Fachgesellschaften. Hierzu gehören:
  - Keine Tabakrauchexposition während und nach der Schwangerschaft
  - Keine mütterliche Diät in der Schwangerschaft

  - Muttermilchernährung für 4–6 Monate mindestens
  - Keine Verzögerung von Beikosteinführung über den vollendeten 4. Lebensmonat hinaus, wenn es keinen Hinweis auf eine spezifische Allergie gibt. Dies gilt besonders auch für Seefisch
  - Keine Einschränkung hinsichtlich Tierhaltung, solange es keine klare Allergie dagegen gibt
  - Kann nicht gestillt werden, so ist in den ersten 4 Lebensmonaten einem Hydrolysat, das sich in Präventionsstudien bewährt hat, bzw. evtl. auch einem aminosäurebasiertem Produkt den Vorzug gegenüber nichthydrolysierter Formulanahrung zu geben
  - Vermeidung unnötiger elektiver Kaiserschnittgeburten
  - Hinsichtlich der Empfehlung von Prä- und Probiotika kann noch keine klare Empfehlung gemacht werden, da es kein eindeutig zu empfehlendes Produkt gibt, obwohl das Konzept überzeugend ist
- Klar scheint, dass das strikte Konzept der Vermeidung von potenziell allergenen Lebensmitteln im ersten Lebensjahr nicht mehr verfolgt wird als primäre Präventionsstrategie, letztendlich, weil es nicht umsetzbar ist
- In internationalen Guidelines wird für die Hochrisikogruppe mit atopischem Ekzem und Hühnereiallergie als Sekundärprävention empfohlen, erdnusshaltige kindgerechte Speisen (Mus oder Flips) früh (ab 4. Lebensmonat) einzuführen, wenn keine oder nur eine schwache Sensibilisierung gegen Erdnuss bis dahin vorliegt, um ein „Window of oppurtunity“ zu nutzen, in dem eine frühe Sensibilisierung noch stumm ist und durch regelmäßige Gabe des Allergens in eine Toleranz überführt wird, ohne dass es dann zu einer Allergie kommt
- Auch wenn es viele Ansätze mit Pro- und Präbiotika gibt bzw. Erkenntnisse, dass die Diversität des mikrobiellen Milieus in der Umwelt eine Rolle für das Mikrobiom des Darmes und anderer Grenzflächen spielt, so gibt es noch keine klare daraus resultierende Präventionsstrategie. Da gezeigt wurde, dass Kinder mit atopischem Ekzem ein anderes Darmmikrobiom haben als Kinder ohne atopisches Ekzem und u. a. der Geburtsmodus einen Einfluss auf das kindliche Mikrobiom des Darms hat, wartet man gespannt auf Daten von Interventionsstudien bei Kaiserschnittentbindung und „vaginal seeding“, um die vaginale Bakterienflora auf die Haut und in den Gastrointestinaltrakt des Kindes postnatal zu bringen
- Hinsichtlich Probiotika konnten finnische Untersuchungen zeigen, dass gerade Studien mit mehreren Bakterienstämmen eine Reduktion der Inzidenz von atopischer Dermatitis in den ersten Lebensjahren nachwiesen, jedoch sind die Daten heterogen und nicht immer reproduzierbar, sodass diese Maßnahme nicht generell empfohlen werden kann, auch wenn das Konzept theoretisch sinnvoll scheint

Literatur

Dominguez-Bello MG, De Jesus-Laboy KM, Shen N et al (2016) Partial restoration of the microbiota of cesarean-born infants via vaginal microbial transfer. Nat Med 22:250–253

du Toit G, Roberts G, Sayre PH et al (2015) Randomized trial of peanut consumption in infants at risk of peanut allergy. N Engl J Med 372:803–813

Jacobsen L, Niggemann B, Dreborg S et al (2007) Specific immunotherapy has a long-term preventive effect of seasonal and perennial asthma: 10 year follow-up on the PAT study. Allergy 62:943–948

Klimek L, Pfaar O, Rietschel E (2014) Allergien bei Kindern und Jugendlichen. Schattauer, Stuttgart

Pfaar O, Bachert C, Bufe A et al (2014) Leitlinie zur (allergen) spezifischen Immuntehrapie bei IgE-vermittelten Erkrankungen. S2k Leitlinie der DGAKI, GPA, des AeDA, der ÖGAI, SGAI, DDG, DGHNO-KHC, DGKJ, GPP, DGP, BV-HNO, BVKJ, BDP, BVDD. Allergo J Int 23:282 ff

Pfefferle PI, Prescott SL, Kopp M (2013) Microbial influence on tolerance and opportunities for intervention with prebiotics/probiotics and bacterial lysates. J Allergy Clin Immunol 131:1453–1463

Schäfer T, Bauer CP, Beyer K et al (2014) S3-Leitlinie „Allergieprävention". http://dgaki.de/wp-content/uploads/2010/05/061-016-AWMF-S3-leitlinie-allergiepraevention-update-Allergo-J-Int-2014.pdf. Zugegriffen am 26.11.2018

Simpson EL, Bieber T, Guttman-Yasky E et al (2016) Two phase 3 trials of Dupilumab versus placebo in atopic dermatitis. N Engl J Med 375:2335–2348

Valenta R, Lidholm J, Niederberger V et al (1999) The recombinant allergen-based concept of component-resolved diagnostics and immunotherapy (CRD and CRIT). Clin Exp Allergy 29:896–904

Vogelberg C (2016) Rolle der spezifischen Immuntherapie bei der Hymenopterenallergie. Sonderheft Spezifische Immuntherapie der GPA. https://www.gpau.de/media/2015/pdfs/Paed_All_eJournal_Spez-ImmunTher_161208_KK_oA.pdf. Zugegriffen am 26.11.2018

Wahn U, Klimek L, Ploszczuk A et al (2012) High-dose sublingual immunotherapy with single-dose aqueous grass pollen extract in children is effective and safe: a double-blind, placebo-controlled study. J Allergy Clin Immunol 130:886–893

Antikonvulsive Therapie

Markus Rauchenzauner

C. Papan, L. T. Weber (Hrsg.), *Repetitorium Kinder- und Jugendmedizin*,
https://doi.org/10.1007/978-3-662-56790-6_60

60.1 Notfalltherapie

- Die Notfallmedikation im häuslichen und prähospitalen Setting wird überwiegend mittels Diazepam rektal (Desitin rectal tubes) oder Midazolam als Lösung in die Mundhöhle (Buccolam) durchgeführt. Lorazepam/Tavor expedite wird nur noch selten verschrieben
- Im notärztlichen Setting wird folgendes Vorgehen vorgeschlagen (◘ Tab. 60.1):
  - Mittel 1. Wahl: Benzodiazepine i.v., Diazepam rektal
  - Mittel 2. Wahl: Phenobarbital i.v.
  - Mittel 3. Wahl: Valproinsäure i.v., Midazolam kontinuierlich i.v.
- Bei Behandlung des pädiatrischen **Status epilepticus** gelten die genannten Richtlinien. Patienten, die länger als 30 min krampfen und bereits 2 verschiedene Medikamente bekommen haben, sollten zeitnah auf die Kinderintensivstation verlegt werden
- Weiter Medikamente, die in der Akutbehandlung eingesetzt werden können, sind Levetiracetam und Lacosamid i.v.

60.2 Langzeittherapie

Die medikamentöse und nichtmedikamentöse Langzeittherapie von Kindern und Jugendlichen mit Epilepsie setzt üblicherweise eine klinisch manifeste Epilepsie voraus. Therapieziel ist die Anfallsfreiheit sowie die Integration (sozial, schulisch, etc.).

60.2.1 Medikamentös

- Voraussetzungen für eine medikamentöse Behandlung
  - Einschätzung des zu erwartenden Verlaufs in Abhängigkeit der Ursache der Epilepsie
  - Klassifikation der Epilepsie nach den Vorgaben der ILAE (International League Against Epilepsy) in „fokale", „generalisierte" oder „unbekannt"!
- Ablauf der medikamentösen Einstellung
  - Primär erfolgt die Auswahl des geeigneten Antikonvulsivums unter Berücksichtigung von Art der Epilepsie, Geschlecht, Alter, Komorbiditäten und zu erwartender Behandlungsdauer.

◘ **Tab. 60.1** Antikonvulsive Akuttherapie (Mod. nach Vademecum epilepticum, Steinhof, Bast 2017)

Medikament	Applikationsweg	Säuglinge	Klein- und Schulkinder	Anmerkungen
Lorazepam	i.v./i.m./p.o.	0,05–0,1 mg/kgKG	0,05–0,1 mg/kg	Alternative ist Tavor Expidet
Clonazepam	i.v./i.m./p.o.	0,01–0,05 mg/kg	0,01–0,05 mg/kg	Möglichst i.v. applizieren
Diazepam	i.v./rektal	0,3–0,5 mg/kg	0,2–0,4 mg/kg	Alternative ist die rektale Applikation
Midazolam	i.v./i.m.	0,15 mg/kg	0,15 mg/kg	Alternative ist die buccale Applikation
Valproat	i.v.	Ausnahmefälle	10–20 mg/kg	Anschl. ggf. 1–6 mg/kg/h
Phenobarbital	i.v.	4–10 mg/kg	4–6 mg/kg	

- Nach Klassifikation einer „fokalen“ oder „generalisierten“ Epilepsie erfolgt die Auswahl der geeigneten Medikamente
- Oxcarbazepin wird z. B. überwiegend bei Patienten mit fokalen Epilepsien eingesetzt, Wirksamkeit auch bei generalisierten Epilepsien belegt
- Sultiam als Beispiel für eine Behandlungsoption bei idiopathischen Epilepsien wird praktisch ausschließlich bei fokalen Epilepsien verwendet

- Bei Behandlungsbeginn zu berücksichtigen
  - Auswahl des geeigneten Antikonvulsivums
  - Aufklärung und Information des Patienten bzw. der Erziehungsberechtigten
  - Aufdosierung des Medikaments → üblicherweise über mehrere Wochen mit stufenweiser Steigerung bis zur errechneten Zieldosis (◘ Tab. 60.2)
- Notwendige Kontrollen im Verlauf
  - Regelmäßige EEG- und klinische Kontrollen zur Evaluierung und Dokumentation des Behandlungserfolgs
  - Je nach Epilepsie liegt die Wahrscheinlichkeit für Anfallsfreiheit und Remission bei 70–80 %, bei sog. „catastrophic epilepsies“ ist die Prognose deutlich schlechter
  - Labor- und Blutspiegelkontrollen müssen im Verlauf in regelmäßigen Intervallen bei fast allen Anfallsmedikamenten durchgeführt werden
- Zu erwartende Behandlungsdauer
  - Grundsätzlich gilt eine Behandlungsdauer von mindestens 2 Jahren
  - Ausnahme: Akut symptomatische Anfälle (im Rahmen eines Hirntumor) mit einer individuell zu planenden Anfallsbehandlung von z. B. 6 Monaten
- Wann kann die Behandlung beendet werden

◘ Tab. 60.2 Medikamentöse antikonvulsive Langzeittherapie (Auszug). (Mod. nach Vademecum epilepticum, Steinhof, Bast 2017)

Wirkstoff	Kinder	Erwachsene	Zwei häufigsten Nebenwirkungen
Levetiracetam (LEV)	20–60 mg/kg	1000–4000 mg	Stimmungsschwankungen, Depression
Valproinsäure (VPA)	20–30 mg/kg	600–3600 mg	Hepatopathie, Gewichtszunahme
Oxcarbazepin (OXC)	25–35 mg/kg	600–3000 mg	Exanthem, Hyponatriämie
Lacosamid (LAC)	k.A.	200–400 mg	Schwindel, Verschwommensehen
Sultiam (STM)	3–10 mg/kg	100–300 mg	Tachypnoe, Parästhesien
Zonisamid (ZNS)	4–12 mg/kg	300–600 mg	Anorexie, Ataxie
Clobazam (CLB)	0,2–1 mg/kg	5–40 mg	Hyptonie, Hypersekretion
Ethosuximid (ESM)	30 mg/kg	750–1500 mg	Schlafstörung, Verstimmung
Lamotrigin (LTG)	1–15 mg/kg	100–700 mg	Toxische Hautreaktionen, Reizbarkeit
Topiramat (TPM)	3–9 mg/kg	50–600 mg	Schwindel, Gewichtsverlust

k.A. keine Angaben

- In Abhängigkeit der Ätiologie kann die Behandlung nach mehrjähriger Dauer beendet werden oder muss/sollte bis zu lebenslang weitergeführt werden
- Bei Entscheidung zur Beendigung der antikonvulsiven Therapie empfiehlt sich ein Ausschleichen der Behandlung über mindestens 6–8 Wochen mit anschließender EEG-Kontrolle und Planung des weiteren Procedere
- EEG-Verlaufskontrollen sollen/können im Anschluss in ausgedehnteren Zeitintervallen bis zur endgültigen Remission (5–10 Jahre Anfallsfreiheit) durchgeführt werden

Die Auswahl des geeigneten Antikonvulsivums wird entscheidend von der Art der Anfälle bzw. der Form der Epilepsie sowie der zu erwartenden Behandlungsdauer und dem ausgewogenen Nutzen-Risiko-Profil beeinflusst und muss immer im Konsens mit den Patienten durchgeführt werden.

60.2.2 Nichtmedikamentöse Therapien

Nichtmedikamentöse Möglichkeiten in der Behandlung von epileptischen Anfällen im Kindes-und Jugendalter finden bei therapierefraktären Patienten ohne die Möglichkeit einer epilepsiechirurgischen Intervention Anwendung, die spätestens nachdem Eindosieren des 2. antiepileptische Medikaments diskutiert bzw. evaluiert werden muss.

60.2.2.1 Vagusnervstimulator

- **Definition**: Implantation eines Stimulators im Brustbereich dessen Elektrode um den linken N. vagus geschlungen wird. Einstellbare Größen sind beispielsweise die Stromstärke (Output current), die sog. On-time und Off-time
- **Wirksamkeit**: Ein Ansprechen im Sinne einer >50 %igen Anfallsreduktion (Responder) findet sich in >40 % der Patienten
- **Nebenwirkungen**: Heiserkeit, Husten und/oder Schluckstörungen

60.2.2.2 Ketogene Ernährungstherapie

- **Definition**: Die Ketogenen Ernährungstherapien (syn. Ketogene Diät) umfassen eine Gruppe von Ernährungsformen, welche durch eine fettreiche, kohlehydratarme Nahrungszusammensetzung (z. B. Verhältnis 4:1 oder 3:1 Fett : Kohlenhydrat) charakterisiert sind
- **Wirkmechanismus**: Die entstehenden Ketonkörper gelangen ins Gehirn und können dort als alternative Energiequelle verstoffwechselt werden. Die Ketonkörperverwertung des kindlichen Gehirns liegt deutlich über der des Erwachsenen – daher ist diese Behandlung besonders im Kindes- und Jugendalter geeignet.

Wichtig bei allen Patienten mit Epilepsie ist frühzeitig die Möglichkeit einer epilepsiechirurgischen Intervention (z. B. bei Vorliegen einer Dysplasie oder ähnlichen Fehlbildung) zu klären!

Therapie rheumatischer Erkrankungen

Annette Holl-Wieden

C. Papan, L. T. Weber (Hrsg.), *Repetitorium Kinder- und Jugendmedizin*,
https://doi.org/10.1007/978-3-662-56790-6_61

61.1 Grundlagen

- Die Therapie richtet sich ganz nach Art und Schwere der rheumatischen Erkrankung
- **Wichtigstes Behandlungsziel** ist es, den Entzündungsprozess frühzeitig und effektiv einzudämmen, um so bleibende Schäden an den Gelenken oder Organen zu verhindern
- Ziel muss es sein ein möglichst normale Entwicklung des Kindes zu gewährleisten
- Oft ist eine jahrelange Therapie erforderlich → interdisziplinäres Team aus Kinderrheumatologen aber auch anderen Ärzten wie Orthopäden, Kieferorthopäden, Augenärzten, Therapeuten wie Krankengymnasten, Ergotherapeuten, Kinderpsychologen notwendig
- Behandlungsmöglichkeiten haben sich u. a. durch die Entwicklung von Biologika erheblich gebessert
- Es steht derzeit eine Vielzahl von Medikamenten zur Verfügung. Diese sind aber für Kinder teilweise nicht zugelassen oder nur für bestimmte Erkrankungen und nur für ein bestimmtes Alter zugelassen
- **Insbesondere bei schweren Autoimmunerkrankungen hat sich der frühe Einsatz einer aggressiven Therapie zur Verbesserung des outcomes durchgesetzt**
- Es werden v. a. folgende Medikamente eingesetzt
  1. Nichtsteroidale Antirheumatika (NSAR)
  2. Glukokortikoide
  3. Basistherapeutika
  4. Biologika

61.2 Nichtsteroidale Antirheumatika (NSAR)

- NSAR hemmen die Cyclooxygenase (COX-1 und COX-2) und z. T. die Lipooxygenase
- Die Enzyme sind beteiligt an der Umwandlung von Arachidonsäure zu Prostaglandinen, Prostacyclinen, Thromboxanen und Leukotrienen
- Bei rheumatischen Erkrankungen sind Naproxen, Ibuprofen, Diclofenac und Indomethacin die am häufigsten eingesetzten Substanzen
- Die Medikamente werden v. a. wegen ihrer analgetischen, antiinflammatorischen und weniger wegen ihrer antipyetischen Wirkung eingesetzt
- Selektive COX-2-Antagonisten haben weniger gastrointestinale Nebenwirkungen, aber wahrscheinlich auch ein erhöhtes kardiovaskuläres Risiko, sie sind im Kindesalter nicht getestet → Indikation ist streng zu stellen
- Die Wirksamkeit der NSAR ist dosisabhängig. Die antiinflammatorische Wirkung wird nur bei hohen Dosen erreicht, die Wirkung kann man erst nach einigen Wochen beurteilen
- Unerwünschte NW sind meist mild:
  - Gastrointestinaltrakt → epigastrische Beschwerden, Ulzera
  - Leber → Transaminasenerhöhung, Hepathopathie
  - Blut → Thrombozytenfunktionsstörung
  - Niere → transienter Anstieg des Kreatinins, akutes Nierenversagen
  - Haut → Pseudoporphyrie
  - Lunge → Asthmaanfall
  - ZNS → Kopfschmerzen, Stimmungsschwankungen
- Kontrolluntersuchungen unter NSAR sollten alle 3 Monate erfolgen und umfassen neben der Anamnese und klinischen Untersuchung Kontrollen von Blutbild, Elektrolyten, Leberwerten, Kreatin und Urinstatus

61.3 Glukokortikoide

- Glukokortikoide sind die stärksten entzündungshemmenden Medikamente und effektive Immunsuppressiva

- Die Dosis sollte aufgrund der unerwünschten Wirkungen so niedrig wie möglich und die Behandlungsdauer so kurz wie möglich sein
- Unerwünschte Wirkungen sind
  - Immunsystem → Vermehrtes Auftreten von Infektionen
  - Knochen → Hemmung des Längenwachstums, Osteoporose, aseptische Knochennekrose
  - Muskel → Kortison-Myopathie
  - ZNS → Psychiatrische Erkrankungen
  - Stoffwechsel → Steroiddiabetes, Nebennierenrindenatrophie, Adipositas
  - Herz-Kreislauf → Arterielle Hypertonie, Erhöhtes Thromboserisiko
  - Auge → Katarakt, Glaukom
  - Haut → Striae distensae, Steroidakne
  - Hypertrichose
  - Blut → Granulozytose, Lymphopenie
  - Gastrointestinaltrakt → Magen-Darm-Ulzera
- Glukokortikoide werden eingesetzt als:
  - Orale Therapie
  - Hochdosierte i.v.-Therapie, meist Methylprednisolonstoßtherapie
  - Lokale Therapie: z. B. kortikosteroidhaltige Augentropfen bei Uveitis
  - Intrartikuläre Kortimosteroidtherapie bei Arthritis
- Eine Anpassung an die physiologische Kortisolausschüttung reduziert unerwünschte Wirkungen. Die Tagesdosis sollte am besten als Morgendosis zwischen 6 und 8 Uhr gegeben werden
- Es sollte eine alternierende Gabe erfolgen
- Eine Dosisreduktion nach langer Behandlung muss langsam erfolgen, um das Auftreten einer Nebennierenrindeninsuffizienz zu vermeiden
- Regelmäßige Verlaufskontrollen mit Messen des Körperlängenwachstums, des Blutdrucks, des Blutzuckers und augenärztliche Untersuchungen sind erforderlich

61.4 Basistherapeutika („DMARD")

- Basistherapeutika sind Arzneimittel, die langfristig den Verlauf rheumatischer Erkrankungen positiv beeinflussen, d. h. das Voranschreiten der Erkrankung aufhalten oder zumindest verlangsamen
- In der englischen Sprache werden die Basistherapeutika als „Disease Modifying Anti Rheumatic Drugs" bezeichnet; die entsprechende Abkürzung „DMARD" hat sich auch bei uns durchgesetzt
- Das Wirkprinzip der meisten Basistherapeutika kennt man heute nur unvollständig. Nachgewiesen ist jedoch die Wirksamkeit bei langjähriger Gabe zur Verminderung der Krankheitsaktivität
- Das am häufigsten eingesetzte Basistherapeutikum in der Kinderrheumatologie ist Methotrexat (MTX)

61.4.1 MTX

- MTX wird in der Onkologie als Chemotherapeutikum eingesetzt
- In der Rheumatologie erfolgt die Behandlung in 100- bis 1000-fach niedriger Dosierung
- Man unterscheidet eine folatabhängige antiproliferative Wirkung und eine folatunabhängige antiinflammatorische Wirkung
- Bei letzterer kommt es über eine Störung des Purinmetabolismus zur vermehrten Freisetzung von Adenosin aus Monocyten
- Adenosin hemmt die Adhärenz von neutrophilen Granulozyten auf das Endothel und so die Chemotaxis in das entzündliche Gewebe
- Zudem inhibiert es die Expression von proinflammatorischen Zytokinen und reduziert die T-Zellaktivierung
- Die Gabe von MTX erfolgt bei rheumatischen Erkrankungen oral oder subkutan

- Unerwünschte Wirkungen:
  - Gastrointestinale Nebenwirkungen, wie Übelkeit und Ekelgefühl vor dem Medikament
  - Selten treten Leberwerterhöhungen auf
  - Es kann zu Leuko- oder Thrombopenie oder Makrozytose kommen
- Nebenwirkungen können durch Gabe von Folsäure 24 Stunden nach MTX reduziert werden
- Kontrollen von Blutbild, Leber- und Nierenwerten und Urinstatus erfolgen initial alle 2 Wochen bei Verträglichkeit alle 3 Monate

61.5 Biologika

- Biologika sind gentechnisch hergestellte Eiweißstoffe, die aus lebenden Zellkulturen gewonnen werden
- Sie greifen in Mechanismen der Krankheitsentstehung ein, indem sie gezielt bestimmte entzündungsfördernde Substanzen des Immunsystems abfangen und ausschalten oder ihre Bindungsstellen besetzen und damit blockieren
- Man kann die Biologika in der Rheumatologie abhängig von ihrem Wirkprinzip in drei verschiedene Gruppen unterteilen:
  1. Antikörper gegen Entzündungsbotenstoffe (Zytokine) oder ihrer Bindungsstellen, z. B.
     - TNF-α-Antagonisten wie Etanercept und Adalimumab
     - IL-1-Inhibitoren wie Anakinra und Canakinumab
     - IL-6-Antagonist wie Tocilizumab
  2. Antikörper, die die T-Lymphozyten-Aktivierung behindern Kostimulationshemmer
  3. Antikörper, die B-Lymphozyten zerstören
- **Die Indikation zur Einleitung einer Therapie mit einem Biologikum im Kindesalter muss streng gestellt werden. Die Medikamente sind noch nicht lange auf dem Markt, Langzeitstudien fehlen**
- Ob die Therapie mit einem Biologikum das Risiko für maligne Erkrankungen erhöht, ist noch nicht geklärt. Das Auftreten von malignen Erkrankungen insbesondere Lymphome ist unter Biologikatherapie beschrieben, aber im Vergleich zu Kontrollgruppen nicht eindeutig erhöht
- Das Risiko für das Auftreten von Infektionen unter Biologikatherapie ist erhöht. Vor Beginn einer Therapie müssen latente Infektionen insbesondere Tuberkulose ausgeschlossen werden
- Es sind regelmäßige Kontrollen des Blutbilds, der Leber-und Nierenwerte und des Urinstatus erforderlich

Therapieprinzipien Hämatologie und Onkologie

Claudia Rössig

C. Papan, L. T. Weber (Hrsg.), *Repetitorium Kinder- und Jugendmedizin*,
https://doi.org/10.1007/978-3-662-56790-6_62

Optionen

Die klassischen Säulen der Krebstherapie sind Chemotherapie, Strahlentherapie und chirurgische Therapie. In jüngerer Zeit sind die molekular targetierte und die Immuntherapie hinzugekommen.

62.1 Chemotherapie

- Zentrales Prinzip der medikamentösen Behandlung in der Kinderonkologie ist die Chemotherapie mit zytotoxischen Substanzen, sog. Zytostatika. Durch Abtötung aller Zellen des malignen Klons soll die Erkrankung eliminiert werden
- Die Zellschädigung durch Zytostatika beruht auf ihrer nichtselektiven Hemmung von Aufbau oder Funktion von DNA und RNA oder für das Zellwachstum notwendiger Stoffwechselprozesse (▣ Abb. 62.1). Da bösartige Zellen ein pathologisch gesteigertes Wachstum haben, sind sie besonders empfindlich gegen Eingriffe in Mechanismen der Zellteilung
- Die sichere und wirksame Anwendung von Zytostatika erfordert genaue Kenntnisse ihrer Wirkweisen, Nebenwirkungen und möglichen Komplikationen.

Prinzipien der Chemotherapie in der Kinderonkologie

- **Hohe Dosisintensität**: Die einzelnen Arzneistoffe werden in maximal tolerabler Dosis und in wiederholten Therapiezyklen mit jeweils engem Zeitabstand verabreicht
- **Kombinationstherapie**: Durch Kombination verschiedener Zytostatika sollen Resistenzen überwunden und durch additive oder synergistische Effekte die Wirkung der Einzelsubstanzen gesteigert werden. Dosierungen und Abfolgen der eingesetzten Zytostatika wurden in randomisierten Studien entwickelt und optimiert
- **Adjuvante Chemotherapie**: Patienten mit lokalisierten soliden Tumoren werden zusätzlich zur Lokaltherapie adjuvant mit Chemotherapie behandelt, um Rezidive durch klinisch nicht manifeste Mikrometastasen zu verhindern. Der Operation vorausgehende Chemotherapie bezeichnet man als neoadjuvant

Nebenwirkungen

- Klassische Zytostatika töten Zellen über Mechanismen ab, die sich zwischen bösartigen Zellen und normalen Geweben nur quantitativ unterscheiden. Unerwünschte Nebenwirkungen an gesunden Geweben und Organen sind daher nicht zu vermeiden
- Die Substanzen schädigen auch gesunde in Teilung befindliche Zellen und verursachen daher akute Toxizitäten, insbesondere an
  - Zellen des blutbildenden Knochenmarks → Myelosuppression mit Transfusionsbedarf und Abwehrschwäche durch Neutropenie
  - Schleimhautepithelzellen → Mukositis des Gastrointestinaltrakts
- Weitere häufige unerwünschte Wirkungen sind Haarausfall, Erbrechen und Übelkeit und Leberfunktionsstörungen
- **Cave**: Intravenöse Zytostatika müssen über sichere Zugangswege verabreicht werden, in der Regel zentralvenöse (Dauerverweil) Katheter. **Paravasate** können zu schwerwiegenden Gewebeschäden führen und sind immer Notfälle. Kliniken, die Chemotherapie verabreichen, müssen ihre Mitarbeiter entsprechend schulen und Detailempfehlungen zum Vorgehen in diesen Fällen vorhalten.

62.2 Strahlentherapie

Prinzipien

- Strahlentherapie ist integraler Bestandteil der Therapie vieler solider Tumoren des Kindes- und Jugendalters
- Meist wird sie mit chirurgischer und/oder systemischer Therapie kombiniert

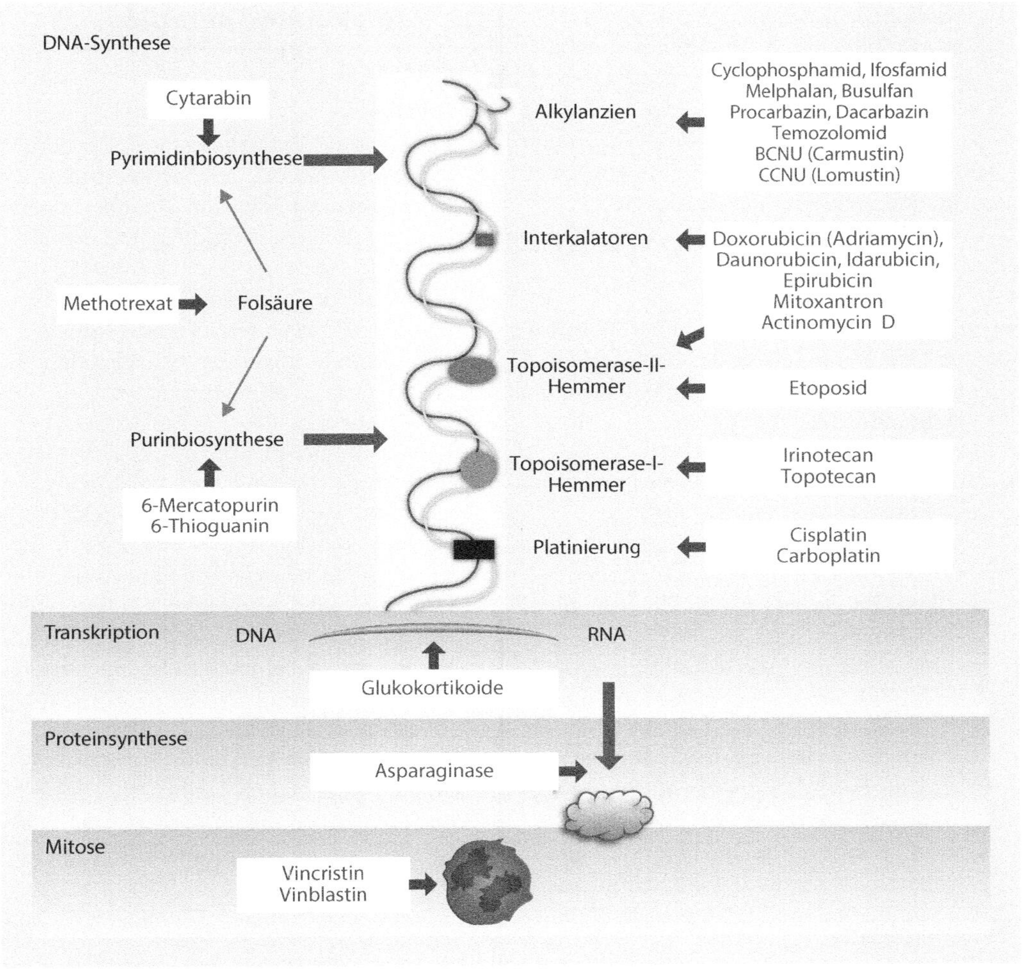

Abb. 62.1 Wirkungsmechanismen der Zytostatika. [Aus: Rössig C et al. (2018) Medikamentöse Therapie. In: Niemeyer C, Eggert A (Hrsg.) Pädiatrische Hämatologie und Onkologie. Springer, Heidelberg Berlin]

- Für die Indikationsstellung und Detailplanung sind folgende Faktoren bedeutsam:
  - Tumorentität, Histologie und Strahlensensibilität
  - Lokalisation, Tumorvolumen und räumliche Nähe zu Risikoorganen
  - Tumorstadium
- Die Strahlentherapie hat einen hohen Wert auch in palliativen Konzepten zur Schmerzlinderung und Verhinderung schwerwiegender Funktionseinschränkungen, mit dem Ziel der Erhaltung von Lebensqualität

Wesentliche Indikationen

- **Hochmaligne Hirntumore**: Ziel ist die optimale lokale Kontrolle unter weitgehender Vermeidung einer Schädigung von Hirngewebe und Minimierung neurokognitiver Spätfolgen
- **Weichteil- und Ewing-Sarkome**: Ziel ist die Vermeidung von Lokalrezidiven durch, i. d. R. postoperative Bestrahlung des Tumorgebiets, besonders bei Tumoren im Bereich des Körperstamms
- **Neuroblastome, Wilms-Tumore**: Ziel ist die Konsolidierung der Remission durch

abdominelle Bestrahlung nichtoperabler Tumorresiduen und Lymphknotenmetastasen oder mikroskopischer Metastasen nach Tumorruptur
- **Hodgkin-Lymphome**: Als konsolidierende Radiotherapie nach erfolgter systemischer Chemotherapie bei PET-positiven Residuen

■■ Techniken

- Ziel ist immer die Reduktion der Zielvolumina mit Minimierung der Begleitschädigung gesunder Gewebe bei maximaler lokaler Kontrolle über das lokale Tumorwachstum
- Folgende moderne Techniken werden individuell erwogen und eingesetzt:
  - 3-D-konformale Therapie: Auf der Basis eines CT-Datensatzes werden die Bestrahlungsfelder individuell an das Zielvolumen angepasst
  - Intensitätsmodulierte Radiotherapie (IMRT): Computergestützt wird die Dosisverteilung innerhalb der Strahlenfelder weiter angepasst, mit bestmöglicher Schonung der Risikoorgane
  - Partikeltherapie: Partikel, wie Protonen, ermöglichen eine besonders gut steuerbare Dosierung und damit eine Schonung des Nachbargewebes. Die Methode ist sehr aufwändig, und ihre Überlegenheit gegenüber anderen modernen Techniken muss noch in Studien geprüft werden

■■ Spätfolgen

- Spätfolgen einer Bestrahlung im Kindes- und Jugendalter sind vielfältig und abhängig von Dosis, Lokalisation, Art der Bestrahlung und Alter
- Entwicklungsstörungen, Funktionsstörungen betroffener Organe, neurokognitive Einschränkungen (nach ZNS-Bestrahlung) und Zweitmalignome im Bestrahlungsfeld können auftreten

62.3 Molekulare Therapien

■■ Prinzip

- Die bösartige Entartung einer Zelle beruht auf genetischen Mutationen in einzelnen Körperzellen, gefolgt von Veränderungen in intrazellulären Molekülen und Signalwegen
- Identifizierung spezifischer Angriffspunkte an krankheitstreibenden genetische Veränderungen ermöglichen ein zielgenaues Targeting mit neuen Medikamenten
- Klassisches Beispiel: Tyrosinkinase-Inhibitoren (Imatinib) bei der chronischen myeloischen Leukämie (CML), im Kindesalter sehr selten
- Moderne Hochdurchsatzmethoden ermöglichen eine komplexe molekulare Diagnostik genetischer und epigenetischer Veränderungen eines Tumors mit vertretbarem Aufwand
- Personalisierte zielgerichtete Therapie: Beruht auf dem Verständnis der individuellen genetischen Treiber der Krebserkrankung bei einem Patienten und der Identifizierung von Biomarkern des Ansprechens

■■ Stellenwert

- Anhaltende Erfolge bisher nur in Einzelfällen, bei denen das molekulare Target eine sehr hohe Relevanz für das maligne Wachstum des Tumors besitzt
- Resistenz: Subpopulationen mit alternativer Signalweiterleitung verhindern die Eradikation des Klons und führen zu raschen Rezidiven
- Aktuell noch kein fester Bestandteil pädiatrisch-onkologischer Therapieprotokolle
- Gegenstand klinischer Prüfungen insbesondere bei Patienten mit durch Standardtherapie unheilbaren Rückfällen

62.4 Immuntherapien

Prinzip

- Das Immunsystem besitzt die Fähigkeit, körperfremde oder pathologisch veränderte Zellen gezielt zu eliminieren
- Die vielversprechendsten Ansätze zielen auf die Vernichtung des malignen Klons durch zytotoxische T-Zellen ab

Verfahren

Antikörper

- Antikörper können über die Aktivierung natürlicher Killerzellen oder Komplement Tumorzellen zerstören.
- Der CD20-Antikörper Rituximab hat einen Stellenwert in der Therapie der B-Zell NHL auch im Kindes- und Jugendalter. Die Anwendung in Kombination mit der Standardchemotherapie wird zur Zeit in klinischen Studien optimiert
- Der GD2-spezifische Antikörper Dinutuximab β ist für die Erhaltungstherapie von Hochrisiko-Neuroblastomen zugelassen
- Immuntoxine: Antikörper, die nach ihrer Bindung an ein Oberflächenantigen auf malignen Zellen in die Zelle internalisiert werden, können an Toxine gekoppelt werden, um eine zielgerichtete zytotoxische Therapie zu ermöglichen
- Beispiele: Brentuximab-vedotin (CD30, Hodgkin-Lymphom), Inotuzumab-ozogamicin (CD22, ALL), Gemtuzumab-ozogamicin (CD33, AML)

Adoptive zelluläre Immuntherapie

- Etabliertes Beispiel ist die alloHSCT bei akuten Leukämien. Unter den übertragenen Zellen finden sich T-Zellen des Spenders, die leukämische Blasten des Patienten als fremd erkennen und vernichten
- Kreuzreaktionen der Spender-T-Zellen mit gesunden Gewebezellen führen zu erheblichen, unerwünschte Nebenwirkungen (Graft-versus-Host-Disease, GVHD), insbesondere an Haut, Gastrointestinaltrakt und Leber
- Neu entwickeltes Verfahren: CAR-T-Zellen → T-Zellen des Patienten werden durch genetische Modifikation mit künstlichen Rezeptoren (chimeric antigen receptors, CARs) ausgestattet und erkennen über Oberflächenantigene Zellen des malignen Klons. CAR-T-Zellen gegen CD19 zeigen in frühen klinischen Studien vielversprechende Erfolge bei der Therapie der B-Vorläufer-ALL.

Bispezifische Antikörper

- Immunkonjugat, das aus Bestandteilen von zwei unterschiedlichen monoklonalen Antikörpern aufgebaut ist. Unter kontinuierlicher Infusion in den Blutstrom verbindet es Tumor-/Leukämiezellen und T-Zellen über ihre jeweiligen Oberflächenmarker. Das führt zur spezifischen Aktivierung der T-Zelle und Lyse der Krebszelle
- Bisher vielversprechendstes Beispiel: Blinatumomab (CD3/CD19) wirkt erfolgreich gegen chemotherapierefraktäre B-Vorläufer-ALL. Der systematische Einsatz auch bei Patienten mit Neuerkrankung ist Gegenstand klinischer Prüfung

Checkpointinhibitoren

- Prinzip: Viele Tumoren sind mit T-Zellen infiltriert, die tumorassoziierte Neoantigene erkennen, jedoch über sog. Immun-Checkpoints funktionell inaktiviert sind. Blockierende Antikörper gegen die Checkpoints führen zur Reaktivierung der T-Zellen und Abstoßung der Tumorzellen
- Das Prinzip hat bei einigen Krebserkrankungen des Erwachsenen sehr eindrucksvolle Erfolge gezeigt
- Erste Studien in der Kinderonkologie zeigen eine Wirksamkeit bei Hodgkin-Lymphom und Tumoren mit sehr hoher genetischer Instabilität bei seltenen Prädispositionssyndromen

Wichtige Links

- Informationen über Zytostatika
  - ► http://www.medscape.com/druginfo
  - ► http://www.rote-liste.de
- Arzneimittelinteraktionen
  - ► http://www.drug-interactions.com
- Pharmakogenetik
  - ► http://www.pharmgkb.org
  - ► http://pharmacogenetics.org/paar4kids/
- Klinische Studien
  - ► http://www.gpoh.de
  - ► http://www.ema.europa.eu
  - ► http://cancertrials.nci.nih.gov

Therapieprinzipien Dermatologie

Regina Fölster-Holst

C. Papan, L. T. Weber (Hrsg.), *Repetitorium Kinder- und Jugendmedizin*,
https://doi.org/10.1007/978-3-662-56790-6_63

Grundsätzliches

Im Rahmen der Verordnung von Arzneimitteln im Kindesalter ist der Off-Label-Use hoch. Um Nebenwirkungen möglichst zu vermeiden, sind im dermatologisch-pädiatrischen Bereich folgende Faktoren/Richtlinien zu beachten:

1. Das Verhältnis von Körperoberfläche zum Körpergewicht ist im Neugeborenen- und Säuglingsalter hoch und bestimmt die Absorption topisch verabreichter Arzneimittel. Das ist besonders bei Erkrankungen wie beispielsweise atopisches Ekzem, Ichthyosen und Epidermolysen, die mit eingeschränkter epidermaler Permeabilitätsbarriere einhergehen, zu beachten
2. In jedem Alter sind die Resorptionsraten hoch unter den folgenden Bedingungen: In intertriginösen Arealen, nach einem heißen Bad, bei hohen Umgebungstemperaturen, bei Anwendung von Externa, die Harnstoff, Salicylsäure oder Propylenglycol enthalten

Topische Wirkstoffe

Im Folgenden werden Beispiele von Indikation und Nebenwirkungen topischer Wirkstoffe genannt, die bei Dermatosen im Kindesalter eingesetzt werden:

- Salicylsäure
  - Indikationen: Schuppende, hyperkeratotischen Dermatosen wie Psoriasis, Ichthyosen und Verrucae
  - Nebenwirkungen: Salicylsäureintoxikationen, die sich als Kopfschmerzen, Schläfrigkeit und Tinnitus äußern kann. Todesfälle wurden beschrieben
- Vitamin-D_3-Analoga (Calcipotriol, Tacalcitol)
  - Indikationen: Therapie der Psoriasis
  - Nebenwirkungen: Hyperkalzämien, die bei Neugeborenen und Säuglingen und auch bei großflächiger Anwendung im Kleinkindesalter auftreten können
- Sulfadiazin-Silber
  - Indikationen: Infektionsprophylaxe bei Dermatosen, die Erosionen, Blasen oder Ulcera aufweisen
  - Nebenwirkung: Agranulozytose, Argyrose und Hyperbilirubinämie wurden im frühen Kindesalter beschrieben
- Chlioquinol (Antiseptikum)
  - Nebenwirkungen: Neurotoxische Wirkungen
- Lokalanästhetikum EMLA (Kombination aus Prilocain und Lidocain)
  - Nebenwirkungen: Met-Hämoglobinämie kann als Nebenwirkung im frühen Kindesalter und bei großflächiger Applikation auch bei Kleinkindern auftreten
- Kortikosteroide
  - Indikation: Inflammatorische, hyperproliferative Dermatosen
  - Nebenwirkungen: Sind bei sachgerechter Behandlung selten und abhängig von der Stärke des Kortikosteroids und der zu behandelnden Lokalisation (gefährdet sind v. a. Intertrigines, Gesicht und Hals): Teleangiektasien, periorale Dermatitis, Atrophie, Striae distensae
    Systemische Nebenwirkungen: Cushing-Syndrom, Wachstumsverzögerung, Glaukom

Systemische Medikamente

Viele Dermatosen (ausgedehnte Infektionen, schwere entzündliche Dermatosen wie atopisches Ekzem und Psoriasis und Autoimmunerkrankungen) erfordern eine systemische Therapie. Einige Indikationen zum Einsatz **systemischer Medikamente** sowie mögliche Medikamentennebenwirkungen werden genannt:

- Tetrazykline oder deren Derivate
  - Indikationen v. a. entzündliche Formen der Acne vulgaris, Borreliose
  - Nebenwirkungen: Bei Kindern <9 Jahren → Hemmung des Knochenwachstums sowie Schmelzdefekte, Verfärbungen der Zähne
- Acetylsalicylsäure (antiphlogistisch, analgetisch)

  - Nebenwirkungen: Im Rahmen von Virusinfektionen (beschrieben für Varizellen) kann ein Reye-Syndrom (Hyperpyrexie, Erbrechen, Desorientiertheit, Hepatomegalie, Azidose, Krämpfe, Koma) auftreten
- Retinoide
  - Indikationen: Akne, Psoriasis, Ichthyosen, Pityriasis rubra pilaris
  - Nebenwirkungen: Veränderungen im Blut (BB, Leber- und Nierenwerte, Blutfette), Hyperostosen, Kalzifizierungen der Ligamente, vorzeitiger Epiphysenschluss, Teratogenität

Literatur

Bücheler et al (2002) „Off-label" Verschreibung von Arzneimitteln in der ambulanten Versorgung von Kindern und Jugendlichen. Dtsch Med Wochenschr 127:2551–2557

Lukas A, Wolf G, Fölster-Holst R (2006) Besonderheiten der topischen und systemischen Dermatotherapie im Kindesalter. JDDG J Dtsch Dermatol Ges 4:658–678

Rechtliche Aspekte

Inhaltsverzeichnis

Der Facharzt für Kinder- und Jugendmedizin im Recht

Jan Daub

C. Papan, L. T. Weber (Hrsg.), *Repetitorium Kinder- und Jugendmedizin*,
https://doi.org/10.1007/978-3-662-56790-6_64

64.1 Rechtliche Rahmenbedingungen der ärztlichen Berufsausübung

64.1.1 Staatliche Berufserlaubnis des Arztes

Die berufsmäßige Ausübung der Heilkunde am Menschen bedarf in der Bundesrepublik Deutschland der staatlichen Erlaubnis, wobei die insoweit umfassende Berufserlaubnis die Approbation als Arzt (§ 2 Abs. 1 Bundesärzteordnung, BÄO) ist.

Nichtärzten muss bei Erfüllung bestimmter Bedingungen eine Erlaubnis nach dem Heilpraktikergesetz erteilt werden, entweder allgemein oder auf einzelne Fachgebiete (Physiotherapie, Psychotherapie, Logopädie usw.) beschränkt. Heilpraktiker sind nicht wie Ärzte zur umfassenden Ausübung der Heilkunde am Menschen befugt, sondern unterliegen bestimmten Einschränkungen (keine Behandlung von bestimmten Krankheiten [Infektionsschutzgesetz]; keine Verordnung von verschreibungspflichtigen Medikamenten; keine Geburtshilfe usw.).

Die Approbation als Arzt wird nach den Regelungen der Bundesärzteordnung und der auf Grundlage des § 4 BÄO erlassenen „Approbationsordnung für Ärzte" nach erfolgreichem Abschluss des Studiums der Medizin in einem bundeseinheitlich geregelten Verfahren durch staatliche Landesbehörden erteilt. Diese tragen je nach Bundesland unterschiedliche Bezeichnungen.

Der approbierte Arzt ist mit Erteilung der Approbation zur umfassenden Ausübung der Heilkunde am Menschen unter der Berufsbezeichnung „Arzt" befugt.

Unter gesetzlich genau geregelten Voraussetzungen und unter Beachtung der Einhaltung der entsprechenden Verfahrensvorschriften darf die Approbationsbehörde eine erteilte Approbation wieder entziehen.

Nur die Approbation als Arzt durch die staatliche Approbationsbehörde berechtigt zur umfassenden Ausübung der Heilkunde am Menschen.

64.1.2 Pflichtmitgliedschaft in der Ärztekammer als Selbstverwaltungskörperschaft

Mit der Approbation als „Arzt" wird der Approbierte Pflichtmitglied in der örtlich zuständigen Landesärztekammer.

Die Landesärztekammern sind Träger der berufsständischen ärztlichen Selbstverwaltung und jeweils aufgrund landesrechtlicher Gesetze als Körperschaften des öffentlichen Rechts organisiert.

Die Landesärztekammern vertreten insbesondere die ärztlichen Berufsinteressen und schaffen den organisatorischen, inhaltlichen und rechtlichen Rahmen für die ärztliche Berufsausübung (Berufsordnung) und die ärztliche Fort- und Weiterbildung (Weiterbildungsordnung). Ihnen obliegen auch die Abnahme entsprechender Prüfungen, z. B. zum Facharzt oder für Schwerpunktbezeichnungen.

Die Landesärztekammern überwachen die ärztliche Berufsausübung, fördern Qualitätssicherungsmaßnahmen und vermitteln bei Streitigkeiten unter Ärzten oder zwischen Ärzten und Patienten, auch durch die Einrichtung von Gutachter- und Schlichtungsstellen.

Die Landesärztekammern sind an Recht und Gesetz gebunden und unterliegen hinsichtlich der Rechtmäßigkeit ihres Handelns der staatlichen Aufsicht, nicht aber hinsichtlich ihrer inhaltlichen Tätigkeit.

Alle Landesärztekammern haben sich auf Bundesebene zu einer Arbeitsgemeinschaft in der Rechtsform eines nicht rechtsfähigen Vereins zusammengeschlossen (Bundesärztekammer). Diese erstellt z. B. Mustervorlagen für Berufsordnungen und bündelt die Interessenwahrnehmung durch die Landesärztekammern.

Alle approbierten Ärzte sind Pflichtmitglied einer Landesärztekammer, die wesentliche berufliche Belange von Ärzten im Rahmen der Selbstverwaltung regelt. Die Ärztekammer ist auch zuständig für die Fort- und Weiterbildung der Ärzte und die Facharztprüfungen. Die

Bundesärztekammer ist eine Arbeitsgemeinschaft der Landesärztekammern.

64.1.3 Teilnahme an der vertragsärztlichen Versorgung

64.1.3.1 Grundsätze

Die Ausübung der ärztlichen Tätigkeit ist zwar ein „freier Beruf" und kein „Gewerbe"; dient dem Arzt aber trotzdem zur Sicherung der eigenen wirtschaftlichen Existenz.

Selbstzahlerpatienten (nicht oder bei einer privaten Krankenversicherung versicherte Patienten) darf jeder Arzt kraft seiner Approbation ohne weitere Zulassung behandeln und ihnen gegenüber seine ärztlichen Bemühungen unter Beachtung der Gebührenordnung für Ärzte (GOÄ) in Rechnung stellen.

Eine solch rein „private" Tätigkeit/Niederlassung kann aber nur in Ausnahmefällen wirtschaftlich tragfähig sein, da der weit überwiegende Teil möglicher Patienten kraft Gesetzes keine Selbstzahler sind, sondern Krankenversicherungsschutz durch eine gesetzliche Krankenkasse genießen.

Es besteht eine Pflichtmitgliedschaft in der gesetzlichen Krankenversicherung für alle Arbeitnehmer bis zu einer bestimmten Gehaltsgröße (Beitragsbemessungsgrenze); darüber hinaus besteht unter bestimmten Umständen die Möglichkeit der freiwilligen Mitgliedschaft. In der gesetzlichen Krankenversicherung sind Familienangehörige mitversichert. Ihr gehören auch die meisten Rentner an.

Behandlungen dieser Patienten im ambulanten Bereich darf ein Arzt nur leisten und abrechnen, wenn er als „Vertragsarzt" zugelassen ist (Niederlassung); Krankenhausbehandlungen dürfen die Krankenkassen ebenfalls nur durch zugelassene Krankenhäuser erbringen lassen.

Mit der „Zulassung" als Vertragsarzt entsteht eine sozialrechtlich geprägte Beziehung zwischen Arzt, seiner Kassenärztlichen Vereinigung (KV), den Krankenkassen (KK), zwischen den KVen und den KKen paritätisch besetzten Gremien und dem Patienten, die für den Arzt nicht immer ganz einfach zu durchschauen ist.

64.1.3.2 Krankenkassen

Krankenkassen sind Körperschaften des öffentlichen Rechts (im Gegensatz zu privatrechtlich etwa als Aktiengesellschaft organisierten Krankenversicherungen).

Die Beitragshöhe des jeweiligen Mitglieds richtet sich – anders als bei einer privaten Krankenversicherung – nach dem persönlichen Einkommen, nicht nach dem persönlichen Krankheitsrisiko (Solidaritätsprinzip).

Krankenkassen stellen den Leistungsberechtigten im Rahmen des „Notwendigen" die „ausreichenden, zweckmäßigen und wirtschaftlichen Leistungen" § 12 Sozialgesetzbuch Fünftes Buch (SGB V) zur „Erhaltung, Wiederherstellung oder Verbesserung ihres Gesundheitszustandes" (§ 1 SGB V) zur Verfügung.

Diese Leistungen werden als „Sachleistung" erbracht; der Patient muss also finanziell im Rahmen dieser Leistungsinanspruchnahme nicht in Vorleistung treten. Die Vergütung von ambulanten und stationären Heilbehandlungsmaßnahmen erfolgt insoweit ohne Beteiligung des Patienten.

Zugelassene Krankenhäuser, die gesetzlich krankenversicherte Patienten behandeln, erwerben nach Maßgabe der §§ 108 f. SGB V einen (sozialrechtlich verankerten) Vergütungsanspruch unmittelbar gegen den Krankenkassen.

Die Abrechnung ambulanter medizinischer Leistungen, die an gesetzlich versicherten Patienten erbracht werden, dagegen erfolgt nicht direkt zwischen Arzt und den Krankenkassen. Zwischengeschaltet sind vielmehr die Kassenärztlichen Vereinigungen, die wie die Ärztekammern auf Landesebene bestehen.

64.1.3.3 Kassenärztliche Vereinigungen

Die Krankenkassen schließen mit den jeweiligen Kassenärztlichen Vereinigungen einen Gesamtvertrag ab, in dem die Gesamtvergütung für den jeweiligen Bezirk der Kassenärztlichen Vereinigung festgelegt wird (§ 85 SGB V). Die Fortentwicklung der Gesamtvergütung der Höhe nach ist gesetzlich auf die Steigerung der Grundlohnsumme beschränkt, folgt also nicht dem medizinischen Bedarf, sondern einem (sachfremden) Parameter mit dem Ziel der Beitragssatzstabilität.

Mit der Vereinnahmung der Gesamtvergütung garantiert die Kassenärztliche Vereinigung den Krankenkassen die Sicherstellung der ambulanten ärztlichen Versorgung der bei Ihnen versicherten Personen im Rahmen von deren Leistungsanspruch gegenüber den Krankenkassen.

Die Kassenärztliche Vereinigung wiederum verteilt die Gesamtvergütung nach einem vorab von ihrer Vertreterversammlung im Benehmen mit den Krankenkassen festgelegten Schlüssel auf ihre Mitglieder, die zur vertragsärztlichen Versorgung zugelassenen oder ermächtigten Ärzte. Diese „niedergelassenen" Ärzte (Vertragsärzte) müssen Fachärzte sein.

Die Niederlassungsmöglichkeiten (Sitze) sind gesetzlich kontingentiert, um eine Über- oder Unterversorgung der gesetzlich krankenversicherten Patienten zu vermeiden (Bedarfsplanung).

Nur in unterversorgten Planungsbereichen können sich Fachärzte „frei" niederlassen; in überversorgten Planungsbereichen kann dies nur im Rahmen einer Praxisnachfolge oder bei speziellem Sonderbedarf erfolgen.

Entscheidungen über die Zulassung oder die Ermächtigung eines Facharztes zur vertragsärztlichen Versorgung treffen paritätisch zwischen Krankenkassen und bereits niedergelassenen Ärzten besetzte Zulassungsgremien (Zulassungsausschuss/Berufungsausschuss). Zur Überprüfung von Entscheidungen der Zulassungsgremien sind die Sozialgerichte berufen.

Mit der Zulassung als Vertragsarzt durch den Zulassungsausschuss für Ärzte entsteht die entsprechende Mitgliedschaft in der Kassenärztlichen Vereinigung und damit die Berechtigung, gesetzlich krankenversicherte Patienten zu behandeln und diese Behandlung vergütet zu bekommen.

Die gesetzlichen Krankenkassen gewährleisten ihren Mitgliedern im Rahmen des Notwendigen die ausreichenden, zweckmäßigen und wirtschaftlichen Leistungen zur Wiederherstellung des Gesundheitszustands. Diese Leistungen werden ambulant durch im Rahmen von Kontingentierungen zugelassenen Vertragsärzten erbracht, die Mitglied einer Kassenärztlichen Vereinigung sind. Diese verteilt die von den Krankenkassen gezahlte Gesamtvergütung an die Vertragsärzte. Stationäre Leistungen erbringen zugelassene Krankenhäuser, die direkt mit den Krankenkassen abrechnen.

64.2 Rechtsfragen im Arzt-Patient-Verhältnis

Seit dem Jahr 2013 sind die lange nur richterrechtlich ausgeprägten zivilrechtlichen Regelungen des Behandlungsverhältnisses zwischen Arzt und Patient gesetzlich kodifiziert worden. Ein eigener Untertitel im Bürgerlichen Gesetzbuch (BGB) regelt nunmehr in den Vorschriften der §§ 630a ff. BGB die Besonderheiten des „Behandlungsvertrags".

64.2.1 Grundlegende Pflichten aus dem Behandlungsvertrag

Derjenige, der die medizinische Behandlung eines Anderen zusagt (Behandelnder) ist zur Leistung der versprochenen Behandlung, der andere Teil (Patient) zur Gewährung der vereinbarten Vergütung verpflichtet, soweit dies nicht ein „Dritter" zu übernehmen hat.

Der gesetzliche Regelfall (Selbstzahlungsverpflichtung) entspricht also der statistisch weit weniger häufigen Fallgestaltung (etwa 10 % der Bevölkerung sind nicht oder privat krankenversichert); die Vergütungsübernahme durch „Dritte" insbesondere: die gesetzlichen Krankenkassen; im ambulanten Bereich unter Zwischenschaltung der Kassenärztlichen Vereinigungen (Abschn. A.1.3.3) dagegen ist der Normalfall.

Ausnahmen von der Kostenfreiheit des gesetzlich krankenversicherten Patienten bestehen aber für den Fall der Erbringung von nicht dem Leistungskatalog der gesetzlichen Krankenversicherung (§ 12 SGB V) unterfallenden ärztlichen Leistungen (ambulant: individuelle Gesundheitsleistungen, IGeL; stationär: Wahlleistungen).

Hier bestehen für den Arzt besondere Aufklärungspflichten vor Beginn der Behandlung (§ 630c Abs. 3 BGB).

Gesetzlich versicherten Patienten gleichgestellt sind Patienten, die arbeits- oder erwerbslos sind und nicht Mitglied in der gesetzlichen Krankenversicherung sind, Anspruch auf Sozialhilfe haben oder nach dem Asylbewerberleistungsgesetz anspruchsberechtigt sind (§ 264 SGB V). In letzterer Fallgestaltung bestehen unterschiedliche Regelungen in den verschiedenen Bundesländern hinsichtlich der zuständigen Ansprechpartner für einzelne Gruppen von Asylbewerbern, gestaffelt insbesondere nach dem Status des Asylverfahrens.

Aus dem Behandlungsvertrag ist der Arzt zur Durchführung der Behandlung, der Patient zu Bezahlung der ärztlichen Leistungen verpflichtet. Im Falle gesetzlich krankenversicherter Patienten gilt die Zahlungsverpflichtung des Patienten nur für nicht dem Leistungskatalog der gesetzlichen Krankenversicherung unterliegenden Leistungen, soweit diese wirksam vereinbart wurden.

64.2.2 Informations- und Aufklärungspflichten des Arztes/Einwilligung

64.2.2.1 Grundsätze

Der Patient ist nicht Objekt der ärztlichen Behandlung sondern Vertragspartner im Rahmen des Behandlungsvertrags. Dies ist Folge des verfassungsrechtlich fundierten Selbstbestimmungsrechts des Patienten (Art. 1 Abs. 1 Satz 1; 2 Abs. 2 Satz 1 Grundgesetz).

Da der Arzt im Rahmen der Behandlung hinsichtlich von Diagnose und Therapie über überlegenes Wissen verfügt, muss er den Patienten – außerhalb von vital indizierten Eil- und Notmaßnahmen – im Behandlungsverlauf über die für die Behandlung wesentlichen Umstände ständig informieren (§ 630c Abs. 2 BGB) und ihn vor Durchführung von medizinischen Maßnahmen so aufklären (§ 630e BGB), dass der Patient wirksam seine Einwilligung in die konkrete Behandlung erklären kann (§ 630d BGB). Unter mehreren zur Verfügung stehenden Behandlungsoptionen muss ggf. der Patient diejenige wählen, die er oder sie für richtig hält.

Ohne eine wirksam erklärte Einwilligung ist die Durchführung einer medizinischen Maßnahme – auch wenn sie indiziert ist – grundsätzlich rechtswidrig und kann zu Schadensersatz- und Schmerzensgeldansprüchen des Patienten führen.

Nur durch eine sachgerechte Aufklärung kann der Arzt die Risiken und Gefahren, die mit dem auf Heilung gerichteten Eingriff auch bei Gewährleistung fachärztlichen Standards immer verbunden sein können, aus seiner Sphäre in diejenige des Patienten zurückführen.

Der Patient ist Vertragspartner des Arztes, nicht Objekt seiner ärztlichen Kunst. Ohne wirksam durch den Patienten bzw. sein Vertreter erklärte Einwilligung ist auch eine indizierte Behandlungsmaßnahme rechtswidrig.

64.2.2.2 Adressat der Aufklärung/Abgabe der Einwilligungserklärung

Die Einwilligung in eine ärztliche Behandlungsmaßnahme kann wirksam nur der Patient selbst erteilen, der über das natürliche Einsichts-, Urteils- und Verständnisvermögen verfügt, um die geplante ärztliche Maßnahme unter Einschluss von möglichen Risiken und Folgen ermessen und das Für und Wider abwägen kann (Einwilligungsunfähigkeit).

Gerade bei der typischen Patientenklientel des Kinderarztes liegen diese Voraussetzungen nur zum Teil vor und sind nicht immer einfach festzustellen. Die Einwilligungsfähigkeit kann nicht abstrakt anhand des Alters des Patienten bestimmt werden, da sie von der individuellen geistigen und sittlichen Reife des Patienten abhängt.

Als Anhaltspunkte kann man nichtsdestotrotz festhalten, dass Minderjährige unter 14 Jahren im Regelfall nicht selbst einwilligungsfähig sind, Minderjährige kurz vor Vollendung des 18. Lebensjahres dagegen regelmäßig schon.

In den problematischen Fällen zwischen diesen Schwellenwerten muss der Arzt sich im Gespräch mit dem minderjährigen Patienten einen eigenen Eindruck von dessen Einwilligungsfähigkeit verschaffen.

Dabei gilt, dass bei geringfügigen Eingriffen und Routinemaßnahmen, die mit keinen oder nur sehr geringen Risiken verbunden sind (z. B. Blutentnahme für diagnostische Zwecke; gynäkologische Untersuchung) die Anforderungen an die Einwilligungsfähigkeit geringer sind, als bei nicht ganz ungefährlichen Behandlungsmaßnahmen, insbesondere Operationen.

Da das Risiko der falschen Beurteilung der Einwilligungsfähigkeit des Patienten der Arzt trägt, ist insoweit zur Vorsicht zu raten. Im Zweifelsfall sollten die Personensorgeberechtigten eingebunden werden. Insoweit ergeben sich bei Fragestellungen, wie sie üblicherweise im Bereich der Kinder- und Jugendmedizin vorkommen, regelmäßig keine wirklichen Probleme, da auch der junge Patient im Normalfall eine solche Einbeziehung nicht ablehnt.

Die praktisch wichtigste Ausnahme liegt insoweit insbesondere im Bereich der gynäkologischen Behandlung von Minderjährigen, soweit die Einbeziehung von Personensorgeberechtigten von der jungen Patientin abgelehnt wird.

Die Rechtsprechung hat hier schon seit Langem sowohl bei durchaus gefährlichen Maßnahmen (z. B. Abbruch einer Schwangerschaft), wie auch bei stark die private Lebensgestaltung betreffende Fragen (z. B. Verordnung von Ovulationshemmern) regelmäßig ab einem Alter von 16 Jahren die Einwilligungsfähigkeit anerkannt.

Angesichts der sich aus einer ungewollten Schwangerschaft insbesondere für Jugendliche ergebenden Probleme und Folgen, aber auch aufgrund des auch durch verstärkte Aufklärung in den Schulen allgemein gestiegenen Wissensstandes unter jungen Patientinnen hinsichtlich der mit der Einnahme oraler Kontrazeptiva verbundener Risiken und Nebenwirkungen, dürfte nach heutigen Maßstäben diese Grenze in Bezug auf die Verordnung von Ovulationshemmern eher auf 14 Jahre abzusenken sein.

Ist der minderjährige Patient nicht einwilligungsfähig, sind der oder die Personensorgeberechtigte(n) aufzuklären. Im Regelfall sind dies beide Eltern, soweit nicht einem Elternteil die alleinige elterliche Sorge obliegt.

Dies führt zu praktischen Problemen, insbesondere im Bereich der ambulanten Behandlung, da minderjährige Patienten regelmäßig nicht in der Begleitung beider Elternteile zur Behandlung erscheinen.

Insoweit hat die Rechtsprechung ein „Dreistufenmodell“ entwickelt, nach dem der Arzt

- bei **leichteren Behandlungsmaßnahmen mit nur geringen Risiken** davon ausgehen darf, dass der den minderjährigen Patienten begleitende Elternteil durch den anderen Elternteil ermächtigt wurde, die Einwilligung zu erteilen, solange ihm keine dieser Vermutung entgegenstehenden Umstände bekannt sind;
- bei ärztlichen **Behandlungsmaßnahmen schwererer Art mit nicht unbedeutenden Risiken** sich aktiv vergewissern muss, ob der erschienene Elternteil die Ermächtigung des anderen besitzt und wie weit diese reicht, wobei er auf die wahrheitsgemäße Auskunft des erschienenen Elternteils grundsätzlich vertrauen darf und
- bei **schwierigen und weitreichenden Behandlungsmaßnahmen, die mit erheblichen Risiken** verbunden sind, sich die Gewissheit verschaffen muss, dass (auch) der nicht erschienene Elternteil mit der vorgesehenen Behandlung des Kindes einverstanden ist.

Bei einem nur relativ indizierten Eingriff (z. B. Operation zur Behandlung einer Adoleszenzskoliose), der jedoch erhebliche Folgen für die künftige Lebensgestaltung des Patienten mit sich bringen kann (z. B. Querschnittslähmung), anerkennt die Rechtsprechung ein Vetorecht des jungen Patienten gegen die Einwilligung der Personensorgeberechtigten, wenn und soweit der Patient über eine entsprechende ausreichende Urteilsfähigkeit verfügt.

Verweigern die Personensorgeberechtigten die Einwilligung in ein Behandlungsgeschehen in medizinisch unvertretbarer Art und Weise, darf sich der Arzt nur bei erheblicher und unmittelbarer Gefahr im Verzug über die Verweigerung hinwegsetzen.

Ansonsten muss er sich wegen einer dann wohl vorliegenden Gefährdung des Kindeswohls mit dem Familiengericht in Verbindung setzen, damit zur Abwendung der Gefahr für den Patienten die erforderlichen Maßnahmen getroffen werden können (§ 1666 BGB).

Adressat der Aufklärung ist der Patient selbst, soweit er einwilligungsfähig ist, also über das natürliche Einsichts-, Urteils- und Verständnisvermögen verfügt, das geplante Behandlungsgeschehen auch hinsichtlich von Risiken zu verstehen. Problematisch ist dies insbesondere im Altersbereich zwischen 14 und 17 Jahren. Besteht keine Einwilligungsfähigkeit, sind die Personensorgeberechtigten aufzuklären. Steht beiden Eltern das Sorgerecht gemeinsam zu (Regelfall), müssen beide aufgeklärt werden und die Einwilligung erteilen. Je größer die Risiken der geplanten Behandlungsmaßnahmen sind, desto höher sind die Anforderungen an den Arzt die Einwilligung (auch) des bei der Behandlung nicht anwesenden Elternteils positiv festzustellen. Bei nur relativ indizierten Eingriffen mit schweren möglichen Folgen kann ein Vetorecht des jungen Patienten gegen die Entscheidung der Personensorgeberechtigten gegeben sein. Bei das Kindeswohl gefährdendem Verhalten der Personensorgeberechtigten, etwa bei der Verweigerung der Einwilligung in eine vital indizierte Behandlung, können Maßnahmen durch das Familiengericht ergriffen werden.

64.2.2.3 Zusätzliche Aufklärung des nicht einwilligungsfähigen Patienten

Nach dem Willen des Gesetzgebers sollen aber auch einwilligungsunfähige Patienten, die nicht oder nicht alleine in ein medizinisches Behandlungsgeschehen wirksam einwilligen können, stärker als bisher üblich in das Behandlungsgeschehen einbezogen werden. Das verfassungsrechtlich fundierte Selbstbestimmungsrecht ist nicht an die Einwilligungsfähigkeit gebunden, sodass es für den Arzt erforderlich ist (§ 630e Abs. 5 BGB), auch einwilligungsunfähige Patienten durch entsprechende Information in die Lage zu versetzen, zu verstehen, was mit ihm geschieht.

In für den jungen Patienten verständlichen Worten muss ihm also durch den Arzt das Behandlungsgeschehen in seinen Grundzügen verständlich dargelegt werden unter Einbeziehung auch möglicher Risiken und Nebenwirkungen.

Eine Verletzung dieser Informationsverpflichtung führt aber nicht zur Unwirksamkeit der durch die zuständigen Personensorgeberechtigten erklärten Einwilligung.

Auch nicht einwilligungsfähige Patienten müssen in groben Zügen über das Behandlungsgeschehen und mögliche Risiken informiert werden.

64.2.2.4 Umfang, Art und Zeitpunkt der Aufklärung

Nach der gesetzlichen Vorgabe des § 630e Abs. 1 BGB ist der Arzt verpflichtet, den Patienten über sämtliche für die Einwilligung wesentlichen Umstände, insbesondere (aber nicht abschließend) Art, Umfang, Durchführung, zu erwartende Folgen und Risiken der Maßnahme sowie ihre Notwendigkeit, Dringlichkeit, Eignung und Erfolgsaussichten im Hinblick auf die Diagnose oder Therapie aufzuklären. Bei der Aufklärung ist auch auf Alternativen zu geplanten Behandlungsmaßnahmen hinzuweisen, wenn mehrere medizinisch gleichermaßen indizierte und übliche Methoden zu wesentlich unterschiedlichen Belastungen, Risiken oder Heilungschancen führen können.

Nicht aufzuklären ist im Grundsatz über therapeutische Verfahren, die sich erst in der Erprobung befinden und damit noch nicht zum medizinischen Standard gehören. Der besonders spezialisierte Arzt, der über Sondererkenntnisse, insbesondere über neuartige Behandlungsmethoden mit deutlich verbesserten Heilungschancen, verfügt, hat den Patienten aber auch insoweit aufzuklären, wenn Gegenstand seines Vertrags mit dem Patienten gerade auch die Vermittlung solcher über den aktuellen medizinischen Standard hinausgehenden Erkenntnisse ist (Spezialistenbehandlung).

▪▪ Verständlichkeit

Die Aufklärung muss für den Patienten verständlich sein. Art und Umfang der Aufklärung sind am Horizont des Patienten und nicht an dem eines Arztes auszurichten. Bei der Aufklärung kommt es also nicht darauf an, die geplante Behandlungsmaßnahmen und ihre Auswirkungen für den Patienten in einer Art und Weise zu schildern, die einem ärztlichen Prüfungsgespräch z. B. im Rahmen der Facharztprüfung genügt. Im Gegenteil: Wird der Patient mit medizinischen Fachbegriffen überschüttet, die ihm unverständlich bleiben und ihn möglicherweise so einschüchtern, dass er die mangelnde Verständlichkeit der Aufklärung gegenüber dem aufklärenden Arzt nicht einmal zum Ausdruck bringt, besteht die erhebliche Gefahr, dass dies von einem Gericht nicht als sachgerechte Aufklärung akzeptiert wird.

Dem Patienten muss zunächst für ihn verständlich ein zutreffender Eindruck von seiner Erkrankung und den zu erwartenden Folgen dieser Erkrankung im Hinblick auf seine Gesundheit und seine Lebensführung vermittelt werden. Mögliche Behandlungsmaßnahmen und ihre Alternativen sind mit ihren Chancen und Risiken darzustellen; je weniger einschneidend die ohne Behandlung eintretenden Krankheitsfolgen sind und je schwerer die Folgen möglicher Behandlungskomplikationen, umso deutlicher.

▪▪ Risiken

In Bezug auf Risiken von medizinisch nicht indizierten Eingriffen (etwa aus ästhetischen oder religiösen Gründen) ist dabei besonders sorgfältig und umfassend aufzuklären; die Rechtsprechung spricht jedenfalls hinsichtlich von Operationen aus kosmetischen Gründen von einer „schonungslosen" Aufklärung.

Die Verharmlosung von Risiken sollte im Rahmen der Aufklärung unbedingt vermieden werden; auf Nachfragen des Patienten ist im vom Patienten gewünschten Umfang ins Detail zu gehen.

▪▪ Mündliche Aufklärung

Die Aufklärung muss grundsätzlich mündlich erfolgen; auf Unterlagen kann allerdings ergänzend Bezug genommen werden, soweit sie dem Patienten in Textform (§ 126b BGB) übergeben werden und bei diesem verbleiben (§ 630e Abs. 2 Nr. 1 BGB).

Das reine Übergeben eines Aufklärungsbogens durch nichtärztliche Mitarbeiter verbunden mit der Bitte, diesen unterzeichnet abzugeben, genügt also nicht, ist aber bedauerlicherweise immer noch geübte Praxis.

Zu früheren Zeiten hat die Rechtsprechung zwar teilweise toleriert, dass bei Routinemaßnahmen eine mündliche Aufklärung nicht erfolgt, wenn ein schriftlicher Aufklärungsbogen übergeben wird und die Gelegenheit zu weiteren Informationen durch ein ärztliches Gespräch eröffnet wird. Dies dürfte angesichts der ausdrücklichen gesetzlichen Festlegung einer mündlichen Aufklärung (§ 630e Abs. 2 Nr. 1 BGB) so heute nicht mehr akzeptiert werden; birgt jedenfalls erhebliche Risiken.

▪▪ Wer klärt auf?

Die Aufklärung muss entweder durch den behandelnden Arzt selbst erfolgen oder aber durch eine Person, die über die zur Durchführung der Maßnahme notwendige Ausbildung verfügt.

Auch bei der Aufklärung ist der Facharztstandard einzuhalten, wenn auch nur in inhaltlicher (Facharztreife), nicht in formeller Hinsicht (Facharztanerkennung).

Im Rahmen der Delegation der Aufklärungsverpflichtung durch den behandelnden Arzt auf (nachgeordnete) Ärzte muss sich der delegierende Arzt nicht nur hinsichtlich der fachlichen Kompetenz des aufklärenden Arztes versichern, sondern er muss in einem möglichen Gerichtsverfahren auch darlegen, dass er organisatorische Maßnahmen ergriffen hat, um eine ordnungsgemäße Aufklärung sicherzustellen und zu kontrollieren.

■■ Zeitpunkt

In zeitlicher Hinsicht muss die Aufklärung so rechtzeitig erfolgen, dass der Patient seine Entscheidung über die Einwilligung „wohlüberlegt" treffen kann (§ 630e Abs. 2 Nr. 2 BGB).

Bestimmte Fristen hat der Gesetzgeber bewusst nicht festgelegt. Auch hier gilt, je weniger schwerwiegend der Eingriff und die potenziellen Folgen sind, desto geringer sind die Anforderungen an den zeitlichen Abstand zwischen Aufklärung und Durchführung der Behandlungsmaßnahmen.

Soweit in der Begründung des Gesetzgebers zu der Vorschrift des § 630e Abs. 2 Nr. 2 BGB erwähnt wurde, dass bei operativen Eingriffen „regelmäßig eine Aufklärung am Vortag des Eingriffs" genüge, ist dringlich zu empfehlen, sich jedenfalls bei Eingriffen, die aufgrund ihrer Schwere eine stationäre Aufnahme erfordern, auf diese Bemerkung nicht zu verlassen.

Typischerweise erfolgt die Aufnahme des Patienten spätestens am Vorabend des geplanten Eingriffs. Ab diesem Moment ist der Patient aber bereits Teil der „Maschinerie Krankenhaus"; die medizinische Prozedur ist in Gang gesetzt. Die Rechtsprechung neigt in einer solchen Konstellation dazu, eine freie Entscheidung des Patienten ab diesem Moment nicht mehr anzunehmen, weil der Patient sich darum bemühen wird, durch konsistentes Verhalten einen mit dem Abbruch der bereits eingeleiteten Maßnahme verbundene Konfrontation zu vermeiden.

Der richtige Zeitpunkt für die Aufklärung, insbesondere bei schwereren Eingriffen, ist regelmäßig derjenige, in dem der Arzt dem Patienten die Durchführung des Eingriffs vorschlägt oder anrät und einen konkreten in nicht allzu ferner Zukunft liegenden Termin für die Durchführung ins Auge fasst.

■■ Fremdsprachigkeit

Ist der Patient bzw. seine Sorgeberechtigten der deutschen Sprache nicht mächtig, muss ein Sprachmittler hinzugezogen werden, damit sichergestellt wird, dass der Aufzuklärende die von dem Arzt vermittelten Informationen tatsächlich versteht und zu einer eigenverantwortlichen Abschätzung von Risiken und Nutzen in der Lage ist.

Die insoweit entstehenden Kosten fallen dem Patienten zur Last; insbesondere besteht insoweit keine Verpflichtung der gesetzlichen Krankenkassen zur Kostenübernahme (anders als hinsichtlich der Kosten eines Gebärdendolmetschers für hörbehinderte Menschen). Gleiches gilt für Sozialhilfeträger und private Krankenversicherungen.

Die Hinzuziehung eines ausgebildeten Dolmetschers ist insoweit nicht notwendig. Es genügt, wenn sichergestellt wird, dass der Patient die Informationen versteht. Als Sprachmittler geeignet können insoweit auch zweisprachige Angehörige von medizinischen Hilfsberufen, Angehörige des Patienten aber auch Mitpatienten sein.

> **Die Aufklärung ist am Patientenhorizont auszurichten. Sie muss sich auf alle für die Einwilligung maßgeblichen Umstände, Informationen und Erkenntnisse beziehen. Dem Patienten muss Zeit für eine wohlüberlegte Entscheidung bleiben.**

64.2.2.5 Nachweis ordnungsgemäßer Aufklärung und Einwilligung

Dem Arzt obliegt der Nachweis, dass der Patient bzw. dessen Vertreter ordnungsgemäß aufgeklärt wurde und in das Behandlungsgeschehen eingewilligt hat (§ 630h Abs. 1 Satz 1 BGB).

Nach der Rechtsprechung des Bundesgerichtshofs gilt insoweit, dass „wenn einiger Beweis für ein gewissenhaftes Aufklärungsgespräch" erbracht ist, dem Arzt im Zweifel geglaubt werden soll, dass die Aufklärung auch im Einzelfall in der gebotenen Weise geschehen ist. In einer gerichtlichen Auseinandersetzung wird dazu regelmäßig sowohl der behandelnde Arzt/als auch der Patient persönlich angehört.

Schriftliche Aufzeichnungen in der Patientendokumentation über die Durchführung eines Aufklärungsgesprächs und über die wesentlichen Inhalte sind insoweit dringend zu empfehlen, weil die eigene Erinnerung des Arztes/an ein Routinegeschehen schon nach kurzer Zeit regelmäßig verblasst.

Wird ein Aufklärungsformular verwandt, sollte für jede Aufklärung unbedingt ein Neues Verwendung finden, in dem dann während des Aufklärungsgesprächs mit dem Patienten entsprechende handschriftliche Anmerkungen, Unterstreichungen o. Ä. eingetragen werden und zu den Patientenunterlagen genommen wird.

Das Fehlen schriftlicher Aufzeichnungen führt nicht dazu, dass der Arzt im Prozess so behandelt wird, als habe die Aufklärung nicht stattgefunden. Der Nachweis kann vielmehr z. B. auch durch die Vernehmung von ärztlichen Kollegen oder Pflegepersonal, die das Aufklärungsgespräch (in Teilen) mit angehört haben, geführt werden.

Selbst dann, wenn diese Zeugen nur belegen können, dass ein Aufklärungsgespräch stattgefunden hat, zu dessen Inhalt aber nichts aussagen können, akzeptieren die Gerichte oft auch bei fehlender detaillierter Erinnerung des Arztes an das konkrete Aufklärungsgespräch die Darlegung des Arztes, dass das behauptete Aufklärungsgespräch nach Art und Inhalt einer ständigen und ausnahmslosen Übung entsprach.

Der sicherste Weg ist aber immer die schriftliche Dokumentation der erfolgten Aufklärung in der Patientenakte. Deren Führung ist ohnehin eine wesentliche Nebenpflicht des Behandlers aus dem Behandlungsvertrag (§ 630f BGB), deren Verletzung zu Beweisnachteilen für den Behandler führen kann (§ 630h Abs. 3 BGB).

Dem Patienten ist auf Verlangen Einsicht in die vollständige ihn betreffende Patientenakte zu gewähren; regelmäßig durch Übersendung von Kopien gegen Kostenerstattung (§ 630g BGB).

Der Arzt ist nachweispflichtig für die erfolgte Aufklärung und die Einwilligung des Patienten in das Behandlungsgeschehen. Dieser Nachweis kann nicht nur durch schriftliche Aufzeichnungen, sondern auch anderweitig erfolgen.

64.2.2.6 Rechtsfolgen fehlender/fehlerhafter Aufklärung oder Einwilligung

Erfolgt eine ärztliche Behandlungsmaßnahme, obwohl ein Aufklärungs- und/oder Einwilligungsdefizit vorliegt, wird der Arzt mit dem Argument, auch im Falle einer ordnungsgemäßen Aufklärung hätte der Patient in die Behandlung eingewilligt, grundsätzlich gehört.

Erhebt der Arzt diesen Einwand, muss die Patientenseite „plausibel" darlegen, dass und warum er in dieser Konstellation für den gedachten Fall vollständiger Aufklärung in einen „Entscheidungskonflikt" gekommen wäre [„Wäre ich (vollständig) aufgeklärt worden, hätte ich mich (möglicherweise) anders entschieden."].

Abgestellt wird insoweit auf die Situation des konkreten Patienten, nicht auf die eines gedachten „verständigen Patienten". Gelingt dem Patienten der Nachweis des Entscheidungskonflikts, haftet die Behandlerseite für die Folgen der Durchführung der (dann rechtswidrigen) Behandlungsmaßnahme, auch wenn sich insoweit typische Risiken verwirklicht haben, die auch bei Anwendung aller gebotenen Sorgfalt nicht zu vermeiden waren.

Der Nachweis, dass ein bestimmter Schaden auf die rechtswidrig durchgeführte Behandlungsmaßnahme zurückzuführen ist, obliegt wiederum dem Patienten.

Im Falle des Unterlassens liegt diese Kausalität nur vor, wenn pflichtgemäßes Handeln den Schadeneintritt verhindert hätte.

Eine fehlende oder fehlerhafte Aufklärung des Patienten kann zur Unwirksamkeit von dessen Einwilligung in die ärztliche Maßnahme und zu einer gesteigerten Haftung des Arztes führen.

64.2.3 Haftung für Behandlungsfehler

Der Arzt übernimmt mit der Behandlung keine Verpflichtung zur Wiederherstellung der Gesundheit des Patienten, sondern nur für die Einhaltung des geltenden medizinischen Standards (§ 630a Abs. 2 BGB). Der medizinische Standard repräsentiert den jeweiligen Stand naturwissenschaftlicher Erkenntnis und medizinischer Erfahrung, der zur Erreichung des ärztlichen Behandlungsziels erforderlich ist und sich in der Praxis bewährt hat.

Insoweit ist also zu klären,

1. welcher Standard (objektiv-typisierend) von einem besonnenen und gewissenhaften Behandler mit der beruflichen Qualifikation des Arztes, der tatsächlich gehandelt hat, in der zu beurteilenden Behandlungssituation erwartet werden kann und
2. ob dessen zu beurteilendes ärztliches Handeln hinter diesem Maßstab zurückblieb.

Beweisbelastet für einen Behandlungsfehler in diesem Sinne ist der Patient.

Gleiches gilt für die Kausalität zwischen Behandlungsfehler und dem von dem Patienten behaupteten Schaden, wobei eine Mitursächlichkeit ausreicht. Für diese haftungsbegründende Kausalität gilt, dass diese (nur) dann nachgewiesen ist, wenn sie so wahrscheinlich ist, dass vernünftige Zweifel schweigen müssen, ohne völlig ausgeschlossen zu sein.

In Fällen von „groben Behandlungsfehlern“, also solchen, die einem besonnenen und gewissenhaften Behandler schlechterdings nicht unterlaufen dürfen (ohne dass damit eine subjektive Vorwerfbarkeit verbunden sein muss), gilt, dass dann, wenn der grobe Behandlungsfehler prinzipiell (ohne Beachtung der konkreten Wahrscheinlichkeit) geeignet ist, Schäden der behaupteten Art hervorzurufen, der Behandler den Gegenbeweis führen muss. Dieser ist in der Praxis nur sehr schwer zu erbringen.

Neben der Ausgleichung des eigentlichen dem Patienten entstandenen Schadens kommt in den Fällen der Haftung für Behandlungsfehler regelmäßig zusätzlich ein Schmerzensgeldanspruch des Patienten in Betracht. Die insoweit ausgeurteilten Beträge liegen zwischen wenigen tausend und mehreren hunderttausend Euro; letztgenannte insbesondere im Fall von schweren Geburtsschäden.

Wichtig ist für den Arzt, dem ein Behandlungsfehler unterlaufen ist, insbesondere ein ausreichender Versicherungsschutz in der Haftpflichtversicherung.

Im Gegensatz zu anderen Berufsgruppen (z. B. Rechtsanwälten) ist die Unterhaltung einer Haftpflichtversicherung für Ärzte nicht gesetzlich zwingend vorgeschrieben, gleichwohl aber mehr als dringend zu empfehlen. Besonderes Augenmerk sollte insoweit – angepasst auf die eigene Fachgruppe – auf eine ausreichende Deckungssumme gelegt werden.

Mitwirkungsdefizite des Patienten im Rahmen des Behandlungsgeschehens (mangelnde „compliance“) können als Mitverschulden gemäß der Vorschrift des § 254 BGB anspruchsmindernd zulasten des Patienten berücksichtigt werden.

Sozialrechtliche Beschränkungen des Leistungsanspruchs des Patienten und des korrespondierenden Vergütungsanspruches des Arztes führen dagegen nicht (automatisch) zu einer Absenkung des von dem Arzt zu gewährleistenden medizinischen Standards.

Auch Patienten, die z. B. lediglich eine Kostenübernahmebescheinigung für eine ärztliche Behandlung nach dem Asylbewerberleistungsgesetz vorlegen, nach dem eine Vergütung nur die Behandlung „akuter Erkrankungen und Schmerzzustände“ zugesagt wird, müssen umfassend über vom Arzt darüber hinausgehend als notwendig erkannte Schritte in Diagnose und Therapie aufgeklärt werden, unabhängig davon, ob diese nach den Vorgaben des Asylbewerberleistungsgesetzes vergütet werden oder nicht. Zur vergütungslosen Erbringung dieser Leistungen ist der Arzt aber nicht verpflichtet. Der entsprechend aufgeklärte Patient muss diese Frage vielmehr selbst klären.

Ein Verstoß gegen diese Vorgaben kann zu Schadenersatz- und Schmerzensgeldverpflichtungen des Arztes führen.

Vergleichbares muss im Hinblick auf gesetzlich krankenversicherte Patienten auch für Schritte in Diagnostik und Therapie gelten, die (noch) nicht zum Leistungskatalog der gesetzlichen Krankenversicherung zählen, trotzdem aber fachärztlicher Standard sind.

Berufsfehler, also Verstöße gegen den objektiven Standard der medizinischen Wissenschaft im Rahmen der Patientenbehandlung, können zu Schadensersatz- und Schmerzensgeldansprüchen von Patienten führen. Der Abschluss einer Berufshaftpflichtversicherung mit angemessener Deckungssumme ist rechtlich nicht verpflichtend, gleichwohl aber dringend zu empfehlen.

64.2.4 Straf- und berufsrechtliche Folgen von Behandlungsfehlern

Im Gegensatz zu Berufsfehlern anderer Berufsgruppen (z. B. Rechtsanwälten), die regelmäßig nur wirtschaftliche Folgen für den Betroffenen haben, führen ärztliche Behandlungsfehler i. d. R. zu einer Verschlechterung des gesundheitlichen Zustands des Patienten oder sogar zu dessen Tod. Daher ist neben der (zivilrechtlichen) Verpflichtung zur Zahlung von Schadensersatz und Schmerzensgeld immer auch an straf- oder berufsrechtliche Folgen für den Arzt, dem der Behandlungsfehler unterlaufen ist, zu denken.

Tatbestandlich sind hier regelmäßig die fahrlässige Körperverletzung (§ 229 Strafgesetzbuch, StGB) bzw. die fahrlässige Tötung (§ 222 StGB) einschlägig.

Ermittlungsverfahren werden insoweit regelmäßig von Patienten oder Angehörigen durch Stellung entsprechender Strafanzeigen und Strafanträge bei der örtlich zuständigen Staatsanwaltschaft angestoßen. Dort sind üblicherweise auf Arztstrafsachen spezialisierte Staatsanwälte tätig.

Nur in Fällen, in denen ein Behandlungsfehler zusätzlich auch einen spezifisch berufsrechtlichen Verstoß darstellt, kommt neben der strafrechtlichen Ahndung die Einleitung eines berufsrechtlichen Verfahrens vor der zuständigen Ärztekammer in Betracht.

Vorwerfbare Berufsfehler des Arztes stellen nicht nur Verletzungen des Behandlungsvertrags dar, sondern sind auch strafrechtlich (fahrlässige Körperverletzung/Tötung) wie berufsrechtlich relevant.

64.2.5 Die ärztliche Schweigepflicht

64.2.5.1 Grundsätze

Die ärztliche Schweigepflicht ist von jeher Kern der ärztlichen Berufspflichten und des ärztlichen Berufsethos. Sie dient im Wesentlichen dem Selbstbestimmungsrecht des Patienten.

Inhaltlich umfasst die ärztliche Schweigepflicht schon die Tatsache, dass eine bestimmte Person sich in die Behandlung des Arztes begeben hat und zusätzlich alle weiteren Informationen, die der Arzt im Rahmen der Behandlung, sei es durch den Patienten selbst oder durch eigene Diagnostik, erlangt hat. Sie ist also sehr umfassend.

Die Verletzung der Schweigepflicht ist strafbewehrt (§ 203 StGB) und gilt grundsätzlich auch gegenüber anderen Berufsangehörigen, auch im Bereich von Supervisionen und Konsilen.

In den letztgenannten Fällen sollte zur Vermeidung erheblicher Strafbarkeitsrisiken eine (dokumentierte) Entbindung des Arztes von der Schweigepflicht durch den Patienten erfolgen, da der Patient – anders als bei der Mit- und Weiterbehandlung – insbesondere von der Einrichtung einer „Supervision“ typischerweise keine Kenntnis hat; ansonsten ist eine effektive Pseudonymisierung unter Zurückhaltung aller nicht für die Supervision zwingend notwendigen Daten vorzusehen, die einen Rückschluss des Supervisors auf die Person des Patienten sicher und vollständig ausschließt.

In Konstellationen, in denen der Patient dem Arzt Vorwürfe macht oder dessen Rechnungen nicht bezahlt, darf der Arzt auch ohne Einverständnis des Patienten im notwendigen Umfang gegenüber den zuständigen Institutionen Informationen offenbaren, die der Schweigepflicht unterliegen (Wahrnehmung eigener berechtigter Interessen).

Grundsätzlich besteht die Schweigepflicht des Arztes auch im Zivil- und Strafprozess (§ 383 Zivilprozeßordnung/§ 53 Strafprozessordnung).

In einigen (Ausnahme)fällen ist der Arzt auch gesetzlich zur Preisgabe von Patientengeheimnissen verpflichtet, etwa im Rahmen von Meldepflichten nach dem Infektionsschutzgesetz oder – als „Garant" seines Patienten – in dem nachfolgend näher erläuterten Fall des Verdachts einer „Kindeswohlgefährdung".

Wichtig
Die Einhaltung der ärztlichen Schweigepflicht – grundsätzlich auch gegenüber Berufskollegen – gehört zu den wesentlichen Berufspflichten des Arztes.
Der Arzt darf sich über die Schweigepflicht nur in den gesetzlich geregelten Fällen hinwegsetzen, muss dies ggf. (im Interesse seines schutzbedürftigen Patienten) aber auch.

64.2.5.2 Verdacht auf Kindeswohlgefährdung

Gerechtfertigt ist ein Bruch der ärztlichen Schweigepflicht auch unter den Voraussetzungen des § 34 StGB (rechtfertigender Notstand, also wenn ein solcher Verstoß zur Abwehr einer konkreten Gefahr für ein wesentlich höherrangiges Rechtsgut erforderlich ist).

Für den Kinderarzt spielt diese Ausnahme insbesondere bei begründetem Verdacht des Vorliegens einer Misshandlung, einer Vernachlässigung oder eines Missbrauchs eines Kindes/Jugendlichen eine Rolle, also immer dann, wenn das körperliche, geistige oder seelische Wohl des Patienten gravierend gefährdet ist (Anhaltspunkte für Kindeswohlgefährdung).

Stellt der Arzt also z. B. Verletzungen fest, die typischerweise durch eine Kindesmisshandlung hervorgerufen werden und besteht für ihn der naheliegende Verdacht einer Wiederholungsgefahr, ist er zur Offenbarung dieser Befürchtung gegenüber den zuständigen Stellen, z. B. dem Jugendamt, berechtigt. Dies ist seit dem Jahr 2012 in § 4 des Gesetzes zur Kooperation und Information im Kinderschutz (KKG) gesetzlich zusätzlich verankert worden.

Im Verhältnis zu seinem kleinen Patienten ist der Arzt in dieser Konstellation sogar verpflichtet, weitere Maßnahmen zu ergreifen, da er aufgrund des Behandlungsverhältnisses „Garant" des Patienten ist, also Gewährträger für dessen physische und psychische Integrität. Aus diesem Grund ist die in der Praxis durchaus noch anzutreffende „Gewohnheit", in Fällen, in denen Personensorgeberechtigte die Behandlung eines Kindes/Jugendlichen ablehnen und dies zu einer Gefährdung von Leib oder Leben des Kindes/Jugendlichen führen würde, den Patienten gegen Unterschrift des Personensorgeberechtigten unter ein Formular „Entlassung gegen ärztlichen Rat" zu entlassen, nicht akzeptabel.

Ist in einer solchen Konstellation das Kindeswohl gefährdet, hat der Arzt dieses im Rahmen der gesetzlichen Vorgaben zu wahren.

Die Vorgaben des § 4 KKG konkretisieren insoweit die allgemeinen Regelungen des § 34 StGB und sehen eine abgestufte Reaktion (Elterngespräch, Einschaltung des Jugendamtes → Inobhutname, Information der Polizei/des Familiengerichts →unmittelbarer Schutz) unter Beachtung des Verhältnismäßigkeitsgrundsatzes wie folgt vor:

- Bei Erkennen von Anhaltspunkten für eine Kindeswohlgefährdung sollte die Situation zunächst intern (Klinik/Praxisteam) erörtert werden. Darüber hinaus sollte – soweit nach der internen Erörterung eine Kindeswohlgefährdung nicht sicher ausgeschlossen werden kann – über das örtliche Jugendamt eine Beratung durch eine „insoweit erfahrene Fachkraft" (§ 4 Abs. 2 KKG) in

Anspruch genommen werden, der zu diesem Zweck pseudonymisierte Daten zur Verfügung gestellt werden dürfen.

- Im Ergebnis dieser Beratung muss die Situation dann – bei einwilligungsfähigen Jugendlichen wohl aus verfassungsrechtlichen Gründen nur mit deren Einverständnis – mit den Personensorgeberechtigten bzw. mit dem Kind/Jugendlichen erörtert werden, soweit nicht die Gefahr besteht, durch eine solche Erörterung das Risiko für das Kind/den Jugendlichen zu erhöhen.
- Im Rahmen eines solchen Gespräches sollen den Personensorgeberechtigten und/oder dem Kind/Jugendlichen Hilfen angeboten werden. Der Kinderarzt kann Informationen zu geeigneten Hilfeformen v. a. der Jugendhilfe und den entsprechenden Hilfsangeboten im örtlichen Umfeld von der „insoweit erfahrenen Fachkraft" erhalten.
- Soweit dadurch die Gefahr für das Kind/den Jugendlichen nicht erhöht wird, sind die Personensorgeberechtigten auch darüber aufzuklären, welche gesetzlichen Hinweispflichten hier für den Kinderarzt bestehen. Eine solche Transparenz erlaubt es den Eltern im besten Fall, das kinderärztliche Handeln nicht als „böse Absicht" oder „Anfeindung" wahrzunehmen, sondern als das was es ist, gesetzlich gebundenes Handeln zum Schutze von Kindern und Jugendlichen.
- Stellt sich heraus, dass die Personensorgeberechtigten oder das Kind/der Jugendliche nicht in der Lage sind, angebotene Hilfen anzunehmen oder umzusetzen oder besteht die durch tatsächliche Anhaltspunkte bestätigte Erkenntnis, dass ein Beratungsgespräch das Risiko für das Kind/den Jugendlichen erhöht, muss eine Meldung an das Jugendamt (Grundregel) bzw. die Polizei oder das Familiengericht (Ausnahmefall) erfolgen.
- Insbesondere bei einer Meldung an das Jugendamt sollte aus Eigenschutzgründen darauf geachtet werden, die Information schriftlich zu geben und eine Empfangsbestätigung für die eigene Patientenakte zu erbitten.
- Die Polizei muss (zusätzlich) nur bei einer tatsächlich akuten Gefährdung für Leib oder Leben des Kindes/Jugendlichen informiert werden. In solchen Fällen sollte zusätzlich das örtlich zuständige Familiengericht informiert werden.
- Soll eine Mitteilung an das Jugendamt erfolgen, sind die Betroffenen vorab darauf hinzuweisen, es sei denn, dass damit der wirksame Schutz des Kindes/des Jugendlichen in Frage gestellt wird (§ 4 Abs. 3 KKG),
- Das Jugendamt wird dann prüfen, ob eine Inobhutnahme des Kindes/Jugendlichen auf der Grundlage des § 42 SGB VIII erfolgt.
- Nach dieser Vorschrift kann bei Gefahr im Verzug – auch wenn eine vorherige familiengerichtliche Entscheidung nicht rechtzeitig eingeholt werden kann – ein Kind/einen Jugendlichen vorläufig unterbringen und alle Rechtshandlungen vornehmen, die zum Wohl des Kindes/Jugendlichen notwendig sind.
- Soweit die Personensorgeberechtigten damit nicht einverstanden sind, ist das Familiengericht zur Entscheidung über die Inobhutnahme berufen.

Bedauerlicherweise ist eine Rückmeldung der durch den Kinderarzt angerufenen Stellen hinsichtlich der ergriffenen Maßnahmen im Gesetz (noch) nicht vorgesehen (Stand: 13.11.2018); Vorschläge, dies zu ändern, befanden sich jedoch bereits im Gesetzgebungsverfahren.

Alle zur Wahrung des Kindeswohls ergriffenen Schritte insbesondere auch zur Gefährdungsabschätzung sollte der Kinderarzt immer entsprechend dokumentieren, um für mögliche spätere Auseinandersetzungen gewappnet zu sein.

Für den Arzt ist die Beurteilung einer möglichen Kindeswohlgefährdung mit großen Schwierigkeiten verbunden, denn die (unberechtigte) Einschaltung staatlicher Behörden kann zu erheblichen Belastungen und Problemen für die Familie führen, während die Nichtanzeige entsprechender Verdachtsmomente bei tatsächlich vorliegendem Kindesmissbrauch zu erheblichen nachteiligen Folgen bis hin zum Tod für das Kind führen kann. Letzteres bedeutete dann wiederum für den Arzt die Gefahr der Einleitung eines Ermittlungsverfahrens wegen fahrlässiger Körperverletzung (§§ 13, 229 StGB), Tötung durch Unterlassen (§§ 13, 222 StGB) oder Aussetzung (§ 221 Nr. 2 StGB).

Im Auftrag einzelner Bundesländer ist insoweit eine (Stand: 2017) kostenlos erhältliche „Checkliste KWG für Berufsgeheimnisträger gem. § 4 KKG" erarbeitet worden (Bestellung: rostock@start-ggmbh.de), mit deren Hilfe das durchaus differenzierte Eskalationsschema für Krisensituationen gut nachvollzogen werden kann.

Erkennt der behandelnde Arzt Anzeichen für eine Kindeswohlgefährdung, ist er als Garant für das Wohl seines Patienten diesem gegenüber verpflichtet, die ihm nach dem Gesetz zur Verfügung stehenden Maßnahmen zu ergreifen, insbesondere das Jugendamt einzuschalten. Insoweit muss der Arzt sich an einem differenzierten gesetzlichen Eskalationsschema orientieren und darauf achten, insbesondere die der ärztlichen Gefährdungsabschätzung zu Grunde liegenden Tatsachen und die ergriffenen Schritte genau zu dokumentieren.

Serviceteil

C. Papan, L. T. Weber (Hrsg.), *Repetitorium Kinder- und Jugendmedizin*,
https://doi.org/10.1007/978-3-662-56790-6

Stichwortverzeichnis

A

B

C

D

E

F

G

H

I

J

K

L

M

P

Ihr Bonus als Käufer dieses Buches

Als Käufer dieses Buches können Sie kostenlos das eBook zum Buch nutzen. Sie können es dauerhaft in Ihrem persönlichen, digitalen Bücherregal auf **springer.com** speichern oder auf Ihren PC/Tablet/eReader downloaden.

Gehen Sie bitte wie folgt vor:

1. Gehen Sie zu **springer.com/shop** und suchen Sie das vorliegende Buch (am schnellsten über die Eingabe der eISBN).
2. Legen Sie es in den Warenkorb und klicken Sie dann auf: **zum Einkaufswagen/zur Kasse.**
3. Geben Sie den untenstehenden Coupon ein. In der Bestellübersicht wird damit das eBook mit 0 Euro ausgewiesen, ist also kostenlos für Sie.
4. Gehen Sie weiter **zur Kasse** und schließen den Vorgang ab.
5. Sie können das eBook nun downloaden und auf einem Gerät Ihrer Wahl lesen. Das eBook bleibt dauerhaft in Ihrem digitalen Bücherregal gespeichert.

EBOOK INSIDE

eISBN	978-3-662-56790-6
Ihr persönlicher Coupon	x5nE8tectDYHqbb

Sollte der Coupon fehlen oder nicht funktionieren, senden Sie uns bitte eine E-Mail mit dem Betreff: **eBook inside** an **customerservice@springer.com**.

Printed by Printforce, the Netherlands